TRAITÉ

DES

MALADIES DE L'ENFANCE

—

TOME II

COLLABORATEURS

MM.

J. Albarran, agrégé, chirurgien des hôpitaux de Paris.

D'Astros, médecin des hôpitaux de Marseille.

Audéoud, privat-docent de Pédiatrie à l'Université de Genève.

Aviragnet, ex-chef de clinique infantile de la Faculté de Paris.

J.-W. Ballantyne, Fellow du Collège Royal des Médecins d'Édimbourg.

Barlow (Thomas), médecin de l'hôpital for Sick Children de Londres. F. R. C. P.

Bézy, agrégé, médecin des hôpitaux de Toulouse.

Bókay (J.), médecin en chef de l'hôpital d'enfants Stéphanie (Budapest).

Boulay (M.), ex-interne des hôpitaux de Paris.

Boulloche, ex-chef de clinique infantile de la Faculté de Paris.

Branca, interne des hôpitaux de Paris.

Broca (A.), agrégé, chirurgien à l'hôpital Trousseau.

Brun (F.), agrégé, chirurgien de l'hôpital des Enfants-Malades.

Chaslin, médecin de l'hospice de Bicêtre.

Combe, docteur-médecin à Lausanne.

Comby (J.), médecin de l'hôpital des Enfants-Malades.

Concetti (L.), privat-docent de Pédiatrie, médecin de l'hôpital de l'Enfant-Jésus (Rome).

Cuvillier, ex-interne des hôpitaux de Paris.

Dagchez, ex-chef de clinique infantile de la Faculté de Paris.

Déléage, ex-interne des hôpitaux de Paris.

Démelin, ex-chef de clinique de la Faculté de médecine de Paris.

Dubreuilh (W.), agrégé, médecin des hôpitaux de Bordeaux.

Duflocq, médecin des hôpitaux de Paris.

Dupré (E.), ex-interne des hôpitaux de Paris.

Epstein, professeur de clinique infantile à l'Université de Prague.

Escherich, professeur de clinique infantile à l'Université de Graz.

Félizet, chirurgien du service d'Enfants de l'hôpital Tenon.

Feulard, ex-chef de clinique de la Faculté de médecine de Paris.

Filatow (Nil.), professeur de Pédiatrie à l'Université de Moscou.

Fischl (R.), privat-docent de Pédiatrie à l'Université de Prague.

Florand, médecin des hôpitaux de Paris.

Forgue, professeur à la Faculté de Montpellier.

Gastou, chef de clinique de la Faculté de médecine de Paris.

Gillet, ex-interne des hôpitaux de Paris.

Grancher (J.), professeur à la Faculté, médecin de l'hôpital des Enfants-Malades.

MM.

Glover, ex-interne des hôpitaux de Paris.

Guinon (L.), médecin des hôpitaux de Paris.

Hallé, ex-interne des hôpitaux de Paris.

Haushalter, agrégé, médecin des hôpitaux de Nancy.

Hontang, ex-interne des hôpitaux de Paris.

Hulot, ex-interne des hôpitaux de Paris.

Hutinel, professeur, médecin de l'hospice des Enfants-Assistés.

Jacquet, médecin des hôpitaux de Paris.

Jalaguier, agrégé, chirurgien de l'hôpital Trousseau.

Lermoyez, médecin des hôpitaux de Paris.

Leroux (Ch.), médecin en chef du dispensaire Furtado-Heine.

Leroux (H.), ex-interne des hôpitaux de Paris.

Lesage, médecin des hôpitaux de Paris.

Marfan, agrégé, médecin des hôpitaux.

Martin (L.), chef de laboratoire à l'Institut Pasteur.

Millon (R.), médecin des dispensaires d'Enfants de la Société Philanthropique.

Moizard, médecin de l'hôpital des Enfants-Malades.

Moure, chargé de cours à la Faculté de médecine de Bordeaux.

Moussous (A.), agrégé, médecin de l'hôpital des Enfants de Bordeaux.

Mussy, ex-interne des hôpitaux de Paris.

Netter (A.), agrégé, médecin de l'hôpital Trousseau.

Oddo, médecin des hôpitaux de Marseille.

Paquy, ex-interne des hôpitaux de Paris.

Piéchaud, professeur à la Faculté, chirurgien de l'hôpital des Enfants de Bordeaux.

Potier, ex-interne des hôpitaux de Paris.

Pousson, agrégé, chirurgien des hôpitaux de Bordeaux.

Queyrat, médecin des hôpitaux de Paris.

Renault (J.), chef de clinique infantile de la Faculté de médecine de Paris.

Rénon, ex-interne des hôpitaux de Paris.

Richardière, médecin de l'hôpital Trousseau.

Sabouraud, ex-interne des hôpitaux de Paris.

Saint-Philippe, agrégé, médecin de l'hôpital des Enfants de Bordeaux.

Sanné, ex-interne des hôpitaux de Paris.

Sevestre, médecin de l'hôpital des Enfants-Malades.

Simon (P.), professeur à la Faculté, médecin des hôpitaux de Nancy.

Thiercelin, chef de clinique de la Faculté de Paris.

Variot, médecin de la clinique des Quinze-Vingts.

Variot, médecin de l'hôpital Trousseau.

Weill, agrégé, médecin des hôpitaux de Lyon.

TRAITÉ

DES

MALADIES DE L'ENFANCE

PUBLIÉ SOUS LA DIRECTION DE MM.

J. GRANCHER

Professeur à la Faculté de médecine de Paris,
Membre de l'Académie de médecine, médecin de l'hôpital des Enfants-Malades.

J. COMBY

Médecin de l'hôpital des Enfants-Malades.

A.-B. MARFAN

Agrégé, médecin des hôpitaux.

TOME DEUXIÈME

PAR

MM. COMBY. — H LEROUX. — AUDÉOUD. — DEMELIN
MARFAN. — BARLOW. — THIERCELIN. — VARIOT. — MILLON. — BROCA
DUPRÉ. — BÓKAY. — CUVILLIER. — LESAGE
SANNÉ. — FILATOFF. — JALAGUIER. — FELIZET
BRANCA. — FORGUE

PARIS

MASSON ET Cⁱᵉ, ÉDITEURS

LIBRAIRES DE L'ACADÉMIE DE MÉDECINE

120, BOULEVARD SAINT-GERMAIN

—

1897

2,190

TRAITÉ

DES

MALADIES DE L'ENFANCE

TOME II

CHAPITRE IV

MALADIES GÉNÉRALES DE LA NUTRITION

I

ARTHRITISME

PAR LE Dʳ J. COMBY

Médecin de l'hôpital des Enfants-Malades.

L'arthritisme est un tempérament morbide, une diathèse, qui sommeille dans l'enfance et ne s'accuse nettement qu'à l'àge adulte. Chez l'enfant, l'arthritisme est le plus souvent latent, il n'existe qu'en germe, et ne se traduit que rarement par les grands paroxysmes qui le dénotent aux yeux les moins clairvoyants : l'accès de goutte, l'accès d'asthme, la glycosurie, la colique néphrétique, la migraine, etc. Toutefois ces manifestations variées de l'arthritisme ne sont pas inconnues dans l'enfance, et leur description doit trouver place dans un traité de pathologie infantile. Nous aurons, non seulement à décrire les différentes manifestations arthritiques, mais aussi à donner une idée de la diathèse qui les régit, de ce trouble permanent de la nutrition qui expose l'enfant, l'adolescent, l'homme fait, à tant d'affections en apparence diverses, en réalité unies par une étroite parenté.

Étiologie. — L'hérédité domine l'étiologie et la pathogénie de l'arthritisme infantile. A la rigueur on comprend qu'un adulte, qu'un homme àgé puisse, grâce à des conditions hygiéniques défavorables, à des habitudes funestes, à des excès répétés, devenir arthritique et acquérir, pendant une vie tourmentée, une diathèse qui d'ordinaire exige, pour se réaliser, les efforts concordants de plusieurs générations successives.

L'enfant, au contraire, n'a ni le temps ni le pouvoir de créer l'arthritisme; il ne l'acquiert pas, il l'hérite. L'hérédité, comme l'indiquait Hanot

(*Archives de médecine*, avril 1895), peut d'ailleurs être polymorphe. Tantôt c'est un père goutteux, ou diabétique, ou obèse, ou migraineux, qui engendre un enfant goutteux, diabétique, obèse, ou migraineux ; c'est l'hérédité directe et similaire ou *homœomorphe*. Tantôt ce goutteux n'engendre pas un enfant goutteux, mais un enfant obèse, ou migraineux, etc. ; c'est l'hérédité directe et dissemblable ou *hétéromorphe*. Souvent même cette hérédité hétéromorphe est moins accusée ; l'enfant ne porte aucune des maladies dont son père a pu souffrir, ne présente aucune des manifestations de la série arthritique (asthme, gravelle, arthropathies, diabète, obésité, migraine, etc.).

Mais il offre, à un œil exercé, les traits du tempérament arthritique, il est arthritique héréditaire. Il n'a aucun des paroxysmes de la diathèse, mais il a une nutrition imparfaite, un développement incomplet, des hypotrophies ou des hypoplasies, un système artériel défectueux, un tissu conjonctif anormal, vulnérable. H. Cazalis a très justement insisté sur cette irritabilité spéciale, sur cette déchéance du tissu conjonctif : « La peau, les muqueuses, tout l'ensemble du tissu conjonctif semblent chez l'arthritique des tissus mal constitués d'une étoffe qui s'use et cède aisément…. » Cette hérédité de l'arthritisme est affirmée par tous les auteurs. Lancereaux qui, sous le nom d'*herpétisme*, décrit exactement ce que tout le monde appelle *arthritisme*, fait de cette diathèse *une névrose vaso-trophique*, constitutionnelle et héréditaire, caractérisée par deux ordres de manifestations successives, les unes vaso-motrices appartenant à la première moitié de la vie, les autres trophiques, faisant partie surtout de la dernière.

L'influence du père est prépondérante dans la transmission héréditaire de l'arthritisme, elle s'accusera d'autant plus que ce générateur aura été plus profondément atteint par la diathèse ; un goutteux, un obèse, un diabétique auront des descendants plus sûrement et plus profondément arthritiques qu'un graveleux, qu'un asthmatique, qu'un migraineux.

Mais il n'est pas rare de rencontrer des enfants arthritiques dont la mère seule est entachée de la diathèse. C'est ainsi que je voyais, le 22 avril 1896, à l'hôpital Trousseau, une grosse femme graveleuse me présenter son fils âgé de 8 ans qui, depuis longtemps déjà, offrait des manifestations multiples de l'arthritisme. Cet enfant, très nerveux, très excitable, était, depuis l'âge de 5 ans, hémorrhoïdaire, il avait de l'entérite membraneuse, et il avait rendu, à diverses reprises, du sable urique en abondance. Quoique nourri au sein et n'ayant pas été rachitique, l'enfant avait un appétit irrégulier, mangeant tantôt beaucoup, tantôt peu, buvant d'une façon exagérée, etc.

Quand le père et la mère sont arthritiques tous les deux, leur descendance est plus exposée que si l'un des générateurs est seul atteint. Quand il y a plusieurs enfants, on remarque souvent des différences très sensibles dans leurs héritages morbides ; celui-ci sera goutteux, celui-là obèse, un troisième sera sain en apparence ou peu touché, un quatrième tiendra de la mère, un cinquième du père, etc., mais tous seront marqués de la même empreinte, quoique à des degrés divers et sous des formes dissemblables. L'arthritisme, surtout chez l'enfant, pourra être fruste ; mais on le reconnaîtra aisément par l'étude des antécédents héréditaires. Cette hérédité devra être cherchée non seulement chez les parents directs, mais chez les collatéraux et chez les grands parents. On scrutera les antécédents des oncles, des tantes, des cousins germains, etc. Ainsi arrivera-t-on à embrasser dans son ensemble toutes les modalités d'une maladie, dont la pathogénie ne se comprendrait pas sans l'hérédité.

De même qu'on hérite de la forme du corps, des traits du visage, des qualités physiques et morales de ses parents, de même l'on peut hériter et l'on hérite souvent de leurs maladies, de leurs tares constitutionnelles, de la faiblesse native ou acquise de certains de leurs organes ou de leurs tissus. Cette hérédité peut être atténuée, corrigée par des croisements, par une hygiène et un traitement convenables, mais elle est indéniable et elle explique à elle seule l'arthritisme, sans elle incompréhensible.

On a remarqué que l'arthritisme n'était pas seulement une maladie familiale, mais aussi, dans quelques cas, une maladie de classes sociales, de collectivités humaines, de races. Les enfants arthritiques ne se rencontrent pas dans les familles d'ouvriers, de paysans, de laboureurs, de travailleurs manuels, de prolétaires. Ils sont nombreux, au contraire, chez les bourgeois, chez les citadins, dans les classes riches, où le travail cérébral prédomine, où le travail musculaire est négligé, où la chère est trop abondante et trop succulente, les recettes nutritives l'emportant de beaucoup sur les dépenses. L'arthritisme est la rançon de l'aisance et du bien-être.

Ch. Bouchard a noté sa fréquence dans la race juive, race citadine par excellence, travaillant peu de ses mains, beaucoup de son cerveau, aimant la bonne chère, le luxe, etc. La prédisposition héréditaire ne peut être combattue par le croisement dans une race où les unions sont souvent consanguines, et ne se font presque jamais entre personnes de religion différente.

Symptômes et évolution. — Plus l'enfant sera jeune, et moins il sera facile de saisir chez lui les caractères de la diathèse arthritique. Cependant, même chez les nourrissons, on pourra rapporter à l'arthritisme un certain nombre de manifestations qui, sans cette notion étiologique, demeureraient incomprises. On voit, par exemple, des enfants pourvus de nourrices excellentes, entourés des soins les plus intelligents, présenter des manifestations cutanées fugaces ou persistantes qui dénotent un tempérament morbide déjà accusé. Chez tel enfant ce sont des poussées érythémateuses de la face, des papules prurigineuses du corps et des membres, des eczémas tenaces et récidivants des joues, du front, du cuir chevelu. Ces fluxions cutanées, ces manifestations eczémateuses se généralisent quelquefois, ne cèdent que difficilement aux médications les plus rationnelles, récidivent d'une façon désespérante et tourmentent les sujets pendant des mois et des années. Ces dermatoses dénotent l'arthritisme et il ne faut en chercher la cause, ni dans le régime de la nourrice, ni dans la qualité de son lait, mais dans les antécédents héréditaires de l'enfant, dans la goutte de son père, dans la migraine de sa mère, etc.

J'ai vu un bébé, nourri au sein, qui, après avoir eu, pendant les six premiers mois, des eczémas tenaces du visage, a présenté ensuite des accès d'asthme typique revenant toutes les six semaines ou tous les deux mois.

[J. COMBY.]

Cet enfant, nourri par sa mère, n'avait pas d'autre raison de faire ces manifestations cutanées et pulmonaires, que l'hérédité arthritique paternelle. Chez un autre enfant actuellement âgé de 4 ans 1/2, un eczéma des plus rebelles s'est déclaré vers l'âge de 6 mois, occupant la face, les membres, les organes génitaux. Cet eczéma ne pouvait s'expliquer par le régime de l'enfant, qui était normal; mais son père était eczémateux, ses grand'mères paternelle et maternelle étaient obèses. Il s'agissait donc d'un eczéma arthritique, qui guérira sans doute, mais qui pourra faire place plus tard à une autre manifestation de la diathèse.

D'autres bébés sont, sans avoir de manifestations visibles sur la peau ou les muqueuses, particulièrement agités, nerveux, criards, insupportables; ils ont de l'insomnie, des frayeurs nocturnes, des sueurs profuses. D'autres se mettent dans de violents accès de colère, ont du spasme de la glotte, de la laryngite striduleuse, des spasmes musculaires, presque des convulsions. Ce sont encore des arthritiques.

Dès la première enfance d'ailleurs, on le verra plus loin, nous trouvons l'obésité, le diabète, la migraine, la gravelle même et toutes les manifestations arthritiques.

J'ai vu l'asthme débuter à 6 semaines, la migraine à 2 ans, l'eczéma arthritique dès les premiers mois de la vie, la gravelle urique à 8 ans (A. Robin a observé la colique néphrétique chez un nourrisson[1]). Trousseau a vu un Moldo-Valaque asthmatique à 5 ans, goutteux à 7 ans. L'obésité, le diabète ont été rencontrés chez des nourrissons; les manifestations les plus nettes, les plus graves de l'arthritisme peuvent donc se rencontrer dans l'enfance.

Mais j'ai en vue surtout ici les petits signes de l'arthritisme, les manifestations, les affections qu'on pourrait appeler *para-arthritiques*. L'enfant arthritique est souvent pâle, quelquefois lymphatique ou scrofuleux. Son appétit est exagéré ou irrégulier, il est parfois boulimique et se livre volontiers aux excès de table, qui amènent chez lui l'indigestion. Il est habituellement constipé ou présente des alternatives de diarrhée et de constipation. Il a des gaz, des borborygmes, du ballonnement de l'abdomen, des signes d'ectasie gastrique. Il peut avoir des coliques intestinales douloureuses. C'est chez les enfants arthritiques qu'on rencontre surtout l'entérite muco-membraneuse, la colite dysentériforme, etc. Ces enfants sont encore exposés aux fluxions soudaines du côté des muqueuses oculaires et nasales, à la conjonctivite, au coryza spasmodique (éternuements répétés bien des fois), aux épistaxis. Trousseau rapporte le cas d'un enfant de 5 ans, de mère asthmatique, qui avait du coryza avec éternuements répétés, pendant 8 ou 9 mois de l'année, chaque fois qu'il recevait les rayons du soleil sur le visage ou se trouvait exposé à un courant d'air.

Ils ont facilement des sueurs abondantes et sont très sensibles aux refroidissements, ils s'enrhument souvent et présentent alors des toux spasmo-

---

(1) GIBBONS (*Société médicale et chirurgicale de Londres*, 14 janvier 1896) a vu 6 cas de colique néphrétique chez des enfants de 9 à 25 mois, fils de goutteux. Les urines contenaient du sang et des grumeaux d'acide urique.

diques pénibles et tenaces, avec pharyngite, laryngite, laryngo-trachéite. C'est dans cette classe d'enfants qu'on rencontre les troubles cérébraux imputés souvent à la croissance et au surmenage scolaire : douleurs osseuses ou articulaires, lassitude dans les membres, céphalées opiniâtres, apathie, découragement, neurasthénie, impossibilité de se livrer à un exercice quelconque, cérébral ou physique.

Les fils d'arthritiques sont, plus que d'autres, prédisposés aux engelures, aux poussées d'urticaire, au purpura, à l'acné. Quelques-uns ont déjà des hémorrhoïdes, et s'il s'agit des filles, on voit la chlorose se montrer aux approches de la puberté. Lancereaux signale encore, à cette époque, les spasmes de la vessie, les pertes séminales involontaires, les névralgies, les œdèmes sous-cutanés, etc. Plus tard, on note la calvitie prématurée, les fluxions articulaires, les poussées d'hydarthrose, les craquements dans les jointures, les raideurs des membres (arthrite sèche).

Du côté du rein, il faut mentionner l'albuminurie intermittente cyclique, maladie de Pavy, qui se rencontre principalement chez les adolescents de souche arthritique, et coïncide parfois avec l'uricémie. Tous ces accidents, légers ou intenses, se mêlent en proportion variable chez le même sujet, puis ils s'accentuent ou s'atténuent suivant la puissance de la diathèse, suivant les conditions d'hygiène, suivant la thérapeutique.

Si l'on ne fait rien pour combattre les premiers symptômes du mal, il évolue, il se renforce avec les années et plus tard se condense et éclate sous forme de goutte, de diabète, d'asthme, etc. Quelle que soit l'évolution ultérieure de l'arthritisme, l'enfant en porte l'empreinte pour la vie.

Le pronostic est d'autant plus sérieux que les manifestations de la diathèse sont plus précoces; un diabète qui se déclare dans l'enfance est beaucoup plus grave qu'un diabète tardif, de l'âge adulte ou de la vieillesse. De même pour la goutte, l'asthme, la migraine; plus ces accidents sont précoces, plus ils accusent chez l'enfant une imprégnation profonde, une dystrophie durable. L'absence de toutes ces manifestations, leur apparition tardive, leur peu d'intensité, indiqueront que l'enfant n'a été qu'effleuré par la diathèse, et qu'il pourra en triompher facilement.

Diagnostic. — Mais pour cela, il importe de reconnaître le tempérament morbide avant qu'il ne se soit traduit par un de ces paroxysmes éclatants, qui lèvent tardivement les doutes. Il ne faut pas attendre, pour reconnaître l'arthritisme, un accès de goutte, un accès d'asthme, un accès de migraine. Il faut étudier de près l'enfant suspect par son hérédité, voir comment il mange, comment il digère, comment il respire, comment il vit en un mot; il faut observer avec soin le fonctionnement de tous ses organes, de son appareil digestif, de son appareil nerveux, de ses sens, de sa peau, etc., etc. Nous avons donné, dans la symptomatologie, le fil conducteur qui permet d'arriver au diagnostic et d'interpréter comme il convient des manifestations dont l'obscurité n'est qu'apparente.

Voici deux exemples qui fixeront les idées à ce sujet :

1° Je suis appelé à voir, le 29 juin 1896, une fille de 14 ans, d'un poids insolite pour son âge (60 kilogr.). Cette enfant, née le 10 mars 1882, était alors petite, très inférieure à la normale. Quoique nourrie au biberon, avec du lait bouilli, elle a marché à 1 an, n'a pas été rachitique, et a toujours présenté beaucoup d'embonpoint. Appétit toujours soutenu, plutôt exagéré. A l'âge de 9 ans et 5 mois, perte utérine; le sang a réapparu à 10 ans; plus rien depuis cette époque. Le père et la mère sont bien portants; les grands-parents paternels sont obèses. Un frère, âgé de 11 ans, n'offre rien de particulier à signaler. Notre fillette a le teint coloré et l'apparence pléthorique. Elle a eu, à l'âge de 10 ans, sans fièvre, pendant 2 mois, des douleurs articulaires que je considère comme des arthralgies uricémiques; elle accuse fréquemment des douleurs lombaires; urines claires, non albumineuses, mais très acides et azoturiques. Je considère cette jeune fille comme une prédisposée à l'arthritisme, comme une uricémique en voie d'obésité, de gravelle et de goutte, et je prescris un régime végétarien pour la plus grande partie, des exercices réglés et progressifs, une hygiène convenable, des alcalins.

2° Une autre fillette âgée de 10 ans, que j'observais à peu près à la même époque (juin et juillet 1896), est grande, élancée, de race juive. Sa mère est grande, forte, arthritique, uricémique, dyspeptique. L'enfant se plaint depuis plusieurs mois de douleurs vagues dans les membres; elle se fatigue vite, accuse une grande faiblesse, et a mauvaise mine. Cependant elle mange beaucoup, surtout de la viande; loin d'engraisser, comme la précédente, elle maigrit notablement. Je fais analyser les urines et je relève : albumine, 22 centigrammes par litre; urée, 52 grammes; acide urique, phosphate, chlorures en excès, densité 1052, pas de glycose. Fort de cette analyse rapprochée des symptômes indiqués plus haut, je fais le diagnostic d'arthritisme héréditaire en germe, caractérisé par l'azoturie, l'uricémie, la phosphaturie, etc. Cette enfant, malgré son alimentation succulente, faisait de l'autophagie. Je prescris aussitôt le régime lacté, l'eau de Vichy, quelques légumes secs; je fais cesser l'usage des viandes rouges. Amélioration rapide.

Traitement et prophylaxie. — Quand on a des raisons de supposer qu'un enfant héritera de la tare arthritique de sa famille, dit Rendu, il faut, dès les premières années de sa vie, surveiller avec soin son alimentation et sa croissance : lui prescrire un régime léger, plus riche en légumes qu'en aliments azotés, combattre la constipation, faire largement fonctionner la peau, soit par des frictions sèches, soit par des lotions froides ou des bains répétés; activer les combustions interstitielles par des exercices réguliers, sans arriver jusqu'à la fatigue.

La vie de collège, l'internat dans les lycées, le surmenage scolaire sont à éviter; les exercices physiques doivent tenir une large place dans la vie de l'enfant. Le séjour à la campagne, la vie au grand air sont toujours utiles. Quand l'arthritisme se rencontre dans une famille, dit Lancereaux, c'est uniquement par des croisements successifs et par une hygiène appropriée qu'on parvient à l'en débarrasser. Cet auteur conseille un régime alimentaire mixte, pas trop azoté, mais non exclusivement végétarien. Il interdit les excitants, le café, le vin pur, les liqueurs. Jusqu'à 2 ans, lait comme boisson, plus tard lait, eau, bière, cidre, etc. Certains légumes, l'oseille, les tomates, la salade sont à écarter. L'enfant fera des repas très réguliers (5 par jour) ; il mangera lentement. Il s'abstiendra de charcuterie, de gibier faisandé, de sauces épicées, etc. S'il est à la fois lymphatique et arthritique, on lui donnera l'huile de foie de morue, et on pourra le conduire aux eaux chlorurées sodiques fortes (Bourbonne, Salies, Salins, etc.), ou à la Bourboule, Saint-Nectaire, Bourbon-l'Archambault. S'il est nerveux, il ira de préférence à Plombières, Néris, Bains, Luxeuil. S'il a des manifestations douloureuses du côté du tube digestif, de l'entérite glaireuse, des coliques, on l'adressera à Plombières, Bourbon-Lancy. S'il a de la tendance à l'obésité, avec constipation et paresse de l'estomac, on l'enverra à Châtel-Guyon et on recommandera le pain de Graham. S'il est uricémique ou graveleux, il ira à Contrexéville, Vittel, Évian, Capvern. A ces derniers malades conviennent aussi les eaux alcalines (Vichy, Vals).

Les arthritiques albuminuriques (albuminurie physiologique, maladie de Pavy) seront envoyés aux eaux de Saint-Nectaire ou de Ragatz. Pour combattre les désordres vaso-moteurs de la première période de l'arthritisme, les fluxions céphaliques, les névralgies, la migraine, rien ne vaut, d'après Lancereaux, la *quinine*, qui serait en quelque sorte le remède spécifique de la maladie. Ce médicament doit être pris à doses fortes et massives : 30 à 40 centigrammes en une fois pour un jeune enfant, 40 à 60 centigrammes pour un adolescent, etc. L'antipyrine, le bromure, l'opium sont plus rarement indiqués.

Aux arthritiques excitables, nerveux, convient avant tout l'hydrothérapie froide (douches froides et courtes) ; le massage, la gymnastique, le cyclisme compléteront les effets sédatifs et dérivatifs de l'eau froide. Il faut traiter l'arthritisme, à sa première période, comme une névrose, c'est-à-dire par des moyens à la fois toniques et sédatifs (un bon régime alimentaire, l'hygiène des muscles et de la peau, la vie au grand air).]

I. — OBÉSITÉ

Ce qui caractérise l'obésité, aussi bien chez l'enfant que chez l'adulte, c'est la production exagérée de la graisse dans les espaces conjonctifs du corps. L'engraissement morbide qui constitue l'obésité n'est pas accidentel, il ne s'observe pas indifféremment chez tels ou tels sujets ; il fait partie d'une série pathologique héréditaire dont nous avons déjà parlé, et relève de la *diathèse arthritique*.

Étiologie. — Sans doute l'obésité est relativement rare dans l'enfance, elle est bien plus commune dans l'adolescence et à l'âge adulte, où elle acquiert son plein développement. Cependant elle commence à se dessiner en traits fort nets dans la seconde et même dans la première enfance. Bien plus, on a cité des cas d'obésité congénitale et intra-utérine. L'adipose fœtale a pu être une cause de dystocie. Worthington (Thèse de Paris, 1875) cite le fait suivant : « A Finale, en Ligurie, une dame, après une grossesse énorme, accoucha d'un enfant obèse, et risqua de succomber au moment

[J. COMBY.]

de ses couches. A 5 ans, la fille, qui était chargée du soin de cet enfant, ne pouvait plus le porter à cause de son poids; il avait un appétit énorme; ses parents, par le conseil d'un médecin, ne lui donnaient que très peu d'aliments peu nourrissants; il guérit de l'obésité, mais il finit par devenir épileptique. » Dans les *Éphémérides des curieux de la nature* (décade 2, an VI, citation de Worthington), on trouve l'histoire d'un enfant né obèse; l'augmentation de l'adipose fut tellement rapide et progressive que la nourrice ne trouvait pas de langes assez grands pour envelopper le bébé.

Chambers (Londres, 1850) a vu un enfant qui, à la naissance, pesait 16 livres, 60 livres à 1 an, 87 à 5 ans; il mourut de bronchite à 4 ans 1/2.

Ordinairement ce n'est qu'après la naissance que l'obésité infantile se développe; l'enfant vient au monde plus ou moins gros, puis il augmente rapidement au point d'acquérir à 2 ou 5 ans le volume et la taille d'un enfant de 7 à 8 ans. J'ai rencontré, assez souvent, des nourrissons, au sein ou au biberon, présentant tous les caractères de l'obésité (poids excessif, pannicule graisseux exagéré, extrémités gonflées outre mesure, plis cutanés profonds, etc.). Cette obésité tenait le plus souvent à un excès d'alimentation, mais elle s'observait surtout chez les enfants dont les parents étaient eux-mêmes d'une taille et d'un volume supérieurs à la moyenne. L'obésité en effet peut bien s'acquérir, grâce à une hygiène alimentaire spéciale, à une suralimentation progressive et bien tolérée, mais le plus souvent ces conditions ne suffisent pas, elles n'ont leur plein effet que chez les enfants prédisposés par l'hérédité.

Chez les enfants nourris exclusivement au sein, l'obésité est en quelque sorte naturelle et physiologique, elle est un signe de santé et un témoignage en faveur de la nourrice. Les peintres de l'école italienne (Raphaël, Titien, etc.) ne manquaient jamais de parer les petits enfants qui figurent dans leurs tableaux de cette obésité de bon aloi, qui n'a rien d'alarmant, car elle disparaît dans la suite, après le sevrage.

Les enfants nourris au biberon, alimentés prématurément, sont aussi quelquefois obèses, mais l'obésité ne va pas, chez eux, sans une certaine pâleur, avec mollesse des chairs, retard dans la marche, etc. Les premiers étaient obèses et pléthoriques; ceux-ci sont obèses, mais anémiques, hydrémiques. Cette obésité d'évolution des nourrissons est destinée à disparaître dans l'immense majorité des cas, quand le régime lacté, sucré et féculent fait place à l'alimentation azotée.

La véritable obésité est celle qui se déclare après le sevrage, dans la seconde enfance; elle est héréditaire presque toujours, soit directement, soit par la voie collatérale; elle peut être similaire, les parents obèses engendrant des enfants obèses (la moitié des cas au moins), ou dissemblable (l'obésité des enfants dérivant d'une manifestation arthritique autre que l'obésité : migraine, asthme, gravelle, goutte, diabète, etc.). Quelle que soit l'importance de l'hérédité, il faut bien reconnaître que l'enfant, issu de parents obèses, n'apporte en naissant qu'une prédisposition à l'obésité, la maladie ne devant se développer que bien plus tard, au moment de la puberté, ou après elle. Quelquefois on ne trouve pas l'obésité chez les ascendants directs des enfants obèses (pères et mères), mais on la trouve chez les collatéraux (oncles et tantes). Chambers, sur 25 cas d'obésité héréditaire, en rapporte 5 par voie collatérale. Quelquefois même l'obésité saute une génération, ce n'est pas le père ni la mère de l'enfant qui sont obèses, mais le grand-père ou la grand'mère.

L'influence du sexe, qui est très appréciable chez les adultes (l'obésité se rencontrant deux fois plus souvent chez les femmes que chez les hommes), est négligeable dans l'enfance. Cela tient sans doute au genre de vie, le même pour les enfants des deux sexes, et si différent pour les adultes, suivant leur sexe. Fillettes et garçons, en effet, ont la même hygiène, se livrent aux mêmes ébats, se développent dans les mêmes conditions physiques; plus tard, au contraire, les hommes ont une vie active, et les femmes une vie sédentaire qui les prédispose à l'obésité. L'obésité résulte en effet de deux ordres de causes (Demange, article OBÉSITÉ du *Dictionnaire* Dechambre) :

1° Celles qui s'opposent à la destruction de la graisse dans l'organisme, l'oxygène n'étant pas apporté par les globules en quantité suffisante (chlorose, pertes de sang, manque d'exercice, etc.).

2° Celles qui augmentent la production de la graisse dans l'économie, soit directement comme les corps gras et les albuminoïdes unis aux hydrocarbures, soit indirectement comme les hydrocarbures. L'obésité est donc une maladie du sang, une maladie du globule rouge (dyscrasie, dystrophie constitutionnelle).

Le régime a une grande influence sur la production de l'obésité, et il faut éviter de surcharger l'estomac des enfants d'aliments féculents, de sucreries, etc. Mais ces abus alimentaires n'agissent pas sans la prédisposition. Il n'est pas rare, dit Demange, de voir, dans une même famille, des enfants suivant un même régime, dont l'un deviendra obèse, tandis que l'autre ne dépasse pas l'état normal; ou, si l'on examine de près, on verra souvent que l'un tient, par exemple, de la constitution du père, qui est arthritique ou obèse, tandis que l'autre a hérité de la bonne santé de la mère.

Parmi les causes provocatrices de l'obésité, on a cité les maladies aiguës; on a vu par exemple des enfants devenir obèses à la suite d'une fièvre typhoïde grave, d'une scarlatine, etc. Quant aux rapports de l'obésité avec les autres maladies chroniques constitutionnelles ou infectieuses, voici ce qu'on peut dire : l'obésité est assez souvent associée à la chlorose, et Ch. Bouchard a signalé cette *chlorose des géants* qu'il déclare assez commune dans la race juive : il y a étroitesse congénitale du système artériel; le cœur est petit, l'aorte est petite, et cependant le corps est énorme; il y a disproportion entre les appareils qui distribuent l'oxygène et ceux qui le consomment. L'obésité des adultes est très fréquemment associée au diabète, ou tout au moins à la glycosurie intermittente. Chez les enfants, rien de semblable. Le diabète infantile n'est jamais gras; il marche rapidement et entraîne la maigreur. C'est le diabète pancréatique ou diabète maigre. L'obésité infantile par contre est assez souvent combinée avec le lympha-

[J. COMBY.]

tisme et la scrofule. On peut même voir, dans la première enfance, l'obésité ou l'embonpoint coïncider avec la tuberculose latente des viscères ou des ganglions lymphatiques. Legroux avait bien montré que certains nourrissons de superbe apparence, ayant eu des prix au *concours des bébés*, présentaient de la *micropolyadénopathie* généralisée, et ne tardaient pas à succomber à une poussée tuberculeuse du côté des méninges ou du poumon.

L'obésité peut encore se rencontrer chez les enfants rachitiques, chez ceux qui ont été nourris artificiellement et suralimentés; parmi ces enfants, les uns assimilent bien et deviennent obèses, les autres assimilent mal, leur estomac se révolte, ils deviennent maigres et cachectiques. Le rachitisme peut donc, suivant les cas, coïncider avec l'embonpoint ou avec la maigreur. Il ne faut pas manquer de relever les relations étiologiques et pathogéniques de l'obésité avec la diathèse nerveuse, qui d'ailleurs se confond, dans ses origines, avec l'arthritisme. On a pu voir des adiposes locales consécutives à des troubles du système nerveux (Mathieu), et l'on doit tenir grand compte, surtout au point de vue thérapeutique, de l'origine névropathique de l'obésité.

Anatomie pathologique. — L'obésité est dénoncée anatomiquement par la surcharge graisseuse des cellules du tissu conjonctif, dans la peau d'abord, et, à un degré plus avancé, sous les aponévroses, dans les interstices des muscles, sous les séreuses du thorax et de l'abdomen, dans les viscères eux-mêmes. Il y a d'abord simple dépôt de graisse, avec épaississement des organes; c'est ainsi qu'on voit le mésentère se transformer en une véritable poche adipeuse, le péricarde viscéral être soulevé par des traînées jaunes de tissu adipeux. Plus tard la graisse s'insinue entre les éléments anatomiques, dissocie les fibres musculaires, les fibres du cœur. S'il s'agit d'une glande, comme le foie, la graisse pénètre les cellules, et à la surcharge s'ajoute une véritable dégénérescence graisseuse. La dégénérescence graisseuse des viscères est le dernier terme de l'obésité, et elle explique la gravité des cas extrêmes. Les organes, alourdis par la surcharge graisseuse, pénétrés par la dégénérescence, ne peuvent plus fonctionner dans des conditions normales, le cœur surtout est entravé dans sa locomotion, et la syncope peut terminer la maladie.

On ne trouve pas, chez les obèses, de graisse en excès dans les enveloppes du cerveau ni dans les cellules nerveuses. Mais, d'après les recherches de Ritter (de Nancy), le sang présenterait une proportion de graisse excessive (4 ou 5 fois plus qu'à l'état normal). Cette *lipémie* des obèses est à retenir.

Symptômes. — Le faciès de l'obèse est caractéristique; le visage est rond et joufflu, le menton repose sur un double ou triple bourrelet, le cou paraît court et la nuque présente des replis épais. La taille est énorme, les fesses sont proéminentes, le thorax est moins développé que l'abdomen. Les grandes lignes de la conformation physique sont déformées, effacées par la surcharge graisseuse qui nivelle tout et rend le corps véritablement informe. Quand les enfants marchent, ils écartent leurs membres inférieurs et se dandinent d'une façon peu gracieuse.

Les degrés sont variables et il est même assez difficile de fixer les limites de l'obésité; ses frontières se confondent avec celles de l'embonpoint dont certains enfants peuvent être prématurément doués sans être de véritables obèses. Mais le poids, comparé à l'âge et à la taille des sujets, fait aisément reconnaître l'obésité. Voici quelques exemples empruntés à différents auteurs et rappelés par Demange dans son article du *Dictionnaire encyclopédique* : Kœstner a vu un enfant de 4 ans, peser 82 livres, Benzenberg un autre qui pesait 157 livres, Th. Bartholin un troisième qui, à 10 ans, pesait 200 livres. Un enfant de 4 ans, observé par Hildmann, avait une circonférence qui dépassait sa taille (1 m. 50 pour la première, 1 m. 15 pour la seconde). Un Anglais du nom de Bright (Coë) pesait 140 livres à 10 ans et 616 livres à sa mort. Marcé a vu un enfant de 13 ans 1/2 peser 214 livres. Une Allemande (Percy et Laurent) pesait à sa naissance 15 livres, 42 livres à 6 mois, 150 à 4 ans. On voit, par ces quelques faits, que l'obésité peut atteindre un degré excessif, même chez les enfants. Quelquefois l'obésité est partielle; j'ai vu une fillette de 3 ans 1/2 dont le ventre était très proéminent dans sa partie sous-ombilicale, par surcharge graisseuse exagérée, par lipomatose luxuriante. Le père de cette enfant présentait la même particularité.

Les fonctions de relation sont profondément troublées par une surcharge aussi grande. Les enfants ne peuvent marcher un peu vite sans être essoufflés; la dyspnée les empêche de courir et de se livrer à des exercices un peu actifs. Ils sont somnolents, apathiques, incapables de se livrer à un effort un peu soutenu, tant intellectuel que physique. Ils recherchent le repos et le sommeil, même pendant le jour, principalement après avoir mangé. Leur appétit est souvent exagéré, la soif est vive, les selles sont chargées de graisses (Picot). Souvent on peut constater des symptômes de dyspepsie et de dilatation de l'estomac.

Quand on examine les urines de ces sujets, on peut y trouver un excès d'acide urique; mais en général l'urée n'est pas augmentée, elle est plus souvent diminuée (anazoturie ou hypoazoturie). Comme conséquence directe et locale de l'obésité, il faut signaler les lésions d'érythème et d'intertrigo déterminées par la pression réciproque des surfaces cutanées, par le séjour des liquides de transpiration dans les sillons de la peau, etc.

La circulation se fait d'autant moins bien que l'obésité est plus prononcée; le cœur surchargé de graisse se contracte faiblement ou irrégulièrement et on trouve assez souvent un pouls petit, lent, arythmique. On a noté des palpitations. Quoique plusieurs obèses semblent être anémiques, on ne trouve généralement pas de diminution des globules rouges; l'hémoglobine est tantôt augmentée, tantôt normale, tantôt diminuée. La température centrale du corps est un peu inférieure à la normale. Il semble bien y avoir en somme des signes de ralentissement de la nutrition, comme l'a indiqué Ch. Bouchard. On a dit que les fillettes obèses étaient menstruées plus tôt que les autres, on en a cité qui avaient leurs règles à 2 ans (Percy), à 7 ans (Schœffer), mais ces règles précoces ne tardent pas à se troubler et à perdre leur périodicité physiologique.

[J. COMBY.]

On observerait les hernies (ombilicales et inguinales) plus fréquemment chez les enfants obèses que chez les enfants sains. Demange a vu un obèse de 12 ans qui pouvait rester immobile sur l'eau pendant un temps indéfini. La marche de la maladie est essentiellement lente et chronique, mais elle n'est pas fatalement progressive. elle peut être ralentie ou même interrompue par un bon traitement.

Quand l'obésité a commencé de bonne heure dans la première enfance, on peut espérer la voir s'arrêter à la puberté; mais il n'est pas rare de la voir débuter ou s'accentuer à ce moment.

Tout en ne compromettant pas immédiatement l'existence, l'obésité n'en est pas moins une maladie sérieuse, dont le pronostic doit être réservé. Il faut bien savoir que les obèses sont particulièrement vulnérables, qu'ils résistent mal aux assauts pathologiques, aux maladies aiguës, à la fièvre typhoïde, à la pneumonie, etc., qu'ils sont exposés aux complications inflammatoires, aux furoncles, aux anthrax, aux lymphangites, à l'érysipèle, à la gangrène. Chez eux il ne faut intervenir qu'avec la plus grande prudence, et surveiller de très près, dans les opérations chirurgicales, l'administration du chloroforme.

Ces malades en effet succombent aisément à la syncope. Il ne faut pas oublier enfin que l'obésité n'est pas une maladie accidentelle, qu'elle est le plus souvent constitutionnelle, qu'elle fait partie d'une série morbide, dont les manifestations peuvent se succéder, se remplacer chez le même sujet. L'obésité peut bien guérir chez un enfant, par un traitement convenable, mais la diathèse pourra, dans la suite, se réveiller sous une autre forme (asthme, goutte, diabète, etc.). D'ailleurs, Hippocrate l'avait déjà remarqué, les obèses ont généralement la vie courte.

Diagnostic. — Le diagnostic de l'obésité est facile, il saute aux yeux pour ainsi dire et se fait à distance. Cependant il est nécessaire de distinguer, de l'obésité vraie, certains embonpoints factices qui peuvent la simuler. Le développement, l'hypertrophie musculaire s'accuse par des reliefs marqués des muscles sous une peau non épaissie. Quelquefois le développement musculaire est partiel, comme dans la *paralysie pseudo-hypertrophique*, dont Duchenne (de Boulogne) avait déjà donné les caractères distinctifs : « L'augmentation de volume des membres est due à l'hypertrophie des masses musculaires, tandis que le panicule graisseux contient très peu de graisse, et est tellement aminci, que les muscles hypertrophiés semblent faire hernie à travers la peau. » L'œdème généralisé, l'anasarque se distinguera par la mollesse de la peau, qui se laisse déprimer et conserve l'empreinte du doigt.

Le myxœdème ou cachexie pachydermique des enfants peut aussi simuler l'obésité, épaissir la taille, gonfler le ventre, la face, les membres; mais il s'accompagne d'un arrêt remarquable de développement avec troubles intellectuels allant parfois jusqu'à l'idiotie; la bouche est ouverte, la langue pendante, l'enfant bave. Enfin le corps thyroïde manque totalement ou semble atrophié. L'éléphantiasis congénital n'affecte qu'une partie limitée du corps, un membre inférieur par exemple, la peau est ridée comme l'écorce d'une orange, elle est dure, pachydermique, et ne rappelle en rien le tégument régulier et net des obèses.

L'hypertrophie congénitale d'un membre, d'une moitié du corps, se distingue aisément par le contraste et l'asymétrie des deux côtés du corps. En somme l'obésité est toujours facile à reconnaître.

Traitement. — Pour saisir nettement les indications thérapeutiques, il faut se rappeler es causes et les origines de l'obésité. L'obésité est une maladie de la nutrition, une dystrophie générale, héréditaire et constitutionnelle le plus souvent, exceptionnellement acquise et accidentelle. Les enfants obèses sort des arthritiques avant tout, des fils d'obèses, de graveleux, de goutteux, de diabétiques. Il ne faut jamais oublier cette cause intime, cette prédisposition innée, qui ralentit la nutrition, diminue l'activité des échanges, et rompt l'équilibre physiologique qui doit exister entre les différents appareils du corps. Pour combattre cette tendance, il faut agir sur la vitalité générale, et sur le système nerveux en particulier. C'est à ce point de vue que l'exercice réglé et méthodique, la gymnastique, l'escrime, les jeux de plein air, sont à recommander. Sans doute les obèses redoutent la fatigue et ne peuvent soutenir de longs efforts, sans un entraînement mené de loin. On devra graduer, doser les exercices corporels, mais on ne les négligera jamais.

Parmi les exercices les plus efficaces. il faut citer l'équitation et surtout le cyclisme. La gymnastique suédoise, les mouvements passifs, le massage général sont à essayer avant tout. On doit de fort belles cures au massage employé avec méthode et pendant un temps suffisamment prolongé. On devra faire, tous les deux jours au moins, une séance de massage général, pendant des mois et des années si c'est nécessaire. Les frictions sèches au gant de crins sont bonnes ; elles doivent être énergiques et répétées matin et soir.

L'hydrothérapie froide, sous forme de douches, d'affusions, est excellente ; les bains chauds ne conviennent pas aux obèses. Quant aux bains de mer, aux cures thermales, aux eaux chlorurées-sodiques notamment, elles peuvent être bonnes chez certains malades mous, lymphatiques, scrofuleux, qu'il faut exciter. A ce genre de malades conviennent bien aussi les préparations iodurées, l'iodure de fer, l'iodure de potassium, la teinture d'iode, les amers, le quinquina.

Aux obèses uricémiques, graveleux, conviennent les eaux alcalines, les sulfatées calciques (Contrexéville, Vittel, etc.). Les stations thermales recommandées aux obèses sanguins et pléthoriques sont : Brides, Santenay, Miers, Montmirail, en France ; Marienbad, Kissingen, en Allemagne.

Mais c'est le régime alimentaire qui forme la base du traitement de l'obésité ; il est applicable à tous les cas et doit être associé à toutes les cures thermales ou pharmaceutiques que nous venons d'indiquer. Chez l'obèse, qui engraisse, qui augmente sans cesse de poids et de volume, qui fixe trop de graisse dans ses tissus, il faut viser à restreindre les *recettes alimentaires* et à accroître les *dépenses organiques*. On sait que les aliments qui portent à l'engraissement sont surtout les hydrocarbures (substances fécu-

[J. COMBY.]

lentes et sucrées); c'est avec ces substances qu'on engraisse les animaux
domestiques. On doit donc les supprimer ou les réduire le plus possible
dans le régime des obèses. La viande, la chair musculaire, et même la
graisse, sont moins à redouter que les féculents; Ebstein n'interdit ni la
graisse, ni le beurre; ces substances en effet ne se digèrent pas en totalité,
elles ne s'assimilent pas facilement, et on les trouve souvent dans les
garde-robes.

La question des boissons divise les médecins; tous sont d'accord pour
proscrire la bière (boisson sucrée et maltée qui pousse à l'engraissement),
ainsi que les vins sucrés et mousseux, et les liqueurs alcooliques en général.
Mais la quantité d'eau à accorder aux obèses est appréciée très diversement
suivant les écoles. Dancel réduisait au minimum la quantité des liquides,
et à sa suite Banting, Ebstein, Œrtel ont déclaré qu'il fallait la restreindre.
En France, G. Sée, Debove pensent que l'eau n'a pas d'influence sur
l'engraissement et qu'on peut la laisser boire à discrétion. On ne peut d'ailleurs pas préconiser le régime sec à certains malades qui, ayant de la
lithiase rénale en même temps que l'obésité, ont besoin de boissons en
abondance.

D'une façon générale, il faut conseiller aux obèses de manger peu et de
boire peu. Pour un enfant, un verre d'eau pure, ou de vin blanc étendu de
trois quarts d'eau à chaque repas suffira. Cependant, cette quantité peut
être augmentée, en cas d'exercice, de marche prolongée, etc. On interdira
l'usage des féculents, du sucre et des mets sucrés, du lait, des gâteaux, des
soupes épaisses. Le pain sera pris en petite quantité, 100 grammes par jour,
sous forme de pain grillé; on préférera, au pain blanc trop raffiné des villes,
le pain entier ou pain de Graham contenant tous les éléments du blé y
compris le son. Ce pain est proportionnellement moins riche en amidon que
le pain blanc, et il est surtout plus laxatif. Les enfants, qui feront usage de
ce pain, iront spontanément à la selle, d'une façon régulière, quotidienne,
et il ne deviendra pas nécessaire de les purger fréquemment, comme cela
arrive quand le régime est trop échauffant. Les repas, dans la seconde enfance
et l'adolescence, seront au nombre de trois par jour :

1er *repas*, à 7 ou 8 heures du matin, très léger, composé d'une tartine
de pain beurré, d'une petite tasse de café ou de thé sans sucre;

2e *repas*, à 11 h. 1/2 ou 12 heures, comprenant des viandes rôties,
braisées ou bouillies, du fromage, des légumes verts, de la salade, etc. : un
verre de liquide;

3e *repas*, à 7 heures du soir, se réduisant à une tartine de pain grillé
avec viande froide; un verre de liquide.

Ce régime est assez facile à suivre, il n'affame pas trop les malades.
Quant aux régimes de Dancel, Banting, etc., ils sont beaucoup plus rigoureux; nous allons en donner un aperçu, quoiqu'ils ne soient que bien rarement applicables aux enfants :

Dancel, médecin militaire, partant de ce fait que l'eau et les aliments
aqueux (fourrages verts) donnés à discrétion aux chevaux leur faisaient
prendre du ventre, a préconisé la restriction des boissons dans le régime

des obèses; il conseillait de ne boire qu'un verre par repas, de s'abstenir des aliments aqueux, tels que les soupes, d'éviter la graisse et les féculents, de se purger fréquemment et de prendre beaucoup d'exercice.

Banting, négociant anglais, soigné par Harvey, suivait le régime suivant : à 9 heures du matin, 5 à 6 onces de viande de bœuf, mouton, poisson, lard fumé, une tasse de thé ou café sans sucre, une once de pain grillé (en tout 6 à 7 onces de solides, 9 onces de liquides); à 2 heures de l'après-midi, 5 à 6 onces de poisson, de viande ou de légumes, 1 once de pain grillé, autant de pudding non sucré, de volaille ou gibier, 2 à 3 verres de vin rouge, xérès ou madère, soit 10 à 12 onces de solides et 10 onces de liquides; à 6 heures, thé avec 2 ou 3 onces de fruit cuit, un échaudé, soit 2 ou 4 onces de solides, et 9 onces de liquides; à 9 heures du soir, 3 ou 4 onces de viande ou poisson, 1 ou 2 verres de vin rouge ou xérès coupé d'eau, soit 4 onces de solides et 7 onces de liquides.

Dans le système de Banting, on interdit : la viande de porc ou de veau; les poissons gras tels que le saumon, l'anguille, le hareng; les légumes tels que la pomme de terre, la betterave, le navet, la carotte, le panais; les vins de Champagne, Porto, la bière.

Ebstein conseille : au déjeuner (à 6 h., 7 h. ou 7 h. 1/2), une tasse de thé noir de 250 grammes, sans lait ni sucre, 50 grammes de pain avec beaucoup de beurre; au dîner (2 h. à 2 h. 1/2), soupe à la moelle, 120 à 180 grammes de viande grasse rôtie, bouillie ou braisée, choux et autres légumes, sauf les pommes de terre et les navets, salade, fruits frais, 2 verres de vin léger, une tasse de thé sans sucre ni lait; au souper (7 h. 1/2 à 8 h.), une tasse de thé noir, un œuf, un rôti gras ou jambon, ou poisson, 30 grammes de pain beurré, fruits frais ou fromage. Si Ebstein conseille les graisses (beurre, gras de jambon, poissons gras, foies gras), il interdit les féculents et les substances hydrocarbonées (pommes de terre, légumes farineux, sucreries et gâteaux, lait, bière, liqueurs, cognac, vins mousseux, champagne).

Tous ces régimes et bien d'autres qui s'en rapprochent ou qui s'en éloignent, ont donné des succès, parce que la réglementation est toujours préférable à l'irrégularité, et parce que, si diverses que soient leurs formules, ils tendent au même but : la diminution des recettes alimentaires, l'accroissement des dépenses organiques. Il importe de ne pas agir brutalement, de ne pas vouloir aller trop vite, de ne pas affaiblir le malade en voulant le débarrasser instantanément de son obésité. Les purgatifs répétés offrent ce danger. On ne doit espérer qu'une diminution graduelle et continue de l'obésité; ce n'est pas un mois ou deux mois que durera le traitement, mais une année, deux années, trois années s'il le faut.

Quelques tentatives de traitement de l'obésité par l'ingestion de corps thyroïde ont donné des succès partiels; mais la thyroïdothérapie est loin d'avoir fait ses preuves dans l'espèce, et il faut avoir confiance surtout dans le régime alimentaire et l'exercice physique.

[J. COMBY.]

II. — MAIGREUR

Pour faire suite à l'étude de l'obésité, nous dirons quelques mots de la maigreur, qui en est la contre-partie, tant au point de vue symptomatique, qu'au point de vue thérapeutique.

Chez le jeune enfant, chez le nouveau-né et le nourrisson, l'état de maigreur est contraire à la nature, et chaque fois qu'on l'observe, on doit le considérer comme un *cri d'alarme* de l'organisme en détresse. Ce n'est pas l'amaigrissement, c'est l'engraissement qui est physiologique à cet âge. Quelles sont en effet les causes de la maigreur dans la première enfance?

L'insuffisance ou la mauvaise qualité des aliments, aboutissant presque toujours à une gastro-entérite qui conduit à l'athrepsie (allaitement artificiel, allaitement naturel par une nourrice insuffisante, sevrage prématuré, alimentation prématurée).

Que l'enfant reçoive trop peu ou trop de nourriture, ou une nourriture trop indigeste pour son âge, le résultat est le même, il n'assimile pas et la nutrition est renversée.

On rencontre la maigreur chez les enfants suralimentés comme chez les sous-alimentés. Les uns succombent aux progrès de l'amaigrissement, les autres résistent et deviennent plus tard rachitiques. Le remède à cette maigreur d'origine alimentaire est le retour à une alimentation normale, c'est-à-dire à l'allaitement naturel par une nourrice.

Si l'enfant ne peut avoir une nourrice, l'allaitement artificiel sera l'objet de soins minutieux (biberon sans tube, lait stérilisé, lait humanisé, gavage, couveuse, etc.).

Quelquefois on voit des enfants, pourvus de bonnes nourrices, tomber tout à coup dans l'amaigrissement et perdre en quelques jours de 5 à 600 grammes de leur poids.

Il faut alors penser à la syphilis héréditaire qui, parfois latente, se traduit chez quelques nouveau-nés par un dépérissement effrayant et inexplicable. Le traitement de la maigreur se confondra alors avec celui de la syphilis.

Chez d'autres enfants, nourris au sein ou sevrés, bien portants jusqu'alors, ayant conservé l'appétit, on est quelquefois surpris de constater un amaigrissement insolite. On songera en pareil cas à la possibilité de la tuberculose ganglionnaire ou viscérale et on instituera un traitement en conséquence.

Plus tard, dans la seconde enfance, la maigreur sera la compagne habituelle de la dyspepsie; on voit des enfants qui grandissent, qui perdent l'appétit, qui boivent d'une façon excessive, présenter des troubles variés, des alternatives de diarrhée et de constipation, des céphalées migrainoïdes, de la pâleur, etc. Ces enfants sont des dyspeptiques, à estomac dilaté et atonique, pour lesquels il faut formuler un régime sévère destiné à améliorer les fonctions de l'estomac et à faire disparaître secondairement la maigreur. Ces enfants maigres, anémiques, languissants, sont le plus souvent d'anciens rachitiques, dont l'estomac a été forcé dans la première enfance par une alimentation intempestive.

L'amaigrissement rapide et profond est la règle dans la convalescence des maladies aiguës et en particulier de la fièvre typhoïde; en général la maigreur, si rapidement acquise, disparaît promptement et peut même faire place à l'obésité.

Ce qu'il est difficile de traiter, c'est la maigreur de certains adolescents ayant subi une poussée de croissance, ayant souffert de la sédentarité, du surmenage scolaire; parfois ces sujets sont des nerveux, des hystériques, des neurasthéniques, qui refusent de manger, qui jeûnent obstinément en alléguant l'inappétence. Le Dr Collins, de Londres, a vu un de ces cas d'anorexie nerveuse avec maigreur excessive (poids réduit à 15 kilogr.), chez une fillette de 7 ans. Deux mois après l'admission à l'hôpital, cette enfant pesait 22 kilogrammes. En pareil cas, il faut, en effet, soustraire les malades au milieu familial et les traiter comme des névrosés dans une maison de santé.

Le régime de la maigreur doit viser : 1° à augmenter les recettes alimentaires; 2° à diminuer les dépenses nutritives. Cette double indication, on le voit, est absolument contraire à la double indication de l'obésité. Chez l'obèse, on interdisait les féculents, les hydrocarbures, les substances sucrées; chez l'enfant maigre, on prescrira précisément ces substances : purées de pommes de terre, purées de légumes secs, poissons gras, viandes pulpées. Tous les aliments seront réduits en purée, afin de faciliter le travail de l'estomac et d'accroître l'absorption. On donnera du lait, des graisses émulsionnées, des huiles de poisson (huile de morue) quand elles seront bien acceptées. Le gavage pourra être indiqué chez les enfants absolument récalcitrants et ayant de l'anorexie hystérique. On multipliera les repas (toutes les 5 heures).

Comme boisson on donnera surtout la bière, qui facilite l'engraissement. On prescrira l'arsenic, à petites doses longtemps continuées. Pour restreindre les dépenses nutritives, les sujets seront condamnés au repos, vêtus chaudement, privés d'exercice dans la mesure raisonnable. On ne leur donnera pas de douches froides, mais des bains tièdes et des douches chaudes ou tempérées. On les protégera contre les rayons du soleil, tout en les faisant vivre au grand air.

On s'inspirera en un mot de la pratique suivie dans les sanatoria consacrés aux phtisiques, où l'on vise l'engraissement des malades et où on l'obtient par les moyens que nous venons d'indiquer.

III. — MIGRAINE

La migraine n'est pas rare chez les enfants, quoique la plupart des traités de pathologie infantile la passent sous silence. Cependant Hénoch, dans ses leçons cliniques, Descroizilles, dans son *Traité des maladies des enfants*, lui consacrent une courte notice. Quelques auteurs ont le tort de confondre la migraine vraie avec les diverses céphalées de l'enfance, les douleurs des anémiques, des dyspeptiques, des névrosés, les douleurs de croissance, de surmenage, qui méritent à peine le nom d'états *migrainoïdes*.

Le D' Collignon (*Union médicale du Nord-Est*, 28 février 1895) a observé la migraine chez sa propre fille et en a rencontré d'autres exemples chez des enfants de sa clientèle. La migraine existe, cela est indiscutable, chez les enfants, garçons ou filles; elle est assez fréquente, assez précoce, et presque toujours directement héréditaire.

On peut définir la migraine une névrose paroxystique, du groupe arthritique, caractérisée par des accès douloureux hémicrâniens durant en moyenne 24 heures et s'accompagnant de nausées ou de vomissements. Tantôt ces accès sont simples, tantôt ils sont compliqués de manifestations lumineuses ou colorées qui constituent la *migraine ophtalmique*.

Étiologie. — La migraine vraie est presque toujours, pour ne pas dire toujours, héréditaire: quand on prend avec soin l'observation des enfants atteints de migraine, on voit que leurs parents, le père ou la mère, parfois les deux ensemble, ont souffert ou souffrent encore de cette maladie. Sur 10 observations que j'ai recueillies, ces dernières années, les antécédents héréditaires ont pu être relevés 9 fois; or, dans ces 9 cas, l'hérédité de la migraine s'affirme nettement. Six fois sur 9, c'est la mère de l'enfant qui a eu la migraine; une septième fois, la mère n'était pas migraineuse, mais hystérique, sa sœur (tante de l'enfant) avait eu la migraine, et sa mère (grand'mère de l'enfant) était mélancolique. Donc, 7 fois sur 9, j'ai trouvé l'hérédité migraineuse dans la ligne maternelle. Les deux autres fois l'hérédité se retrouvait du côté paternel (père et tante paternelle migraineux une fois, père gastralgique et tante paternelle migraineuse une autre fois). Dans la voie collatérale, on peut trouver aussi la migraine (un frère), ou une tare nerveuse plus grave, l'idiotie par exemple.

Hénoch souligne de son côté l'hérédité paternelle ou maternelle de la migraine. Il a vu plusieurs enfants de la même famille payer tribut à la maladie. Deux frère et sœur de 10 et 8 ans souffraient depuis un an déjà d'accès caractérisés (douleur frontale avec nausées et vomissements, photophobie, nécessité de rester dans une pièce obscure et tranquille). Dans l'un de ces cas, au moment des douleurs, il y avait surexcitation extatique et grande sensibilité des cheveux au peigne, qui ne disparaissait pas complètement dans l'intervalle des accès. Ces accès se répétaient tous les deux mois environ, pendant 2 à 4 jours. Le père souffrait aussi de la migraine.

J'ai trouvé, chez deux de mes petits migraineux, du strabisme; chez un troisième, de la gravelle urique; chez plusieurs autres, le nervosisme exagéré ou l'hystérie. L'hérédité similaire s'est donc affirmée dans toutes mes observations et cette hérédité a été plusieurs fois renforcée par la coexistence, soit chez les ascendants, soit chez les collatéraux, d'autres tares arthritiques ou nerveuses plus ou moins graves. Cela peut permettre de classer la migraine dans la famille névropathique.

« Tous les auteurs, dit Ch. Féré, s'entendent pour considérer la migraine comme une maladie de famille et très fréquemment héréditaire, et, d'autre part, elle est souvent en rapport par l'hérédité avec l'épilepsie, la folie, l'hystérie, etc.. Elle a surtout des analogies avec l'épilepsie, se manifestant aussi sous forme de mal. » Cet état de mal migraineux, décrit par Féré, je ne l'ai pas observé dans l'enfance. On a dit que les femmes étaient plus souvent migraineuses que les hommes; ma statistique ne confirme pas, pour l'enfance, cette prédominance du sexe féminin. Sur 10 cas, je compte 6 garçons et 4 filles; mais ces chiffres sont trop restreints pour autoriser une conclusion, et, dans la recherche des antécédents héréditaires, nous retrouvons 6 fois l'influence maternelle pour 1 fois l'influence paternelle.

« De l'accord de tous les auteurs, disent Gubler et Bordier dans leur article *Migraine* du Dictionnaire encyclopédique, les femmes sont plus exposées que les hommes à l'affection qui nous occupe; elle apparaît rarement avant l'âge de 15 ans, rarement aussi pendant la vieillesse; le début de la menstruation et la ménopause sont les deux périodes opposées qui la voient le plus fréquemment naître. »

Ces auteurs ont fait à l'enfance une part trop minime dans l'histoire de la migraine; je n'ai pas vu moins de 10 cas de migraine avérée au-dessous de 15 ans : à 6 ans, à 7 ans (2), à 8 ans, à 10 ans (2), à 11 ans (3), à 12 ans. Chez ces petits migraineux la maladie avait débuté une fois à 2 ans, une fois à 4 ans, deux fois à 5 ans, deux fois à 6 ans, une fois à 8 ans, une fois à 9 ans, une fois à 10 ans. Voilà qui montre bien la précocité trop méconnue de la migraine. Hénoch déclare de son côté que la migraine n'est pas beaucoup plus rare chez les enfants que chez les adultes. Il croit que le nombre des cas s'élève notablement surtout vers 12 à 15 ans, et qu'il faut en accuser les exigences exagérées que la pédagogie actuelle impose au cerveau des enfants :.

« Parmi les causes occasionnelles, il n'y en a pas de plus fréquente que l'atmosphère et le travail intellectuel de l'école, de sorte qu'il faut renvoyer un grand nombre d'enfants chez eux. J'ai vu aussi les émotions de toute sorte, la crainte d'une punition, les réprimandes, donner lieu aussitôt à un accès. Éloignés de leur milieu habituel, à la campagne, dans une ville d'eau, les enfants sont d'ordinaire entièrement exempts de ces accès qui se reproduisent bientôt après le retour à la maison. »

En effet, bien que la migraine soit une maladie diathésique, ses paroxysmes sont influencés par les conditions extérieures, par les fatigues physiques ou cérébrales, les contrariétés, les chagrins, les impressions sensorielles exagérées, le bruit, les odeurs fortes, les indigestions, etc. Veut-on éloigner les accès, les rendre moins fréquents et moins pénibles, on devra éloigner toutes ces causes d'excitation, tous ces agents provocateurs de la migraine. Le séjour à la campagne est le moyen le plus sédatif à employer.

A côté de la migraine héréditaire et essentielle, il faut faire une petite place à la migraine symptomatique des lésions nasales, des tumeurs adénoïdes, que les spécialistes nous ont fait connaître, mais que pour ma part je n'ai pas rencontrée.

Symptômes. — Avant de décrire méthodiquement les symptômes de la migraine, je donnerai un résumé des dix cas que j'ai observés récemment, afin de rendre plus clairs et plus concrets les renseignements qui suivront.

[J. COMBY.]

I. — Fillette de 10 ans 1/2, observée le 19 mars 1894; a présenté ses premiers accès vers l'âge de 2 ans; une fois par mois elle était prise de malaise, criait, vomissait, et, au bout de 2 ou 3 heures de cette agitation inexplicable, elle tombait dans une somnolence qui durait 5 à 6 heures; bien portante en dehors des accès. Depuis 4 ans, les accès se sont rapprochés, ils reviennent toutes les semaines et même deux fois par semaine. La douleur va du vertex à l'œil gauche, et s'accompagne d'anorexie, de vomissements bilieux, de défaillances. L'accès commence à 2 ou 3 heures du matin et cesse vers 5 ou 6 heures du soir. Un frère de 16 mois bien portant; un autre de 8 ans a eu 3 accès de migraine (à 3 ans, à 5 ans 1/2, à 7 ans 1/2). Père sain. La mère, âgée de 36 ans, est migraineuse depuis son enfance, et elle a un accès tous les mois, à l'époque de ses règles.

II. — Petit garçon de 11 ans, observé en novembre 1895; sujet à la migraine depuis 5 ou 6 ans; les accès reviennent 2, 3 et 4 fois par mois; ils durent 24 heures et même 48 heures; strabisme interne de l'œil gauche depuis la première enfance. Mère migraineuse depuis son enfance.

III. — Garçon de 10 ans, observé le 7 mars 1894; a des accès depuis l'âge de 4 ans, revenant tous les 8 jours; douleurs atroces du côté droit avec irradiations oculaires, et vomissements; durée de l'accès, 24 heures. Pendant un séjour d'un an à la campagne, les accès ont cessé complètement. Actuellement les accès ne reviennent que tous les 15 jours, mais ils sont assez violents pour empêcher l'enfant de quitter le lit. La mère a eu des attaques d'hystérie. Le père a eu de la gastralgie, et sa sœur (tante de l'enfant) est migraineuse depuis son enfance.

IV. — Garçon de 8 ans, observé le 24 janvier 1890, rendant, depuis 2 mois, du sable rouge dans ses urines; il a, de plus, des accès de migraine revenant tous les 15 jours, et des douleurs articulaires vagues (arthralgies uricémiques). La mère est migraineuse et asthmatique.

V. — Garçon de 6 ans, observé le 28 avril 1890, nerveux, colère; migraine tous les 8 jours depuis 6 semaines; père migraineux, tante paternelle migraineuse.

VI. — Garçon de 7 ans, observé le 3 janvier 1890, présente des accès de migraine revenant tous les 15 jours; début à l'âge de 5 ans; les accès, séparés d'abord par un intervalle d'un mois ou de deux mois, se sont rapprochés. Strabisme interne de l'œil gauche. A été rachitique. Mère nerveuse, tante maternelle migraineuse, grand'mère mélancolique.

VII. — Fille de 11 ans, observée le 18 octobre 1889, présente un accès de migraine tous les mois depuis 1 an; mère migraineuse depuis l'âge de 12 ans; frère idiot.

VIII. — Garçon de 7 ans, observé le 1er octobre 1890, migraineux depuis 10 mois; mère nerveuse et migraineuse; l'enfant dort la bouche ouverte, a eu de l'otorrhée et porte sans doute des végétations adénoïdes du pharynx.

IX. — Fille de 11 ans, observée le 14 octobre 1891; accès de migraine depuis 2 ans, se renouvelant 2 et 3 fois par semaine; il y a de la céphalalgie frontale avec photophobie, scintillements, vomissements; l'accès dure 8 ou

10 heures, moins longtemps quand l'enfant est couchée dans l'obscurité. Mère migraineuse (accès tous les mois aux époques menstruelles). Le père a des céphalées migrainoïdes.

X. — Fille de 12 ans 1/2, observée le 19 novembre 1890; migraine depuis 2 ans; accès tous les 15 jours ou tous les mois, avec vomissements; vision d'objets lumineux et colorés pendant les accès; anesthésie du pharynx. Les antécédents héréditaires n'ont pas été recherchés.

Tels sont les quelques faits que j'ai voulu placer en tête de la description symptomatique de la migraine. On voit qu'ils ont entre eux de nombreux points de contact et qu'ils ne diffèrent pas essentiellement des faits observés chez les adultes. Le tableau symptomatique de la migraine est en effet, dans ses grandes lignes, le même à tous les âges de la vie.

L'enfant est pris de douleurs vives, contusives, lancinantes ou térébrantes, occupant le crâne, avec prédominance du côté droit ou du côté gauche, suivant les cas. Il m'a toutefois semblé que, chez les jeunes sujets, la céphalalgie n'était pas aussi nettement *hémicrânienne* que chez les adultes. Du vertex, des régions pariétales ou frontales, la douleur s'irradie souvent vers l'orbite et s'accompagne parfois de scintillements et de visions colorées plus ou moins pénibles. Il y a toujours de la photophobie et l'obscurité est recherchée par les malades. Dans quelques cas, la prédominance des troubles oculaires permet de décrire une variété de migraine dite *ophtalmique*.

Chez les tout petits enfants, chez les nourrissons, la migraine, quand elle se déclare à cet âge, peut être méconnue, parce qu'elle affecte des allures particulières, tenant moins à la nature de ses manifestations qu'à la réaction spéciale des jeunes sujets. Il y a, dans la première enfance, des *migraines frustes*, il ne faut pas l'oublier. Par exemple voici une fillette (I) de 10 ans 1/2, migraineuse, dont les accès ont débuté de très bonne heure. Actuellement ces accès sont classiques (douleur céphalique propagée à l'œil, vomissements, etc...). Mais, au début, quand l'enfant n'avait encore que 2 ans, elle traduisait sa migraine par des cris soudains, des vomissements, une agitation considérable qui, après 2 ou 3 heures, faisaient place à une somnolence de 5 à 6 heures.

La douleur de tête est le phénomène capital dans la migraine, elle ne manque jamais. A la céphalalgie sont associés des troubles digestifs, l'anorexie, les nausées, les vomissements bilieux. Les vomissements ne manquent pas plus chez les enfants que chez les adultes; ils sont atténués, supprimés ou prévenus, par le décubitus horizontal, dans une chambre obscure et silencieuse. Tous les symptômes pénibles d'ailleurs sont amendés par le repos au lit, le silence et l'obscurité. Les impressions fortes, par n'importe quel sens (ouïe, odorat, vue), sont exaspérantes dans la migraine.

Tant que dure l'accès, l'anorexie est absolue; c'est à peine si quelques boissons tièdes peuvent être ingérées sans dégoût (thé léger, tisane sucrée).

L'accès de migraine a une durée variable : il est plus court dans la première que dans la seconde enfance; tandis que la phase d'excitation douloureuse ne dure que 2 ou 3 heures chez les nourrissons, elle atteindra 12, 24,

[J. COMBY.]

36 et même 48 heures dans la seconde enfance. Il est vrai que les accès prolongés comportent des rémissions qui les rendent moins pénibles. La durée moyenne de l'accès de migraine est de 24 heures (une journée entière). L'accès débute le matin, souvent même la nuit, avant le lever du soleil, comme la goutte, l'asthme, l'épilepsie; il s'atténue le soir, mais peut se prolonger la nuit suivante. Chez quelques enfants la migraine, par l'intensité de ses symptômes propres, ou par l'adjonction de symptômes inusités, devient inquiétante; le dernier accès de la fillette n° I avait été accompagné de fièvre, de vomissements répétés, d'un abattement profond; le petit garçon n° V avait du délire suivi de prostration.

L'accès terminé, tout rentre dans l'ordre, et la santé se rétablit sans convalescence. Cependant quelques enfants sortent de la migraine brisés, courbaturés, ou simplement las et inertes. Ils sont pour quelques jours incapables de tout effort physique et cérébral. Une sorte de torpeur éphémère les a envahis.

Le retour des accès varie suivant les sujets, et, chez le même sujet, suivant l'âge, le milieu où il vit, l'hygiène qu'il suit. Éloignés au début par des intervalles d'un ou plusieurs mois, les accès vont en se rapprochant quand l'enfant avance en âge, au point de se répéter 2, 3, 4 fois par mois et davantage; quelques enfants ont des accès 2 fois par semaine.

Le séjour à la campagne (III), dans de bonnes conditions hygiéniques, affaiblit l'intensité et la fréquence des accès; le retour à la ville, les fatigues de l'école, la sédentarité, l'air confiné augmentent les paroxysmes. Le surmenage scolaire a une influence marquée sur les enfants migraineux.

Chez les filles, l'établissement de la menstruation redouble les accès, quand il n'en marque pas le début.

Mais, quelles que soient la fréquence et l'intensité des crises, il est à noter que, dans leur intervalle, les enfants sont en parfaite santé et n'accusent aucune douleur de tête, aucun embarras des voies digestives. Cette accalmie intercalaire est caractéristique.

Les enfants atteints de migraine peuvent présenter d'autres manifestations nerveuses ou arthritiques du même genre. Deux de mes petits malades étaient affectés de strabisme; un troisième était très nerveux; un quatrième, également nerveux, avait de l'anesthésie pharyngée; un cinquième avait de la gravelle urique et des arthralgies uricémiques.

Tous ces enfants portaient les stigmates ou offraient les manifestations de la diathèse neuro-arthritique. Les autres jouissaient d'une bonne santé, d'un équilibre nerveux parfait, et ne laissaient transparaître aucune autre tare.

Il est vrai que, dans l'enfance, la diathèse neuro-arthritique n'a pas eu le temps d'acquérir tout son développement; elle n'existe qu'en germe et rien n'assure le jeune migraineux contre les échéances lointaines de la diathèse protéiforme dont il porte l'empreinte : goutte, asthme, gravelle, obésité, diabète, hystérie, etc.

Chez la plupart des enfants soumis à mon observation, j'ai cherché en vain les lésions nasales, auriculaires, pharyngées auxquelles la migraine pourrait être attribuée. La migraine de l'âge puéril, comme celle de l'âge mûr, est donc une névrose, sans lésion anatomique appréciable.

La migraine étant nettement déclarée chez un enfant, comment évoluera-t-elle, quel avenir est réservé au petit malade, quel est le pronostic de la maladie? En général, quand la migraine débute dans la première enfance (chose assez rare), elle se présente d'abord par accès très éloignés; puis, avec les années, les accès se répètent et s'accentuent jusqu'à l'âge adulte, pour décliner ensuite et disparaître au seuil de la vieillesse. Il est à craindre, quand la migraine débute aussi tôt, que l'enfant n'ait par la suite d'autres manifestations plus ou moins graves de l'arthritisme; cet avènement précoce des paroxysmes indique une puissance plus grande de la diathèse, avec prise de possession plus complète de l'organisme, une hérédité plus lourde. Si la migraine débute plus tard, dans la seconde enfance, au moment de la puberté, elle est moins grave, quoique persistante; on voit les accès se répéter périodiquement à chaque époque menstruelle, pendant de longues années, pour s'éteindre à la ménopause.

Parfois, le cas s'est reproduit dans les faits que j'ai rapportés (VII), la migraine se montre vers l'âge de 10 ou 12 ans, et cesse, 2 ou 3 ans après, quand la menstruation s'est établie. En somme la durée de la maladie, sauf les exceptions, est très longue; commençant dans l'enfance, la migraine ne finira qu'à un âge plus ou moins avancé. Elle présente son maximum d'intensité à l'âge adulte pour décliner ensuite avec le progrès des années. La maladie se termine spontanément et naturellement, après une durée presque toujours longue, dont le terme ne peut être prévu, ni avancé, par une thérapeutique quelconque.

Si nous pouvons atténuer les manifestations paroxystiques de la migraine par une hygiène et des remèdes appropriés, nous n'avons qu'un faible pouvoir sur la diathèse héréditaire qui les alimente. Le pronostic, bénin quant à la vie qui n'est pas menacée par les accès, est sérieux quant à la durée indéfinie de la maladie et à la multiplicité de ses paroxysmes. Chez l'enfant, la migraine est moins sévère que chez l'adulte; elle est moins douloureuse, moins annihilante, moins accablante; ayant commencé plus tôt, elle doit finir plus tôt. Mais quand on voit l'arthritisme s'annoncer, dès le premier âge, par des exacerbations violentes, on doit craindre qu'il ne se traduise plus tard par des accidents plus graves.

Un enfant est aujourd'hui migraineux, ne sera-t-il pas demain asthmatique, goutteux, graveleux, diabétique, etc.? En présence de la migraine infantile, on doit faire, à ce point de vue, les plus expresses réserves.

Diagnostic. — Le diagnostic de la migraine est généralement facile; le retour des douleurs à intervalles plus ou moins éloignés, parfois nettement périodique, la localisation hémicrânienne de ces douleurs, les irradiations oculaires (photophobie, etc.) et stomacales (nausées, vomissements), l'état parfait de la santé générale pendant les périodes intercalaires, tout cela forme un ensemble suffisamment caractéristique de la migraine. On doit s'appliquer à distinguer, de la migraine vraie, les autres céphalées si communes dans l'enfance, et qu'on peut à la rigueur désigner sous le nom de

[J. COMBY.]

migrainoïdes. C'est surtout dans la seconde enfance que ces céphalées migrainoïdes apparaissent; tantôt elles se montrent chez des enfants nerveux, hystériques, ou candidats à l'hystérie, sous forme de douleurs vagues, frontales ou en casque; ces douleurs sont continues ou rémittentes, sans photophobie, ni nausées, ni vomissements, ni périodicité.

Parfois la céphalalgie est simulée ou exagérée par certains enfants qui trop entourés et trop gâtés par leurs parents, veulent se rendre intéressants. Ces céphalées, à marche irrégulière et sans localisation nette, n'ont rien de commun avec la migraine.

Chez d'autres enfants, la céphalalgie coïncide avec l'anémie ou la chlorose, elle est un symptôme de l'appauvrissement sanguin.

Ailleurs la céphalalgie est attribuable à l'asthénopie accommodative bien décrite par Maurice Perrin; elle survient surtout au moment de la lecture et de l'écriture, surtout à la lumière; elle est fronto-orbitaire et disparaît avec le repos visuel et des lunettes appropriées.

Une autre variété de céphalalgie très commune chez les enfants est celle qui accompagne les troubles digestifs, la dyspepsie habituelle, les excès alimentaires, l'usage prématuré des boissons alcooliques ou excitantes (vin, café, thé, etc.). Cette céphalalgie est presque toujours quotidienne, elle s'accompagne souvent d'insomnie, d'agitation, de sueurs, de frayeurs nocturnes. Elle est commune chez les enfants polydipsiques, qui boivent trop à leurs repas et en dehors des repas.

Quant à la céphalalgie de croissance, dont on parle beaucoup depuis quelques années (R. Blache), et à laquelle il faudrait rattacher la céphalalgie des écoliers, des enfants qui se surmènent pour passer de brillants examens, elle se distingue aisément de la migraine. Elle survient en effet à l'occasion des travaux intellectuels, de la lecture, de l'écriture, elle disparaît par le repos à la campagne, et par la suppression de toute fatigue cérébrale. Elle affecterait surtout les enfants de souche neuro-arthritique.

La céphalalgie de croissance est rare, en dehors des milieux urbains, des collèges, des pensions où la jeunesse vit dans des conditions de claustration et de sédentarité contraires aux besoins naturels d'un organisme qui grandit et se développe. Chez les enfants qui habitent la campagne, chez les petits paysans, même quand ils ont une croissance rapide, on ne rencontre pas de ces céphalalgies.

Parmi les maladies infectieuses, le paludisme peut prendre le masque de la migraine; il faudra y songer dans les pays à endémie palustre, quand on verra des enfants présenter une céphalée intermittente, sans antécédents héréditaires qui puissent l'expliquer. On soumettra cette céphalée à l'épreuve de la quinine.

Il me suffira de mentionner les douleurs de tête plus ou moins violentes de la méningite, de l'encéphalite, de l'abcès du cerveau, de la tumeur cérébrale, etc. Ces douleurs sont atroces, continues, souvent localisées en un point fixe, et bientôt accompagnées de symptômes plus graves (convulsions, paralysies, etc.).

Hénoch qui, dans ses leçons cliniques, a donné une bonne description de la migraine infantile, croit qu'on peut la confondre avec les céphalées symptomatiques d'une lésion cérébrale, tumeur, tubercule, etc. Il dit que ces affections peuvent se manifester pendant longtemps uniquement par des douleurs de tête présentant tous les caractères de la migraine; mais il ajoute que le diagnostic peut être établi par l'observation longtemps prolongée des intervalles qui séparent les accès et par l'examen attentif des conditions étiologiques. Il ne faut pas en effet se borner à l'étude de l'accès auquel on assiste ou, à l'occasion duquel on est consulté; il faut remonter à l'origine première des accidents, en étudier la marche et le retour, interroger les parents, rechercher l'hérédité similaire. Dans les cas difficiles, tous ces renseignements seront nécessaires. Les douleurs de tête qui dépendraient de l'onanisme, des vers intestinaux, sont vagues, sans paroxysmes accusés; leur origine sera dévoilée par une enquête soigneuse.

Traitement. — On ne guérit pas la migraine, pas plus qu'on ne guérit l'asthme, la goutte et la plupart des maladies diathésiques.

Tout ce qu'on peut espérer, c'est d'atténuer les manifestations paroxystiques, c'est aussi d'éloigner les échéances par un traitement général et une hygiène bien comprise. Si nous sommes impuissants vis-à-vis d'une disposition héréditaire, dit Hénoch, nous pouvons combattre avec succès l'influence de l'excès de tension intellectuelle. Et il ajoute qu'il a obtenu des succès en faisant retirer les enfants des lycées des villes pour les mettre dans un pensionnat à la campagne.

S'il est impossible d'obtenir cela, il faut du moins recommander la modération dans les travaux intellectuels, les récréations fréquentes, les longues vacances. Pendant les vacances, on conduira les enfants à la campagne, à la mer, à la montagne. S'ils sont nerveux, excitables, agités, ils se trouveront bien de certains climats sédatifs, Bagnères-de-Bigorre par exemple. Les migraineux sont, avant tout, des nerveux et doivent être traités comme tels.

On essayera les douches froides et le bromure de potassium. Les douches devront être courtes (10 à 15 secondes); elles peuvent être remplacées par les affusions froides, les frictions sèches, les bains salés ou sulfureux. Le bromure de potassium sera prescrit à la dose de 50 centigrammes à 1 gramme par jour; pendant une ou deux semaines, puis suspendu pendant huit jours et repris quand l'agitation persiste.

On conseillera en même temps les exercices physiques, les jeux de plein air, la course, la gymnastique, la vie au dehors le plus possible. La claustration, la sédentarité sont pernicieuses. Hénoch recommande les bains froids et la natation, qui joignent à l'action sédative de l'eau froide l'action tonique de l'exercice physique. Il professe que le séjour au bord de la mer, dans les bois et les montagnes, le repos de l'esprit agissent mieux que tous les médicaments. Dans un des cas que j'ai observés (III), le séjour à la campagne a produit une interruption d'un an dans les accès de migraine.

Aux enfants chlorotiques et anémiques, on donnera le fer; aux lymphatiques et scrofuleux, l'huile de foie de morue, le sirop iodo-tannique, etc.

Si l'on soupçonnait la syphilis héréditaire, on aurait recours à l'iodure de potassium.

[J. COMBY.]

Quant à la quinine, son usage s'impose, non seulement dans les pays à malaria, mais dans la plupart des cas; le sulfate de quinine, tonique vasculo-nerveux, a une puissante action dans toutes les affections douloureuses qui dépendent d'une congestion des éléments nerveux; or les phénomènes vaso-moteurs semblent jouer un grand rôle dans la migraine. On donnera, au début de l'accès, 15 ou 20 centigrammes de sulfate, de chlorhydrate, de bromhydrate ou de chlorhydro-sulfate de quinine; on pourra répéter cette dose toutes les 2 ou 3 heures, dans les cas intenses.

Il ne faut pas songer à faire prendre par la bouche, au moment des accès, un médicament quelconque, surtout la quinine, à cause des nausées et vomissements qui feraient tout rejeter. On prescrira des suppositoires ainsi composés :

> Beurre de cacao . . . .   2 gr.
> Sel de quinine . . . .   0 gr. 20

pour un suppositoire, qu'on introduira dès le début de l'accès, et qu'on pourra réitérer 2 ou 3 fois dans la journée.

L'antipyrine, très recommandée chez les migraineux adultes, peut aussi trouver son emploi chez les enfants; c'est un excellent médicament de l'accès de migraine; on la donnera aussi en suppositoires de 30 à 50 centigrammes, si l'enfant ne peut l'avaler dans un peu d'eau sucrée ou de sirop.

On pourra donner jusqu'à 2 et 3 grammes d'antipyrine par jour dans la seconde enfance. S'il y a de l'agitation, de l'insomnie, du délire, on ajoutera un peu de chloral aux suppositoires de quinine ou d'antipyrine :

> Beurre de cacao . . . .   2 gr.
> Antipyrine. . . . .   0 gr. 50
> Hydrate de chloral. . . . .   0 gr. 15

pour un suppositoire.

Au moment de l'accès, l'enfant devra prendre le lit et garder le décubitus horizontal, dans une chambre obscure, à température plutôt fraîche (15° à 16°), dont les rideaux seront tirés. Le silence et l'obscurité dans le repos sont très recherchés par les migraineux et leur procurent un véritable soulagement. Par contre le bruit, la marche, les excitations lumineuses exaspèrent les douleurs de tête.

La diète, pendant toute la durée de l'accès, est de rigueur; d'ailleurs les aliments ne sont pas désirés; on se contentera de quelques boissons acidules (limonades citrique ou tartrique), de thé ou de café légers, etc. Quelques médecins ont conseillé la caféine, que son action tonique rapproche de la quinine.

Le régime alimentaire, en dehors des accès, doit être surveillé de très près, surtout si l'enfant est dyspeptique, les indigestions ramenant facilement les accès. On devra surtout rationner les liquides, dont l'abus conduit si souvent à la dyspepsie.

Si les enfants migraineux sont en même temps obèses, graveleux, uricémiques, on les traitera, dans l'intervalle des accès, par un régime spécial, par les alcalins, par les eaux de Contrexéville, Évian, Vittel, etc.

IV. — ASTHME

L'asthme est une névrose respiratoire paroxystique, caractérisée par des accès de dyspnée intense avec catarrhe bronchique, revenant à intervalles plus ou moins longs. L'intermittence des paroxysmes, mais une intermittence peu régulière, échappant à toute prévision, fait donc partie intégrante de l'asthme.

Étiologie. — L'asthme n'est pas une maladie des voies respiratoires, quoiqu'il se manifeste par des troubles profonds de la respiration. C'est une maladie générale de la nutrition, une diathèse, dont l'hérédité éclaire la nature et l'origine. On aurait tort de ne voir dans ces accès si subits et si courts, mais si pénibles et si effrayants, que des manifestations fortuites et accidentelles, atteignant au hasard et sans avertissement préalable des sujets quelconques. Pour qui sait voir et qui veut scruter les antécédents personnels et héréditaires des enfants asthmatiques, un lien de parenté se montre entre ce trouble morbide et d'autres manifestations plus ou moins dissemblables. Bien évidemment l'asthme fait partie du groupe naturel des affections *arthritiques*, qui ne sauraient être séparées, car elles forment un tout compact et indissoluble.

L'*arthritisme*, cette diathèse si commune, tient sous sa dépendance l'asthme, la migraine, l'obésité, la goutte, la gravelle, le diabète, certaines dermatoses, etc. L'asthme est donc une manifestation arthritique et, à ce titre, il est essentiellement héréditaire. L'hérédité peut être directe, *similaire*, les parents asthmatiques engendrant des enfants asthmatiques; ou indirecte, *dissemblable*, l'asthme infantile dérivant de la goutte, de la gravelle, de la migraine, de l'obésité des ascendants. Quelquefois l'asthme saute une génération; le grand-père est asthmatique, le fils ne l'est pas, le petit-fils le devient.

L'arthritisme se perpétue à travers les générations successives, atténué ou aggravé par des croisements heureux ou malheureux, par des pertes ou des acquisitions individuelles, le patrimoine pouvant être appauvri ou enrichi par la descendance, mais il persiste et ses traits sont toujours reconnaissables. La parenté de l'asthme avec les autres manifestations arthritiques s'affirme donc par l'hérédité; elle est également confirmée quelquefois par la simultanéité, chez le même sujet, de plusieurs affections de la même famille. Un enfant peut être asthmatique et goutteux, asthmatique et migraineux, asthmatique et graveleux, asthmatique et obèse, etc. Deux, trois, un plus grand nombre de maladies du groupe arthritique peuvent se donner rendez-vous ou se succéder chez le même sujet. Trousseau n'a-t-il pas vu un enfant avoir, à 5 ans, de véritables accès d'asthme, et à 7 ans, un accès de goutte aiguë franche?

Quelquefois, ce n'est pas l'asthme ni l'arthritisme proprement dit qu'on retrouve chez les ascendants de l'enfant asthmatique, mais c'est alors la neuropathie, l'hystérie, la chorée, l'épilepsie, les vésanies, etc. Ces maladies proviennent de la même souche que l'arthritisme, et la diathèse qui leur est commune pourrait porter le nom de *diathèse neuro-arthritique*.

[J. COMBY.]

Il existe donc, chez l'enfant, un asthme héréditaire et diathésique, c'est l'asthme essentiel, l'asthme nerveux, l'asthme vrai.

L'asthme vrai peut débuter de bonne heure, dans les premières années, dans les premiers mois de la vie. J'ai vu un enfant, dont le père et la mère étaient asthmatiques, présenter son premier accès d'asthme à l'âge de 6 semaines. Un autre a fait, sous mes yeux, un accès formidable à l'âge de 6 mois. Sur 47 cas réunis par Hyde Salter, 19 fois l'asthme a débuté avant l'âge de 10 ans. Sur 48 cas de Moncorvo (*De l'asthme dans l'enfance et de son traitement*. Paris 1888), 41 se sont déclarés entre l'âge de 1 an et l'âge de 10 ans. 4 avaient débuté avant un an. Dauchez (*Asthme des enfants*, Société médico-chirurgicale de Paris, avril 1894) fixe le début entre 5 et 10 ans (17 fois sur 28 cas). L'asthme appartient donc à toutes les périodes de l'enfance; et, quoiqu'on soit habitué à l'observer et à le traiter surtout chez les adultes, il ne faudrait pas méconnaitre sa fréquence relative chez les enfants du second âge, et même chez les nourrissons.

On a dit que l'asthme était plus rare chez les filles que chez les garçons; cette assertion mérite d'être confirmée par des statistiques plus nombreuses que celles qui ont été publiées.

A côté de l'asthme vrai, dont l'origine héréditaire est indéniable, et qui peut se présenter chez des enfants bien constitués, sans stigmates apparents, sans vices de conformation organique, on a décrit des manifestations asthmatiformes, qui simulent parfaitement l'asthme, mais qui en diffèrent par une étiologie spéciale. L'*asthme symptomatique* reconnait des causes nombreuses, que nous allons énumérer :

1° En premier lieu, il faut classer à part l'*asthme des foins* ou Hayfever, névrose spéciale, caractérisée par des éternuements répétés, par de la dyspnée paroxystique, par de la fièvre, influencée par la saison, par les odeurs ou les poussières des foins coupés, etc. Ruault (*Archives de laryngologie et de rhinologie*, Paris 1889) résume ainsi la pathogénie de la fièvre des foins : « La fièvre des foins est une névropathie réflexe du trijumeau, d'origine nasale ou oculaire. Elle est le résultat de l'irritation des terminaisons nerveuses des muqueuses précitées par certaines poussières, et notamment par le pollen de certaines plantes. Cette irritation mécanique ou chimique, qui parait due plutôt à des micro-organismes transportés sur les muqueuses par ces poussières qu'aux poussières elles-mêmes, n'est capable de produire la fièvre de foin que chez un nombre restreint d'individus. Nous ignorons la cause de ces différences individuelles, mais nous savons que cette irritabilité spéciale est surtout fréquente chez les individus atteints de rhinite hypertrophique, et qu'elle s'observe plus communément chez les goutteux, les névropathes ou les gens issus de souche goutteuse ou névropathique. »

2° Déjà, dans la théorie présente, s'affirme la notion de l'*asthme d'origine nasale*, qui a pris, depuis quelques années, une grande extension. On a remarqué que les accès d'asthme étaient souvent liés à la présence de polypes des fosses nasales et de lésions variées de la muqueuse pituitaire, et le Dr Dutanziet (Thèse de Paris 1894) a signalé la fréquence de l'asthme chez les enfants porteurs de végétations adénoïdes du pharynx; l'*asthme adénoïdien* suivrait l'évolution des végétations et disparaîtrait avec elles. Un garçon de 12 ans entre dans le service du professeur Grancher pour une dyspnée asthmatiforme; on lui découvre des végétations adénoïdes, on les lui enlève; il sort guéri de l'hôpital. Dans tous ces cas, le point de départ de la dyspnée réflexe qui constitue l'asthme se trouve au niveau d'une muqueuse irritée (pharynx, fosses nasales, etc.).

3° Le Dr Joal (*Archives de médecine*, 1891) a prétendu que les ganglions du médiastin pouvaient devenir le point de départ du même réflexe et il a présenté des observations d'*asthme ganglionnaire*. Ces accès asthmatiformes sont d'ailleurs bien plus fréquents dans l'adénopathie trachéo-bronchique tuberculeuse que dans l'adénopathie simple, dont l'action pathogénique est à démontrer.

4° L'intoxication, les auto-intoxications surtout, qu'elles viennent du rein (*asthme urémique*), de l'estomac (*asthme dyspeptique*), de la peau (*asthme métastatique ou dartreux*), peuvent se traduire par des accès d'asthme qu'on peut légitimement appeler toxique. Cette variété d'asthme symptomatique se rencontre assez fréquemment chez les enfants dyspeptiques, atteints de dilatation de l'estomac, bourrés d'aliments indigestes, etc. Elle n'a pas les mêmes allures cliniques, la même périodicité éloignée que l'asthme vrai. On voit quelquefois l'asthme accompagner ou suivre immédiatement une poussée d'*urticaire* et l'on peut se demander alors si la dyspnée paroxystique n'est pas sous la dépendance d'un énanthème bronchique, d'une urticaire de la muqueuse respiratoire.

5° Les enfants qui ont souffert de quintes répétées et violentes de coqueluche, d'atteintes sévères de bronchite, peuvent présenter de l'emphysème pulmonaire ou une dyspnée paroxystique analogue à l'asthme. Mais, dans cette variété d'asthme pulmonaire, la dyspnée est continue et les signes stéthoscopiques, en dehors de tout accès, sont caractéristiques.

6° On pourrait décrire un asthme cardiaque, observé à la phase asystolique des maladies du cœur, et dans la cyanose congénitale ou maladie bleue. Mais là, les causes de ce pseudo-asthme sont évidentes.

7° Enfin l'asthme peut accompagner certaines lésions encéphaliques et j'ai vu un hydrocéphale succomber à un accès d'asthme de cette origine. Un petit garçon de 28 mois, hydrocéphale à un haut degré, présentait, tous les mois, des accès asthmatiformes durant 2 ou 3 jours; il y avait une véritable orthopnée, sans signes à l'auscultation; l'enfant mourut dans un de ces accès. Telles sont les principales variétés d'asthme symptomatique.

Revenons à l'asthme vrai. Nous avons vu que la cause de la maladie doit être cherchée fort loin, dans les antécédents héréditaires du jeune sujet. Quant aux causes occasionnelles qui peuvent précipiter le retour des accès, elles sont de divers ordres. Une impression morale, une contrariété vive, une frayeur, une chute, peuvent déterminer un accès et lui faire devancer l'époque de son retour spontané. Une indigestion peut avoir le même effet. J'en dirai autant du froid, des rhumes, coryzas, bronchites vulgaires, de certaines odeurs fortes, des poussières de l'atmosphère, des fatigues inusitées, etc. Quelques enfants ont plus d'accès en été qu'en hiver. D'autres ont plus

[J. COMBY.]

d'accès à la campagne qu'à la ville, sur les bords de la mer que dans l'intérieur des terres, sur les hauteurs que dans la plaine. Mais on ne peut rien dire de précis à ce sujet, car toutes ces divergences tiennent à des dispositions individuelles. En général cependant les intempéries, les grands vents, les grandes altitudes sont nuisibles aux asthmatiques.

La pathogénie de l'asthme est des plus obscures; l'obstruction des bronches par des mucosités plus ou moins épaisses, la contraction spasmodique des muscles de Reissessen, le spasme réflexe des muscles inspirateurs et du diaphragme (spasme de l'inspiration), ne sont que des explications incomplètes ou hypothétiques. Il paraît certain que les accès d'asthme ont une origine réflexe, dont le point de départ peut varier (muqueuse respiratoire, muqueuse digestive, peau, écorce cérébrale, etc.), mais dont le centre est bulbaire. Quant à l'anatomie pathologique, elle est jusqu'à présent muette, et l'asthme reste une névrose, une sorte d'hystérie ou d'épilepsie viscérale.

Symptômes. — Avant la grande attaque d'asthme, on peut saisir quelquefois, chez les jeunes enfants, des manifestations plus légères, des accès ébauchés qui donnent l'éveil. Tantôt ce sont des éternuements répétés, des coryzas avec sécrétion abondante, qui se déclarent sans raison ou à l'occasion d'un refroidissement insignifiant, du passage d'un endroit chaud à un endroit froid, de l'exposition au soleil, etc. Tantôt ce sont de légers sifflements, des sibilances que l'on entend à distance, et qui témoignent d'un enchifrènement passager du larynx, de la trachée ou des bronches. On pourrait craindre, en entendant ces bruits musicaux, que l'enfant n'ait une bronchite, mais tout cela est passager et se dissipe du jour au lendemain.

Ces petites manifestations, coryzas spasmodiques, éternuements répétés, sibilances éphémères revenant périodiquement, ne sont que la menue monnaie de l'asthme. Elles s'observent fréquemment dans la première enfance, longtemps avant l'apparition des accès caractéristiques.

Le premier accès d'asthme est d'autant plus effrayant qu'il survient chez un enfant plus jeune. Il n'est pas absolument soudain; il a pu être précédé par un coryza, par des éternuements, par un rhume vulgaire, par une toux sèche, symptômes d'autant moins inquiétants que l'enfant était sans fièvre, et avait conservé sa gaieté, son entrain, son appétit.

Puis tout à coup, dans la journée, plus souvent que la nuit, la respiration s'accélère, les ailes du nez battent, les lèvres se cyanosent, la face blémit, la dyspnée atteint un paroxysme effrayant; il semble que l'enfant va succomber asphyxié après quelques heures d'une lutte angoissante et terrible. Des sifflement s'entendent à distance; l'auscultation de la poitrine ne donne que des râles sibilants et ronflants. La fièvre est nulle ou très modérée (38° — 38°5); cela déjà est rassurant. Cependant on ne peut se défendre de l'idée d'une bronchite capillaire, d'un véritable catarrhe suffocant, à début aigu, à marche foudroyante. Au bout de 24, 36, 48 heures, il se produit une détente, l'enfant ouvre les yeux, respire plus librement, sort de l'abattement dans lequel il était plongé; on sent que l'accès touche à son terme. Cependant les râles persistent, ils sont même plus nombreux, plus humides qu'au fort de l'accès, la toux est moins sèche, on sent qu'elle ramène des crachats plus fluides que l'enfant déglutit. Les urines, rares pendant l'accès et troubles, deviennent plus abondantes et plus claires; il y a souvent des sueurs.

Pendant l'accès et les jours suivants, l'enfant est très pâle; peu à peu les couleurs reviennent et il ne reste plus rien que le souvenir d'une vive alerte dont on ne prévoit pas le retour. Il n'est pas rare, en effet, que la nature de ce premier accès soit méconnue et qu'on ne le mette à tort sur le compte d'un rhume vulgaire, d'une grippe, etc. Mais, au bout de quelques semaines ou de quelques mois, les mêmes accidents se reproduisent et l'on est bien forcé de se rendre à l'évidence.

En général, chez les jeunes enfants, l'asthme, sans perdre le caractère excessivement spasmodique qu'il présente à tous les âges, s'accuse par un catarrhe bronchique plus ou moins prononcé qui précède le spasme et lui survit.

Les accès ne se ressemblent pas toujours chez le même enfant; il y en a de forts, de complets, d'effrayants même par leur intensité, ce sont les grands accès; il y en a de faibles, d'avortés, d'incomplets, ce sont les petits accès, qu'on aurait de la peine à reconnaître, et à rapporter à leur véritable cause, si l'on n'avait pas assisté aux accès typiques. On peut voir aussi, chez des enfants de la même famille, les accès différer beaucoup suivant les tempéraments individuels des sujets atteints; chez tel enfant, l'asthme sera nettement spasmodique; chez tel autre, il sera torpide. Le Dr Monçorgé (*Lyon médical*, 9 juin 1895) a rapporté une intéressante observation de cette variété d'asthme torpide infantile. Deux frères étaient asthmatiques : l'aîné, âgé de 6 ans, avait depuis trois ans des crises revenant tous les mois et se caractérisant par une dyspnée intense, de la bronchite, de la congestion pulmonaire, de la fièvre; c'était un garçon maigre, délicat, nerveux. Le second, âgé de 5 ans, avait aussi périodiquement, mais sans fièvre, sans fracas, sans dyspnée notable, un catarrhe bronchique avec toux légère, durant peu et donnant lieu à des bruits musicaux, à des sibilances disséminées. Ce garçon était gros, calme, tranquille, mou, lymphatique. Son tempérament contrastait avec celui de l'aîné. Chez lui, le diagnostic n'aurait sans doute jamais été fait, s'il avait été séparé de son frère, et si la notion de cette hérédité collatérale avait manqué.

Dans l'asthme infantile, comme dans l'asthme de l'adulte, quoique à un moindre degré, le spasme inspiratoire domine, et l'auscultation montre qu'aucun obstacle sérieux n'existe dans les bronches. Pas de matité appréciable, une exagération de sonorité plutôt, quelques sibilances disséminées, musicales, des râles bullaires peu nombreux, pas de souffle; rien qui rappelle la pneumonie et la broncho-pneumonie. Cette auscultation relativement négative est rassurante, elle contraste bien vivement avec les souffrances du sujet et avec l'orthopnée qu'il présente.

Le cœur, gêné par la dyspnée, par la fréquence des mouvements respiratoires, par la contraction des muscles thoraciques, présente des battements d'une fréquence exagérée; le pouls est petit, les extrémités sont froides et parfois cyanosées. Il y a une sorte d'asystolie secondaire, heureusement passagère, venant compliquer l'accès d'asthme.

[J. COMBY.]

Quand on prend la température au moment des accès, on constate qu'il n'y a pas de fièvre, ou que cette fièvre est peu accusée ; en présence d'un tableau aussi effrayant, on s'attendait à trouver de l'hyperthermie, et le thermomètre n'accuse que 37°5, 38°, 38°5 au plus. Voilà encore un élément de pronostic, un signe rassurant dans l'espèce.

Chez l'enfant, l'accès ne se termine pas d'une façon soudaine, le malade ne revient pas d'emblée à la santé. Il continue à présenter, pendant quelques jours, des sibilances et une toux de moins en moins pénibles.

Enfin il est complètement rétabli, il ne tousse plus, il n'est plus oppressé, il a repris ses jeux, il va très bien. La santé est parfaite jusqu'à un nouvel accès qui pourra se faire attendre 1 mois, 6 semaines, 2 mois et davantage.

Chez l'enfant, les accès d'asthme ne sont pas très rapprochés, très multipliés, et surtout ils n'affectent aucune périodicité régulière. Dans les premiers temps, ils peuvent être assez rapprochés, puis ils vont en s'éloignant, et l'on peut même quelquefois espérer qu'ils disparaîtront définitivement.

Si l'asthme doit s'atténuer ou même disparaître par la suite, c'est quand il aura débuté de bonne heure, dans les premiers mois ou les premières années de la vie. On peut dire que l'asthme de la première enfance, au point de vue de la durée, est moins grave que l'asthme de la seconde enfance, et que ce dernier à son tour est moins grave que l'asthme de l'adulte. Je suis d'accord sur ce point avec le Dr Brissaud, quand il dit : « L'asthme infantile n'est pas, en règle générale, destiné à durer au delà de l'adolescence ou de la puberté ». (*L'hygiène des asthmatiques*, Paris, 1896.) Du moins, s'il dépasse cette limite, ajoute Brissaud, c'est presque invariablement pour s'atténuer de toutes manières ; les crises sont de moins en moins violentes, de plus en plus espacées, et la guérison s'effectue ainsi d'elle-même par une sorte de désaccoutumance insensible. Il est rare qu'un sujet atteint de forts accès d'asthme pendant toute la période de l'enfance et de l'adolescence soit encore asthmatique passé 25 ans. Tout au plus conserve-t-il une certaine susceptibilité nerveuse des bronches et des muscles respirateurs, mais il en a fini avec le *grand mal*. L'emphysème sans « l'état convulsif du poumon » est le seul souvenir qui lui en reste.

L'auscultation de la poitrine, dans l'intervalle des accès, est absolument négative et la respiration est pure et sans mélange, il n'y a pas de déformation thoracique. Mais plus tard, après une série d'accès, on peut voir l'emphysème s'installer à demeure ; alors l'enfant a la respiration courte dans l'intervalle des accès, il ne peut courir, monter un escalier sans être rapidement essoufflé. Il a presque constamment une petite toux sèche. A l'auscultation on constate que le murmure vésiculaire est diminué, que l'expiration est prolongée, que l'inspiration est sifflante. Puis on note de la voussure pectorale, le thorax est bombé, l'emphysème chronique est constitué. Cette complication de l'asthme est en général tardive et ne se voit guère qu'à la fin de la seconde enfance et dans l'âge mûr. Rare aussi, exceptionnelle même est la dilatation permanente du cœur qu'on observe chez les anciens emphysémateux bronchitiques. Rare aussi la tuberculose qui, sans marquer d'antagonisme vis-à-vis de l'emphysème, ne semble pas frapper avec prédilection les asthmatiques. Chez quelques enfants du premier âge, j'ai vu l'eczéma de la face alterner avec des accès d'asthme et finalement être remplacés par eux. Un petit garçon de souche arthritique, nourri au sein par sa mère, a présenté jusqu'à l'âge de 6 mois un eczéma rebelle de la face qu'on a traité par des pommades émollientes et qui a disparu par le changement d'air. Puis l'asthme s'est déclaré et ses manifestations paroxystiques à échéances lointaines ont définitivement remplacé l'eczéma arthritique.

Parmi les effets secondaires de l'asthme, Brissaud signale des déformations rachidiennes précoces, une *scoliose asthmatique* spéciale aux enfants rachitiques. Cette scoliose serait dorsale, elle doit être cherchée avec soin, car elle pourrait échapper. Elle se manifeste plutôt par une différence de niveau des angles scapulaires inférieurs que par une inclinaison ou une courbure du rachis. La déviation vertébrale ne devient apparente que plus tard. Il ne peut être ici question, ajoute le Dr Brissaud, de recourir aux appareils prothétiques; les plus légers sont toujours trop lourds pour des sujets qui, n'ayant pas achevé à beaucoup près leur croissance, ont besoin de tous leurs muscles, même dans l'intervalle des crises, car tous les muscles du thorax, des épaules et même du bassin sont, à un moment donné, des respirateurs accessoires.

Pronostic. — L'asthme vrai, quand il est dénué de complications, quand il se rencontre chez un enfant bien constitué et bien portant d'ailleurs, n'est pas très grave, en ce sens qu'il n'entraîne qu'exceptionnellement la mort. Mais il marque l'enfant d'une tare héréditaire indélébile. A ce compte, il mérite toute l'attention du médecin, il révèle chez les petits sujets une expression assez haute de l'*arthritisme*.

Peut-on espérer, doit-on escompter la guérison complète de l'asthme, la disparition prochaine ou lointaine, mais définitive, des accès? L'asthme est survenu de bonne heure, dans la première année : on pourra, par un traitement suivi, éloigner les accès, les atténuer, les faire disparaître à peu près complètement. La guérison complète n'est pas impossible, on en a cité des exemples. Mais si l'asthme se déclare tardivement, dans la seconde enfance, dans l'adolescence, il persistera presque fatalement.

L'asthme symptomatique d'une lésion curable du nez, de la gorge, etc., présente un pronostic relativement bénin.

L'asthme symptomatique d'une lésion encéphalique est très grave et presque toujours mortel.

Diagnostic. — Le diagnostic, facile quand on a assisté à plusieurs accès, quand on connaît les antécédents du jeune sujet, présente de réelles difficultés si les renseignements font défaut, si l'enfant en est à son premier accès. Dans ce cas, l'erreur est commune. Vous êtes appelé à voir un jeune enfant qui suffoque, dont les ailes du nez battent précipitamment, dont les lèvres sont violacées, dont la respiration est gênée et bruyante; il semble que l'asphyxie soit imminente, et vous ne pouvez vous défendre de l'idée d'une bronchite capillaire, d'une broncho-pneumonie.

Cependant l'examen attentif de la poitrine, l'auscultation la plus minutieuse, ne montrent nulle part la présence d'un foyer d'hépatisation lobulaire; les sibilances, les râles bronchiques sont rares et disséminés, il n'y a pas de souffle, pas de matité. Enfin quand, en présence de ce tableau effrayant, on prend la température du malade, on constate qu'elle est peu élevée, et le diagnostic de broncho-pneumonie peut être éliminé.

Les signes physiques ne correspondent pas avec la broncho-pneumonie: mais ils indiquent une inflammation des bronches grosses et moyennes, et on se rabat sur le diagnostic de bronchite intense, bronchite suffocante, etc.

Il n'y a pas assez de râles fins pour constituer la bronchite capillaire, et le *bruit de tempête* de Récamier fait défaut. Mais la bronchite est évidente, et l'on pourrait s'en tenir à ce diagnostic élémentaire, si la réaction générale, si la dyspnée formidable ne juraient pas avec la discrétion des signes physiques. Cette bronchite n'est pas tout, elle masque quelque chose que nous ne voyons pas, elle n'est qu'un symptôme, et l'on en arrive d'abord à soupçonner l'asthme, puis à l'affirmer résolument.

L'affirmation pourrait être suspendue et hésitante, si l'on se trouvait en présence de ces cas d'*asthme torpide* dont on a rapporté quelques exemples, et qui se manifestent par des paroxysmes légers et atténués, et par un catarrhe bronchique assez net. Pour lever les doutes, on se renseignera sur le début et les retours de ce catarrhe, sur la santé des parents, des frères et sœurs, sur les antécédents personnels du petit malade.

L'asthme pourrait être encore confondu avec certaines maladies du larynx qui entraînent de la suffocation : l'œdème de la glotte, le croup, la laryngite striduleuse, le spasme de la glotte. L'œdème de la glotte se manifeste par une suffocation à point de départ laryngé, l'air inspiré pénètre avec les plus grandes difficultés et fait entendre un bruit strident; il y a du tirage sus-sternal et abdominal; l'auscultation est à peu près négative. L'examen de la gorge par la vue, par le toucher, montre un gonflement œdémateux de l'entrée du larynx. Dans le croup, il y a également du tirage, la toux est voilée, la parole éteinte; des accès de suffocation viennent s'ajouter de temps à autre au tirage permanent déterminé par la sténose du larynx. Dans la laryngite striduleuse ou faux croup, l'enfant est pris, en pleine santé, au milieu de la nuit, d'un accès de suffocation, avec toux aboyante spéciale; la voix est conservée; après l'accès, beaucoup plus court que celui de l'asthme, la respiration redevient libre. Dans le spasme de la glotte, ou convulsion interne, il y a apnée complète durant une minute ou une fraction de minute; l'enfant est raide, cyanosé; puis il revient à lui sans conserver la moindre oppression.

L'adénopathie trachéo-bronchique peut se traduire par des accès asthmatiformes, qui rappellent les accès d'asthme vrai et qu'il faut s'appliquer à distinguer. Pour cela, on tiendra compte des résultats de la percussion et de l'auscultation; souffle à la racine des bronches, diminution du murmure vésiculaire dans une région limitée du thorax, etc.

Toutes les autres variétés d'asthme symptomatique (asthme dyspeptique, asthme d'origine nasale ou pharyngienne, asthme cardiaque, rénal, etc.) seront distinguées par l'examen complet et minutieux des organes primitivement lésés, reins, cœur, pharynx, cavités nasales, estomac. Quand on aura nettement constate l'absence de toute altération des viscères ou des organes des sens, on pourra faire le diagnostic d'asthme nerveux, d'asthme vrai.

Quand on se trouvera dans un pays où la malaria est endémique, on devra penser à la possibilité d'une infection palustre à forme asthmatique, surtout si l'enfant n'a présenté ses accès qu'après une ou plusieurs atteintes de fièvres intermittentes. Dans le doute, on prescrira la quinine qui servira de critérium.

Traitement. — La thérapeutique vise un double but : 1° combattre les accès, en atténuer la violence, en raccourcir la durée; 2° en prévenir le retour. Pour combattre les accès, on a préconisé les vomitifs et les purgatifs, qui soulagent en effet le plus souvent et atténuent la violence de la dyspnée. L'ipéca en poudre, à la dose de 20, 30, 40, 50 centigrammes, provoquera des efforts de vomissements qui peuvent dans quelques cas rompre le spasme. Après l'action évacuante, on recherchera l'effet antispasmodique à l'aide des fumigations de belladone et de datura strammonium, de papier nitré, qu'on fera brûler dans la chambre, près du malade. On pourra faire inhaler 4 ou 5 gouttes de pyridine répandues sur un mouchoir. On essaiera des inhalations d'oxygène, des ventouses sèches. Quand les enfants seront un peu grands (seconde enfance), on aura recours à la morphine en injections sous-cutanées (5 milligrammes par centimètre cube); on pourra ainsi quelquefois couper court à un accès dont la violence serait de nature à inspirer des inquiétudes. L'antipyrine est un médicament inoffensif qu'on donnera à la dose de 1 à 3 grammes dans la journée. La teinture de *lobelia inflata* recommandée par Moncorvo sera prescrite sans danger à doses fortes (2, 4, 6, 10 grammes en 24 heures).

Pour prévenir le retour des accès, pour combattre la diathèse arthritique dont ils sont la traduction, rien ne vaut l'iodure de potassium, à doses modérées, mais prolongées. Dès la première enfance, on donnera 10, 15, 20 centigrammes d'iodure de potassium par jour, pendant 20 à 30 jours consécutifs. On suspendra ensuite pendant 10 ou 15 jours avant de recommencer la cure. Dans la seconde enfance, la dose d'iodure sera portée à 50 centigrammes, 1 gramme. Après une cure iodurée de 3 semaines à 1 mois, on pourra essayer le sulfate ou le bromhydrate de quinine qu'on fera prendre en suppositoires (15 à 20 centigrammes par jour), pour ne pas fatiguer l'estomac des enfants.

Si la malaria était en cause, on doublerait, on triplerait les doses de quinine, et, pour aller plus vite, on ferait des injections sous-cutanées de chlorhydrate neutre de quinine ou de chlorhydro-sulfate (25 centigrammes par centimètre cube).

Si la quinine n'a pas d'action, l'arsenic sera essayé, sous forme de granules d'acide arsénieux (Dioscoride : 1 à 3 par jour), ou d'arséniate de soude (une cuillerée à café d'une solution à 5 centigrammes pour 250 grammes).

Le traitement, quand l'enfant aura atteint l'âge de 4 ou 5 ans, sera heureusement complété par les cures thermales. Au premier rang des stations qui conviennent aux enfants asthmatiques, il faut placer : La Bourboule, essentiellement reconstituante par la proportion considérable

[*J. COMBY.*

d'arsenic, de chlorure de sodium et de bicarbonate de soude qu'elle contient; le Mont-Dore, remarquable par la technique spéciale qui forme sa dominante; les Eaux-Bonnes, sulfureuses très puissantes. Il deviendra souvent nécessaire de faire plusieurs cures thermales consécutives pour obtenir une amélioration réelle et importante.

Les plages de la Manche et de l'Océan ne conviennent pas aux enfants asthmatiques; mais on pourra les conduire pendant l'hiver sur les bords de la Méditerranée. Cependant Brissaud ne redoute pas les bains de mer pour les enfants asthmatiques.

Pour prévenir les accès, on évitera les fatigues, les émotions violentes, les refroidissements. On fera porter des vêtements chauds, de la flanelle. L'enfant devra se coucher de bonne heure, ne jamais veiller, ne pas aller en soirée ni au théâtre, éviter les indigestions et les excès de tout ordre.

Si l'asthme est symptomatique d'une lésion nasale ou pharyngienne (polypes muqueux, végétations adénoïdes), on devra, avant tout traitement général, procéder à l'extraction de ces productions anormales. Encore faut-il se défendre à ce sujet d'une certaine exagération que les progrès de la technique laryngologique semblent excuser. On se hâte souvent trop d'incriminer les végétations adénoïdes dont la coïncidence n'implique pas forcément une relation de cause à effet.

D'après Brissaud, qui blâme les interventions à outrance dans l'asthme dit symptomatique, voici l'hygiène générale qui conviendrait aux enfants asthmatiques. On devrait les accoutumer aux variations thermiques, les entraîner, leur apprendre à braver les mauvais temps, sans les surcharger de vêtements. Pour les aguerrir, il recommande l'hydrothérapie froide, la douche froide, la *douche écossaise* (chaude d'abord, froide ensuite) pour commencer, si l'on redoute l'effet brutal de l'eau froide; puis graduellement la douche chaude disparaît et l'enfant supporte bravement la douche froide. Les enfants soumis aux pratiques hydrothérapiques deviennent, beaucoup plus que tous les autres, réfractaires au rhume vulgaire; et comme le rhume le plus bénin est pour les prédisposés une occasion de crise d'asthme, on ne tarde pas à se féliciter de l'efficacité de la cure. (Brissaud.)

II

DIÀBÈTE SUCRÉ

PAR HENRI LEROUX

Médecin de l'Hôpital Saint-Joseph.

HISTORIQUE

L'histoire du diabète sucré chez les enfants est avant tout clinique; il est peu de cas, ainsi que nous le verrons plus-tard en détail, qui aient servi à des études soit anatomiques, soit physiologiques; le jeune âge rend en effet très difficiles les observations nombreuses auxquelles se prêtent les adultes.

En 1674, Thomas Willis distinguait nettement le diabète sucré du diabète insipide; dès 1696, Morton signalait le fait d'un enfant diabétique, dont le père était atteint de la même maladie; mais il faut arriver à John Rollo (1798) pour trouver la première observation détaillée de diabète chez un enfant. Depuis lors les ouvrages publiés *ex professo* sur le diabète, les traités sur les maladies des enfants sont ou muets ou très succincts et ne fournissent que des indications sommaires, et ce n'est que dans les vingt dernières années que la question du diabète infantile a été étudiée d'une manière approfondie.

En 1877, Redon soutient à Paris une thèse inspirée par MM. Ollivier et Lecorché. En Allemagne Külz publie une importante monographie dans le *Handbuch der Kinderkrankheiten* de Gerhardt (Tübingen, 1878). Bientôt après Leroux (1880) passe à Paris sa thèse appuyée sur des documents personnels et met au point cette question encore neuve. Depuis lors le diabète prend sa place dans les traités classiques de Picot et Despine, de Descroizilles, de Bazinsky, de West, etc., en même temps que chaque année paraissent des observations nouvelles. Tout récemment se sont succédé trois ouvrages intéressants, la thèse de Mlle. Bielooussoff[1], inspirée par M. Lancereaux, une étude critique et clinique de Curt Stern[2], complétée par une statistique comprenant 75 cas publiés depuis Külz, enfin le travail de Wegeli[3] qui, à côte d'une bibliographie et d'une statistique très complètes, fait paraître une série d'observations originales recueillies par Külz, et accompagnées d'analyses chimiques fort détaillées.

ÉTIOLOGIE

La multiplicité des travaux et des observations publiés depuis 20 ans pourrait donner lieu de croire que le diabète infantile est moins rare que ne

---

[1] BIELOOUSSOFF. *Thèse de Paris*, 1894. Le diabète sucré chez les enfants.
[2] CURT STERN. Ueber Diabetes mellitus. *Archiv. für Kinderheilkunde*, 1889.
[3] WEGELI. Casuistiche Beiträge zur Kenntniss des diabetes mellitus im Kindesalter. *Ibid.*, 1896.

[H. LEROUX.]

l'admettait l'opinion courante; il n'en est rien pensons-nous, seulement on sait mieux le dépister, et la doctrine des anciens maîtres Senator, West, Labric reste la vraie. Comme le dit Le Gendre, il n'est guère de médecin qui n'ait couramment dans sa clientèle un ou plusieurs cas de diabète d'adultes; les plus renommés parmi les médecins d'enfants en sont encore à compter les cas de diabète qu'ils ont vus. Senator rapporte qu'à la policlinique de Bamberg on a relevé 1 cas sur 5 900 enfants, tandis que Ebstein (*Régime des diabétiques*, 1893) donne les chiffres suivants : policliniques de Prusse, 1 diabétique sur 964 malades; cliniques, 1 sur 209. Ce sont les spécialistes qui nous donnent les résultats les plus précis. Pavy[1], sur 1560 cas de diabète, en a observé 8 au-dessous de 10 ans, dont 3 garçons et 5 filles; Seegen, sur 800 cas, 4 au-dessous de 10 ans; Schmitz[2], sur 600 cas soignés aux eaux de Neuenahr, en a vu 5 au-dessous de 10 ans.

Age. — Le diabète peut se rencontrer dès la première enfance, à 10 mois (Hagenbach), 7 mois (Rossbach), 6 mois (Rösing). Les cas relatés chez les tout jeunes nourrissons de 14 jours (J. Simon, *Revue mens. des mal. de l'enfance*, 1885), de 1 mois (Garnerus, *Deutsch. med. Woch.*, 1884), ne sont sans doute que des faits de lactosurie; tous deux ont guéri. Quelques tableaux fixeront bien la moyenne. Leroux (*loc. cit.*) sur 147 cas en trouve 4 au-dessous de 1 an, 23 de 1 à 5 ans, 43 de 5 à 10, 77 de 10 à 15 ans. Wegeli (*loc. cit.*) sur 102 cas compte 5 au-dessous de 1 an, 26 de 1 à 5, 31 de 5 à 10, 42 de 10 à 15. Saundby[3], sur 159 cas relevés dans le *Registrar general for England*, pour l'année 1886, note 2 au-dessous de 1 an, 28 de 1 à 5. 48 de 5 à 10, 81 de 10 à 15.

Sexe. — Tandis que chez les adultes diabétiques le nombre des hommes dépasse de beaucoup celui des femmes (je citerai seulement la statistique de Pavy (*loc. cit.*), 966 hommes, 594 femmes), chez les enfants toutes les statistiques s'accordent à montrer l'égalité des deux sexes ou plutôt une légère prédominance en faveur des filles (Saundby, 80 garçons, 79 filles; Wegeli, 47 garçons, 48 filles; Stern, 51 garçons, 47 filles; Leroux, 67 garçons, 73 filles). Il faut cependant signaler ce fait que dans les 5 premières années le sexe masculin conserve une notable prépondérance (Saundby, 18 garçons, 12 filles; Wegeli, 14 garçons, 8 filles).

Race. — Tous les auteurs ont cité la fréquence du diabète chez les Juifs. Seegen, sur 140 adultes, en comptait 56; Schmitz, sur 600, 93; chez les enfants cette influence de race semble nulle. Curt Stern en cite 1 seul cas (sur 117); Wegeli en a vu aussi 1 cas, et ceci est, semble-t-il, en opposition avec les faits cités ci-dessous.

Hérédité. — Un des traits les plus saillants du diabète infantile, un de ceux dont les derniers travaux accentuent l'importance, c'est l'influence de l'hérédité, soit similaire, soit dans un sens plus large, de l'hérédité neuro-arthritique; cette dernière catégorie comprend les malades par nutrition retardante de Bouchard.

---

(1) Pavy. The clinical aspect of glycosuria. *Brit. med. Journal,* décembre 1885.
(2) Schmitz. *Deutsch. med. Wochenschrift.* 1881.
(3) Saundby. Lectures on diabetes including Bradshawe lectures. *London and Bristol,* 1891.

Dans une série d'observations on peut trouver, soit un ou plusieurs ascendants directs ou indirects diabétiques, soit plusieurs frères et sœurs atteints de la même maladie. *a*). — Mosler[1] a vu un garçon de 15 ans diabétique, dont la mère, le grand-père et la grand'mère étaient diabétiques, dont 2 grand'tantes étaient mortes diabétiques. Frey[2], une fille de 9 ans qui a son grand'père, un oncle et une tante diabétiques. Pavy (*loc. cit.*) a vu une fillette de 2 ans mourir du diabète; 4 oncles et tantes étaient diabétiques, et à la génération précédente on trouvait 2 tantes paternelles et une tante maternelle diabétiques. *b*). — Bouchut[3] rapporte l'indication de 5 enfants, de 5 ans 1/2, 17 mois et 3 mois, tous diabétiques. West[4] a vu une série analogue de 3 enfants, l'un diabétique à 5 ans 1/2 survivait à 2 autres morts à 2 ans, et 2 ans 1/2. Pavy (*loc. cit.*) donne 2 séries, l'une de 5 enfants, 1 diabétique de 14 ans survit à 2 autres morts à 4 et 11 ans, l'autre de 5 enfants diabétiques. Enfin Roberts[5] a vu dans une même famille 8 enfants, tous diabétiques, dont les parents étaient sains. Curt Stern fait observer que dans plusieurs familles le diabète frappe exclusivement les individus du même sexe, passant du père au fils, de la mère à la fille. Cette fréquence du diabète familial est signalée 8 fois dans les 28 cas inédits publiés par Wegeli; dans 7 d'entre eux il y avait d'autres frères ou sœurs diabétiques.

Quand on élargit la notion de l'hérédité, on voit dominer surtout l'influence des *affections nerveuses* chez les ascendants ou les collatéraux, et en particulier des troubles mentaux, de l'aliénation. Grantham[6] note que le père est mort de delirium tremens, que 4 frères et sœurs étaient épileptiques. Legroux, Seegen, Wegeli citent des cas où soit le père, soit la mère étaient aliénés. Rojas, Sandmeyer, Wegeli, relèvent aussi l'existence chez les parents, soit de la simple névropathie, soit de l'hystérie, soit de la mélancolie. Dans un cas de Jensen, le père était au moment de la conception sous l'influence d'un alcoolisme accentué. Plusieurs fois on signale que des frères ou sœurs sont hydrocéphales ou ont eu des convulsions ayant déterminé des paralysies durables.

Plusieurs fois on a relevé l'existence de la goutte chez les parents (Dreyfus, Dumontpallier) ou les grands parents (Barlow), du rhumatisme (Wegeli, Leroux), de l'obésité (Leroux) (frère, des tantes et des cousines obèses), du psoriasis (Redon). Dans deux cas relatés par Schnee, le père était syphilitique.

En tant que *causes déterminantes* nous trouvons en première ligne les *traumatismes* et les *affections nerveuses*.

Il faut tout d'abord remarquer que, si dans certains cas les symptômes du diabète se manifestent si rapidement après l'accident qu'on ne peut hésiter à établir une relation de cause à effet, il en est d'autres où la période

<hr>

(1) Mosler. *Berl. Klin. Woch.*, 1864.
(2) Frey. *The London med. Record*, 1887.
(3) Bouchut. *Traité pratique des maladies des nouveau-nés et de la seconde enfance*, 7ᵉ édit. 1878.
(4) West. *Leçons sur les maladies des enfants*, septième édition.
(5) Roberts. *Urinary and renal diseases*, 1865.
(6) Grantham. *Med. Times and Gaz.*, 1858.

[H. LEROUX.]

intercalaire est trop prolongée pour que l'on puisse faire autrement que de rester dans le doute. Wegeli sur 108 cas donne en bloc 11 cas de traumatisme; en serrant de plus près la notion causale on voit que presque toujours le choc a porté sur la boite crânienne. Frerichs, Rossbach, indiquent seulement chute sur la tête; Niedergesäss précise chute et plaie près de la suture sagittale; Nichues indique chute sur le front; Zimmer, Dale, Bovet, etc., chute sur l'occiput, et, au moins pour les enfants, nous ne pouvons accepter l'opinion de Fischer[1] quant à l'indifférence du lieu du traumatisme crânien : sur 15 cas, 10 fois la chute ou le choc a porté sur l'occiput.

Le traumatisme (chute ou coup) a pu atteindre d'autres régions, le dos (Biéloussoff), les reins (Fischer, Rouvier), l'épigastre (Zimmer), la région hépatique (Behrens, Ebstein), l'épaule (Franque). Dans un cas le diabète survint peu après l'emploi du chloroforme, pour réduire une fracture de l'humérus (Huntington), dans un autre trois mois après l'emploi du protoxyde d'azote pour enlever une dent (Wegeli).

Parmi les affections du système nerveux qui ont été incriminées on relève : 1° les affections cum materia, la méningite tuberculeuse (James Brown), l'hydrocéphalie aiguë (2 cas de Rösing), un gliome du quatrième ventricule (Reimer); 2° les névroses, la danse de Saint-Guy (1 cas de chorea magna, Franque), l'épilepsie (Goolden), une céphalalgie tenace (Goolden). On peut en rapprocher les grands chagrins (Watkins Pitchford), de violentes terreurs (Seegen, Teschemacher), le surmenage intellectuel (Coats, Kien).

L'influence du *froid*, et surtout du *froid humide*, dont Lecorché a exagéré l'importance, est cependant indéniable, à en juger par les détails précis relevés par Ruhbaum, Wisshaupt, Zimmer, etc. L'action du froid peut être combinée avec une grande peur soudaine (Taylor). Le rôle joué par la dentition, signalé par Deane et Conolly, est des plus discutables.

L'*alimentation* a une tout autre valeur, mais dans des conditions contradictoires. Heine, Andral et Senator imputent le diabète à l'insuffisance de l'alimentation : bien plus nombreux sont les cas où il s'agit d'une erreur de régime. Hauner incrimine une nourriture composée de bouillies de farine et d'eau, de Bary l'excès des farineux, Teschemacher l'abus du pain frais, Ollivier et Wisshaupt un excès de fruits, Haddon, Winkler des excès de sucreries — un enfant mangeait du sucre à pleines mains, dit Watts.

Dans plusieurs cas le diabète semble avoir été la conséquence de maladies antérieures, soit l'impaludisme (3 cas de Lecorché, Liegey et Burdel), soit la rougeole (6 cas de Barlow, Gelmo, etc.), soit la scarlatine (Zinn), soit la dysenterie (Aenstoots), soit la fièvre typhoïde (4 cas, Schmidt, Rimpler, Schmitz, etc.); récemment Seifert[2] et Jules Simon ont signalé le purpura hæmorrhagica (maladie de Werlhoff).

Dans un certain nombre de cas l'embarras gastrique, une forte indigestion a été signalée, comme ayant précédé et déterminé l'apparition du

---

(1) FISCHER. Diabète d'origine traumatique. *Archives de médecine*, 1862.
(2) SEIFERT. *Deutsch. med. Woch.* 1881.

diabète; c'est une question à revoir à nouveau — dans les cas de Mies[1] un catarrhe intestinal, de de Cérenville[2], un ictère catarrhal semblent bien avoir été les facteurs étiologiques du diabète, mais il est très probable que dans la plupart des cas de simple embarras gastrique ce syndrome n'est que le premier indice d'un diabète méconnu.

ANATOMIE PATHOLOGIQUE

La plupart des observations de diabète infantile sont d'une brièveté regrettable au point de vue des lésions anatomiques, et les indications sont le plus souvent succinctes; les résultats d'ailleurs sont souvent contradictoires.

Système nerveux. — Dans la plupart des cas l'inspection à l'œil nu et dans quelques cas l'examen histologique n'ont décelé l'existence d'aucune lésion. Hauner et Forster ont trouvé le cerveau anémié, très décoloré; de leur côté Bekler, Conolly, l'ont vu congestionné; dans certains cas les vaisseaux sont seuls congestionnés; dans d'autres on a signalé une hyperémie avec pointillé, soit des couches optiques et des corps striés (Frerichs), soit de la couche corticale; on a relevé aussi l'œdème de la pie-mère, avec légère hydrocéphalie chronique, ou une induration notable (Jacksch); chez un malade qui succomba à l'acétonémie, Leroux a vu l'œdème de la pie-mère, la dilatation des veines superficielles, une quantité anormale de liquide céphalo-rachidien; l'encéphale était pâle et décoloré sauf à la région occipitale où il y avait un sablé sanguin de la substance blanche. Howship Dickinson[3] a décrit des lésions qu'il regardait comme caractéristiques, dilatation des vaisseaux sanguins, dégénérescence du tissu nerveux périvasculaire, aboutissant à des cavernes; des recherches ultérieures n'ont pas confirmé son opinion.

Pour le 4ᵉ *ventricule* en particulier, son intégrité est souvent affirmée : dans quelques cas cependant on a trouvé des lésions confirmant les idées de Cl. Bernard sur la glycosurie d'origine nerveuse; ecchymose du plancher du 4ᵉ ventricule (Pavy), gliome à grosses cellules dans la même région (Reimer); Sandmeyer[4] a trouvé une fois un gros noyau de ramollissement de la *moelle* au niveau de la partie cervicale du cordon de Goll.

Sang. — Le plus souvent il est d'aspect normal; dans un cas d'acétonémie Leroux l'a vu noir, poisseux, diffluent sans caillots. Balth. Foster[5] dans un cas analogue trouva le sang pâle, crémeux, fluide, prenant à l'air une teinte cramoisie; il ne contenait pas de sucre, et au microscope on distinguait de nombreuses molécules d'aspect graisseux ne se dissolvant pas dans l'éther. Sanders et Hamilton[6] arrivèrent à des résultats tout différents :

(1) Mies. *Münch. med. Woch.*, 1896.
(2) De Cérenville. *Revue méd. de la Suisse Romande*, 1895.
(3) Howship Dickinson. *Medico-chirurg. Transactions*, 1870.
(4) Sandmeyer. *Deutsch. Archiv. f. Klin. Med.*, 1892.
(5) Balthazar Foster. *Brit. med. Journal*, janvier 1878.
(6) Sanders et Hamilton. *Edinb. med. Journ.*, juillet 1879.

[H. LEROUX.]

eux aussi trouvèrent une couche crémeuse, consistant en fines granulations, mais l'éther fit disparaître cet aspect laiteux, et l'examen histologique montra les capillaires et les artérioles des poumons et des reins obstrués par des globules graisseux comme dans un cas d'embolie graisseuse consécutive à une fracture osseuse. Cette lipémie était selon eux caractéristique de l'acétonémie. Elle a été encore indiquée plus tard par Coats (*Glasgow. med. Journ.*, 1889). Le *cœur* est en général sain, à l'œil nu et au microscope : dans quelques cas on l'a trouvé mou, exsangue, atrophié avec myocarde amaigri (Leroux) ou ayant subi la dégénérescence graisseuse (Sandmeyer).

Poumons. — Chez les enfants les poumons sont le plus souvent sains ; on a signalé cependant des lésions banales d'atélectasie, de splénisation, de congestion, de pneumonie lobulaire ou lobaire, même de gangrène (Hagenbach[1]). Mais la tuberculose, si fréquente chez l'adulte, est très rare : on a signalé dans quelques cas la présence de petits tubercules crétacés ou caséeux. Bouchut et Bielooussoff ont vu même des cavernes plus ou moins considérables, avec nombreux tubercules disséminés dans les poumons et les ganglions bronchiques.

Tube digestif. — La plupart des observateurs se bornent à dire que les viscères abdominaux ne paraissent pas altérés. L'*estomac* est souvent déclaré sain, parfois il est dilaté. Dans deux cas d'acétonémie on a noté des taches purpuriques et des ecchymoses (Southey), des ecchymoses sous-muqueuses (Leroux).

Les *intestins* sont le plus souvent sains ; une fois ils étaient extrêmement dilatés avec plaques de congestion (Leroux). Reimer a vu la muqueuse du côlon tuméfiée avec des érosions folliculaires. Jacksch (*Prager. med. Woch.* n° 20 1881) a noté une colite superficielle, avec traces d'une fièvre typhoïde antérieure.

Le *foie* est en général normal, assez souvent hypertrophié, quelquefois hyperémié ; il peut être induré et gras (Pavy). Dans un cas de foie congestionné la trame conjonctive était saine, les cellules hépatiques paraissaient intactes ; peut-être y avait-il un plus grand nombre de cellules polyédriques.

La *rate* est notée saine dans toutes les observations où son état est relevé.

Le *pancréas* a été trouvé sain (au microscope) par Heubner, Sandmeyer et de Bary[2], simplement diminué de volume (Lancereaux cité par Bielooussoff). Rörig a vu dans un canal collatéral une pierre qui comprimait le canal principal dilaté et formant un kyste rempli de suc pancréatique. Jacksch l'a trouvé atrophié. Leroux avait noté dans un cas une atrophie de cette glande ; dans un autre une lésion très accentuée d'un pancréas de volume normal ; l'apparence était bien celle d'une glande en grappe, le tissu conjonctif interacineux n'était pas sensiblement épaissi, mais l'épithélium glandulaire avait totalement disparu, autrement dit toute la portion sécrétante. Watson Williams[3] a constaté des lésions analogues.

[1] Hagenbach. *Jahrbuch für Kinderheilkunde*, 1878.
[2] De Bary. *Archiv. für Kinderheilkunde*, 1889.
[3] Watson Williams. *Brit. med. Journal*, 8 décembre 1891.

Les *capsules surrénales* ont été indiquées saines par Bielooussoff.

Les *reins* ont été vus sains, quelquefois anémiés, plus souvent volumineux et hyperémiés; dans un cas on a vu un abcès d'un rein, dans un autre de petits abcès disséminés des deux reins; dus sans doute à une pyélo-néphrite ascendante, car la vessie était malade, mais ce ne sont là que des lésions accidentelles. Anderson signale la dégénérescence graisseuse de l'épithélium, Leroux et Lubinus la néphrite parenchymateuse, Prévost et Binet[1] un état trouble des épithéliums sans dégénérescence nette. Sandmeyer (*loc. cit.*) a décrit une dégénérescence graisseuse, qu'il considère comme caractéristique, et qui répond à celle indiquée par Fichtner dans les cas de coma diabétique. « Presque tous les petits canaux sont tapissés d'épithéliums troubles en forme de bâtonnets; les canaux malades, presque exclusivement, montrent à la base des cellules des gouttes de graisse bien rangées, de grosseur variable. Les autres canaux sont en partie graisseux, mais ici les gouttelettes ne sont plus rangées en ordre, mais disséminées dans les cellules; les anses des glomérules montrent en bien des points des gouttelettes de graisse — il n'y a pas de graisse dans le tissu interstitiel. » Aucun auteur n'a signalé chez les enfants la nécrose de coagulation de Weigert, ni la lésion d'Armanni Ehrlich.

Appareil visuel. — Zirck ne trouva pas de sucre dans le cristallin d'une fille de 15 ans opérée d'une cataracte double, mais l'humeur vitrée examinée post mortem en contenait; et Deutschmann[2], chez une enfant non atteinte de cataracte, obtint une réaction fortement alcaline de l'humeur aqueuse, trouva 0,4 pour 100 de sucre dans l'humeur aqueuse, 0,36 pour 100 dans l'humeur vitrée.

SYMPTOMATOLOGIE

Les symptômes du diabète sucré chez l'enfant, considérés dans leur ensemble, ne diffèrent pas de ceux que l'on constate chez l'adulte : polyurie, glycosurie, polydipsie, polyphagie, qui aboutissent à l'autophagie terminale; ce qui est caractéristique, c'est surtout l'évolution de la maladie; dans le présent chapitre ils seront passés en revue en signalant au passage les quelques particularités qu'il convient de relever.

Urologie. — La *polyurie* est presque constante; très rares sont les observations où l'on indique d'une manière formelle que la quantité d'urine n'a pas augmenté; une fois même elle fut diminuée, chez une fillette de 4 ans (Schmitz); chez les nourrissons il est impossible de préciser; c'est par le nombre des couches mouillées en 24 heures, 20, 30 et plus, que l'on peut se rendre un compte très approximatif de la polyurie. Les chiffres moyens chez les enfants au-dessus de 3 ans varient de 1 litre 1/2 à 5 litres; mais on a pu relever des chiffres vraiment énormes : 9 litres 1/2 (Leroux), 11 litres (Bielooussoff), 13 litres (Cantani), 16 litres (Descroizilles et Schindler).

(1) Prévost et Binet. *Revue médicale de la Suisse Romande*, 1887.
(2) Deutschmann. *Græfe's Archiv. für Ophthalmologie*, 1877.

[H. LEROUX.]

Ce symptôme est souvent le premier que remarque la famille ; d'ailleurs d'un jour à l'autre la quantité d'urine varie et dans les observations accompagnées de tableaux quotidiens on voit des oscillations considérables de 1 à 2 et 3 litres en 24 heures ; d'une manière générale le nombre des mictions et la quantité des urines sont plus considérables le jour que la nuit : un enfant avait 12 mictions le jour, 3 la nuit (Southey) : chez les enfants, à cause de leur insouciance ou de leur indocilité, il est très difficile d'étudier le rapport de la quantité des boissons ingérées et des urines émises. Kieser cite le cas d'une fille de 15 ans qui en 59 jours but 388 litres, et urina 407 litres, soit 1/3 de litre en plus d'urine par jour. Chez un enfant de 14 ans, Leroux a vu que la quantité des urines émises à chaque miction variait entre 1/2 litre et 1 litre, la quantité totale d'urine oscillant entre 3 et 5 litres.

Avec la polyurie se montre assez souvent un symptôme particulier qui met parfois le premier le médecin sur la piste d'un diabète méconnu : c'est l'*énurésie* ou *incontinence d'urine* survenant chez des enfants qui d'habitude retenaient régulièrement leurs urines ; elle est si importante qu'il convient d'examiner les urines de tous les enfants chez qui elle survient, comme tout médecin doit le faire chez un adulte atteint de cataracte ou d'impuissance virile.

La vessie supporte très bien ce travail inusité. Teschemacher seul rapporte un cas de catarrhe vésical chez un garçon de 11 ans.

L'urine a une *couleur* d'un jaune pâle, elle est claire, ou légèrement verdâtre, quelquefois un peu opalescente et contenant des flocons de mucus ; parfois elle devient trouble quand elle renferme beaucoup de sucre (Curt Stern).

L'*odeur* n'a rien de caractéristique ; elle peut être parfois très accentuée, rappeler l'odeur de chloroforme ou de pomme de reinette ; dans ces cas on trouve d'ordinaire la réaction de Gerhardt (coloration rouge vineuse par l'addition de perchlorure de fer), réaction qui n'est pas spéciale au diabétique, car, comme l'ont montré Litten, Jacksch, Bouchard, elle peut se rencontrer dans diverses auto-intoxications d'origine intestinale, mais qui chez le diabétique a une grande valeur. En outre c'est à tort que Gerhardt a attribué cette réaction à l'acétone ; elle est due à la présence de l'acide éthyldiacétique ou autres produits analogues[1].

La *saveur* est indiquée comme fade et sucrée par Hauner. Curt Stern parle d'un goût mielleux, sucré, dans les cas où la glycosurie est très accentuée.

La *densité* est toujours élevée au-dessus de la moyenne et varie entre 1,030 et 1,040. West et Dickinson l'ont vue dépasser 1,050. Redon cite même un cas où elle atteignit le chiffre énorme de 1,070 ; dans des cas exceptionnels on l'a vue s'abaisser à 1,015, 1,010 et même 1,008.

Tous les auteurs indiquent que l'urine était *acide* au moment de l'émission. Seul Goolden dit qu'elle était alcaline et ammoniacale, et cependant claire.

---

[1] Yvon. *Manuel pratique de l'analyse des urines.*

La *glycosurie* est l'élément essentiel, nécessaire, du diabète. Sans glycosurie, pas de diabète, quoique, comme le fait remarquer Le Gendre, la glycosurie n'implique pas le diabète; mais, dans le diabète, la glycosurie est permanente, ou si elle disparaît, c'est passagèrement, sous l'influence d'une maladie intercurrente, d'un accès de fièvre, d'un purgatif, d'une crise nerveuse; ainsi Leroux a vu une fillette de 6 ans, qui, à la suite d'accidents convulsifs, puis comateux, imputables à l'intoxication diabétique (l'urine contenait avant la crise 30 grammes de sucre par litre), resta plusieurs jours après la crise sans que l'urine contînt de sucre.

La quantité de sucre éliminée est proportionnellement au poids, en général, plus considérable chez l'enfant que chez l'adulte; en moyenne 50 à 80 grammes par litre; dans 5 cas, Leroux a vu des oscillations entre 50 et 90 grammes, 80 et 105 grammes, 45 et 98 grammes; dans une autre série Wegel a eu des moyennes entre 10 et 50 grammes. Hirschsprung a vu la proportion par litre s'élever à 108,6, Heubner à 113 et Descroizilles à 122 grammes. La quantité totale de sucre en 24 heures peut varier chez le même malade de 450 à 700 grammes, de 180 à 520 grammes, de 200 à 400 grammes (Leroux); le chiffre le plus élevé est celui fourni par Behrens, 1240 grammes avec une proportion de 10 pour 100 de sucre par litre.

Wegeli, dans une série d'analyses comparées, fait ressortir ce fait intéressant que l'on trouve des écarts très notables dans la quantité de sucre éliminée, selon que l'on emploie la polarisation ou la méthode de Soxhlet-Allihn[1], ce qu'il explique par la présence dans l'urine des pentoses, à côté d'autres substances réductrices (Külz et Vogel, *Zeitschrift für biologie*, 1895).

La quantité d'*urée* éliminée est très rarement indiquée. Les chiffres obtenus sont variables. Leroux dans un cas a trouvé de 20 à 25 grammes par jour, dans un autre 24 grammes (6 gr. par litre). Jules Simon parle de 3 à 8 grammes d'urée par litre, avec une moyenne de 5 à 7 litres; Galliard de 29^{gr},36 pour 2 litres d'urine; à côté de ces chiffres indiquant une azoturie modérée, on a signalé des chiffres répondant à un véritable diabète azoturique; dans un cas Frerichs a trouvé de 50 à 44 grammes d'urée par jour, Bielooussoff 52 grammes dans un cas, 64 grammes dans un autre. Watson Williams cite même un garçon de 15 ans dont l'urine contenait jusqu'à 100 grammes d'urée (25 gr. par litre). Wegeli dans deux cas a noté des rapports intéressants entre la quantité de viande ingérée et la quantité d'urine éliminée : un malade ingère de 690 à 1060 grammes de viande et élimine de 50 à 77 grammes; un

---

[1] La méthode de Soxhlet-Allihn pour le dosage de la glycose consiste à mélanger de la liqueur de Fehling non titrée avec la solution sucrée et on porte à l'ébullition pendant quelques instants. Le précipité d'oxydule de cuivre formé dans ces conditions est ensuite recueilli, lavé et séché. On l'introduit alors dans un appareil spécial pour le réduire par l'hydrogène. Du poids de cuivre obtenu on déduit celui de la glycose contenue dans la liqueur; mais pour cela il faut s'aider d'une table dressée à cet effet, car la quantité de cuivre n'est pas absolument proportionnelle à celle de la glycose. Les pentoses (xyloses), signalées par Külz et Vogel, sont des matières sucrées ayant les fonctions d'alcools aldéhydiques, et dérivent des alcools pentabasiques ou pentols par perte d'hydrogène (H^2); tandis que les pentols s'écrivent $C^5H^{12}.O^5$, les pentoses ont pour formule $C^5H^{10}O^5$. (Note de Berlioz.)

autre n'ingère que 350 à 450 grammes de viande et élimine de 24 à 35 grammes.

Galliard[1] a trouvé chez une fillette de 9 ans 26 centigrammes d'acide urique par litre (quantité totale 0,52 par jour); $4^{gr},11$ de chlore par litre (8,22 par jour), $1^{gr},19$ de phosphates par litre (2,58 par jour).

Prout a avancé à tort que l'on trouve souvent de l'*albumine* chez les diabétiques jeunes : Leroux n'a relevé sa présence que 8 fois dans 79 observations, Wegeli 15 fois sur 108 cas. Dans ses 28 faits personnels, il a eu 2 cas avec albuminurie notable; dans 7 autres il a trouvé des traces légères et passagères. Le plus souvent l'albuminurie paraît peu de temps avant la mort, ou seulement pendant l'attaque comateuse finale.

La recherche de l'*acétone* pratiquée par Wegeli dans 11 cas lui a donné des résultats variables, les uns négatifs, les autres positifs, quelques-uns très accentués et ce dans des cas d'intensité sensiblement égale; la réaction a été plusieurs fois très accentuée quelques semaines, voire quelques mois avant la mort, à des périodes où n'existait aucun phénomène appréciable d'intoxication acétonémique, où le malade était dans un état très satisfaisant.

La réaction par le perchlorure de fer, pratiquée dans 16 cas, a été seulement deux fois négative, et sur les 14 cas positifs elle a été faible dans 4, forte dans 10. Dans un cas (Sandmeyer), la distillation de l'urine avec l'acide sulfurique fournit une quantité notable d'acide crotonique. Wegeli a recherché dans plusieurs cas la quantité d'*ammoniaque* excrétée par jour, il l'a vue varier de 1 gramme à 3, 4 et même $6^{gr},5$; dans la plupart des cas de diabète à forme grave la quantité est élevée; dans 2 cas cependant elle atteignait à peine 1 gramme; dans 1 cas où la quantité oscillait entre 3 et 6 grammes pendant 1 mois, la malade survécut plus de 18 mois, et succomba à une grippe intercurrente à forme cardiaque.

L'examen *microscopique* a montré à Galliard l'existence de cellules épithéliales du rein, de cellules pavimenteuses et de phosphates, à Mies[2], une grande quantité de cristaux de tyrosine formant des faisceaux d'aiguilles. Ebstein[3] avait trouvé dans l'urine d'une fille de 14 ans, pendant une crise comateuse, de nombreux *cylindres*, la plupart courts, épais, granuleux, mais ne formula aucune conclusion. Külz et Aldehoff les trouvèrent constamment dans l'urine de 20 adultes atteints de coma diabétique et en tirèrent des conclusions pronostiques. Behrens et Lubinus les ont signalés dans 3 cas, sans détails précis. Sandmeyer observa aussi dans l'urine recueillie la veille de la mort, chez un enfant de 7 ans, des globules du sang et des cylindres très nombreux, les uns longs puis granulés, d'autres courts et gros. Wegeli a fait chez 6 malades un examen détaillé des sédiments urinaires après repos de 24 heures et centrifugation, et par des numérations répétées il est arrivé à des résultats positifs dans 5 cas, variant chez le même sujet de 4 à 538 cylindres; ces cylindres étaient tantôt

(1) GALLIARD. *France médicale*, 1890.
(2) MIES. *Archiv. für Kinderheilkunde*, 1895.
(3) EBSTEIN. *Deutsch. Archiv. f. Klin. med.*, 1881.

hyalins, tantôt granuleux, longs, ou courts, mélangés ou non avec des épithéliums rénaux, et des cristaux ammoniacaux; il les a trouvés 5, 6, même 18 mois avant la mort de l'enfant; chez un malade il a vu en même temps des levures.

Appareil digestif. — La *polydipsie* marche de front avec la polyurie, comme un des symptômes les plus constants, et les plus révélateurs. La soif est vive, impérieuse, insatiable; l'enfant est-il au sein, il n'est jamais rassasié, et par ses cris et ses pleurs réclame que l'on étanche cette soif toujours renaissante; plus grand, on le voit boire à tout instant, malgré la surveillance, vidant verres et bouteilles, buvant au robinet des fontaines; dans très peu de cas il est indiqué d'une manière positive que la polydipsie faisait défaut.

La *polyphagie* est notablement moins constante; elle manque dans un bon nombre de cas, dans d'autres elle n'est pas mentionnée; dans certains on donne l'indication précise que l'enfant mange 4 et même 6 fois plus qu'avant sa maladie; dans un cas de régime carné une fillette a pu ingérer jusqu'à 1 500 grammes de viande par jour. Cette polyphagie n'est pas constante; elle peut même se transformer en inappétence, et il n'est pas rare de voir l'ingestion des aliments en quantité excessive déterminer des troubles gastriques caractérisés par des douleurs au creux de l'estomac, parfois des brûlures très fortes avec anorexie, nausées, vomissements. Redon a bien mis en lumière la fréquence assez grande de ces troubles gastriques; parfois ces crises durent plusieurs jours avec une extrême intensité, et les coliques s'étendent à tout le ventre; souvent alors elles s'accompagnent d'une notable diminution de la polyurie.

La *constipation* est presque constante. Redon, sur 15 cas où l'état des selles était indiqué, l'a relevée 15 fois; dans plusieurs faits Leroux a constaté que la constipation opiniâtre ne cédait qu'à des purgatifs énergiques et était alors suivie d'une véritable débâcle diarrhéique. Le ventre est souvent ballonné, tendu, et assez douloureux pour rendre difficile ou même impossible la palpation des organes abdominaux : parfois on a pu cependant apprécier une augmentation notable du foie, plus rarement de la rate.

Chez les diabétiques, la bouche nécessite une surveillance attentive et soutenue. La *langue* a un aspect variable selon les moments de la journée, selon que le malade a mangé ou bu depuis un temps plus ou moins long: souvent elle est sèche ou au moins pâteuse, collante, et alors d'un rouge intense, lisse, vernissée, ou avec saillie des papilles hypertrophiées, quelquefois un peu brune; fréquemment elle est recouverte d'un enduit blanc ou jaunâtre, ou d'une couleur sale, brunâtre, elle peut prendre l'aspect typique de la langue rôtie, et être fendillée par des déchirures transversales; à d'autres moments elle est absolument normale, large, humide, rose. Watts cite même un cas où la salive trop abondante s'écoulait de la bouche pendant le sommeil. Leroux a trouvé dans tous les cas la salive acide et souvent on a vu les grains blancs du muguet; la bouche des diabétiques, comme le dit Bouchardat, est un terrain qui convient merveilleusement au développement de l'oïdium albicans.

[H. LEROUX.]

Les gencives sont fréquemment altérées, boursouflées, saignantes, quelquefois d'aspect vraiment scorbutique; à la gingivite s'ajoute habituellement la carie dentaire; les dents se creusent, s'ébranlent et tombent. Mais souvent l'inflammation se généralise à toute la muqueuse buccale; les lèvres sont alors épaissies, fendillées, surtout au niveau des commissures, recouvertes le matin de mucosités brunâtres, desséchées.

L'haleine prend souvent une odeur en rapport avec les altérations locales de la bouche, ou les troubles gastriques; parfois fade, douceâtre, ou aigrelette; on l'a comparée à l'odeur du foin, des fruits, et surtout des pommes mûres (Prout); elle peut devenir infecte; d'une manière générale on peut dire que l'intensité de l'odeur de l'haleine est en rapport avec les progrès mêmes de la maladie.

Appareil circulatoire. — L'examen du cœur est le plus souvent passé sous silence; de fait pendant la période d'état il fonctionne normalement et le pouls est régulier; vienne une complication fébrile, les battements du cœur s'accélèrent; quand survient soit l'autophagie progressive, soit une crise d'auto-intoxication, les bruits du cœur faiblissent, en même temps que le pouls devient petit, mou, puis insensible, que les extrémités se cyanosent et se refroidissent.

L'œdème peut se rencontrer parfois, soit à la face, et alors il affecte surtout les paupières, soit aux malléoles; il peut s'accompagner d'ascite; dans la plupart des cas il est indépendant de l'albuminurie.

Les hémorragies sont très rares. Seifert a cité un cas avec épistaxis répétées.

La température centrale reste normale ou ne s'abaisse que légèrement; elle ne diminue dans des proportions notables que pendant les crises d'acétonémie; on a pu noter des températures rectales de 36, 35 et même 33, 5 (Jacksch); inversement la température ne s'élève que si la fièvre est déterminée par une complication ou une maladie intercurrente, mais rarement elle atteint un chiffre élevé.

Appareil respiratoire. — Le plus souvent il n'y a rien à signaler; seules les complications pulmonaires ou l'intoxication peuvent, soit provoquer un tirage laryngé, soit s'accompagner de phénomènes plus accentués; la dyspnée et les modifications du rythme respiratoire sont en général liées à une crise d'acétonémie; quand la tuberculose pulmonaire atteint un enfant diabétique, c'est à une période avancée de la maladie, et il présente alors les signes classiques de la bronchite spécifique ou de la pneumonie caséeuse.

Système cutané. — La peau est généralement sèche, comme une peau de vieillard, quelquefois farineuse, recouverte de squames épidermiques très fines, parfois d'une vraie desquamation en lambeaux; en même temps elle est rugueuse, comme parcheminée, rappelant parfois l'ichtyose; le plus souvent elle est pâle, décolorée; les enfants ont un vrai teint d'anémique; les sueurs sont rares. Leroux a vu pendant un été un diabétique ayant des sueurs abondantes, et y a cherché en vain des traces de sucre.

Quelquefois les malades éprouvent un prurit intense; on a signalé des cas d'érythème papuleux, d'acné, de lichen, d'eczéma, de psoriasis guttata

généralisé (Leroux), de furonculose (Rosenbach), d'abcès. Teschemacher a
noté un herpès labial chez une fille de 12 ans. Dans quelques cas rares, on a
signalé la chute des ongles, avec ou sans suppuration à leur racine; les
ongles qui repoussaient étaient inégaux, rugueux, ternes, fendillés.

Système génital. — Les organes génitaux externes sont seuls malades;
chez les petites filles on a signalé le prurit vulvaire, l'érythème, l'eczéma à
l'orifice de l'urèthre et sur les lèvres, une ulcération à la vulve (Kieser); dans
ce cas les règles et une leucorrhée concomitante disparurent peu après l'apparition de la polyurie. Bouchut a vu une fois la leucorrhée persister chez une
fille de 10 ans. Les auteurs sont muets au sujet des garçons. Leroux a vu
dans deux cas une balano-posthite accompagnée de phimosis; dans l'un d'eux
le prépuce était fissuré, exulcéré et très douloureux.

Système nerveux. — Les troubles sont beaucoup moins nombreux et
variés que chez l'adulte; l'un des plus fréquents est la *céphalalgie*, parfois
tenace, intense, s'accompagnant d'étourdissements, de brouillards devant les
yeux; plusieurs observateurs indiquent des douleurs dans les membres, en
diverses régions, au bas-ventre, dans un cas d'énurésie (Senator); nulle part
le mot de névralgie n'est nettement articulé.

Les *réflexes rotuliens* souvent conservés, ou simplement diminués, sont
indiqués comme abolis dans un assez grand nombre d'observations publiées
dans ces quinze dernières années; l'abolition est constatée soit pendant une
crise d'acétonémie (Bouchard), soit pendant l'évolution normale du diabète
(Nivière[1], Elias Rojas[2], Galliard, Wegeli).

Souvent le caractère se modifie; tantôt l'enfant devient mou, inactif,
apathique, tantôt irritable, capricieux, grognon, même méchant; souvent
l'intelligence paraît diminuée, le travail devient impossible, la parole lente,
embarrassée. On a noté également tantôt l'insomnie, qui peut être occasionnée par la pollakiurie, ou par l'agitation du malade, tantôt la somnolence, mais celle-ci a une tout autre valeur, et apparaît tardivement, aux
approches du coma final; de même le délire, les convulsions, sont liés à
l'intoxication diabétique, ou au développement de lésions cérébrales.

Chez les enfants, seul le sens de la *vue* est atteint; l'acuité visuelle peut
baisser jusqu'à la cécité complète. Frerichs cite un cas avec papillotement de
la vue et diplopie; Leroux un cas d'exophtalmie bilatérale. De Græfe affirme
la fréquence relative de la *cataracte* chez les enfants diabétiques, s'appuyant
sur son expérience clinique; de fait assez rares sont les cas publiés; la cataracte peut être unilatérale (Seegen), ou plus souvent bilatérale (Lecorché,
Fischer). Elle paraît tardivement au bout de 2 ans 1/2 (Watts), de 3 ans
(Schmidt Rimpler); dans la plupart des cas, l'opération a été suivie rapidement de la mort; dans le cas le plus heureux elle est survenue au bout de
3 mois.

Chez tous les enfants diabétiques il se fait un amaigrissement notable,
parfois très rapide, arrivant à un degré extrême, à une véritable *autophagie*;
le petit malade peut devenir un véritable squelette, et, comme dit Venables,

[1] NIVIÈRE. *Thèse de Paris*, 1888. Sur les réflexes tendineux.
[2] ELIAS ROJAS. *Thèse de Paris*, 1887. Diabète sucré chez l'enfant.

[H. LEROUX.]

la peau semble flotter librement autour du corps. Hirschsprung a vu la perte de poids dépasser le quart du poids total du corps, en 5 mois. Leroux a vu dans un cas les muscles tellement amoindris et atrophiés que l'excitation faradique ne provoquait plus aucune secousse. Cet amaigrissement explique bien la perte de force dont se plaignent si souvent les diabétiques, mais chez eux le sentiment de courbature, de lassitude, de malaise mal défini, précède parfois l'amaigrissement et peut s'expliquer par la glycémie concomitante, et la déchéance rapide du système nerveux central.

Marche. — Chez les enfants, quoique moins souvent que chez les adultes, on ignore le mode habituel du début du diabète. Dans un certain nombre de cas on peut préciser l'époque de son apparition; il s'agit presque toujours alors de diabète traumatique; tel entre autres ce garçon, dont Frerichs rapporte l'histoire, qui tombe sur la tête en faisant de la gymnastique; dès le lendemain on note une glycosurie notable; dans d'autres, l'enfant bien portant accuse soudain des troubles gastriques fébriles; bientôt la fièvre tombe, mais le petit malade reste fatigué; on examine l'urine et on y trouve du sucre; ainsi, dans un cas, Schmitz (de Neuenahr), sollicité par la mère (diabétique elle-même), examine l'urine d'une fillette de 4 ans, le 22 novembre, l'examen est négatif; 4 jours après l'enfant est prise de fièvre gastrique avec langue sèche, céphalalgie, soif vive. A nouveau l'urine est examinée : elle contient 60 grammes de sucre par litre. Tel encore ce cas observé par Duflocq et Dauchez[1] où l'on relève l'instant précis où un enfant de 18 mois est pris brusquement d'une soif immodérée et d'une polyurie incessante; le baby, jusqu'alors très propre, mouillait à chaque instant ses vêtements, on le suivait à la trace; mais ce sont les cas de beaucoup les plus rares. En règle générale, on se trouve en présence d'un enfant qui arrive maigre, se plaignant de fatigue, de douleurs vagues, de céphalalgie, indiquant en outre la soif vive et les mictions fréquentes, mais parents et enfants ont souvent peine à préciser la date et le mode de début. Le diabète constitué, on se trouve toujours en présence d'un *diabète maigre,* et du coup se trouve supprimée la période parfois si longue (15-20-35 ans et plus) pendant laquelle l'adulte résiste à l'intoxication diabétique.

Très souvent ce diabète a une marche rapide. Tel ce cas de Cnopf[2] : on note que l'enfant âgé de 2 ans 1/2 n'augmente pas, puis bientôt qu'il maigrit, malgré un vigoureux appétit; on le montre au médecin; quelques jours après survenaient des accidents cérébraux, qui enlevaient l'enfant en quelques heures; tel ce cas de Thompson[3] : l'enfant depuis 3 semaines est très altéré et maigrit; le 9 août on reconnaît le diabète, le 16 éclatent les accidents d'intoxication, mort le 17; tel le cas de Duflocq et Dauchez cité ci-dessus : l'enfant 15 jours après le début brusque de la polydipsie et de la polyurie présente soudain les phénomènes d'une intoxication aiguë, qui l'emporte en moins de 24 heures.

Dans d'autres cas moins désastreux le diabète reconnu peut être suivi

---

[1] Duflocq et Dauchez. *Revue de médecine,* 10 juin 1895.
[2] Cnopf. *Münch. med. Woch.,* n° 18, 1896.
[3] Thompson. *Glasgow med. Journ.,* 1885.

pendant des mois et des années, avec une marche tantôt très lente, mais continue, progressive, tantôt entrecoupée par des crises gastriques, voire par des crises acétonémiques; puis l'enfant finit par succomber, soit à des complications pulmonaires (tuberculeuses ou non), soit à une crise d'acétonémie, soit dans un état de cachexie progressive.

En Allemagne on a beaucoup insisté sur l'existence de deux formes de diabète. Falck, Rosenstein, Ebstein, distinguent le diabète grave et le diabète léger. Est léger le diabète dans lequel la glycosurie disparaît rapidement quand on élimine les hydrocarbures de l'alimentation; un des cas les plus nets est celui de Bence Jones[1]; chaque fois que l'enfant prenait du pain, le sucre reparaissait dans les urines. Wegeli rapporte un cas très analogue.

Mais le même observateur, après Külz d'ailleurs, fait remarquer avec raison, et c'est un des points où le diabète des enfants se différencie le plus nettement du diabète des adultes, qu'il est des cas assez fréquents où le diabète passe de la forme légère à la forme grave; dans des cas bien plus rares la forme grave se transmute en forme légère; tel ce malade chez qui Wegeli voit en 17 jours la quantité de sucre tomber de 378 grammes par jour à 0; pendant 17 jours la glycosurie ne reparaît pas; une dose de 100 grammes de pain blanc donnée alors ramène la glycosurie, qui depuis ne disparut jamais complètement jusqu'à la mort qui survint 6 mois plus tard.

D'autre part, l'évolution du diabète est très souvent et très gravement modifiée par les troubles gastriques si fréquents dans cette maladie, ou par les maladies intercurrentes auxquelles sont sujets les enfants (rougeole, scarlatine, coqueluche, etc.); dans les deux cas le diabète reçoit un coup de fouet, et de diabète léger ou au moins bien supporté devient un diabète grave et rapidement mortel.

L'évolution, dans des cas qualifiés de légers, à glycosurie peu accentuée, peut aussi être accélérée par une diététique systématique et intempestive; la diète carnée, appliquée trop rigoureusement, et d'emblée, sans ménagements, a causé plus d'un désastre.

Durée. — Plus l'individu est jeune, plus la marche du diabète est rapide; telle était l'opinion que Külz formulait en 1878; on peut la considérer comme exacte dans la plupart des cas, quoique non absolue ; témoins par exemple, d'une part ce garçon de 9 ans qui succombe en moins de 5 semaines (Becquerel); d'autre part cet enfant de 5 ans, qui résiste près de 9 mois (Holeczeck). Il est des cas où l'évolution a duré moins d'un mois, qu'il s'agisse d'enfants de 18 mois (Duflocq et Dauchez) ou de 12 ans (Senator) ; il en est d'autres dont la durée a pu atteindre 3 ans 1/2 (Wegeli) et même 4 ans (Külz). Dans une série de 46 cas mortels relevés par Külz, 16 ont duré moins de 5 mois, 14 moins d'un an, les autres de 1 à 4 ans. Dans les 28 cas inédits publiés par Wegeli, sur les 23 cas de mort, 8 ont duré moins de 1 an, 10 entre 1 et 2 ans, 5 plus de 2 ans.

Ne sont heureux que les cas où la glycosurie tourne rapidement

[1] BENCE JONES. *Med. Times and Gazette*, 1858.

court; tels les cas d'Ollivier, 12 à 15 jours, deux cas de Schmitz, l'un de 18 à 20 jours, l'autre de quelques semaines.

Terminaison. — Comment se termine le diabète infantile? Dans les cas à évolution funeste, qui sont de beaucoup les plus nombreux, une opinion extrêmement répandue dans le corps médical, dit Redon, attribue l'issue fatale à une tuberculose secondaire. Les diabétiques enfants meurent phtisiques. C'était en effet la théorie de Bouchardat[1] qui disait positivement « qu'il avait constaté l'extrême fréquence de la complication, pour ainsi dire fatale, de la phtisie pulmonaire succédant à la glycosurie chez des sujets âgés de moins de quinze ans ». Lecorché, Durand-Fardel se rangeaient à cette opinion. Redon a montré avec preuves à l'appui, et Leroux n'a fait que confirmer son avis, que les enfants diabétiques ne succombent que rarement à la phtisie pulmonaire. Sur 22 cas de mort, Redon en avait trouvé 4 seulement dans lesquels elle put être incriminée.

Plus souvent ils sont emportés par une complication pulmonaire aiguë, pneumonie ou broncho-pneumonie évoluant en quelques jours, tels les cas d'Archambault, pneumonie arrivant à la période d'hépatisation grise; de Legroux, pneumonie insidieuse évoluant en 48 heures; de Dumontpallier, congestion pulmonaire à forme asphyxique; de Jacoby (Virchow's Jahresbericht, 1874), pneumonie double à marche rapide, etc.; dans un cas exceptionnel, Hagenbach a trouvé une gangrène pulmonaire disséminée en plusieurs noyaux.

Le plus souvent les enfants succombent, soit à un marasme progressif avec affaiblissement graduel et dénutrition, soit à une crise aiguë qualifiée d'*acétonémie* et qui, par rapport au diabète, joue le rôle de l'urémie dans le cours du mal de Bright. Dans la récente statistique de Wegeli, sur 69 cas de mort, 52 fois le coma est signalé; on a le droit de croire que la plupart de ces cas sont imputables à l'auto-intoxication dite acétonémique, faisant exception pour les cas rares où il y avait des lésions cérébrales grossières, traumatisme cérébral, tumeurs du quatrième ventricule, méningites tuberculeuses, etc.

L'acétonémie ou coma diabétique doit sa première description clinique complète à Kussmaul[2] qui lui assignait 5 symptômes capitaux, la dyspnée, une vive agitation et enfin le coma terminal. La crise, chez les enfants, est provoquée surtout par la fatigue, la marche forcée (Kien et Foster), par la réduction trop grande des liquides, ou le régime carné trop sévère; assez souvent elle survient sans que l'on puisse préciser la cause déterminante de son apparition; il faut remarquer que dans plus d'un cas c'est la période comateuse qui est seule observée par le médecin; il est appelé seulement alors qu'ont éclaté les plus graves symptômes de l'intoxication diabétique (Bouchard[3]).

Parfois il existe des phénomènes prodromiques; plusieurs ont signalé une odeur particulière de l'haleine, aigrelette, vineuse (Frerichs), odeur

(1) Bouchardat. *Mémoire sur l'étiologie de la tuberculose pulmonaire*, 1861.
(2) Kussmaul. *Deutsch. Archiv. f. Klin. Medic.*, 1874.
(3) Bouchard. *Leçons sur les auto-intoxications dans les maladies.*

d'acétone (Lancereaux), odeur comparée tantôt à celle de la pomme de reinette, tantôt à celle du chloroforme; elle peut être très faible, n'être sentie qu'en se penchant sur le lit du malade, au-dessus de sa bouche, ou très accentuée et remplir toute la pièce, même tout un appartement (Kien). L'urine peut à ce moment exhaler aussi cette odeur, mais le fait est moins constant : l'odeur de l'urine est d'ailleurs toujours moins forte; c'est dans ce cas que l'examen avec le perchlorure de fer donne une coloration rouge vineuse caractéristique (réaction de Gerhardt) attribuable sinon à l'acétone au moins à quelque corps voisin, acide diacétique, etc.

Les urines sont en général diminuées de quantité, parfois même supprimées, au moins passagèrement, plus colorées et parfois albumineuses (Leroux). C'est alors aussi que l'on peut trouver les cylindres décrits par Ebstein et auxquels Külz et Aldehoff attribuèrent une valeur pronostique des plus graves.

Au début de la crise, on observe parfois des troubles digestifs, vomissements, diarrhée, entrecoupés ou non de défaillance, ou simplement de violentes douleurs à l'épigastre, quelquefois des épreintes rectales impuissantes, ou du ténesme vésical, qui peut nécessiter le cathétérisme; puis le malade se plaint d'un sentiment de profonde fatigue, devient apathique, somnolent, et enfin tombe dans le coma; dans d'autres cas, au contraire, il est en proie à une violente agitation avec gémissements ou cris inintelligibles, mouvements désordonnés, délire, et le coma ne se manifeste qu'après cette période d'excitation; parfois enfin, très brusquement, sans prodrome, l'enfant se sent devenir très faible et tombe d'emblée dans le coma final.

A cette période, le malade gît inerte, ne répondant plus aux questions, insensible aux excitations extérieures; les réflexes patellaires sont souvent abolis; il peut y avoir de l'incontinence d'urine. Les pupilles sont tantôt dilatées, tantôt contractées, mais égales, fixes. La température rectale est souvent abaissée, peut même descendre à 35°,5 (Jacksch), mais elle peut rester normale, et quelquefois même monter à 37°,5, 38°. Le pouls en général s'accélère, s'élève à 120, 150 pulsations, il devient petit, dépressible, inégal, irrégulier. La respiration est troublée, et la dyspnée revêt un type assez spécial, rappelant cependant dans une certaine mesure le type de Cheyne-Stokes des urémiques. Les inspirations sont amples, profondes, longues, la poitrine est soulevée en masse, d'une pièce, puis il y a un court arrêt, et le thorax retombe brusquement par un effort avec un léger soupir, il se fait une pause, et le rythme recommence. Malgré cette gêne à l'hématose, l'auscultation ne révèle rien dans la poitrine; le murmure vésiculaire est normal; c'est là un des caractères essentiels de cette dyspnée toxique; le nombre des respirations, d'abord normal, s'élève, quand le coma s'accentue, à 32 (de Gennes), 52 (Foster) et même 48 (Southey). L'association du coma à cette dyspnée nerveuse a quelque chose de tout à fait caractéristique et en résumé on peut qualifier le coma de *coma dyspnéique*.

Peu à peu la respiration devient moins profonde, irrégulière, fait place au véritable stertor, les bruits du cœur s'affaiblissent, le pouls radial devient filiforme, imperceptible, on ne sent plus que le pouls carotidien, les extré-

[H. LEROUX.]

mités sont algides, cyanotiques, l'haleine se refroidit, les traits se tirent, les yeux se cavent, les réflexes cornéens sont abolis et les cornées même se dépolissent, l'enfant peut prendre un aspect cholériforme. Le malade succombe d'habitude sans convulsions; quelques observateurs cependant, Mott, Bouchut, Niedergesäss, Reimer ont eu occasion de les signaler. Le coma diabétique a une durée en général courte, la mort survient au bout d'un temps moyen variant entre 18 et 36 heures; elle peut être encore plus prompte et survenir au bout de 3 heures (Heinricius[1]) ou tarder, mais le fait est rare, plus de 5 jours (Sander, Jacksch).

Sans entrer dans les discussions chimiques ou histologiques au sujet de l'acétonémie, il faut se rattacher à l'opinion éclectique de Bouchard, de Baginsky, de Lancereaux, etc., et dire que nous ne connaissons pas toutes les substances qui, retenues dans le sang, peuvent provoquer le coma diabétique; un seul point est indiscutable, c'est une auto-intoxication, et le mot d'acétonémie peut être conservé pour la commodité du langage, en lui donnant un sens aussi indéterminé qu'au terme d'urémie; il doit servir seulement à désigner l'ensemble des complications survenant dans le cours du diabète, et reconnaissant pour cause la rétention dans l'économie de produits toxiques.

DIAGNOSTIC

Qu'il s'agisse d'enfants ou d'adultes, comme le dit fort bien Külz, pour diagnostiquer le diabète, il suffit d'y penser. Il est des cas où le diagnostic n'est pas discutable, où le groupement des symptômes cardinaux, polydipsie, polyurie, autophagie, bien indiqués par les parents, s'impose aux médecins, et l'emploi de tel réactif classique (potasse, liqueur de Fehling, etc.), ne fait que confirmer le diagnostic rationnel déjà posé.

Mais, chez les enfants, la rareté du diabète explique bien des erreurs; l'idée de la glycosurie ne vient pas à l'esprit, et on cherche ailleurs le motif de l'affaiblissement du petit malade. Les parents contribuent à égarer, insistant par exemple sur les indigestions, les troubles gastriques répétés; on examine avec soin estomac, intestins, foie, et on passe à côté du diabète. Le rôle de l'hérédité est capital; c'est surtout dans les familles, où d'autres membres ont été atteints de diabète sucré ou insipide, que l'on doit toujours examiner systématiquement les urines d'un enfant atteint d'une indisposition, si légère qu'elle puisse être; de même si chez les ascendants il y a quelque affection du système nerveux et particulièrement un trouble mental.

Külz, rappelant les traumatismes variés qui peuvent déterminer la glycosurie, recommande pareille précaution après les ébranlements plus ou moins étendus, les chutes sur le crâne, le dos, les contusions violentes des régions hépatique, rénale ou gastrique; de même chez les convalescents de rougeole, de scarlatine ou de fièvre typhoïde; c'est surtout dans les cas d'amaigrissement, de malaises mal expliqués, voire de véritable atrophie musculaire, d'anémie, de phtisie que l'on doit chercher la glycosurie.

[1] Heinricius. *Jahrbuch. für Kinderheilkunde*, 1888, page 220.

Il faut aussi se rappeler la valeur de l'incontinence nocturne d'urine, survenant chez des enfants habituellement propres.

On ne doit pas se fier à la couleur des urines qui peuvent être d'aspect normal, bien colorées, riches en sédiments de sels urinaires, et très riches en sucre. Il faut chercher la réaction du sucre avec les réactifs connus, ou avec le saccharimètre, ou même dans les cas à faible quantité de sucre avec la levure de bière. Chez les tout jeunes enfants, qui ne donnent pas d'urine au commandement ou dont on ne peut recueillir l'urine dans un vase, on peut retrouver le sucre en lavant les couches, langes ou pantalons, dans de l'eau, et en analysant cette eau de lavage; en cas de besoin on pourrait recourir au cathétérisme. C'est en somme par l'analyse des urines que se fait le diagnostic différentiel entre le diabète sucré ou vrai diabète, et les diabètes insipide ou azoturique.

Un point plus délicat, c'est la distinction entre le vrai diabète et la simple glycosurie; le passage se fait de l'une à l'autre par des transitions ménagées, et selon les idées préconçues, là où tel médecin dira diabète, tel autre dira glycosurie alimentaire. Par exemple dans le cas d'Ollivier[1] on voit un enfant qui après avoir mangé beaucoup de sucreries a des urines contenant 15 grammes de sucre par litre; il est soumis à un régime sévère; au bout de 10 jours le sucre a disparu, et, suivi un certain temps, l'enfant ne présente plus trace de glycosurie. Est-ce un cas de la forme légère du diabète des Allemands? Est-ce une simple glycosurie passagère due à un vice d'alimentation?

D'autre part, chez les nourrissons, il ne faut pas se laisser aller à croire trop vite au diabète. Julius Grösz[2] a bien montré que chez les enfants du premier mois, à la suite de certains troubles du tube digestif, on trouvait dans l'urine une substance réductrice, non fermentescible, possédant un pouvoir rotateur à droite; il n'incrimine pas dans ces cas la glycose et croit que cette substance est le sucre de lait, ou un de ses dérivés. Cette opinion est partagée par Neumann[3] et Binet[4]; ils signalent diverses substances réductrices du cuivre (créatinine, acide urique, etc.) et mettent le sucre hors de cause.

Pratiquement le diabète est souvent méconnu, les parents ne croient pas l'enfant malade, et le médecin appelé trop tard se trouve en présence de l'enfant intoxiqué, et dans le coma. Comment peut-il arriver à formuler un diagnostic exact? Si le malade présente l'odeur caractéristique, l'odeur chloroformique avec la dyspnée spéciale et l'hypothermie, l'embarras n'est pas long, et presque à coup sûr il s'agit d'un cas de coma diabétique. Il faut cependant se rappeler que le coma peut exister avec odeur éthérée de l'haleine sans que l'on puisse mettre en jeu le diabète. A preuve l'observation rapportée par Jacksch[5]. Il s'agissait d'un garçon pris soudain de convulsions avec perte de connaissance; les pupilles étaient larges, immobiles, le cou raide, le

(1) Ollivier. Cité dans la *Thèse de Redon*.
(2) Julius Grösz. Beobachtungen über glycosurie im Saüglingsalter. *Jahrb. f. Kinderheilkunde*, 1892.
(3) Neumann. *Deutsch. med. Zeits.*, 1891, n° 12.
(4) Binet. *Revue médicale de la Suisse Romande*, février 1892.
(5) Jacksch. Ein Fall von sogenannt Acetonämie. *Prager med. Woch.*, n° 21, 1881.

masséter contracturé, la respiration avait le type de Cheyne-Stokes, l'haleine avait une odeur éthérée, la température était à 58°,6 ; les urines prenaient une coloration rouge avec le perchlorure de fer, mais ne contenaient ni sucre ni albumine : un lavement purgatif amena une selle copieuse, des urines abondantes et le malade guérit. A coup sûr il s'agissait d'une auto-intoxication, mais peut-on y voir un cas d'acétonémie sans diabète comme l'avance le médecin allemand ?

Certains corps tels que l'opium peuvent produire des phénomènes d'empoisonnement avec coma et glycosurie (Claude Bernard). Les pupilles sont contractées, comme elles le sont souvent dans le coma diabétique ; l'absence de l'odeur chloroformique a permis dans un cas de ce genre à de Gennes [1] d'éliminer le diabète.

Le coma urémique peut être confondu également avec le coma diabétique ; quand on peut examiner les urines, si les réactions classiques montrent la présence soit de l'albumine seule, soit du sucre, le diagnostic est tranché ; mais on peut trouver sucre et albumine et dans les cas, trop fréquents, où manquent les commémoratifs, l'embarras peut encore être grand ; se rappelant toutefois que l'albuminurie peut être une complication tardive du diabète, on donnera à chaque élément sa valeur propre et on sera amené à penser que le diabète est primitif, que l'altération rénale, caractérisée par l'albuminurie, est secondaire.

Mais les urines peuvent se supprimer, la clinique seule doit permettre de trancher la question. Dans l'urémie les convulsions sont fréquentes, dans l'acétonémie elles sont rares. Dans l'urémie la dyspnée revêt d'habitude le type classique de Cheyne-Stokes, qui se différencie du type tout spécial qui a été décrit plus haut. Dans l'urémie l'hypothermie descend rarement aussi bas qu'elle peut le faire dans l'acétonémie. C'est dans ces cas difficiles que l'odeur chloroformique bien constatée est le critérium le plus sûr (de Gennes). En outre les diabétiques présentent le plus souvent une émaciation très accentuée, qui contraste avec la tendance œdémateuse des jeunes urémiques.

L'aspect cholériforme qui a été constaté chez quelques enfants, surtout chez de tout jeunes enfants, s'accompagnant de vomissements, d'algidité, d'haleine froide, de cyanose, pourrait faire penser au choléra infantile, ou à l'athrepsie aiguë. Or, Parrot [2] a trouvé du sucre dans plus d'un tiers des cas, dans l'athrepsie à marche aiguë, accompagnée de vive agitation et de cyanose rapide. Mais l'athrepsie aiguë est une maladie qui porte presque exclusivement sur les nouveau-nés, dans les premiers mois, surtout dans les premières semaines, tandis que le diabète est tout à fait exceptionnel à cet âge; de plus dans l'athrepsie, comme dans le choléra infantile, les troubles digestifs ont une intensité qui fait défaut dans le diabète ; le baby a eu de la diarrhée, puis soudain sont survenus des vomissements bilieux ou alimentaires, en même temps que les selles sont verdâtres, ressemblant à des hachures d'épinards ou d'oseille.

[1] De Gennes. Étude clinique et expérimentale sur l'acétonémie. *Thèse de Paris*, 1884.
[2] Parrot. Études cliniques sur l'urine des nouveau-nés dans l'athrepsie. *Archiv. gén. de méd.*, 1876.

PRONOSTIC

Le diabète sucré est une des affections les plus graves qui puissent atteindre les enfants, et l'on peut souscrire presque sans réserves à l'opinion de Senator qui dit : « Le pronostic du diabète est absolument mauvais, et à courte échéance; la médication est absolument impuissante. »

De fait, la mort est la règle, la guérison l'exception, comme le montrent les statistiques. Külz indique 57 cas de mort, 6 guérisons; Leroux 24 cas de mort, 6 guérisons; Wegeli 69 cas de mort, 15 guérisons; mais il faut être singulièrement réservé et n'accepter les cas déclarés comme guéris que quand on les a suivis pendant un temps assez long, et bien rares sont les observations à longue durée; ainsi sur les 15 cas de guérison de Wegeli[1] 3 seulement ont été suivis entre 2 ans 1/2 et 6 ans; pour les 12 autres les renseignements n'indiquent pas plus de 3 mois ou font défaut. On doit en effet toujours se défier des *rechutes* possibles, et ce quelquefois à un intervalle de plusieurs mois. Curt. Stern (*loc. cit.*) en a relevé une série. Frerichs personnellement en a observé deux cas dont l'un a été suivi rapidement de l'issue fatale. Bouchardat cite le cas d'un garçon qui urinait 104 grammes de sucre par litre; en 8 jours un régime sévère amène la disparition du sucre; 2 mois après l'enfant qui avait repris l'alimentation commune urinait 82 grammes de sucre par litre. Après une cure d'eau à Carlsbad, Zimmer a également noté une récidive. Grantham a même vu une fillette ayant eu deux rechutes, et a constaté sa guérison pendant 9 années. Schmitz a vu guéris deux enfants de 6 et 7 ans, et les a suivis pendant 1 an et 1 an 1/2. Il a vu également la guérison se maintenir 8 ans chez un garçon de 14 ans, et même 10 ans chez une enfant de 4 ans, fille d'une mère diabétique. Mais encore une fois ces guérisons avérées ne sont que de rares exceptions; à ce point de vue la statistique personnelle de Wegeli est très suggestive. Sur 28 cas il relève 23 cas de mort, pas une seule guérison; chez les 5 enfants survivants, le diabète continue à évoluer, et chez l'un d'eux il dure depuis 4 ans 1/2.

Le diabète est d'autant plus grave et son évolution en général d'autant plus rapide que l'enfant est plus jeune; un exemple typique est fourni par Bence Jones[2] : 3 enfants (frères et sœur) meurent du diabète; la fillette de 4 ans 1/2 en moins d'un an; un frère de 7 ans en 2 ans; un frère de 15 ans en 3 ans. La guérison n'arrive guère quand le diabète a duré plusieurs mois, jamais s'il a dépassé un an. Dans presque tous les cas de guérison, il est nettement spécifié qu'elle n'a été obtenue que grâce à un traitement prompt et énergique. On sait du reste que même la forme légère (des Allemands) peut aisément dégénérer en forme grave et tôt ou tard devient mortelle.

Chez un diabétique avéré, il est une série de symptômes qui ont une

[1] WEGELI cite, comme cas de guérison, 3 cas dus au Dr Caron, suivis pendant 15 ans (*sic*); il a fait une grosse erreur, en prenant simplement la différence entre la date de l'observation de Caron (1852) et la date de la publication du traité de Bouchut (1867). Bouchut dit formellement que les enfants n'ont été suivis que pendant quelques semaines.

[2] BENCE JONES. *Med. Times and Gazette*, janvier 1858.

[H. LEROUX]

grande valeur et doivent toujours faire redouter l'éclosion d'une crise de coma diabétique : tels en première ligne la diminution notable et subite de la polyurie, l'apparition de l'odeur chloroformique de l'haleine, ou des urines ; tels d'autres signes qu'il faut chercher, les cylindres urinaires d'Ebstein et Külz, l'albuminurie notable, l'élimination en quantité exagérée de l'ammoniaque. Hallervorden [1] avait établi un parallèle entre la quantité d'ammoniaque éliminée et la gravité du processus diabétique ; son opinion est confirmée dans un certain nombre de cas.

Que ces signes se manifestent ensemble ou séparément, ils assombrissent singulièrement le pronostic ; ils donnent tous la preuve d'une auto-intoxication, avec insuffisance ou dégénérescence des reins. Cependant la mort n'est pas fatale à échéance immédiate. Leroux a vu deux cas de survie assez longue ; un enfant pris de signes menaçants, vomissements, diminution notable des urines pendant plusieurs jours, odeur chloroformique, prostration, résista à la crise et ne mourut que quelques mois plus tard ; une fillette de 4 à 5 ans (diabétique à 50 grammes par litre) eut une crise de convulsions suivies de coma, résista à ce choc et ne succomba que plusieurs mois après. Ce dernier fait est exceptionnel ; dans tous ceux où le coma s'était montré, la mort était survenue impitoyable en quelques heures, ou au plus quelques jours.

En outre il faut se rappeler, et prévenir les parents que les diabétiques sont des malades fragiles, qu'un accident, qu'une maladie intercurrente, qu'une complication inflammatoire peut facilement bouleverser un état de santé satisfaisant, et donner naissance à l'intoxication acétonémique.

TRAITEMENT

Chez l'enfant comme chez l'adulte le traitement du diabète doit être avant tout hygiénique et diététique ; les médications si variées employées contre cette maladie donnent chez les enfants de bien médiocres résultats ; en outre la question d'âge est capitale, et impose une ligne de conduite toute différente selon qu'il s'agit d'un nourrisson, d'un enfant du premier âge, ou déjà développé.

Chez les nourrissons, il faut continuer la nourriture au sein ; mais on devra faire prendre au moment de chaque tétée une cuillerée à café d'eau de Vichy.

Pour les enfants qui ne sont pas élevés au sein il faudra tout d'abord proscrire toutes les bouillies faites avec des farines ; donner du lait que l'on pourra sucrer avec de la mannite, ou de la glycérine (Curt. Stern), ou de la saccharine ; — à ce lait on ajoutera une petite cuillerée d'eau de Vichy ; Külz conseille aussi d'y ajouter de la crème. On peut aussi essayer le petit-lait additionné de glycérine, ou la crème de Biedert, très en honneur en Allemagne. Dès que l'enfant arrivera à 6 ou

---

(¹) HALLERVORDEN. *Archiv. für experimentelle Pathol. und Pharmakol.* 1880.

8 mois, il faudra essayer de lui faire prendre un, puis deux repas avec du bouillon de bœuf, ou un œuf.

Chez les enfants sevrés de 1 à 5 ans, nous croyons qu'il faut continuer le lait en quantité assez notable, un litre par jour, quoique Le Gendre (*Traité de médecine*), résumant les idées courantes, déclare que la diète lactée ordinaire n'a pas donné de résultats encourageants; nous sommes confirmés dans cette opinion par les communications de Guillemonat, appuyé par Charrin (Soc. de biologie, 9 juin 1896), qui a prouvé les bons effets obtenus dans certains cas par le régime lacté. Mais on peut varier davantage l'alimentation, recourir plus largement aux œufs, au thé de bœuf préparé par la méthode anglaise, donner de la cervelle, du ris de veau, la viande blanche cuite ou la viande rouge, soigneusement hachée, crue, ou cuite; du beurre, des légumes verts en purée (Külz, à cet âge, autorise navets et carottes), essayer le pain de gluten, de son ou de soja, les biscuits antidiabétiques.

Chez les enfants plus âgés et les adolescents on pourra essayer de se rapprocher progressivement du régime du diabétique adulte; mais pour les enfants, plus encore que pour l'homme fait, il faut user de prudence, et ne pas modifier trop brusquement l'alimentation; nombreux sont les cas où la diète carnée imposée sans transition a été suivie d'une diminution rapide de la quantité d'urine, et en même temps de phénomènes d'intoxication.

On doit proscrire le sucre, et toutes les substances saccharigènes, les pâtisseries, le pain, les pâtes, les légumes farineux (haricots, pois, lentilles, fèves), les légumes sucrés, carottes, betteraves, navets, oignons, les légumes acides, oseille, tomates, asperges, les fruits, oranges, raisin, prunes, poires, pommes, pêches, fraises, groseilles, cerises, crus ou en confitures ou compotes, la bière, le cidre, le chocolat, les limonades. On autorisera toutes les viandes de boucherie, les volailles, la charcuterie, les poissons, le caviar, les œufs; les corps gras, lard, beurre, graisse; les légumes verts, épinards, chicorée, laitue, salades cuites, choux, choucroute, choux-raves; les fromages, noix, chocolat sans sucre, etc. Dujardin-Beaumetz tolérait la pomme de terre cuite à l'eau ou au beurre, 100 grammes par repas; ce légume remplace avantageusement le pain. Comme boissons, on conseillera soit du thé léger sucré avec des pastilles de saccharine bicarbonatée, soit du vin rouge coupé avec de l'eau pure ou des eaux faiblement minéralisées, Évian, Alet, Pougues, mais nous ne saurions approuver la pratique de Bouchardat qui prescrivait un litre de vin par jour à un garçon de 14 ans.

On ne saurait trop d'ailleurs méditer les conseils de Külz sur la nécessité de bien préciser devant les parents les détails de l'alimentation, et de leur faire écrire le menu de chaque repas, pour éviter toute erreur de régime. Josias[1] recommande avec raison de surveiller les enfants pour qu'ils mangent lentement, qu'ils mâchent avec soin leurs aliments; que les repas ne soient pas trop copieux. Il faut les laisser boire largement, à leur soif,

(1) Josias. *Thérapeutique infantile.* Chez Doin, 1896.

[H. LEROUX.]

pour que les tissus ne se déshydratent pas, et la meilleure boisson, en dehors des repas, c'est l'eau fraîche.

Il est des médecins qui ont appliqué avec succès et dans toute sa rigueur la diète carnée. Bergesio a guéri ainsi rapidement une petite fille de 4 ans et 1/2 ; Cantani a employé ce régime chez une fillette de 13 ans, diabétique depuis au moins 6 mois ; elle est arrivée à prendre jusqu'à 1430 grammes de viande, avec 3 grandes tasses de bouillon : la quantité d'urine qui, pendant les 8 jours avant le traitement, était montée de 4 litres 1/2 à 13 litres (le sucre s'élevant de 518 à 988), tomba rapidement à moins d'un litre et en 15 jours le sucre avait disparu.

Par opposition à cette alimentation systématique, signalons la méthode de Donkin qui ordonnait la diète de lait écrémé, chaud. ou froid, non bouilli. Quand le sucre avait disparu, il tolérait viande ou légumes verts, sans graisse. Une observation publiée par lui (*The Lancet*, 1875) montre que cette pratique peut réussir.

A côté de l'alimentation, l'hygiène de la peau a une importance capitale ; il faut soumettre les enfants à des frictions quotidiennes froides ou chaudes, selon la manière dont ils réagissent, à des massages pratiqués doucement, pour ménager un épiderme en général sec et manquant de souplesse, à des bains fréquents, bains salés, aromatiques, bains de Pennès, etc. Il faut prescrire la vie au grand air, à la campagne ; l'hiver dans le Midi, si possible ; des exercices réguliers, mais pas violents, la gymnastique, non celle des gymnases, où ils peuvent se surmener, mais surtout des mouvements de bras avec des haltères, et la gymnastique suédoise, pour développer la poitrine, et augmenter l'amplitude des respirations. Il faut éviter toute espèce de surmenage physique ou intellectuel, et proscrire l'éducation intensive des collèges et des pensions, et la vie renfermée de ces prisons.

Il faut être très sobre en fait de médicaments. Nous placerons en première ligne ceux qui agissent comme toniques, l'huile de foie de morue, surtout chez les jeunes enfants ; et l'on sait qu'ils supportent fort bien de hautes doses ; le quinquina principalement sous forme d'extrait, ou de teinture, les préparations ferrugineuses, et notamment le perchlorure de fer (Jules Simon). On emploie couramment les alcalins soit sous forme d'eau de Vichy (sources froides, Célestins, Hauterive), de Vals, soit le bicarbonate de soude dissous dans un quart de verre d'eau avant les repas, à la dose de 1 à 2 grammes, — ou en comprimés. Souvent on y associe l'arsenic, soit en granules d'arséniate de soude, 1 à 2 milligrammes, soit la liqueur de Fowler (2 à 8 gouttes par jour).

L'opium sous forme de teinture, ou son dérivé, la morphine, peuvent être employés, mais avec précaution, car ils peuvent diminuer l'appétit, et être mal tolérés ; de même l'antipyrine, à la dose de 1 à 3 grammes, chaque gramme dans une cuillerée d'eau de Vichy saccharinée, et le bromure de potassium à la dose de 1 à 4 grammes, selon l'âge des petits malades. En Allemagne, Frerichs préconise l'emploi du salicylate de soude, que Baginsky regarde comme dangereux, ainsi que le benzoate de soude ; il recommande au contraire le lactate de soude ($0^{gr},30$ à 1 gr., 3 à 4 fois par jour). Stadelmann donne la préférence au tartrate de soude, qu'il donne à doses massives, jusqu'à 15 et 20 grammes; il faut indiquer encore la valériane, la strychnine, l'extrait fluide d'ergot de seigle (Fowler in *Cyclopædia of Keating*), l'azotate d'urane employé par West (*Brit. med. Journal*, 24 août 1895), a dose progressive de $0^{gr},25$ à 10 grammes.

La théorie pancréatique du diabète a déterminé plusieurs essais d'absorption du pancréas sous diverses formes. Mackenzie (*Brit. med. Journal*, 14 janvier 1893) a employé le jus de pancréas, et obtenu une amélioration notable; Wool (*ibid.*) chez un enfant (dont le père était diabétique) a obtenu un résultat analogue avec des pilules d'extrait de pancréas. Watson Williams (*ibid.* 8 décembre 1894) fit prendre à un garçon de 15 ans de l'extrait liquide de pancréas (4 gr., 3 fois par jour), puis pratiqua des injections sous-cutanées avec de l'extrait préparé par d'Arsonval, enfin fit trois greffes de pancréas enlevé à un mouton vivant, sous la peau du ventre et de la poitrine — sans succès, et cependant l'autopsie montra qu'il y avait une atrophie complète du pancréas. Enfin de Cérenville (*Revue méd. de la Suisse Romande*, 1895) employa du pancréas de mouton haché, à doses progressives de 4 à 10 grammes par périodes de 8 à 10 jours; le résultat, négatif d'abord, devint mauvais ensuite. En résumé, ces différentes tentatives sont loin d'être favorables à l'emploi du traitement pancréatique.

Le traitement thermal est bien plus en honneur en Allemagne qu'en France. En France on a le choix entre la Bourboule (bicarbonatée arsenicale), Vichy, Pougues, Royat (bicarbonatées), Saint-Nectaire, Salins (bicarbonatées chlorurées), Salies-de-Béarn (chlorurée sodique).

En Allemagne, on envoie les petits malades soit à Carlsbad (eaux bicarbonatées, chlorurées sulfurées), que préconise Seegen qui a obtenu des guérisons, mais Zimmer a eu plusieurs insuccès dans la même station, soit à Neuenahr (eaux bicarbonatées sodiques), station dans la vallée de la Kinzig (Prusse Rhénane), actuellement très en vogue en Allemagne, et où Schmitz a eu de beaux cas de guérison.

Complications. — La complication grave par excellence c'est le coma; on doit surtout s'efforcer de le prévenir en écartant les causes de surmenage physique, ou intellectuel, les voyages fatigants, le régime carné trop exclusif. Il faut, dans la mesure du possible, éviter les émotions morales vives, peur, chagrin, colère. Si cependant le coma apparaît, il convient d'essayer, à côté des médications usuelles des auto-intoxications, purgatifs, diurétiques, injections de caféine, d'huile camphrée, inhalations d'oxygène, le bicarbonate de soude à dose massive, 20 grammes et plus, et surtout les injections intra-veineuses préconisées par Lépine, Minkowski, Stadelman. Ce dernier emploie un mélange contenant, pour 4 litres d'eau distillée, 186 grammes de bicarbonate de soude, et 286 grammes de carbonate de soude; on pourrait en injecter selon l'âge des enfants une dose variable de 200 grammes à 1 litre : mais ce moyen, comme tous les autres, est infidèle, puisque sur 11 tentatives Stadelman n'a eu qu'un succès.

[H. LEROUX.]

III

MALADIES DU SANG

PAR H. AUDEOUD

Privat-Docent de Pédiatrie à l'Université de Genève.

INTRODUCTION

ANATOMIE ET PHYSIOLOGIE DU SANG CHEZ L'ENFANT

L'étude du sang a fait des progrès considérables pendant ces dernières années; les travaux de Hayem et d'Ehrlich ont suscité une foule de recherches sur les parties constituantes et sur les variations de ce liquide. Chez l'enfant on a trouvé des particularités dignes d'être relevées, qui montrent des différences réelles entre son sang et celui de l'adulte. Sans donc insister sur les caractères généraux de ce tissu qui ressortent plutôt d'un traité d'hématologie générale, nous désirons mettre simplement en relief les données actuelles caractérisant le sang de l'enfant.

Le sang est constitué par une partie liquide, le plasma, qui contient des éléments cellulaires en suspension. Chez les enfants il est plus aqueux, son poids spécifique est moins élevé et il ne renferme pas autant de principes fixes que chez l'adolescent ou l'adulte. Les éléments cellulaires sont : les globules rouges (érythrocytes) qui contiennent la matière colorante, l'hémoglobine, les globules blancs (leucocytes) et les hématoblastes.

On a attaché une importance particulière au *poids spécifique* du sang et les recherches de Schmaltz, Hammerschlag, Siegel, Llyod-Jones, Monti et Berggrün, Hock et Schlesinger, Felsenthal et Bernhard en sont la preuve.

Au lieu d'employer une balance pour sa détermination, ce qui exige une trop grande quantité de sang, Hammerschlag prépare un mélange de chloroforme et de benzol; il fait varier la quantité d'un des deux composants jusqu'à ce que la goutte de sang y reste en suspension parfaite. Il prend alors la densité du liquide à l'aréomètre qui indique le poids spécifique cherché. Ce procédé simple est très applicable à la clinique.

On ne peut pas donner de chiffre précis pour la densité du sang, car elle varie suivant les conditions dans lesquelles se trouve l'enfant, son poids, sa nutrition, son âge, etc. Les indications suivantes sont des moyennes. Elle atteint son maximum à la naissance : 1060 (1056-1066); puis elle descend à 1057 (1056-1059) pendant les 2 ou 4 premières semaines de la vie. Cette diminution progresse jusqu'à 2-5 mois où l'on a un minimum de 1050 (1048-1051); le chiffre s'élève vers 6 mois à 1052 et reste stationnaire jusque près de 2 ans pour atteindre à cet âge 1054 (1050-1056). De 2 à 10 ans il garde le même niveau. A la puberté il augmente de nouveau pour arriver peu à peu à 1059, chiffre normal pour l'adulte et qui se rapproche de celui du nouveau-né. Plusieurs mensurations ont indiqué une différence légère (élévation de 2. à 3 unités) pour les filles. Pour les nourrissons du même âge, la densité du sang augmente en proportion du poids. Le nombre des globules rouges et blancs n'exerce pas d'influence directe sur le poids spécifique, mais bien la quantité d'hémoglobine; en effet, les variations de la densité du sang sont parallèles à celles de sa teneur en hémoglobine.

Dans les diverses maladies, cette densité peut augmenter ou diminuer et l'on observe parfois une dissociation du parallélisme normal de la densité et de la quantité d'hémoglobine (Monti). Elle augmente dans la pneumonie, la fièvre typhoïde et en général dans les maladies fébriles; dans la fièvre intermittente, cette élévation précède l'accès. Dans les cas d'affections du cœur, congénitales ou acquises, on a noté aussi une augmentation; de même dans l'ictère et dans les cas graves de diphtérie.

La densité du sang diminue dans les différentes formes d'anémie pour atteindre un minimum dans les cas de leucémie et d'anémie pernicieuse où elle peut tomber à 1028. En traitant les enfants anémiques, on peut voir le poids spécifique remonter parallèlement à l'amélioration de l'état général. Dans la néphrite, s'il n'y a pas de fièvre, la densité descend aussi pour atteindre 1039-1045; cette chute serait due à une diminution des substances albuminoïdes du sérum; si elle est persistante et progressive, le pronostic est mauvais. On trouve aussi dans la chorée de Sydenham une densité faible, due peut-être au degré d'anémie qui accompagne volontiers cette maladie. L'amaigrissement se produit au début des processus tuberculeux et la gastro-entérite chronique donne lieu au même résultat.

Enfin, Monti a observé des cas où n'existe plus le parallélisme normal entre la densité du sang et son contenu en hémoglobine : la densité est normale et l'hémoglobine diminue (anémie ou chlorose légère, chorée avec troubles cardiaques); la densité augmente et l'hémoglobine est normale (début des maladies aiguës fébriles) ou diminue (maladies chroniques, tuberculose); enfin la densité s'abaisse tandis que l'hémoglobine est soit élevée (néphrite aiguë), soit abaissée (chlorose et anémies graves, leucémie et anémie pernicieuse).

Quant au poids spécifique du sérum sanguin, il présente chez les enfants des variations physiologiques plus grandes que chez l'adulte; Hock et Schlesinger l'ont trouvé de 1026-1030; il est abaissé chez les fébricitants et dans les cas de néphrite. Dans les diarrhées dyspeptiques ou s'accompagnant de selles aqueuses fréquentes, tant que l'enfant prend des liquides en quantité suffisante, la densité du sérum ne change pas; plus tard c'est le poids spécifique du sang qui augmente, mais celui du sérum reste le même.

[H. AUDEOUD.]

La quantité d'*hémoglobine* est un deuxième point important à considérer dans l'examen hématologique; on la détermine avec l'appareil de Hayem, de Fleisch ou de Gowers-Sahli. Tandis que chez l'adulte on admet qu'elle est de 14 grammes pour 100 grammes de sang, on observe chez l'enfant de très grandes variations. Chez le nouveau-né et pendant les premiers jours de la vie, l'hémoglobine est plus abondante, 15-16 grammes, puis elle s'abaisse assez rapidement pour atteindre un minimum de 8-9 grammes vers l'âge de 3 mois (57-64 pour 100 de la normale). Elle reste peu élevée jusqu'à 3 ou 4 ans; à cette époque elle remonte de 9 à 11 grammes (64-80 pour 100); de 5 à 10 ans elle se rapproche peu à peu de la normale et varie entre 11 et 13 grammes (80-95 pour 100). Ce n'est qu'après la puberté que le chiffre de 14 grammes est atteint.

On observe donc pour l'hémoglobine une marche assez semblable à celle du poids spécifique. Du reste, la teneur du sang en matière colorante est sujette à varier d'une façon très grande, non seulement d'un enfant à l'autre, mais chez le même individu, ce qui explique les très grands écarts entre les chiffres donnés par Wydowitz et ceux de Leichtenstern, Hock et Schlesinger. On a observé en effet chez l'enfant des variations journalières beaucoup plus marquées que chez l'adulte, ce qui tiendrait, d'après Schiff, à une activité plus grande des échanges organiques.

La quantité d'hémoglobine est plus forte chez les garçons que chez les filles. Le chiffre le plus bas qui ait été trouvé chez un enfant bien portant serait, d'après Hock et Schlesinger, de 7,7 grammes (55 pour 100); il ne faut donc pas se guider seulement d'après l'hémoglobine dans l'appréciation des maladies de la première enfance.

La matière colorante du sang peut varier aussi suivant l'état pathologique de l'enfant; elle diminue (oligochromhémie) dans les anémies symptomatiques (hémorragies, rachitisme, syphilis, tuberculose, malaria, chorée, rhumatisme articulaire aigu), au cours de la chlorose et de la néphrite, pour atteindre son minimum dans la leucémie et l'anémie pernicieuse (15-20 pour 100).

On a remarqué aussi une diminution à la suite de l'administration répétée des purgatifs.

Au contraire, dans les cas d'affections cardiaques et surtout dans la méningite tuberculeuse, on a observé une augmentation de l'hémoglobine (115 pour 1000), fait qui peut servir au diagnostic différentiel de cette dernière maladie avec la fièvre typhoïde, où ce chiffre, loin de s'élever, diminue au contraire un peu.

Les *globules rouges* ou *érythrocytes* forment la plus grande partie des éléments cellulaires du sang; ils présentent chez l'enfant, et en particulier chez le nouveau-né, une série de particularités qu'il est bon de signaler : 1° Les dimensions des hématies sont très variables à la naissance; les hématies volumineuses sont plus grosses et les petites sont moins grandes que chez l'adulte; 2° chez l'enfant, les globules rouges sont plus sensibles et se défigurent plus facilement au contact avec les liquides et les réactifs que chez l'adulte; les petites hématies deviennent très facilement sphériques; 3° l'hémoglobine est moins solidement fixée aux érythrocytes de l'enfant que de l'adulte; 4° les hématies de l'enfant sont plus riches en stroma; 5° pendant les 4 premiers jours de la vie, on peut trouver dans le sang des globules rouges à noyau dont le nombre va en diminuant dans la suite; 6° les microcytes sont plus nombreux chez le nouveau-né que chez le nourrisson; 7° les oscillations du nombre des érythrocytes dans les 24 heures sont plus accusées chez l'enfant que chez l'adulte. Les oscillations relatives à la composition anatomique du sang, au nombre et à la forme des corpuscules, se dessinent de jour en jour, et c'est ce phénomène qui constitue, d'après Hayem, la particularité essentielle du sang du nouveau-né.

Le nombre des hématies par millimètre cube de sang a été très diversement apprécié pour l'enfant par Hayem, Bouchut et Dubrisay, Sörensen, Otto, Gundobin, Woriso-Oransky et Schiff. La numération des globules se fait avec les appareils de Hayem et Nachet ou Thoma-Zeiss. Tous ces auteurs sont d'accord qu'à la naissance le nombre des globules rouges dépasse notablement celui de 5 millions regardé comme normal pour l'adulte; il varie entre 5 1/2 et 6 millions; Gundobin donne même comme moyenne 6 700 000; il y a des différences individuelles assez marquées. Hayem et Lépine ont signalé une relation entre les oscillations du poids du nouveau-né et le nombre de ses hématies.

D'une façon générale le nombre des globules rouges est ordinairement augmenté pendant les 48 heures qui suivent la naissance. Ce phénomène tiendrait à ce que le nouveau-né ne reçoit ordinairement pas de nourriture pendant les premières heures de sa vie. Plus tard, jusqu'au 6° et 7° jour, on constate une diminution très irrégulière et à oscillations très variables du nombre d'hématies, oscillations que Hayem attribue à la formation plus ou moins énergique de nouveaux éléments et Lépine à l'augmentation ou à la diminution du plasma sanguin. Pour Gundobin cette diminution tiendrait plutôt à ce que l'organisme du nouveau-né se rapprocherait des conditions physiologiques propres à celui des nourrissons. Mais les conditions physiologiques seules ne suffisent peut-être pas pour expliquer chez l'enfant les oscillations dans le nombre de ses globules rouges.

La quantité des hématies diminue donc jusqu'à l'âge de 2 à 5 mois environ; elle est à ce moment de 4 millions à 4 millions 1/2 et reste stationnaire pendant l'enfance pour laquelle ce nombre peut être regardé comme normal; à la puberté elle se rapproche progressivement des 5 millions.

Du reste le nombre des globules rouges est sujet à des variations fréquentes; il est différent si l'examen est fait avant ou après le repas. La nature de l'allaitement exerce aussi une influence marquée; les enfants nourris artificiellement ont un sang moins riche que ceux nourris au sein. A la suite des déperditions de liquide, comme dans les troubles gastro-intestinaux avec diarrhée profuse, le nombre des érythrocytes augmente d'une façon relative, au millimètre cube, tout en restant à peu près égal d'une manière absolue. Schiff a trouvé que chez les enfants

[H. AUDEOUD]

fébricitants, à chaque élévation de température correspond une diminution des globules rouges; ils augmentent de nouveau quand la température s'abaisse : dans les processus fébriles de longue durée on peut observer une forte chute du nombre des hématies.

La diminution du chiffre des globules rouges, oligocythémie, se montre dans une foule de maladies aiguës et chroniques, dans celles en particulier qui s'accompagnent d'une anémie prononcée (rachitisme, syphilis, tuberculose, malaria, gastro-entérite chronique, etc.) ; dans la leucémie et surtout dans l'anémie pernicieuse, le nombre de 4 millions descend à 2 millions, 800 000 et même 400 000. Certains médicaments, comme l'arsenic, amènent aussi une rapide diminution des hématies. Dans la convalescence des anémies aiguës, la réparation des érythrocytes se fait beaucoup plus rapidement que celle de l'hémoglobine. Stierlin a trouvé, chez les enfants envoyés à la campagne et profitant d'une bonne nourriture dans les colonies de vacances, une augmentation très forte des globules rouges tandis que, au contraire, l'hémoglobine était restée à peu près stationnaire.

Les érythrocytes, normalement bi-concaves et d'une grandeur de 6 à 9 μ, peuvent aussi subir des altérations dans leur diamètre ou leur forme ; comme chez l'adulte, on peut voir s'accumuler dans le sang un nombre considérable de globules nains (microcytes) de 3 à 5 μ de diamètre, ou au contraire de globules géants (macrocytes) de 10 à 15 μ. La forme discoïde peut s'altérer, les hématies deviennent ovalaires, piriformes, fusiformes ou présentent des prolongements irréguliers (poikilocytose). Ces changements dans la forme et les dimensions des globules sans diminution notable de leur nombre appartiennent surtout à la chlorose, tandis qu'ils coïncident avec l'oligocythémie dans les anémies chroniques spontanées et symptomatiques.

Indiquons à propos de ces éléments cellulaires la nomenclature hématologique établie par Hayem et qui tend à se généraliser depuis ses travaux : il désigne par N le nombre de globules rouges dans un millimètre cube de sang ; R $=$ la richesse hémoglobique estimée en globules rouges sains ; ainsi R ayant une valeur de 4,2 ou 1 million équivaudra à 4/5, 2/5, 1/5 du taux normal, soit 80 pour 100, 40 pour 100, 20 pour 100 d'hémoglobine. On en déduit la valeur de chaque hématie en matière colorante ou valeur globulaire, G, en divisant R par N; dans la majorité des cas, le taux de l'hémoglobine s'abaissant plus que le nombre des hématies, la valeur de chaque globule devient inférieure à la normale qui est 1, et G $=$ 0,80, 0,50, etc. ; mais d'autres fois, dans l'anémie pernicieuse en particulier où les érythrocytes diminuent plus que l'hémoglobine, G $=$ 1,20, 1,50 et plus. Enfin B $=$ le nombre des globules blancs, H celui des hématoblastes et Rn celui des cellules rouges ou globules rouges à noyau, toujours dans un millimètre cube de sang.

Les *cellules rouges* ou *globules rouges à noyau* qui se rencontrent quelquefois dans le sang de l'enfant sont en général un reste de la vie fœtale. A cette époque de l'existence, en effet, la plupart des éléments cellulaires du sang se présentent sous cette forme; ils naissent dans le foie, la rate, les ganglions, la moelle osseuse, aux dépens d'éléments spéciaux qui se retrouvent toujours pendant leur période d'activité. La cellule rouge est un élément de forme irrégulière, possédant des sortes de crêtes, non limitée par une membrane d'enveloppe distincte ; elle mesure 6 à 10 μ; son protoplasme est peu chargé d'hémoglobine, mais il résiste plus que celui des globules rouges à l'action des réactifs dissolvants. Elle possède un noyau tantôt rond et volumineux présentant un reticulum chromatique très fin bien différent de celui du noyau des globules blancs, tantôt lobé, en feuille de trèfle, tantôt karyokinétique.

Les globules rouges diminuent à la fin de la vie intra-utérine, si bien qu'à la naissance, chez les enfants à terme, ils ne se rencontrent plus qu'en petit nombre.

Par contre, chez les enfants nés avant terme, les cellules rouges se trouvent en quantité notable, mais on n'y découvre ni mitoses ni signes indiquant que la division nucléaire s'est accomplie. Chez des nourrissons bien portants on a observé plusieurs fois de ces hématies à noyau ; toutefois elles sont plus fréquentes chez les nourrissons anémiques ; elles deviennent plus rares à mesure que l'enfant avance en âge.

La présence dans le sang de cellules rouges en quantité est, dit Luzet, le meilleur réactif clinique du réveil de l'activité des organes hématopoiétiques. Mais il existe entre l'adulte et le nouveau-né une différence essentielle, quant à la facilité avec laquelle ces éléments passent dans le sang, à la suite de l'anémie. Tandis que chez l'adulte ils n'apparaissent qu'à la période extrême des anémies intenses et ont par conséquent une valeur pronostique des plus graves, leur présence dans le sang semble n'avoir chez l'enfant que la valeur d'un phénomène banal, indiquant à la vérité une anémie forte, mais parfaitement susceptible de guérison.

La présence de cellules rouges est fonction de deux facteurs : le jeune âge de l'enfant et l'anémie. Plus l'enfant est jeune, moins il est nécessaire que l'anémie soit intense pour que s'effectue le passage des hématies à noyau dans le sang. Dans le cas où l'on en trouve, elles sont toujours petites et surtout à petit noyau, c'est-à-dire vieilles. Quoi qu'il en soit, avec une anémie grave et non extrême, c'est surtout avant l'âge de 5 mois qu'on peut trouver des cellules rouges. Il semble donc que la facilité qu'a le fœtus à faire des globules à noyau s'amoindrisse et même disparaisse rapidement chez le jeune enfant dans es conditions normales (Luzet).

Les *hématoblastes* (plaquettes sanguines de Bizzozero) sont des éléments figurés constants du sang qui, d'après Hayem, représentent les globules rouges à un état de développement encore incomplet. A l'état normal ce sont des corpuscules sphériques ou ovalaires de 3 μ environ de diamètre, qui ont une grande tendance à se réunir en petits groupes ; ils sont incolores, sans hémoglobine, et s'altèrent rapidement ; ils jouent un rôle important dans la formation de la fibrine et la constitution des caillots.

Leur nombre est, chez l'adulte, de 250 000 par millimètre cube, tandis que, chez l'enfant, Osser admet une quantité beaucoup plus élevée, 500 000 ; Cadet, au contraire, a trouvé chez le nouveau-né une moyenne de 171 000 seulement, sur 24 enfants examinés. Cette différence peut s'expliquer ju-

[H. AUDEOUD.]

qu'à un certain point par les variations très étendues que présentent les hématoblastes. En effet, dès que l'état pathologique apparaît, Hayem a constaté des chiffres extrèmes de 50 000 et 850 000 par millimètre cube.

La diminution du nombre des hématoblastes se rencontre dans les fièvres de longue durée, telles que la fièvre typhoïde, dans les anémies avancées et surtout dans l'anémie pernicieuse. Elle est la marque de l'atteinte du processus hématopoiétique dans son principe même.

Leur augmentation peut être transitoire ou durable. Transitoire, elle se manifeste après les hémorragies et les maladies aiguës ; elle constitue la poussée hématoblastique, la caractéristique principale de la crise hématique. Elle est de bon augure, car elle est le signe de la rénovation du sang. Sa durée passagère tient à la transformation rapide des éléments nouveaux en hématies.

Durable, elle se produit progressivement dans la chlorose et les anémies légères. Elle est la conséquence de l'arrêt d'évolution des hématoblastes qui, bien que formés en moins grand nombre qu'à l'état normal, ne parviennent pas à se transformer en hématies.

Enfin la grandeur de ces éléments peut varier aussi et leur diamètre doubler ; mais ils se distinguent toujours des globules rouges par leur forme, leur vulnérabilité et leur défaut d'hémoglobine.

Les *globules blancs* ou *leucocytes* forment après les globules rouges la partie la plus importante du sang ; ils jouent chez l'enfant comme chez l'adulte un rôle considérable dans la lutte contre les maladies infectieuses. Ils ont été l'objet de nombreux travaux depuis Hayem et Ehrlich ; citons, entre autres, Demme, Schiff, Hock et Schlesinger, Gundobin.

On peut, d'après Ehrlich, les diviser en 3 groupes :

1° Le *groupe lymphogène* qui comprend les *lymphocytes*, globules blancs dont le lieu d'origine est dans les ganglions lymphatiques. Ce sont des cellules sphériques de la grandeur d'un érythrocyte, dont le noyau est unique et volumineux ; le protoplasma n'existe qu'en très petite quantité. Les lymphocytes sont monochromatophiles, c'est-à-dire qu'en les colorant par l'éosine et le bleu de méthylène ils ne fixent que cette dernière matière colorante.

2° Le *groupe spléno-myélogène* comprend les leucocytes dont l'origine est dans la rate et la moelle osseuse ; ils sont déversés de ces organes dans le sang où ils parcourent les différents degrés de leur développement. On les trouve donc dans ce liquide sous plusieurs formes qui représentent les stades successifs de leur évolution : *a) grosses cellules mononucléées* dont le volume, atteignant 10 µ, est plus considérable que celui des lymphocytes ; le protoplasma est abondant et le noyau est petit et unique. Ce sont des cellules polychromatophiles, dont le noyau se colore faiblement en bleu pâle par le bleu de méthylène, tandis que le protoplasma se colore par l'éosine ; *b) cellules à noyau polymorphe* (appelées aussi formes de passage) dont le noyau présente un aspect très variable, en S, en besace, etc. ; elles se comportent comme les précédentes vis-à-vis des réactifs ; *c) cellules polynucléées* qui sont plus petites que les précédentes ; leur noyau est multiple à cause de sa division en plusieurs fragments ; il se colore très nettement par le bleu de méthylène.

La grosse cellule mononucléée représente donc l'élément primordial dont le noyau s'altère bientôt dans sa forme pour finir par se diviser.

3° Les *cellules éosinophiles* sont caractérisées par la présence de granulations colorables par les couleurs acides d'aniline. Leur volume est variable ; la plupart sont de dimensions moyennes et présentent deux noyaux séparés l'un de l'autre. Il est plus rare de rencontrer des cellules éosinophiles ne renfermant qu'un seul noyau de petite dimension ; quant aux grandes cellules à noyau polymorphe ou à noyaux multiples, elles sont extrêmement rares. Les granulations colorables remplissent tantôt toute la cellule, tantôt une partie seulement de celle-ci ; parfois aussi on observe des amas de granulations provenant de cellules détruites et disséminées dans le sang.

D'après la manière dont les granulations protoplasmiques se colorent par les couleurs d'aniline, Ehrlich distingue encore dans ce groupe d'éléments 5 formes de leucocytes, à savoir : les cellules à granulations éosinophiles ou acidophiles, les amphophiles, les basophiles et les neutrophiles. Dans le sang normal ce sont surtout les cellules à granulations neutrophiles qu'on rencontre.

La quantité moyenne de leucocytes par millimètre cube varie dans le sang de l'enfant entre 10 000 et 14 000. La répartition des divers éléments se fait de la façon suivante : groupe lymphogène 32 pour 100, groupe spléno-myélogène 63 pour 100, cellules éosinophiles 5 pour 100. Parmi le deuxième groupe ce sont les éléments polynucléés qui sont les plus nombreux ; sur 100 cellules de cette classe on en trouve, d'après Eischl, 23 de mononucléées, 34 à noyau polymorphe et 43 polynucléées.

Du reste ces chiffres sont sujets à des variations très notables suivant l'âge et les conditions de l'enfant. En effet, Hayem trouve à la naissance un nombre de globules blancs 3 à 4 fois plus grand que chez l'adulte ; il donne comme moyenne 18 000 leucocytes. Schiff a constaté chez un enfant de 24 heures jusqu'à 50 000 globules blancs par millimètre cube. Gundobin indique la moyenne suivante sur 12 nouveau-nés : à la naissance 19 600, après 24 heures 23 000, après 48 heures 17 500 ; à 5 jours 8 500, puis pour le nourrisson pendant la première année 12 900. On voit ainsi qu'au moment où il vient au monde l'enfant présente une leucocytose très abondante qui augmente encore dans les 24 heures suivantes. Cette leucocytose est caractérisée par l'augmentation considérable des cellules polynucléées. Autrement dit, la destruction des éléments vieux paraît s'arrêter ou se ralentir au moment de la naissance et quelque temps après. A partir du deuxième jour, la métamorphose morphologique des leucocytes paraît s'accélérer, de sorte qu'au cinquième jour le nombre absolu des globules blancs s'abaisse notablement ; il est alors moins élevé que chez le nourrisson. Ce n'est que du septième au dixième jour que les différentes formes de leucocytes atteignent leurs rapports normaux par le fait d'une augmentation du nombre absolu et relatif des lymphocytes.

[H. AUDEOUD.]

A mesure que l'enfant avance en âge, le nombre des leucocytes diminue, de sorte qu'à partir de 3 ans la teneur de son sang en globules blancs se rapproche de plus en plus de celle de l'adulte. En somme, le sang de l'enfant est plus riche en globules blancs et plus riche surtout en lymphocytes ; le nombre de ces derniers éléments est trois fois plus grand et les cellules polynucléées sont deux fois plus abondantes pendant l'enfance qu'au moment de l'âge mûr. La métamorphose morphologique, transformation des éléments jeunes en éléments vieux, suit chez l'enfant une marche inverse de celle qu'on observe chez l'adulte, en ce sens que chez le premier les leucocytes se conservent longtemps à l'état jeune, tandis que chez le second, c'est la forme vieille qui prédomine. Ce phénomène concorde parfaitement avec la loi qui régit les échanges nutritifs du premier âge pendant lequel les déchets organiques sont peu abondants, la plupart des matériaux étant utilisés pour l'accroissement de l'organisme.

Gundobin, dans ses recherches sur les enfants nés avant terme, a constaté que leur sang, au moment de la naissance, est plus jeune que celui des nouveau-nés à terme, comme on pouvait le penser *a priori*. Le nombre des leucocytes est moins grand au total, tandis que celui des lymphocytes est plus considérable. Au bout de quelque temps l'équilibre normal se rétablit.

Quant au rapport entre les globules rouges et les globules blancs, les auteurs donnent des chiffres très variables ; Demme a trouvé à la naissance 1 globule blanc sur 130 rouges ; pendant le premier mois, 1 pour 150-180 ; de 1 à 5 mois, 1 sur 180-210 ; Moleschott a observé entre 2 et 15 ans 1 sur 226 ; à la puberté ce chiffre se rapproche de plus en plus de 1 sur 330-350 regardé comme normal pour l'adulte.

En ce qui concerne les cellules éosinophiles, les recherches de Fischl, Zappert et Longo ont montré qu'elles peuvent augmenter de nombre jusqu'à atteindre 19 pour 100 des leucocytes, dans le sang normal de l'enfant ; toutefois ce maximum ne s'observe pas chez le nourrisson, mais dans la seconde enfance. Une notable augmentation pourrait être l'indice d'altérations des organes hématopoïétiques. Fischl a démontré qu'à une certaine période de la vie fœtale les cellules éosinophiles font totalement défaut, puis on les voit apparaître en nombre plus ou moins grand pour diminuer au moment où l'enfant arrive à terme. Ehrlich a attribué à ces cellules une valeur diagnostique pour la leucémie spléno-médullaire, mais cette idée semble abandonnée actuellement. Zappert et Canon les ont trouvées augmentées dans la leucémie, la syphilis, la néphrite, la scarlatine et la tuberculose, et diminuées dans l'anémie splénique et les maladies infectieuses graves (malaria, grippe). Bien que Longo les ait observées plus nombreuses dans la chorée, la scrofule et la paralysie infantile, il n'attache à leur présence dans le sang aucune importance au point de vue du diagnostic, d'accord en cela avec Hock et Schlesinger.

Les variations du nombre des globules blancs dans le sang peuvent dépendre d'une cause physiologique (oscillations journalières de la température, travail physique, digestion, etc.) ; seule la digestion provoque une leucocytose très marquée, caractérisée principalement par l'augmentation considérable du nombre absolu et relatif des cellules polynucléées. Demme a pu l'observer d'une façon très nette chez les nourrissons 25 à 30 minutes après qu'ils avaient pris le sein.

Mais l'augmentation des globules blancs est souvent pathologique; modérée, elle s'appelle leucocytose; poussée à ses dernières limites elle constitue alors le principal symptôme de la leucémie. Il faut distinguer une leucocytose permanente et une leucocytose passagère. Elle est permanente dans les cas de tumeurs malignes (carcinomes ou sarcomes) où Hayem l'a trouvée d'une manière presque constante.

La leucocytose passagère s'observe dans une foule de cas, surtout chez l'enfant qui réagit à ce point de vue, comme à d'autres, plus vite que l'adulte; elle se produit à la suite des hémorragies et dans le cours des suppurations: elle disparaît très rapidement après l'évacuation du pus. La pneumonie provoque l'apparition d'une leucocytose dont la courbe suit parallèlement celle de la température pour s'abaisser subitement avec elle le jour de la défervescence; ce sont les cellules polynucléées qui augmentent de quantité. Toutefois la leucocytose ne dépend pas du degré de fièvre, car l'élévation de la température ne la provoque pas toujours et inversement la leucocytose inflammatoire se manifeste souvent avant la fièvre. Ainsi donc la leucocytose et la fièvre ne sont en rapport qu'en tant qu'elles dépendent de la même cause: ce qui le prouve encore, c'est le fait que Felsenthal ne l'a pas trouvée dans la fièvre typhoïde. Elle est constante dans la scarlatine où les globules blancs oscillent entre 18 000 et 30 000; de même dans l'érysipèle, le rhumatisme articulaire aigu, la grippe, la méningite tuberculeuse, la tuberculose miliaire aiguë, la bronchite, la pleurésie et la néphrite aiguë; les affections inflammatoires du tube gastro-intestinal produisent le même effet et ce sont toujours les éléments polynucléés qui dominent. Dans le rachitisme Felsenthal a trouvé une augmentation des globules blancs de 2 à 5 fois la normale, portant, en particulier sur les lymphocytes et les grosses cellules mononucléées. Par contre la leucocytose habituelle des maladies éruptives n'est pas constante dans la rougeole, puisque Hayem et Gundóbin l'ont constatée tandis qu'elle a manqué chez les malades examinés par Felsenthal. Pour la diphtérie, la leucocytose a été étudiée depuis longtemps par Bouchut et Dubrisay, Cuffer, Gilbert, Lecorché et Talamon, Binant, etc.; le traitement par la sérothérapie a de nouveau attiré l'attention sur cette question. Dans la diphtérie simple, la leucocytose est fréquente sans être constante; elle est légère, car le chiffre le plus élevé de globules blancs obtenu par Gilbert est de 17 000; elle n'est pas en rapport avec la gravité de la maladie et peut manquer dans des cas mortels. Elle n'a donc pas la valeur diagnostique et pronostique qu'on a voulu lui attribuer, d'autant plus que l'angine non diphtérique peut s'accompagner de leucocytose et que diverses causes intercurrentes peuvent agir pour augmenter considérablement le nombre des globules blancs. Contrairement au poison produit par le bacille de Lœffler, le sérum antidiphtérique amène une diminution de la leucocytose portant principalement sur les cellules mononucléées; on peut constater cet effet déjà une demi-heure après l'injection. D'après Ewing James, dans les cas favorables, le nombre des leucocytes après l'injection ne remonte jamais au chiffre observé tout d'abord ; dans les cas malheureux on note soit une hyperleucocytose, soit au contraire une diminution extrême du nombre des globules blancs jusqu'à l'issue fatale.

Enfin c'est dans la leucémie que le nombre des leucocytes augmente dans le sang de la façon la plus considérable ; il peut atteindre 500 000 par millimètre cube ; le rapport des globules blancs et des globules rouges s'élève à 1 sur 20 et souvent beaucoup plus : 1 sur 1-6, comme nous le verrons plus loin.

Nous avons passé en revue jusqu'à présent les différents éléments qui se trouvent en suspension dans le liquide sanguin, globules rouges, globules blancs et hématoblastes, et nous avons constaté leurs diverses variations ; il nous reste à dire quelques mots du *plasma* qui devient le sérum lorsqu'il a été dépouillé de sa fibrine. Sa constitution a été étudiée surtout à l'époque des saignées qui permettaient d'examiner à la fois une quantité notable de sang. Elle a été reprise récemment chez les enfants par toute une série d'auteurs. Berggrün donne pour la fibrine les résultats suivants : tandis que le sang de l'adulte contient normalement 2 grammes à 2^{gr},50 pour 1000 de fibrine, celui des enfants de 5 à 10 ans en renferme 5^{gr},60 en moyenne ; le chiffre maximum 4^{gr},20 correspond à 5 ans et le minimum 2^{gr},90 à 9 ans ; la quantité va donc en diminuant à mesure que l'enfant avance en âge. Le sang du nouveau-né a une tendance marquée à la coagulation, ce qui tient sans doute à la forte proportion de fibrine qu'il renferme.

La quantité de fibrine varie aussi dans des conditions physiologiques et pathologiques ; la digestion l'augmente un peu. Mais c'est surtout dans les maladies dites inflammatoires qu'elle se présente dans le sang en forte proportion ; le rhumatisme articulaire aigu vient en première ligne avec 10^{gr},20 pour 1000, puis la pneumonie : 7^{gr},20 (jusqu'à 9 grammes), la tuberculose pulmonaire : 8 grammes, la méningite tuberculeuse : 5^{gr},60. Elle est augmentée faiblement dans la pleurésie séreuse ou purulente, et reste normale dans la tuberculose miliaire. Elle diminue au contraire dans la néphrite : 5 grammes ; dans l'anémie : 2^{gr},90 et surtout dans la malaria : 1^{gr},80. Dans un cas de dégénérescence amyloïde des reins, Berggrün a constaté un chiffre très faible : 0^{gr},42 à 0^{gr},80.

Hayem, se basant sur les modifications de la fibrine et le processus de coagulation, avait déjà établi un type phlegmasique franc du sang (pneumonie, rhumatisme) et un type phlegmasique atténué (bronchite, grippe, érysipèle, diphtérie, rougeole à la phase d'éruption, scarlatine).

Le *sérum* normal est jaune verdâtre, à réaction alcaline, et se compose d'eau, de matières albuminoïdes (sérine, paraglobuline, peptones), de sels inorganiques (chlorure et carbonate de sodium), de substances azotées (urée, acide urique, créatine, leucine, etc.) et de gaz (acide carbonique et azote) ; il contient en outre de la glycose, un ferment saccharifiant et un pigment particulier.

Le sang du nouveau-né est plus riche que le sang de l'adulte en sels et matières insolubles ; la proportion de chlorures y est plus forte, la quantité de potasse et de soude non combinées au chlore moins grande, de sorte que le sang du nouveau-né est plus riche en soude et plus pauvre en potasse que celui de l'homme fait.

A l'état pathologique les différentes parties constituantes du sérum peuvent varier en quantité ou en qualité. C'est ainsi que l'eau augmente dans divers processus morbides, notamment dans les anémies, et diminue à la suite des transpirations ou des diarrhées profuses. Les sels, le chlorure de sodium en particulier, diminuent légèrement dans la plupart des maladies. L'urée, qui n'existe dans le sang normal qu'à l'état de traces, augmente dans l'empoisonnement urémique. La glycémie peut être constatée dans les cas de diabète. Dans l'ictère le sérum a une teinte plus foncée que normalement. La coloration hémoglobique franche du sérum (hémoglobinémie) indique toujours un état pathologique ; elle résulte d'une dissolution de l'hémoglobine des globules rouges ; on peut la trouver dans la forme hémorragique des maladies infectieuses (septicémie, variole, scarlatine, rougeole, purpura grave) ; elle est de règle pendant les crises d'hémoglobinurie paroxystique. Dans les toxémies, la matière colorante du sérum est en général de la méthémoglobine, comme cela a été constaté à la suite d'empoisonnement chez les enfants par l'antifébrine, la phénacétine, le permanganate et le chlorate de potasse, l'acide pyrogallique et le nitrite d'amyle.

Le sérum peut contenir d'autres principes anormaux : acides biliaires et bilirubine dans l'ictère (cholémie), hypoxanthine et glutine dans la leucémie, acétone dans le coma diabétique. Les auto-intoxications jettent dans la circulation de l'enfant comme dans celle de l'adulte toute une série de poisons organiques encore mal déterminés, mais dont l'action n'en est pas moins manifeste ; à cette époque de la vie c'est le tube digestif qui est en général leur point de départ tandis que le système nerveux subit rapidement leur influence.

Enfin le sang peut contenir des *parasites*, animaux ou végétaux, susceptibles de provoquer des phénomènes morbides. — Les parasitémies sont accidentelles lorsque les organismes étrangers sont seulement transportés d'un organe dans un autre et ne se développent pas dans le sang, comme cela a lieu pour le bacille de Koch dans la tuberculose miliaire ; elles sont essentielles, si le parasite a son habitat dans le liquide sanguin et s'il y végète, comme l'hématozoaire de Laveran dans la fièvre intermittente. Le parasite peut rester indifférent vis-à-vis du sang, n'altérant pas ses éléments et n'y produisant de lésions que par les hémorragies qu'il provoque (filaire) ; ou bien il emprunte directement au globule sa substance pour s'en nourrir, laissant à la place des résidus pigmentaires (hématozoaire de Laveran) ; ou bien encore il donne naissance à des produits solubles plus ou moins toxiques, susceptibles d'altérer le sang (streptocoques). En même temps pour certains parasites végétaux inférieurs (staphylocoques et streptocoques) il se produit une leucocytose, parfois très intense, qui paraît être l'expression de la réaction générale de l'organisme, cherchant à détruire l'élément morbide qui l'envahit.

Les principaux parasites animaux trouvés dans le sang sont : la filaria

[H. AUDEOUD.]

sanguinis et le distoma hæmatobium; ils sont rares chez les enfants. L'hématozoaire de la malaria est plus important parce qu'il est plus fréquent et que sa recherche peut quelquefois éclairer un diagnostic souvent difficile à faire dans le jeune âge. Ces parasites se présentent avec le même caractère que chez l'adulte.

Les parasites végétaux comprennent différentes espèces microbiennes : le bacille de Koch a pu être décelé dans un petit nombre de cas de tuberculose miliaire aiguë, celui d'Eberth dans la fièvre typhoïde grave, tous deux d'une façon passagère. On a constaté dans le sang la présence de la bactéridie de Davaine, soit chez des enfants atteints primitivement du charbon, ce qui est rare, soit dans des cas de transmission de cette maladie de la mère au nouveau-né par voie placentaire. Quant au spirille d'Obermeier, on l'a rencontré chez des nourrissons et des enfants de tout âge, car la fièvre récurrente est assez fréquente à cette période de la vie au cours des épidémies (22 pour 100) ; c'est un type de parasitémie essentielle. Enfin le coli-bacille et les staphylocoques ont été décelés dans le sang à la suite d'infections secondaires et les streptocoques dans certains cas de scarlatine (MM. d'Espine et de Marignac, Maillart), de purpura infectieux (Hanot et Luzet) et d'infection généralisée consécutive à une lésion locale due à ce même microbe (streptococcie).

Pour résumer toute cette étude du sang chez l'enfant nous dirons donc que ce liquide présente dans le jeune âge des particularités multiples qui le distinguent de ce qu'il deviendra plus tard chez l'adulte et qui justifient pour lui une description spéciale.

Nous allons aborder maintenant les maladies proprement dites du sang et passerons successivement en revue : l'anémie, en distinguant celles de la première et de la seconde enfance; la chlorose; l'anémie pernicieuse progressive; l'anémie infantile pseudo-leucémique et la lymphadénie dans laquelle nous étudierons spécialement l'adénie et la leucémie.

INDEX BIBLIOGRAPHIQUE

BERGGRÉN. Fibrine (*Archiv. f. Kinderheilk.*, t. XVIII. p. 178). — BREMGARTNER. Hémoglobine (*Thèse de Genève*, 1890). — CADET. Hématoblastes (*Thèse de Paris*, 1881). — CUFFER. Leucocytes (*Rev. de méd.*, 1878). — FELSENTHAL. Leucocytes (*Archiv. f. Kinderheilk.*, t. XV, p. 78). — FELSENTHAL et BERSHARD. Poids spécifique (*Archiv. f. Kinderheilk.*, t. XVII, p. 555). — FISCHL. Histologie du sang chez l'enfant (*Zeitsch. f. Heilkunde*, 1892). — GILBERT. *Traité de médecine*, t. II (CHARCOT-BOUCHARD). — GUNDOBIN. Morphologie et pathologie du sang de l'enfant (*Jahrbuch f. Kinderheilk.*, t. XXXV, p. 187). (Donne une bonne bibliographie allemande.) — HAYEM. *Sang et anémies* (1890). — HOCK et SCHLESINGER. Études hématologiques chez l'enfant (*Beiträge zur Kinderheilk. de Kassowitz*, 2ᵉ série, Vienne, 1892). — KEATING. *Cyclopedia of the diseases of the children* (vol. III, 2ᵉ partie, Londres, 1890). — KRÜGER. Sang du nouveau-né (*Archiv. de Virchow*, t. CVI, 1ᵉʳ fasc.). — LABADIE-LAGRAVE. *Maladies du sang* (Paris, 1895). — LONGO. Cellules éosinophiles (*Pediatria*, 1894, p. 72). — LOOS. Modifications du sang dans les maladies infantiles (*Jahrb. f. Kinderheilk.*, t. XXXIX, p. 550). — LUZET. Anémies infantiles (*Thèse de Paris*, 1891). — MONTI. Poids spécifique (*Archiv. f. Kinderheilk.*, t. XVIII, p. 161). — MONTI et BERGGRÖN. *Anémies chroniques de l'enfance* (Vienne, 1892). — OSLER. Globules rouges (*Med. News*, 1886). — SCHERENZIESS. Sang du nouveau-né (*Jahrb. f. Kinderheilk.*, t. XXXI, p. 177). — SCHIFF. Érythrocytes et hémoglobine (*Zeitsch. f. Heilk.*, t. XLI, 1ᵉʳ fasc., et *Jahrb. f. Kind.*, t. XXXIV, p. 286). — STIERLIN, Idem *Deuts. Archiv. f. klin. Mediz.*, t. XLV, 2ᵉ fasc. — UNGER. *Manuel de pédiatrie* (2ᵉ éd., Vienne, 1895). — WEISS. Sang chez l'enfant (*Jahrb. f. Kind.* t. XXXV, p. 146). — WIDOWITZ. Hémoglobine (*Jahrb. f. Kind.* t. XXVII, p. 580, et t. XXVIII, p. 25). — ZAPPERT. Cellules éosinophiles (*Zeitsch. f. klin. Mediz.*, t. XXIII, 3ᵉ et 4ᵉ fasc.).

I
ANÉMIE

L'anémie est caractérisée par une diminution du nombre des globules rouges, de l'hémoglobine et du poids spécifique du sang avec ou sans augmentation des leucocytes. On ne peut, à vrai dire, la considérer comme une maladie propre à l'enfance, mais elle présente à cet âge une fréquence particulière. Si les états anémiques s'observent souvent à cette période de la vie et exigent l'intervention médicale, il faut, en général, en chercher la cause ailleurs que dans le sang. Il est difficile de démontrer l'existence d'une véritable affection de ce tissu en tant que système organique. Mais, au point de vue pratique, l'anémie mérite un chapitre spécial, car les troubles de l'hématopoièse sont bien plus frappants chez l'enfant que chez l'adulte et retentissent beaucoup plus vite sur l'état général en jouant un rôle considérable dans la croissance de l'organisme. En outre, elle présente au début de la vie des caractères qui ne se retrouvent pas dans la suite et qui justifient son étude. Laissant de côté les anémies aiguës passagères secondaires à des hémorragies abondantes (entérorragie, omphalorragie, hématurie, etc.), nous examinerons seulement les anémies chroniques et distinguerons celles de la première enfance et celles de la seconde enfance.

1°. — ANÉMIES DE LA PREMIÈRE ENFANCE

Les travaux de Hayem, Luzet, Monti et Berggrün, Somma, etc., ont jeté un nouveau jour sur cette question. Tandis que les derniers divisent d'une manière générale les anémies en forme légère et grave, simple et avec leucocytose, Luzet, se basant sur le fait que de tous les organes hématopoiétiques celui dont la lésion est la plus facile à constater cliniquement est la rate, distingue les anémies qui ne s'accompagnent pas de mégalosplénie chronique de celles où ce symptôme apparaît pendant la vie. Cette division nous semble très pratique, et nous nous y rattacherons avec Fischl.

L'anémie se présente chez l'enfant du premier âge sous un grand nombre d'aspects et avec une étiologie des plus variables. Si, d'une part, la chlorose, maladie d'évolution, ne se rencontre pas dans cette période de la vie, par contre il existe chez l'enfant des causes multiples et puissantes d'anémie, qui sont surtout la gastro-entérite chronique, le rachitisme et la syphilis héréditaire. Chez le nourrisson comme dans la seconde enfance, comme chez l'adolescent ou l'adulte, on peut de plus trouver des anémies liées à des maladies infectieuses chroniques ou aiguës, sans parler des formes dues à une altération des organes lymphoïdes.

A. — Anémie sans mégalosplénie

Étiologie. — L'anémie peut être congénitale ou acquise : elle est congénitale chez les enfants dont les parents ont souffert eux-mêmes d'anémie, de

[H. AUDEOUD.

faiblesse ou de maladies constitutionnelles, comme la syphilis et la tuberculose, ou bien dont la mère a été atteinte d'une affection grave pendant le cours de sa grossesse. Tout trouble de la circulation, que sa cause soit dans le cœur fœtal, dans le placenta ou dans une maladie utérine, peut retentir sur la nutrition de l'enfant et produire consécutivement l'anémie.

L'anémie acquise dépend le plus souvent de troubles digestifs consécutifs à un vice d'alimentation ; celui-ci peut résulter d'une quantité insuffisante ou, au contraire, trop abondante de lait, de la mauvaise qualité de cet aliment, ou encore de l'ingestion de matériaux difficiles à digérer, tels que les amylacés. Quoi qu'il en soit, l'anémie peut se produire dans ces cas même en l'absence de lésions du tube digestif ; l'enfant consume dans son sang les albumines et les globules, il fait de l'autophagisme. A plus forte raison l'anémie devient-elle plus marquée dans le cas de gastro-entérite chronique. La cholérine et toutes les diarrhées infectieuses qui atteignent le nourrisson s'accompagnent rapidement d'hypoglobulie qui peut présenter un degré avancé, surtout si l'enfant est déjà débilité par une maladie antérieure.

Le rachitisme est une puissante cause d'anémie ; souvent même cette dernière constitue le symptôme principal du tableau morbide. Elle s'explique probablement, d'une part, par les auto-intoxications chroniques d'origine gastro-intestinale dues à la dilatation atonique ou mécanique de l'estomac, d'autre part, par les troubles de l'hématopoïèse qui résultent de l'inflammation rachitique de la moelle osseuse (M. d'Espine).

L'anémie est un symptôme de grande importance aussi dans la syphilis héréditaire ; elle peut être la cause directe de la mort des malades (Loos). La tuberculose, si souvent latente pendant le premier âge, la malaria, les tumeurs malignes moins rares chez les nourrissons que dans les années suivantes, enfin toutes les maladies graves, aiguës ou chroniques, peuvent aussi provoquer un état anémique chez les jeunes enfants.

Symptômes et marche. — L'enfant anémique est pâle ; son visage, ses membres et son tronc ont une couleur gris verdâtre plutôt qu'une pâleur franche ; il n'est pas rare de noter un état légèrement cyanotique des lèvres, des ailes du nez et des doigts. Dans les anémies dues au rachitisme ou à la syphilis la pâleur est plus franche. En même temps il existe une sorte de bouffissure généralisée, masquant souvent un amaigrissement considérable des muscles et du tissu sous-cutané. Cet affaiblissement musculaire est aussi bien que l'anémie la cause de l'apathie de ces enfants. Il est rare qu'on puisse les faire sourire ; leur cri est faible et ressemble plutôt à un gémissement. Les plis cutanés sont flasques, surtout à la face interne des cuisses, lorsqu'il y a eu des déperditions séreuses répétées. Le pouls est faible, petit, quelquefois ralenti, mais susceptible de varier sous l'influence des émotions ou des mouvements. On ne trouve pas de souffle cardiaque chez les nourrissons anémiques ; les souffles jugulaires ne sont pas fréquents, mais ont été constatés cependant à maintes reprises dans le rachitisme (M. Comby).

La digestion est souvent troublée : il survient facilement des vomissements et de la diarrhée qui ne font qu'aggraver la lésion hématique. Du côté du système nerveux on constate quelquefois des convulsions, alternant avec l'état apathique habituel. L'urine est pâle, plus abondante qu'à l'état normal.

L'examen du sang dénote les altérations suivantes : le poids spécifique diminue, il peut varier de 1058 à 1048 ; l'hémoglobine descend aussi d'une façon parallèle, elle atteint 50 et 25 pour 100. Luzet l'a même vue arriver à 14 pour 100 ($R = 685\,000$ globules sains). Le nombre des globules rouges varie de 2 millions à 3 millions 1/2, il peut descendre à 1 280 000 et même à 926 000 (Hayem) ; il existe souvent de la poikilocytose, mais il n'y faut pas attacher une valeur trop grande, car chez le nouveau-né comme chez le fœtus l'accroissement du sang beaucoup plus actif que chez l'adulte est cause qu'il existe toujours un grand nombre de globules rouges jeunes à forme souvent irrégulière, peu chargés d'hémoglobine, en un mot de véritables poikilocytes. Dans la plupart des cas la valeur globulaire est diminuée et $G = 0,60$ à $0,75$. Chez les enfants au-dessous de 5 mois, on constate assez fréquemment la présence de cellules rouges à noyau foncé, présentant rarement des figures karyokinétiques ; passé cet âge, elles deviennent plus rares ; cependant Luzet et Loos en ont trouvé entre 2 et 3 ans. Il peut enfin exister une leucocytose plus ou moins marquée portant sur les cellules polynucléaires avec augmentation des cellules éosinophiles ; le rapport des globules blancs aux globules rouges arrive à 1 sur 115 ou 180 ; d'autres fois la leucocytose est plus apparente que réelle, du fait de la diminution des érythrocytes.

La marche et la terminaison sont variables. Les cas légers finissent par guérir, pourvu qu'on ait institué un traitement approprié en améliorant les conditions hygiéniques et diététiques et en combattant efficacement l'affection primitive. Dans d'autres cas où les altérations du sang sont plus marquées, l'état de nutrition baisse, l'amaigrissement et l'atrophie se produisen et la vie de l'enfant est menacée soit directement, soit par la moindre affection intercurrente. L'anémie s'accompagne alors de mégalosplénie et peut se transformer en anémie grave, ou même en anémie pernicieuse progressive Disons, pour ne pas trop charger le tableau, que les cas légers et moyens sont de beaucoup les plus fréquents.

Diagnostic. — Chez les jeunes enfants, le diagnostic d'anémie s'impose dans la plupart des cas d'après le tableau clinique, mais il est important d'er rechercher la cause ; cela est facile s'il s'agit de gastro-entérite ou de rachitisme, plus délicat pour la tuberculose, la syphilis et la malaria ; nous attirons en particulier l'attention sur cette dernière maladie, plus fréquente dans le premier âge qu'on ne le pense habituellement, et qui, se produisant dans les grandes villes, en dehors des zones à fièvre, est souvent méconnue.

L'anémie infantile pseudo-leucémique ne donnera pas lieu à confusion du fait de sa mégalosplénie et de la forte augmentation de cellules rouges dans le sang ; la leucémie sera reconnue facilement aussi par la présence de leucocytes en quantité. Il n'en est pas de même de l'anémie pernicieuse au début, d'autant plus que celle-ci peut être le terme ultime des formes graves et qu'elle peut se rencontrer depuis l'âge de trois mois ; le diagnostic en sera toujours délicat et se fera surtout par exclusion, après qu'on aura pensé à la présence de parasites intestinaux (tænia, bothriocéphale,

[H. AUDEOUD

ankylostome) ; un examen microscopique des selles pourra parfois faire modifier heureusement le pronostic.

Pronostic. — Chez le nourrisson le pronostic de l'anémie, quelle qu'en soit la cause, doit toujours être réservé. La gastro-entérite chronique peut déterminer un état anémique si grave que l'enfant n'a plus la force de se remonter et finit par succomber dans le collapsus. La syphilis et la tuberculose impriment à l'anémie une gravité particulière ; on peut lutter plus facilement contre la première que contre la seconde, tant qu'il n'y a pas encore de cachexie. Pour le rachitisme et la malaria la guérison est bien plus fréquente.

Passé la première année, l'avenir se présente sous un jour plus favorable, sauf dans la tuberculose.

L'examen du sang fournit un élément important de pronostic ; celui-ci sera aggravé notablement par une forte diminution de l'hémoglobine et des érythrocytes avec augmentation des leucocytes et apparition des cellules rouges.

Traitement. — Le traitement sera avant tout prophylactique ; on s'efforcera de protéger les enfants contre les influences nuisibles pouvant entraver leur développement. La question de l'alimentation est de première importance : donner une nourrice ou en changer, sinon essayer le lait stérilisé, régler convenablement les tétées et en général tout ce qui concerne la nourriture, telles en sont les grandes indications. Le séjour en plein air à la campagne peut aider puissamment à la guérison. Quant à la médication, il est inutile, d'une façon générale, chez le tout jeune enfant, de donner des préparations ferrugineuses : le meilleur des martiaux est encore une bonne nourrice. Plus tard on pourra employer utilement le sirop d'iodure de fer (1 à 3 cuillerées à café par jour) et l'arsenic, sous forme de liqueur de Fowler (1 à 6 gouttes par jour). Combe (de Lausanne) et nous-même avons obtenu d'heureux succès par la moelle osseuse, nous verrons plus loin sous quelle forme[1].

Quand l'anémie dépend de la gastro-entérite, de la syphilis, de la tuberculose, du rachitisme ou de la malaria, il est évident qu'il faudra appliquer tout d'abord le traitement approprié à ces diverses maladies.

B. — Anémie avec mégalosplénie.

L'anémie avec mégalosplénie est une anémie plus avancée que la forme précédente, plus grave, dans laquelle les organes hématopoiétiques, le foie, la rate et surtout la moelle osseuse reprennent à un certain degré leur activité fœtale et tendent à la rénovation du sang par la production des cellules rouges. Elle peut succéder à l'anémie simple et représente le terme de transition entre celle-ci et l'anémie pseudo-leucémique.

Nous y rattacherons l'anémie splénique des enfants décrite par Cardarelli et Somma, Carr, Bruhl, etc.

____

[1] Voir p. 82.

Étiologie. — C'est en général la syphilis, le rachitisme et la malaria qui semblent être les causes prédisposantes de cette maladie; il est bon de noter que la syphilis peut agir comme maladie infectieuse ou comme cachexie; il va sans dire que cette mégalosplénie n'a rien de commun avec la dégénérescence amyloïde de la rate qu'on peut aussi observer dans la syphilis. Dans d'autres cas la cause reste inconnue.

Cette maladie s'observe aussi bien dans les premiers mois de la vie que pendant le reste de la première enfance; Luzet l'a trouvée depuis 1 mois. Fox de 4 mois à 2 ans 1/2, Carr de 6 mois à 2 ans 1/2. Elle se rencontre un peu plus souvent chez les garçons que chez les filles. L'anémie avec mégalosplénie, quoique plus fréquente chez l'enfant, peut aussi atteindre l'adolescent et l'adulte.

Anatomie pathologique. — L'examen des organes hématopoiétiques permet de constater que la participation du foie à la formation des cellules rouges est douteuse, que la rate y a une part restreinte et que c'est surtout à la moelle osseuse qu'elle doit être rapportée.

Le *foie* peut être agrandi légèrement; sa pulpe est pauvre en cellules rouges, mais les noyaux en trèfle sont assez nombreux; les leucocytes ont pour la plupart un noyau polymorphe (Luzet). Si la syphilis est en cause, on pourra y trouver les lésions de la cirrhose interstitielle.

La *rate* est notablement agrandie; son poids varie entre 125 et 250 grammes (Carr); rappelons que celui de la rate d'un enfant de seize mois est en moyenne de 25 grammes. Elle peut présenter de la périsplénite; sa consistance est augmentée, mais la forme générale de l'organe est conservée: à la coupe, elle est dure, le parenchyme est rouge brun. L'examen microscopique y montre, à côté des cellules propres de la rate, des cellules rouges plus nombreuses que dans le foie, qui sont pour la plupart à noyau unique, quelques-unes à noyau en trèfle. Luzet y a trouvé en outre un grand nombre de cellules à noyau polymorphe ou bourgeonnant (cellules hémato-poiétiques de Foa et Salvioli), tout à fait semblables à celles qu'on trouve chez le fœtus. Le stroma conjonctif de l'organe est hypertrophié; il se fait une sorte de sclérose péri-vasculaire amenant la formation de véritables travées fibreuses qui donnent à la rate sa consistance dure; la capsule est épaissie. Il peut se produire une véritable fibro-adénie qui a fait classer par Gilbert l'anémie splénique dans la lymphadénie aleucémique.

La *moelle osseuse* contient un très grand nombre de cellules rouges avec des noyaux très variés. Luzet y a retrouvé toutes les variétés observées dans le sang: les formes à double noyau rond et à noyau trifolié sont fréquentes et indiquent une active participation de la moelle à la formation de ces cellules.

Symptômes et marche. — Le tableau général est celui d'une anémie plus marquée que dans la forme précédente; l'amaigrissement est très notable. La rate est plus ou moins augmentée de volume, on la sent nettement à la palpation; dans la moitié des cas elle atteint le niveau de l'épine iliaque antéro-supérieure (Carr), et peut remplir l'hypochondre gauche; sa forme générale est conservée, sa surface est plus ou moins lisse. L'évolution

[H. AUDEOUD.]

de cette hypertrophie splénique est progressive; elle a lieu par poussées successives entre lesquelles le volume de l'organe ne diminue guère. Les modifications du sang sont les suivantes : abaissement du poids spécifique, 1038-1043, et de l'hémoglobine qui tombe à 50 pour 100, 20 pour 100 et même 10 pour 100 de la normale (R = 2 500 000, 1 000 000 et 500 000) : diminution du nombre des globules rouges qui arrive à 2 millions 1/2 et 1 million; il tombe parfois au-dessous de ce dernier chiffre. On a noté aussi une poikilocytose légère ainsi qu'un certain nombre de globules pâles et petits.

La valeur globulaire est en général au-dessous de la normale et G = 0,45 à 0,80, mais quelquefois elle est augmentée jusqu'à 1,25. Les globules à noyau sont assez fréquents, ils peuvent atteindre 2,500 par millimètre cube; leur noyau est simple ou double, petit et fortement coloré ou volumineux et pâle; on peut quelquefois y constater des figures karyokinétiques (Luzet), semblables à celles si abondantes de l'anémie pseudo-leucémique. En même temps il se produit une leucocytose modérée qui ne s'accompagne pas de modifications notables dans la proportion normale des diverses formes de leucocytes, B = 14 000 à 20 000. Rapport avec les érythrocytes 1 : 80 à 1 : 155. Les hématoblastes sont peu modifiés.

Somma distingue trois modalités cliniques de l'anémie splénique : 1° La forme chronique fébrile, qui débute par une période d'affaiblissement, accompagnée de fièvre vespérale pouvant atteindre 40 degrés; la rate est modérément tuméfiée, la langue sèche, l'appétit nul; après une à deux semaines, la fièvre tombe et la deuxième période commence. Celle-ci se caractérise par une pâleur prononcée, avec type fébrile fort irrégulier : il se produit des œdèmes, des hydropisies séreuses, des hémorragies et du purpura. L'urine est normale. Cette période peut durer deux ans. La troisième période, dite de cachexie, s'accompagne de l'exagération de tous ces symptômes; la fièvre devient rémittente, la mégalosplénie atteint son maximum et le foie augmente de volume. Dans cette forme, la mort est la terminaison habituelle. — 2° La forme apyrétique présente, à part l'absence de fièvre, les mêmes symptômes que la forme fébrile. — 3° La dernière n'est qu'une prolongation des deux premières; la maladie dure alors jusqu'à la puberté, moment où elle guérit.

La marche de l'anémie avec mégalosplénie est variable; livrée à elle-même, elle progresse d'une manière continue pour aboutir à la mort; mais dans les cas où elle est liée à la syphilis, au rachitisme ou à l'impaludisme, un traitement approprié dirigé contre ces maladies permettra d'observer une rétrocession des symptômes morbides : peu à peu le sang tendra à la normale et la grandeur de la rate diminuera jusqu'à revenir même à ses proportions habituelles. Nous avons pu suivre une fille rachitique de treize mois dont la rate arrivait jusque dans la fosse iliaque, avec hépatomégalie, où N = 1 343 000, R = 2 500 000 (hémoglobine 50 pour 100), B = 10 800, avec poikilocytose, macrocytes, microcytes et quelques cellules rouges; elle suivit pendant huit mois un traitement par la moelle osseuse avec bonne hygiène et alimentation rationnelle; après ce temps N = 2 950 000,

R = 3 350 000 (hémoglobine 65 pour 100), la poikilocytose avait disparu
ainsi que les cellules rouges; l'état général était excellent; trois mois plus
tard on ne pouvait plus sentir la rate et la guérison était complète.

Mais, dans d'autres cas, la maladie marche lentement vers une terminaison
fatale; elle dure alors de six mois à deux ans. La mort arrive dans le marasme avec des hémorragies, de l'œdème ou de l'albuminurie; la moindre
maladie intercurrente hâte la fin. L'anémie avec mégalosplénie peut aussi
se transformer en pseudo-leucémie.

Diagnostic. — Lorsque chez un jeune enfant anémique on trouvera
une grosse rate, il faudra d'abord éliminer l'idée de tumeur de cet organe
(kyste à échinocoques, carcinome); dans ces cas, la rate ne garde pas sa
forme normale, elle peut être inégale ou bosselée, fluctuante, etc. La dégénérescence amyloïde est secondaire à des foyers multiples de tuberculose,
aux suppurations, à la syphilis et s'accompagne d'un état semblable d'autres
organes, rein, intestin, d'où albuminurie et diarrhée. Dans la cirrhose du
foie avec grosse rate, peu fréquente du reste dans le premier âge, les symptômes généraux et hépatiques seront en général assez marqués pour ne pas
embarrasser le diagnostic. La tuberculose de la rate s'accompagne habituellement de tuberculose d'autres organes. Il faudra toujours rechercher attentivement la syphilis, la malaria et le rachitisme. Dans l'anémie pernicieuse
progressive, il n'y a pas de mégalosplénie.

Il restera donc : l'adénie, qui s'accompagne d'une tuméfaction considérable des différents groupes de ganglions, la leucémie, pour laquelle l'examen
du sang décidera — puisqu'ici la leucocytose est modérée, 1 sur 80 à 150,
au lieu que dans la leucémie on a 1 sur 4 à 20 — et l'anémie pseudo-leucémique qui présente des cellules rouges en plus grand nombre avec figures
karyokinétiques. On pourra du reste trouver dans les cas graves des formes
de passage vers cette dernière maladie.

Pronostic. — Les uns, comme Fox, font un pronostic favorable; Carr
a eu 1/3 de décès. Les autres, comme Somma, regardent la mort comme la
terminaison habituelle de l'anémie splénique; ce dernier a constaté cependant de rares cas de guérison.

Quoi qu'il en soit, il faut considérer cette maladie comme sérieuse, car
elle peut se transformer en leucémie ou même tuer par elle-même. Toutefois
il ne faut pas se hâter de faire chez l'enfant un mauvais pronostic, vu les
nombreux cas de guérison constatés.

Traitement. — Ici, plus encore que pour l'anémie simple, il est important d'insister sur l'hygiène générale et sur une bonne alimentation. La
médication pourra être plus active : la quinine (chlorhydrate ou bisulfate
0,05, 0,20 gramme suivant l'âge, ou sirop de quinquina) donne des succès
surtout dans les cas où la malaria est en cause, mais s'est aussi trouvée
efficace dans des cas où l'impaludisme était absent; l'arsenic et le fer à
fortes doses peuvent rendre des services (arséniate de fer citro-ammoniacal,
0,02, 0,05 gramme par jour, ou liqueur de Fowler). Si la syphilis ou le
rachitisme existe chez l'enfant, on agira directement contre cette maladie.
Enfin, nous voulons dire deux mots du traitement de ces anémies graves par

[H. AUDEOUD.]

l'organothérapie, soit par la moelle osseuse, soit par le suc splénique. Indépendamment les uns des autres, Fraser et Drummond en Angleterre, Combe à Lausanne, traitèrent des cas semblables par l'ingestion d'extrait aqueux de moelle osseuse fraîche de veau ; celle-ci est simplement triturée à froid, une cuillerée à soupe pour trois cuillerées d'eau, le tout est filtré et mélangé au lait des vingt-quatre heures. Tous ces auteurs ont obtenu des succès évidents ; nous-même avons vu dans plusieurs cas d'anémie avec mégalosplénie la guérison complète être due à ce traitement[1].

De Cérenville (de Lausanne) a traité un cas d'anémie malarienne avec grosse rate par l'ingestion de poudre de rate desséchée : le malade guérit, la mégalosplénie disparut en quelques semaines.

Cohnstein (de Berlin) a employé avec un succès marqué le suc splénique contre l'anémie et la chloro-anémie des adultes, mais nous pensons qu'on pourrait l'essayer aussi dans ces formes graves d'anémie avec splénomégalie. Il se sert d'un extrait aqueux de rate évaporé à consistance sirupeuse et additionné de chlorure de sodium ; on en donnerait 1 à 5 grammes dans le lait ou le bouillon. L'avenir nous dira quelle est la valeur réelle de ces nouveaux médicaments.

La splénectomie, faite quelquefois, nous semble un moyen trop dangereux pour pouvoir être proposé.

2°. — ANÉMIES DE LA SECONDE ENFANCE

Étiologie. — Les maladies infectieuses aiguës (diphtérie, fièvre typhoïde, grippe, rougeole, coqueluche, scarlatine, rhumatisme articulaire aigu), plus fréquentes dans la seconde enfance que pendant le premier âge, sont souvent suivies d'un état anémique d'autant plus marqué que la maladie a été plus longue et a touché plus profondément l'organisme. L'anémie accompagne ordinairement le scorbut, le purpura hémorragique, la néphrite chronique, les tuberculoses viscérales ou osseuses, les diarrhées chroniques et la scrofule dont elle forme quelquefois le symptôme le plus marqué (anémie lymphatique). La syphilis et la malaria peuvent aussi être en cause. La dyspepsie produit fréquemment l'anémie dans la seconde enfance (M. Comby). La période latente de la tuberculose est habituellement accompagnée d'un état semblable souvent pris pour de l'anémie simple. Chez l'enfant, plus encore que chez l'adulte, l'anémie qui survient sans cause appréciable et résiste aux traitements médicamenteux et hygiéniques doit faire craindre la tuberculose (M. d'Espine).

Il existe encore chez les enfants une forme d'anémie appelée simple,

---

(1) Actuellement (1896) KNOLL a extrait de la moelle deux substances principales : 1° le *médulladen*, poudre brune, d'odeur particulière, qui ne contient ni graisse ni chaux, mais bien une forte proportion d'albuminate de fer ; il est probable que ce fer est particulièrement assimilable et que cette substance contribue en partie aux excellents résultats obtenus dans le traitement de l'anémie. Le médulladen s'absorbe surtout dans l'intestin ; il se donne à la dose de 1-5 grammes par jour chez les enfants ; 2° l'*ossagen*, qui est un sel gras de chaux ; KNOLL a pu le préparer synthétiquement ; il s'emploie aux mêmes doses que le précédent, semble être aussi actif, surtout dans le rachitisme, tout en étant plus économique (COMBE).

essentielle, ou encore anémie de croissance; elle est produite par le défaut d'exercice, par des efforts intellectuels exagérés (surmenage scolaire) et par une série d'autres influences consistant en habitudes, conditions sociales ou vitales (mauvaise hygiène, mauvaise alimentation, encombrement, surmenage physique dans les fabriques) dont l'action s'exerce sur le développement de l'enfant pendant sa croissance. L'onanisme et les vers intestinaux peuvent produire le même résultat.

Symptômes. — Les enfants anémiques ont la peau et les muqueuses décolorées; c'est tantôt une blancheur mate, tantôt une teinte parcheminée ou jaunâtre qui donne au malade son facies caractéristique. Les parties saillantes du visage (nez, oreilles), les mains et les pieds donnent au toucher une sensation de froid. Ces enfants se plaignent fréquemment de céphalalgie qui peut être opiniâtre et de diverses sensations anormales; ils souffrent quelquefois de syncopes. L'effort, tant intellectuel que physique, les fatigue très rapidement; ils sont capricieux et excitables, surtout le soir; ils ne s'endorment que fort tard, leur sommeil est agité et fréquemment interrompu. En général les fonctions digestives se font bien, mais quelquefois la langue est sale; il y, a de l'anorexie, des douleurs épigastriques après les repas, et très souvent de la constipation. Les battements cardiaques sont faibles et accélérés, l'arythmie est fréquente. Dans les cas légers, la matité du cœur est normale, mais dans les cas sérieux elle est fréquemment augmentée par dilatation de l'organe; celle-ci est due à un affaiblissement du myocarde qui amène une stase veineuse dans les cavités droites. Cet affaiblissement ne se traduit jamais par des palpitations senties par l'enfant, mais il peut s'accompagner de tachycardie, d'un choc étendu et visible à gauche du sternum. Le petit malade est alors légèrement essoufflé et présente facilement de la dyspnée d'effort (M. d'Espine). On peut entendre chez l'enfant à partir de trois ans et demi les souffles cardio-pulmonaires décrits par Potain et Delabost, mais ils ne sont pas en rapport direct avec l'anémie; leur pathogénie est la même que pour l'adulte. Les souffles veineux dans les jugulaires sont assez fréquents; ils sont tantôt doux, intermittents ou continus, tantôt musicaux. Souvent la respiration est accélérée, ce qui tient plus à l'état du cœur qu'à celui du poumon. L'urine est pâle, plus abondante qu'à l'ordinaire; la quantité d'urée est diminuée.

Les enfants anémiques sont prédisposés aux catarrhes du pharynx, du larynx et des bronches; ils sont sujets aux épistaxis et ne présentent que fort peu de résistance aux maladies. Chez les fillettes, l'anémie s'accompagne souvent de leucorrhée (Unger).

Suivant le degré plus ou moins intense de l'anémie, le sang se présente avec des caractères différents. Dans les cas légers, les chiffres qui représentent la teneur en hémoglobine et la densité du sang sont un peu inférieurs à la normale; le nombre des érythrocytes est diminué sans que la forme ou la structure de ces éléments soit altérée; le rapport entre les globules blancs et rouges reste le même. Quand l'anémie est intense, l'hémoglobine peut descendre à 40 pour 100 et au-dessous (R = 2 000 000), tandis que le poids spécifique atteint 1040; les globules rouges diminuent jusqu'à 2 millions à

[H. AUDEOUD.]

2 1/2 millions. Ces modifications peuvent encore se compliquer de poiki-locytose ; les cellules rouges ne se montrent que dans les formes très graves. La leucocytose est réelle ou seulement apparente, du fait de la diminution des globules rouges. Dans certains cas intenses, on rencontre des leuco-cytes polynucléaires et des cellules éosinophiles en plus ou moins grande quantité.

La marche et la terminaison sont variables. Les cas légers guérissent assez rapidement sous l'influence d'un bon traitement, si l'on peut améliorer les conditions hygiéniques et diététiques dans lesquelles se trouve le malade. Cependant l'anémie peut durer de longs mois et s'accentuer chaque fois que l'enfant reprendra sa vie habituelle. Dans d'autres cas, surtout si l'anémie est due à une maladie chronique coexistante, elle pourra s'aggraver peu à peu ; les altérations du sang s'accentueront, l'état général faiblira jusqu'à ce qu'une affection intercurrente vienne hâter la fin (Unger).

Diagnostic et pronostic. — On reconnaît l'anémie au facies du malade, à sa pâleur et à sa faiblesse, s'accompagnant de souffles vasculaires et des phé-nomènes généraux que nous venons d'indiquer. L'examen du sang est néces-saire pour fixer le degré et la variété de l'anémie : il permettra d'exclure l'existence d'une leucémie empruntant le masque d'une anémie simple. On recherchera toujours les causes déterminantes de la maladie pour lutter directement contre elles.

Le pronostic de l'anémie est plus favorable dans la seconde enfance que dans le premier âge, car l'organisme, étant mieux développé, est plus fort pour la lutte. Cette maladie est donc curable dans la plupart des cas ; mais le pronostic dépend surtout de la cause et de la possibilité qu'il y a de l'écarter.

Traitement. — Le traitement général doit passer en première ligne. L'enfant cessera l'école, on lui donnera de l'air, du soleil et du repos ; il sera envoyé à la campagne ou à la montagne ; la nourriture sera non seulement tonique, mais appropriée aux forces digestives du petit malade ; le travail, tant physique qu'intellectuel, sera très modéré ou même supprimé. Une médication spéciale s'appliquera, s'il y a lieu, à combattre la tuberculose, la syphilis ou la malaria. Notons ici les excellents résultats obtenus dans l'ané-mie scolaire par l'envoi des écoliers à la montagne sous forme de caravanes ou de colonies de vacances.

Le plus souvent il faudra joindre à cela des préparations de fer ; celui-ci peut se donner sous les formes suivantes : 1° poudres de fer réduit ($0^{gr}.03$ à $0^{gr},05$ deux fois par jour) ou de saccharate de fer à la dose d'une pointe de couteau 2 fois par jour après les repas ; 2° tartrate ferrico-potassique $0^{gr},50$ pour 100 grammes de sirop d'écorces d'orange, 2 cuillerées à dessert par jour : 3° pyrophosphate de fer citro-ammoniacal, 1 gramme pour 100 grammes de sirop de gentiane, 1 cuillerée à dessert deux fois par jour avant le repas (M. d'Espine). Pour les enfants déjà grands, les pilules de Blaud conviennent fort bien, ainsi que les eaux ferrugineuses (Bigorre, La Bauche, Lamalou, Orezza, Pyrmont, Saint-Moritz).

Il peut être utile d'associer l'arsenic au fer, arséniate de fer ou bien

teinture de fer pommée 10 grammes, liqueur de Fowler 5 grammes, V à
X gouttes par jour. L'eau de la Bourboule qui contient 28 milligrammes
d'arséniate de soude par litre pourra être d'un grand secours; on en donnera
un demi-verre à un verre par jour suivant l'âge de l'enfant. Si le lymphatisme ou la scrofule sont en cause, on usera largement de l'huile de foie de
morue, du sirop iodo-tannique et le malade sera envoyé à la mer. S'il est
trop excitable, les stations chlorurées sodiques de Salins, Salins-Moutiers et
Salies-de-Béarn seront indiquées.

On a employé aussi avec succès les différentes préparations d'hémoglobine. L'hydrothérapie, puissant auxiliaire, ne sera pas négligée; c'est une
médication tonique par excellence; on donnera soit la douche froide de
courte durée, soit des lavages généralisés, au moment du lever. Enfin dans
les cas graves on devra, pensons-nous, essayer l'organothérapie.

INDEX BIBLIOGRAPHIQUE

Baginsky. *Maladies des enfants*, 1892. — Billing's. Traitement de l'anémie par la moelle (*John Hosp.*,
novembre 1894). — Ann. et Fox. Anémie splénique (*Soc. méd. de Londres*, janvier 1892, in *Revue
des maladies de l'enfance*, 1892, p. 139). — Coussreis. Suc splénique dans l'anémie (*Sem. méd.*
1896, annexes p. cxiv). — Combe. Traitement de l'anémie par la moelle (*Rev. méd. de la Suisse
romande*, 1895, p. 239, et 1896, p. 405). — Comby. *Traité des maladies de l'enfance* (1892); le
Rachitisme (1892), et *Thérap. des maladies de l'enfance* (1896). — D'Espine et Picot. *Manuel des
maladies de l'enfance* (1894). — Dimmond. Moelle dans l'anémie (*Brit. med. Journal*, 1895, p. 1085). —
Fraser. Id. (1894, p. 1172). — Forster. Art. Anémie in *Gerhardt's Handbuch der Kinderkrankh.* (1878)
— Hayem. Anémie des nourrissons (*Soc. méd. des hôp.*, 25 octobre 1889; *Gaz. hebd.*, 6 novembre 1889)
— Labadie-Lagrave. *Maladies du sang* (1895). (Donne de nombreuses indications pour l'anémie
splénique.) — Loos. Anémie dans la syphilis héréditaire (*Wien. klin. Woch.*, 12 mai 1895). — Luzet
Anémies infantiles (*Thèse de Paris*, 1891). — Monti et Berggrün. *Anémies chroniques de l'enfance*
(Vienne, 1892). — Pénier. *Stations médicales dans les maladies des enfants* (Paris, 1896). — Somma
Anémie splénique (*Congrès de Rome*, 1890, et *Juhrb. f. Kinderheilk.* t. XXXII, 5e fasc.).

II

CHLOROSE

La chlorose ne ressort pas directement des maladies de l'enfance; elle se
montre chez les jeunes filles entre 14 et 20 ans, au moment de la puberté et
son existence est liée à l'évolution sexuelle qui se produit à ce moment.
Cependant elle peut apparaître plus tôt, à partir de 12 ans chez les petites
filles réglées prématurément ou qui, peu avant la menstruation, souffrent
de mauvaises conditions générales. M. Comby l'a vue même chez une enfant
de 5 ans.

Cette maladie se caractérise essentiellement par des troubles dans la constitution du sang : diminution de la matière colorante, difficulté des hématoblastes à se transformer en globules rouges, ceux-ci subissant des déformations et n'ayant pas une existence normale.

Étiologie et pathogénie. — Les causes prédisposantes de la chlorose
dépendent en premier lieu de l'âge et du sexe; ce sont les jeunes filles qui
en souffrent au moment de la puberté; le début est aussi variable que l'apparition des premières règles. Le rôle de l'hérédité n'est pas encore défini-

H. AUDEOUD.

tivement fixé malgré les recherches faites sur ce sujet. Trousseau, Virchow, Hayem, ont signalé la fréquence de la chlorose dans les familles où règne la tuberculose; Jolly l'a trouvée dans 46 pour 100 des cas chez des enfants issus de phtisiques et dans 74 pour 100 dans des familles contaminées par cette même maladie. Celle-ci agirait en provoquant une déchéance générale de l'organisme transmissible par hérédité directe. Mais d'autres maladies générales, le rhumatisme, la goutte et les affections du système nerveux se rencontrent aussi dans les familles des chlorotiques.

La transmission directe de la mère à la fille est moins fréquente, bien que MM. Potain, Nonat et Marshall Hall en aient rapporté des exemples très nets. En somme, l'hérédité constitue une prédisposition puissante, mais elle est plus souvent dissemblable que similaire. Toutes les maladies infectieuses, surtout la fièvre typhoïde, peuvent aussi exercer une influence manifeste, en compromettant la nutrition et par là le développement normal de l'organisme. A ces diverses causes vient souvent s'ajouter une mauvaise hygiène; le manque d'air et de lumière, le surmenage physique, ont à cette époque de la vie un résultat bien plus fâcheux que chez l'adulte. La chlorose est moins fréquente dans les campagnes que dans les villes où ces conditions se montrent plus facilement réunies.

La cause prochaine de la maladie se trouve en général dans ce fait que l'organisme ne peut faire les frais de la réparation sanguine demandée par l'hémorragie cataméniale; affaibli, il suffit à peine à l'exagération des dépenses nécessitées par les modifications importantes qui se font jour à ce moment de la vie. On peut dire que tout ce qui peut troubler l'évolution de la puberté est capable de jouer le rôle de cause déterminante de la chlorose.

Quant à la *pathogénie*, nombre de théories ont été successivement mises en avant, mais aucune ne peut être admise exclusivement. Le rôle joué par le sexe féminin et par la puberté dans l'apparition de cet état morbide, les connexions qu'il présente avec les troubles menstruels ont tout d'abord attiré l'attention et conduit à la théorie génitale. Plus tard, la fréquence et l'intensité des perturbations du système nerveux et de l'appareil digestif ont à leur tour donné naissance aux théories nerveuse et digestive. La théorie vasculaire naquit avec les recherches de Virchow qui trouva chez les chlorotiques une hypoplasie de tout le système artériel, portant en particulier sur l'aorte. Bientôt les altérations du sang, connues depuis longtemps, mais mal étudiées, attirèrent l'attention, grâce aux travaux de Hayem qui fonda la théorie hématique; il a constaté que les hématoblastes se transforment en globules rouges imparfaits, que ces globules se détruisent prématurément et que cette déglobulisation amène le passage dans les urines de l'hématine et de l'urobiline. La cause première de ce trouble de l'hématopoïèse serait à rechercher dans un affaiblissement de l'organisme dû à une hérédité morbide. Il en résulte que la chlorose apparaît comme une maladie de déchéance organique (Gilbert); elle se dévoile principalement à la puberté, puisque c'est l'époque de la vie où la genèse des globules rouges devrait être particulièrement active, puissante et durable.

Symptômes. — Commençons par étudier l'état du *sang*, puisque ce sont ses modifications qui commandent les différents symptômes de la maladie. Le sang des chlorotiques est très fluide ; sa coloration est faible ; ce caractère est dû à la diminution de l'hémoglobine, fait constant dans cette maladie ; elle atteint 60 pour 100, 40 pour 100, 20 pour 100 de la normale ($R = 3$ millions, 2 millions, 1 million) et peut même descendre au-dessous. Cette faible quantité d'hémoglobine explique les heureux effets du fer dans le traitement de la chlorose, puisque c'est la matière colorante qui contient tout le fer du sang ; de même au point de vue respiratoire ce liquide n'a de valeur que par l'hémoglobine qu'il contient.

Le poids spécifique tombe parallèlement à 1038 — 1042. Non seulement l'hémoglobine est en faible quantité, mais encore son composé oxygéné, l'oxyhémoglobine, présente une faible activité de réduction dans les tissus. Si l'on exprime par 1 cette activité à l'état normal, on reconnaît qu'elle descend en moyenne dans la chlorose à 0,44. A abaissement égal du taux de l'hémoglobine, l'activité de réduction est deux fois moindre dans la chlorose que dans les anémies symptomatiques (Hénocque). La composition du sérum est certainement modifiée, car, au lieu d'exercer sur les hématies une action conservatrice à la façon du sérum normal, il les altère et les détruit rapidement ; il possède donc un pouvoir globulicide (Maragliano). Tandis que les leucocytes ne sont modifiés ni dans leur quantité ni dans leur qualité, au contraire les hématies et les hématoblastes éprouvent des changements très marqués. Le nombre des hématoblastes est augmenté, il y a un ralentissement considérable dans la transformation de ces éléments ; leur évolution est difficile et ils donnent lieu à des hématies mal formées (Hayem). Les globules rouges sont modifiés dans leurs dimensions, leur forme, leur couleur, leur nombre et dans leurs réactions histo-chimiques ; ils deviennent trop grands (macrocytes) ou trop petits (microcytes) ; au lieu d'être discoïdes, ils sont ovalaires, piriformes, fusiformes, en raquette, etc. (poïkilocytose). Leur coloration est moindre qu'à l'état sain et la valeur globulaire $G = 0.30$ — 0.70 ; leurs aptitudes colorantes se modifient, ils montrent de l'affinité pour les couleurs basiques d'aniline. Enfin le nombre des globules rouges, qui peut être normal et même dépasser 5 millions, s'abaisse en général, mais pas autant que le comporte la chute de l'hémoglobine comme cela a lieu dans les autres anémies : $N = 3$ à 4 millions et peut s'abaisser jusqu'à 1 million. Dans les formes graves on peut voir passer dans le sang des cellules rouges provenant de la moelle osseuse (Hammerschlag).

La chlorose a deux modes de début, l'un brusque, l'autre lent et progressif ; tandis que le premier est exceptionnel, le second forme la règle. Les malades cessent peu à peu de manger, deviennent sujettes aux palpitations, aux vertiges, aux névralgies, perdent leurs forces, pâlissent et réalisent en quelques mois le tableau de la maladie.

Celle-ci se présente à la période d'état sous la forme suivante : La peau devient blanche ou jaune verdâtre ; les muqueuses se décolorent ; souvent les joues tranchent par leur vive coloration sur le masque pâle de la face. Dans un tiers des cas apparaît à la figure et aux malléoles un œdème élastique où le doigt ne laisse pas d'empreinte. Les diverses fonctions sont troublées et l'examen des organes permet d'y constater des modifications importantes.

Les palpitations sont fréquentes et surviennent au moindre effort; la matité cardiaque est quelquefois augmentée. Les bruits de souffle sont communs; ils sont doux, systoliques ou mésosystoliques et peuvent être modifiés par le changement de position ou la respiration profonde; comme l'a très bien établi M. Potain, ce sont des souffles anorganiques, cardio-pulmonaires, qui ont une grande mobilité; ils apparaissent, disparaissent facilement et sont sans rapport avec l'état du sang, contrairement à ce que l'on a cru pendant longtemps. Par contre la petitesse du cœur a une grande influence sur leur production; si, en effet, chez une chlorotique à petit cœur soufflant, celui-ci se dilate, le souffle disparait. Ces souffles sont fréquents dans la chlorose parce qu'il y a excitabilité du système nerveux et par là excitabilité cardiaque, évacuation facile des cavités ventriculaires et faible tension artérielle. Mais il faut renoncer à les considérer comme une suite de l'anémie sanguine et comme l'indication du degré de son intensité (M. Potain). Leur répartition se fait comme suit : pour 100 cas de souffle chez des chlorotiques, on les trouve 42 fois dans la région préventiculaire gauche, 27 fois au foyer de l'artère pulmonaire (souffle anémo-spasmodique de Constantin Paul), 13 fois au-dessus de la pointe, 2 fois en dehors de celle-ci et 16 fois ils ont des localisations multiples. Si nous insistons sur ce sujet, c'est que ces données récentes ne nous semblent pas encore entrées dans la pratique.

Au niveau du cou, on peut sentir avec le doigt sur la jugulaire interne un frémissement cataire, continu; avec le stéthoscope on entend à ce même endroit un bruit variable, musical, avec des renforcements, appelé bruit de diable. Ce souffle veineux est plus fréquent et plus fort à droite qu'à gauche; quelquefois on le trouve dans les veines des membres (Weil).

La température des chlorotiques est normale ou augmentée; elle n'est jamais abaissée. Dans la chlorose fébrile, on peut avoir un état fébrile continu avec de légères oscillations ne dépassant pas un degré ou au contraire des exacerbations allant à 39° et 59°,8 (Mollière).

Les fonctions digestives sont habituellement troublées; l'appétit est altéré ou perverti (appétence pour les aliments épicés et vinaigrés); la gastralgie est commune, la digestion lente; 8 fois sur 10 l'estomac est plus ou moins dilaté (Bouchard), la constipation est habituelle. L'étude du chimisme stomacal montre qu'il est rarement physiologique. Hayem sur 100 cas de chlorose l'a trouvé normal 3 fois, tandis qu'il y avait hypopepsie 39 fois, hyperpepsie 50 fois et 8 fois hypopepsie avec hyperchlorhydrie. Ces symptômes peuvent être assez prononcés pour donner lieu à une forme clinique de la maladie, la chlorose dyspeptique.

L'urine est pâle, peu abondante, elle contient moins d'urée et de sels que normalement et plus d'urohématine; elle possède une forte toxicité (Bouchard).

Les troubles menstruels sont en rapport avec le degré de la chlorose; si celle-ci est prononcée, les règles se suppriment complètement; lorsqu'elle est légère, les époques persistent en diminuant de durée et surtout de quantité. Par contre leur retour ou leur abondance est une des premières manifestations de la guérison.

Il existe une dyspnée d'effort très marquée, habituellement sans signes pulmonaires; au repos la respiration est normale.

Les troubles nerveux sont presque toujours très accentués, étourdissements, vertiges, bourdonnements d'oreilles, céphalalgie et névralgies diverses. Les malades sont vite fatiguées et quelquefois prises de syncope. Ces symptômes sont sous la dépendance de l'altération du sang.

La *marche* de la chlorose est essentiellement chronique; souvent il se fait une guérison apparente bientôt suivie de rechute.

Si le traitement est continué, la guérison définitive arrive au bout d'un temps variable. Dans quelques cas rares le traitement reste inefficace et l'affection persiste jusqu'à un âge avancé (chlorose constitutionnelle de Hayem).

Son cours peut être interrompu par des accidents mortels; ceux-ci sont la conséquence d'une affection intercurrente ou l'effet de la chlorose elle-même; les malades s'affaiblissent alors progressivement et succombent dans la cachexie. D'autres fois il se fait une *phlegmatia alba dolens* suivie d'embolie mortelle ou bien une thrombose pulmonaire ou cérébrale; ces cas sont heureusement fort rares.

Diagnostic et pronostic. — Le diagnostic est en général facile; il repose sur le faciès caractéristique des malades, sur leur âge, la présence de souffles cardio-vasculaires et sur l'examen du sang. Toutefois certaines anémies symptomatiques, en particulier celles dues au saturnisme ou à des hémorragies répétées, peuvent affecter le tableau de la chlorose, bien que les souffles cardio-vasculaires y soient rares. Il faudra donc s'enquérir exactement des causes qui ont déterminé la maladie. Trousseau et Rilliet ont insisté à juste titre sur le diagnostic de la chlorose vraie d'avec les fausses chloroses tuberculeuse et syphilitique; il peut être en effet très difficile de distinguer la chlorose fébrile d'une tuberculose aiguë ou subaiguë; on se basera sur les signes suivants qui sont en faveur de la phtisie : la toux apparaît en premier lieu, puis les symptômes généraux; elle augmente peu à peu et correspond plus ou moins aux signes physiques; la fièvre est forte, hectique, vespérale, régulière; il existe le plus souvent de l'euphorie le matin et des sueurs profuses, régulières, pendant la nuit; l'aménorrhée se produit sur le tard; les troubles digestifs sont très marqués et concordent avec l'état général (Rilliet).

Dans le chloro-brightisme décrit par M. Dieulafoy, le masque de la chlorose cache une affection rénale.

Le *pronostic* est en général bon, mais sera facilement réservé, car il est difficile de prévoir la marche de l'affection. Si après quelque temps de traitement les symptômes s'amendent rapidement, si le sang tend à la normale, on peut supposer que la guérison sera facile et durable, à la condition que le premier succès ne fera pas abandonner à la légère le traitement par la malade. Certaines complications aggravent le pronostic :

[*H. AUDEOUD.*]

telles des métrorragies répétées ou des troubles gastriques prononcés ; il est souvent difficile dans ce dernier cas de faire tolérer les médicaments. S'il existe de la dilatation stomacale, la chlorose a une durée d'autant plus marquée que la guérison de cette lésion est par elle-même longue et difficile.

Traitement. — Tout d'abord les causes occasionnelles à la faveur desquelles s'est déclarée la maladie doivent être écartées ; on donnera à la malade du repos et une bonne hygiène. L'alimentation sera variée et légère ; le lait sera préféré à tous les vins médicamenteux qui s'introduisent dans les familles ; les œufs, la volaille, le poisson, les légumes verts et les fruits cuits formeront la base du régime ; on donnera peu de féculents. Les malades mangeront à leur appétit, mèneront une vie calme, de préférence à la campagne, à l'exclusion du bord de la mer. Tout travail physique ou intellectuel prolongé sera défendu.

Il faut en outre fournir au sang les substances qui lui manquent ; la plus importante est le fer, le médicament par excellence et en quelque sorte le spécifique de la chlorose. La part que prend normalement le fer à la composition des globules rouges explique l'utilité ou même la nécessité de son administration dans cette maladie. On le donnera sous forme de protoxalate ($0^{gr},20$ à $0^{gr},40$ par jour en deux fois au commencement des repas dans un liquide quelconque) ; ce sel est en général très bien supporté ; cependant chez les dyspeptiques sans hyperchlorhydrie on pourra faire prendre, 1/2 heure après le repas, en la diluant, 1 cuillerée à bouche de la solution : acide chlorhydrique $2^{gr},50$, eau 250 grammes. Il peut être utile de varier les préparations ferrugineuses ; on s'adressera aux pilules Blaud (sulfate de fer et sous-carbonate de potasse), 4 de 0,10 par jour, ou au tartrate ferrico-potassique. Le peptonate de fer et le fer granulé sont bien acceptés par les enfants.

Pour combattre l'atonie intestinale, on joindra la strychnine au fer : sirop de sulfate de strychnine 20 grammes, sirop d'iodure de fer 200 grammes ; 2-4 cuillerées à café par jour (M. Comby).

L'arsenic, sous forme de liqueur de Fowler, V-XX gouttes par jour, ou d'eau de la Bourboule (1 verre par jour), rendra aussi des services ; on peut l'associer au fer : liqueur de Fowler et tartrate ferrico-potassique, $\bar{a}\bar{a}$ 10 grammes, X gouttes avant le repas.

Tous les partisans de l'origine intestinale de la chlorose mettent en première ligne l'antisepsie intestinale et les purgatifs ; on a vu des malades guérir en effet par ce seul traitement.

L'hydrothérapie, sous forme de douches froides, de lotions ou de simples affusions, ainsi que le massage et les frictions, seront d'un précieux secours, ainsi que les inhalations d'oxygène.

Des cures d'air prolongées pourront se faire à Saint-Moritz (Suisse), à la Bourboule (Puy-de-Dôme), Spa (Belgique) ou Bussang (Vosges).

Muret (de Lausanne), Spillmann et Étienne (de Nancy) ont essayé récemment (1896) avec succès l'ovarine et le suc ovarien dans la chlorose en se basant sur l'importance qu'ont dans cette maladie les troubles génitaux ; il

est très compréhensible que la sécrétion interne d'un ovaire sain puisse être
pour l'organisme un stimulant assez puissant pour amener, sinon la guérison,
du moins une grande amélioration.

INDEX BIBLIOGRAPHIQUE

Consulter l'article Chlorose des traités généraux (*Dict. encyclopédique*, *Traité de médecine*), LABADIE-
LAGRAVE, etc. Voir en outre : HAMMERSCHLAG. Cellules rouges dans la chlorose (*Wien. med. Presse*.
1891, n° 27. — HAYEM. *Sang et anémies* (Paris, 1889). — LUZET. *La chlorose* (Paris, 1892). — MURET,
Organothérapie (*Rev. méd. de la Suisse romande*, 1896, p. 317). — SPILLMANN et ÉTIENNE. Idem (*Congrès
de méd. int.*, Nancy, août 1896, in *Sem. méd.*, 1896. p. 357).

III

ANÉMIE PERNICIEUSE PROGRESSIVE

La maladie décrite sous ce nom par Biermer et Immermann est encore
regardée comme une entité morbide, malgré Ricklin et Chabrut qui essayè-
rent de montrer qu'il s'agit toujours d'une anémie secondaire symptomatique. Elle est caractérisée par des troubles graves et progressifs du sang.
On l'a longtemps considérée comme exceptionnelle chez l'enfant, ce qui n'est
pas le cas pour l'adulte ; cependant le rapport de fréquence entre ces deux
âges est de 1 à 17, ce qui montre qu'elle n'est pas si rare qu'on le pensait
tout d'abord. L'anémie pernicieuse progressive a été étudiée en particulier
pour l'enfance par Monti et Berggrün, d'Espine et Picot ; ces derniers en
rapportent 16 cas de la forme dite essentielle ; en y ajoutant 9 autres observations [1] que nous avons pu réunir, cela fait 25 cas d'anémie idiopathique.
Quelquefois la maladie est causée par la présence des vers intestinaux
(25 observations) ou par l'intoxication due à l'oxyde de carbone (3 cas).

Étiologie. — L'anémie pernicieuse progressive atteint autant les garçons
que les filles ; elle peut se montrer depuis l'âge de trois mois (Demme), mais
elle est moins rare dans la seconde enfance que dans la première, comme le
montrent les chiffres suivants : sur 25 cas nous en trouvons 4 de trois mois
à deux ans, 4 de trois à cinq ans, 8 de six à dix ans et 9 de dix à quinze ans.

Les véritables causes déterminantes de la maladie sont souvent très
obscures. La forme primitive ou idiopathique n'est admise que par exclusion
et devient moins fréquente à mesure que l'investigation clinique et anatomique découvre de nouveaux facteurs ignorés jusqu'alors. Elle se développe
spontanément sans cause connue. La forme secondaire peut être provoquée
par plusieurs maladies : hémorragies fréquentes, néoplasmes (carcinomes,
ostéo-sarcomes), affections gastro-intestinales, néphrite chronique, maladies
infectieuses (fièvre typhoïde, diphtérie, syphilis), malaria et rachitisme
grave, intoxication par l'oxyde de carbone (Koren). Enfin les parasites intestinaux (bothriocéphale, tænia, lombrics, ankylostomes, et même les oxyures)

[1] Cas de RETSCHLAG HUGUENIN, ELLREN (cités par MONTI et BERGGRÜN), BAGINSKY (3 obs.), VARIOT, MOTT
RETSCHLAG ; voir l'index bibliographique.

[H. AUDEOUD.]

jouent un rôle considérable. Il faut cependant remarquer que, dans ces derniers cas, la diminution des globules rouges atteint rarement un degré aussi avancé que dans l'anémie pernicieuse primitive. L'anémie causée par les parasites a ceci de particulier qu'elle disparaît après l'expulsion de ces derniers. Toutefois ceux-ci peuvent avoir attaqué l'organisme à un tel point que même après leur disparition la régénération du sang devient impossible et le malade meurt. D'autre part on peut observer accidentellement la coïncidence d'un tænia avec l'anémie pernicieuse essentielle.

La *pathogénie* de la maladie n'est pas établie non plus sur des bases très solides. Les auteurs ont émis diverses théories pour expliquer les symptômes observés, mais toutes n'offrent pas le même degré de probabilité.

Ponfick pensait que l'anémie se produit à la suite de la dégénérescence graisseuse du cœur; mais, outre que cette lésion peut faire défaut, on sait qu'elle est bien plutôt la conséquence que la cause de la maladie, puisqu'on peut la reproduire expérimentalement à la suite des hémorragies.

Les altérations du grand sympathique et de l'appareil nerveux de l'intestin (Brigidi, Sasaki) ne sont ni assez fréquentes ni assez marquées pour permettre d'affirmer qu'elles produisent l'anémie pernicieuse.

Beaucoup d'auteurs ont pensé devoir rattacher l'anémie pernicieuse à une affection grave du tube digestif en raison des lésions assez communes constatées à l'autopsie et qui consistent surtout en une atrophie des éléments importants (atrophie des glandes, cirrhose ou altérations mixtes). Les troubles digestifs, très habituels, aboutiraient à l'inanition par suite du défaut d'élaboration des substances alimentaires et de leur absorption. Malgré les objections faites à cette théorie (ces lésions n'existent pas dans tous les cas; l'atrophie glandulaire peut très bien être secondaire; l'altération stomacale peut être insuffisante pour expliquer l'intensité de l'anémie), il semble que dans un certain nombre de cas l'anémie pernicieuse progressive soit une véritable anémie par inanition, suite de lésions graves atteignant la muqueuse digestive.

La théorie microbienne devait forcément apparaître avec les progrès de la bactériologie. Bernheim, Aufrecht, Frankenhäuser, Petrone, Henrot et Baginsky s'y sont successivement appliqués; mais les résultats obtenus sont encore trop discordants pour pouvoir être adoptés d'une manière définitive. L'idée de maladie infectieuse s'appuie aussi sur la fréquence de la fièvre et la tuméfaction de la rate, mais ces symptômes ne sont point constants.

Hayem fait de l'anémie pernicieuse une maladie du système hématopoïétique; elle est spéciale en ce qu'elle est due à l'épuisement du processus de sanguinification; des anémies de cause variable, primitives ou secondaires, peuvent se terminer fatalement, lorsque le processus réparateur est insuffisant et que les sources de l'hématopoïèse se trouvent taries. Dans quelques cas cet épuisement peut s'établir d'emblée et cet arrêt des fonctions hématopoïétiques donne à la maladie des caractères de haute gravité et de marche rapide. Les lésions constatées dans la moelle osseuse, la rate et les ganglions, ne doivent être regardées que comme l'expression d'un travail compensateur, traduisant les effets de la réparation sanguine; mais cet effort est insuffisant et n'empêche pas la déglobulisation rapide (Labadie-Lagrave). On a rapproché à ce point de vue l'anémie pernicieuse de la leucémie et de la pseudo-leucémie médullaire; on peut en effet avoir des cas de transition d'une maladie à l'autre (obs. de Retschlag et Litten).

Mais, si cette théorie hématopoïétique est très acceptable en un sens, on se demande alors : quelle est la cause de cet arrêt dans les fonctions des organes sanguinificateurs? L'hypothèse d'une intoxication de cause externe ou le plus souvent interne (auto-intoxication) semble l'idée la plus acceptable et nous amène à la dernière hypothèse établie pour expliquer la pathogénie de la maladie qui nous occupe.

L'auto-intoxication est la théorie émise par Hunter; cet auteur, frappé de la ressemblance de la destruction globulaire dans l'anémie pernicieuse avec celle qui est produite chez l'animal par certains poisons, fut conduit à penser que la destruction du sang est due à une toxine produite dans le tube digestif et absorbée à sa surface. Il trouva dans l'urine de ses malades un excès de sulfates aromatiques, dérivés des sulfures des matières protéiques alimentaires; ce qui est pour lui une indication de l'augmentation de l'activité gastro-intestinale pervertie. Il a retiré de cette urine trois ptomaïnes spéciales; ce sont elles qui produiraient ces altérations hématiques. MM. d'Espine et Picot se rattachent à cette hypothèse en pensant que les troubles digestifs, si fréquents dans l'anémie pernicieuse, donnent lieu ici à des fermentations anormales et à une auto-intoxication secondaire.

Une nouvelle preuve à l'appui de ces idées a été donnée par Arslan qui a pu étudier près de Padoue une véritable épidémie d'anémie pernicieuse à tous les degrés produite chez 24 enfants par l'ankylostome duodénal. Après avoir extrait une toxine de l'urine des malades par la méthode Brieger-Otto, il l'a inoculée à dose progressivement croissante à des lapins. Ces animaux, dès les premières injections, présentaient tous les symptômes caractéristiques de l'anémie pernicieuse (diminution de l'hémoglobine, des hématies, etc.). A peine cessait-on les injections hypodermiques que peu à peu ils reprenaient leur état primitif, comme on l'observe chez les malades après l'expulsion de leurs ankylostomes. Comme contrôle, Arslan a répété les mêmes expériences avec l'urine prise chez des malades ayant expulsé leurs vers ou chez des enfants atteints d'autres formes d'anémie, sans obtenir le moindre changement dans le sang de ses lapins. On peut rapprocher de cette auto-intoxication les 3 observations de Koren où l'empoisonnement de cause externe, causé par l'oxyde de carbone, a amené le tableau complet de l'anémie pernicieuse progressive suivie de mort chez un des malades, un garçon de 8 ans.

Il semble qu'en tout ceci il a été tenu compte d'une manière insuffisante de la question du terrain sur lequel évolue la maladie, c'est-à-dire de l'état de l'organisme infantile frappé d'anémie. Pour nous les théories gastro-intestinale, hématopoïétique et celle de l'auto-intoxication ne s'excluent nullement et nous dirions ceci : L'enfant, comme l'adulte du reste, peut, dans des conditions qui ne nous sont pas toutes connues, être en butte à une intoxication de cause interne (par troubles digestifs, néphrite, maladies

infectieuses, etc.), ou externe, dont l'action se fait sentir plus particulièrement sur le sang et altère profondément ce tissu. L'organisme lutte
contre la maladie en mettant en suractivité les organes hématopoiétiques;
mais la production de ceux-ci est limitée. Si donc l'organisme est faible et
que la cause continue à agir, la moelle osseuse, la rate et les ganglions ne
suffiront plus à leur tâche et ne pourront plus fournir une rénovation
sanguine suffisante; le malade succombera.

Si, au contraire, le processus hématopoiétique, agissant chez un individu
jeune et vigoureux, peut donner lieu à une réparation suffisante, et surtout
si la cause efficiente cesse, le patient marchera vers la guérison. Ceci
explique la moindre fréquence de la maladie chez l'enfant où les organes
hématopoiétiques reprennent leur activité plus facilement que chez l'adulte.

Anatomie pathologique. — Il faut reconnaître cependant que les lésions
des organes hématopoiétiques ne sont pas constantes, ce qui montre qu'il
est des cas où la réaction de ce côté-là ne se fait pas. Les ganglions lymphatiques du mésentère ont été trouvés hyperémiés et augmentés de volume. La
rate peut être agrandie; on y a signalé des hémorragies et des infarctus,
lésions secondaires. Les altérations sont plus fréquentes dans la moelle
osseuse; celle-ci peut être gélatiniforme comme dans les cachexies ou avoir
un aspect rouge et embryonnaire; elle renferme alors des globules rouges
nucléés et de grandes cellules à noyaux, contenant de l'hémoglobine.

Le tube digestif (estomac et intestin) montre habituellement des lésions
d'atrophie glandulaire très marquée, avec ou sans cirrhose interstitielle; elles
s'accompagnent de suffusions hémorragiques ou d'infiltrations œdémateuses.
On a beaucoup discuté pour savoir si ces troubles sont primitifs ou secondaires. Les autres altérations nécroscopiques dépendent de l'état du sang qui
est peu abondant, aqueux, mal coagulé et d'une coloration jaune brunâtre;
la peau, les tissus et tous les organes sont d'une excessive pâleur; les hémorragies sont fréquentes, punctiformes ou plus étendues; elles peuvent se
montrer partout, dans la peau, les muqueuses, les séreuses et les parenchymes. Le cœur est petit et vide, le myocarde présente de la dégénérescence
graisseuse comme, du reste, le foie, le pancréas, les reins, l'appareil
nerveux et musculaire de l'intestin.

Symptômes et marche. — Le début de l'anémie pernicieuse est toujours
lent et insidieux; on ne peut le fixer que d'une manière approximative. C'est
progressivement que se montrent la fatigue, la dyspnée au moindre effort.
les palpitations et les symptômes d'anémie; les troubles digestifs sont
fréquents dès le début. A la période d'état, ce qui frappe en première ligne.
c'est la pâleur extrême de la peau et des muqueuses; l'enfant a un teint
blanc de cire, mat; ses lèvres, ses conjonctives sont complètement décolorées. L'amaigrissement est faible ou nul; ce qui contraste avec l'état
général. Il apparaît souvent à la face et aux malléoles un œdème sans albuminurie, passager d'abord, puis persistant; l'ascite ou l'hydrothorax sont
rares.

On peut constater tous les symptômes habituels de l'anémie poussée à ses
dernières limites. Le petit malade ne peut faire le moindre effort sans être

essoufflé, sans avoir des lipothymies ou des syncopes. Le cœur peut être
dilaté et présente parfois des souffles, variables, aux différents orifices, sans
lésion valvulaire correspondante ; M. d'Espine a constaté un bruit de galop.
Le pouls est mou, parfois rapide. Les jugulaires sont le siège d'un frémissement cataire prononcé et l'on y entend des bruits de diable.

Les hémorragies constituent un des symptômes les plus communs ; elles
apparaissent de bonne heure aux membres inférieurs, mais sont beaucoup
plus fréquentes à la période terminale de la maladie ; elles consistent en
taches de purpura ou pétéchies, siégeant sur la peau de diverses régions,
en hémorragies punctiformes de la muqueuse buccale, en épistaxis, hématémèses, méléna, hématuries. Les contusions, la pression même peuvent
produire facilement des ecchymoses étendues. Les hémorragies rétiniennes
ont été constatées aussi chez l'enfant ; elles peuvent provoquer la cécité
subite lorsqu'elles siègent au voisinage de la tache jaune ; quelquefois elles
sont fort nombreuses ; en général elles rayonnent autour de la papille, ont
une forme allongée et sont rouge brunâtre avec un centre clair. Ces taches
qui apparaissent subitement peuvent disparaître en quelque temps. Dans
certaines observations on a noté de la rétinite analogue à celle du mal de
Bright et de l'œdème de la papille.

Les troubles digestifs peuvent manquer chez les jeunes enfants ; chez les
autres l'anorexie est plus ou moins marquée, il y a des nausées et des
vomissements, la diarrhée est très fréquente ; les selles, abondantes, contiennent beaucoup de leucine. Cette déperdition contribue pour sa part à
l'affaiblissement général.

Le foie, la rate, et les ganglions lymphatiques sont rarement agrandis.

L'examen du système nerveux décèle de la céphalalgie, de l'abattement, un sommeil interrompu et agité, des secousses passagères et toutes
sortes de phénomènes variés : bourdonnements d'oreilles, vertiges, névralgies, etc. On a noté quelquefois des convulsions.

Les poumons sont normaux, la dyspnée dépend de l'état du sang.
L'urine est assez abondante, fortement colorée et contient de l'urobiline en
quantité ; sa densité est abaissée ; l'acide urique est augmenté, tandis que
les chlorures diminuent ; i. est rare qu'elle renferme de l'albumine ou des
peptones. Nous avons vu que Hunter a pu en extraire trois espèces distinctes
de ptomaïnes et qu'Arslan a trouvé sa toxicité augmentée d'une façon considérable dans des cas d'anémie pernicieuse parasitaire.

La fièvre n'est pas constante, mais apparaît très souvent dans les derniers
temps de la maladie ; elle présente alors une marche continue, rémittente,
ou irrégulière, et peut s'élever au delà de 40 degrés. Au lieu de l'élévation
thermique on peut aussi observer une hypothermie finale.

L'état du *sang* est capital puisque c'est lui qui donne à la maladie son
principal cachet. Il importe donc d'en faire un examen aussi complet que
possible. Sa coloration est claire, plutôt jaune ambré que rouge. Le poids
spécifique descend à 1036 ou 1037. La quantité d'hémoglobine s'abaisse
d'une façon considérable, elle atteint 40, 25, 10 et même 4 pour 100 de la
normale (R = 2 000 000, 1 250 000, 500 000 et 200 000) ; elle est inégale-

[H. AUDEOUD.]

ment répartie entre les différents globules rouges. Le nombre des hématies diminue d'une manière très grande, il varie entre 1 à 2 millions par millimètre cube et peut arriver à 500 000 ; Hayem l'a vu descendre à 300 000 et Quincke à 143 000 dans un cas terminé par la guérison. En outre, les globules rouges subissent dans leur forme des changements dont le principal consiste dans l'accroissement de leur diamètre ; sans doute le sang renferme un certain nombre d'éléments de taille moyenne et petite, mais le nombre des grands érythrocytes, de 8 à 9 μ, s'accroît considérablement, et de plus on voit apparaître des hématies géantes de 9 à 16 μ. Dans certains cas, ces dernières arrivent d'après Hayem à représenter le huitième du chiffre total.

En outre, il existe de la poikilocytose ; les globules sont déformés, ovalaires, piriformes, présentent des prolongements ou sont ratatinés sur eux-mêmes. Ces déformations se rencontrent déjà dans la chlorose et ne sont pas particulières à l'anémie pernicieuse.

Hayem a noté dans plusieurs cas la présence d'érythrocytes complètement décolorés, sans hémoglobine, qui ne sont plus que l'ombre de globules rouges.

Le nombre élevé des hématies de grande taille et l'apparition des globules géants conduisent à l'augmentation de la valeur globulaire G, qui peut égaler 1,70, quelquefois même 2,31 (Laache). En effet, bien que la quantité absolue d'hémoglobine soit faible, comme le nombre des érythrocytes est relativement petit, chaque globule contient autant et plus de matière colorante que normalement. Laache et Lépine considèrent cette augmentation de la valeur globulaire comme un caractère essentiel de l'anémie pernicieuse.

Un autre phénomène, assez fréquent, est l'apparition de cellules rouges, en général peu nombreuses ; elles se montrent d'une façon précoce sous forme de normoblastes ou mégaloblastes ; on a voulu à tort en faire un signe caractéristique de l'anémie pernicieuse ; nous avons déjà vu que ces éléments peuvent se retrouver dans des anémies graves non pernicieuses. Les hématoblastes sont remarquables par leur petit nombre ; de 200 000 ils peuvent tomber au-dessous de 25 000 ; cette lésion est habituelle et parfois progressive.

Les leucocytes sont presque toujours moins nombreux que d'habitude : 8 500 jusqu'à 3 500 par millimètre cube ; ils sont souvent le siège d'altérations qualitatives : on a noté surtout leur hypertrophie, leur vacuolisation et leur surcharge en hémoglobine ; il y a prédominance tantôt des cellules mononucléées, tantôt des leucocytes polynucléés. Le rapport entre les globules blancs et rouges augmente, car le nombre des premiers diminue moins que celui des seconds ; on l'a trouvé de 1 sur 75-120. Dans l'observation de Retschlag il a même atteint 1 sur 50, ce qui forme un terme de transition entre l'anémie pernicieuse et la leucémie.

La *marche* de la maladie est toujours rapide et progressive quand l'anémie pernicieuse est nettement dessinée. La durée varie entre 6 semaines et 8 mois. On observe souvent des rémissions plus ou moins longues, mais l'amélioration n'est que temporaire et l'affection continue à progresser vers l'issue fatale. Dans nos 25 cas d'anémie à forme idiopathique, la mort a terminé la scène. Au contraire, chez l'adulte, Quincke, Luzet, Eichhorst, ont noté quelquefois la guérison. La maladie peut aussi se transformer en leucémie comme Retschlag et Litten l'ont observé. Dans les anémies pernicieuses secondaires, la terminaison favorable a été souvent observée, en particulier dans les cas où il s'agissait de parasites intestinaux.

Diagnostic et pronostic. — Chez l'enfant, le diagnostic de l'anémie pernicieuse progressive est des plus délicats et ne peut guère être fait que par exclusion. Baginsky ne donne d'autre caractère différentiel que son évolution grave, ce qui est manifestement insuffisant, surtout si on ne se trouve pas en présence d'un cas à parasites. On ne peut donc arriver qu'à une probabilité plus ou moins grande. Cependant la constatation d'une anémie extrême, s'accentuant d'une façon progressive, permettant la conservation de l'embonpoint et amenant la production d'hémorragies rétiniennes, a une haute signification diagnostique. L'examen du sang fera reconnaître l'augmentation du volume des hématies, leur valeur globulaire élevée, la diminution des hematoblastes et l'abaissement du nombre des leucocytes, parallèle à celui des érythrocytes, caractères qui semblent se montrer d'une façon précoce dans l'anémie pernicieuse. Les autres altérations du sang permettront d'établir ainsi un faisceau de preuves qui, si elles ne permettent pas d'affirmer le diagnostic, offrent du moins une certaine valeur en les rapprochant des autres symptômes observés. Dans tous les cas, l'examen des selles s'impose au point de vue de la recherche des parasites ou de leurs œufs (ankylostomes, bothriocéphale, tænia, lombrics, oxyures).

Les maladies qui peuvent en imposer pour l'anémie pernicieuse sont : la chlorose, les hémorragies, la tuberculose, le carcinome de l'estomac et du foie. Pour la chlorose, on se guidera sur le sexe, l'âge et l'évolution générale de l'affection; on pourra cependant s'y tromper, comme le prouve l'observation de Variot, qui fut publiée d'abord sous le nom de chlorose. Le rôle étiologique des hémorragies sera établi par les commémoratifs. La tuberculose, si fréquente chez l'enfant, pourra quelquefois passer inaperçue malgré toutes les recherches; soupçonnée pendant la vie, on ne l'affirmera qu'à l'autopsie. Le carcinome du foie et de l'estomac entre à peine en ligne de compte à l'âge qui nous occupe. Enfin il y a des cas d'endocardite ulcéreuse (fièvre avec embolies), dont le tableau clinique peut être identique avec celui de l'anémie pernicieuse fébrile.

Le *pronostic* devra toujours être réservé et même défavorable. Ce n'est que lorsqu'il s'agit d'une anémie secondaire, due à des parasites, qu'on peut espérer la guérison; encore faut-il le reconnaître avant que le malade soit complètement épuisé. Sur les 3 malades de Koren où l'oxyde de carbone était en cause, un seul succomba.

Traitement. — Si l'on a pu déceler des parasites, on administrera l'extrait éthéré de fougère mâle; son action est prompte et efficace. La dose pour la seconde enfance ne doit pas dépasser 4 grammes, qu'on associe à une émulsion gommeuse avec quelques essences, pour masquer le goût désagréable du médicament. On le fait prendre le soir en 2 fois, puis on donne un purgatif le lendemain matin. Une seule prescription ne suffit pas; il faut la répéter 4 ou 5 fois, à 2 ou 3 jours d'intervalle, et, avant d'affirmer la guérison,

[*H. AUDEOUD.*]

on doit faire un examen microscopique répété des selles (Arslan). Après l'expulsion des parasites, un traitement tonique (fer, quinquina, séjour à la campagne, etc.) sera nécessaire pour soutenir l'état général. L'hydrothérapie, les inhalations d'oxygène, les frictions sèches, tout ce qui stimule et fortifie la nutrition, sera aussi un utile auxiliaire en réveillant les fonctions hémato-poiétiques.

Dans la forme essentielle, on a essayé sans succès l'arsenic (liqueur de Fowler), la quinine et le fer; ce dernier médicament n'agit plus, dit Hayem, dès que l'anémie est due à un arrêt dans la production globulaire. L'arsenic a cependant donné de bons résultats chez l'adulte dans quelques cas.

En face du pronostic fatal de la maladie chez l'enfant, on devra essayer l'extrait de moelle osseuse ou la moelle elle-même[1] (v. page 82), puisque Fraser, Danford, Barrs, Drummond, Stockmann, Legrain et Blumenau ont obtenu par elle des cas d'amélioration et de guérison chez l'adulte.

INDEX BIBLIOGRAPHIQUE

V. la bibliographie dans d'Espine et Picot (*Manuel des maladies de l'enfance*, art. Anémie pern. progr.); consulter en outre : Arslan. Anémie des mineurs (ankylostome) chez les enfants (*Rev. mal. Enf.*, 1892, p. 555). — Baginsky. Aném. pern. progr. enfants, 3 cas (*Traité mal. Enf.*, 1889, t. I, p. 333; *Berl. klin. Woch.*, 1894, n° 20; *Brit. med. Journ.*, 1895, II, p. 707). — Barrs. Trait. par moelle oss. (*Brit. med. Journ.*, 1895, I, p. 358). — Blumenau. Id. (*Sem. méd.*, 1896, annexes, p. cxc). — Danford. Id. (*Brit. med. Journ.*, 1894, II, p. 1205). — Drummond. Id. (*Id.*, 1895, I, p. 1085). — Fraser. Id. (*Id.*, 1894, I, p. 1172). — Chabrut. *Th. Paris* (1889). — Gilbert. *Traité de méd.*, t. II, art. Anémie pern. progr. (1892). — Hayem. *Du sang* (Paris, 1889). — Koren. Anémie pern. par oxyde de carbone (*Arch. f. Kinderheilk.*, t. XV, p. 390). — Labadie-Lagrave. *Maladies du sang* (Paris, 1895). — Legrain. Traitement par moelle oss. (*Bull. méd. Algérie*, juin 1896). — Litten. Anémie pern. transformée en leucémie (*Berl. klin. Woch.*, 1877, n° 19. — Monti et Berggrün. *Anémies chroniques de l'enfance* (Vienne, 1892). — Mott. Anémie pern. progr. enfants (*The Practitioner*, août 1890, et *Jahrb. f. Kinderheilk.*, t. XXXIV, p. 290). — Neuser. *Sem. méd.* (1890, p. 79). — Retschlag. Anémie pern. et leucémie (*Berl. klin. Woch.*, 1887, n° 33). — Reymond. Anémie pern. progr. (*Thèse Lyon*, 1886-87). — Stockmann. Nature et traitement an. pern. (*Brit. med. Journ.*, 1895, I, pp. 965, 1035 et 1083). — Variot. *Mal. des Enf.*, par Goodhart (Paris, 1895, note p. 555).

IV

ANÉMIE INFANTILE PSEUDO-LEUCÉMIQUE

L'anémie infantile pseudo-leucémique (anémie pseudo-leucémique du premier âge) est un syndrome intermédiaire entre l'anémie simple avec mégalosplénie et la leucémie; Luzet la considère même comme un avant-stade de la leucémie (*Man. de méd.*, Debove-Achard, t. II); elle est caractérisée par une anémie grave, une augmentation de volume du foie et de la rate, la présence dans la circulation d'un grand nombre de cellules rouges dont beaucoup présentent des indices de karyokinèse et par une leucocytose, forte ou modérée.

[1] Barrs l'administre sous forme de pâte préparée comme suit : dans un mortier préalablement passé à l'eau bouillante on mélange 20 grammes de gélatine, ramollie par une quantité suffisante d'eau avec 30 grammes de glycérine; dans un autre mortier, également chauffé, on triture 90 grammes de moelle osseuse de bœuf avec 50 grammes de vin de Porto. On réunit les deux mélanges et l'on obtient ainsi après refroidissement une pâte dont le goût n'est pas désagréable et dont l'usage ne contrarie pas l'appétit; cette dose, prise dans les 24 heures, serait réduite chez l'enfant au prorata de son âge.

Luzet a montré qu'il existe entre l'anémie simple avec mégalosplénie et la leucémie toute une série de termes de transition, les uns se rapprochant de la première, les autres de la seconde de ces maladies; ils constituent l'anémie infantile pseudo-leucémique. C'est pour cela que Fischl et Epstein lui refusent une autonomie spéciale et veulent en faire le résultat de troubles variés; d'autre part, Gilbert la classe dans la lymphadénie aleucémique. Nous ne pouvons nous rattacher à cette manière de voir, car les lymphomes manquent souvent dans la rate; nous croyons qu'il y a lieu de garder à l'anémie pseudo-leucémique une place à part, car c'est une maladie spéciale au premier âge, qui présente un tableau bien caractéristique et peut évoluer pour son propre compte.

Historique. — C'est en 1889 que von Jaksch, étudiant chez l'enfant le diagnostic et la thérapeutique des maladies du sang et en particulier la leucémie, fut amené à distraire de cette dernière une forme spéciale aux nourrissons qu'il appela *anæmia infantum pseudo-leucæmica*, et qu'il caractérisa comme suit : diminution des globules rouges et de l'hémoglobine, leucocytose durable, augmentation de volume du foie et surtout de la rate.

Grâce aux brillants progrès faits par l'hématologie pendant ces dernières années, l'attention des cliniciens devait se trouver attirée sur cette maladie. En effet, avant von Jaksch elle avait été observée séparément en Italie et en France. Cardarelli (1880) l'appelait la pseudo-leucémie infectieuse des enfants; Somma et Fede en rapportèrent une dizaine de cas (1887) sans donner toutefois un examen du sang et un tableau clinique bien complet. Hayem en décrivait un cas en 1889 et la thèse de Luzet (1891) marque une étape dans la question; ce dernier insiste sur la présence dans le sang des malades d'un grand nombre de cellules rouges présentant des figures karyokinétiques. Ce fait fut constaté aussi par Loos et les observateurs subséquents; mais ceux-ci y attachèrent moins d'importance que Luzet. Ce dernier étudia encore les rapports de l'anémie infantile pseudo-leucémique avec la leucémie.

En Allemagne, Baginsky (1891). Senator, Alt et Weiss (1892 et 1893), Felsenthal (1893) en décrivent plusieurs cas. A Vienne, en 1892, Hock et Schlesinger rencontrent deux fois cette maladie à la policlinique de Kassowitz; Monti et Berggrün, relevant les cas publiés, en trouvent 20, y compris quatre nouveaux qu'ils ont observés à la policlinique générale.

Depuis lors, Mya et Trambusti, à Florence (1892), en ont relaté deux observations avec examen microscopique et bactériologique. Tœplitz se rattache à l'idée infectieuse de la maladie. Gianturco et Pianese, à Naples (1892), font des recherches bactériologiques, expérimentales et histologiques sur un cas suivi d'autopsie. Kanthack étudie la valeur de la présence des cellules éosinophiles. Aux États-Unis, Koplik et Forchheimer observent également cette affection (1893), ainsi qu'Israël Rosenthal en Hollande. En 1894, Fischl et Raudnitz apportent encore leur contribution à l'étude de la maladie; nous-même avons eu l'occasion d'en faire une monographie à propos d'un cas observé à Genève et suivi d'autopsie. En 1895, Glockner et Eisenmenger publient encore des travaux sur ce sujet.

Le traitement est étudié plus particulièrement, en 1895, par Ziemssen

[H. AUDEOUD.]

(injections d'arsenic), Combe (moelle osseuse), et en 1896 par Koster. Enfin Gilbert, Luzet, d'Espine et Picot, Labadie-Lagrave consacrent à cette maladie un chapitre des Traités généraux.

Comme on le voit, cette maladie est moins rare qu'on ne le pensait il y a quelques années ; elle s'est trouvée plus fréquente à mesure qu'elle était plus étudiée ; en effet Monti et Berggrün en trouvent 1 cas sur 57 d'anémie infantile. Ajoutons qu'elle n'est pas synonyme de la pseudo-leucémie ou adénie (lymphadénie aleucémique) dont nous parlerons plus loin.

Étiologie. — L'anémie pseudo-leucémique est spéciale aux enfants du premier âge entre 6 et 20 mois ; elle est plus fréquente chez les filles que chez les garçons. On a noté la coïncidence fréquente du rachitisme, maladie avec laquelle elle semble avoir d'étroites relations ; cependant, comme le fait remarquer Luzet, l'anémie rachitique avec mégalosplénie diffère de la maladie qui nous occupe par l'état du sang qui ne présente pas dans le premier cas le grand nombre de cellules rouges qu'on retrouve dans le second. Von Jaksch, en la décrivant, en faisait une affection idiopathique, tandis que Fischl pense que ce n'est pas une maladie autonome, mais le résultat d'un grand nombre de troubles débilitants. Dans la discussion qui a suivi la communication de Fischl à la Société de médecine de Prague, Epstein a soutenu cette même opinion, en citant des cas d'anémie pseudo-leucémique secondaire à différents états : septicémie chronique avec abcès et phlegmons multiples, tuberculose latente des ganglions bronchiques et médiastinaux, infections à point de départ intestinal, gastro-entérite grave, syphilis et même malaria.

Cardarelli, Gianturco, Mya et Trambusti se rattachent à l'origine microbienne de l'anémie pseudo-leucémique et ont cherché à en établir la preuve bactériologique. Actuellement leur opinion est loin d'être admise d'une façon générale. De nouvelles recherches sont encore nécessaires pour élucider cette question.

La rougeole nous a semblé avoir dans un cas une influence déterminante bien nette, tandis que d'autres fois la maladie se développe spontanément.

Quoi qu'il en soit, l'étiologie reste encore incertaine.

Anatomie pathologique. — Comme lésions anatomiques, à part les modifications du sang, on trouve dans tous les organes hématopoiétiques, sauf les ganglions, les signes d'une activité exagérée. La rate est toujours augmentée de volume dans tous ses diamètres ; elle pèse 194 grammes (Mya) et jusqu'à 430 grammes (von Jaksch), ce qui est considérable si l'on se rappelle que la rate d'un enfant de 16 à 17 mois n'atteint en moyenne que 25 grammes et que le poids de celle d'un homme adulte est de 185 à 200 grammes. Sa consistance est dure, ses bords sont mousses et il existe souvent de la périsplénite. A l'examen histologique, tandis qu'on ne constate dans certains cas qu'une simple hypertrophie des éléments de l'organe, on trouve dans d'autres de véritables petits lymphomes analogues à ceux de la leucémie, se développant soit autour des capillaires, soit au niveau des follicules de Malpighi ; les grandes cellules à noyau polymorphe manquent ici.

Le foie est agrandi, mais dans des proportions moindres que la rate ; sa consistance et sa forme sont normales ; histologiquement il a l'aspect du foie fœtal. La lobulation habituelle n'y est pas marquée et l'on voit des traînées de noyaux formant un réseau incomplet à larges mailles, sans processus de sclérose. Les cellules hépatiques sont normales ; toutefois on constate çà et là des cellules à noyau polymorphe, en général plus petites que chez le fœtus, mais possédant le même protoplasma finement granuleux et les mêmes rapports vasculaires. Ce sont ces cellules qui sont destinées à se transformer en globules rouges par la division de leurs noyaux.

La moelle osseuse a été trouvée rouge, gorgée de sucs et renfermant une quantité notable de cellules rouges, ainsi que de grandes cellules à noyau polymorphe.

L'état des ganglions est variable : tantôt ceux-ci sont de volume normal, tantôt ils sont hypertrophiés ; c'est le cas, en particulier, si la maladie s'est transformée en leucémie ; rien ne les distingue alors des ganglions leucémiques.

Les autres organes, sauf complication, n'offrent rien de particulier ; dans un cas de von Jaksch, où il y avait de l'albuminurie, il existait dans le rein des lésions leucémiques.

Symptômes. — Le début de la maladie est toujours insidieux ; quelquefois il est marqué par des troubles gastro-intestinaux. Ordinairement on note seulement une anémie qui s'accentue de jour en jour.

A la période d'état les caractères cliniques sont fort nets. L'état d'anémie grave dans lequel se trouve l'enfant, généralement trop jeune pour marcher, détermine une grande prostration ; le petit malade fuit le mouvement, il se tient en décubitus dorsal, ne criant pas spontanément et ne paraissant pas souffrir, même quand on le tient dans les bras.

L'enfant est extrêmement pâle, apathique ; ses téguments sont décolorés, jaunâtres ; sa face est replète, non ridée, les lèvres sont blêmes ou à peine rosées, ainsi que les conjonctives. La même pâleur, avec conservation du tissu adipeux, s'observe sur le reste du corps. Quelquefois il existe un léger degré d'œdème aux parties déclives et en particulier aux jambes. C'est un œdème mou, analogue à celui des chlorotiques et qui ne s'accompagne pas d'éruption cutanée.

Le ventre est développé, proéminent, tantôt uniformément distendu, tantôt plus saillant au niveau de la rate ; on peut observer un léger réseau veineux sous-cutané, mais l'ascite est rare. La rate est considérablement tuméfiée ; ses dimensions sont augmentées à ce point qu'elle peut atteindre l'ombilic, la crête iliaque et descendre dans le bassin. Elle se laisse palper facilement ; sa consistance est dure et sa forme générale est conservée ; elle ne devient douloureuse que s'il y a de la périsplénite.

Le foie ne dépasse le rebord costal que d'un à deux travers de doigt, quand il est agrandi. Les ganglions peuvent être un peu augmentés de volume, mais jamais au degré qu'ils atteignent dans l'adénie ou la leucémie.

Les fonctions digestives sont parfois troublées par de la gastro-entérite, si fréquente à cet âge. Les systèmes nerveux, respiratoire et circulatoire sont normaux. On a signalé quelques épistaxis et du purpura dans la période terminale de la maladie (Labadie-Lagrave).

[H. AUDEOUD

L'urine est en général normale; toutefois une albuminurie légère a été notée dans quelques observations; elle était causée chez le malade de von Jaksch par des lésions leucémiques du rein. Luzet a trouvé aussi de l'urobiline.

La fièvre peut se montrer en dehors de toute complication; cependant, si elle existe, on recherchera soigneusement l'existence d'une affection intercurrente, en particulier la broncho-pneumonie.

L'examen du *sang* fait constater des modifications importantes : le poids spécifique de ce liquide tombe à 1040 ou 1035. Les globules rouges varient en nombre de 2 millions à 800 000 par millimètre cube, ils ne s'accolent plus en piles régulières, mais on en trouve une certaine quantité flottant isolés dans le plasma, ce qui n'a jamais lieu pour le sang normal ou même modérément anémique (Luzet); en outre leur forme varie et il existe une véritable poikilocytose. La dose d'hémoglobine tombe à 50 et 25 pour 100 de la normale (R $= 2\,500\,000$ et $1\,250\,000$), mais n'atteint pas le degré extrême de l'anémie pernicieuse. La valeur globulaire G $= 0,50$ à 0.57. Les hématoblastes sont rares. Le sang contient en abondance relative un élément anatomique anormal, la cellule rouge; la plupart de ces cellules présentent des caractères tout spéciaux de jeunesse et de vitalité. Au lieu qu'on ait, comme dans les anémies extrêmes, quelques cellules petites, à protoplasma assez fortement coloré par l'hémoglobine et à petit noyau unique foncé, on voit ici des éléments pâles, peu teintés dans leur protoplasma et renfermant pour la plupart un noyau volumineux et clair; d'autres ont deux noyaux accolés, ou un noyau en forme de trèfle, d'autres enfin présentent à leur intérieur de belles figures karyokinétiques. Ces caractères sont importants, car, d'après Luzet, il n'existe pas de maladie hématique où la karyokinèse des cellules rouges soit aussi considérable que dans l'anémie pseudo-leucémique. Cependant cette particularité n'est plus actuellement regardée comme pathognomonique pour cette maladie.

Quant aux globules blancs, ils sont en général augmentés de nombre, mais d'une façon très variable : les chiffres extrêmes donnés par Luzet sont 17 200 et 192 000; ce dernier a trait toutefois à une observation où la maladie s'était transformée en leucémie. En général le nombre des leucocytes oscille entre 50 000 et 60 000 par millimètre cube, mais il est sujet à des fluctuations importantes; le rapport avec les hématies peut arriver à 1 sur 100, 1 sur 60 et même 1 sur 15 lorsque la leucémie termine le tableau morbide. Pour ce qui est de la forme des leucocytes, Monti et Berggrün trouvent 40 à 59 pour 100 de leucocytes mononucléés, 14 à 40 pour 100 de polynucléés et 4 à 12 pour 100 de cellules éosinophiles; ces dernières ne sont plus regardées comme caractéristiques de la leucémie comme l'avait pensé Ehrlich.

Marche. — L'anémie simple du premier âge avec mégalosplénie est considérée par plusieurs auteurs comme le premier stade de l'anémie infantile pseudo-leucémique; nous avons vu, en effet, qu'elle peut se transformer en cette dernière maladie, mais cela n'est pas fréquent.

L'anémie pseudo-leucémique, après un début insidieux, arrive à sa période d'état; une fois constituée elle est grave, mais sa marche est subaiguë, durant plusieurs mois jusqu'à un an, terme qu'elle ne semble pas dépasser. Toutefois, son évolution n'est pas nécessairement fatale : Monti, von Jaksch, Combe ont eu des guérisons: cependant l'enfant est si faible que la moindre complication, en particulier la broncho-pneumonie ou la gastro-entérite, l'emporte facilement.

D'autres fois l'anémie augmente, la leucocytose progresse; le malade pâlit encore, sa rate augmente, ses ganglions se tuméfient, l'œdème cachectique apparaît; des taches de purpura, des épistaxis fréquentes viennent affirmer la transformation de la maladie en leucémie; la terminaison est alors mortelle.

Du reste, il ne faut pas croire que dans la pratique ces différentes formes d'anémies infantiles soient si tranchées et que tous les malades puissent être facilement classés, numérotés dans telle ou telle catégorie. L'observation clinique nous montre des termes de passage allant de l'anémie légère jusqu'à la leucémie la plus grave; les classifications établies ne servent donc qu'à préciser les idées. En effet Baginsky, Senator, Monti ont vu des cas d'anémie simple se transformer en anémie avec leucocytose, puis en anémie pseudo-leucémique; d'autre part Monti et Berggrün ont observé la marche inverse d'une anémie pseudo-leucémique qui, en s'améliorant, est devenue une anémie avec leucocytose; von Jaksch a vu l'anémie pseudo-leucémique se transformer soit en leucémie, soit en anémie pernicieuse, toutes deux mortelles.

Diagnostic et pronostic. — La maladie, observée à sa période d'état, se reconnaît facilement: c'est une anémie grave avec forte tuméfaction de la rate s'accompagnant d'une leucocytose plus ou moins forte et de la présence dans le sang d'un grand nombre de globules rouges à noyau dont beaucoup présentent les phénomènes de la karyokinèse. Mais elle n'est pas toujours aussi bien caractérisée et, chez un enfant anémique avec hypertrophie chronique de la rate, on devra toujours penser aux affections suivantes :

L'anémie simple avec splénomégalie, qu'on reconnaîtra aux symptômes décrits plus haut; les cellules rouges y sont peu fréquentes.

La syphilis, qui s'accompagne en général d'autres caractères concomitants; on peut, dans ce cas, de même que dans le rachitisme, dit Luzet, trouver dans le sang des globules rouges à noyau, mais ceux-ci présentent rarement les phénomènes de la karyokinèse.

Le rachitisme semble être en relation intime avec l'anémie pseudo-leucémique, puisqu'il existe dans les 4/5 des cas; cependant il ne suffit pas à lui seul pour la produire. La race des rachitiques n'atteint guère les dimensions de celle des pseudo-leucémiques; l'examen du sang décidera du diagnostic.

L'adénie s'exclut aussi par l'état du sang et par la présence de tumeurs ganglionnaires qui font défaut dans l'anémie pseudo-leucémique.

La malaria peut, d'après Epstein, produire la maladie qui nous occupe, cependant les antécédents de l'enfant, l'action de la quinine et les caractères hématologiques permettront de faire le diagnostic.

La dégénérescence amyloïde de la rate est précédée de lésions cliniques graves et s'accompagne habituellement d'albuminurie et d'une forte hypertrophie du foie. Les tumeurs spléniques (sarcomes, carcinomes, kystes à

[H. AUDEOUD.]

échinocoques), bien que rares, peuvent cependant se rencontrer; mais elles donnent en général à la rate une forme spéciale; l'examen du sang décidera.

La tuberculose, dans sa forme chronique apyrétique, observée chez les nourrissons, s'accompagne aussi d'une anémie grave avec hypertrophie de la rate et du foie et micropolyadénie. Cependant ici l'amaigrissement est plus prononcé que dans l'anémie pseudo-leucémique, la rate est moins grosse, les troubles gastro-intestinaux sont habituels et le sang n'a pas les mêmes caractères.

Enfin la leucémie présente une augmentation beaucoup plus considérable des globules blancs et s'accompagne de la présence de lymphomes siégeant le plus souvent dans les organes hématopoïétiques (rate, foie, ganglions), mais pouvant se trouver aussi dans la peau, la plèvre, l'intestin, les reins, etc. Nous avons vu, d'une part, qu'on a trouvé dans certains cas d'anémie pseudo-leucémique des lésions leucémiques des organes hématopoïétiques, et, d'autre part, que l'anémie pseudo-leucémique peut se transformer en leucémie véritable, ce qui semble indiquer entre ces deux maladies d'étroits rapports de parenté.

Le *pronostic* découle de ce que nous avons dit de la marche de la maladie; il devra toujours être réservé, mais non désespéré, puisqu'on possède quelques cas de guérison. Tant que les ganglions n'augmentent pas de volume, que la leucocytose reste modérée et qu'il n'y a pas de complication, on peut espérer un arrêt dans le processus morbide.

Traitement. — Il faut s'adresser d'abord à l'état général et chercher à relever les forces du petit malade par une bonne hygiène et une alimentation rationnelle. On a prescrit un traitement antirachitique qui peut en effet être un utile auxiliaire. Le lait ou le kéfir, les œufs, le cognac, l'huile de foie de morue joueront un grand rôle; les amylacés seront supprimés. On pourra varier la médication avec l'iodure de fer, l'arséniate de fer citro-ammoniacal, la liqueur de Fowler pure ou mélangée à la teinture de malate de fer, l'arséniate de soude sous forme d'eau de la Bourboule, la quinine donnée à doses progressives. On a aussi cherché à stimuler l'action de la rate au moyen de l'électrisation ou d'applications glacées à son niveau.

Mais tous ces moyens peuvent échouer, aussi croyons-nous qu'il y a lieu de s'adresser à l'organothérapie, en particulier à la moelle osseuse; en effet Combe a traité 6 malades atteints d'anémie infantile pseudo-leucémique par les moyens ordinaires, les 6 sont morts; deux autres enfants traités par l'organothérapie ont guéri tous les deux; en attendant une confirmation de ces succès, ce résultat est encourageant vis-à-vis d'une maladie habituellement si grave.

INDEX BIBLIOGRAPHIQUE

Alt et Weiss. *Centralblatt f. med. Wissensch.* (Berlin, 1892, XXX, pp. 435 et 450), et *Cannstatt's Jahresbericht* (1892, II, 644). — Audeoud. *Rev. méd. Suisse Rom.* (1894, p. 507). — Baginsky. *Arch. f. Kinderheilk.* (t. XIII, p. 504, 1891). — Cardarelli. *Congrès de pédiatrie de Rome* (1890). — Combe. *Rev. méd. Suisse Rom.* (1895, p. 259, et 1896, p. 405). — D'Espine et Picot. *Manuel mal. enf.* (1894, p. 241). — Eisenmenger. *Wien. klin. Woch.* (11 juillet 1895). — Felsenthal. *Arch. f. Kinderheilk.* (1892, t. XV, p. 85). — Fischl. *Zeitsch. f. Heilk.* (1892); *Prag. med. Woch.* (1894, XIX, p. 5) et *Wien. klin. Woch.* (1894, VII, p. 241). — Forchheimer. *Arch. of Pediatrics* (New-York, 1895, X). — Gianturco et Pianese. *Gazz. d. Clin.* (Napoli,

1892, III, p. 505) et *La Pediatria* (1893, I, p. 3). — Gilbert. Art. Lymphadénie (*Traité de méd.*, t. II. 1892). — Glockner. *Münch. med. Abhandl.* (1895, II, p. 11). — Hayem. *Du sang.* (Paris, 1889). — Hock et Schlesinger. *Beiträge zur Kinderheilk. de Kassowitz* (2ᵉ série, II, 1892). — Von Jaksch. *Wien. med. Woch.* (1889, nᵒˢ 22 et 23) ; *Med. Wander-Vorträge* (fasc. 21, Berlin. 1890) et *Prag. med. Woch.* (1890). — Kanthack. *Arch. f. Kinderheilk.* (t. XVIII, p. 268). — Koplik. *Arch. of Pediatrics* (New-York, 1895, X, p. 210). — Köster. *Centralblatt f. inn. Med.* (23 janvier 1896). — Labadie-Lagrave. *Mal. du sang* (Paris, 1893). — Loos. *Wien. klin. Woch.* (1891, nᵒ 2). — Lorenzo. *Arch. ital. di Pediatria* (1890, p. 175). Luzet. *Th. Paris* (1890) ; nᵒ 113, *Arch. gen. de méd.* (mai 1891). — Monti et Berggrün. *Anémies chroniques de l'enfance* (Vienne, 1892). — Mya et Trambusti. *Lo sperimentale* (1892, Mém. originaux, p. 359). — Raudnitz. *Prag. med. Woch.* (1894, XIX, p. 43). — Rosenthal. *Med. Aarsskr. Kjobenhavn* (1895, VII, p. 119). — Senator. *Berl. klin. Woch.* (1882, nᵒ 35). — Somma et Fede. *Congrès de pédiatrie de Rome* (1890). — Tieplitz. *Jahrb. f. Kinderheilk.* (t. XXXIII, p. 567). — Weiss. *Id.* (t. XXXV, pp. 158 et 167). — Ziemssen. *Sem. méd.* (1895, p. 480).

V

LYMPHADÉNIE

Adénie et leucémie. — La découverte d'un état pathologique caractérisé par l'augmentation du nombre des leucocytes du sang et par l'hypertrophie de certains organes hématopoiétiques, la rate et les ganglions, est due à Virchow (1845). Cette maladie, désignée sous le nom de leucémie, fut depuis lors l'objet de nombreuses études ; il résulte de celles-ci un fait considérable qui peut actuellement être affirmé, c'est que la leucémie n'a pas une existence indépendante, mais que d'une façon constante sa production est liée à une néoformation de tissu lymphoïde, en d'autres termes qu'il n'y a pas de leucémie sans lymphadénie. Dans un très grand nombre de cas le processus lymphadénique occupe primitivement la rate ou les ganglions, mais il peut aussi siéger dans la moelle osseuse, l'amygdale, l'intestin ou la peau.

Au cours des lymphadénies diverses, la leucémie apparaît comme une conséquence de l'irruption dans le sang des éléments cellulaires hyperplasiés dans les tissus et les organes. Dans le sang même ces éléments continuent à se multiplier, indiquant par là un processus actif. Mais si la leucémie n'a pas une existence distincte, il n'en est pas de même de la lymphadénie qu'on peut rencontrer sans troubles hématiques. Les différents auteurs ont en effet établi la réalité des lymphadénies simples d'origine ganglionnaire (adénie), splénique, osseuse, amygdalienne, intestinale et cutanée.

La question des relations qu'offrent entre elles les différentes modalités de la lymphadénie est inséparable de celle de leur nature ; or, celle-ci est encore fort obscure ; il reste de nombreux points à élucider sur ce sujet.

La lymphadénie a pour substratum anatomo-pathologique la production anormale de tissu lymphoïde adénoïde ou réticulé : celui-ci peut être typique, c'est-à-dire formé sur le modèle du tissu adénoïde normal, comme celui des ganglions lymphatiques, ou métatypique, cas dans lequel il s'éloigne de son type histologique (épaississement du reticulum et augmentation de volume des cellules). On a appelé lymphomes ou lymphadénomes les productions constituées par du tissu lymphoïde pur et lymphosarcomes celles où il se trouve modifié.

L'existence ou la non-existence de lésions leucémiques du sang au cours

[H. AUDEOUD.]

des néoplasies adénoïdes justifie la distinction en lymphadénie simple (aleu-cémique) et lymphadénie leucémique (leucémie). La lymphadénie aleucé-mique, appelée aussi pseudo-leucémie, peut, suivant le siège initial de son développement, présenter un certain nombre de types, parmi lesquels il faut distinguer les formes ganglionnaire, splénique, intestinale, amygdalienne, osseuse, testiculaire et cutanée (mycosis fongoïde) ; ces différentes variétés peuvent se combiner les unes avec les autres. Cependant une des plus fré-quentes est certes le type ganglionnaire qui est connu depuis Hodgkin, Bon-fils, Trousseau, sous le nom de maladie de Hodgkin, adénie ou lymphadé-nie ; bien que les lésions du sang y soient presque nulles et qu'à vrai dire elle ne ressorte guère d'un chapitre d'hématologie, nous en donnerons un aperçu à cause de ses rapports avec la leucémie. La forme splénique se rap-proche dans le premier âge de l'anémie infantile pseudo-leucémique ; cer-tains auteurs identifient même complètement ces deux types.

Quant à la lymphadénie leucémique, les variétés intestinale, amygda-lienne et cutanée (lymphodermie pernicieuse) sont très rares. Les types communs sont les formes splénique, ganglionnaire et myélogène ou osseuse (Gilbert). Nous les décrirons donc ensemble sous le nom de leucémie.

1° — ADÉNIE

(Lymphadénie aleucémique ganglionnaire, Maladie de Hodgkin, Pseudo-leucémie.)

Hodgkin avait signalé en 1852 l'hypertrophie ganglionnaire généralisée idiopathique, coïncidant avec la tuméfaction de la rate, dans laquelle il avait décrit la formation de noyaux ganglionnaires ; c'est pourquoi plus tard Wilks lui donna le nom de maladie de Hodgkin ; toutefois, en l'absence d'examen du sang, il n'est pas établi que les faits décrits par l'observateur anglais ne dépendent pas de la lymphadénie leucémique. Par contre Bennet, Virchow, Vogel observèrent des cas d'hypertrophie splénique progressive sans troubles hématiques. Friedrich, en 1856, la rencontra le premier chez l'enfant. En réalité, c'est Bonfils qui donna la première description synthétique de la ma-ladie ; Trousseau la reprit en la désignant sous le nom d'adénie. Elle fut étudiée sous le nom de pseudo-leucémie par Cohnheim, Langhans, etc. En ce qui concerne l'enfance, il faut citer les auteurs suivants : Descroizilles, Wacquez, Bard, Guillermet. Roux et Lannois en France ; Wright, Griffith en Angleterre ; Kissel en Russie ; Wunderlich, Lambl, Gretsel, Eberth, Seitz, Hüttenbrenner, Schepelern, Steiner, Hénoch, Brauneck en Allemagne.

Étiologie. — La cause première de l'adénie nous est encore inconnue ; elle n'a pu être déterminée dans les 112 cas relevés par Gowers. On observe la maladie surtout chez les adultes, avec prédominance pour le sexe masculin ; les enfants au-dessous de 10 ans représentent le 16 pour 100 des cas. L'in-fluence de l'hérédité semble nulle, de même que celle du rachitisme, de la syphilis et de la malaria invoquée dans quelques cas. Les irritations lympha-tiques prolongées pourraient préparer en quelque sorte le terrain. Trous-seau a fait ressortir la part qui revient aux lésions de la peau et des muqueuses; il cite des cas où l'engorgement des ganglions sous-maxillaires a eu pour point de départ une tumeur lacrymale, une otorrhée, un coryza.

On a demandé à la bactériologie la solution du problème étiologique : tandis que Rindfleisch, Auspitz, Cardarelli signalaient l'existence de micro-organismes dans la lymphadénie cutanée et splénique, Majocci et Peccini trouvaient dans l'adénie des cocci et des bacilles, Roux et Lannois le staphylocoque doré; par contre les recherches de Brauneck et Bard furent négatives. La multiplicité des espèces microbiennes incriminées ne permet donc point de considérer la lymphadénie comme une néoplasie infectieuse spécifique à la façon de la tuberculose. Il n'est du reste pas impossible que pour quelques cas l'infection bactérienne ait été postérieure au développement de la maladie (Gilbert). Quoi qu'il en soit, il semble qu'il y a lieu de séparer en deux groupes toutes les affections ganglionnaires comprises jusqu'à présent sous le nom d'adénie, le premier groupe comprenant la lymphadénie ganglionnaire proprement dite et le second les adénies infectieuses, celles-ci pouvant être produites par des espèces bactériennes variables.

Anatomie pathologique. — La lésion caractéristique de l'adénie consiste dans l'altération des ganglions; elle est tantôt partielle, ne frappant qu'un groupe ganglionnaire, le cervical, le médiastinique ou le mésentérique, tantôt généralisée ou du moins étendue aux groupes principaux (cou, aisselle, aine, mésentère et médiastin). Le volume des ganglions malades peut atteindre et dépasser celui qu'il atteint dans la leucémie; la grosseur d'un œuf de poule n'est pas très rare. L'altération histologique est la même que dans la leucémie; le réseau conjonctif est épaissi, les cellules sont plus nombreuses; les noyaux, plus volumineux, présentent un nucléole anormal et d'abondantes granulations. Au début les ganglions sont rouges et vascularisés, plus tard ils deviennent jaunâtres; leur consistance est assez ferme et il n'y a pas de périadénite.

Les autres organes lymphoïdes peuvent être frappés par la maladie. La rate augmente de volume dans un tiers des cas; elle est moins souvent atteinte que dans la leucémie et ne présente jamais la grandeur qu'on peut constater dans cette maladie. A la coupe on reconnaît l'existence de petites tumeurs grisâtres constituées par du tissu lymphoïde et qui sont de véritables lymphomes. Ceux-ci peuvent toutefois manquer et l'hypertrophie splénique exister seule.

La muqueuse gastro-intestinale présente souvent les mêmes lésions que les ganglions: les follicules clos et les plaques de Peyer sont augmentés de volume et donnent à la muqueuse un aspect épaissi; le tissu normal de l'intestin est atrophié et refoulé. Les amygdales, les follicules de la base de la langue, le thymus peuvent aussi être altérés dans leur structure.

D'autre part, les productions lymphoïdes atteignent quelquefois les organes qui n'en renferment pas normalement; elles se présentent sous forme de petites tumeurs blanchâtres, de lymphomes, dont le foie peut même être criblé et qui sont plus rares dans les reins, le péritoine, les poumons, le péricarde, les muscles, les centres nerveux et la peau.

Symptômes et marche. — Le début de l'adénie est presque toujours

[H. AUDEOUD.]

marqué par l'augmentation de volume d'un ou de plusieurs des ganglions sous-maxillaires ou latéraux du cou. Les ganglions atteints sont tout d'abord faiblement accrus, fermes, mobiles, indolents. Mais bientôt, en même temps que les ganglions du voisinage se tuméfient, ils grossissent et forment des masses bosselées, moins consistantes et plus fixes. La tête paraît souvent trop petite par le fait de l'élargissement considérable du cou. Au bout de quelques mois, les ganglions de l'aisselle et ceux de l'aine augmentent de volume à leur tour. Par exception, leur tuméfaction peut précéder celle des ganglions cervicaux. Les ganglions épitrochléens et poplités demeurent presque toujours indemnes. La peau reste mobile à la surface des tumeurs ; il est très rare de la voir s'enflammer et s'ulcérer (Gilbert).

Ces modifications des ganglions superficiels peuvent occasionner les troubles fonctionnels suivants : gêne dans les mouvements de la tête, du cou et des membres, dilatations veineuses et œdème des quatre extrémités par arrêt dans la circulation en retour, névralgies par compression nerveuse, etc.

Les ganglions internes s'hypertrophient à leur tour ; ceux de l'abdomen sont les plus accessibles à l'examen : la palpation les fait reconnaître dans les fosses iliaques. Les ganglions mésentériques augmentent aussi de volume, ce qui amène souvent le développement de l'ascite, en particulier lorsqu'ils se trouvent au niveau du hile du foie, entourant ainsi la veine porte.

Le gonflement des ganglions thoraciques entraîne des accidents plus ou moins graves, en raison de la compression de la trachée, des bronches, des nerfs pneumogastriques ou phréniques et des vaisseaux. La percussion ne peut faire reconnaître l'existence de ces tumeurs ganglionnaires que lorsqu'elles sont volumineuses et, en général, les troubles fonctionnels précèdent les signes physiques. A l'auscultation, le murmure vésiculaire est modifié : s'il y a simple compression des tubes bronchiques, l'expiration est rude et il peut y avoir silence respiratoire dans une partie du poumon ; d'autres fois, il y a respiration soufflante accompagnée de râles de bronchite. Les malades souffrent de dyspnée arrivant par accès, de toux, d'altération de la voix, de palpitations ; ils présentent de l'œdème, des troubles pupillaires, de la congestion pulmonaire. La gêne respiratoire est le symptôme le plus commun : elle peut être assez forte pour provoquer du tirage, amener la cyanose, le refroidissement des extrémités, l'asphyxie et même la mort. La trachéotomie ou le tubage ne sont, en pareil cas, que des palliatifs.

Ce gonflement ganglionnaire s'établit d'abord sans que la santé générale en souffre notablement. Celle-ci s'en ressent d'autant plus vite que la généralisation des tumeurs est plus précoce ; dans ce cas la maladie offre une marche rapidement mortelle. Cette généralisation met plusieurs mois à se faire. Les troubles généraux marquent la deuxième étape de la maladie ; l'appareil digestif est d'abord affecté ; l'appétit se perd, la digestion est lente et pénible ; la diarrhée est peu fréquente. Les malades maigrissent et s'affaiblissent ; la peau devient le siège d'éruptions variées. Le purpura cachectique arrive avec des hémorragies multiples (buccales, nasales, etc.). La rate et le foie peuvent s'hypertrophier aussi. L'urine renferme parfois de l'albumine.

en particulier si les reins sont frappés de lésions leucémiques. A une phase avancée de la maladie on voit apparaître dans certains cas des accès fébriles intermittents, vespéraux, ou bien une fièvre continue rémittente, la température atteignant 39 et 40 degrés. La mort survient par suite des progrès de la cachexie, mais souvent aussi par une complication ou une maladie intercurrente.

Quant au sang, son examen ne fournit, dans la période d'état, que des résultats négatifs; ce caractère important constitue le principal signe distinctif entre l'adénie et la leucémie. Dans toute la première période, le sang est normal; il n'y a diminution ni de l'hémoglobine ni du nombre des globules rouges; les leucocytes sont aux hématies dans leur rapport habituel. Dans la période de cachexie on observe une anémie marquée comme dans tous les états de déchéance organique; les érythrocytes peuvent diminuer de quantité et atteindre même 1 million par millimètre cube, mais, chose importante, le nombre des globules blancs n'est jamais augmenté, sauf dans les cas où l'adénie se transforme en leucémie.

La *marche* de l'adénie est plus rapide en général que celle de la leucémie. Cependant il arrive souvent que les premières glandes affectées s'accroissent lentement; la maladie se limite alors aux ganglions extérieurs et la santé générale est peu affectée jusqu'au moment où l'affection fait des progrès rapides; les ganglions profonds sont atteints et l'adénie marche vite, ce qui se comprend facilement, puisque le gonflement ganglionnaire compromet ici le fonctionnement de viscères importants.

La durée de la maladie est, dans les formes rapides, de 2 à 5 mois; on a même cité des cas aigus évoluant en 3 à 6 semaines, mais en moyenne l'adénie se prolonge de 1 à 2 ans. La mort est la terminaison habituelle, il y a pourtant quelques exceptions.

La lymphadénie ganglionnaire débute habituellement par le groupe cervical, puis se généralise, mais elle peut aussi commencer par les ganglions du médiastin et de l'abdomen, et se limiter à ces organes, pendant quelque temps au moins. Cela donne alors à la maladie un tableau particulier en relation avec les organes comprimés; ces deux formes cependant sont rares. Rist et Bensaude (1896) viennent d'en rapporter un cas, celui d'un enfant de 2 ans 1/2, où la maladie, débutant comme lymphadénie mésentéro-intestinale, se généralisa ensuite.

Diagnostic et pronostic. — Le diagnostic est en général facile, si le développement ganglionnaire présente une certaine généralisation. Cette circonstance permet de reconnaître la maladie avant l'apparition de la cachexie. Les ganglions scrofuleux atteignent souvent aussi un volume considérable, mais il est rare d'en trouver dans les aines et les aisselles; en outre ils suppurent facilement et s'accompagnent volontiers d'autres affections scrofuleuses. Il faut faire une distinction entre l'adénie et la *fièvre ganglionnaire des enfants*, identique sans doute avec l'adénie infectieuse de quelques auteurs (Guillermet). Dans ce dernier cas il s'agit d'une hypertrophie ganglionnaire plus ou moins généralisée, due à la présence de micro-organismes variables dans les ganglions. On y a trouvé le staphylocoque pyogène, le streptocoque et même le bacille de la tuberculose. Cette forme morbide peut guérir, mais elle est susceptible aussi d'une marche grave. Il faut sans doute en faire une classe à part, car elle ne rentre pas dans le tableau classique de l'adénie.

Quant à la leucémie, elle se distingue de l'adénie par le nombre des globules blancs contenus dans le sang. Il faut se rappeler toutefois qu'on a vu la lymphadénie aleucémique se transformer en leucémie véritable.

Dans quelques cas le diagnostic devient difficile : lorsque, par exemple, les ganglions profonds sont seuls atteints, l'aspect clinique est très variable selon l'organe affecté secondairement. L'adénie se présente alors sous la forme d'une affection pulmonaire, d'une péricardite; elle peut même, s'il y a lymphadénie de l'intestin, rappeler la fièvre typhoïde ou la tuberculose intestinale (Labadie-Lagrave).

Le *pronostic* est, comme on le voit, extrêmement grave. On peut toutefois, dans les cas où la marche est lente, espérer modifier la maladie par les moyens thérapeutiques; cependant ceux-ci ont le plus souvent échoué. Seitz a vu guérir un enfant de 5 ans qui présentait de l'hypertrophie des ganglions cervicaux et axillaires avec mégalosplénie et anémie marquée. On cite encore deux autres cas de guérison, mais c'est le petit nombre.

Traitement. — Un grand nombre de médications ont été utilisées contre l'adénie; les moins mauvaises sont celles qui agissent le plus sur la nutrition générale. En premier lieu, il faut signaler l'arsenic sous forme de liqueur de Fowler donnée à doses croissantes par la bouche ou en injections sous-cutanées; on a également employé, avec un certain succès, cette solution en injections intra-parenchymateuses dans les ganglions. En second lieu, le traitement ioduré et chloruré sodique a très souvent une action favorable en ralentissant l'évolution de la maladie. On a vu les tumeurs diminuer à la suite d'une cure à Salins, Saint-Nectaire, Lavey, Saxon ou Kreuznach; les eaux sont données *intus* et *extra* en douches sur les ganglions. Elles ont un effet résolutif et reconstituant.

Il faut ajouter à cela un traitement général aussi tonifiant que possible; l'iodure de fer, l'huile de foie de morue, les inhalations d'oxygène sont particulièrement recommandés.

L'extirpation des ganglions a été proposée et faite, mais avec un succès très relatif, car il est impossible d'enlever toutes les glandes malades; si l'opération a pu, dans un ou deux cas, ralentir la marche de la maladie, le plus souvent elle a précipité l'issue fatale.

INDEX BIBLIOGRAPHIQUE

Bard. *Lyon méd.* (1888, p. 259). — Birsch-Hirschfeld. Art. Maladie de Hodgkin (*In Gerhardt's Handb.*, t. III). — Bonfils. *Soc. méd. d'obs.* (Paris, 1856). — Brauseck. *Deutsch. Arch. f. klin. Med.* (1889, p. 297). Cohnheim. *Virchow's Arch.* (t. XXXIII). — Descroizilles. *Man. de Clin. inf.* (Paris, 1885). — Eberth. *Virchow's Arch.* (t. LI, p. 65). — Eisenmeyer. *Wien. klin. Woch.* (11 juillet 1895). — Friedrich. *Deuts. Klinik* (1856). — Gilbert. Art. Lymphadénie, du *Traité de méd.* (t. II, 1892). — Gretsel. *Berl. klin. Woch.* (1866). — Griffith. *In Keating's Cyclopedia of the diseases of the Child.* (London, 1890, vol. III). — Guillermet. *Th. de Lyon* (1890). — Hénoch. *Leç. clin. mal. enf.* (1885, p. 638). — Hodgkin. *Med. chirg. Trans.* (t. XVII, 1852). — Hüttenbrenner. *Jahrb. f. Kinderheilk.* (1871, p. 157). — Kissel. *Méd. infantile*

(Paris, 1895, p. 179). — LABADIE-LAGRAVE. Art. Adénie (*In Mal. du sang*, Paris, 1895). — RIST et BENSAUDE (*Bull. Soc. anatom.*, Paris, 1896, n° 1). — ROUX et LANNOIS. *Rev. de méd.* (1890, p. 1011). — SCHEPELERN. *Hôp. Tidende*, 1872 et 1874. — SEITZ *Deuts. Klinik* (1866). — STEINER. *Compend. Mal. Enf.* (1880). — TROUSSEAU. *Clin. méd.* (t. III, 1882, p. 639). — WACQUEZ. *J. des Sc. méd.* (Lille, 1888, mai-juin). — WRIGHT. *Dublin J. of med. Sc.* (1888, p. 106).

2°. — LEUCÉMIE

(Lymphadénie leucémique.)

Historique. — La leucémie fut décrite par Virchow en 1845 et depuis lors on peut en relever un grand nombre d'observations concernant les enfants. Le premier travail sur ce sujet est celui de Friedrich (1856) ; puis Löschner étudie quatre cas concernant des malades de 5 à 12 ans. L'observation de Biermer concerne une fille de 4 ans 1/2 dont le sang offrait des lésions leucémiques typiques. En 1864, Golitzinsky publie un travail important sur la leucémie des nourrissons. L'année suivante, Trousseau l'observe chez un bébé de 15 mois. En 1861, Mosler trouve chez un enfant de 16 mois le rapport des globules blancs aux rouges, 1 : 6, tandis que chez le malade de Robin (1869), il arrive à 2 sur 1. Taylor, Schepelern et Wickkam-Legg (1873-1875), publient des cas de leucémie dans le cours de la seconde enfance. Forlsund l'observe chez un petit malade de 2 ans 1/2 dont le sang contenait 1 leucocyte pour 20 hématies. Le cas de Picot concerne aussi une leucémie véritable. En 1876, Schmutziger insiste sur l'importance des douleurs osseuses, comme signe de la forme myélogène de cette affection, forme qu'il trouve chez un enfant de 11 ans. Drummond (1880) cite 4 cas semblant se rapprocher de l'anémie infantile pseudo-leucémique. Wadham (1884) rapporte l'histoire d'un malade de 5 ans 1/2 présentant 1 globule blanc sur 3 rouges. Keating (1885) étudie la leucémie de l'enfance, en relatant l'observation d'un bébé de 8 mois frappé de cette affection. Le premier âge fournit aussi les cas de Jones, 11 mois, et d'Hochsinger et Schiff (1887), où la leucémie s'accompagne de néoplasies lymphatiques chez un enfant de 8 mois. Enfin Ebstein (1889) présente la description de la forme aiguë à évolution rapide et en rapporte 17 observations. Guttmann, ainsi que Bitot, signalent aussi des cas de leucémie aiguë. Pendant ces dernières années, les observations de cette maladie se sont multipliées, comme le montrent les travaux de Heubner, Monti, Morse, Dallemagne et Tordeus, etc.

Baginsky, d'Espine et Picot, Unger y consacrent un chapitre de leurs ouvrages, comme l'avait déjà fait Birsch-Hirschfeld dans le compendium de Gerhardt. Enfin Bonnet (1895) l'étudie dans sa thèse sur la leucocythémie chez l'enfant.

C'est d'après ces travaux que nous allons donner une description de la maladie.

Étiologie. — La leucémie est une maladie assez peu fréquente chez l'enfant ; on en connaît actuellement une soixantaine d'observations. Senator cite une moyenne de 1 cas sur plus de 1400 malades. Elle peut se montrer dès la naissance ; Sænger rapporte en effet l'histoire d'une mère qui mit au monde un enfant leucémique, sans être atteinte elle-même par cette

[H. AUDEOUD.]

maladie. D'autre part il existe un grand nombre de cas de femmes leucémiques ayant accouché d'enfants sains ; l'hérédité ne fait donc pas sentir directement ses effets. L'enfance est frappée 5 à 6 fois moins que l'âge adulte. Le nouveau-né peut en être atteint, bien que cela soit rare. Sur 56 petits malades leucémiques dont l'âge était indiqué, nous en avons trouvé 11 de la première année, 12 de un à quatre ans, 12 de quatre à neuf ans et 21 de neuf à quinze ans. Les garçons forment la majorité.

Le rachitisme, la scrofule, la syphilis et la malaria ont été mis en cause comme étiologie et l'on a pu invoquer des faits à l'appui de cette interprétation ; toutes les maladies susceptibles de donner naissance à la mégalosplénie pourraient créer la leucémie, mais le rôle exact de ces affections est encore loin d'être bien défini. Il semble que les mauvaises conditions hygiéniques ont aussi une certaine importance, ainsi que la misère physiologique, car les classes nécessiteuses fournissent plus de patients que les classes aisées.

Les amygdalites infectieuses ont une influence incontestable au point de vue de la leucémie aiguë (Ebstein).

L'hérédité directe est rare : Casati cite le cas d'une fillette de 10 ans dont le père et la grand'mère étaient leucémiques. Cameron rapporte l'histoire d'une femme dont la grand'mère, la mère, un frère et deux enfants présentaient la même maladie. L'hérédité collatérale est plus fréquente : Naunyn cite le cas de deux frères atteints de leucémie splénique, Duret et Wacquez un frère et une sœur, Senator deux jumelles, Ortner deux sœurs, Casati la mère et l'enfant. Toutefois, comme le fait remarquer Bonnet, ces faits sont encore trop peu nombreux pour permettre d'en tirer une conclusion ferme.

Comme nous l'avons vu plus haut, on a cité des cas d'anémie pernicieuse, d'anémie pseudo-leucémique et d'adénie qui se sont transformés en leucémie. Quelquefois la maladie s'est déroulée à la suite d'un traumatisme.

Dans ces dernières années, on a demandé à la microbiologie la solution du problème étiologique : Klebs, Osterwald, Mayet et Roux ont rencontré des parasites dans le sang leucémique, mais cela ne prouve pas qu'ils soient la cause directe de la maladie ; Bonardi a trouvé le staphylococcus pyogenes aureus et albus chez deux malades atteints de leucémie splénique ; Kelsch et Vaillard, chez un individu affecté de lymphadénie ganglionnaire et myélogène avec leucémie, ont rencontré dans le sang pendant la vie, dans le sang et les tumeurs ganglionnaires après la mort, un bacille court et trapu, arrondi aux extrémités, isolé ou formé de plusieurs articles, ne se colorant pas par le Gram. Pawlowski et Bonnet ont pu isoler un bacille presque identique à celui décrit par Kelsch et Vaillard. Toutefois, si, dans les cas aigus, l'origine infectieuse peut sembler établie, il n'en est pas de même dans les cas chroniques et l'on ne peut considérer la lymphadénie comme une maladie infectieuse spécifique à la façon de la tuberculose. L'inoculation du sang leucémique, dans les veines d'animaux d'espèces variées où la leucémie peut se montrer, est restée sans résultat entre les mains de Mosler, Bollinger, Cadiot, Roger et Gilbert. D'autre part, dans plusieurs cas, Lion, Gabbi, etc., n'ont pu trouver de micro-organismes ni dans le sang des leucémiques ni dans le suc des productions lymphadéniques.

Quoi qu'il en soit, l'étiologie de la maladie qui nous occupe reste très obscure et il faut reconnaître que l'on ne peut encore rien affirmer de précis sur ce sujet.

Anatomie pathologique. — Outre les lésions du sang que nous étudierons plus loin, les altérations anatomiques les plus importantes se rencontrent dans la rate, les ganglions lymphatiques et la moelle osseuse. Suivant que l'un de ces trois organes est plus particulièrement atteint, on distingue la forme splénique ou liénale, lymphatique et médullaire.

La rate est hypertrophiée dans 86 pour 100 des cas ; elle peut atteindre des dimensions colossales ; on a signalé des malades chez lesquels elle pesait de 1 à 2 kilogr. Au début le tissu splénique est congestionné, rouge foncé et mou ; puis il devient dur, plus pâle et présente assez fréquemment dans sa substance des infarctus cunéiformes ; il contient aussi des productions lymphomateuses de couleur blanche, de véritables lymphomes, nettement visibles à l'œil nu. Les alterations histologiques consistent en l'épaississement du reticulum, l'hyperplasie des follicules et la présence des lymphomes, qui se produisent surtout au voisinage des artères et sont semblables à ceux qui existent dans la lymphadénie aleucémique. Plus tard, la capsule de la rate s'épaissit et l'on peut avoir de la périsplénite amenant des adhérences avec le diaphragme et le péritoine.

Les ganglions lymphatiques sont le siège des mêmes modifications : accumulation considérable de cellules lymphoïdes qui farcissent le tissu conjonctif et forment de nombreuses masses compactes et blanches. La plupart des ganglions du corps sont atteints ; cependant il en est qui le sont plus souvent que d'autres ; ce sont, par ordre de fréquence, les ganglions cervicaux, axillaires, inguinaux, ceux du mésentère, du hile de la rate et du foie. La rate et les ganglions arrivent à former des tumeurs considérables au point de troubler mécaniquement la circulation. Dans quelques cas, tout le système lymphatique est hyperplasié ; outre les ganglions lymphatiques, ce sont principalement les follicules clos de l'intestin, le thymus, les amygdales et les follicules de la langue qui s'hypertrophient. Parfois les plaques de Peyer et les amygdales deviennent le siège d'ulcérations.

Les modifications de la moelle osseuse, décrites par Neumann, consistent aussi essentiellement en une accumulation de cellules lymphoïdes qui, dans certains endroits, donnent à la moelle un aspect puriforme, jaune verdâtre.

Le foie a été trouvé atteint dans 64 pour 100 des cas ; il peut être hypertrophié au point de remplir tout le flanc droit ; la périhépatite explique les douleurs dont se plaignent les malades à ce niveau. A la coupe sa couleur et sa consistance rappellent celles de la rate. L'infiltration lymphoïde peut être diffuse ou en foyers ; elle se fait surtout le long des trabécules du tissu conjonctif et constitue souvent des lymphomes de proportions variables.

Du reste ces lymphomes peuvent se rencontrer dans tous les organes, notamment dans le rein, le poumon, la plèvre, plus rarement dans le cerveau, les glandes lacrymales et les testicules. La rétinite leucémique avec

[H. AUDEOUD.]

accumulation de cellules rondes est relativement fréquente ; de même les hémorragies et les exsudats dans l'oreille moyenne et interne.

Hochsinger et Schiff ont décrit un cas de leucémie de la peau chez un enfant de 8 mois dont la surface du corps, surtout la peau du visage, était le siège de petites nodosités aplaties. jaune rougeâtre, de consistance ferme et de volume variable. Les ganglions, la rate et le foie étaient hypertrophiés et le nombre des globules blancs était considérablement augmenté. L'examen microscopique montra que ces nodosités étaient des lymphomes cutanés. La mort arriva au bout de 10 mois.

Symptômes. — Les symptômes et la marche de la leucémie sont à peu près les mêmes chez l'enfant que chez l'adulte, avec cette différence qu'habituellement l'affection évolue un peu plus rapidement dans le jeune âge. La maladie débute ordinairement d'une façon insidieuse, bien que chez les petits enfants il se produise des aggravations rapides, mais temporaires, et même des accès de fièvre. Les malades sont pendant longtemps pâles, faibles et débiles ; ils souffrent de dyspepsie et de diarrhées répétées ; ils maigrissent et diminuent de poids. On constate parfois des hémorragies nasales, gastriques ou intestinales. Le sommeil est agité, la peau flasque avec tendance à la transpiration. Peu à peu la rate s'hypertrophie ainsi que les ganglions lymphatiques des diverses régions, surtout ceux du groupe sous-maxillaire, de la nuque et des aines ; ils se transforment lentement en tumeurs dures et bosselées. La respiration s'accélère et, à l'occasion du moindre effort, surviennent de la dyspnée, de l'angoisse, ou même de la sténose trachéale, dues au thymus ou aux ganglions bronchiques hypertrophiés. L'appétit se perd, l'état subjectif du malade s'aggrave.

A la *période d'état*, c'est en général la tuméfaction de la rate qui attire tout d'abord l'attention ; le petit malade souffre de son abdomen, car celui-ci est augmenté de volume et distendu, ce qui gêne la respiration ; en déshabillant l'enfant, on voit l'hypochondre gauche déformé et soulevé parfois jusqu'à l'ombilic. L'examen fait reconnaître que c'est bien la rate qui est en cause ; cet organe dépasse parfois la ligne blanche et remplit la fosse iliaque ; sa consistance est dure, ses bords sont arrondis et présentent des incisures notables.

Le foie se tuméfie plus tardivement que la rate ; il dépasse largement le rebord costal et peut même rejoindre la matité splénique sur la ligne médiane. L'ictère est rare, mais la peau prend une teinte jaune sale et terreuse. Les ganglions du cou, de l'aisselle et de l'aine forment des masses considérables qui gênent les mouvements du cou et des membres et provoquent des douleurs par la compression qu'ils exercent sur les plexus nerveux. Ces ganglions sont parfois douloureux, mais suppurent très rarement.

Le cœur peut être refoulé en haut et présenter des souffles variés ou des bruits de galop. Les hydropisies sont fréquentes ; elles se manifestent par de l'œdème des membres inférieurs et par de l'ascite ; l'anasarque, l'hydrothorax et l'œdème pulmonaire n'apparaissent qu'à la période ultime.

Les troubles digestifs consistent en anorexie, nausées, vomissements ; les gencives sont quelquefois fongueuses, tuméfiées, saignantes comme dans

le scorbut (stomatite leucémique) ; la tuméfaction des amygdales augmente
les troubles de la déglutition. La diarrhée, fréquente, affaiblit rapidement, le
malade ; elle s'accompagne plus tard d'hémorragies.

Comme troubles respiratoires, il existe de la toux et de la dyspnée qui
peuvent tenir à des complications variées ; la broncho-pneumonie et l'œdème
pulmonaire sont les accidents terminaux les plus fréquents. La voix est
faible ou rauque, le petit malade peut même être aphone si les nerfs récur-
rents sont comprimés par les masses ganglionnaires.

Le système nerveux presente quelques altérations ; les enfants sont
abattus, leur caractère s'altère ; ils se plaignent de céphalalgie. Les organes
des sens sont souvent profondément atteints ; les troubles de la vision coïncident avec la-rétinite leucémique ; à l'ophtalmoscope on trouve le fond de
l'œil pâle, parsemé de traînées blanchâtres et de taches hémorragiques.
L'affaiblissement de l'ouïe, la surdité surviennent en général à une période
avancée et tiennent à une hémorragie de l'oreille interne ou à une affection
labyrinthique.

La peau est souvent le siège de prurigo, de taches purpuriques, d'eczéma
et d'éruptions pemphigoïdes, plus rarement de lésions leucémiques comme
dans le cas d'Hochsinger et Schiff. L'urine ne présente au début rien d'anormal ; plus tard elle renferme parfois de l'albumine et des cylindres ; on peut
y trouver des cellules lymphoïdes, presque toujours de l'acide urique en
quantité et de l'hypoxanthine. Le coefficient urotoxique est diminué et
devient 0,20 — 0,24 (Auché et Carrière).

A un stade plus avancé de la maladie, il se produit parfois des accès de
fièvre irrégulière, sans autre complication. On voit survenir de la prostration,
du délire et du coma qui peuvent tenir à des lésions cérébrales graves, telles
que des hémorragies.

Les hémorragies sont, en effet, des accidents presque constants à la
période ultime de la leucémie ; elles contribuent à en hâter la terminaison.
La plus fréquente est l'épistaxis, puis l'entérorragie, l'hémorragie gingivale
et cutanée, l'hémoptysie et l'hématurie. Elles peuvent en somme se faire par
toutes les voies ; si l'encéphale en est le siège, la mort arrive très rapidement. L'attention doit être attirée sur ce fait que la moindre plaie (piqûre,
avulsion dentaire, sangsue, etc.) peut être suivie d'un écoulement de sang
abondant, si bien que toute intervention chirurgicale devient fort dangereuse. Tel ce garçon leucémique de Westphal chez lequel on fit, pour une
recherche bactériologique, une ponction de la rate qui causa la mort grâce à
une hémorragie intense, comme le prouva l'autopsie. Les petits malades se
cachectisent peu à peu et finissent par succomber dans le marasme ou sont
emmenés par quelque complication ou affection intercurrente.

Au point de vue des formes de la maladie, la leucémie splénique, ganglionnaire, ou myélogène, reste rarement pure jusqu'à la fin ; habituellement
les deux premières se fusionnent au bout de quelque temps.

Le *sang* présente des altérations caractéristiques dans la leucémie, et si
son examen est nécessaire pour le diagnostic, il permet du moins de l'établir
facilement. Dans les cas typiques, ce liquide a perdu sa coloration rutilante

normale pour prendre une teinte lie de vin ou brique; sous une faible épaisseur, il a un aspect opalin et laiteux. Sa densité tombe à 1035 ou 1040; celle du sérum est peu modifiée. Le sang est visqueux et poisseux; sa coagulabilité ne se perd qu'à une période avancée, mais les caillots sont peu consistants. Des recherches multiples ont montré que la proportion d'eau est constamment augmentée; la quantité de fibrine change peu, mais celle-ci ne se coagule plus qu'en fins grumeaux au lieu des longs filaments habituels; cela explique la grande friabilité des caillots et le danger des hémorragies. Enfin, la réaction du sang est le plus souvent acide. L'hémoglobine descend à 40 et 20 pour 100 de la normale.

Mais l'examen microscopique est autrement plus important que l'examen chimique, car il fournit un signe précoce de la maladie. La leucémie se traduit en effet par une augmentation considérable des globules blancs : le rapport normal des leucocytes aux hématies s'abaisse à 1 : 20, 1 : 5, 1 : 3 et même 1 : 1; le nombre des globules blancs est d'autant plus considérable que la maladie est plus avancée et l'on a pu voir dans quelques cas rares 3 globules blancs pour 1 rouge. Quelque faible que soit dans la leucémie la proportion des leucocytes, elle est toujours de beaucoup supérieure à celle qui existe dans les leucocytoses de diverses origines. Pour Hayem, il faut faire attention moins au rapport des globules blancs avec les rouges qu'à l'augmentation absolue des leucocytes; en effet, les hématies peuvent de leur côté diminuer de nombre. D'après cet auteur, la présence de 70 000 globules blancs par millimètre cube permet d'affirmer la leucémie, le carcinome étant écarté. Toutefois, il existe de nombreux cas de leucémie où ce chiffre n'est pas atteint.

Les différentes formes de globules blancs se répartissent, d'après Morse, de la façon suivante : lymphocytes, 22 pour 100; grandes cellules mononucléées, 7 pour 100; myélocytes, 20 pour 100; cellules polynucléées, 46 pour 100; cellules éosinophiles, 5 pour 100. Le nombre des leucocytes de chaque variété s'accroît, mais l'augmentation est plus forte, tantôt pour les lymphocytes, tantôt pour les cellules polynucléées. Du reste, ces éléments ne sont pas seulement modifiés dans leur nombre, mais aussi dans leurs dimensions, leurs réactions histo-chimiques et leurs propriétés biologiques. On rencontre, en effet, des globules blancs très petits, de 6 μ de diamètre, et des globules géants de 15 à 20 μ. Gilbert a vu des leucocytes englober dans leur substance des hématies avec lesquelles ils étaient en contact, ce qui explique pourquoi l'on en voit qui sont infiltrés d'hémoglobine. En outre, les leucocytes présentent très souvent des granulations en quantité, se colorant par les couleurs d'aniline basiques (cellules basophiles) ou acides, telles que l'éosine (cellules éosinophiles); cette espèce de leucocytes augmente beaucoup dans la leucémie, mais ce fait n'est pas absolument pathognomonique pour cette maladie, comme on le pensait tout d'abord. On a voulu préciser l'origine des diverses espèces de leucocytes qu'on trouve dans le sang leucémique, mais les données sur lesquelles on s'appuie sont encore trop incertaines pour qu'il soit possible d'affirmer par l'examen du sang telle ou telle forme de leucémie.

Les globules rouges subissent les mêmes modifications que dans les anémies chroniques; ils diminuent peu à peu de nombre pour tomber à 2 millions 1/2, à 1 million 1/2 et même au-dessous. Ils varient de forme, de grandeur, et sont souvent nucléés; ces derniers peuvent même être plus nombreux que dans l'anémie pernicieuse. Le nombre des hématoblastes reste normal.

Marche. — En général, la maladie suit progressivement les trois stades que nous avons décrits et évolue peu à peu vers le terme fatal. Des complications peuvent hâter la fin. Les plus fréquentes consistent en des épanchements séreux dans les plèvres, le péricarde, les méninges ou le péritoine. Les affections pulmonaires, de même que les hémorragies multiples, jouent aussi un rôle important. En outre, la tuberculose peut se surajouter à la leucémie : la dégénérescence amyloïde termine quelquefois la scène.

D'autres fois on a des arrêts dans l'évolution; la maladie semble régresser, mais reprend bientôt sa marche fatale.

La mort est la terminaison habituelle; cependant Mosler, Habersohn, Bigger disent avoir vu des cas de guérison.

La *durée* varie suivant la forme de la maladie : dans la leucémie chronique, elle dépasse une année et peut se prolonger deux et trois ans; Friedrich a même suivi pendant cinq ans une fillette de 8 ans atteinte d'une leucémie hépato-splénique. Ces faits concernent surtout la seconde enfance, car, pour le premier âge, l'évolution est en général plus rapide et dure de trois à six mois. Depuis quelques années l'attention a été attirée par Ebstein sur les formes aiguës de la leucémie dont toutes les manifestations se succèdent rapidement en deux à quatre semaines, ou même quelques jours. Guttmann a rapporté l'observation d'un garçon de 10 ans mort au bout de neuf jours avec 1 globule blanc sur 14 rouges. Ces cas de leucémie suraiguë sont rares et se présentent probablement chez des patients où la maladie, latente pendant quelque temps, éclate à l'occasion d'un traumatisme (ablation des amygdales, etc.).

Diagnostic et pronostic. — Le diagnostic de la leucémie repose sur l'examen microscopique du sang, puis sur l'ensemble des symptômes et sur les hypertrophies glandulaires. Dans la plupart des cas, la symptomatologie est assez tranchée pour que le diagnostic s'impose. Cependant il peut être délicat à établir au début et dans les cas de leucocytose. La leucocytose simple qui s'observe fréquemment chez l'enfant dans diverses maladies s'accompagnant de tuméfaction ganglionnaire (scrofule, prurigo, syphilis, catarrhe gastro-intestinal chronique) et qui se rencontre au cours des processus normaux de la digestion, se distingue de celle de la leucémie en ce qu'elle n'est ni si permanente, ni si progressive que dans cette dernière. En outre, les réactions histo-chimiques des leucocytes pourront aider au diagnostic, bien que la présence et l'augmentation du nombre des cellules basophiles et éosinophiles n'aient pas une valeur absolue. La leucémie ganglionnaire, lorsqu'elle est localisée à un groupe de ganglions (cervical, thoracique et abdominal) peut être confondue avec l'adénite tuberculeuse ou avec une tumeur profonde; l'examen du sang décidera du diagnostic. Chez les jeunes enfants, les

[H. AUDEOUD.]

anémies avec mégalosplénie pourront faire penser à la leucémie splénique.

Pour distinguer entre elles les différentes formes de la leucémie, on se basera pour le moins autant sur l'examen clinique que sur les caractères hématologiques du malade.

Le *pronostic* découle de ce que nous avons dit de la marche de la maladie; il est très défavorable puisque la mort est la terminaison habituelle. Les quelques cas de guérison permettent cependant d'espérer un effet favorable d'un traitement institué de bonne heure.

Traitement. — Bien que les résultats du traitement de la leucémie ne soient pas très encourageants, le médecin ne devra cependant pas désarmer, puisqu'il y a de rares cas de guérison. Une bonne hygiène générale et alimentaire sera tout d'abord favorable au malade : aux enfants nourris au biberon on donnera une nourrice, et l'on pourra changer celle des bébés qui en possèdent déjà une. Les enfants plus grands recevront une nourriture tonique et substantielle, riche en albuminoïdes : lait, œufs, viande, etc.; on y ajoutera de l'huile de foie de morue à dose aussi haute que le permettra l'état des voies digestives. Le bon air, le soleil et la lumière seront donnés à profusion par un séjour à la campagne ou au bord de la mer, s'il y a lieu. Comme médicaments, le fer, la quinine et l'arsenic sont les plus employés; l'iodure de fer sera administré en solution ($0^{gr},10$ à $0^{gr},25$ par jour) ou en sirop (20 à 40 grammes), de même l'iodure de fer et de quinine ($0^{gr},05$ à $0^{gr},20$ par jour). L'arséniate de fer ($0^{gr},01$ à $0^{gr}.05$ par jour suivant l'âge) permettra d'unir l'action des deux médicaments. Le sulfate de quinine a été administré à hautes doses ($0^{gr},50$ à 1 gramme par jour) par Mosler qui dit avoir obtenu de cette façon la guérison chez un garçon de 10 ans. Une bonne méthode pour administrer l'arsenic consiste à mélanger à parties égales la liqueur de Fowler et la teinture de malate de fer; on donne la solution par gouttes à doses croissantes. Les eaux arsénicales de la Bourboule, Levico, Roncegno pourront aussi être employées utilement.

Comme stimulants généraux, on s'est servi d'inhalations d'oxygène, de la transfusion et d'injections sous-cutanées de sérum artificiel. Pour favoriser la régression de la tuméfaction splénique, on a successivement essayé la ponction et la galvanopuncture de la rate qui peuvent être très dangereuses, la galvanisation externe, les douches froides localisées sur le flanc gauche, etc. On a plus d'action sur l'hypertrophie ganglionnaire par l'emploi externe de l'iode, de l'iodure de potassium, ou mieux encore par les injections parenchymateuses de liqueur de Fowler dans le tissu glandulaire.

L'intervention chirurgicale a cherché à supprimer la cause de la maladie en faisant disparaître les organes atteints, rate et ganglions; mais les résultats sont mauvais, car, sur 18 cas opérés chez l'adulte, il y a eu 18 morts. Toute opération sera donc, à plus forte raison, repoussée chez l'enfant.

Enfin, ces derniers temps, l'organothérapie a été employée avec succès dans la leucémie; Bigger, de Feodosia, Whait, citent des cas d'amélioration forte et rapide obtenus par la moelle osseuse prise à l'intérieur (voir p. 82

et 104). On a essayé aussi le suc splénique (rate broyée et réduite en extrait glycériné). En face de la gravité de la maladie cette méthode pourra être précieuse.

INDEX BIBLIOGRAPHIQUE

Voir la bibliographie dans : Birsch-Hirschfeld. Art. Leucémie (*In Gerhardt's Handbuch.*, 1878). — Luzet. *Th. Paris* (1891). — Gilbert. Art. Lymphadénie (*Traité de méd.*, t. II, 1892). — Labadie-Lagrave. *Du sang* (Paris, 1895). — D'Espine et Picot. *Men. Mal. Enf.* (1894). — Bonnet. *Th. Paris* (1895). — Consulter en outre : Auché. Toxicité urinaire (*Sem. méd.*, 1896, p. 268). — Baissas. *Th. Lyon* (1891). — Berggrün. *Arch. f. Kinderheilk.* (1894, t. XVII, p. 173). — Bigger. Traitement par moelle osseuse (*Brit. med. J.*, septembre 1894). — Bitot. *Sem. méd.* (1895, p. 387). — Combe. Organothérapie (*Rev. méd. Suisse Rom.* 1896, p. 396). — Dallemagne et Tordeus. *Méd. infantile* (Paris, 1894, p. 609). — Eichhorst. *Jahrb. f. Kinderh.* (t. XXXVI, p. 497). — Fränkel. *Sem. méd.* (1895, p. 249). — Gabbi. *Sem. méd.* (1892, p. 450). — Gillet. *Formul. des médicat. nouvelles* (suc médullaire et splénique) (Paris, 1896). — Griffith. Art. Leucémie (*In Keating's Cyclopedia of the diseases of Children*, London, 1890). — Hausemann. *Sem. méd.* (1892, p. 114). — Heubner. *Sem. méd.* (1895, p. 273). — Hintze. *Deutsch. Arch. f. klin. Med.* (t. LIII, fasc. 3 et 4). — Von Jaksch. *Jahrb. f. Kinderheilk.* (t. XXXII, p. 171, 1891). — Jones. *Brit. med. J.* (9 juillet 1887). — Kolisch et Burian. Subst. protéiques dans l'urine (*Zeits. f. klin. Med.*, 1896, fasc. 3 et 4). — Lovett Morse. *Arch. f. Kinderheilk.* (1896, t. XIX, p. 469). — Monti et Berggrün, *loc. cit.* — Musser. *Trans. of the Philadelphia Med. Soc.* (1887, vol. 1). — Whait. Moelle osseuse (*Brit. med. J.*, 4 avril 1896).

11 décembre 1896.

[H. AUDEOUD]

IV

HÉMOPHILIE

PAR LE D' J. COMBY
Médecin de l'Hôpital des Enfants-Malades.

L'hémophilie est un tempérament morbide héréditaire qui s'accuse dès le jeune âge par une tendance fâcheuse aux hémorragies.

Étiologie. — Tous les auteurs, qui ont étudié et suivi les hémophiles, insistent sur le caractère familial et héréditaire de la maladie. Il est tout à fait exceptionnel de rencontrer l'hémophilie à titre d'exemple isolé et accidentel chez un enfant dont les ascendants seraient indemnes de cette tare : à moins qu'il ne s'agisse d'un cas d'hémophilie acquise analogue à celui que M. Hayem a observé chez un enfant de 2 mois, à la suite de la rupture de la vésicule biliaire dans le péritoine (*Soc. méd. des hôp. de Paris*, 22 nov. 1889). Cependant A. Chauffard a cité un cas d'hémophilie isolée et tardive (début à 20 ans) chez une femme de 50 ans, dont les parents étaient indemnes de toute tare hémophilique (*Soc. méd. des hôp.*, 10 avril 1896). Chez elle, il y avait de nombreuses *télangiectasies capillaires* cutanées et muqueuses par lesquelles sourdait le sang de temps à autre. Cinq fois, on avait été obligé de faire le tamponnement des fosses nasales.

Le plus souvent l'hémophilie des enfants prend sa source dans l'hémophilie des parents et l'on a pu suivre la maladie dans quatre générations successives (Von Limbeck, *Prag. med. Woch.*, 1891). Quelquefois elle a pu sauter une génération.

Mais cette interruption s'explique d'ordinaire par la prédilection étrange que l'hémophilie manifeste à l'égard du sexe masculin. D. Dunn (*Amer. Journ. of med. sc.*, 1885), sur un chiffre de 780 hémophiles, trouve 717 sujets du sexe masculin et seulement 63 du sexe féminin, ce qui donne à peine 1 fille pour 11 garçons.

On peut dire sans hésiter que, dans une famille hémophilique, les garçons sont 10 fois plus exposés aux manifestations de la maladie que les filles. Et cependant, les sœurs des hémophiles avérés portent en elles le germe de la diathèse et la transmettent à leur descendance. « La fille issue d'une famille hémophilique, dit E. Rochard (*Dictionnaire* Dechambre), exempte elle-même de la diathèse, ainsi que son mari, engendre des fils qui en sont atteints, des filles qui ne le sont pas, mais qui sont destinées à transmettre à leur tour cet héritage à leurs enfants mâles. »

Dans les familles hémophiliques, on a noté qu'un peu plus de la moitié des enfants étaient pris (55 pour 100). Quoique la maladie soit relativement rare, le nombre des observations recueillies par différents auteurs est considérable. Grandidier (*Die Hemophilie oder die Bluterkrankheit*, Leipzig, 1855 ; *Schmidt's Jahrb.*, 1863) a dépouillé les dossiers de

174 familles hémophiliques comprenant 512 membres. Et l'on a remarqué que les familles hémophiliques étaient particulièrement fécondes (204 enfants pour 21 familles, soit 9,5 par famille). Cette fécondité extraordinaire (double de la moyenne) ne s'expliquerait-elle pas par ce fait que l'hémophilie est une maladie des pays septentrionaux, de l'Allemagne (48 pour 100 des cas), de l'Angleterre (18 pour 100), et de certaines races particulièrement prolifiques (Germains, Sémites, etc.)? L'hémophilie est rare en France (8 pour 100 des cas) et surtout dans les pays chauds, où elle est presque inconnue.

Quelquefois l'hémophilie semble endémique dans certaines localités, peut-être à cause de la consanguinité qui y règne, et le Dr Vieli a trouvé, dans une seule bourgade des Alpes rhétiques, 15 à 20 hémophiles. L'hémophilie peut s'affirmer dès la première enfance, à 1 an, à 2 ans, ou plus tard; il est rare qu'elle débute après 20 ans, et quand un enfant a atteint sa majorité, il est à l'abri des coups de l'hémophilie; cependant on a vu deux membres de la même famille, le père et le fils, être pris à 22 ans, et succomber au même âge à la suite d'épistaxis et d'entérorragies. On peut donc dire que l'hémophilie est une maladie des jeunes sujets et une maladie du sexe masculin.

Quand on étudie le tempérament des hémophiliques, on constate qu'ils sont pour la plupart blonds, lymphatiques, mous, apathiques; leur peau est fine et transparente, leurs yeux sont bleus. Mais ces traits sont communs dans la race germanique, et ils ne sauraient caractériser l'habitus extérieur des hémophiles. On en rencontre d'ailleurs qui sont bruns, sanguins, vigoureux, alertes, faisant contraste avec les précédents.

J'ai observé, en 1896, à l'hôpital Trousseau, une petite fille hémophilique, de race brune et sanguine, qui, ne serait-ce que par son âge et par son sexe, mériterait d'attirer l'attention. Le 8 juin 1896, une femme de 33 ans, brune et bien portante, native des environs de Clermont-Ferrand, mariée à un homme de 31 ans, également Auvergnat et très brun, me présente une fille de 11 mois qu'elle nourrit au sein avec succès, mais qui l'inquiète par des hémorragies répétées depuis les premières semaines de la vie. Cette enfant, née à terme, a eu, dès l'âge de 3 semaines, des épistaxis répétées et des ecchymoses cutanées. Ces hémorragies se sont reproduites à différentes reprises depuis cette époque. Actuellement l'enfant saigne abondamment du nez; ces jours-ci elle saignait de la bouche, de la langue; chaque fois qu'elle présente la moindre écorchure, un saignement abondant se fait par cette érosion insignifiante; elle a eu des otorragies, du méléna.

Quand on l'examine toute nue, on est frappé de l'aspect marbré et ecchymotique de sa peau, en différents points. Il y a de nombreuses ecchymoses, diversement teintées, sur les bras, les jambes, le tronc. Ces ecchymoses sont dermiques et rappellent les stigmates de l'érythème noueux, pas de purpura à proprement parler. Nourrie au sein par sa mère, l'enfant se porte bien, est vive, alerte et commence à marcher.

Pas d'hémophilie dans la lignée maternelle; le père, sans être hémophile, a eu des accidents cérébraux graves, a été aphasique, et ne semble pas jouir d'une très bonne santé. Un frère du père était hémophile, il avait des épistaxis incoercibles, qui survenaient surtout la nuit et il est mort à l'âge de

[J. COMBY.]

21 ans à la suite d'hémorragies spontanées. Deux petites sœurs de la malade sont mortes jeunes, l'une de fièvre typhoïde à 18 mois, l'autre d'athrepsie. Elle est seule actuellement. Il y a deux mois, elle avait avalé accidentellement une grande épingle de nourrice qui a été rendue difficilement par l'anus, après un trajet de 88 heures. Il est à remarquer que l'extraction de ce corps étranger, faite par un médecin, n'a pas été suivie d'hémorragie intestinale. Voilà donc un cas sporadique d'hémophilie déclarée dès l'entrée dans la vie chez une fille née de parents français et auvergnats.

Dans un second cas, recueilli également à l'hôpital Trousseau (2 août 1896), les antécédents héréditaires étaient muets, du moins dans la ligne directe, car les renseignements ne font pas mention de la ligne collatérale. Il s'agissait d'un petit garçon de 4 ans qui, depuis sa naissance, avait des hémorragies au moindre choc, à la moindre contusion, au moindre traumatisme. A chaque instant il saigne du nez; très souvent aussi il saigne de la bouche, quand ses gencives sont en contact avec des parcelles alimentaires un peu dures, la croûte de pain, etc. Étant tombé sur la joue, la plaie contuse qui s'en est suivie a saigné pendant plus de 15 jours. Quatre autres enfants dans la famille sont sains, le père et la mère sont bien portants. Nourri au sein par sa mère jusqu'à 18 mois, notre petit malade a marché à 1 an et n'a pas souffert de rachitisme. Il entre à l'hôpital pour une stomatorragie très intense, incoercible, accompagnée d'ecchymoses larges sur différents points du corps (cuisses, jambes) ; au niveau de la région sous-claviculaire gauche, il existe une ecchymose de la largeur d'une pièce de 5 francs en argent. Au bout de 2 jours, l'hémorragie buccale, tamponnée avec le perchlorure de fer, s'est arrêtée; l'enfant a pris à l'intérieur XX gouttes de perchlorure de fer; il a pu sortir guéri le 6 août. Mais il n'est pas à l'abri de nouvelles atteintes de sa diathèse.

La diathèse hémophilique, dont la transmission similaire par l'hérédité est patente, n'a-t-elle pas des relations directes ou indirectes avec d'autres maladies, d'autres diathèses, et notamment avec l'arthritisme? Les douleurs articulaires, observées si souvent chez les hémophiles, les convulsions relevées par Gintrac chez certains sujets, l'asthme signalé chez d'autres, pourraient faire présumer quelques liens de parenté entre l'hémophilie et l'arthritisme. Mais cette parenté n'est pas démontrable.

Anatomie pathologique. — L'anatomie pathologique n'a pas encore éclairé d'une bien vive lumière la nature un peu obscure et mystérieuse de l'hémophilie. Le sang est normal en dehors des hémorragies, sa composition chimique, le nombre et l'aspect de ses globules sont normaux. Mais Magnus Huss a insisté sur une altération des petits vaisseaux qui pourrait bien avoir une grande importance pathogénique. La tunique musculaire des artérioles est amincie, détruite même par places, infiltrée çà et là de graisse, partant moins souple, moins contractile, plus fragile; on aurait encore trouvé des amas de cellules endothéliales obstruant les vaisseaux capillaires, toutes lésions hémorragipares au premier chef. D'où vient cette lésion des parois vasculaires, et pourquoi se localise-t-elle sur les petites artères? Nous ne le savons pas, mais rien n'empêche de considérer jusqu'à plus ample informé la lésion artérielle révélée par des autopsies soigneuses comme le substratum anatomique de l'hémophilie.

Symptômes. — Ce qui caractérise essentiellement l'hémophilie, c'est la présence d'hémorragies survenant soit spontanément, soit sous l'influence de traumatismes insignifiants, c'est-à-dire sans provocation suffisante. Il est à remarquer que les écorchures, les égratignures, les érosions, les plaies superficielles des téguments agissent plus défavorablement que les incisions et les opérations chirurgicales. Cependant le Dr Summers (*Medical Record*, 7 mars 1896) a perdu un garçon de 10 ans à la suite d'une résection du genou : hémorragie incoercible le jour même de l'opération.

Le moindre choc, la moindre contusion de la peau se traduit par des pétéchies, des ecchymoses, ou des collections sanguines plus ou moins abondantes (hématomes). Une extraction de dent, un coup sur le nez peuvent provoquer une hémorragie abondante, parfois mortelle. Les hémorragies spontanées se font surtout par les muqueuses, en premier lieu par la pituitaire (50 pour 100 des cas, 33 pour 100 des morts), puis par la bouche, l'intestin, les bronches, les voies urinaires, les organes génitaux, la pulpe des doigts. On a vu une jeune fille succomber à l'hémorragie résultant de la rupture de l'hymen. Dans le sexe féminin, l'hémophilie se traduit quelquefois par une menstruation précoce (1 cas à 8 ans, Grandidier), par des règles abondantes et prolongées.

Les hémorragies spontanées sont parfois annoncées par une fluxion soudaine du côté de la tête, par des vertiges, des bourdonnements, de la surdité intermittente, des obnubilations de la vue.

Quand une hémorragie se déclare, une épistaxis par exemple (c'est la plus fréquente), elle peut évoluer de deux façons : tantôt elle est très abondante, l'enfant perdant en quelques heures 1/2, 1 litre de sang ; tantôt elle est prolongée, durant 5, 6, 7 jours et davantage, avec des rémissions ou des intermissions.

Les arthropathies sont fréquentes ; elles atteignent surtout les genoux (15 fois), puis les pieds (7 fois), la hanche (5 fois), l'épaule (4 fois), le coude (4 fois) ; elles peuvent aussi atteindre plusieurs articulations en même temps ou successivement. Ce pseudo-rhumatisme hémophilique s'accompagne souvent d'hématomes. M. Gayet (*Gaz. hebdom.*, 1er juin 1895) a rapporté trois intéressantes observations d'arthropathies et d'hématomes diffus chez les hémophiles, qu'il nous semble bon de résumer en quelques lignes :

I. — Un garçon de 9 ans, sujet depuis longtemps à des épistaxis répétées, à des saignements abondants et à des ecchymoses étendues pour les moindres traumatismes, voit son genou droit grossir rapidement à la suite d'une chute ; on croit d'abord à une tumeur blanche ; puis l'aspect est celui d'un phlegmon diffus. Mais l'apparition ultérieure d'une large ecchymose permit de dire : hématome chez un hémophile. Une incision fut pratiquée, qui donna issue à de la sérosité et à 250 grammes de caillots. Guérison.

II. — Un garçon de 12 ans, sujet aux épistaxis, aux ecchymoses, aux stomatorragies, éprouve tout à coup des douleurs au bras gauche qui enfle et fait songer à un phlegmon diffus; la température monte à 39 degrés. Une large ecchymose apparaît ensuite, la fluctuation se montre. On incise alors et on fait sortir du sang liquide et des caillots.

III. — Un adolescent de 16 ans, sujet aux épistaxis et aux ecchymoses, accuse des douleurs articulaires depuis 18 mois; les coudes, les genoux se tuméfient, puis des symptômes de psoïte se montrent avec gonflement de la fosse iliaque. Il s'agissait d'un hématome du psoas qui se termina lentement par la résolution.

Le Dr Meynet (*Des arthropathies hémophiliques*, Thèse de Lyon, 1896) distingue trois périodes : 1° épanchement de sang dans l'articulation, souvent accompagné de fièvre; 2° arthropathies simulant l'arthrite fongueuse, empâtement de l'articulation, attitudes vicieuses, amyotrophies, mais pas d'abcès ni de chaleur locale; 3° ankyloses et déformations rappelant l'arthrite sèche. Mais la maladie peut guérir sans arriver à cette période. Le sang épanché est la seule cause de ces troubles et de ces déformations.

Comment se termine l'hémophilie? Son pronostic est des plus sombres et l'on peut dire que la mort est toujours suspendue sur la tête des enfants atteints de cette diathèse. Il est rare que les hémophiles parviennent à un âge avancé, ils meurent pour la plupart avant 20 ans; quelques-uns cependant survivent et parviennent à la vieillesse; Grandidier cite des hémophiles de 62, 65, 70 ans. Quand la mort survient, elle est le fait d'une hémorragie, dont le siège varie beaucoup suivant les cas. L.-J. Sanson, cité par E. Rochard, raconte qu'Appleton qui, dans son jeune âge, avait été sujet aux hémorragies spontanées, succomba à un écoulement de sang par l'urètre et par la plaie d'une eschare de la hanche. Sur ses 17 enfants ou petits-enfants, 5 moururent d'hémorragies à la suite de traumatismes insignifiants, les autres présentèrent des hémorragies spontanées, mortelles pour quelques-uns.

D'après la statistique des cas mortels relevés par Grandidier, on trouve : 14 décès par gerçures de la peau ou des lèvres, 11 décès par plaies du cuir chevelu, 7 par érosions dentaires de la langue, 5 par épistaxis traumatique, 10 par extraction de dents, 8 par saignée, 4 par sangsues, 4 par ventouses scarifiées, 4 par circoncision. Parfois les simples ventouses sèches ou même les vésicatoires peuvent provoquer l'hémorragie.

Au point de vue de la marche et du pronostic, on peut distinguer trois formes ou trois degrés de la maladie (D. Dunn) :

1° Forme grave, caractérisée par la tendance aux grandes hémorragies spontanées, traumatiques, interstitielles, aux arthropathies; cette forme, rare chez les filles, d'ordinaire moins atteintes que les garçons, dure toute la vie et se termine souvent par la mort;

2° Forme moyenne, n'entraînant pas les grandes hémorragies traumatiques, mais prédisposant aux saignements des muqueuses et aux ecchymoses sous-cutanées; cette forme pourrait guérir au moment de la puberté;

3° Forme légère, ne s'observant que dans le sexe féminin, se traduisant par des ecchymoses, par des menstruations précoces et prolongées.

J'ai observé tout récemment (décembre 1896) un de ces cas d'hémophilie atténuée chez une fillette de 10 mois, bien nourrie (lait stérilisé), pesant 19 livres, ayant 5 dents, très droite et très solide sur ses jambes. Cette enfant a d'abord présenté un hématcme de la grande lèvre droite, avec œdème périphérique, qui s'est dissipé en 4 ou 5 jours, en laissant à sa place une large ecchymose. Puis la grande lèvre gauche s'est prise à son tour, et j'ai pu sentir dans son épaisseur une tumeur indolente, du volume d'une noisette, qui a évolué comme l'hématome précédent. La mère de cette enfant est nerveuse et a, sous l'influence des moindres piqûres, de larges ecchymoses. La grand'mère maternelle, arthritico-nerveuse, présente la même disposition à un degré encore plus marqué. Ces accidents sont bénins.

Le pronostic individuel variera donc suivant qu'on se trouvera en présence d'une fille ou d'un garçon; chez ce dernier, la maladie est plus grave; mais chez la première, la diathèse, pour être bénigne en apparence, n'en menacera pas moins la descendance et pèsera sur tous les enfants à venir.

Diagnostic. — Le diagnostic de l'hémophilie, quelle que soit la rareté de la maladie, ne présente pas de difficultés réelles. Un état constitutionnel qui se traduit uniquement par des hémorragies tenaces, répétées, abondantes, à la moindre cause, à la moindre provocation traumatique ou spontanément, qui, en dehors des pertes de sang, laisse les sujets dans un état de santé parfaite, ne peut être autre que l'hémophilie.

Le *scorbut* des adultes comme celui des enfants (infantile scurvy, maladie de Barlow) produit bien des hémorragies muqueuses, stomatorragies, épistaxis, des ecchymoses sous-cutanées, des hématomes, etc. Mais cette cachexie spéciale est acquise, nullement héréditaire; elle reconnaît pour cause un vice alimentaire déterminé, et elle guérit par le retour au régime normal, c'est-à-dire par l'hygiène.

Le *purpura hémorragique*, la maladie de Werlhof, les fièvres éruptives hémorragiques, le mélæna des nouveau-nés, la fièvre jaune, la fièvre ictéro-hématurique, etc., etc., sont des maladies aiguës hémorragipares qui se terminent rapidement, par la guérison ou par la mort, sans laisser à leur suite la propension aux hémorragies.

La *leucocythémie* entraîne elle aussi des hémorragies muqueuses, cutanées, interstitielles; mais elle se distingue par la présence de globules blancs en excès dans le plasma sanguin.

Quand l'hémophilie s'annonce par des arthralgies avec gonflement notable des jointures, on peut penser au *rhumatisme*, quelquefois même la rougeur diffuse de la peau au voisinage des articulations, la douleur au contact, la fièvre vive qui accompagne ces symptômes, simulent le *phlegmon diffus*, la *lymphangite*, l'*érysipèle*. Cependant on ne trouve pas de porte d'entrée à ces infections, et bientôt la teinte ecchymotique des téguments, précédée ou accompagnée d'épistaxis, fait reconnaître l'hémophilie.

Après avoir éliminé toutes les maladies hémorragipares, et d'autres encore qui pourraient leur ressembler, on arrivera en dernière analyse à accuser l'hémophilie, et l'enquête qu'on devra faire alors du côté des parents de l'enfant confirmera ce diagnostic. Chaque fois donc qu'un enfant présentera, sans raison valable, une hémorragie inquiétante par sa durée, par son abondance, par sa répétition, on devra penser à l'hémophilie et instituer une thérapeutique conforme à cette idée.

Il faut distinguer de l'hémophilie vraie, diathésique, constitutionnelle, héréditaire, les dispositions hémorragipares passagères des nouveau-nés, des anémiques, des enfants éprouvés par la croissance, etc. Un de mes distingués confrères, le Dr A. Bezou, veut bien me communiquer, à la date du 9 juillet 1896, la relation succincte de deux cas qu'il a observés dans la même famille, et qui, d'après moi, ne rentrent pas dans l'hémophilie vraie, mais plutôt dans la *maladie hémorragique* des nouveau-nés (*melæna neo-natorum*). Je les résume au point de vue du diagnostic différentiel.

1er cas. — Fillette née le 25 janvier 1894, bien constituée, envoyée en nourrice le lendemain de sa naissance; morte d'épistaxis incoercible 3 ou 4 jours après.

2e cas. — Sœur de la précédente, née le 11 mai 1896; enfant plus grosse; ligature du cordon assez délicate à cause de la fragilité de l'organe; saignement par la plaie. Le lendemain hémorragie par une ligne rouge entre la peau et le cordon, à l'insertion de celui-ci sur l'abdomen. Poudrage à l'amidon et au tanin. Guérison. Pas d'antécédents hémophiliques dans la famille.

Traitement. — L'indication thérapeutique est double : prévenir les hémorragies, les combattre quand elles se déclarent.

Pour remplir la première indication, on s'abstiendra de la moindre intervention chirurgicale capable d'occasionner la perte de sang. Avant de faire la moindre opération de petite chirurgie, d'arracher une dent, d'enlever une amygdale, d'inciser un abcès, de poser des sangsues ou des ventouses scarifier, d'ouvrir une veine par la saignée, on devra s'assurer que le sujet n'appartient pas à une famille hémophilique, qu'il n'a pas présenté antérieurement d'hémorragies inquiétantes, soit spontanées, soit traumatiques. Avant de faire l'opération rituelle de la circoncision chez un enfant israélite, on s'assurera qu'il n'y a pas d'hémophiles dans ses ascendants.

Quand une intervention opératoire deviendra nécessaire et urgente, on s'entourera des précautions les plus minutieuses pour épargner l'écoulement du sang, on emploiera le thermo-cautère ou le galvano-cautère de préférence au bistouri, etc.

Quand on saura qu'un enfant est hémophile, on cherchera par tous les moyens à le garantir contre les chocs, les traumatismes les plus insignifiants; on interdira les jeux violents, les courses, les sauts qui pourraient occasionner des heurts, des chutes, des contusions hémorragipares. On prescrira un régime fortifiant et reconstituant dans l'espoir de modifier le tempérament hémophilique : huile de foie de morue, sirop d'iodure de fer, perchlorure de fer, extrait de quinquina, arséniate de soude, eaux minérales chlorurées sodiques. L'hydrothérapie (douches froides), le massage, les frictions sèches seront essayées.

L'hémophilie étant une maladie des pays froids, on conseillera le transport des enfants dans le Midi, sur les plages abritées de la Méditerranée. Gintrac a vu un enfant de 14 ans sujet à des épistaxis inquiétantes; on l'envoya à Nice ; les épistaxis no se reproduisirent pas tant qu'il y séjourna ; elles reparurent dès son retour à Paris.

On a conseillé encore les boissons acidules, les limonades tartriques, citriques, sulfuriques, à cause de leur vertu hémostatique ; les bains de pied sinapisés sont à recomm ander au même titre ; ils sont de nature à combattre et à prévenir les fluxions congestives de la tête qui précèdent souvent les épistaxis. Les purgatifs agissent par le même mécanisme, et surtout le sulfate de soude, dont on devra faire un fréquent usage, comme préservatif et comme curatif. J.-L. Reverdin (*Soc. méd. de Genève*, juillet 1895), a traité avec succès les hémorragies par le sulfate de soude à petites doses répétées (10 centigr. toutes les 2 heures) et Ed. Martin a obtenu l'arrêt d'une épistaxis rebelle, chez un hémophilique, par ce procédé. On a conseillé les toniques cardiaques et vasculaires, la digitale, la quinine, la caféine.

Contre une épistaxis rebelle ou une autre hémorragie muqueuse, dont la source est accessible, on se trouvera quelquefois bien de l'action locale de l'antipyrine en poudre fine insufflée ou portée directement sur le siège de l'hémorragie. Le chlorhydrate de cocaïne en solution forte (1/10, 1/5) a une action constrictive des petits vaisseaux qui sera souvent utilisée avec avantage. A ces hémostatiques locaux, on peut ajouter le perchlorure de fer, employé en pulvérisations, en badigeonnages, en tampons imbibés de la solution normale. Le tamponnement méthodique sera parfois le seul remède à opposer aux épistaxis incoercibles et aux métrorragies abondantes. On n'oubliera pas les autres agents éprouvés dans les hémorragies internes, le tanin, l'acétate de plomb, et surtout l'ergot de seigle ou l'*ergotine*, qu'on pourra employer en potion ou en injections sous-cutanées à la dose de 1 à plusieurs grammes par jour.

Le Dr Cécy, ayant prescrit l'acétate de plomb à la dose de 15 centigrammes, est parvenu à arrêter une hémorragie qui durait depuis 6 jours. E. Rochard cite le Dr Abt (d'Esbach) qui aurait sauvé trois hémophiles par l'essence de térébenthine. Trois sujets (9 ans, 19 ans, 25 ans) étaient en état de mort apparente, par suite d'hémorragies répétées. On leur administra 20 gouttes d'essence de térébenthine toutes les 2 heures, les hémorragies cessèrent. Enfin, quand on est en présence d'hémorragies externes limitées, la compression locale est très efficace.

La transfusion du sang a été employée avec succès par Samuel Lane chez un enfant qui était sur le point de mourir d'hémorragie conjonctivale, à la suite de strabotomie. A défaut de transfusion sanguine, on fera les injections intra-veineuses de sérum artificiel (eau salée chaude à 5 ou 10 pour 1000).

V

HÉMORRHAGIES DES NOUVEAU-NÉS

PAR LE Dr L. DEMELIN
Ex-chef de clinique à la Faculté de Paris.

Les hémorrhagies des nouveau-nés se groupent en deux catégories.

La première constitue presque à elle seule tout le chapitre de nosographie que nous devons étudier.

L'autre, de beaucoup la moins importante et tout à fait à part, comprend les écoulements sanguins quasiphysiologiques qui se font par les voies génitales des petites filles ; nous ne leur consacrerons que quelques lignes.

I

ÉTIOLOGIE GÉNÉRALE

Les pertes de sang qui font partie du premier groupe tirent leur origine :

1° De l'accouchement lui-même ; 2° De l'établissement de la fonction pulmonaire ; 3° Des conditions extérieures qui peuvent agir sur l'adulte comme sur le nouveau-né, mais qui trouvent en celui-ci un terrain spécial par ses réactions. Ces trois circonstances représentent autant de périodes successives. A chacune d'elles peuvent se produire des hémorrhagies dont la cause tient ou à un traumatisme, ou à un trouble circulatoire en rapport avec la nouvelle fonction pulmonaire, ou enfin à un état pathologique du sang, infectieux ou dyscrasique.

A. — *Traumatisme.* — Les opérations obstétricales et surtout l'extraction par le siège, les tractions, nécessaires sur les membres, intempestives sur le tronc, les frictions et flagellations usitées pour ranimer un enfant en état de mort apparente, etc., sont capables de déterminer des ruptures vasculaires. Les hémorrhagies viscérales (dans le foie, les reins, les capsules surrénales, les poumons, les méninges, etc.) sont dues parfois au seul traumatisme ; mais nous verrons tout à l'heure qu'il n'est, dans certaines circonstances, qu'une cause adjuvante. Les ecchymoses sous-cutanées se montrent dans les premiers jours, surtout le 3e et le 4e. Quelques-unes ont des allures spéciales, survenant « chez des enfants nés spontanément après des accouchements qui n'avaient été nullement laborieux et sans qu'on eût exercé la moindre manœuvre ; elles siègent généralement sur la partie antérieure du thorax, dans la région pectorale, sur la région sous-mammaire et sur la partie postérieure du tronc au-dessous des omoplates. Elles ont une forme irrégulière et sont parfois étendues.... Ces ecchymoses ne sont pas très rares... ; les enfants continuent à bien se développer, et au bout de 6 à 8 jours, les taches bleuâtres s'éteignent et disparaissent ; elles reconnaissent vraisemblablement une origine mécanique et sont dues aux frottements, aux contusions dont le tronc fœtal peut devenir le siège, même dans les cas où l'accouchement a semblé avoir la marche la plus régulière. » (Bar[1]). Elles doivent être distinguées du véritable purpura, dont le pronostic est tout différent. Elles ont de l'importance au point de vue médico-légal, car elles pourraient être attribuées à des tentatives criminelles (Bar).

Les plaies créées par la pression des cuillers dans une application de forceps, la vaccination, la section du frein de la langue, la circoncision, etc., s'accompagnent d'un écoulement sanguin insignifiant en général; mais, aidées d'un autre facteur hémorrhagipare (voir plus loin), elles saignent quelquefois très abondamment. D'autres solutions de continuité sont plus graves, telles, par exemple, les plaies compliquées de lésions de l'artère fémorale, qui ont été observées après l'application d'un crochet métallique dans l'aine pour extraire un siège décomplété, mode des fesses (Bar).

B. — *Troubles circulatoires en rapport avec l'instauration de la fonction pulmonaire.* — Quand cette nouvelle fonction s'établit d'une manière insuffisante, le sang stagne dans les différents départements du système veineux au lieu d'être aspiré vivement par le vide thoracique. De là des congestions passives et des pertes de sang. Celles-ci se font jour par la veine ombilicale si le moignon funiculaire a été mal lié; ou bien elles se répandent dans la profondeur des organes, mais à la condition d'être favorisées par un état particulier des parois vasculaires. Très souvent, en effet, intervient un facteur des plus importants, c'est *la faiblesse congénitale des vaisseaux* qui résistent mal à une tension un peu forte, et se rompent. Ainsi s'expliquent bien des hémorrhagies méningées, rénales, capsulaires, hépatiques, etc. Nous avons eu l'occasion d'observer des hématuries suivies de mort, causées par une infiltration sanguine ayant envahi les deux reins en totalité et due à la fois à l'atélectasie pulmonaire et à la fragilité originelle des canaux sanguins. Les poumons eux-mêmes sont le siège de l'apoplexie lorsque l'inspiration, quoique normale et vigoureuse, attire le sang dans des conduits trop faibles justement par rapport à la vigueur de l'appel.

La faiblesse congénitale des vaisseaux se manifeste donc par de redoutables effets au moment où la tension sanguine change brusquement chez le nouveau-né du fait de la nouvelle fonction pulmonaire, et ces hémorrhagies ont pour particularité d'être précoces, voisines de la naissance et de tuer trop souvent l'enfant dès les premiers jours de sa vie extra-utérine. La faiblesse congénitale des vaisseaux vient singulièrement en aide au traumatisme pour amener des épanchements sanguins.

C. — *Infections et dyscrasies.* — Charrin a soutenu, il y a plusieurs années, que des microbes multiples pouvaient acquérir les attributs nécessaires à la production des extravasations sanguines; le mode de réaction du sujet joue ici un grand rôle. Le nouveau-né, avec son sang en voie de transformation et ses organes hématopoiétiques volumineux (foie, rate, thymus, capsules surrénales), fait facilement des hémorrhagies infectieuses. Elles

---

[1] Bar. Nature de quelques hémorrhagies des nouveau-nés. *Journal des praticiens*, 29 novembre 1895, p. 751 et 755.

[L. DEMELIN.]

sont alors multiples et répétées (écoulement de sang par l'ombilic, les voies digestives, hématuries, épistaxis, otorrhagies, etc.). Les séreuses, les organes profonds, les viscères thoraciques et abdominaux sont le siège d'épanchements plus ou moins abondants. Le purpura se rencontre aussi, et au même titre que les autres hémorrhagies quand elles dépendent d'une infection; il est d'un pronostic fatal. Le streptocoque, le colibacille, les staphylocoques sont les coupables habituels. L'infection puerpérale, la vaccine anormale, toutes les septicémies, en un mot, peuvent être incriminées, et c'est à leur occasion que de petites plaies, ordinairement insignifiantes, deviennent les sources de pertes incoercibles.

L'hémophilie a bien certainement son influence propre. Cependant, son cadre se rétrécit de jour en jour. Bien des hémorrhagies qu'on lui attribuait ont été dûment reconnues de nature infectieuse (faits de Bar et Rénon)[1].

Les altérations des organes hématopoïétiques exercent une influence réelle sur l'apparition de certaines hémorrhagies, telles les hématuries, les hémoglobinuries accompagnant l'ictère grave, la maladie de Winckel, etc. Ces lésions, surtout les hépatiques, sont-elles toujours d'origine microbienne ? Les extravasations sanguines rencontrées si souvent dans le foie des fœtus nés de mères éclamptiques (Chambrelent) prêtent à discussion. S'agit-il alors d'infection primitive ou secondaire ? ou bien doit-on adopter la théorie d'une intoxication dyscrasique ? Ce sont là des questions encore pendantes. Quoi qu'il en soit, les hémorrhagies infectieuses se font plus tardivement que les autres en général; leur moment de prédilection est la période qui va en moyenne du 5° au 10° jour après la naissance.

A part les trois sortes de causes que nous venons de passer en revue, il y en a sans doute une dernière, d'ordre trophique, primitivement au moins. Preuschen admet que les ulcérations gastro-intestinales dépendent d'un épanchement de sang intéressant primitivement la substance nerveuse encéphalique. D'autre part, les brûlures étendues du tégument externe ont des conséquences de même nature. Les hémorrhagies qui en résultent sont-elles exclusivement de provenance trophique, ou doivent-elles être mises sur le compte d'une infection secondaire ? C'est ce qu'on ne peut pas encore affirmer aujourd'hui.

Nous avons, chemin faisant, passé en revue un certain nombre d'hémorrhagies chez le nouveau-né (hématurie, purpura, épistaxis, épanchements dans les capsules surrénales, le thymus, le foie, etc.). Nous allons maintenant décrire les principales avec plus de détails.

HÉMORRHAGIES OMBILICALES

1° ÉTUDE DU SYMPTÔME. — *a*). *Époque d'apparition de l'hémorrhagie ombilicale*. — Tantôt c'est peu de temps après la naissance que le nombril se met à saigner, alors que le nouveau-né est encore nu; tantôt une ou plusieurs heures se sont passées depuis l'accouchement, le bébé est emmailloté,

[1] BAR. *Journal des praticiens*, 1895, 29 novembre.

et c'est seulement au moment où on le change qu'on trouve ses langes rougis par le sang, à moins pourtant que l'attention n'ait été éveillée par la constatation des phénomènes généraux qui résultent de l'anémie aiguë.

Ou bien le moignon ombilical est déjà modifié, mais il n'est pas encore tombé ; ou bien encore, c'est au moment où il se détache que la perte se produit. Enfin, dans une dernière alternative, c'est plus ou moins tardivement, après la chute de l'escarre funiculaire.

Grandidier, sur un total de 155 cas, trouve que le sang a coulé avant la chute du cordon 28 fois sur 100, en même temps que la chute de l'escarre 16 fois sur 100, et 55 fois sur 100 après elle. Ribemont (thèse d'agrégation de 1880) donne un tableau de 129 cas, avec les proportions suivantes :

Hémorrhagies du 1er au 4e jour.	24 %
— du 5e au 9e jour.	48 %
— du 10e au 14e jour.	21 %
— du 15e au 27e jour.	7 %

C'est donc du 5e au 9e jour après la naissance que s'observe le maximum de fréquence.

b). Porte de sortie du sang. — Le sang s'écoule au dehors, ou par l'extrémité libre, récemment sectionnée ou déchirée, du moignon funiculaire, ou par un point quelconque de ce moignon compris entre son extrémité libre et son attache à l'ombilic, ou enfin par l'ombilic lui-même.

Les pertes sanguines qui se font au moment de l'accouchement ou peu après, ont lieu, le plus souvent, par l'extrémité libre du moignon, soit qu'on ait sectionné aux ciseaux la tige funiculaire comme d'habitude, soit, plus rarement, qu'elle ait été déchirée.

Avant de tomber, le moignon funiculaire normal se dessèche ; pour des raisons variables, il reste parfois humide, noirâtre ou jaunâtre, fétide ou non, et il peut alors présenter en un point quelconque de sa surface extérieure une petite ouverture spontanément créée, par où le sang s'échappe. Quelquefois même on le voit sourdre au niveau même de la ligature, dans le sillon qu'elle a creusé.

Enfin, l'ombilic lui-même est la source de la perte, soit dans les premières heures qui suivent la naissance lorsque le cordon a été arraché au ras de son insertion, soit tardivement au contraire au moment où l'escarre va se détacher, ou plus souvent encore après sa chute.

c). Manière dont le sang coule. — Par le bout fœtal du cordon sectionné, le sang coule goutte à goutte ou en bavant ; il vient alors de la veine le plus ordinairement. D'autres fois, il s'échappe en deux jets ou en un seul comme dans une hémorrhagie artérielle. Grandidier note que ces jets se produisent de préférence au moment où l'enfant crie. Le même procédé d'écoulement se rencontre à la surface du moignon funiculaire ou au niveau de l'ombilic même ; mais, dans ces deux régions, on note surtout des pertes en nappe, de source capillaire, qui paraissent même se faire par une sorte de transsudation plus que par une franche solution de continuité.

d). Qualités du sang. — Ou bien le sang a ses caractères normaux, de couleur rouge ou noire suivant sa source et sa teneur en oxygène ou en acide

[L. DEMELIN.

carbonique ; ou bien il est altéré, pâle, rosé, fluide, difficilement coagulable. L'examen microscopique y dénote alors des modifications dans le nombre, la forme, etc., des globules, la présence d'éléments étrangers tels que des microbes de nature diverse, etc.

c). Marche, durée, terminaison de l'écoulement sanguin. — Dans certains cas, la perte sanguine se fait en une fois, plus ou moins abondante, évaluée à 50, 80, 100 grammes, etc., pour ne plus reparaître dans la suite ; l'hémostase s'est opérée spontanément ou après la suppression des causes. La guérison définitive ou la mort surviennent selon l'intensité de la perte et la résistance du sujet. Dans d'autres circonstances, l'écoulement sanguin se reproduit plusieurs jours de suite et même plusieurs fois par jour ; la quantité de sang épanché à chaque récidive est peu importante en elle-même ; mais, la répétition incessante de ces petites pertes finit par les rendre mortelles ; d'ailleurs, en pareil cas, d'autres symptômes se montrent, ictère, fièvre, convulsions, etc. L'évolution de l'hémorrhagie ombilicale est donc des plus variables ; nous verrons tout à l'heure à lui donner sa valeur pronostique suivant son étiologie.

Quoi qu'il en soit, la perte sanguine qui vient de l'ombilic peut être l'unique symptôme de la maladie, ou constituer à elle seule toute la maladie ; d'autres fois, elle n'est qu'un phénomène précoce ou tardif, se rattachant à un état général ou local qui la commande ; et ici encore, elle est tantôt isolée ou tantôt précédée, accompagnée ou suivie d'hémorrhagies qui se font par d'autres voies.

Diagnostic. — Le diagnostic se fait par la constatation directe de l'écoulement sanguin, et par l'examen de l'état général et du facies.

Si l'hémorrhagie se produit peu après la naissance, alors que le bébé tout nouvellement séparé de sa mère n'est pas encore emmailloté, on reconnaît l'accident dès son apparition en général. Cependant, il faut prendre garde : le médecin occupé de son accouchée qui, par exemple, n'est pas encore délivrée, ou qui est sous le coup d'une complication quelconque, a momentanément cessé de surveiller le bébé : au bout de quelque temps il le retrouve pâle, inerte, inanimé ; le ventre est couvert de sang, qui dans les pertes abondantes a même coulé dans la région lombaire, dans le dos, sur les fesses, baignant littéralement la presque totalité du tronc. Ribemont rapporte un cas mortel où l'hémorrhagie se fit sournoisement dans le moment même où l'accoucheur donnait des soins au nouveau-né : celui-ci était né en état de mort apparente, et on l'insufflait, les battements du cœur reprenaient de la force et des mouvements inspiratoires se produisaient, quand on s'aperçut que la face pâlissait et que les pulsations cardiaques redevenaient à peine perceptibles ; en changeant les alèses qui enveloppaient l'enfant, on constata une hémorrhagie ombilicale ; le cordon, lié à la hâte immédiatement après la naissance, avait laissé s'écouler une quantité de sang évaluée à 80 ou 100 grammes.

Dans une troisième éventualité, l'hémorrhagie paraît quelques heures seulement après l'accouchement, le bébé est dans son berceau, et, si on ne l'a pas surveillé, on le trouve exsangue ; parfois même, c'est seulement lorsqu'on

le change pour la première fois qu'on reconnaît l'accident. L'examen de l'état
général s'impose donc. Et si l'on s'aperçoit que le nouveau-né pâlit, qu'il
reste inerte, sans mouvement et sans cri, on doit penser immédiatement à
l'hémorrhagie ombilicale, et explorer directement la région mise à nu.

Les pertes qui se font au moment de la chute du cordon ou après elle,
sont en général moins massives, sinon moins graves; le pansement du nombril est rougi. Le suintement, après s'être arrêté, va reprendre et ainsi de
suite, en même temps que l'état général s'altère sous l'influence de la
maladie causale d'abord, à laquelle s'ajoutent ensuite les effets de l'hémorrhagie tenace et incoercible.

Anatomie pathologique. — Quand un nouveau-né est mort d'hémorrhagie ombilicale, on trouve à l'autopsie tous les organes exsangues. C'est là
une constatation banale et constante. Mais si l'anémie générale existe parfois
à l'état isolé, elle s'accompagne souvent aussi d'autres modifications anatomo-
pathologiques qui éclairent la pathogénie. Ainsi, on peut distinguer deux
groupes de faits : le premier comporte toutes les lésions de l'asphyxie,
quelle qu'en soit l'origine : atélectasie pulmonaire, ecchymoses sous-pleurales et sous-péricardiques, malformations cardiaques, etc. La seconde catégorie comprend des altérations d'ordre inflammatoire ou infectieux; celles-ci
intéressent les vaisseaux du cordon, ensemble ou séparément (endo et péri-
artérites, endo et périphlébites), elles sont isolées ou coïncident avec des
lésions des autres organes, malformation ou absence des voies biliaires
(Weigert, Andersen, Campbell), phlogose interstitielle et thromboses veineuses du foie, hypertrophie de la rate, dégénérescence graisseuse des
mêmes parenchymes, et aussi du cœur et des reins (Buhl, Hennig).

Étiologie. — La fréquence des hémorrhagies ombilicales est diversement évaluée par les auteurs; elle varie d'ailleurs suivant les races. Ribemont, avec Gerhardt et Eröss, donnent la proportion de 1 sur 5000 naissances;
Vogel et Fürth acceptent le chiffre de 1 sur 10000; Sartridge et Weiss, celui
beaucoup plus élevé de 1,6 à 4,1 pour 100.

Les garçons semblent plus exposés que les filles, deux fois plus selon Le-
méré (*Thèse de Paris*, 1896), 55,5 pour 100 de garçons contre 45 pour 100
de filles d'après Weiss.

Max Runge (*Maladies des premiers jours de la vie*, 1885) distingue
soigneusement les pertes sanguines qui se font avant la chute du cordon
escarrifié de celles qui ont lieu après cette chute. Cette division répond en
somme à celle des auteurs qui décrivent des hémorrhagies primitives ou
traumatiques (dès les premières heures de la vie) et des hémorrhagies secondaires ou spontanées. Le fait est qu'il y a une très grande différence à établir
entre ces deux variétés, tant au point de vue étiologique et anatomo-pathologique que pour le pronostic.

Les pertes de sang des premières heures de la vie, celles-là même qui
se font par les orifices vasculaires créés par la section du cordon, sont sous
la dépendance directe de troubles respiratoires. Il va sans dire que, pour
qu'elles puissent se produire, il est nécessaire que la ligature placée sur le
bout fœtal du cordon soit insuffisante : ou bien, elle a été trop faiblement

serrée, ou au contraire elle a coupé tous les tissus inclus dans son anse faite d'un fil mince et tranchant; ou enfin, bien que primitivement solide, elle est devenue secondairement trop lâche parce que la gélatine de Wharton en excès dans un cordon gras a fui peu à peu devant le lien constricteur, en permettant aux vaisseaux de reprendre de l'expansion et de redevenir perméables.

La ligature du cordon ombilical est-elle donc indispensable, et si elle est en défaut, le nouveau-né est-il fatalement condamné à l'hémorrhagie? Cette question est résolue depuis longtemps. De nombreuses expériences dans lesquelles on a laissé sans le lier le bout fœtal du cordon sectionné ont prouvé à Depaul qu'il n'en résultait aucun accident pourvu qu'on eût soin d'assurer le libre exercice de la respiration (Ribemont). Le sang ne peut sortir en effet que par les artères ou la veine, ouvertes par le coup de ciseaux. Or les artères ont une puissance de rétraction telle que, lorsqu'elles sont revenues sur elles-mêmes après la section, elles ne cèdent et ne redeviennent perméables que sous une pression de 12 à 16 centimètres, tandis que la tension moyenne du sang artériel chez le nouveau-né ne dépasse pas 6 cent. 5. Si les artères ombilicales ont une texture normale, elles ont une rétractilité capable de résister victorieusement aux impulsions cardiaques les plus énergiques. La veine, elle, reste béante, mais, pour qu'elle saigne, il faut que le sang reflue en sens inverse de son cours normal, et si l'aspiration thoracique, si la respiration se fait bien, tout le contenu de la veine ombilicale, loin d'être refoulé au dehors, est avidement attiré dans les organes profonds. L'hémorrhagie ombilicale est donc impossible même sans ligature, si tout se passe pour le mieux. Mais il en est autrement quand la respiration s'effectue mal : alors, en effet, le système veineux n'a plus la même tendance à se vider dans les réservoirs sanguins où le vide thoracique appelle son contenu, et l'hémorrhagie veineuse peut avoir lieu, si la ligature du cordon est insuffisante; aussi la perte de sang est-elle à redouter du côté de la veine, dans les cas d'asphyxie chez le nouveau-né, qu'il s'agisse de mort apparente, de suffocation par manœuvres infanticides, de gêne respiratoire causée par le maillot trop serré, d'atélectasie pulmonaire, de malformation cardiaque, etc., etc.

Avec une respiration et une circulation veineuse normales, les artères ombilicales sectionnées peuvent à leur tour devenir la source de l'hémorrhagie, si leurs parois altérées manquent de souplesse et de puissance rétractile. De bonne heure, quand la ligature du cordon est imparfaite ou un peu plus tard, au moment de la chute du moignon escarrifié, le calibre de ces vaisseaux demeuré perméable laisse échapper le sang. La perte sort alors du cadre des hémorrhagies par obstacle mécanique à la respiration : ici, en effet, c'est l'artérite qu'il faut incriminer, et nous arrivons ainsi aux lésions inflammatoires locales et générales qui sont susceptibles de laisser saigner l'ombilic. Mais le processus morbide qui a déterminé les lésions vasculaires est souvent capable de produire aussi des altérations du sang, isolément ou en même temps que l'artérite. Les causes que nous allons maintenant énumérer sembleraient avoir cette double influence.

D'une façon générale, on a attribué certaines hémorrhagies ombilicales aux souffrances diverses éprouvées par la mère avant ou pendant sa grossesse (misère physiologique, maladies constitutionnelles ou infectieuses).

L'hémophilie ne pouvait manquer de prendre place dans cette étiologie; elle est en effet l'une des causes de l'omphalorrhagie, mais non la plus commune, il s'en faut de beaucoup. Essentiellement héréditaire, et par la voie paternelle presque uniquement, puisqu'elle atteint environ 11 garçons sur 12 sujets, elle se distingue par ces caractères des états pathologiques qui donnent lieu d'habitude à l'omphalorrhagie. En effet la prédisposition aux hémorrhagies ombilicales ne se transmet pas des parents aux enfants; et elle se rencontre à peu près aussi souvent chez les filles que chez les enfants mâles.

Quant à ce qu'on a nommé *la diathèse hémorrhagique temporaire*, ce n'est qu'un terme générique englobant sous un titre assez vague toutes les causes actuelles de l'omphalorrhagie.

Les Américains ont incriminé l'absorption d'une quantité exagérée d'eau ou d'alcalins pendant la gestation. Les femmes étaient-elles diabétiques?

Lefour (Société de gynécologie de Bordeaux, 10 janvier et 14 février 1894) rapporte le cas d'un nouveau-né qui perdit du sang par le nombril à partir du 4ᵉ jour après la naissance; la perte commença par un suintement au niveau du sillon d'élimination; après avoir été sérieusement menacé, l'enfant guérit. Ses parents étaient tous les deux lymphatiques, et avaient déjà perdu autrefois deux nouveau-nés d'hémorrhagie ombilicale incoercible; l'examen histologique avait montré chez l'un de ces enfants tous les caractères d'une endartérite ombilicale double. La scrofule a été indiquée en effet comme cause de ces pertes sanguines.

Dans un ordre d'idées analogues, Baginsky cite la carcinose des générateurs.

La maladie singulière, connue depuis Rokitansky, Bühl, Hecker, etc., sous le nom de dégénérescence aiguë du nouveau-né, et surtout l'*ictère* sont regardés comme des causes importantes d'hémorrhagie en général, et de pertes ombilicales en particulier. L'ictère vrai, biliaire, surtout dans sa forme grave, est capable, chez l'enfant comme chez l'adulte, de modifier profondément le sang et les parois vasculaires; qu'il s'agisse d'une infection microbienne dûment reconnue, ou même d'une rétention biliaire consécutive à une malformation (voir plus haut), le résultat peut être le même. La fréquence de l'ictère coïncidant avec l'omphalorrhagie est très grande. Grandidier le signale 84 fois sur 220 cas. Mais l'ictère lui-même n'est qu'un symptôme, appartenant tantôt à telle maladie, et tantôt à telle autre.

La *syphilis* figure au premier rang parmi les maladies responsables des écoulements de sang qui se font par le nombril. L'artérite et la phlébite ombilicale, les lésions hépatiques ont été signalées, le tout de nature spécifique; sans compter les altérations du sang, sur lesquelles Trousseau attirait déjà l'attention.

Mais il faut une forme particulière d'infection spécifique; car il s'en faut de beaucoup que la syphilis héréditaire détermine dans tous les cas des hémorrhagies ombilicales. Peut-être même s'agit-il d'infection secondaire favorisée dans son développement par la syphilis préexistante.

La même trilogie anatomo-pathologique (localisations ombilicales, splanchniques et sanguines) donne l'explication pathogénique des hémorrhagies les plus importantes et peut-être les plus fréquentes, à savoir celles qui sont sous la dépendance de la pyohémie ou de la septicémie puerpérale. Il y a long-temps que Dugès, S. Dubois, Danyau, Trousseau, Lorain, Quinquaud, etc., ont indiqué la coexistence des accidents septiques chez les accouchées et leurs nouveau-nés. Or c'est là une condition importante pour l'apparition de l'om-phalorrhagie. La veine ombilicale est prise de péri et d'endophlébite, l'infec-tion gagne le foie, le trouble profondément, puis elle se répand dans la cir-culation générale, où elle va modifier l'état du sang, par son influence propre, et aussi par les effets secondaires des altérations hépatiques (ictère). Dans ces cas, comme dans d'autres agissant de la même manière, l'omphalor-rhagie n'est pas l'unique expression de la tendance hémorrhagique : des pertes sanguines multiples se font en effet par les voies les plus diverses (muqueuses gastro-intestinale, nasale, peau, etc.).

Pronostic. — En général, l'omphalorrhagie est d'un pronostic grave : Hennig donne en effet le chiffre de 65 pour 100, et Grandidier celui plus effrayant encore, de 84 pour 100, pour la mortalité. Mais il est nécessaire de faire des catégories. On peut dire en schématisant que les hémorrhagies ombilicales se divisent en deux groupes distincts par leurs causes, leur époque d'apparition et leur pronostic.

1° Les plus précoces, qui apparaissent au moment de la naissance ou peu après, sont sous la dépendance directe d'un trouble respiratoire ; elles ne se produisent que si la ligature du cordon est insuffisante ; leur gravité dépend exclusivement de la quantité de sang perdu, relativement, bien entendu, à la résistance du sujet. Elles peuvent donc être prévues, empêchées ou arrêtées. Le traitement est efficace s'il est institué de bonne heure.

2° Les omphalorrhagies qui apparaissent dans les jours où se détache l'escarre funiculaire, soit au moment même de la chute, soit un peu avant ou après, sont les suites d'une lésion vasculaire locale (artérite ou phlébite ombilicale), ou générale. En cas d'artérite ou de phlébite localisée aux vais-seaux ombilicaux, la perte, tout en étant plus difficile à arrêter, plus grave par conséquent que l'omphalorrhagie précoce, peut cependant céder à une thé-rapeutique active.

Mais les hémorrhagies ombilicales tardives tiennent le plus souvent à des altérations généralisées du système vasculaire, et sont d'habitude d'essence infectieuse ; elles ne restent pas isolées en tant que pertes de sang : elles s'accompagnent en effet de melæna, de purpura, etc., et récidivent avec la plus grande ténacité ; leur pronostic est quasi fatal ; le traitement est par suite presque impuissant. Certes il se peut que l'omphalorrhagie infectieuse apparaisse plus tôt, avant la chute du cordon, mais nous avons vu plus haut que ce n'est pas la règle, et, malgré les exceptions qui lui échappent, nous pouvons conserver notre classification.

Traitement. — La conduite à tenir varie avec la nature des hémor-rhagies. Ainsi, au moment de la naissance ou peu après, la meilleure pro-phylaxie consiste à faire une ligature solide sur le bout fœtal du cordon et à surveiller l'instauration complète de la fonction pulmonaire. Pour atteindre le premier de ces deux buts, il est bon de faire successivement une hémostase provisoire pendant le temps qu'on devra s'occuper de la délivrance avec une ligature d'attente ou mieux avec une pince hémostatique, puis l'hémostase définitive avec une ligature bien serrée. Celle-ci sera effectuée avec de la soie plate non coupante, englobant tout le pourtour du moignon funiculaire, selon l'habitude obstétricale. Si le cordon est gras, si, par conséquent, le relâchement du lien constricteur est à craindre, il est bon d'employer un fil élastique (Tarnier, Budin); à son défaut, on peut sectionner en plusieurs points l'enveloppe amniotique du cordon, exprimer une certaine quantité de gélatine de Wharton et placer ensuite la ligature. « On a encore recommandé d'isoler les trois vaisseaux ombilicaux à l'extrémité libre et sectionnée du cordon, puis de lier chacun d'eux séparément. » (Auvard.) Enfin, M. Budin emploie ce que ses élèves ont appelé la ligature *en bouchon de Champagne* (voir l'*Obstétrique*, 1896, n° 1, p. 62). Après avoir entouré le bout sectionné du cordon avec un lien circulaire placé comme d'habitude, on ramène perpendiculairement au sillon ainsi creusé les deux chefs du fil qu'on noue une seconde fois sur la surface de section du moignon funiculaire : c'est ainsi qu'on imite la fixation du bouchon de Champagne; mais, en outre, de la surface de section partent, d'un côté et de l'autre, deux anses obliques qui rejoignent chacune un point du sillon circulaire primitivement occupé par la ligature. De la sorte, les vaisseaux ombilicaux sont étreints séparément et à plusieurs reprises.

Ces procédés obstétricaux sont non seulement préventifs, mais encore curatifs de l'hémorrhagie ombilicale, qui dépend d'un trouble respiratoire. Rappelons-nous que le jeu du thorax devra être facilité ou sollicité, l'atélectasie pulmonaire prévenue ou traitée, etc.

Si, par hasard, le cordon avait été arraché au ras de l'ombilic, il faudrait se comporter comme après la chute du cordon (voir plus loin).

Quand l'omphalorrhagie se produit plus tardivement (au moment où l'escarre funiculaire tombe ou va tomber, ou plus loin encore du jour de la naissance), l'hémostase est, en général, plus difficile à réaliser.

Si le moignon funiculaire est encore adhérent, mais humide, septique et saignant par sa surface externe, on peut, ou placer une ligature près du manchon cutané, ou entourer le débris de cordon avec des morceaux d'amadou solidement fixés, ou encore, après avoir jeté une ligature solide aussi près que possible du manchon cutané, exciser l'escarre d'un coup de ciseaux.

Si l'ombilic, débarrassé du cordon, laisse couler du sang, le mieux est d'exercer de la compression qu'on réalise de la manière suivante : on bourre la plaie saignante avec un petit tampon d'ouate aseptique imbibée ou non de perchlorure de fer; on le maintient à l'aide d'une petite plaque de liège ou d'une pièce de monnaie entourée de coton, le tout fixé par des bandes de diachylon qui font tout le tour du corps et s'entre-croisent en arrière.

A défaut de tout appareil, on a conseillé la compression digitale permanente. Les caustiques chimiques ou thermiques ont presque toujours échoué. Les poudres inertes astringentes ou hémostatiques, l'eau de Pagliari,

[L. DEMELIN.]

le perchlorure de fer n'agissent qu'à la condition d'être aidés par la compression.

Mais, quelquefois, la compression elle-même est impuissante. On n'a plus, comme dernière ressource, que la ligature en masse du tubercule ombilical. Voici comment Depaul décrit ce procédé. P. Dubois « se servait de longues épingles à bec-de-lièvre; une première était placée transversalement; elle pénétrait à gauche à 1 centimètre de l'ouverture ombilicale, traversait la peau, marchait horizontalement sous elle, traversait le vide de l'ombilic et venait ressortir du côté droit à égale distance. Une anse de fil solide était passée sous l'épingle pour soulever et attirer en avant les téguments. Alors une seconde épingle était introduite verticalement dans les mêmes conditions et avec le soin de la faire passer derrière la première. Avec le fil, on faisait d'abord une série de huits de chiffre sur l'épingle transversale, puis sur la verticale. Enfin, on passait un autre fil au-dessous des deux épingles et on serrait fortement la peau. P. Dubois conseillait de laisser les épingles en place pendant 4 ou 5 jours, et d'attendre que l'escarre produite se détachât d'elle-même. »

M. Lefour, dans un cas, a modifié le procédé de Dubois de la manière suivante : il sectionna « d'abord au ras de l'anneau le reste du cordon encore adhérent, puis il passa transversalement cinq épingles stérilisées : la première, un peu au-dessus du bourrelet qui limite la dépression ombilicale; les trois suivantes passèrent comme un pont au-dessus de la dépression; la cinquième passa un peu au-dessous du bourrelet. Puis, un fil élastique fut glissé sous les têtes et les pointes d'épingles, au niveau de leurs points d'entrée et de sortie. On peut circonscrire ainsi toute la région ombilicale et fermer, comme fait une bourse, la dépression qui donnait du sang. Au bout de 5 jours, les tissus compris dans la ligature s'éliminèrent et laissèrent à nu une plaie vive de 5 centimètres de diamètre, au fond de laquelle on distinguait l'anneau ombilical complètement rétracté. Bientôt la plaie se cicatrisa entièrement : il ne restait plus trace d'ombilic. » Lefour ajoute que, si ce moyen avait échoué, il aurait avivé les bords de l'ulcération pour les suturer au crin de Florence à points séparés. C'est là la conduite qu'il faudrait tenir, car nous ne citons que pour mémoire la ligature du vaisseau qui saigne soit à l'aide d'une incision simple, soit même après avoir fait la laparotomie, comme le propose Sippel.

Mais il arrive que, malgré la compression, malgré la ligature en masse, l'hémorrhagie se reproduit; le sang peut même suinter, soit par les points d'entrée et de sortie des épingles, soit au niveau du sillon qui marque la limite de l'escarre produite par la ligature. C'est qu'alors tout l'organisme est atteint, c'est que le sang et les vaisseaux sont altérés profondément, et il n'y a malheureusement rien à faire.

A côté de l'hémostase, on doit instituer un traitement général capable de soutenir les forces de l'enfant : l'immobilité complète, la chaleur, les injections sous-cutanées d'ergotine comme hémostatique, de musc, d'éther, de camphre (Baginsky) comme reconstituants, l'administration d'alcool par la bouche, sont tout à fait indiquées. On y ajoutera encore les injections sous-cutanées de sérum artificiel à la dose de 10 à 20 grammes à la fois, mais répétées. Peut-être pourrait-on aussi adapter au nouveau-né le procédé préconisé par Lejars, Maygrier et Ledamany, etc., à savoir les injections intraveineuses, répétées au besoin, de ce même sérum artificiel.

HÉMORRHAGIES GASTRO-INTESTINALES

Étude du symptôme. — Les hémorrhagies gastro-intestinales se traduisent cliniquement par des hématémèses et par du mélæna.

Elles apparaissent à deux époques différentes, ou dans les quatre premiers jours environ qui suivent la naissance (et c'est le cas le plus fréquent, d'après Billard[1], Silbermann, Rilliet[2], Barthez et Sanné, Hecker, Dusser[3], etc.), ou plus tardivement, c'est-à-dire du 5e au 12e jour ordinairement, soit vers le 8e jour en moyenne (Romme[4]). En réunissant les statistiques de ces différents auteurs, on voit que les hémorrhagies précoces se montrent dans la proportion de 78 pour 100.

Le sang est rejeté soit par la bouche (hématémèse), soit par l'anus (mélæna). Sur 76 cas que comporte la statistique de Dusser, on trouve 35 fois le mélæna seul (46 pour 100), 30 fois (40 pour 100) le mélæna coïncidant avec l'hématémèse (dans ce cas, c'est ordinairement le mélæna qui se produit le premier); et 11 fois l'hématémèse seule (14 pour 100).

Le sang est rejeté par la bouche et quelquefois en même temps par le nez, à la suite d'un effort de vomissement; c'est souvent après la tétée ou à son occasion. Le sang est tantôt noir, tantôt rouge, selon qu'il a séjourné plus ou moins dans l'estomac. Sa quantité est variable : l'hématémèse est, en effet, unique ou répétée, abondante ou légère.

On trouve les mêmes variations de qualité et de quantité pour l'hémorrhagie intestinale. Le sang sort par l'anus en une seule ou en plusieurs fois, franchement rouge et presque pur quand il provient d'un point de l'intestin voisin de l'orifice anal, brunâtre ou tout à fait noir quand il vient de haut et qu'il a été modifié par les sucs digestifs. Dans certains cas, il est poisseux et fétide. La première expulsion, quand elle est précoce, est souvent mélangée de méconium. Quelquefois aussi, le sang sort de l'anus sous forme de caillots grêles et allongés.

L'hémorrhagie gastro-intestinale unique ou répétée peut constituer, à elle seule, la maladie tout entière; elle est alors la conséquence d'un état local, que nous étudierons plus loin, et retentit plus ou moins sur la santé générale, suivant la quantité de sang perdu en une ou en plusieurs fois et suivant aussi la résistance de l'individu. Les signes d'anémie sont, en effet, immédiats ou tardifs; parfois même ils sont nuls, bien qu'on trouve l'enfant souillé d'une quantité notable de sang toutes les fois qu'on le déshabille. Le ventre est généralement souple; il peut être modérément ballonné ou em-

(1) Billard. *Maladies des enfants nouveau-nés*, p. 586 et 752.
(2) Rilliet. *Gaz. méd. de Paris*, décembre 1848, et *Traité des maladies de l'enfance* de Rilliet, Barthez et Sanné.
(3) Dusser. *Thèse de Paris*, 1890.
(4) Romme. *Arch. de tocol.*, janvier 1895.

[L. DEMELIN]

pâté : on peut craindre alors la péritonite de voisinage ou par perforation.

Dans d'autres circonstances, l'hématémèse et le mélæna s'accompagnent de fièvre, d'ictère, de convulsions, d'hémorrhagies multiples s'effectuant par d'autres voies. Il s'agit alors d'une maladie de tout l'organisme, à symptomatologie complexe.

Les hémorrhagies gastro-intestinales ont une durée variable; ou elles s'arrètent spontanément et définitivement après une seule perte sanguine, ou bien elles récidivent plusieurs fois pour cesser définitivement au bout de quelques jours, ou enfin elles sont quasi incoercibles et se reproduisent avec une invincible ténacité.

Diagnostic. — Chez le nouveau-né comme chez l'adulte, il faut distinguer l'hématémèse de l'hémoptysie, de l'épistaxis et de la stomatorrhagie, le mélæna des pertes génitales.

Mais quand on a la certitude que le sang vient bien du tube digestif, il faut encore prendre garde. Une erreur des plus communes est de croire à une hémorrhagie venant des parois mêmes du tube digestif, tandis qu'en réalité le sang a été ingéré par déglutition (*melæna spuria*) : ou bien il s'agit d'une hémorrhagie pulmonaire (voir page 145), ou bien l'enfant a saigné de la bouche (section du filet, opération du bec-de-lièvre, etc.); ou plus souvent même, sans subir personnellement la moindre perte, il a avalé du sang maternel, soit pendant l'accouchement, dans l'utérus, alors que les membranes sont rompues, ou en traversant le vagin, soit plus tard en tétant un mamelon crevassé. L'examen direct des organes maternels et l'intégrité parfaite de l'état général chez le bébé lèveront tous les doutes. Somme toute, le diagnostic est facile. Le mélæna prête quelquefois à confusion, car les matières intestinales peuvent être noircies par l'ingestion de perchlorure de fer ou de sous-nitrate de bismuth. Lorsqu'on a prescrit ces médicaments à l'occasion d'une hémorrhagie gastro-intestinale, le microscope rendra des services pour savoir si les selles noires contiennent encore du sang ou non.

Anatomie pathologique. — Comme après toute hémorrhagie mortelle, la lésion banale que l'on rencontre à l'autopsie, c'est l'anémie profonde de tous les organes. Mais l'attention se porte surtout du côté du tube digestif. En étudiant de près 32 observations avec examen cadavérique rapportées par Dusser et une personnelle, nous trouvons sur 33 cas : 8 fois l'absence complète de désordres du côté de la muqueuse digestive (24 pour 100); 8 fois des ulcérations stomacales (24 pour 100); 7 fois des ulcérations duodénales (21 pour 100), 10 fois l'injection ou l'infiltration ecchymotique de la muqueuse sans ulcérations (31 pour 100). D'après cette statistique, les ulcérations existent dans 45 pour 100 des cas.

Avant d'ouvrir le tube intestinal, on aperçoit parfois de petits foyers hémorrhagiques sur le mésentère, dont les vaisseaux sont alors congestionnés.

L'estomac et l'intestin, ensemble ou séparément, peuvent être partiellement ou complètement remplis de sang plus ou moins modifié.

Quand il existe des ulcérations stomacales, on les rencontre tantôt sur l'une des faces, tantôt près du grand cul-de-sac, tantôt enfin au voisinage du pylore ou du cardia. Dans le duodénum, elles se montrent de préférence au niveau de la deuxième portion, près de l'ampoule de Vater; elles ont été notées aussi dans la première portion et même dans l'œsophage. Mais les dernières portions de l'intestin grêle et le gros intestin en sont généralement exempts. Cependant Paltauf a signalé des déchirures du rectum par raptus hémorrhagique et, d'autre part, la même région intestinale a été traumatisée à l'occasion de lavements mal donnés.

Ce sont ou de simples érosions superficielles, ou des ulcérations plus profondes, quelquefois même perforantes. Uniques ou multiples, elles sont arrondies, comme taillées à l'emporte-pièce, ou bien leurs bords sont sinueux, déchiquetés. Certains ulcères sont allongés en forme de coup d'ongle, quelques-uns ont une tendance à devenir annulaires. Leur fond est quelquefois masqué par un caillot qu'on doit ôter pour le découvrir; il est tapissé d'une couenne grisâtre, ou bien il apparait rougeâtre; on y voit souvent aboutir un vaisseau béant, comme sectionné par un instrument tranchant, libre ou thrombosé. Les ulcérations ont des dimensions variables et inégales, depuis celles d'une tête d'épingle jusqu'à l'étendue d'une lentille et davantage. Elles reposent sur une surface qui parait saine ou qui, au contraire, est boursouflée, infiltrée, ecchymotique. A côté d'elles, on voit de temps en temps des sugillations sanguines ou même de petits amas de sang qui soulèvent l'épithélium encore intact à leur niveau. Ces infiltrations ecchymotiques localisées ou plus ou moins étendues existent seules, sans érosion ni ulcération dans un certain nombre de cas (voir plus haut). Quand elles sont multiples, elles suivent souvent le trajet des vaisseaux.

Dans une observation de Landau, l'estomac et l'intestin étaient normaux; mais on trouvait dans le canal cholédoque un corps rougeâtre de la grosseur d'une lentille, et, à l'ouverture de ce canal, apparut un caillot épais qui semblait se prolonger jusqu'à la vésicule biliaire; la muqueuse du cholédoque était ulcérée. Comme lésion concomitante, on peut trouver du sang dans le péritoine, de la péritonite, des hémorrhagies hépatiques, pulmonaires, méningées, etc., de l'atélectasie pulmonaire, des malformations du cœur ou des gros vaisseaux, etc.

Une réflexion qui est suggérée par la lecture des observations, c'est qu'il ne faut pas se hâter de conclure à l'hémorrhagie de source gastro-intestinale, parce qu'on trouve du sang en plus ou moins grande quantité dans le tube digestif. Ce sang a pu y pénétrer secondairement, venant de la bouche, du nez, du poumon, etc. Et dans les cas où on n'a pas signalé la moindre altération de la muqueuse, même la plus petite injection ou congestion, il est bien permis de se demander si le diagnostic anatomique a été bien solidement établi et si réellement il s'agissait d'une gastro-entérorrhagie.

Les lésions que nous venons d'indiquer ont pu débuter peu après la naissance; certaines d'entre elles ont des caractères tels qu'on peut affirmer leur origine intra-utérine (Devergie); d'autres, enfin, sont plus tardives et s'accompagnent alors d'altérations anatomiques appartenant à une maladie générale le plus souvent infectieuse.

Étiologie. — L'hémorrhagie gastro-intestinale est une affection rare.

[L. DEMELIN.]

« Hecker[1] n'a vu que 8 hémorrhagies de l'intestin ou de l'estomac sur 4000 nouveau-nés, ce qui donne 1/500 comme proportion. Lorenz Kling[2] n'en a rencontré que 17 cas sur 12 000 à 15 000 accouchements, soit 1/700°. » (Ribemont.)

L'influence du sexe ne paraît pas bien importante. Rilliet et Barthez, Silbermann pensent que les garçons sont plus souvent atteints ; Billard et Hecker professent l'opinion contraire. Dusser, sur un total de 65 malades, trouve 33 garçons et 32 filles.

Eu égard à l'époque où les causes d'hémorrhagies gastro-intestinales apparaissent, c'est dans les derniers temps de la vie intra-utérine, ou au moment du travail de l'accouchement, ou plus ou moins longtemps après lui.

On a fait l'autopsie de fœtus à terme chez lesquels on a trouvé des ulcérations de la muqueuse digestive ; on les a même attribuées à l'ingestion d'un liquide amniotique irritant ou à une inflammation de l'estomac remontant à l'état fœtal. On a invoqué aussi le traumatisme obstétrical, plus actif, a-t-on naturellement pensé, dans les cas de dystocie. Mais combien d'accouchements laborieux sans hémorrhagies chez le nouveau-né !

Après la naissance, les uns ont accusé la rétention du méconium ou les difficultés de son expulsion, l'ingestion d'aliments irritants, de lait altéré, l'athrepsie précoce. D'autres incriminent le froid. Les brûlures intéressant une large surface du revêtement cutané ont une influence bien connue sur la production des ulcères duodénaux ; nous avons publié un cas de ce genre chez le nouveau-né (*Revue obstétric. intern.*, 11 juillet 1896).

La congestion de la muqueuse digestive pouvant aller jusqu'à l'effraction sanguine par auto-digestion, devenant possible au niveau d'un foyer ecchymotique (Kling, Silbermann), serait due encore aux troubles respiratoires qui dépendent de l'asphyxie du fœtus ou du nouveau-né (mort apparente, atélectasie pulmonaire, etc.). La congestion hépatique, si facile à cet âge, agirait dans le même sens (Grynfelt) ; ce serait peut-être là une justification relative de la théorie des hémorrhagies gastro-intestinales *a frigore*.

Herrgott (*Soc. obst. de France* et *Revue médicale de l'Est*, 1894) a publié un fait de mélæna avec malformation du cœur. Les arrêts de développement de cet organe ou des gros vaisseaux sont susceptibles d'amener, avec la cyanose, des stases allant jusqu'au raptus hémorrhagique.

Du côté de l'appareil circulatoire, il faut encore citer la ligature précoce (Kiwisch) ou tardive (Porak) du cordon, et surtout la thrombose de la veine ombilicale (Landau) : thrombose exceptionnelle, car le sang aspiré par le vide thoracique évacue le vaisseau qui s'oblitère ordinairement par accolement de sa tunique épithéliale ; mais si la respiration du nouveau-né est insuffisante, du sang stagne et se caille dans la veine ombilicale et peut devenir le point de départ d'une embolie, aboutissant, en fin de compte, dans une des branches du tronc cœliaque. Dans cette hypothèse, l'embolus passerait nécessairement de l'artère pulmonaire dans l'aorte par le canal artériel resté perméable, sans quoi l'infarctus se produirait bien plus facilement dans le poumon que par-

---

[1] *Klin. der Geburtsh.*, 1864.
[2] Mélæna néo-natorum. *Inaug. diss. Munich*, 1875.

tout ailleurs. La théorie de Landau, comme le cas d'Herrgott, plaident, à des titres différents, en faveur de l'opinion qui fait jouer un grand rôle aux troubles respiratoires dans la pathogénie des gastro-entérorrhagies.

Genrich[1] croit à une lésion primitive des vaisseaux, ou à un embolus dont les hématomes, si fréquents au niveau du bord libre des valvules auriculo-ventriculaires (hémato-nodules de Parrot), feraient les frais.

Preuschen[2] part de la coïncidence réellement fréquente qui existe entre les hémorrhagies gastro-intestinales et les épanchements de sang intra-crâniens pour affirmer, comme l'avait déjà fait Schiff en 1845, que les lésions de la substance nerveuse centrale déterminent des infarctus du côté de la muqueuse digestive. Des expériences faites par lui et par Pomorski, des observations cliniques assez nombreuses appuient cette opinion. Mais combien d'hémorrhagies méningées sans lésions digestives chez le nouveau-né !

Parmi les causes diathésiques, nous voyons reparaître l'hémophilie, la syphilis, le purpura héréditaire. Le domaine de l'hémophilie s'éparpille et diminue au profit d'une foule d'autres affections; cependant il ne disparaîtra pas entièrement. La syphilis agit non pas par elle seule, mais en se servant d'intermédiaires, à savoir, les infections secondaires dont elle favorise l'éclosion; son influence propre sur l'état des vaisseaux n'est pas non plus à oublier. Le purpura héréditaire n'est souvent qu'une infection qui a passé de la mère au fœtus. (Observ. de Hanot et Luzet, etc.)

Nous voici arrivés à la théorie la plus récemment invoquée pour cette question comme pour tant d'autres, c'est-à-dire la théorie infectieuse et microbienne. Babès, puis Baginsky, ont signalé la présence du streptocoque dans les organes de nouveau-nés atteints d'omphalite et ayant présenté des hémorrhagies multiples. Neumann et Schaeffer ont trouvé le staphylocoque et le bacille pyocyanique, Dungern, le pneumo-bacille. Enfin, Gaertner a isolé et expérimenté un bacille non encore décrit et qu'il regarde comme spécifique, dans deux cas de mélæna des nouveau-nés. En somme, les infections les plus diverses pourraient aboutir au même résultat (septicémie puerpérale, variole, dégénérescence graisseuse aiguë, vaccine anormale, etc.). Les microbes agiraient ou sur le sang, ou sur les vaisseaux directement; ou bien « en impressionnant par leurs toxines les centres nerveux et mettant ainsi le système vaso-dilatateur dans un état d'irritabilité extrême » (Widal et Thérèse, cités par Romme).

En résumé, la pathogénie des hémorrhagies gastro-intestinales est loin d'être simple; aucune des conditions étiologiques énoncées plus haut n'est exclusive, mais vraisemblablement beaucoup parmi elles entrent en ligne de compte dans la genèse de l'accident.

Pronostic. — Le pronostic se ressent nécessairement de la diversité et de la multiplicité des causes, sans compter, bien entendu, la valeur intrinsèque du symptôme hémorrhagie.

Il existe, somme toute, deux grandes variétés de gastro-entérorrhagies : les précoces et les tardives. Les premières, succédant à des troubles respira-

(1) Berlin, 1877.
(2) *Centr. f. Gyn.*, mars 1891.

[L. DEMELIN.]

toires, circulatoires ou trophiques, restent malgré tout des phénomènes locaux et isolés, tant par leur expression symptomatique que par leur source anatomique. Elles guérissent fréquemment, et leur gravité dépend surtout de la quantité de sang perdu, et pour certains faits plus rares, de la profondeur de l'ulcère qui peut aller jusqu'à la perforation. Les hémorrhagies gastro-intestinales qui dépendent d'une infection générale sont habituellement tardives ; leur principal danger provient non seulement de l'anémie aiguë, mais aussi de l'infection elle-même qui multiplie les sources de l'effusion sanguine, en même temps qu'elle mine l'organisme par une foule d'autres attaques.

En bloc, la mortalité est de 55 pour 100, pour Kling ; de 47 pour 100, pour Rilliet ; de 50 pour 100, pour Dusser ; enfin de 50 pour 100, pour M. Tarnier (leçon clinique de 1894).

Mais la distinction que nous avons indiquée s'impose, et si les pertes de sang d'origine infectieuse sont presque fatales, celles qui sont d'origine locale, pourrait-on dire, permettent ordinairement la guérison. Si l'on accepte le chiffre de 78 pour 100 que nous avons donné comme représentant le nombre relatif des gastro-entérorrhagies non infectieuses, tout en tenant compte des cas de mort appartenant à cette catégorie, on voit qu'on pourra compter souvent sur une évolution favorable.

Traitement — A part les moyens généraux employés contre toute perte de sang (voir « hémorrhagies ombilicales »), on recommande dans le cas particulier l'administration de petits morceaux de glace à l'intérieur, dans du lait, de l'eau-de-vie, dans du café noir, ou bien une goutte d'éther acétique dans une cuillerée d'eau glacée (Baginsky), ou encore des potions composées de la manière suivante :

> Perchlorure de fer. . . . .   V gouttes
> Eau sucrée . . . .   50 grammes

par cuillerées à café, de cinq en cinq minutes ;
ou

> Extrait de ratanhia. . . . .   2 à 4 grammes
> Excipient. . . . .   60 grammes

ou

> Ergotine. . . . . $0^{gr},10$ à $0^{gr},50$
> Sirop de ratanhia. . . . .   20 grammes
> Eau de menthe.   20   —

une cuillerée à café tous les quarts d'heure.

Il faut s'abstenir chez le nouveau-né d'application extérieure d'eau froide ou de sachets de glace, afin d'éviter un dangereux refroidissement général. La chaleur est de beaucoup préférable.

Enfin on diminuera momentanément le nombre et l'abondance des tétées pour empêcher le retour des vomissements.

HÉMORRHAGIES BRONCHO-PULMONAIRES

Cette monographie s'appuie sur 22 observations (3 de Billard[1], 1 d'Ollivier, 1 de Budin[2], 1 de Mantel[3], 1 de Parrot, 1 de Buhl[4], 9 de Herbert Spencer[5] et 5 personnelles).

Anatomie pathologique. — Les foyers apoplectiques se présentent sous la forme de masses hépatisées, d'un noir rougeâtre, couleur de gelée de groseille, uniformément résistantes, mais se laissant écraser entre les doigts ; la coupe est lisse et brillante ; rarement (1 fois sur 22) le sang reste liquide, emprisonné dans des cavités closes. Le processus intéresse souvent un lobe en tout ou en partie, avec une prédilection pour les bases et le bord postérieur ; les apoplexies du sommet ont souvent une signification particulière (voir Étiologie) ; unie ou bilatérale, la lésion est souvent, mais non toujours multiple pour un seul poumon ; il y a un foyer principal, et un, deux ou plusieurs autres accessoires. Quelquefois il n'y a pas de noyau lobaire, mais un véritable semis de petits épanchements disséminés. Deux fois, nous avons noté une apoplexie massive, totale, occupant les deux poumons dans toute leur étendue.

Les foyers limités ont un pourtour nettement dessiné ; à leur périphérie, le tissu pulmonaire est induré, atélectasié. L'organe peut rester crépitant dans une étendue plus ou moins considérable ; il plonge au fond de l'eau ou surnage au contraire, suivant que l'infarctus est plus ou moins restreint. Hutinel a noté la thrombose de l'artère pulmonaire.

Il y a ou non des ecchymoses sous-pleurales au niveau des points respectés par l'hémorrhagie. Les plèvres contiennent ou non une certaine quantité de liquide séreux jaunâtre, rougeâtre, ou rouge-noir. On rencontre encore des épanchements sanguins circonscrits dans l'épaisseur des muscles thoraciques, et aussi, dans les mêmes régions, des ecchymoses sous-cutanées.

Souvent les bronches et la trachée sont remplies de sang ; mais, fait anatomique important, l'estomac et l'intestin sont fréquemment gonflés par des caillots ou par du sang liquide ; et c'est là une circonstance qui fait croire à tort à une hémorrhagie gastro-intestinale avec intégrité absolue de la muqueuse digestive.

D'autres épanchements sanguins coïncident parfois avec l'hémorrhagie pulmonaire : épanchement dans le péritoine, le péricarde, épanchements intracrâniens surtout (7 fois sur 22) ; le cœur peut être malformé et hypertrophié.

Enfin dans quelques cas spéciaux la rate est augmentée de volume, le foie et les autres viscères sont atteints de dégénérescence graisseuse, etc.

Étiologie. — Les enfants faibles, nés prématurément, sont facilement atteints d'apoplexie pulmonaire. La plupart de nos observations annoncent

[1] BILLARD. *Maladies des nouveau-nés*, p. 557 à 561.
[2] BUDIN. *Obst. et Gyn.*, p. 263.
[3] MANTEL. *Thèse de Dusser*, obs. X.
[4] PARROT et BUHL. *In Th. de Ribemont*, obs. LXXIV et LXXX.
[5] HERBERT SPENCER. *Transact. of the Obst. Soc. of London*, vol. XXXIII, obs. 2, 31, 34, 51, 60, 69, 105, 107, 129.

L. DEMELIN.]

pour les nouveau-nés un poids initial de 1800 à 2200 grammes ; deux fois seulement, les enfants pesaient davantage, l'un 3100, et l'autre 3770 grammes.

Le sexe masculin semblerait plus prédisposé (71 pour 100). Il en serait de même pour les jumeaux, les enfants mal conformés (hydrocéphalie, hémicéphalie, hypertrophie du cœur, etc.), et pour ceux qui ont souffert pendant le travail (par compression du cordon, par dégénérescence fibro-graisseuse étendue du placenta, par infection amniotique, etc.). La présentation du siège et la version podalique ont une influence réelle, en ce que le thorax peut subir une compression nuisible, exercée par le canal cervico-vaginal imparfaitement dilaté, ou par les mains de l'accoucheur ; les tractions faites sur le haut du tronc pendant la manœuvre de Mauriceau sont capables de contusionner le sommet du poumon ; la localisation de l'épanchement dans cette région s'explique ainsi pour un certain nombre de faits.

La lésion se produit alors pendant la période d'expulsion même (3 fois sur 22 cas).

D'autres fois, elle débute dans les premières heures de la vie extra-utérine, quelle qu'ait été la présentation. Chez certains enfants, les parois vasculaires sont originellement trop faibles, et, en même temps que les premières inspirations appellent l'air dans les alvéoles, le sang violemment aspiré déchire ses conduits, et se répand dans le parenchyme et les voies respiratoires (7 fois sur 22). Enfin, il arrive que les premiers jours se passent normalement ; mais, à une époque plus ou moins éloignée de la naissance, les accidents apparaissent (12 fois sur 22). 10 fois sur 12, ils se montrèrent du 1er au 4e jour ; 2 fois seulement, le 9e et le 10e jour.

Jusqu'ici, nous n'avons encore vu que deux causes d'hémorrhagie pulmonaire : le traumatisme et la faiblesse congénitale des vaisseaux de l'organe. Les diverses infections (septicémie, dégénérescence graisseuse aiguë, etc.), peuvent agir dans le même sens, et déterminer des pertes de sang dans le poumon, comme par tant d'autres voies.

Symptômes. — Dans les formes traumatiques, réellement obstétricales, ou quand il existe une malformation, les accidents apparaissent de très bonne heure, et la mort survient en quelques instants ou, au plus tard, dans le courant du premier jour.

Les autres formes prêtent à une analyse symptomatique plus détaillée.

Le phénomène le plus visible et le plus constant est la cyanose : d'habitude soudaine, elle s'installe définitivement ou disparaît en partie pour se reproduire avec des crises de suffocation ; elle se localise volontiers aux extrémités, les ongles surtout présentent une coloration noirâtre ; la face est prise aussi, mais principalement au pourtour des lèvres et des narines, le reste demeurant pâle ; la peau du thorax offre parfois une teinte cyanique plus accentuée qu'à la face. La respiration est lente, pénible, les insertions du diaphragme se dépriment à chaque inspiration, le cri est étouffé ou nul ; l'enfant est flasque, inerte, sans nul désir de téter, asphyxique en un mot. On note de temps en temps de l'œdème des membres inférieurs.

Avant même la venue de la cyanose, ou en même temps qu'elle, ou plus ou moins longtemps après, l'enfant laisse couler de sa bouche une bave rougeàtre ou nettement sanglante qui souille son oreiller. Cette hémorrhagie externe se fait sans effort de vomissement, ou tout au contraire elle revèt les allures d'une véritable hématémèse ; il peut même y avoir du mélæna. D'autres fois, le sang coule en abondance à la fois par la bouche et par le nez, quelquefois uniquement par le nez. Mais il faut savoir que l'hémorrhagie externe manque assez souvent ou passe inaperçue.

La température rectale est basse (34 et même 30 degrés dans nos observations). L'examen stéthoscopique de la poitrine fait reconnaître une matité plus ou moins étendue, d'un seul ou des deux côtés, de la diminution du murmure vésiculaire ou du souffle tubaire, enfin des râles humides plus ou moins nombreux. Le cœur bat ou tumultueusement ou faiblement.

Cet état ne dure en général que quelques heures, puis la mort survient, dans une nouvelle crise de suffocation ou du fait de l'asphyxie progressive et de l'hémorrhagie. Le petit malade a survécu deux ou plusieurs jours dans des faits de Billard et de H. Spencer.

Diagnostic. — Deux circonstances cliniques sont possibles : il y a ou non une hémorrhagie externe.

1° *Il y a une hémorrhagie externe.* Le sang coule par la bouche, par le nez, ou bien il est rejeté par l'anus. La principale erreur consiste à porter le diagnostic de gastro-entérorrhagie : mais la cyanose et les phénomènes stéthoscopiques plaident en faveur de l'apoplexie pulmonaire. En outre, le plus souvent, l'état général est plus immédiatement grave en cas d'hémorrhagie broncho-pulmonaire.

L'épistaxis isolée est rarissime chez le nouveau-né. Quand elle dépend d'une infection générale, elle existe alors au même titre que certaines apoplexies pulmonaires, conjointement avec d'autres écoulements sanguins.

2° *Il n'y a pas d'hémorrhagie externe.* Alors, la difficulté est souvent grande, l'abaissement de la température, la cyanose, la dyspnée, la faiblesse générale se rencontrant également dans l'atélectasie pulmonaire si fréquente chez les prématurés ou les débilités. La teinte ecchymotique revêtue par les téguments de la poitrine, la constatation d'un souffle tubaire ou de râles humides font pencher vers le diagnostic d'hémorrhagie pulmonaire. L'insufflation permet quelquefois de sortir d'embarras : elle améliore l'enfant atteint d'atélectasie. tandis qu'elle reste impuissante dans l'autre circonstance. La fièvre permet de distinguer, de l'apoplexie pulmonaire, la broncho-pneumonie et autres inflammations des viscères thoraciques auxquelles elle appartient en propre.

Pronostic. — L'hémorrhagie pulmonaire est un accident très grave pour le nouveau-né. Dans nos 22 observations, la terminaison fatale a été constante, et le plus souvent rapide. Il convient d'ajouter que les foyers apoplectiques étaient tous cu volumineux ou multipliés. Il est possible que la guérison s'obtienne lorsque l'épanchement est petit; mais alors il doit facilement passer inaperçu.

Traitement. — Billard conseille l'application d'une sangsue, dans l'aisselle, d'un seul ou des deux côtés. Si, par une exception heureuse, la marche des accidents n'est pas très rapide, on essaiera les moyens usités dans les hémorrhagies graves.

[*L. DEMELIN.*]

HÉMORRHAGIES ENCÉPHALO-RACHIDIENNES

Anatomie pathologique. — Dans la forme la plus commune, on trouve à l'ouverture du crâne un épanchement de sang liquide dans la cavité de l'arachnoïde, de préférence autour du cervelet et aussi des lobes postérieurs du cerveau; quelquefois, tout l'encéphale est recouvert d'une couche de sang. L'épanchement peut exister sous l'arachnoïde, et quand les os sont lésés, à la face externe de la dure-mère; un des gros sinus veineux est parfois déchiré. Rarement l'hémorrhagie occupe les ventricules; tout à fait exceptionnellement, elle s'est faite dans la substance même du cerveau.

Fait important, ces nappes sanguines intra-crâniennes sont souvent accompagnées de foyers cruoriques sous la peau du crâne, bien distinctes de la bosse séro-sanguine, et aussi d'ecchymoses plus ou moins considérables entre le périoste et les os voisins (Ollivier)[1].

En même temps que l'hémorrhagie encéphalique, ou isolément, l'*hématorachis* se traduit aussi par un épanchement dans la cavité de l'arachnoïde; mais, beaucoup plus souvent qu'au crâne, il occupe le tissu cellulaire situé entre la dure-mère et la paroi du canal rachidien. Du sang noirâtre liquide, ou demi-coagulé, occupe toute la hauteur de la colonne vertébrale ou seulement un de ses segments; dans quelques cas, il fuse par les trous de conjugaison, et fait irruption dans le thorax ou dans l'abdomen, déchirant même les plèvres ou le péritoine qui sont alors inondés.

Étiologie. — On sait, depuis Cruveilhier, combien est fréquente l'apoplexie méningée au moment de la naissance. Quant à l'hématorachis, il serait regardé comme plus commun qu'on ne croit, si les autopsies de nouveau-né étaient faites complètement. A ne considérer que les cas les plus habituels, les deux causes d'hémorrhagie encéphalo-rachidienne chez le nouveau-né sont le traumatisme et la faiblesse congénitale des parois vasculaires.

L'apoplexie méningée crânienne se rencontre de préférence chez les enfants extraits par le forceps, ou par la version, même sans fracture des écailles osseuses péri-encéphaliques. La présentation du siège et de la face, l'asphyxie par compression du cordon sont regardées comme des causes prédisposantes.

L'accouchement par le sommet, le plus normal, peut être mis en cause, et l'on a accusé la compression exercée sur la tête par la filière pelvi-génitale, en même temps que l'afflux sanguin qui se produit à différents moments, par exemple lorsque l'extrémité céphalique venant première est seule sortie de la vulve, et que le tronc met ensuite de la lenteur à se dégager.

Quant à l'hématorachis, il est surtout dû, dans la présentation du siège et la version podalique, aux tractions énergiques exercées sur le tronc par la manœuvre de Mauriceau. Les fractures de la colonne vertébrale se font quelquefois par un porte-à-faux du rachis sur le bord inférieur de l'arcade pubienne quand on introduit la main pour aller chercher les bras ou le maxil-

[1] OLLIVIER, in BILLARD. *Maladies des nouveau-nés.*

laire inférieur, et surtout quand le détroit supérieur rétréci maintient ces parties très éloignées de la vulve. Une pareille lésion ne va pas sans une hémorrhagie grave.

A part les grands traumatismes obstétricaux, le seul passage du fœtus à travers la filière pelvi-génitale est capable de déterminer la déchirure des vaisseaux méningés, à la condition expresse toutefois que leurs parois soient originellement trop minces ou insuffisamment résistantes. Bien mieux, nous avons vu un enfant extrait par l'opération césarienne mourir d'hémorrhagie méningée quelques heures après sa naissance : il n'avait pourtant subi ni compression ni congestion encéphalique pendant l'accouchement.

Les débiles, les jumeaux, les prématurés, les enfants mal conformés (anomalies du crâne, du rachis et de leur contenu, arrêt de développement du diaphragme, du cœur, etc.), enfin les infectés payent un large tribut à cette maladie qui n'est souvent pour eux que le coup de grâce.

Symptômes. — Les symptômes de l'apoplexie méningée apparaissent soit au moment de la naissance ou peu de temps après, soit un nombre variable de jours plus tard. A la suite d'un accouchement laborieux, l'enfant est né en état de mort apparente, avec l'un des deux aspects classiques : bleu ou blanc.

La forme bleue est due à plusieurs causes dont la plus grave est l'apoplexie méningée. Dans cette dernière hypothèse, le traitement approprié, au lieu d'apporter une amélioration rapide, reste en définitive impuissant. Les battements du cœur reprennent bien un peu de vigueur : même, la poitrine se gonfle spontanément, la peau est moins violacée, les membres, surtout les inférieurs, réagissent sous les excitations, les paupières s'ouvrent : mais l'enfant ne crie pas ; il reste somnolent, et, si on suspend la respiration artificielle, le petit malade retombe dans son inertie primitive : il redevient bleu, immobile, son cœur se ralentit, son thorax cesse de jouer.

S'il présente la forme blanche, l'insufflation et les autres soins ont ou non ramené momentanément une coloration rosée sur les téguments ; mais bientôt, à la pâleur du début succèdent la cyanose et le coma. Ou bien enfin les signes de la mort apparente disparaissent réellement, le bébé est ranimé, il crie, il paraît sauvé, lorsque quelques heures plus tard, ou l'un des prochains jours qui suivent, le tableau de l'hémorrhagie encéphalo-rachidienne se déroule. Quoi qu'il en soit, la relation de ces épanchements avec l'état désigné sous le nom de mort apparente du nouveau-né doit être retenue.

Dans d'autres cas, l'enfant est né avec l'apparence normale, et rien n'a paru inquiétant quand, au bout d'un temps variable, il est pris des accidents que nous allons décrire. Sans qu'il y ait de signe ou de syndrome pathognomonique, on est en droit de diagnostiquer une hémorrhagie intra-crânienne (hémorrhagie méningée dans la grande majorité des cas) lorsqu'on trouve réunis les trois symptômes suivants :

1° *La cyanose*, foncée, lie de vin ou noirâtre, localisée surtout aux téguments de la face et du crâne, comme si la tête tout entière avait été trempée dans une teinture ; les mains et les pieds sont souvent aussi de la même couleur, quoique moins accentuée. La cyanose est permanente jusqu'à la mort

[L. DEMELIN.]

ou quelquefois intermittente, sans pourtant jamais disparaître entièrement.

2° *Les convulsions* : on peut dire que, lorsqu'elles se montrent dans les premiers jours qui suivent la naissance, elles reconnaissent presque toujours pour cause un épanchement sanguin dans les méninges (Parrot) [1]. Ce sont des secousses musculaires localisées à la face, aux yeux, ou ailleurs, ou généralisées; elles sont quelquefois fugaces et peu marquées, ou bien, c'est une raideur durable accompagnée ou non de tremblements épileptiformes, siégeant surtout aux membres supérieurs. Les paralysies (hémiplégie ou autres) sont exceptionnelles. Homolle a signalé la déviation conjuguée de la tête et des yeux, l'enfant regardant sa lésion.

3° *Le coma* : le nouveau-né est somnolent, il ne crie pas, ou il ne pousse que de petites plaintes faibles et brèves, il garde les yeux clos, avec ou sans fortes convulsions des paupières. A ces symptômes capitaux, s'ajoutent : l'exagération des réflexes patellaire et plantaire, et la rétention du méconium. La température reste normale ou s'abaisse, à moins de complications septiques.

Les épanchements rachidiens comportent quelques particularités cliniques. C'est surtout une raideur de la nuque qui permet de soulever le tronc de l'enfant en prenant uniquement point d'appui sur l'occiput; cette raideur s'observe principalement lorsque l'hémorrhagie provient de tractions exercées sur le cou pendant une extraction de la tête venant dernière. Cette raideur se généralise dans certains cas à toute la partie postérieure du tronc. En même temps il existe souvent du *trismus* et de la *dysphagie*. Les membres peuvent être aussi contracturés. Si la lésion est exclusivement rachidienne, la face reste pâle, non convulsée, mais souvent l'épanchement existe en même temps dans le crâne et dans le canal vertébral.

Cet état dure peu, quelques heures en général. Cependant la survie peut être d'un jour et même d'une semaine. C'est ainsi que des complications inflammatoires (méningite) ont le temps de s'installer. Il est vraisemblable que quelques-uns de ces épanchements guérissent, soit complètement, soit en laissant provisoirement ou définitivement des contractures (strabisme, pied bot, torticolis, etc.).

Diagnostic. — L'ensemble symptomatique joint à la notion de fréquence et d'étiologie (accouchement laborieux, etc.), permet souvent de faire le diagnostic d'hémorrhagie méningée chez le nouveau-né. Les épanchements intra-crâniens seront surtout confondus avec l'asphyxie (forme bleue de la mort apparente au moment de la naissance, et atélectasie pulmonaire pendant les jours qui suivent). Les convulsions seront en faveur de l'apoplexie méningée. Quant aux hémorrhagies rachidiennes, elles ressemblent principalement au tétanos. L'intégrité de la plaie ombilicale, l'absence de fièvre, la précocité d'apparition feront rejeter l'hypothèse d'infection, surtout s'il s'est produit un traumatisme obstétrical auquel on puisse imputer les accidents.

Pronostic. — La gravité des hémorrhagies encéphalo-rachidiennes est

---

[1] Parrot. Hémorrhagies encéphaliques chez le nouveau-né. *Arch. de toc.*, 1875.

grande. Cruveilhier leur attribue le tiers des morts au moment de la naissance. Nous avons vu cependant que la guérison est possible, complète ou avec divers reliquats.

Traitement. — La thérapeutique est trop souvent impuissante. Si les phénomènes pathologiques apparaissent peu de temps après l'accouchement, on a conseillé de laisser saigner le cordon ombilical. Les frictions, les massages, les bains, les soins généraux seront de mise. Les oscillations de Schultze ont paru nuisibles. On pratiquera les tractions de la langue et l'insufflation.

Les révulsifs légers (sinapismes, compresses vinaigrées, enveloppement ouaté, etc.), et, contre les convulsions, le bromure de potassium, le chloral, les inhalations d'éther ou de chloroforme, pourront rendre des services.

Dans les formes tardives, Billard avec les anciens recommandait l'application d'une ou deux sangsues aux régions mastoïdiennes : ce moyen n'est plus en usage aujourd'hui.

II

ÉCOULEMENTS SANGUINS PAR LES VOIES GÉNITALES
DES FILLES NOUVEAU-NÉES[1]

De temps en temps on est appelé en hâte par une mère inquiète, parce qu'une petite fille nouveau-née perd du sang par les voies génitales. Le plus souvent, l'enfant ne souffre pas; son état général reste excellent, et n'était l'écoulement sanguin, tout paraîtrait normal. Le phénomène se montre d'habitude du 1er au 5e jour après la naissance, mais il apparaît aussi plus tard; il dure quelques jours, puis cesse spontanément pour ne plus revenir. Rarement, il se produit à des intervalles plus ou moins réguliers pendant un temps variable, et sans jamais avoir plus de gravité.

Comparée à tort à une menstruation précoce, l'hémorrhagie vulvaire a pourtant des relations avec la poussée ovarienne qui se fait à la naissance. Cette fluxion génitale des petites filles a son analogue chez les garçons nouveau-nés, qui présentent si souvent des hydro-hématocèles congénitales. Le diagnostic s'impose.

Le pronostic est toujours bénin. Sans doute il peut se produire par la vulve des écoulements de sang de nature traumatique, dyscrasique ou infectieuse, de même que par toute autre voie, mais c'est là un fait exceptionnel.

Le traitement consiste simplement en bains tièdes.

(1) Voir KNÖSS. *Centr. f. G.*, 1892, n° 21, p. 462, et GAUTIER. *Rev. méd. de la Suisse romande*, 1884.

[L. DEMELIN]

VI

PURPURA ET SYNDROMES HÉMORRAGIQUES

PAR LE Dr A.-B. MARFAN

Agrégé, médecin des hôpitaux.

Il existe des états morbides dont la caractéristique est une disposition hémorragique telle que le sang sort des vaisseaux dans la plupart des tissus et des organes de l'économie. Cette disposition est souvent très marquée au niveau de la peau et elle y est toujours facile à constater; par suite, le nom de purpura, qui désignait à l'origine les hémorragies interstitielles de la peau, a fini, grâce à une de ces déviations de langage dont il n'y a que trop d'exemples, par être appliqué à la disposition hémorragique générale de l'organisme. Nous décrirons d'abord l'éruption de purpura et les hémorragies des muqueuses, des séreuses et des viscères qui peuvent l'accompagner. Dans une seconde partie, nous exposerons une classification des conditions étiologiques dans lesquelles s'observent le purpura et les hémorragies multiples. Dans une dernière partie, nous décrirons les trois formes cliniques les plus importantes de purpura[1].

I. — NOTIONS PRÉLIMINAIRES

On donne le nom de purpura à une éruption constituée par des taches d'un rouge vif, ou d'un bleu violet, plus ou moins étendues, saillantes ou non, et dont la couleur ne s'efface pas par la pression, ce qui montre qu'elles sont dues à des hémorragies interstitielles de la peau. Le purpura n'est pas une maladie, c'est un symptôme commun à des affections diverses; la tache purpurique n'est autre chose que ce qu'on appelle, en dermatologie, une lésion élémentaire, comme la papule, la vésicule, la pustule.

Les hémorragies cutanées peuvent survenir, comme incident secondaire, au cours de toutes les éruptions possibles; les taches érythémateuses, les papules du prurigo, de l'urticaire, les vésicules, les pustules, peuvent, dans

---

[1] Depuis Werlhof qui, en 1735, a séparé les purpuras fébriles des purpuras apyrétiques, depuis Willan et Bateman qui décrivaient cinq espèces de purpuras, des recherches nombreuses ont été consacrées à cette question qui s'est éclaircie peu à peu. On doit citer les travaux de Bucquoy, Lasègue, Faisans, A. Mathieu, Ducastel, Gomot, Martin de Gimard. En ce moment la bactériologie s'est emparée de la question et est en voie de la renouveler.

Bucquoy. Du purpura hémorragique idiopathique ou maladie de Werlhof. *Thèse de Paris*, 1855. Le scorbut à l'hôpital Cochin en 1870. *Union médicale*, sept. et oct. 1871. — Lasègue. Épidémie de scorbut (1870-1871). *Archives gén. de méd.*, 1871. Étude rétrospective sur la maladie de Werlhof. *Ibid.*, 1877. — Faisans. Des hémorragies cutanées liées à des affections du système nerveux, et en particulier du purpura myélopathique. *Thèse de Paris*, 1882. — A. Mathieu. Purpuras hémorragiques. *Thèse de Paris*, 1885. — Ducastel. Des diverses espèces de purpuras. *Thèse d'Agrégation*, Paris, 1885. — Gomot. Du purpura idiopathique aigu ou typhus angéio-hématique. *Thèse de Paris*, 1885. — Martin de Gimard. Purpura infectieux primitif. *Thèse de Paris*, 1888. — Marfan. La maladie de Werlhof, forme chronique de l'affection. *Médecine moderne*, 15 avril 1895. — Sortais. Le purpura. *Thèse de Paris*, 1896 (ce dernier travail renferme la bibliographie des travaux contemporains). — E. Apert. Le purpura, sa pathogénie et celle de ses diverses variétés cliniques. *Thèse de Paris*, 1897.

certaines circonstances et à un moment donné de leur évolution, devenir le
siège d'hémorragies. Il est convenu que ces hémorragies cutanées secondaires ne doivent pas rentrer dans le purpura. On n'appelle proprement purpura que les hémorragies cutanées primitives, survenant d'emblée et non
précédées d'une lésion antécédente. Cette distinction correspond à des types
cliniques qu'il importe de séparer; elle permet d'éviter certaines confusions.
Toutefois, au point de vue nosologique, elle ne doit pas être considérée
comme absolue. Nous verrons qu'entre certaines formes cliniques de purpura et certaines formes cliniques d'érythème, les faits de passage sont
nombreux et établissent des liens étroits.

L'élément purpurique primitif peut affecter trois formes : les *pétéchies*
(péliose), qui sont des taches punctiformes, se produisant souvent autour d'un
orifice pilo-sébacé; les *vibices*, qui constituent des stries, des raies hémorragiques; les *ecchymoses*, qui forment des taches étendues. L'élément purpurique est en général plat; mais parfois il fait une saillie notable (purpura
nodulaire). Dans certains cas, le raptus hémorragique est assez abondant
pour amener là formation d'une bulle (purpura bulleux); dans d'autres, il
s'accompagne de destruction de la peau (purpura nécrosique). L'évolution de
la tache purpurique est celle de toutes les extravasations sanguines; le sang
épanché subit les transformations ordinaires; la tache, d'abord rouge vif,
devient ensuite violacée, puis tourne au jaune verdâtre, puis au jaune clair;
elle disparaît d'autant plus vite qu'elle est plus petite; l'ecchymose met d'ordinaire trois semaines à s'effacer. Dans la plupart des états purpuriques, il y
a des éruptions successives; aussi voit-on sur le même sujet des taches à
différentes phases de leur évolution. L'éruption peut s'observer partout; mais
elle a une prédilection marquée pour les membres inférieurs; sa reproduction est souvent favorisée par la marche et la station debout; elle s'accompagne parfois d'un œdème plus ou moins marqué.

La résistance de l'épiderme explique pourquoi, dans le purpura, il ne se
produit pas d'ordinaire d'hémorragies à l'extérieur de la peau; toutefois, dans
quelques cas, on a pu observer un suintement sanguin au niveau des taches.

Quand on examine au microscope une tache purpurique, on voit que
le sang est sorti des vaisseaux et s'est infiltré dans les mailles du chorion.
Cependant quelques examens, en particulier ceux de MM. Cornil et Frémont,
tendent à prouver que parfois la tache purpurique est constituée par une
dilatation simple des vaisseaux, sans rupture (purpura angiectasique); on a
même voulu établir une classification des purpuras, d'après cette particularité histologique; il y aurait des purpuras par congestion excessive, et des
purpuras par rupture vasculaire. Dans l'état actuel de la science, cette
division reste purement théorique, car rien ne permet au lit du malade de
distinguer les deux variétés l'une de l'autre, et l'histologie montre d'ailleurs
que l'angiectasie et l'hémorragie sont ordinairement associées.

On ne confondra pas le purpura avec le nævus vasculaire, qui se distingue par son origine congénitale, sa fixité, sa permanence, son isolement.
Chez les enfants de la classe pauvre, il faut éviter de confondre les piqûres
de puces avec les pétéchies. Il faut aussi savoir écarter les ecchymoses trau-

[A.-B. MARFAN.]

matiques ; celles-ci sont d'ordinaire peu nombreuses, et l'anamnèse permet d'en reconnaître l'origine.

Le purpura peut se limiter au tégument externe ; on lui donne alors le nom de *purpura simplex*. Mais il peut se développer sur les muqueuses, et alors, en raison de la fragilité de celles-ci, il se produit des hémorragies (épistaxis, stomatorragie, hémoptysie, hématémèse, mélœna, hématurie) ; on l'appelle alors *purpura hemorragica* : le purpura hémorragique peut d'ailleurs s'accompagner d'hémorragies des séreuses (méninges, plèvre, péricarde, péritoine, synoviales) et des viscères (cerveau, moelle, foie, rate, muscles, etc.). Les hémorragies des muqueuses, des séreuses et des viscères donnent naissance à des troubles en rapport avec leur abondance, avec leur étendue et avec leur siège.

Dans le cas seulement où le purpura a une origine locale en quelque sorte, il reste sûrement du purpura simplex. Dans les autres, il résulte d'une disposition générale de l'organisme et alors il peut toujours devenir hémorragique à un moment donné. Dans les premiers, il peut être considéré comme une variété de dermatose ; dans les seconds, il est lié à une véritable diathèse hémorragique. Si celle-ci est permanente et dure toute la vie, elle constitue l'hémophilie qui vient d'être étudiée ; si elle est temporaire et accidentelle, elle constitue le purpura hémorragique, qu'il vaudrait mieux appeler le syndrome hémorragique.

II. — ÉTIOLOGIE GÉNÉRALE ET CLASSIFICATION DES PURPURAS

On peut, d'après leur étiologie clinique, diviser les purpuras en trois catégories.

1° *Les purpuras mécaniques.* — Abstraction faite des hémorragies traumatiques, le purpura peut être consécutif à une rupture des parois vasculaires par augmentation de la pression interne ou diminution de la pression externe ; nous citerons comme exemple des purpuras mécaniques : celui qui suit la quinte de coqueluche ou l'attaque d'épilepsie, et qui est de même origine que l'ecchymose conjonctivale observée en pareil cas ; celui des œdèmes cardiaques ou de la phlegmatia alba dolens ; celui qui s'observe aux membres inférieurs après les marches forcées ; celui des membres fracturés longtemps immobilisés et comprimés et qu'on décomprime brusquement.

2° *Les purpuras nerveux.* — Dans la névralgie sciatique, au moment des paroxysmes douloureux, on peut observer du purpura sur le trajet des filets nerveux qui souffrent. Dans les névrites périphériques, dans la plupart des myélites aiguës ou chroniques, on observe aussi quelquefois des taches hémorragiques dans les membres paralysés, atrophiés ou douloureux. Le type le plus remarquable de purpura nerveux est celui qui se développe dans l'ataxie locomotrice, au moment des crises de douleurs fulgurantes, sur le trajet des nerfs qui souffrent (Straus). Il existe aussi un purpura hystérique et les sueurs de sang appartiennent pour la plupart à la grande névrose.

L'expérimentation a pu reproduire le purpura nerveux. Répétant l'expérience de Lewaschew qui consiste à passer une mèche imbibée d'une solution concentrée de chlorure de sodium à travers le sciatique d'un chien, Gley et A. Mathieu ont constaté la présence d'hémorragies capillaires dermiques ou sous-dermiques et ont produit ainsi les taches de purpura par lésion nerveuse[1].

Remarquons ici combien est peu nette la ligne de démarcation entre les deux groupes précédents. Les troubles nerveux produisent sans doute le purpura en agissant sur les vaso-moteurs pour modifier la pression vasculaire ; par suite il y a dans le purpura nerveux un élément mécanique. D'autre part, si on prend les types de purpuras mécaniques, on voit que, dans la plupart, il y a un élément nerveux ; le facteur névropathique est incontestable dans l'attaque d'épilepsie et la quinte de coqueluche ; dans l'œdème cardiaque ou phlébitique (l'expérience classique de Ranvier montre le rôle important des lésions nerveuses dans la production de ces œdèmes) ; dans le surmenage par la marche (épuisement des nerfs du membre inférieur). Nous verrons plus loin que l'influence nerveuse n'est pas toujours absente dans les purpuras infectieux et toxiques.

On a soutenu sans preuves formelles que le purpura nerveux était dû à une simple angiectasie, tandis que les autres formes seraient dues à une réelle extravasation du sang.

_ 3° *Les purpuras des maladies infectieuses et toxiques.* — On sait depuis longtemps que des hémorragies cutanées peuvent se produire, à titre de complication, dans le cours de beaucoup de *maladies infectieuses* nettement classées dans le cadre nosologique. Elles se rencontrent dans les fièvres éruptives : variole hémorragique, scarlatine hémorragique, rougeole hémorragique. Elles constituent la caractéristique d'une maladie sans doute infectieuse : le scorbut. Elles peuvent s'observer dans la fièvre typhoïde, les angines, les broncho-pneumonies, la pneumonie, le paludisme, la diphtérie, la blennorragie, la vaccine, l'endocardite infectieuse, l'ictère grave, les diverses formes de septicémie gastro-intestinale. On les rencontre aussi chez le nouveau-né et le nourrisson dans l'infection septique à forme hémorragique (mélæna des nouveau-nés). Une forme de la syphilis héréditaire est justement caractérisée par la production d'hémorragies (hérédo-syphilis hémorragique).

On a relevé également l'existence du purpura dans les *intoxications hétérogènes* : iode, mercure, antipyrine, iodoforme, chloroforme et chloral, acide salicylique, arsenic, phosphore, sulfate de quinine, alcool, ergotine, belladone, balsamiques (copahu, cubèbe, santal, térébenthine), venin de serpent, sérums thérapeutiques, ingestion de viandes corrompues.

Le purpura peut s'observer encore dans la plupart des *états cachectiques* et tout ce que nous avons appris de ceux-ci nous permet de faire rentrer les purpuras cachectiques dans les purpuras infectieux ou toxiques. Quand le purpura apparaît dans la tuberculose, dans le cancer, dans la leucémie, dans l'anémie pernicieuse, dans la pellagre, dans la cachexie sénile, dans la grossesse, dans la cachexie hépatique ou dans le mal de Bright, dans le ra-

---

[1] *Soc. anatomique,* 22 juillet 1887.

[A.-B. MARFAN.

chitisme (maladie de Barlow), des faits nombreux nous autorisent à les considérer comme l'expression d'une septicémie ou d'une auto-intoxication concomitantes. .

Il existe enfin trois variétés de purpuras qui ne se rattachent à aucun état morbide classé et dont, pour cette raison, on a formé le genre des purpuras primitifs : ces trois variétés sont : 1° le purpura infectieux primitif ; 2° le purpura rhumatoïde : 3° la maladie de Werlhof. Elles sont plus communes dans l'enfance qu'à toute autre époque de la vie. Toutes les autres étant étudiées en d'autres parties de ce livre, nous ne présenterons que le tableau clinique de celles-ci. A propos du purpura infectieux primitif, nous aborderons la question encore obscure de la pathogénie du syndrome hémorragique en général ; nous essayerons d'établir le lien qui unit entre elles toutes les variétés de purpuras infectieux et toxiques et particulièrement les trois variétés de purpura primitif.

III. — FORMES CLINIQUES DU PURPURA PRIMITIF

A. — Purpura infectieux primitif

Description. — On peut distinguer trois formes de purpura infectieux primitif, suivant l'évolution et la gravité de la maladie : une forme subaiguë, bénigne ; une forme aiguë ou typhoïde, grave ; une forme suraiguë ou foudroyante, toujours mortelle. — Entre ces trois formes, la clinique montre tous les degrés intermédiaires. Nous prendrons pour type de description la forme aiguë ou typhoïde.

I. — *Forme aiguë ou typhoïde.* — Dans cette forme, le début est brusque ou progressif. Rapidement ou lentement, surviennent de la fièvre, de la courbature, de la céphalalgie, de l'anorexie, et assez fréquemment de la constipation et des vomissements ; presque en même temps ou quelques jours après, apparaissent les hémorragies cutanées et muqueuses. La peau se recouvre de taches d'un rouge sombre, tirant sur le bleu, de la dimension d'un grain de millet, d'une lentille, d'une pièce de cinquante centimes et plus grandes encore ; quand l'éruption est très confluente, la peau prend l'aspect tacheté d'une peau de léopard (Henoch) ; les épistaxis, le saignement de la bouche, le mélæna, l'hématurie, sont les hémorragies muqueuses qui accompagnent ordinairement le purpura infectieux. Ces accidents s'associent d'une manière variable : les hémorragies des muqueuses peuvent faire défaut ; plus rarement, comme dans une observation d'E. Vidal[1], les manifestations cutanées manquent et on observe des épistaxis, des hématuries, des hématémèses avec des phénomènes typhoïdes.

Les hémorragies cutanées se produisent fréquemment par poussées successives ; un jour, on voit apparaître un ensemble de taches ; deux, trois, quatre jours après, on voit survenir une nouvelle éruption, et ainsi de suite. C'est souvent au moment de ces poussées éruptives que se montrent les hémorragies des muqueuses.

[1] *France médicale*, 1878.

Dans quelques cas, l'hémorragie cutanée dépasse les limites habituelles et constitue des infiltrations très larges ; alors, la tache se recouvre parfois d'une phlyctène qui se flétrit et laisse à sa place une escarre plus ou moins vaste : c'est le *purpura gangréneux* (Martin de Gimard). Cette forme est presque toujours mortelle : elle peut coexister avec le noma[1].

Ailleurs, on voit les articulations se tuméfier et se remplir de sang ou de pus ; ce purpura infectieux à déterminations articulaires est distinct, au moins cliniquement, du purpura rhumatoïde que nous décrivons plus loin.

Parfois enfin le tableau clinique est modifié par des accidents apoplectiques ou paralytiques qui sont liés à des hémorragies des centres nerveux. Duplaix, Mauthner et Henoch ont observé ces accidents. Ils se produisent d'ordinaire dans les premiers jours de la maladie. Voici quelques exemples de ces hémorragies des centres nerveux.

M. Collinet[2] a observé un enfant de 8 ans qui présenta une stomatite, puis une épistaxis, puis du purpura généralisé ; quatre jours après, éclatent des convulsions partielles, des hallucinations, du nystagmus ; ces phénomènes disparaissent, mais il reste une hémiplégie droite spasmodique sans paralysie faciale ; l'éruption purpurique devient très étendue ; des épistaxis se reproduisent avec une telle abondance qu'elles mettent les jours en danger. Après divers incidents, le purpura hémorragique guérit et l'hémiplégie finit par disparaître.

Steffen[3] a relaté l'observation d'un enfant rachitique qui, au cours d'un purpura, présenta une hémiplégie avec paralysie faciale ; l'hémiplégie disparut rapidement ; mais la paralysie faciale persista ; sept semaines plus tard, le même sujet fut atteint d'une paralysie motrice et sensitive complète, avec paralysie des sphincters et escarres légères ; il y eut ensuite de l'atrophie musculaire. Steffen suppose qu'il s'est produit d'abord une hémorragie cérébrale, puis une hémorragie spinale.

J. Grosz a observé deux fois des hémorragies cérébrales et méningées ; dans le premier cas, il survint une hémiplégie gauche avec convulsions cloniques ; les accidents rétrocédèrent au bout de plusieurs semaines ; dans l'autre, l'enfant succomba rapidement dans l'apoplexie et, à l'autopsie, on trouva un foyer hémorragique récent, de la dimension d'une prune, dans l'hémisphère cérébelleux droit[4].

Pendant que les hémorragies cutanées, muqueuses, viscérales, se produisent, le sujet est abattu, prostré, parfois délirant ; l'inappétence persiste : la diarrhée remplace la constipation ; la langue se dessèche et les gencives se recouvrent de dépôts noirâtres pulvérulents. La température oscille entre 38° et 40° ; elle est très irrégulière dans son cycle ; elle peut tomber à la normale ou au-dessous, au moment des grandes hémorragies internes. Quand il n'y a pas d'hématurie, on peut constater que l'urine renferme presque toujours de l'albumine. La rate est souvent augmentée de volume. Parfois il existe un peu d'ictère. Très souvent il se produit de l'œdème de la face et des extrémités.

Le purpura typhoïde est grave ; il se termine souvent par la mort ; celle-ci survient en moins de trois ou quatre semaines par l'aggravation de l'adynamie, ou par le fait d'une hémorragie intestinale ou d'une hémorragie céré-

---

(1) Voy. Martin de Gimard. Voyez aussi Marfan et Galippe. Sur deux cas de noma. *Journal des conn. méd.*, 1894, p. 257, 266, 274.

(2) *Revue mens. des mal. de l'enfance*, 1891, p. 514.

(3) A. Steffen. Du purpura. *Jahrb. f. Kinderheilk.*, t. XXXVII, fasc. 1er, 1894 et t. XLII, 1896, p. 288.

(4) J. Grosz. Purpura chez les enfants. *Arch. f. Kinderheilk.*, 1894, t. XVIII, p. 1.

[A.-B. MARFAN.]

brale. Dans un tiers des cas environ, la maladie guérit après une convalescence en général fort longue.

La fièvre typhoïde à forme hémorragique est assez difficile parfois à distinguer du purpura infectieux primitif; quand les symptômes initiaux,
l'évolution et le tracé thermique laissent des doutes dans l'esprit, le procédé
du « séro-diagnostic » permettra d'établir la distinction. Pour le diagnostic
avec d'autres maladies, nous renvoyons au purpura rhumatoïde et à la
maladie de Werlhof.

Telle est la forme aiguë, la forme typhoïde du purpura infectieux primitif, celle que MM. Landouzy et Gomot ont décrite sous le nom de *typhus
angéio-hématique*.

II. *Forme subaiguë.* — Il y a une *forme subaiguë bénigne* de purpura
primitif qui se rattache sans aucun doute à la forme précédente ; car entre
elle et la forme typhoïde il existe tous les intermédiaires. Une fièvre modérée,
un état saburral des premières voies digestives, de l'abattement et de la
courbature accompagnent une éruption purpurique plus ou moins intense,
des épistaxis et parfois des hémorragies de la muqueuse buccale ; on constate souvent une légère albuminurie. Après 10 à 12 jours, le malade peut
entrer en convalescence ; mais, dans certains cas, l'affection se prolonge ; à
une éruption purpurique en succède une nouvelle, et, de rechute en rechute,
l'atteinte totale peut durer plus d'un mois. La guérison est habituelle ;
cependant le malade reste toujours à la merci d'une hémorragie viscérale ;
d'autre part, Martin de Gimard a observé la transformation d'un purpura
bénin en purpura typhoïde.

III. *Forme foudroyante.* — La forme foudroyante signalée par O. Guelliot en 1884[1], appelée *purpura fulminans* par Henoch[2], a été rencontrée à
tous les âges ; mais elle est surtout commune au-dessous de cinq ans. Brusquement, en même temps qu'apparaît une fièvre plus ou moins intense, on
voit se développer sur la peau des ecchymoses d'un bleu rougeâtre, parfois
faisant saillie ou recouvrant une nodosité ; on voit aussi des bulles remplies
de sang ; ces éléments revêtent souvent le caractère gangréneux. Les hémorragies muqueuses font généralement défaut. Dès le début, le sujet tombe dans
la somnolence, les convulsions ou le délire et la mort survient dans le coma
avec une extrême rapidité ; en 10 heures (Hervé)[3], en 16 heures (Gibbons),
en 5 jours (A. Ollivier), en 4 jours (Hérard) ; la maladie, toujours mortelle,
ne dure pas plus de 5 jours. On a demandé, sans obtenir de réponse bien
formelle, si ces faits ne représentaient pas des cas de variole ou de scarlatine hémorragiques d'emblée. Dans les cas de Guelliot, le purpura foudroyant
était apparu sous forme de petite épidémie.

Anatomie pathologique. — Dans la majorité des cas, l'autopsie fait
reconnaître que, dans le purpura infectieux, il y a une disposition hémorragique qui n'est pas limitée à la peau, mais qui est générale. Taches hémorragiques dans la bouche, l'estomac, l'intestin dont les cavités sont parfois

---

(1) GUELLIOT. *Union médicale du Nord-Est*, 1884.
(2) HENOCH. *Soc. de méd. de Berlin*, 15 décembre 1886.
(3) HERVÉ. Purpura foudroyant chez une enfant de 5 mois; peu d'hémorragie par les muqueuses.
Revue mensuelle des mal. de l'enf., 1888, p. 170.

remplies de sang; ecchymoses et hématomes des séreuses (plèvres, péritoine, péricarde, meninges, synoviales); infarctus pulmonaires, hépatiques, spléniques, rénaux, musculaires; ecchymoses vésicales; hémorragies cérébrales, cérébelleuses ou spinales.

En dehors des hémorragies, les lésions sont très variables. Une des plus constantes est l'altération hépatique : le foie, indépendamment des taches ecchymotiques qui siègent d'ordinaire sous la capsule de Glisson, est atteint de dégénérescence graisseuse; sa consistance est diminuée et il est parsemé de taches décolorées; au microscope, on y trouve les lésions du foie toxi-infectieux : dégénérescence granulo-graisseuse des cellules hépatiques, présence de nodules formés d'amas de petites cellules (nodule infectieux). Les lésions du rein infectieux sont aussi très communes. Dans quelques cas on rencontre de l'endocardite végétante.

Certains auteurs ont décrit des lésions des parois vasculaires. Hebra a signalé la dégénérescence graisseuse des artères; Hayem l'inflammation des artérioles; Leloir une capillarite desquamative. On a trouvé encore des thromboses capillaires chargées de microbes au niveau des taches hémorragiques. Mais ces altérations paraissent très inconstantes; aussi est-il impossible, à l'heure présente, d'attribuer à l'une d'elles un rôle prépondérant dans la genèse du purpura.

Hématologie. — On ne possède encore que peu de notions précises sur l'hématologie du purpura. Cependant l'idée que cette affection relève probablement d'une altération du sang a provoqué de nombreuses recherches.

La diminution du nombre des globules rouges, la présence de globules de petites dimensions ou au contraire de globules volumineux et de cellules rouges à noyau, ont été notées assez souvent, mais n'ont pas été retrouvées par tous les auteurs. Il en est de même de la diminution du taux de l'hémoglobine. Ces altérations s'observent d'ailleurs dans presque toutes les anémies et n'ont rien de caractéristique.

M. Rossi a constaté dans un cas une hémoglobinémie intense et émis l'hypothèse que les taches purpuriques n'étaient pas dues à une extravasation sanguine, mais à une simple transsudation d'hémoglobine dissoute.

Silbermann (1890) et Bena (1896) ont avancé que, dans le purpura, il y a une augmentation notable des hématoblastes; mais la lésion principale du sang consiste en une extrême vulnérabilité des globules blancs et rouges. Les leucocytes sont très friables et se transforment, en peu de temps, en amas vitreux. Les hématies ont des propriétés basophiles très prononcées, perdent leur hémoglobine rapidement et ont une grande tendance à se fragmenter. Ces altérations seraient dues à des microbes ou à des poisons et donneraient naissance à des thromboses dans les petits vaisseaux; il en résulterait des infarctus hémorragiques[1]. Ces auteurs aboutissent ainsi à une pathogénie qui n'est pas nouvelle et qui n'est pas sans doute applicable à tous les cas.

M. Hayem[2] a signalé des altérations sanguines qui seraient à peu près constantes dans le purpura, mais qui ne seraient pas propres à cette affec-

(1) H. Bena. Hématologie et pathogénie du purpura. *Thèse de Paris*, 1896, n° 41.
(2) *C. r. de l'Acad. des sciences*, 23 nov. 1896.

[A.-B. MARFAN.]

tion, puisqu'elles se rencontrent aussi dans l'anémie pernicieuse et les cachexies avancées. Voici en quoi consiste cette altération. A l'état normal, le caillot formé par le sang issu des vaisseaux se rétracte pour abandonner une certaine quantité de sérum qui l'imbibe. Dans le purpura hémorragique, *le caillot n'est plus rétractile*; il reste infiltré de liquide à la façon d'une éponge humide non exprimée. Le défaut de rétractilité du caillot coïncide avec une *diminution notable dans le nombre des hématoblastes*. Ce dernier caractère tiendrait le premier sous sa dépendance. M. Bensaude a retrouvé les mêmes altérations, mais seulement dans les formes hémorragiques et au moment même des poussées hémorragiques[1]. La diminution des hématoblastes dans le purpura, déjà indiquée par Denys, est niée formellement par Silbermann et Bena, qui ont vu au contraire le nombre de ces éléments fort augmenté.

Étiologie et pathogénie. — Le purpura infectieux primitif peut s'observer à tout âge. Mais il est plus fréquent dans l'enfance qu'à toute autre époque. Il peut se rencontrer dès les premiers jours de la vie et il y a lieu de se demander si la diathèse hémorragique ou mélæna des nouveau-nés n'en constitue pas une forme particulière. Le purpura foudroyant s'observe surtout de trois mois à cinq ans.

On a invoqué, dans quelques cas, l'action de causes banales qui, sans doute, n'ont qu'une influence adjuvante : les émotions morales (réprimande, correction, peur, colère), les commotions traumatiques, le refroidissement. Chez les nourrissons, le rachitisme et les affections congénitales du cœur paraissent être les causes prédisposantes les plus efficaces.

Il n'est pas prouvé que le purpura infectieux puisse se transmettre par contagion. Peut-il survenir sous forme épidémique ? Les faits cités par Fodéré et Lordat se rapportent sans doute à des cas de scorbut ou de variole hémorragique ; ils n'entraînent pas la conviction ; Guelliot a rapporté l'histoire d'une petite épidémie à laquelle nous avons déjà fait allusion, en montrant les doutes qu'elle soulève.

Néanmoins, la nature infectieuse du purpura idiopathique aigu est généralement admise aujourd'hui. Elle est établie sur des faits nombreux, mais encore assez mal classés. Klebs, Watson Cheyne, Balzer, Wickam Legg, Reher constatèrent dans le purpura infectieux des microbes dont ils ne firent pas la détermination. Petrone exécuta des recherches un peu plus complètes ; il trouva dans le sang pendant la vie des micrococques et des bacilles ; il injecta le sang à des lapins qui succombèrent ensuite avec des hémorragies[2]. Ceci et Illava trouvèrent dans un cas des micrococques et un bacille dans le sang; dans un autre, des streptocoques. Ceci, inoculant des lapins et des grenouilles avec le sang du cadavre, provoqua chez les animaux des hémorragies[3]. Martin de Gimard constata dans les taches purpuriques et dans le sang un micrococque, non déterminé, et, avec les cultures de cette bactérie, put provoquer chez quelques animaux des hémorragies.

<hr>

(1) BENSAUDE. *Soc. Méd. des hôp.* Janvier, 1897.
(2) *Rivista clin. di Bologna*, 1885, p. 511.
(3) *Archives slaves de biologie*, 1887.

Jusque-là, on cherchait dans le purpura un microbe spécifique qu'on supposait être toujours le même. Avec les progrès de la bactériologie, on vit que le purpura n'est pas une affection uniforme, car on y trouve les microbes les plus divers : des staphylocoques (Babes, Lebreton, Silvestrini et Baduel); des streptocoques (Guarnieri, Hanot et Luzet, Antony, Widal et Thérèse, Lannois et Courmont, Babes) ; le pneumocoque (Claisse, Hutinel, Claude); le microbe pyocyanique (Neumann); le coli-bacille (Michel Dansac, Monnier); des microbes indéterminés (Tizzoni et Giovanni, Vassale, Kolb). Dans quelques cas, on trouve deux ou plusieurs microbes associés; chez un enfant d'un an atteint de broncho-pneumonie et de purpura, M. Ch. Levi a trouvé dans le poumon, le sang et les taches de purpura, le pneumocoque et le streptocoque (*Soc. anat.*, 23 oct. 1896). A l'heure présente, c'est le streptocoque qui a été le plus fréquemment rencontré dans le purpura primitif.

Tantôt on trouve le microbe pathogène dans le sang et au niveau des taches purpuriques ; tantôt la recherche des microbes dans le sang et les taches reste négative; il existe seulement un foyer local d'infection: ainsi, Auché et Level ont communiqué au Congrès de médecine interne de Bordeaux (août 1895) un cas d'éruption scarlatiniforme et de purpura hémorragique compliquant une infection locale mixte à staphylocoques et streptocoques; il n'y avait pas de microbes dans les foyers hémorragiques ni ailleurs que dans la plaie; dans les cas de ce genre, l'infection est et reste locale; elle agit sans doute sur l'ensemble de l'organisme grâce aux toxines élaborées par les microbes du foyer infectieux et qui se répandent dans le sang.

Ces deux ordres de faits, purpura infectieux et purpura toxi-infectieux, que la bactériologie nous permet d'isoler, doivent être envisagés séparément.

La présence des microbes pathogènes dans le sang et au niveau des éléments purpuriques indique une diffusion plus grande de la maladie, une septicémie dont le pronostic doit être plus sérieux que celui de la forme toxi-infectieuse où l'on peut espérer une élimination plus facile des agents pathogènes et un arrêt du processus. D'ailleurs, la présence des microbes au niveau des lésions semble correspondre aux faits de purpura nodulaire ou bulleux avec tendance gangréneuse. Dans ces cas, l'histologie montre que les vaisseaux de la tache sont enflammés et sont le siège de thromboses. L'oblitération vasculaire explique la nécrose des tissus et la rupture des capillaires facilitée par la mortification du territoire privé de sang[1]. La pathogénie des faits de cet ordre est donc facile à concevoir : il s'agit d'une dermatite bactérienne métastatique[2].

Dans les cas où on ne peut invoquer que l'action des toxines, de même que dans ceux où le purpura est dû à une intoxication hétérogène, par des poisons minéraux par exemple, la pathogénie des hémorragies est plus complexe. Les poisons peuvent agir directement sur les vaso-moteurs des petits vaisseaux et créer ainsi l'hyperémie qui va jusqu'au raptus hémorragique. Mais on a soutenu que le poison agit d'abord et surtout sur les centres ner-

---

[1] H. CLAUDE. Note sur deux cas de purpura infectieux et toxique chez des enfants. *Revue mensuelle des mal. de l'enf.*, 1895, p. 445.

[2] WIDAL ET THÉRÈSE. *Soc. méd. des hôp.*, 9 février 1894.

[A.-B. MARFAN.]

veux et que le trouble vaso-moteur dépend de l'empoisonnement du névraxe : en effet, dans certains cas, la disposition symétrique de l'éruption, les phénomènes douloureux concomitants, l'analogie avec le purpura tabétique, ont permis de créer le groupe des purpuras myélopathiques (Faisans) et d'avancer que les toxines peuvent provoquer des hémorragies en agissant sur la moelle.

Un facteur dont il faut aussi tenir compte dans la genèse du purpura et des hémorragies, c'est l'altération du foie. Un microbe ou une toxine lèsent la cellule hépatique ; il en résulte une hépato-toxhémie ; or, nous savons que l'auto-intoxication qui suit la destruction des cellules du foie est essentiellement hémorragique ; et, alors, il se peut que les toxines qui agissent ne soient plus les toxines de la maladie primitive, celles qui ont altéré le foie, mais bien celles que le foie détruit à l'état normal et sur lesquelles il est maintenant sans action. Ce mécanisme, qui semble intervenir dans les empoisonnements minéraux et dans l'empoisonnement par le chloroforme, doit sans doute intervenir aussi dans certaines toxi-infections ; rappelons que le foie est l'organe le plus constamment lésé dans le purpura. D'ailleurs, il est possible que les poisons que le foie lésé ne détruit plus agissent sur le système nerveux pour produire ces hémorragies. Dans quelques cas, c'est le rein qui semble jouer un rôle analogue à celui du foie. Il semble donc que divers mécanismes peuvent se combiner pour engendrer le purpura.

Il est à remarquer que les microbes trouvés dans le purpura idiopathique aigu sont des germes peu spécifiques, qui ne donnent pas naissance à une maladie toujours la même, mais qui peuvent engendrer des accidents variés ; de même que presque tous peuvent être pyogènes dans certaines conditions, de même ils peuvent, dans d'autres conditions, devenir hémorragiques ; comme l'a dit Charrin, la fonction hémorragique n'est pas l'attribut d'un seul microbe.

Si les purpuras que nous étudions spécialement ici sont dits idiopathiques ou primitifs, c'est là une expression qui n'a qu'une valeur clinique ; elle signifie seulement que la disposition hémorragique ne succède à aucune maladie classée dans le cadre nosologique. Encore, si on faisait la critique de certaines observations, on y verrait beaucoup de purpuras, dits primitifs, survenir à la suite d'une stomatite ou d'une angine, d'une scarlatine, d'une plaie. Et si on songe que la plupart des microbes retrouvés dans les purpuras primitifs sont des hôtes de nos cavités normales, on peut se demander si, dans certains cas, le purpura primitif n'est pas le fait d'une auto-infection, préparée par une modification spéciale du milieu intérieur, telle que celle que crée le surmenage. La seule forme de purpura qui mériterait le nom d'idiopathique serait celle, encore non démontrée, qui succéderait à l'introduction accidentelle dans l'organisme d'un microbe qui y serait apporté du dehors avec la propriété hémorragique.

Si nous envisageons maintenant, à la lueur de ces notions, les purpuras infectieux secondaires et les purpuras cachectiques, nous serons conduits à les rapprocher des purpuras infectieux idiopathiques. Prenons pour exemple la variole : les hémorragies sont précoces ou tardives ; les précoces relèvent probablement du microbe même de la variole, encore inconnu d'ailleurs ; les tardives sont sans doute liées, dans un certain nombre de cas, aux infections secondaires à streptocoques. Prenons d'autre part le purpura des cancéreux : quelques observations prouvent qu'il est dû à une septicémie secondaire à streptocoques ; celu_ des tuberculeux semble engendré par les toxines des microbes multiples qui vivent dans les cavernes.

Puisque des microbes divers peuvent engendrer le purpura infectieux, nous devons nous demander si c'est en vertu de qualités qu'ils ont acquises accidentellement, ou en vertu des propriétés du terrain sur lequel ils se développent. N'existerait-il pas une disposition passagère du sujet soumis à l'infection qu'il faudrait rapprocher de la disposition permanente des hémophiles ? C'est là une question que le défaut de documents nous oblige de laisser en suspens.

En résumé, les syndromes hémorragiques auxquels se rattache le purpura infectieux peuvent être engendrés par des microbes divers. Ceux-ci agissent sur les vaisseaux et sur le sang, soit directement, soit par leurs toxines ; dans quelques cas, peut-être microbes et toxines n'agissent-ils que par l'intermédiaire d'une altération nerveuse ou hépatique. La propriété hémorragique semble dépendre de conditions accidentelles, soit des microbes eux-mêmes, soit de l'organisme sur lequel ils se développent.

Il faut noter que cette étiologie et cette pathogénie se rapprochent singulièrement de l'étiologie et de la pathogénie des érythèmes généralisés, telles qu'on les comprend aujourd'hui. La limite qui sépare la macule ou la papule de l'érythème de la tache purpurique est d'ailleurs, dans beaucoup de cas, peu tranchée : l'hyperémie et l'exsudation séreuse de la tache d'érythème se compliquent souvent d'une rupture vasculaire et l'érythème devient purpurique par places.

Transmission du purpura infectieux de la mère au fœtus. — Lorsqu'une femme grosse est atteinte de purpura infectieux, il y a d'ordinaire interruption de la grossesse ; le fœtus naît mort ou vivant, viable ou non viable ; mais ce qui est intéressant, c'est qu'il peut présenter des lésions de purpura ; la maladie peut donc se transmettre de la mère au fœtus à travers le placenta. Dorhn a cité le fait suivant[1].

Une femme de 44 ans, enceinte et près du terme, est atteinte de purpura ; elle accouche d'une fille de 2 570 grammes qui présentait dès sa naissance des taches purpuriques très nombreuses sur la peau, la conjonctive, le palais ; l'enfant finit par guérir au bout d'une dizaine de jours. La mère guérit également.

Voici une observation de Hanot et Luzet[2].

Une femme grosse est atteinte de méningite purulente à streptocoques ; l'enfant fut expulsé avant terme, mort-né ; il présentait des foyers purpuriques dans les séreuses et le thymus. En même temps, la mère présentait des taches de purpura sur la peau et mourait de sa méningite. Le streptocoque fut retrouvé chez la mère et chez l'enfant.

Il faut rapprocher de ces faits les cas, cités par Koplik[3], de purpuras

[1] *Archiv. f. Gynæk,* 1874, t. VI, p. 486.
[2] *Arch. de méd. expérimentale,* 1890, p. 77, n° 2.
[3] *Bulletin médical,* 1890, p. 654.

[A.-B. MARFAN.]

mortels chez des nouveau-nés dont les mères étaient atteintes de fièvre puerpérale.

Traitement. — Le traitement du purpura infectieux est celui que nous opposons à toutes les maladies infectieuses générales. Il consiste, à défaut d'une médication spécifique, à soutenir les forces de l'organisme et à favoriser l'élimination des toxines microbiennes et les déchets des échanges viciés par l'infection. On y joint, dans le purpura, la médication hémostatique.

Dans les formes graves fébriles, il ne faut pas hésiter à employer, à moins de contre-indication spéciale, l'hydrothérapie sous ses diverses formes (bain froid ou tiède, drap mouillé) suivant les indications qui ont été déjà données[1]. Si, en raison des mouvements que nécessitent les pratiques hydrothérapiques, on craint de provoquer des hémorragies muqueuses, on s'adressera aux sels de quinine ; mais cette crainte ne doit pas être exagérée. On usera en outre des stimulants (éther, caféine, alcool, quinquina, camphre), et des hémostatiques (ergotine, tanin, eau de Rabel, hamamelis). On pensera à réaliser une antisepsie aussi minutieuse que possible de la bouche et du nez.

Le régime se composera de lait, d'œufs, de légumes, de sucs de fruits et de boissons acidulées : limonade citrique, tartrique, sulfurique. S'il y a des hémorragies gastro-intestinales ou des hématuries, on emploiera la glace *intus* et *extra* ; les boissons seront données froides ; et on administrera une potion au perchlorure de fer.

Dans les formes bénignes, on se bornera à ordonner le repos absolu au lit, l'usage de la médication et du régime hémostatiques. Les préparations de quinine seront employées si le degré de la fièvre l'exige.

B. — Purpura rhumatoïde

Synonymes : purpura rhumatismal, péliose rhumatismale, purpura exanthématique, purpura myélopathique primitif.

Description. — Le purpura rhumatoïde s'observe surtout chez les sujets jeunes, mais âgés de plus de cinq ans. Il débute d'ordinaire par des douleurs articulaires siégeant aux membres inférieurs, et souvent par un léger mouvement fébrile. Puis apparaissent, dans un ordre variable, des taches de purpura et des douleurs gastro-intestinales.

A sa période d'état et dans sa forme complète, il est caractérisé par trois ordres de symptômes : 1° l'éruption purpurique ; 2° les douleurs articulaires avec œdème plus ou moins étendu ; 5° les douleurs gastro-intestinales.

L'éruption est constituée surtout par de petites taches hémorragiques, par des pétéchies ; mais parfois on voit des ecchymoses un peu plus larges. L'éruption est plus souvent discrète qu'abondante. Elle occupe de préférence les membres inférieurs et elle s'y dispose symétriquement. Elle coexiste parfois avec de l'érythème papuleux ou noueux, caractère qui, avec les arthropathies, rapproche l'affection de l'érythème polymorphe (A. Mathieu). Parfois

(1) Voir, dans le tome 1er de cet ouvrage, les *Considérations thérapeutiques*.

les éléments purpuriques revêtent l'apparence d'élevures urticariennes (purpura ortié).

Les douleurs articulaires occupent d'abord les jointures des membres inférieurs ; elles peuvent y rester limitées : mais dans la suite elles s'étendent parfois aux membres supérieurs. Tantôt il s'agit d'une simple arthralgie et on ne constate pas d'épanchement dans la jointure ; tantôt, au contraire, il y a exsudation de liquide dans l'articulation. Il n'y a pas d'ordinaire de rougeur des téguments. L'arthropathie est fixe ; elle n'est pas mobile comme celle du rhumatisme vrai. Le genou et le cou-de-pied sont les jointures le plus souvent atteintes. La douleur est d'ordinaire assez modérée ; on la réveille par la pression sur les attaches ligamenteuses. Des douleurs dans les masses musculaires et sur le trajet des nerfs du membre inférieur peuvent accompagner les arthropathies. Un œdème plus ou moins marqué précède souvent et accompagne presque toujours le développement des arthropathies ; il ne se limite pas aux régions péri-articulaires ; il occupe le pied, les malléoles et toute la région du mollet ; parfois il remonte sur la cuisse. C'est d'ordinaire un œdème blanc et mou, rarement rose et dur. Il disparaît très vite.

Les troubles gastro-intestinaux peuvent être très peu marqués et passer inaperçus si on ne les recherche pas ; mais quelquefois ils occupent la première place dans le tableau clinique et attirent toute l'attention ; ils font songer à un ulcère simple, à un empoisonnement, à une péritonite, aux crises gastriques du tabes. Ils sont caractérisés par des vomissements alimentaires ou bilieux avec des douleurs épigastriques intenses, par de la diarrhée avec coliques plus ou moins violentes. La diarrhée est parfois sanglante. Ces troubles gastro-intestinaux précèdent souvent l'apparition du purpura.

Le purpura rhumatoïde s'accompagne d'ordinaire d'un léger mouvement fébrile et d'une céphalalgie plus ou moins vive qui disparaissent peu après le début ; pendant le cours de la maladie, il n'est pas rare de trouver une albuminurie légère.

Le purpura rhumatoïde est une maladie à rechutes. L'éruption se montre par poussées successives ; chacune d'elles peut s'accompagner de fièvre, d'arthropathies, de douleurs gastro-intestinales ; mais cela est loin d'être la règle ; les rechutes sont souvent constituées uniquement par l'éruption purpurique et l'œdème. La fatigue est la cause habituelle de ces nouvelles poussées ; il suffit, quand on croit le malade guéri, de le laisser se lever, pour voir apparaître une nouvelle éruption. J'ai observé jusqu'à 5 rechutes successives. La maladie, qui dure ordinairement 2 septénaires, peut se prolonger ainsi pendant des mois. En outre, les récidives à longue échéance sont assez fréquentes.

Le purpura rhumatoïde est rarement hémorragique. Toutefois, des hémorragies muqueuses et même viscérales ont été observées ; ces hémorragies ont entraîné la mort dans quelques cas tout à fait exceptionnels.

Très rares aussi sont les complications viscérales : pleurésie, péricardite, endocardite, néphrite. M. A. Moussous a cependant relaté deux faits de mal

[A.-B. MARFAN.]

de Bright survenu au cours d'un purpura rhumatoïde [1]. Sauf dans les cas où les hémorragies et les complications viscérales viennent assombrir le pronostic, la maladie est bénigne et se termine par la guérison après un temps plus ou moins long.

D'après M. Bensaude, on ne trouve pas dans le purpura rhumatoïde les altérations hématiques signalées par M. Hayem dans le purpura infectieux primitif; mais le sang présenterait parfois une augmentation notable des hématoblastes.

Diagnostic. — Le purpura rhumatoïde, dans sa forme complète, est facile à reconnaître; le siège de l'éruption et son caractère pétéchial, les douleurs articulaires et gastro-intestinales, l'intégrité relative de l'état général, le caractérisent suffisamment.

Mais, dans les formes qui s'écartent de ce type, des difficultés peuvent surgir. La principale touche à une question de doctrine nosologique dont on entrevoit la solution, mais qui, à l'heure présente, n'est pas pleinement résolue. Le purpura et les arthropathies peuvent en effet coexister dans diverses occasions et, jusqu'ici, on distingue trois formes de cette coexistence :

1° Le purpura infectieux avec déterminations articulaires dont nous avons parlé plus haut; 2° Les pseudo-rhumatismes infectieux avec purpura; 5° Le purpura rhumatoïde.

Nous ne voyons aucune bonne raison pour ne pas confondre les deux premiers groupes. Cette fusion établie, il reste que le groupe unifié se distingue du purpura rhumatoïde par sa gravité, le caractère ecchymotique de l'éruption, les hémorragies muqueuses et viscérales, l'absence de troubles douloureux de l'estomac et de l'intestin.

Le scorbut se distingue du purpura rhumatoïde par la gingivite fongueuse, la fétidité de l'haleine, l'état cachectique, les hématomes sous-cutanés, les conditions étiologiques et le caractère épidémique.

Étiologie et pathogénie. — Le purpura rhumatoïde a été considéré longtemps comme un purpura survenant au cours d'un rhumatisme articulaire vrai; c'est à cette opinion que se rattache l'expression longtemps classique de *péliose rhumatismale* (Schönlein). Mais M. E. Besnier, en 1876, critiqua cette manière de voir et, depuis, l'analyse clinique a détaché définitivement le purpura rhumatoïde du rhumatisme vrai, de même que les érythèmes polymorphes, papuleux ou noueux. Il suffit d'observer les formes typiques de ces affections pour se convaincre qu'elles constituent des syndromes distincts du vrai rhumatisme. Les arthropathies qui les accompagnent n'ont point les caractères des arthropathies du rhumatisme vrai; ce sont des pseudo-rhumatismes. En réalité, il semble que le vrai rhumatisme ne s'accompagne presque jamais de purpura.

Le purpura rhumatoïde, contrairement aux deux autres variétés de purpura primitif, ne s'observe jamais avant cinq ans: il est le propre de la grande enfance et de l'adolescence.

Il a été observé à la suite du refroidissement, des émotions, du traumatisme; mais il n'est pas prouvé que ces conditions aient eu une influence sur

---

[1] *Revue mens. des mal. de l'enfance*, 1891, p. 62.

son développement. Le surmenage paraît avoir une action plus réelle : on a rencontré le purpura rhumatoïde après des marches forcées, des danses prolongées, une longue station debout, des excès vénériens. Il peut être provoqué par la blennorragie (A. Mathieu, Litten) ; il peut apparaître à la suite d'une angine simple (Marfan), d'une pleurésie à pneumocoques (A. Schwab[1]).

Il se développe de préférence chez les sujets de souche arthritique ou névropathique. Il est, comme l'érythème polymorphe, plus fréquent au printemps qu'en toute autre saison.

Donc, ce qui paraît le mieux établi dans cette étiologie, c'est l'action des infections et du surmenage, et ce qui caractériserait le purpura rhumatoïde, ce qui déterminerait sa forme particulière, ce serait, d'après Henoch, Couty et Faisans, que ses causes agiraient d'abord sur le système nerveux, particulièrement sur le système postérieur de la moelle. Les toxines microbiennes, les déchets du surmenage, l'épuisement nerveux de la fatigue, auraient pour effet d'altérer passagèrement cette partie du névraxe, et, par l'intermédiaire de cette altération, provoqueraient le purpura (dilatation angio-neurotique), les arthralgies, les névralgies, les myalgies, les crises gastro-intestinales. Le purpura rhumatoïde serait donc un purpura myélopathique. A l'appui de cette opinion, on invoque la symétrie des accidents, le caractère des douleurs, l'analogie avec ce qui se passe dans le tabes, surtout la ressemblance des troubles gastro-intestinaux du purpura avec les crises gastriques ou intestinales de l'ataxie locomotrice.

Mais si l'on songe que l'atteinte de la moelle, supposée en pareil cas, est d'ordinaire infectieuse ou toxique, on voit que, tout de même, le purpura rhumatoïde n'est en définitive qu'une forme particulière du purpura infectieux ou toxique.

En discutant le diagnostic, nous avons énuméré à l'aide de quels caractères distinctifs on pouvait, en clinique, séparer le purpura infectieux du purpura rhumatoïde. Ces caractères sont fragiles. D'autre part, l'observation montre qu'entre le purpura infectieux et le purpura rhumatoïde il y a des faits de passage qui établissent la transition.

Voici, comme exemple, un cas de purpura rhumatoïde à rechutes, qui récidive après un certain temps de repos, sous forme de purpura infectieux bénin.

Alfred G..., âgé de 9 ans, entre à l'hôpital au mois de février 1892, pour une angine cryptique simple ; au cours de sa maladie apparaissent des douleurs dans les jointures du membre inférieur et de l'œdème des mollets ; puis se montre une éruption purpurique des jambes, et en même temps l'enfant est pris de vomissements répétés avec douleurs gastriques, de coliques, de diarrhée et de mélæna. Plus tard il a une hématurie. Au cours de ce purpura, apparaît un souffle systolique mitral très intense. L'enfant sort à peu près guéri trois semaines après ; il garde toujours le souffle mitral.

Dans le reste de l'année 1892, il aurait eu chez lui trois attaques successives de purpura, toutes très longues. Pendant les premiers mois de l'année 1893, il est en bonne santé.

Le 25 avril 1893, on le ramène à l'hôpital avec un purpura à taches larges et confluentes sur les jambes, les cuisses et les membres inférieurs ; il a été pris trois

(¹) *Médecine moderne*, 8 nov. 1893.

[A.-B. MARFAN.]

jours avant de fièvre et de mal de tête; à l'entrée, il est apyrétique, il n'éprouve aucune souffrance; il n'y a ni trouble digestif, ni arthropathies; le souffle cardiaque a disparu. Quinze jours après l'enfant sort guéri.

Traitement. — On ordonnera d'abord le repos absolu au lit. On prescrira ensuite soit la quinine, soit le salicylate de soude ou l'antipyrine, si le degré de la fièvre ou l'intensité des douleurs l'exigent. L'alimentation se composera de lait, d'œufs, de légumes, de fruits, de boissons acidulées. Quand le sujet paraît guéri, il ne faut pas lui permettre de se lever trop tôt, sous peine d'assister presque sûrement à une rechute. On ne craindra pas d'exiger le séjour au lit pendant près de trois semaines.

C. — MALADIE DE WERLHOF

(Purpura apyrétique à ecchymoses géantes.)

L'existence du type clinique décrit par Werlhof sous le nom de *morbus maculosüs hemorrhagicus* a été contestée. Pour quelques auteurs, l'expression « maladie de Werlhof » n'a aucun sens précis et doit disparaître; pour d'autres, elle est simplement synonyme de purpura hémorragique; pour un très petit nombre, elle s'applique à une individualité clinique distincte. Ces divergences ne doivent pas nous surprendre beaucoup. La description de Werlhof est très brève, et, pour la bien comprendre, il faut, comme nous l'a enseigné Lasègue, lire le commentaire de son disciple Wichmann. On apprend ainsi que l'affection signalée par Werlhof est un purpura hémorragique, remarquable par l'apyrexie, la bénignité relative et l'absence de tout symptôme concomitant. Si ces caractères ne spécifient pas une entité morbide, il faut convenir qu'ils classent nettement une variété clinique. Je montrerai plus loin que d'autres caractères accusent encore l'individualité de la maladie de Werlhof.

Description. — La maladie de Werlhof débute brusquement, sans prodromes, sans fièvre, sans douleur; une épistaxis, une stomatorragie en signalent souvent l'invasion; si ces hémorragies ne se produisent pas, c'est le hasard qui fait découvrir les ecchymoses cutanées.

Le symptôme cardinal de la maladie est une éruption purpurique à caractères spéciaux. Il se produit des taches punctiformes (pétéchies), des stries hémorragiques vergetées (*vibices*); mais surtout, et c'est là une importante particularité, il se produit *des ecchymoses énormes* dont les dimensions varient de celles d'une pièce de 5 francs à celles de la main tout entière; et quand on a fait déshabiller l'enfant, quand on constate ces vastes taches violettes, noirâtres, *on a l'impression que l'enfant a été roué de coups.* Ces ecchymoses pâlissent au bout de quelques jours, elles prennent une teinte jaune verdâtre et disparaissent en trois semaines. L'éruption n'obéit en rien aux lois de la symétrie. Elle siège un peu partout, particulièrement sur les membres inférieurs et sur le tronc. Tantôt elle est discrète; tantôt elle est confluente et tout le corps peut en être couvert.

Des hémorragies des muqueuses accompagnent l'éruption. Les plus fréquentes sont l'épistaxis et la stomatorragie qui peuvent marquer le début de l'affection. Quand on examine la bouche, on constate que ce ne sont pas des gencives malades, fongueuses qui saignent, mais on voit sur la voûte palatine ou sur les joues, ou sur les gencives saines, une tache ecchymotique, origine du suintement sanguin. Plus rarement on observe des hématémèses et du mélæna. Les hématuries et les hémoptysies n'ont presque jamais été observées. Lorsque ces hémorragies sont abondantes, il survient de la pâleur anémique et parfois une certaine tendance à la syncope.

Pendant que ce tableau se déroule, il est remarquable de constater que l'état général reste satisfaisant, qu'il n'y a ni douleur d'aucune sorte, ni fièvre, ni aucun symptôme concomitant. L'absence de fièvre est la règle, et il ne faut pas appeler maladie de Werlhof un purpura fébrile. Non moins caractéristique est l'absence de tout symptôme concomitant. Aucune sensation anormale ne révèle au sujet la formation des ecchymoses ; il n'existe ni douleurs articulaires, ni troubles gastro-intestinaux douloureux comme dans le purpura rhumatoïde ; l'examen de l'urine n'indique rien de pathologique. Je n'ai pas rencontré le ralentissement du pouls relevé dans quelques observations.

Dans la majorité des cas, on ne constate même pas de disposition hémophilique ; des dents ont pu être arrachées ; des piqûres ont pu être faites pour l'examen du sang ; il n'y a pas eu d'hémorragies consécutives.

La durée de la maladie de Werlhof est d'ordinaire assez courte ; elle dure de 8 à 15 jours ; au bout de ce temps, elle disparaît sans laisser aucune trace ; il ne reste un peu d'anémie que lorsqu'il y a eu des hémorragies abondantes par les muqueuses. Mais, à côté de la forme aiguë commune, on doit placer une *forme chronique* dont j'ai cité un exemple remarquable, et, je crois, presque unique jusqu'ici ; dans ce cas, la maladie a duré 6 mois sans que l'état général ait été troublé. Cette observation me paraît mériter d'être rapportée.

Fillette de 10 ans et demi qui est entrée dans nos salles le 30 mai 1894. Au sujet de ses antécédents héréditaires, nous avons appris que son père était bien portant et que sa mère était morte d'une affection cardiaque avec albuminurie. Notre malade est née à terme ; elle a été nourrie au sein, mais sans aucune règle ; aussi a-t-elle été très maladive pendant sa première enfance ; elle n'a marché qu'après deux ans et elle a eu ses dents très tard. Elle a eu la rougeole, la varicelle, et, il y a deux ans, la diphtérie. Malgré ces atteintes, sa santé générale est restée satisfaisante. Elle est élevée dans un pensionnat qui est dans de bonnes conditions d'hygiène et où on ne se plaint que de sa paresse intellectuelle.

Au mois de mai, on la ramène chez ses parents parce qu'elle présente de larges taches sur le corps, qu'elle saigne du nez et de la bouche. Elle ne présente d'ailleurs aucun autre symptôme, ni douleurs articulaires, ni fièvre, ni troubles digestifs ; elle est aussi gaie que d'habitude.

Au moment de son entrée à l'hôpital, on découvre sur les membres inférieurs et sur le ventre quatre ou cinq ecchymoses noirâtres, d'énormes dimensions, dont quelques-unes sont presque aussi grandes que la main et qui ressemblent tout à fait à des ecchymoses traumatiques. On ne constate ni fièvre ni aucun symptôme concomitant. On met l'enfant au repos et on lui administre du fer et du quinquina ; et au bout de trois semaines, les ecchymoses ayant toutes disparu, on lui permet de se lever.

Mais quelques jours après, le 5 juillet, apparaît sur le flanc droit une plaque ecchymotique grande comme la main ; le surlendemain une autre se produit qui occupe toute la face dorsale du pied droit ; il n'y a pourtant ni fièvre, ni aucun autre

[A.-B. MARFAN.]

symptôme; le 18 juillet, survient une abondante épistaxis qui nécessite le tamponnement des fosses nasales; puis apparaissent des pétéchies sur la face dorsale du pied gauche et une ecchymose sur la région tibiale; le 31 juillet, une nouvelle épistaxis se produit qui nécessite encore le tamponnement; le 5 août, les gencives se remettent à saigner et trois vastes ecchymoses apparaissent, sur le genou droit, sur la face externe du pied, et sur la face dorsale de la main droite; cette poussée s'éteint vers le milieu de septembre; pendant tout ce temps, l'état général est resté excellent et on a administré des pilules renfermant 5 centigrammes d'ergotine et 15 centigrammes de tanin. On permet de nouveau à l'enfant de se lever, et, le 1ᵉʳ octobre, des taches réapparaissent; l'une d'elles siège au genou droit et est attribuée par l'enfant à un traumatisme. Nouvelle rémission, puis nouvelle rechute le 5 novembre; il apparaît alors des ecchymoses au niveau du grand trochanter droit et sur la plante du pied droit; des taches punctiformes, c'est-à-dire des pétéchies et des stries hémorragiques, c'est-à-dire des vibices sur la peau du dos et des jambes. On traite cette rechute par l'eau de Rabel. Le 19 novembre, tout a disparu, lorsqu'il se produit une énorme ecchymose au niveau du manubrium sternal et des pétéchies au niveau de l'épaule. Depuis, il s'est toujours produit des taches. Le 8 décembre, on trouve des ecchymoses en voie de disparition sur la face interne de la cuisse gauche et sur la jambe droite; on voit des pétéchies et des vibices dans le dos; enfin une ecchymose récente, très vaste, sur la région inguinale gauche, empiétant sur le ventre et sur la cuisse.

L'état général a toujours été excellent. Jamais l'enfant n'a eu de fièvre.

Lors de mes premiers examens, j'ai été frappé de la conformation du crâne : saillie des bosses frontales, saillie des bosses pariétales, brachycéphalie très accusée. J'ai retrouvé là des stigmates d'un rachitisme ancien; comme les anciens rachitiques sont, en général, des sujets qui digèrent mal, j'ai exploré les voies digestives. Il n'existe aucun trouble fonctionnel de la digestion, l'appétit est excellent, les digestions bonnes, les évacuations régulières; j'ai perçu un jour un bruit de clapotage très net; mais depuis, malgré des examens réitérés, je n'ai pu retrouver ce bruit. Il n'y a pas d'indican dans les urines. Le foie et la rate ont leur volume normal.

L'examen de la bouche montre qu'il n'y a ni gingivite, ni stomatite; mais plusieurs dents sont cariées. L'examen des voies respiratoires, l'examen du cœur, l'examen du système nerveux, ne décèlent aucune anomalie. Le pouls est normal; je ne l'ai jamais trouvé ralenti. Le sang a été examiné et a été trouvé normal; il a été ensemencé et il a été trouvé stérile. Les urines ont été analysées complètement à deux reprises: l'analyse n'a montré aucune anomalie.

A partir du mois de décembre, il ne s'est plus produit d'ecchymose. L'enfant est sortie au mois de janvier 1895.

Étiologie. — La maladie de Werlhof est une affection rare; elle s'observe surtout de 5 ans à 15 ans; toutefois elle peut se rencontrer dans la première enfance; les faits décrits par G. Somma[1] sous le nom de *purpura ecchymotique des nourrissons* me paraissent appartenir à la maladie de Werlhof, telle que j'ai essayé de la définir. Je n'ai point observé celle-ci chez les adultes.

Quant à ses causes et à sa nature, nous sommes dans la plus complète ignorance. On a invoqué la peur, les émotions violentes; je n'ai jamais retrouvé ces circonstances étiologiques. Lasègue la considérait comme une forme de scorbut sporadique bénin; l'absence de gingivite fongueuse et d'œdème des membres est contraire à cette hypothèse. M. Martin de Gimard la regarde comme la forme la plus bénigne du purpura infectieux primitif; il a vu des cas de maladie de Werlhof apyrétique se transformer brusque-

---

[1] G. SOMMA. Le purpura ecchymotique des nourrissons. *Archivio italiano di pediatria*, année X, fasc. 1. Naples, 1892.

ment en purpura infectieux fébrile, voire même mortel. Cette manière de voir est vraisemblable, mais attend une démonstration formelle. En sa faveur, on peut encore invoquer l'identité des lésions du sang dans la maladie de Werlhof et le purpura infectieux primitif (Bensaude).

G. Somma a remarqué que, chez les nourrissons, la maladie de Werlhof atteint de préférence ceux qui souffrent de catarrhe intestinal.

Diagnostic. — Le diagnostic de la maladie de Werlhof n'offre pas de difficultés sérieuses. Le purpura rhumatoïde s'accompagne de douleurs articulaires, de douleurs gastro-intestinales, parfois de fièvre ; l'éruption est surtout pétéchiale et non ecchymotique. Le purpura infectieux primitif est caractérisé par la fièvre et les phénomènes généraux graves qui l'accompagnent. Le scorbut se distingue par la gingivite fongueuse, la fétidité de l'haleine, l'œdème des jambes, l'état cachectique.

Le point capital du diagnostic consiste à distinguer la maladie de Werlhof des *ecchymoses traumatiques*. Ce diagnostic a une importance très grande au point de vue médico-légal. Quand on est commis pour examiner un enfant qu'on dit avoir été maltraité et qui porte des ecchymoses, il faut penser à la maladie de Werlhof, pour ne pas encourir la responsabilité d'une condamnation injuste. Pendant mon internat, un jour de garde, une fillette de 7 ou 8 ans fut conduite à l'hôpital par sa mère qui demanda à la faire visiter, sous prétexte qu'elle avait été rouée de coups de bâton par des enfants avec qui elle jouait. Effectivement, elle était couverte d'ecchymoses noirâtres énormes ; il y en avait partout, même sur la figure. Je m'indignai mentalement et j'interrogeai l'enfant sur les circonstances des mauvais traitements ; mais elle me répondit en souriant qu'elle ne savait pas, qu'elle n'avait aucun mal. Un peu surpris par ces réponses, je pousse un peu plus loin mon enquête. Informations prises, l'enfant n'avait pas été battue. Je songeai alors à la maladie de Werlhof et, examinant la bouche, je trouvai sur la voûte palatine une ecchymose noirâtre assez petite, qui laissait suinter un peu de sang et qui leva mes hésitations. Mais cette lésion buccale aurait pu manquer et j'aurais pu conserver quelques doutes. J'ai suivi cette fillette qui guérit complètement en quinze jours. Il ne faut donc pas délivrer un certificat de coups et blessures pour un enfant avant d'avoir songé à éliminer la maladie de Werlhof. Le meilleur moyen pour établir le diagnostic consiste à tenir l'enfant en observation pendant quelques jours, loin de son entourage habituel, et d'examiner s'il ne se produit pas spontanément de nouvelles taches.

Pronostic. — La maladie de Werlhof est ordinairement très bénigne. Mais cette bénignité n'est pas la règle absolue. Sans parler des infections secondaires consécutives à des lésions septiques de la bouche qui ont pu parfois entraîner la mort, les hémorragies viscérales ont été, dans quelques cas très exceptionnels, assez abondantes pour déterminer une terminaison fatale. En 1885, M. Descous a rapporté, à la Société de médecine légale, une observation probante d'hémorragies mortelles dans la maladie de Werlhof (toutes ne sont pas aussi probantes) ; et, comme cette observation est instructive à divers titres, j'en donne ici le résumé.

[A.-B. MARFAN.]

Il s'agit d'un enfant, jeune garçon de 11 ans, admis le 13 mars 1883 à l'hôpital des Enfants malades et mort subitement le même jour une demi-heure après son entrée. Ce jeune enfant, à la suite d'habitudes de vagabondage, avait été placé par son père à l'école Crozatier, à Villepreux, école appartenant à la Société de protection de l'enfance abandonnée. Au bout de trois semaines environ, le président de cette Société écrit au père de l'enfant, déjà souffrant au moment de son entrée, que l'état de celui-ci s'est aggravé au point de nécessiter son admission dans un hôpital; il renvoie l'enfant à sa famille. Le père le présente à la consultation de l'hôpital Beaujon; il n'est pas admis en raison de son jeune âge; il n'est du reste même pas reconnu assez malade pour obtenir une ordonnance médicale. Conduit le samedi 10 mars à la consultation des Enfants malades, il n'est pas trouvé assez malade pour être admis; les nombreuses taches bleuâtres offrant l'aspect de contusions ecchymotiques, dont l'enfant était couvert, sont considérées à la consultation comme le résultat de mauvais traitements. Ramené dans sa famille, l'enfant est vu deux ou trois fois par un médecin qui fait le diagnostic : contusions, suites de violence. Enfin, dans la nuit du 12 au 13 mars, l'enfant est pris d'épistaxis et de vomissements sanguins abondants; conduit à l'hôpital des Enfants malades, il est admis d'urgence dans la journée du 13 mars; entré à 3 heures et demie de l'après-midi, il meurt le même jour à 4 heures.

Le commissaire de police délègue un médecin pour établir les causes du décès. En présence des ecchymoses qu'il constate à la surface de la peau et de la forme qu'elles offrent, le docteur conclut à leur nature traumatique et croit la mort causée par des lésions internes dont l'autopsie pourra seule établir la nature. Le parquet ordonne l'autopsie et le Dr Descouts, constatant non seulement l'existence d'ecchymoses cutanées multiples, mais encore d'ecchymoses sur les muqueuses de l'estomac, de l'intestin grêle, et trouvant du sang épanché dans les cavités viscérales, conclut que la mort a été occasionnée par l'état pathologique connu sous le nom de maladie de Werlhof.

Ces conclusions eurent pour résultat l'abandon par le parquet de l'inculpation de « mauvais traitements » portée contre les parents de cet enfant par le commissaire de police. « Que serait-il arrivé, dit M. Descouts, si l'enfant au lieu de mourir avait guéri de la maladie dont il était atteint? Il eût été très difficile pour les parents d'échapper à la poursuite judiciaire résultant de l'inculpation portée contre eux, d'autant plus que celle-ci reposait sur des constatations faites par plusieurs médecins. »

Traitement. — Le repos absolu au lit sera imposé, même dans les cas qui paraissent extrêmement bénins. Nous avons vu une petite malade avoir des rechutes toutes les fois qu'elle se levait. On emploiera les médicaments hémostatiques : ergotine, tanin, eau de Rabel, sulfate de quinine, hamamelis. S'il se produit des épistaxis, on pratiquera le tamponnement. Contre les hémorragies des voies digestives, on administrera une potion avec 15 ou 20 gouttes de perchlorure de fer. Pendant la convalescence, on mettra en œuvre les agents de la médication tonique.

En résumé, la maladie de Werlhof est une maladie qui s'observe surtout chez les grands enfants, qui se caractérise par un purpura hémorragique à vastes ecchymoses, à début brusque, par son évolution apyrétique, par l'absence de tout symptôme concomitant et de toute cause appréciable, par sa bénignité habituelle et par sa courte durée. Dans quelques cas très exceptionnels, la maladie peut tuer par hémorragie interne, ou affecter une marche chronique et avoir une durée très longue, comme dans le cas que j'ai cité. Ces exceptions mises de côté, on peut dire que les caractères précédents, s'ils ne suffisent pas à spécifier une entité morbide, sont suffisants pour individualiser nettement une forme clinique.

VII

SCORBUT INFANTILE[1]

PAR THOMAS BARLOW M. D.

Médecin à l'*University College Hospital* et à l'Hôpital d'Enfants de *Great Ormond Street* (Londres).
Médecin à *The Queen's household.*

Définition. — Le scorbut infantile est une affection caractérisée par une anémie marquée et de fortes douleurs rapportées aux os. Anatomiquement, il est essertiellement caractérisé par la présence d'épanchements sanguins sous-périostiques, siégeant, en principe, autour des os des membres inférieurs. Pendant la période antérieure à la dentition, les hémorragies peuvent siéger exclusivement dans les régions sous-périostiques, mais, après l'éruption des dents, on rencontre comme dans le scorbut des adultes des ecchymoses gingivales, mais en règle générale elles sont moins importantes. Ce qui distingue le scorbut infantile des autres anémies, est son arrêt immédiat sous l'influence du lait frais et du jus de légumes et fruits frais.

SYMPTOMATOLOGIE

Le début du scorbut infantile est généralement brusque : on voit un enfant nourri au biberon, souvent pourvu d'une quantité satisfaisante de tissu adipeux sous-cutané, mais présentant, au niveau des côtes et des épiphyses des os longs, des signes évidents de rachitisme, devenir quelque peu pâle et manifester des signes de douleur lorsque l'on touche un de ses membres inférieurs.

Dans l'espace d'un jour ou deux, l'autre membre inférieur devient sensible à son tour, et tous deux s'affaiblissent de telle sorte que, si l'enfant a antérieurement essayé de mettre les pieds à terre, il ne renouvelle plus ses tentatives. Les articulations coxo-fémorales peuvent être à demi fléchies, mais les jambes pendent dans un état de pseudo-paralysie. Une gardienne attentive peut avoir déjà remarqué que la sensibilité est surtout accusée dans les jambes, ou au voisinage des genoux et des chevilles. Mais maintenant apparaît là une légère tuméfaction portant sur l'un ou sur les deux membres inférieurs. Cette tuméfaction est symétrique des deux côtés, mais non d'une façon exacte. Ainsi, le tiers inférieur d'une jambe peut en être affecté en même temps que le tiers supérieur de l'autre, et le tiers inférieur d'une cuisse, en même temps que le tiers supérieur de la jambe du côté opposé. La tuméfaction ne s'accompagne pas du changement de coloration de la surface. Il n'y a non plus aucune élévation de la température de la peau à ce niveau. L'œdème,

[1] Cette maladie est encore désignée sous le nom de notre collaborateur, qui l'a le premier décrite : *Maladie de Barlow*, *Barlow's disease*, *Barlowsche Krankheit*, etc. (J. C.).

[*T. BARLOW.*]

quand il existe, est peu intense, quoique les veines aux environs des chevilles paraissent un peu gonflées, et que la peau paraisse luisante et quelque peu tendue. En un jour ou deux, l'enflure s'étend, de sorte qu'une ou les deux cuisses peuvent être alors atteintes, si elles n'avaient pas été affectées d'abord; il y a alors au-dessus de l'union de la diaphyse avec l'épiphyse, de la sensibilité, et un gonflement local donnant l'impression d'un épanchement profondément situé et formant fourreau tout autour du corps du fémur. Les membres sont alors généralement étendus, leur volume est sensiblement augmenté et ils sont plus lourds qu'à l'état normal. L'impotence fonctionnelle est remarquable.

Cependant la pâleur de l'enfant s'est beaucoup accentuée; il reste couché sur le dos dans un état de grande prostration, surveillant l'approche de chaque étranger avec anxiété, craignant d'en être touché. Les membres inférieurs sont, comme précédemment, extrêmement sensibles, et chacun de leurs mouvements provoque un cri de douleur, mais il semble qu'il y ait aussi une sensibilité plus ou moins marquée des autres parties du corps. Ainsi les membres supérieurs, la tête et le tronc peuvent être sensibles, et l'on observe une certaine tuméfaction juste au-dessus de l'épiphyse inférieure de l'avant-bras ou au-dessous de l'épiphyse supérieure du bras. Il peut apparaître autour du corps de l'humérus un épaississement partant de l'union de la diaphyse avec l'épiphyse inférieure ou supérieure. Il peut également se produire de la pseudo-paralysie. *Mais l'affection est, sous tous les rapports, moins prononcée aux membres supérieurs qu'aux membres inférieurs, et, dans bien des cas, elle n'est pas démontrable cliniquement.* Passant maintenant au tronc, nous observons dans certains cas un épaississement profondément situé au niveau de la fosse sous-épineuse de l'une ou des deux omoplates, de telle sorte qu'il se forme là une tuméfaction arrondie manifeste; des tuméfactions semblables peuvent se produire sur les portions iliaques de l'innominé tout près de la crête.

La plus remarquable déformation s'observe sur le thorax : juste au delà de l'aire d'union des cartilages costaux avec les côtes, il y a une altération des rapports normaux des parties, le sternum et les cartilages costaux semblent avoir été enfoncés en bloc, de telle sorte qu'ils sont dans un plan postérieur à celui qu'ils occupent normalement. Cette déformation est due, comme nous l'apprendrons dans le paragraphe relatif à l'anatomie pathologique, à une série de fractures partielles de l'extrémité antérieure des côtes. Dans des cas encore plus avancés de la maladie, on obtient une crépitation faible près des soudures épiphysaires des extrémités supérieure et inférieure du fémur et près de la soudure épiphysaire supérieure du tibia. Lorsqu'il y a de semblables fractures, elles sont généralement symétriques. Plus rarement on trouve une fracture siégeant au milieu d'un des os longs, particulièrement le fémur. Ces fractures se produisent sans qu'il y ait eu aucune apparence de violence. La grande faiblesse du dos a déjà été mentionnée. Dans les cas graves, l'enfant reste constamment couché sur le dos; parfois un épaississement profond peut être senti par la palpation dans le sillon qui borde de chaque côté les épines dorsale et lombaire. La sensibilité et la tuméfaction profonde peuvent exister sur les parties latérales du crâne et même sur certains os de la face.

Il n'est pas rare d'observer du côté de l'un ou des deux orbites un symptôme remarquable : brusquement, sans signe prémonitoire et sans cause appréciable, on trouve une exophtalmie modérée avec déviation en bas de l'un ou des deux globes oculaires. Ce phénomène va souvent en augmentant pendant 24 heures, et quand il est parvenu à son acmé, on trouve une ecchymose profonde et un épaississement de la paupière supérieure, et il est tout à fait manifeste qu'il doit y avoir un épanchement quelconque dans la partie postérieure et supérieure de l'orbite. Dans le plus grand nombre des cas, les deux orbites sont affectés, mais ils le sont souvent successivement, et de façon inégale. L'exophtalmie n'est pas très considérable ; il n'y a pas d'augmentation de la tension intra-oculaire ni d'apparence d'hémorragie dans les parties profondes de l'œil. L'enfant éprouve manifestement des douleurs occasionnées par ces troubles oculaires et souvent crie comme s'il souffrait continuellement. Il n'y a pas d'élévation de la température locale, ni de symptômes de lésion inflammatoire. Il peut y avoir une légère ecchymose concomitante de la conjonctive, mais en règle générale c'est seulement dans la partie profonde de la paupière supérieure que l'épanchement est manifeste. L'apparence se rapproche en réalité beaucoup de celle que l'on rencontre parfois dans la fracture de la partie antérieure de la base du crâne accompagnée d'épanchement sanguin dans la partie postérieure et supérieure de l'orbite. Pour ce qui est de la série de symptômes énoncée ci-dessus, il convient peut-être de rappeler les observations suivantes : — a). Les lésions sont généralement symétriques, mais il y a souvent une différence de gravité entre les lésions des deux côtés du corps. — b). Lorsque les deux côtés sont affectés, il y a généralement un léger intervalle entre les époques de début pour chacun des côtés. — c). Quoiqu'il y ait gonflement et sensibilité, il n'y a pas d'élévation de la température cutanée au niveau des lésions, et, en règle générale, quoiqu'il puisse y avoir des ecchymoses de la peau, il n'y a pas d'épanchement dans la peau qui recouvre immédiatement le siège de la lésion. — d). A mesure que chaque partie est affectée à son tour, l'anémie générale devient plus profonde.

La peau. — Dans les cas graves, il peut survenir des hémorragies dans la peau. On voit parfois des espaces qui semblent contusionnés et qui se sont probablement produits à la suite d'une légère pression, mais les petites taches purpuriques sont rares. Étant donnée l'intensité de l'anémie, il est vraiment remarquable de voir combien peu d'hémorragie il y a en somme dans la peau. Si l'enfant est atteint de rachitisme, il y a exagération des sueurs de la tête propres à cette dernière affection.

Gencives. — Comme il a été dit dans la définition, *si aucune dent n'a fait son apparition, il n'y a rien de caractéristique au niveau des gencives.* Mais, si des dents ont déjà paru, un examen attentif montrera l'existence (contemporaine de l'apparition de la maladie dans les membres, ou quelquefois un peu postérieure) de très petites granulations hémorragiques entourant les dents qui saillent au-dessus de la gencive. Les autres portions de la gencive sont absolument vierges de granulations, mais quelquefois de petits ilots ecchymotiques peuvent être trouvés à leur surface au niveau des dents qui sont près d'apparaître. Les lésions gingivales, dans les cas de moyenne intensité, ne dépassent pas ce stade; mais si plusieurs dents ont déjà apparu, elles deviennent plus considérables. Les granulations deviennent efflorescentes, et même font saillie hors de la bouche; elles saignent alors facilement, répandent une odeur absolument fétide et mettent sérieusement obstacle à l'alimentation de l'enfant. On ne saurait déclarer d'une façon trop formelle que l'état fongueux des gencives est en proportion directe du nombre de dents qui ont apparu, et que l'absence de lésions du côté des gencives chez les enfants dépourvus de dents est une des raisons qui ont empêché de reconnaître plus tôt la véritable nature de la maladie.

Appareil digestif. — A part la difficulté que l'on a à nourrir l'enfant, quand les gencives sont très tuméfiées, et la mauvaise odeur qu'exhalent les granulations saignantes, il n'y a aucun trouble digestif vraiment symptomatique de la maladie. Il peut arriver que l'enfant rejette sa nourriture, mais ces vomissements, quand ils existent, ne sont pas graves. Rarement il y a de légers mélæna.

Appareil respiratoire. — Lorsque la déformation déjà décrite de la cage thoracique devient manifeste, la respiration tend à devenir moins profonde et plus fréquente. Dans les cas d'intensité moyenne, cela peut être le seul trouble respiratoire. Dans les cas profondément anémiques, la mort par complication pulmonaire est certainement à craindre. Dans les cas mortels, il y a formation de noyaux de broncho-pneumonie et d'apoplexie pulmonaire et de petits épanchements hémorragiques dans la plèvre.

Appareil circulatoire. — Les lésions sont de celles qui accompagnent l'anémie profonde; le sang présente simultanément une diminution du nombre des globules rouges, et du taux de l'hémoglobine.

L'urine. — Dans certains cas, il y a un excès considérable d'acide urique qui se dépose, mais ce n'est pas consatnt. On trouve fréquemment une petite quantité de sang mélangé à l'urine, et une quantité d'albumine proportionnelle à celle du sang présent. On peut trouver au microscope des globules rouges, et même quelques caillots représentant le moule intérieur des tubes du rein (*blood casts*), et il est évident qu'il y a quelque peu d'apoplexie rénale, mais il n'y a pas d'apparence de néphrite.

Système nerveux. — Si l'enfant est rachitique, la laryngite striduleuse s'accentue souvent, et quelquefois de la tétanie peut apparaître dans le cours de la maladie que nous étudions. C'est là certainement une des raisons de l'ancienne manière de voir qui considérait cette maladie comme un rachitisme aigu, et que nous discuterons au paragraphe de l'étiologie. Nous avons déjà fait allusion à l'extrême sensibilité de la tête que l'on observe parfois et qui est en rapport avec la tuméfaction des téguments du crâne et des os de la face. Mais, dans des cas rares, on observe du côté de la tête d'autres symptômes d'une grande gravité, à savoir des convulsions et un demi-coma qui surviennent dans l'état d'extrême épuisement et d'anémie, mais ne sont pas nécessairement fatals. Les lésions des globes oculaires ont été déjà décrites.

Jusqu'ici il n'y a aucune preuve d'affection de la moelle épinière ou des nerfs périphériques, quoique la pseudo-paralysie des membres inférieurs ait souvent occasionné le diagnostic erroné de paraplégie.

Température générale. — Il y a souvent fièvre légère et fugace. La température peut s'élever pour un jour ou deux lorsque apparaissent les lésions successives, surtout s'il y a beaucoup de tension, mais elle dépasse rarement 38° ou 39°. Elle est, aux autres moments, normale ou même au-dessous de la normale.

Marche et durée. — La maladie présente un grand nombre de degrés, et sa durée varie en conséquence. Les cas légers, et même les cas d'intensité moyenne guérissent généralement en deux ou trois mois. Les cas intenses peuvent durer six mois, et, si l'alimentation convenable est supprimée, il peut se produire des recrudescences. Même les cas graves ne sont nullement toujours fatals. Un cas moyen, s'il est traité convenablement par les anti-scorbutiques, guérit généralement en un mois, pour ce qui est des lésions gingivales, de la sensibilité des membres, de la pseudo-paralysie et de l'anémie. Les progrès de l'affection des membres vers la guérison sont marqués par la diminution graduelle de la sensibilité, l'affaissement de la tuméfaction générale et de celle des membres qui peu à peu permet de constater, autour de la portion primitivement atteinte de la diaphyse, l'existence d'un revêtement en forme de fourreau formé de tissu osseux imparfait. Ce fourreau subit à son tour une lente résorption, et au bout de quelques mois cesse d'être reconnaissable, tandis que les signes ordinaires de rachitisme sont demeurés manifestes.

Les fractures, faites au voisinage des soudures épiphysaires, entraînent beaucoup moins d'inconvénients qu'on ne l'aurait pu supposer. La consolidation se fait avec très peu de déplacement. La déformation de la cage thoracique peut aussi guérir complètement, et les troubles orbitaires ne laissent aucune lésion définitive. Lorsque l'anémie et l'épuisement sont extrêmes, et que l'alimentation convenable n'est pas donnée, une issue fatale peut être facilement occasionnée par quelque maladie intercurrente, telle que pneumonie, diarrhée, ou fièvre éruptive. Dans aucune autre maladie du premier âge, même dans la syphilis congénitale, les symptômes ne s'amendent d'une façon plus remarquable sous l'influence d'un traitement approprié que dans celle que nous étudions actuellement.

ANATOMIE PATHOLOGIQUE

Système osseux. — Le trait essentiel est fourni par les hémorragies sous-périostées. Elles se montrent surtout au niveau des os longs du membre inférieur, et, parmi ceux-ci, c'est le fémur et le tibia qui sont surtout affectés. Le péroné est très peu atteint, en règle générale, et parmi les os du bassin, c'est l'os iliaque, au voisinage de sa crête, qui est le plus altéré. Le point de départ dans les os longs est généralement situé près de la jonction de la diaphyse avec l'épiphyse, et il peut y avoir une zone d'extravasation près de chaque extrémité de la diaphyse. Dans des cas où les lésions sont plus

[T. BARLOW.]

accentuées; le corps de l'os est entièrement enveloppé d'un dépôt de coagulum. Il est clair que le sang épanché vient du périoste; le périoste est soulevé comme une gaine, et, sur sa surface interne, on peut voir en grand nombre des vaisseaux engorgés, ramifiés; en outre, des ponts de coagulum s'étendent entre le périoste soulevé et le caillot qui enveloppe la diaphyse.

Dans le périoste soulevé, on peut trouver des preuves évidentes de sa fonction ostéogénique, à savoir de minces dépôts de tissu osseux granuleux nouvellement formé — origines de l'étui osseux qui a été mentionné dans la description clinique. Une fois dépouillé du coagulum, le corps de l'os apparaît tout à fait dénudé; mais il n'y a pas de signes de périostite. Les fractures, quand elles existent, se présentent le plus souvent juste au-dessus de l'épiphyse inférieure, et au-dessous de l'épiphyse supérieure, et le corps de l'os, dans le cours de l'autopsie, se sépare promptement de ses attaches supérieures et inférieures. Avant l'incision du périoste, il y a très peu de déplacement. Plus rarement, on trouve le corps de l'os fracturé transversalement. Au stade que nous décrivons, il n'y a aucune trace de cal. Dans les cas avancés, une section longitudinale du corps de l'os permet de constater une vaste hémorragie intra-osseuse. Il y a en même temps raréfaction du tissu osseux de telle sorte que, lorsque la moelle a été enlevée avec le caillot sanguin, il ne reste plus de la diaphyse qu'une écaille osseuse. Les coupes microscopiques montrent une grande vascularisation du périoste, mais pas d'infiltration cellulaire; on trouve des hémorragies étendues dans les parties profondes. Dans le corps de l'os, il y a résorption considérable de la substance trabéculaire dont les espaces élargis se présentent avec des bords érodés. On rencontre également aux différentes étapes de la maladie des modifications rachitiques de la zone d'ossification.

Les articulations sont pratiquement intactes (dans un seul cas il y avait une petite hémorragie dans la synoviale de l'articulation de la hanche, mais

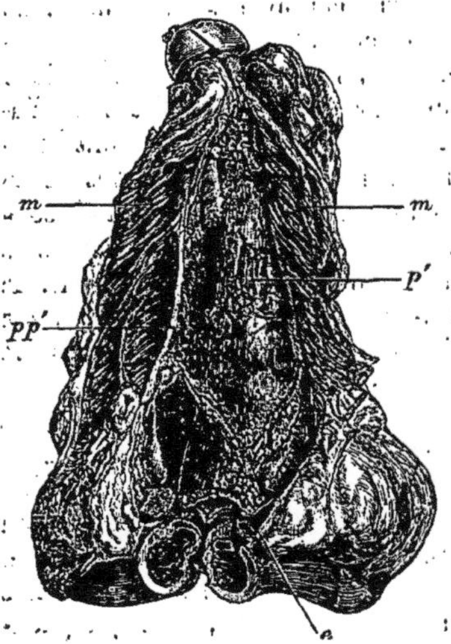

Fémur avec les tissus voisins montrant les lésions causées par le scorbut chez un enfant qui était en outre rachitique. — Enfant âgé de 21 mois lors de sa mort. — Durée des symptômes du scorbut, 2 mois. — *m*. Muscles. — La couche superficielle est infiltrée de sérosité. La couche profonde contient un caillot. — *pp'*. Périoste vascularisé, épaissi, séparé du corps de l'os (sauf à la partie supérieure) par des masses de caillots sanguins. — *p'*. Caillot enveloppant le corps de l'os. Près des extrémités supérieure et inférieure, des ponts formés de caillots s'étendent entre le corps de l'os et le périoste soulevé. — *e*. Epiphyse inférieure avec une très petite portion du corps séparée par une fracture de la portion principale.

c'est là un fait exceptionnel et sans importance). Les couches profondes des muscles en contact avec le périoste vasculaire sont le siège, dans les cas avancés, d'abondantes hémorragies. Les couches musculaires superficielles sont souvent amincies et un peu plus pâles que normalement par suite de l'infiltration séreuse. Dans les os des membres supérieurs, on trouve des lésions analogues. Elles sont notablement moins considérables que dans les membres inférieurs, une fracture a été rencontrée au-dessous de l'union de l'épiphyse supérieure de l'humérus avec la diaphyse. Dans un cas, les lésions observées au niveau de l'omoplate étaient plus étendues que celles du pourtour des os longs des membres supérieurs. Il y avait une hémorragie sous-périostique dans la fosse sous-scapulaire et dans les fosses sus et sous-épineuses; dans cette dernière l'hémorragie était assez considérable pour former une saillie notable parfaitement sensible pendant la vie. Dans ce cas il y avait du tissu osseux formé par-dessus l'hémorragie par le périoste soulevé. L'état des côtes présente un intérêt considérable. L'hémorragie sous-périostique peut être assez étendue pour que l'os soit dénudé, et, sur une grande partie de sa longueur, séparé du sac périostique distendu. La remarquable dépression signalée dans la description clinique, et que l'on voit pendant la vie immédiatement en dehors de l'union chondro-costale, est due à la fracture et au déplacement de l'extrémité antérieure de la côte, et est tout à fait comparable à ce que l'on observe dans les os longs du membre inférieur. Une section des côtes fait voir une raréfaction considérable, telle que l'ensemble de l'os n'est plus qu'une carapace écailleuse remplie par les détritus du caillot sanguin. Des hémorragies sous-périostiques peuvent se produire sur la surface externe des os du crâne et Moller rapporte un cas, probablement de cette nature, dans lequel une hémorragie sous-périostique s'était faite sur la surface interne du frontal. Dans ce cas l'épanchement s'était étendu jusque dans les orbites, décollant le périoste des parois orbitaires et occasionnant l'exophtalmie telle qu'elle a été décrite au chapitre clinique. On a rapporté quelques cas de pachyméningite hémorragique dans le scorbut infantile, et il est probable que l'hémorragie avait débuté au niveau de la surface interne des os du crâne, comme dans le cas de Moller.

Viscères. — On a trouvé des épanchements sanglants dans la plèvre, avec des pétéchies sur le feuillet pariétal et des épanchements hémorragiques dans le poumon, avec ou sans pneumonie; de même, dans la rate, les reins, les glandes lymphatiques et les ganglions mésentériques et dans les follicules clos isolés et les plaques de Peyer de l'intestin. En outre deux cas ont été rapportés, l'un par le D\u02b3 Cheadle et l'autre par le D\u02b3 Sutherland, dans lesquels il y avait des ecchymoses gingivales et des hémorragies viscérales, mais où, contrairement à la règle habituelle, les muscles et les os étaient indemnes.

PATHOGÉNIE ET ÉTIOLOGIE

Nous sommes maintenant en mesure de nous demander quelle est la nature essentielle de la maladie qui vient d'être décrite, et quelle est sa cause. Il convient d'examiner quelques-unes des conditions qui président à l'éclosion des symptômes. Pour ce qui est de l'âge, la maladie est très rare

[T. BARLOW.]

au-dessous de cinq mois, et sa plus grande fréquence est entre cinq mois et dix-huit mois. Il n'y a pas de différence appréciable relativement au sexe. Pour ce qui est de la période de l'année, on peut avec raison penser que les cas survenant pendant la saison froide sont plus graves et plus longs que ceux qui surviennent dans la saison chaude. Quant à l'état social, quoiqu'un certain nombre de cas mortels appartienne à la classe pauvre, la maladie a été observée dans tous les rangs de la société, et l'on trouve un nombre bien plus considérable de cas de moyenne gravité chez les gens aisés que chez les misérables. Aussi rencontre-t-on un plus grand nombre de cas dans la pratique privée que dans les cliniques hospitalières.

Pour ce qui est de la syphilis héréditaire, Steiner a constaté que, sur dix cas de ce qu'il appelle rachitisme aigu observés par lui, la maladie coïncidait avec la syphilis héréditaire chez deux enfants de quatre mois, et qui tous deux moururent rapidement. Il n'est pas fait mention de l'autopsie de ces deux cas. Il est permis de supposer que l'affection osseuse dont souffraient ces deux enfants était peut-être la maladie syphilitique bien définie des extrémités du corps des os longs dont une magistrale description a été donnée par Parrot et Wegner. Car cliniquement il y a réellement beaucoup de trompeuses ressemblances entre ces deux maladies que seule l'autopsie permet de différencier. Dans les deux affections, il y a pseudo-paralysie symétrique, et, dans l'affection syphilitique, comme dans celle que nous avons étudiée, il peut y avoir déplacement de l'épiphyse par rapport au corps de l'os. En outre, dans toutes les deux, on peut sentir sur une certaine étendue un épaississement autour de l'os. Mais, dans l'affection syphilitique, la douleur et la sensibilité à la pression ne sont pas à beaucoup près aussi grandes que dans la maladie qui nous occupe. Elles sont souvent en effet tout à fait médiocres, et le gonflement général du membre est insignifiant. En outre, l'affection syphilitique s'accompagne fréquemment d'épanchement articulaire, ce qui n'est pas le cas pour la maladie qui nous occupe.

L'élément âge est important : il est rare que le scorbut se manifeste avant cinq mois, tandis que l'affection syphilitique peut apparaître à trois mois ou beaucoup plus tôt. La seule preuve concluante est fournie par l'autopsie. Dans l'affection syphilitique, la lésion fondamentale est, comme l'enseigne M. Parrot, intra-osseuse, et consiste en ce qu'il appelle une transformation gélatiniforme des tissus osseux de l'extrémité de la diaphyse. En même temps, il y a un certain degré de périchondrite et de périostite, mais pas d'épanchement séparant le périoste du corps de l'os comme ce que nous avons décrit dans le paragraphe « Anatomie pathologique ». Il semble possible que les deux cas de Steiner fussent purement syphilitiques et qu'ils n'eussent pas dû être rangés dans la catégorie qui nous occupe. Sans doute, dans bien des cas, à l'âge de six mois, toutes les manifestations externes de la syphilis héréditaire ont disparu, de telle sorte que, dans un cas donné de scorbut infantile, il n'est pas facile de démontrer absolument qu'il n'y a pas de syphilis antérieure; mais on peut affirmer que, en général, les observations ne fournissent aucun appui à l'hypothèse d'une origine syphilitique, que les autopsies publiées de scorbut infantile ne montrent aucune lésion syphilitique démonstrative et finalement

qu'il n'est nullement évident que la syphilis joue aucun rôle dans la production des symptômes.

Quelle relation y a-t-il entre les symptômes et lésions de ce que nous
avons appelé scorbut infantile, et ceux du rachitisme ordinaire? Il a été
soutenu par nombre d'auteurs allemands que ces cas étaient des exemples de
rachitisme *aigu*. Mais cela n'a pas été confirmé par les preuves anatomiques,
et cette désignation a constamment été considérée comme peu satisfaisante
par les écrivains qui l'ont employée. Il est parfaitement vrai que, dans la
grande majorité des cas, les antécédents rachitiques sont démontrés par la
présence des chapelets costaux, l'élargissement des épiphyses et le retard de
la dentition. Deux manifestations du rachitisme, à savoir : la transpiration
céphalique et la laryngite striduleuse, s'accentuent souvent dans le cours de
la maladie que nous discutons. Il faut noter qu'après le groupe spécial des
symptômes qui se manifestent dans les membres et qui ont été décrits, il
reste dans un grand nombre de cas des signes persistants de rachitisme qui
parcourent les étapes typiques ordinaires quelque peu prolongées de cette
maladie.

A l'autopsie, on trouve une somme variable d'altérations rachitiques, de
l'ossification spongoïde de la région de soudure épiphysaire. Mais quoiqu'on
ait trouvé dans la plupart des cas terminés par la mort une quantité notable
de lésions rachitiques, il y a eu des cas où ces lésions étaient tout à fait
insignifiantes, et dans beaucoup de cas, plus bénins, qui ont guéri, il fut
tout à fait impossible de découvrir cliniquement aucune trace de rachitisme.
Si nous abordons le sujet par son autre côté, nous voyons que dans les cas
presque typiques et incontestés de rachitisme, dont on fait l'autopsie, les
lésions hémorragiques sont manifestement absentes. Même dans les cas très
graves, où il y a des déformations osseuses extrêmes avec fractures multiples, ou un ramollissement extrême des os, on ne rencontre pas d'hémorragies sous-périostiques, malgré la gravité qu'avait atteinte la cachexie
pendant la vie. Cette difficulté n'a pas échappé aux auteurs allemands, qui
ont écrit avec une connaissance insuffisante des caractères anatomo-pathologiques du scorbut de la première enfance, et ils ont essayé d'établir une
division entre ce qu'ils appelaient *rachitisme aigu* et ce qu'ils appelaient
rachitisme *grave*. Il est clair que les phénomènes de la maladie que nous
étudions, et ceux du rachitisme proprement dit, ne présentent pas ce que
les écrivains logiciens décrivent comme des variations concomitantes.

Aucun des malades ne paraît appartenir à une famille d'hémophiles. En
outre, l'absence générale de troubles articulaires élimine l'hypothèse d'attaques
hémophiliques limitées aux membres. Bien qu'il y ait, à vrai dire, formation
d'ecchymoses de diverses natures, et aussi quelques hémorragies internes,
les petits épanchements cutanés n'en sont pas moins rares, et ce fait, joint à
la longue durée de la maladie et à la forme spéciale de l'affection des membres, enlève toute ressemblance avec aucun cas connu de purpura hémorragique. Enfin, la réaction remarquable au changement de régime, que nous
décrirons, distingue la maladie de toutes les autres formes de maladies
hémorragiques.

[T. **BARLOW**]

Avec quelle maladie connue le syndrome en question présente-t-il donc le plus d'affinités? Nous soutenons qu'il présente les plus grandes affinités avec le scorbut. Les lésions osseuses qui viennent d'être décrites ont été trouvées dans des cas incontestables de scorbut chez de jeunes adultes et des adolescents.

En 1699, le célèbre Poupart disséqua des corps de scorbutiques à l'hôpital Saint-Louis, à Paris. Chez quelques-uns d'entre eux, il décrit une certaine crépitation produite par les os, lorsqu'on les remuait, et en disséquant les corps, il trouva les épiphyses entièrement séparées de leurs diaphyses. Il a remarqué que tous les jeunes sujets au-dessous de 18 ans avaient à un certain degré leurs épiphyses ainsi séparées, et à propos de quelques-uns, il dit : « Nous percevions un bruit faible et bas quand ils respiraient, et, chez eux, les cartilages et le sternum furent trouvés séparés des côtes. » Ainsi, l'état des côtes décrit par lui est identique à celui que nous avons trouvé dans nos autopsies des cas infantiles.

Lind et Budd ont également décrit (dans des cas de scorbut maritime examinés par eux) des épanchements de sang sous-périostiques, particulièrement autour des os des membres inférieurs, mais aussi sur les mâchoires. Les fractures des côtes, près de leur extrémité antérieure, ont été décrites par Godechen comme survenant dans le scorbut. Pendant le dernier siège de Paris, on fit plusieurs autopsies de jeunes sujets morts du scorbut, chez lesquels on trouva autour du tibia des épanchements sanguins sous-périostiques. Un cas remarquable fut communiqué à l'auteur par M. Vidal.

De même, les épanchements intra-osseux survenant à la fois dans les os longs et dans les côtes, et l'ostéite raréfiante prédisposant à la fracture, ont été décrits dans le scorbut, et ces lésions sont exactement semblables à celles qui ont été décrites dans nos observations. La prédominance de la maladie dans les membres inférieurs, de quelque façon qu'on l'explique, est la même dans notre maladie et dans le scorbut des adultes.

Passons aux autres tissus. Les hémorragies et exsudations séreuses dans les masses musculaires et les lésions consécutives des muscles sont caractéristiques. En outre, les lésions hémorragiques internes que nous avons décrites sont conformes à ce qui a été trouvé dans le scorbut. La grande pâleur et la teinte boueuse, probablement dues à la résorption d'hémoglobine altérée, sont également communes à notre maladie et au scorbut typique. — Finalement, au point de vue de l'état des gencives, nous pouvons diviser les cas de scorbut de la première enfance, en cas présentant des symptômes du côté des membres, avec état fongueux des gencives, et cas présentant des symptômes du côté des membres, sans état fongueux des gencives, et nous avons observé que l'état fongueux des gencives était subordonné à la présence de dents. S'il y a plusieurs dents, les fongosités sont efflorescentes, et dans les cas graves, l'odeur fétide, le saignement et les tumeurs proéminentes sont identiques à ce que l'on observe dans le scorbut typique. Quand il n'y a pas de dents, il n'y a pas de fongosités, quoiqu'un examen attentif puisse révéler l'existence de petites ecchymoses. On a attaché la plus grande importance à l'état des gencives dans le scorbut des adultes; mais il est surabondamment prouvé qu'un individu édenté peut présenter la faiblesse des membres, la cachexie et l'anémie, act cependant aucune fongosité au niveau des gencives. En outre, dans les cas bénins de scorbut terrestre, on a constamment observé que les fongosités sont constamment limitées au voisinage des dents qui restent, et que, s'il y a de larges intervalles où les dents manquent, il n'y a pas de fongosités à ce niveau.

Nous pouvons mentionner ici une série de cinq cas que nous avons observés, à différentes périodes, chez des sujets qui avaient tous dépassé la première enfance. Dans ces 5 cas — enfants de 10 à 12 ans — il s'agissait incontestablement de scorbut, occasionné par une singulière antipathie hystérique pour les légumes et la viande. Les lésions gingivales étaient généralement plus prononcées que dans les cas ci-dessus décrits, observés chez des enfants du premier âge. Les lésions des membres ressemblaient à celles que l'on observe dans ces mêmes cas, mais elles étaient moins prononcées. L'étude de ces cas, survenant dans la seconde enfance, les faisait apparaître comme constituant (au point de vue symptomatologique) un terme moyen entre le groupe de la première enfance et le scorbut des adultes. Le rapport inverse qui existe entre les lésions des gencives et les lésions des membres, considérées au point de vue de leur fréquence et de leur intensité dans les trois groupes, paraît rationnel si l'on se rend compte de là différence des conditions physiologiques au milieu desquelles elles se produisent. Avant l'éruption des dents, il y a une vascularisation et un apport sanguin beaucoup moins considérables, et beaucoup moins de propension à l'attrition qu'il n'y en a plus tard lorsque chaque dent exige la présence d'un important faisceau vasculaire.

L'activité physiologique de toutes les parties des os en état de croissance chez un enfant du premier âge est un des aspects les plus remarquables de sa vie physique. Cette activité paraît être modifiée de la façon la plus rapide et la plus aiguë par les changements de la nutrition générale; et s'il s'est déjà produit un état de rachitisme, avec les altérations de la ligne épiphysaire et du périoste qui sont caractéristiques de cette maladie, il y a là manifestement un terrain tout préparé pour le développement des lésions hémorragiques, s'il survient une altération du sang susceptible de les déterminer: — Exposons la chose d'une autre façon : le rachitisme par lui-même ne produit jamais (aussi loin du moins que peut remonter l'expérience) ces hémorragies. Car autrement, étant donnée la grande fréquence du rachitisme, on rencontrerait ces hémorragies beaucoup plus souvent. Mais le scorbut, comme nous le savons par l'observation des adultes, est capable de produire de semblables lésions hémorragiques. Lors donc que, dans nos cas infantiles, la modification du sang due au scorbut vient à se produire, il se pourra que la lésion rachitique déjà présente agisse comme cause physiologique en déterminant les points sur lesquels se manifestera le scorbut. Cherchons maintenant s'il n'y a pas dans la condition antérieure de ces enfants quelque chose qui puisse être comparé aux circonstances dans lesquelles apparaît le scorbut des adultes. Dans quelles circonstances apparaît le scorbut des adultes? Il y a certainement un grand nombre de conditions prédisposantes d'hygiène défectueuse; mais il est cer-

[T. BARLOW.]

tainement prouvé par des observations suffisantes que la privation prolongée de légumes frais ou de leurs équivalents est le fait que l'on rencontre avec le plus de constance dans les antécédents de la maladie. Nous avons dit privation prolongée, parce qu'il est clair que l'organisme a le pouvoir de puiser dans ses réserves pendant de longues périodes, pour obvier à la privation d'un aliment complet; et nous nous sommes servis de l'expression « légumes frais ou leurs équivalents », parce que nous savons maintenant que la viande fraîche crue et le lait frais sont antiscorbutiques au même titre, quoique leur action soit moins prompte peut-être, que les légumes frais et le jus de fruits frais. Il faut probablement, pour produire l'effet antiscorbutique de légumes frais ou de jus de fruits frais, des quantités beaucoup plus considérables de viande crue fraîche et de lait frais.

La chimie du scorbut est encore un problème non résolu — ou un problème incomplètement résolu, devrais-je dire peut-être. Car, grâce aux travaux de Garrod, Ralfe et autres, nous savons qu'il y a une diminution de l'alcalinité du sang et probablement quelque défaut dans la façon dont se présentent les éléments salins des aliments, et dans la facilité avec laquelle se séparent leurs bases. Mais le problème peut être envisagé au point de vue biologique aussi bien qu'au point de vue chimique. Il semble légitime de dire que plus nous enlevons de choses à un aliment vivant, plus son pouvoir antiscorbutique diminue. Les légumes frais sont des antiscorbutiques plus puissants que les légumes cuits ou conservés. La viande crue est plus antiscorbutique que la viande cuite, et le jus de viande crue que le bouillon. Je pense que l'on trouvera enfin que le lait cru est plus antiscorbutique que le lait cuit. En définitive, entre les antécédents de nos malades et ceux des rachitiques avérés, qu'y a-t-il donc de commun? Peu de chose, quelque importance que l'on veuille attribuer à la mauvaise hygiène. La majorité des cas de scorbut du premier âge a été observée dans des maisons saines et dans un milieu satisfaisant.

Considérons maintenant la question de l'alimentation. Dans le groupe que nous avons décrit, il n'y a pas un seul cas où la maladie soit survenue chez un enfant nourri au sein. Dans la grande majorité des cas, lorsque des détails complets ont pu être obtenus, on trouve que ces enfants avaient été nourris avec ce que l'on peut appeler des « aliments conservés ». En première ligne viennent les différentes « spécialités » alimentaires à l'usage des enfants, que l'on prépare en ajoutant de l'eau à certaines poudres. Viennent ensuite les différentes préparations de lait concentré et les spécialités alimentaires à base de lait concentré. Enfin viennent les cas dans lesquels on a donné, durant les dernières périodes du premier âge, du lait frais, additionné ou non de spécialités alimentaires, mais toujours extrêmement dilué. Maintenant, admettons, pour la discussion, qu'un tel régime soit un régime favorable au développement du scorbut et qu'un petit enfant, présentant les symptômes qui ont été décrits, soit à ce moment alimenté conformément à ce régime, ce sera évidemment mettre à l'épreuve la valeur de l'hypothèse de la nature scorbutique de la maladie que de modifier l'alimentation en la rendant antiscorbutique et de noter les résultats. Substituons donc au lait concentré du lait de vache frais; au lait de vache extrêmement dilué, substituons du lait de vache non coupé — par exemple un demi-litre pour un enfant de six mois. Au lieu de la spécialité alimentaire, mêlons tous les jours au lait de la purée de pommes de terre et une cuillerée à bouche de jus de viande ou de sauce. Enfin administrons tous les jours une cuillerée à bouche de jus d'orange ou de raisin, par doses fractionnées, mêlées à la quantité d'eau nécessaire. Quel sera le résultat de ces changements très simples? Ce résultat est flagrant au bout de deux ou trois jours. En règle générale, cette nourriture est prise avidement, et n'occasionne pas de troubles digestifs. L'enfant devient beaucoup plus content; la sensibilité des membres diminue rapidement; la pâleur devient notablement moindre; s'il y avait des hémorragies rénales, elles cessent; il est rare que de nouvelles ecchymoses apparaissent alors.

Il est clair que les progrès de la maladie sont définitivement arrêtés. En ce qui concerne le traitement local des membres, il n'y a d'indispensable que leur maintien au repos dans la position horizontale. Ce qui coïncide avec une autre indication qui est de prévenir une défaillance possible du cœur résultant de l'extrême anémie et de la dégénérescence graisseuse. L'expérience a surabondamment prouvé que les toniques du sang tels que le fer, l'arsenic et le phosphore, sont inutiles si un changement convenable n'est pas fait dans le régime, et si ce changement est fait, ils sont peu nécessaires; quoique l'air frais et la lumière du soleil ne préviennent pas l'éclosion de la maladie, ils aident probablement à la guérison quand la modification du régime alimentaire a été effectuée. On observe parfois que, lorsque le « besoin scorbutique » a été satisfait et que la cachexie a disparu, l'enfant n'est plus capable d'assimiler les quantités considérables de matière végétale et de lait de vache frais, non coupé, qu'il absorbait avec avidité et qu'il digérait, au début du traitement. Cela également est conforme à ce que l'on observe dans le scorbut des adultes.

Variations d'intensité. — Dans toutes les maladies du sang on trouve entre les différents cas de grandes différences d'intensité, et il y a, dans le scorbut du premier âge, un grand nombre de degrés. Ainsi, nous rappelant le type grave déjà décrit, nous pouvons maintenant nous reporter à ces cas d'enfants pour lesquels on vient consulter à cause d'une légère hématurie sans lésion apparente des os autre qu'un léger rachitisme. *Ces enfants peuvent toutefois être nettement anémiques, et présenter une irritabilité et une sensibilité excessives au moindre contact que subissent leurs membres inférieurs.* Un grand nombre d'entre eux ont été largement nourris avec des aliments conservés, et un résultat avantageux à la fois pour l'hématurie et la sensibilité des membres sera obtenu d'une façon évidente presque immédiatement après l'adoption du régime antiscorbutique. Bien plus, il y a des exemples de petits enfants rachitiques chez lesquels il y a, quoiqu'on ne puisse trouver chez eux aucune des lésions caractéristiques du scorbut, une irritabilité et une sensibilité tout à fait hors de proportion avec les lésions osseuses : l'administration, ou l'augmentation de ce qu'on peut appeler la nourriture vivante, fera souvent disparaître immédiate-

[T. BARLOW]

ment cette irritabilité et cette sensibilité. Il semble possible que, de même qu'il y a un « point de fuite », — *vanishing point* — pour le rachitisme, il y en ait également un pour le scorbut du premier âge. Les hémorragies orbitaires liées aux cas typiques ont été déjà décrites ; M. Holmes Spicer a avancé qu'elles pouvaient être parfois le seul signe du scorbut. Il importe d'insister sur ce fait qu'il y a un grand nombre de cas légers de scorbut de la première enfance dans lesquels il n'y a pas de marasme, quoiqu'ils s'accompagnent toujours d'anémie.

TRAITEMENT

Les résultats exposés dans les paragraphes précédents donnent une nouvelle force à la nécessité qu'il y a de nourrir les enfants au sein dans toutes les classes de la société. Dans les observations *détaillées* et dans la pratique de l'auteur, il n'y a pas d'exemple de cette affection survenant chez un enfant pendant qu'il est nourri au sein. Lors de la discussion sur le scorbut infantile au Congrès médical international de Berlin, le Dr Pott affirma qu'il avait vu un exemple de deux jumeaux atteints de la maladie, quoique nourris au sein. Aucun détail n'est donné sur la question de savoir si la mère était scorbutique et sur la quantité totale de lait prise par les enfants : mais il est dit que la succion était impossible chez eux par suite de l'état douloureux de la bouche. Aucune information n'est fournie au sujet des autres symptômes de scorbut, et il semble que l'on peut se demander si la stomatite était réellement scorbutique.

Ce fait n'affecte guère notre affirmation primitive. Dans les *Deutsches Archiv für klinische Medicin*, 1880, le Dr Kuhn de Moringen rapporte une épidémie de scorbut. Il signale 13 cas survenus chez des enfants, dont plusieurs étaient très jeunes et allaités par leurs mères atteintes elles-mêmes du scorbut. Ces enfants souffraient de violent catarrhe buccal, de bronchite, et de diverses affections de la peau telles que pemphigus, érythèmes, et, dans un petit nombre de cas, pétéchies. Un certain nombre d'entre eux moururent, mais je n'ai trouvé aucune relation d'autopsie. Les détails sont trop pauvres pour aider nos recherches.

Si la mère est elle-même atteinte de scorbut, ou si son lait est insuffisant comme qualité et comme quantité, il est certainement désirable, comme l'expérience l'a prouvé, que l'on joigne au lait maternel quelques aliments auxiliaires. Mais la valeur des « aliments vivants » est telle, qu'il importe de s'efforcer autant que possible de conserver l'allaitement au sein au moins comme mode *partiel* d'alimentation, dans les nombreux cas où son usage *exclusif* est impossible ou insuffisant. Pour les cas dans lesquels la nourriture au sein soit par la mère, soit par une nourrice, ne peut être obtenue, quelle méthode d'alimentation artificielle faut-il recommander? Dans le paragraphe précédent, nous avons indiqué les grandes lignes du traitement que l'on doit opposer au scorbut lorsqu'il apparaît. La substitution de lait frais et non coupé, au lait coupé, ou condensé, ou peptonisé, et l'addition de pommes de terre en purée, ou d'autres légumes frais à ce lait, sont les méthodes les plus rapides et les plus praticables. On peut y adjoindre l'usage d'une petite quantité de jus de fruits frais ou l'addition d'un peu de jus de viande fraîchement exprimé. Mais la purée de pommes de terre ou de légumes verts, et le jus de fruits frais augmenteront la rapidité de la guérison, particulièrement si la difficulté de la digestion de la caséine limitait la quantité de lait que nous pouvons administrer.

Dans la pratique urbaine, nous avons à combattre les risques graves causés par la présence dans le lait de microorganismes pathogènes, et en conséquence un certain degré de stérilisation devient nécessaire, comme pratique courante. Toutefois, il paraît démontré par l'expérience que la stérilisation prolongée et la stérilisation à haute température diminuent sensiblement les propriétés antiscorbutiques du lait. Nous devons donc tendre à pratiquer la stérilisation ou pasteurisation à des températures aussi basses que possible et pendant un temps écourté, dans la mesure compatible avec la destruction des organismes pathogènes.

L'emmagasinement prolongé du lait stérilisé paraît fort peu désirable. L'expérience montre que le scorbut de la première enfance débute rarement de très bonne heure; c'est vers huit mois qu'il faut être sur le qui-vive et craindre son apparition, surtout si l'enfant présente à cette époque des symptômes de rachitisme et d'anémie, maladies sur lesquelles nous avons vu que le scorbut venait facilement se greffer. Si nous sommes forcés d'employer le lait stérilisé, nous devons, à cette période, commencer à y ajouter de la purée de pommes de terre au lieu d'y ajouter une spécialité alimentaire. La crainte de la non-assimilation de l'amidon, pendant la seconde moitié de la première année, a sans doute été la raison pour laquelle les légumes n'ont trouvé qu'une place si restreinte dans le régime alimentaire de l'enfant et qui a fait que tant de spécialités alimentaires à l'usage des petits enfants sont devenues si populaires.

Traitement local du scorbut infantile. Gencives. — Quand le régime a été modifié dans le sens indiqué plus haut, il est remarquable de voir avec quelle rapidité le gonflement et l'hémorragie des gencives disparaissent. Le jus de citron dilué ou le jus d'orange peuvent être prescrits avec avantage. Le nitrate d'argent et les autres applications caustiques sont au contraire nuisibles.

Traitement local des membres. — Dans quelques cas, des incisions exploratrices ont été faites pénétrant jusqu'à l'os, et l'on a extirpé une partie du caillot de dessous le périoste. Cela était intéressant au point de vue du diagnostic, et particulièrement justifiable si l'on ne se rendait pas compte de la nature de la maladie, mais, d'une façon générale, cela est inutile, et peut, en réalité, occasionner une nouvelle hémorragie. Dans un des cas qui ont été rapportés, l'application de sangsues sur les membres tuméfiés fut suivie de résultats désastreux, en ce qu'il y eut une grave augmentation de l'anémie, et de nouvelles manifestations de la maladie sur d'autres points. Il est quelquefois avantageux d'appliquer solidement des compresses humides autour des membres tuméfiés, et de les envelopper ensuite dans des compresses sèches ou des couches de ouate ; cela soutient juste assez et produit

[*T. BARLOW.*]

un certain soulagement quand il y a beaucoup de douleur. Dans d'autres cas, il est bon de placer de petits sacs de sable le long des membres. Il est rarement besoin d'attelles. Il est très désirable d'éviter le mouvement autant que possible. Le massage et les frictions doivent être proscrits durant les périodes aiguës de la maladie.

On ne donnera pas non plus de bains, mais, pour la propreté, on épongera doucement le malade en le laissant dans le décubitus. L'enfant sera habillé d'une façon très simple, afin qu'il soit aussi peu dérangé que possible quand on le changera. Il faut qu'il lui soit possible d'aller à la selle dans la position horizontale. Un bon appareil est une profonde auge en bois, confortablement ouatée, où l'enfant peut reposer tout à fait à plat, et dans laquelle il peut être transporté sans dérangement de ses membres ou de son corps. Il est nécessaire de prévenir la gardienne que des fractures spontanées peuvent se produire très facilement près des extrémités des os longs et en dehors des articulations chondro-costales. Lorsqu'elle se sera rendu compte de cela, et qu'elle aura compris aussi que les muscles du dos sont très faibles, et que, vu l'état d'anémie de l'enfant, on peut redouter une syncope, elle aura grand soin de ne le lever que dans les cas de nécessité absolue. L'enfant bénéficiera beaucoup d'être exposé le plus possible à la lumière du soleil et à l'air pur, et un des avantages de l'auge mentionnée ci-dessus est de pouvoir être transportée d'une pièce dans une autre, et portée au grand air sans que les membres sensibles courent le risque d'être dérangés. Lorsque commence la guérison, l'enfant se soulève ou remue spontanément ses membres. Il n'y a aucun danger à cela, mais il ne faut pas tenter de le laisser tenir debout ou supporter un poids sur ses membres, car une fracture peut survenir pendant la convalescence.

On peut essayer avec précaution d'éponger, avec de l'eau salée chaude, le dos et les membres, ou de les doucher. On peut donner de l'huile de foie de morue pendant la convalescence. Pendant les premiers jours du traitement, l'enfant absorbera les antiscorbutiques avec avidité. Mais, plus tard, il est essentiel de surveiller soigneusement la digestion, spécialement au point de vue de l'aspect des selles. Lorsque le « besoin scorbutique » a été apaisé, l'enfant est souvent incapable de digérer une quantité de lait frais et de légumes aussi considérable qu'au début du traitement.

NOTICE HISTORIQUE ET BIBLIOGRAPHIQUE

Depuis 1859, on a publié en Allemagne sous le nom de « Rachitisme aigu » un nombre considérable d'observations présentant le type clinique que nous avons décrit dans les pages précédentes. Les plus importantes ont été rapportées par Möller dans le « *Königsberger Med. Jahr.* 1859 1ᵉ Band 3ᵈ Heft p. 377 » et dans le même journal : 1862 3ᵈ Band 2ᵈ Heft p. 135. D'autres cas ont été rapportés par Bohn, Förster, Hirschsprung et Fürst. Il en est fait mention dans les traités de Stiebel, Senator, Steiner et Baginsky, au début aigu du rachitisme et au rachitisme fébrile aigu. Il est clair que, à quelques exceptions près (qui probablement étaient syphilitiques), ces mentions se rapportaient au type que nous considérons actuellement.

La plupart des auteurs Allemands rejettent la possibilité d'un rôle joué par le scorbut dans cette maladie, à cause du manque de constance de l'état fongueux des gencives.

Nous avons indiqué dans les pages précédentes que ce symptôme est en relation définie avec le nombre des dents présentes. Un autre argument dont se sont servis les auteurs allemands (Möller entre autres) est que, lorsque les antiscorbutiques ont été employés, ils ne l'ont été qu'à une période où il y avait déjà depuis longtemps des lésions étendues des gencives, et lorsque la cachexie était devenue très profonde. — La preuve thérapeutique n'a pas été employée par ces observateurs pendant les premières périodes de la maladie. Mais il est intéressant de trouver dans les écrivains précédents la constatation de la guérison lente et traînante se produisant au retour du printemps et avec l'augmentation de la lumière du soleil, constatation absolument parallèle aux vieux rapports sur le scorbut maritime prolongé et sur le type scorbut terrestre chez les adultes.

En outre, la possibilité de l'addition de lait frais ou de légumes frais au régime d'un grand nombre de ces malades, addition faite indépendamment des prescriptions du médecin, n'est pas prise en considération.

En 1873, le Dr Ingerslev, médecin danois, décrivit franchement un de ces cas comme scorbut infantile. Dans le *Virchow's Jahresbericht*, 1873, p. 697, il est donné de cette description un court résumé d'après lequel on voit qu'il y avait de l'arthralgie, des fongosités des gencives exhalant une odeur de carie, et que la maladie, qui datait de six mois, ne guérit qu'au printemps, lorsque l'enfant *reçut en abondance du cresson cultivé frais*. La guérison fut complète. La littérature médicale anglaise portant sur la maladie dite « Rachitisme aigu » était très limitée avant 1882. En 1881, Gee décrivit cinq cas sous le nom de cachexie ostéique ou périostique. Il insistait sur ce fait que les symptômes obscurs attribuables aux os et à la cachexie ne pouvaient s'expliquer ni par le rachitisme ni par la syphilis congénitale. Gee ne dit rien des gencives. Mais, en 1878, trois cas avaient été décrits par Cheadle, dans lesquels avaient été observés un état fongueux net des gencives, et aussi des symptômes obscurs du côté des membres inférieurs. Il affirma, en se fondant sur la clinique, que ces cas étaient du véritable scorbut, quoiqu'il fût incapable, vu l'absence de données pathologiques, de dire quelle était la nature exacte de l'affection des membres. En 1879 et 1882, Cheadle publia de nouvelles observations, et avança que la maladie pouvait se greffer sur le rachitisme. Ses publications tracèrent les premières lignes de la vraie interprétation, et, à notre avis, on n'en a jamais démontré l'inexactitude. Il n'y avait jusqu'alors qu'un nombre singulièrement petit de documents anatomo-pathologiques à ce sujet, à l'exception d'un cas incomplet de Möller, dans lequel s'étaient produits de la pachyméningite et une hémorragie orbitaire. C'est le présent auteur, qui, se basant sur les données de trois autopsies, a pu décrire, comme substratum anatomique de la maladie, des lésions qui ont paru expliquer un grand nombre des symptômes observés.

Ces résultats furent publiés dans les *Medico-chirurgical Transactions of London*, 1883, vol. 66, p. 100. Les propositions suivantes ont été fondées sur l'analyse de 31 cas dont 11 ont été traités par l'auteur et dont 20 avaient été déjà publiés ailleurs : 1° Les symptômes caractéristiques de la maladie dite rachitisme aigu, savoir : l'affection spéciale des membres, et la cachexie, avec ou sans état fongueux des gencives, ne sont pas dus au rachitisme, mais sont tous véritablement scorbutiques ; 2° la base anatomique de l'affection des membres est une hémorragie sous-périostique, et cette hémorragie entre probablement pour une certaine part dans la production de l'anémie ; 3° la maladie peut survenir chez des enfants rachitiques, et peut-être chez eux plus facilement que chez les enfants non rachitiques, mais le rachitisme peut être presque nul ; 4° quoique la maladie tende spontanément dans bien des cas à une lente, mais complète guérison, une amélioration marquée succède souvent à l'application d'un traitement antiscorbutique vigoureux, et surtout précoce ; 5° le traitement recommandé est le suivant : localement, pendant la période aiguë, compresses humides et éviter les mouvements, immobilité. A l'intérieur faire usage de jus de viande crue, de lait non coupé, et de jus d'orange, ou de jus de quelque autre légume frais et cru, et, avant tout, favoriser l'accès de la plus grande quantité possible d'air pur ; 6° l'usage de la dénomination de rachitisme aigu devrait

[T. BARLOW.

être aboli pour ces cas et celle de *scorbut de la première enfance* lui être substituée; le caractère spécial qui le distingue du scorbut des adultes est qu'il frappe, davantage les os; 7° pour ce qui est de l'alimentation artificielle des enfants, il semble qu'on ne puisse se fier aux aliments dits aliments spéciaux des enfants, employés seuls pendant une période quelque peu prolongée, quelque utiles qu'ils puissent être comme adjuvants temporaires.

Depuis 1883, un grand nombre d'autres faits confirmant les précédents ont été publiés. Les résultats de nouvelles autopsies ont été publiés par Stephen Mackensie, Colcott Fox, Cheadle, Sutherland, Wallis Ord, Northrup, Rehn et d'autres. En outre des lésions des membres et des viscères, des épanchements hémorragiques ont été observés dans la cavité arachnoïdienne par Sutherland, par Ord, et par l'auteur. Des séries considérables ont été publiées avec des analyses importantes, par Rehn et Heubner. Quelques-unes des confirmations les plus intéressantes sont venues des États-Unis d'Amérique. C'est en 1889 que le premier cas y fut observé; il fut rapporté par Northrup, mais en février 1894 il n'y eut pas moins de 106 cas présentés à l'Académie de Médecine de New-York par Starr, Rotch, Holt et autres. Il paraît probable qu'en Angleterre et en Amérique, la maladie ait été beaucoup plus commune pendant ces vingt dernières années qu'antérieurement et que cela corresponde à l'énorme augmentation du nombre des spécialités alimentaires.

Le substratum anatomique, hémorragie sous-périostique, a été généralement accepté comme expliquant la plupart des symptômes. La nature scorbutique de la maladie a été aussi largement admise. Mais il est des écrivains, comme Fürst et Ashby, qui préfèrent considérer ces cas comme dus au rachitisme, plus la diathèse hémorragique et qui voudraient classer la maladie comme rachitisme hémorragique. L'auteur a montré que le rachitisme, quoique habituellement présent, n'est jamais essentiel dans le groupe symptomatique en question. En outre, il fait remarquer que l'hémorragie, l'anémie et la cachexie disparaissent sous l'influence de la nourriture vivante quand elle est donnée de bonne heure dans cette maladie, d'une façon qui est tout à fait caractéristique du scorbut, mais que l'on n'observe pas dans les autres maladies hémorragiques que nous connaissons.

VIII

RACHITISME

PAR LE Dr J. COMBY
Médecin de l'hôpital des Enfants-Malades.

Le rachitisme ou *rachitis*, désigné encore sous les noms de *morbus anglicus, rickets, articuli duplicati, doppëlte glieder, nouures, chartres*, est une maladie générale, *totius substantiæ*, caractérisée par des déformations spéciales du squelette osseux, courbures des diaphyses, nodosités des épiphyses, chapelet des côtes, qui lui donnént un facies inoubliable. Mais les lésions osseuses ne doivent pas faire méconnaître les autres, et l'on ne doit pas perdre de vue que, dans le rachitisme, l'organisme tout entier est malade.

HISTORIQUE

Dans la première moitié du xviiᵉ siècle, un mal, inconnu jusqu'alors, se répandit sur toute l'Angleterre, après avoir d'abord sévi sur les comtés de Dorset et de Sommerset. Le collège des médecins de Londres s'en émut et nomma une commission de 8 membres pour faire une enquête sur la maladie nouvelle. Le rapport, auquel ont collaboré les Drs Bate et Regemorter, fut rédigé par Glisson et publié en 1650. Il avait pour titre : *De rachitide, tractatus opera primo ac potissimum Glissonii conscriptus, adscitis in operis societatem Bate et Regemorter, Londini*, 1650.

Telle est la première publication connue sur le rachitisme ; l'histoire ne va pas au delà. Mais, étant donnée la nature du rachitisme, maladie de misère, maladie dyscrasique, il est plus que probable qu'elle a existé de tout temps. Glisson n'en garde pas moins le mérite de l'avoir fait connaître, et son nom ne saurait être jamais passé sous silence quand on parle de rachitisme. Pendant longtemps, les médecins européens désignèrent la maladie sous le nom de *morbus anglicus, morbus Anglorum*. En Angleterre, le terme de *rickets* avait la prédilection des gens du peuple ; ce mot dérive du normand, *riquets*, épithète appliquée aux personnes bossues et difformes. Le mot grec *rachitis* proposé par Glisson et adopté par les Français (rachitisme), est moins heureux, car il évoque seulement une localisation assez rare de la maladie, la localisation vertébrale ; il est possible d'ailleurs que, du temps de Glisson, le mal de Pott ne fut pas toujours distingué du rachitisme, et qu'on confondit pêle-mêle, sous le même vocable, ce que nous savons si bien séparer aujourd'hui, la *tuberculose osseuse* et le *rachitisme*. En France, le mot de *chartres* (*carcer, castrum*) a joui de quelque faveur dans le peuple ; il exprime l'idée d'entrave et de privation de liberté amenée par le rachitisme. Actuellement encore, les gens du peuple parlent de *nouures*.

[J. COMBY.

d'*enfants noués*, quand il s'agit de rachitiques, frappés qu'ils sont par les gonflements épiphysaires, que les médecins ont traduits dans toutes les langues : *doubles jointures, double joints, doppelte glieder, articuli duplicati*, etc.

Glisson, dans son remarquable travail, avait parfaitement bien décrit tous les symptômes du rachitisme. Quelques années plus tard, Mayow (Oxford, 1660) révéla un caractère important des lésions, le ramollissement osseux. On en reste là pendant près d'un siècle, jusqu'à J.-L. Petit (1741) qui signale les dangers du sevrage prématuré, et Duverney (*Maladies des os*, 1751) qui résume, pour la première fois, les lésions macroscopiques du rachitisme. Il montre les os ramollis, raréfiés, plus légers et plus tendres, plus cassants, plus exposés aux fractures incomplètes que les os normaux; il voit que leur surface est inégale, raboteuse, couverte par places d'une couche nouvelle, criblée de trous, etc., etc.

L'unicité du rachitisme avait jusqu'alors triomphé. Portal (1797), entraîné par une analyse étiologique trop subtile, décrit 7 espèces de rachitisme : 1° *syphilitique*; 2° *scrofuleux*; 3° *scorbutique*; 4° *arthritique*; 5° *rhumatismal*; 6° *par lésion intestinale*; 7° *à la suite d'exanthèmes*. Il prescrivait le mercure, et à ce titre pourrait être compté parmi les précurseurs de Parrot.

Les auteurs du xix⁰ siècle ont apporté plus de précision dans l'étude des symptômes, des lésions, et dans la recherche des causes du rachitisme; enfin ils se sont engagés dans la voie difficile de la pathogénie. Rufz (*Gazette médicale de Paris*, 1834) indique la présence, dans les os, d'un tissu rougeâtre, élastique, réticulé, dont J. Guérin fera le *tissu spongoïde* (*Gazette médicale de Paris*, 1837-1839).

Ce dernier auteur décrit trois phases anatomiques :

1° Période d'*incubation* ou d'*épanchement*, le sang se répand dans les interstices du tissu osseux; 2° période de *déformation*, le tissu spongoïde envahit les épiphyses, les diaphyses, l'espace sous-périosté, les os se ramollissent et s'incurvent; 3° période de *résorption*, de *consolidation*, d'*éburnation*, le tissu spongoïde devient compact, l'os est plus dur.

A ces trois périodes, il en a ajouté une quatrième, inconstante, dite de *consomption*, dans laquelle le tissu osseux resterait raréfié et fragile.

J. Guérin le premier a essayé de rendre les animaux rachitiques par une alimentation défectueuse pour leur âge. Les études anatomo-pathologiques de J. Guérin, ses recherches expérimentales, marquent une date dans l'histoire du rachitisme. Trousseau et Lasègue (*Archives de médecine*, 1849), Beylard (Thèse de Paris, 1852), ont publié des travaux remarquables sur le rachitisme et soutenu son identité avec l'ostéomalacie. Broca (Société anatomique de Paris, 1852) a montré que le rachitisme n'était, au point de vue osseux, qu'une déviation, un arrêt, une suspension de l'ostéogenèse normale; le premier il a fait une étude histologique du rachitisme. Virchow (1853) a repris cette étude, montrant les analogies du processus rachitique avec l'ostéite parenchymateuse. Kassowitz (de Vienne), dans sa conception du rachitisme, semble s'être inspiré de ces idées. Parrot (Congrès de Londres, 1881), heurtant de front les idées reçues, a voulu prouver, en se plaçant à la fois sur le terrain anatomique et sur le terrain clinique, que le rachitisme se confondait avec la syphilis héréditaire. Cette opinion, soutenue avec talent, n'a trouvé aucune créance. J'ai cherché à démontrer, dans une monographie (*le Rachitisme*, Paris, 1892), combien elle était erronée. Qu'il me soit permis d'ajouter, en terminant ce court aperçu historique, que j'ai essayé de subordonner le rachitisme à des troubles préalables du tube digestif, à la dyspepsie et à la dilatation de l'estomac, dont la fréquence chez les rachitiques est très grande; Marfan a émis une opinion analogue quand il a subordonné le rachitisme à la gastro-entérite des nourrissons.

L'exposé de cette doctrine trouvera sa place au chapitre de la pathogénie.

ANATOMIE ET PHYSIOLOGIE PATHOLOGIQUES

Dans le rachitisme, tout est malade, tous les tissus organiques, toutes les humeurs de l'économie ont subi un changement dans leur structure ou dans leur fonctionnement bio-chimique. Cependant les lésions sont surtout marquées du côté des os, et c'est par les altérations du squelette qu'il convient de commencer. Pour beaucoup d'auteurs, le rachitisme n'est qu'une maladie de l'appareil locomoteur, et il relève à ce titre de la chirurgie et de l'orthopédie. Mais nous savons bien que ce n'est qu'une apparence, que les os ne sont ni les seuls organes, ni les premiers, à être envahis, et les médecins ont toujours disputé aux chirurgiens l'étude du rachitisme. Aussi voyons-nous le rachitisme décrit, à la fois, dans les ouvrages de chirurgie et dans les ouvrages de médecine.

Les altérations du squelette sont appréciables à l'œil nu dans les cas bien accentués, et au microscope dans tous les cas. On voit les os longs incurvés ou tordus sur leur axe, parfois brisés en plusieurs points; les épiphyses des poignets et des cous-de-pied sont gonflées, nouées; la colonne vertébrale peut être déviée en arrière (cyphose) ou latéralement (scoliose); des gonflements moniliformes (chapelet rachitique) se montrent, de chaque côté du sternum, à l'union des cartilages costaux et des côtes; celles-ci sont enfoncées de dehors en dedans, rétrécissant la cage thoracique et projetant le sternum en avant (poitrine en carène); les os plats du crâne, du bassin, sont incurvés, déformés, etc. Tous ces os, quand on les dépouille de leurs parties molles, sont raréfiés, spongieux, plus légers, plus mous, plus cassants qu'à l'état normal. Trousseau a bien indiqué la différence de poids qui existe entre les os sains et les os rachitiques. Même alors que le processus anatomique a évolué, que la raréfaction a fait place à l'éburnation, on constate qu'un fémur rachitique est beaucoup plus léger, moins pesant qu'un fémur sain. Le squelette entier d'un rachitique de 8 ans ne pesait que 1 kilogramme, au lieu de 7 à 8 kilogrammes, poids habituel (Trousseau).

Dans les cas extrêmes, les os sont mous, flexibles, se laissant ployer comme du bois vert; leur surface conserve l'empreinte de l'ongle, leur tissu se laisse couper au couteau; cette diminution de consistance de la charpente

[J. COMBY.]

osseuse explique les fractures spontanées si fréquentes dans les formes graves du rachitisme.

On peut, à l'exemple de J. Guérin, décrire trois étapes dans l'évolution des lésions rachitiques :

1° *Épanchement et raréfaction.* — Les os, non encore défigurés, sont moins durs et plus élastiques; le périoste est épaissi, vascularisé, adhérent à la surface inégale et raboteuse de l'os sous-jacent. Si l'on coupe cet os, on voit que les aréoles sont dilatées, remplies par une matière sanglante qui ressemble à de la gelée de groseille. Cette gelée se retrouve aussi dans le canal médullaire, sous le périoste, entre les lamelles écartées de la diaphyse; c'est la *médullisation* des os. Le cartilage qui sépare la diaphyse de l'épiphyse est lui-même épaissi, bleuâtre, ramolli, et se détache par l'action de l'eau. Du côté des os plats, même état aréolaire, même médullisation : les tables osseuses sont amincies, le diploé est boursouflé et gorgé de sucs. Du côté des os courts, la médullisation n'est pas moins prononcée. Tous ces os, quand ils sont secs, apparaissent criblés de trous, décalcifiés, friables et raréfiés.

2° *Déformation, organisation de la matière épanchée.* — Les lésions précédentes s'exagèrent, les os cèdent à l'action musculaire et aux pressions qu'ils subissent, ils se déforment, s'incurvent, s'aplatissent, se tordent, se laissent couper en lanières. Une injection d'eau traverse toutes les lamelles et se répand dans toutes les cavités aréolaires. C'est à cette période que les épiphyses se tuméfient, que le chapelet costal se forme, que les diaphyses se courbent.

Au niveau de la concavité des courbures, le périoste est plus épais, plus vasculaire, plus adhérent qu'au niveau de la convexité; une formation osseuse nouvelle le sépare de l'os ancien. Le canal médullaire n'a plus ni le même calibre, ni la même étendue, ni la même direction; il peut être oblitéré, il peut s'ouvrir au dehors, au sommet de la convexité, quand elle est très accusée. On peut voir les deux bouts du canal médullaire se rencontrer ainsi à angle obtus, au sommet d'une courbure. Généralement le canal médullaire est rétréci à sa partie moyenne et évasé à ses extrémités, il a la forme d'un sablier. C'est à cette période aussi que se montre le tissu *spongoïde* de Jules Guérin; les os boursouflés rappellent une éponge, un biscuit, un pain de gluten. Le tissu spongoïde se présente d'abord sous forme d'une couche rougeâtre, réticulaire, semblable à une éponge fine, siégeant entre le cartilage épiphysaire et le tissu spongieux diaphysaire.

Les fractures complètes ou incomplètes, spontanées ou provoquées par quelque traumatisme insignifiant, parfois intra-utérines, relèvent de ces lésions. Ces fractures, souvent sous-périostées, se consolident généralement bien, même avec un cal exubérant. Mais elles peuvent aussi donner lieu à une mobilité anormale persistante, à une pseudarthrose.

Si les fractures n'affectent que les os longs, les os plats du crâne sont exposés aux ramollissements et aux perforations spontanés, que, depuis Elsässer (1843), on désigne sous le nom de craniotabes.

La craniomalacie s'observe surtout à l'occiput, sur les pariétaux, et la portion écailleuse des temporaux. Les sels calcaires se résorbent, laissant en contact la dure-mère et le périoste ; l'os est remplacé par une lame fibreuse molle et dépressible, qui laisse le cerveau sans protection contre les injures extérieures ; j'y reviendrai.

3° *Consolidation, éburnation.* — Après cette phase plus ou moins longue de désorganisation et de destruction, vient la phase de réparation, et même celle-ci n'attend pas pour se prononcer que l'autre ait fini son évolution.

Le tissu nouveau, épanché sous le périoste, entre les lames diaphysaires, dans les aréoles épiphysaires, s'organise et se calcifie ; les os deviennent alors plus durs, en même temps qu'ils se redressent, les nodosités s'effacent peu à peu ; souvent même l'os devient plus dur, plus dense qu'à l'état normal, il s'*éburne*. Le tissu ostéoïde est remplacé par du tissu osseux.

4° *Consomption rachitique.* — Dans quelques cas, la réparation ne peut se faire, les os restent spongieux, raréfiés, leurs aréoles se remplissent de graisse ; ils sont alors d'une porosité, d'une légèreté et d'une fragilité excessives.

Examen microscopique. — Broca est le premier qui nous ait donné une description histologique satisfaisante des lésions osseuses du rachitisme. Il prend pour point de départ l'ossification normale : le cartilage dia-épiphysaire qui sert à l'accroissement des os longs passe, avant d'arriver à l'état d'os parfait, par des états intermédiaires, *chondroïde* et *spongoïde*. Ce mince cartilage nacré et hyalin, qui sépare le corps de l'os de sa tête, devient plus louche, plus épais, prolifère, et se transforme en tissu spongieux à trabécules fines, cassantes, avant d'aboutir au tissu compact. Dans le rachitisme, l'ossification est entravée, le tissu chondroïde et le tissu spongoïde s'accumulent aux extrémités des diaphyses sans aboutir à leur transformation osseuse finale.

Du côté des os courts et des os plats, il ne se forme pas de tissu spongoïde, mais une médullisation avec ramollissement et décalcification. Supposons une coupe verticale de l'extrémité d'un os long en voie d'accroissement, du fémur par exemple : entre la diaphyse et le cartilage de conjugaison, se voit une couche bleuâtre de 1/2 à 2 millimètres d'épaisseur, c'est la *couche chondroïde normale* ; elle est formée de capsules cartilagineuses primitives contenant des capsules secondaires, disposées en séries parallèles ou *boyaux* séparés par des *rivières* d'une substance granuleuse. C'est la *rivulation* de Broca. Les granulations calcaires se déposent d'abord au milieu des rivières, puis sur les capsules primitives ; les capsules secondaires se dissolvent, les cellules qu'elles contenaient prolifèrent, remplissent les capsules primitives qui finissent par communiquer ensemble par résorption partielle des travées calcifiées qui les entourent ; c'est la *couche spongoïde normale* qui a succédé à la couche *chondroïde*. Puis les vaisseaux vont pénétrer cette couche, les canalicules vont se former, l'os sera constitué. Or, voici comment le rachitisme trouble cette ossification normale : la couche chondroïde normale, ou couche de cartilage proliféré, devient très épaisse, elle atteint 4 à 12 millimètres au lieu de 1 ou 2 ; la couche spongoïde normale ou couche de cartilage proliféré et calcifié est également plus épaisse, elle s'engrène avec la précédente, formant même des îlots perdus au milieu de cette dernière, et réciproquement. Les vaisseaux sont dilatés. Au-dessous de cette couche, apparaît un tissu rouge, vasculaire, spongieux, simulant un os ramolli partiellement par des acides. De plus, les capsules secondaires du cartilage proliféré ne se dissolvent pas, elles se calcifient; les vaisseaux s'agrandissent, s'abouchent entre eux et forment un tissu caverneux.

Sous le périoste, la moelle épanchée se transforme en tissu conjonctif, puis en *tissu ostéoïde* (Virchow); quand la diaphyse s'incurve, le tissu ostéoïde s'accumule en couche épaisse à la concavité et reste mince à la convexité. Ce tissu ostéoïde se dépose aussi sous le périoste des os plats. Dans les os courts, on constate un trouble non moins grand dans l'ossification; des points cartilagineux entourés de tissu spongoïde se montrent çà et là, les vaisseaux sont plus nombreux, la raréfaction est manifeste.

En résumé, le cartilage de conjugaison, qui sert à l'accroissement des os, passe, avant d'aboutir au tissu osseux parfait, par deux états transitoires, le *tissu chondroïde* et le *tissu spongoïde*; le tissu chondroïde, c'est le cartilage proliféré; le tissu spongoïde, c'est le cartilage proliféré et ossifié. Ces états transitoires deviennent permanents dans le rachitisme. A. Pollosson a vu la persistance, sur des os rachitiques guéris, au milieu du tissu épiphysaire, de petites perles cartilagineuses signalées jadis par Broca. La conservation prolongée de ces grains cartilagineux pourrait expliquer certaines déformations tardives, le *genu valgum*, la scoliose des adolescents. Il faut ajouter que, dans le rachitisme, même partiel, paraissant cliniquement limité à un membre, à un os, les lésions sont généralisées à tous les os. Poncet (de Lyon) a insisté avec raison sur ce point : le rachitisme frappe à la fois tous les os, mais dans des proportions inégales; ce sont les épiphyses dont l'accroissement est le plus actif qui présentent le maximum des lésions.

Altérations chimiques des os. — L'analyse chimique des os rachitiques a montré un véritable renversement dans les proportions réciproques des matériaux organiques et inorganiques. Normalement, dans un os, la charpente calcaire représente 2/3 et la matière organique 1/3; or, dans le rachitisme, les sels minéraux ne font plus que le tiers de la masse totale.

D'après Baginsky, la proportion de chaux serait trois fois moindre qu'à l'état normal; elle pourrait même tomber plus bas. La décalcification, voilà le fait capital mis en relief par la chimie, dans le rachitisme osseux. Cette décalcification existe bien aussi, et avec plus d'intensité peut-être, dans l'ostéomalacie, mais elle s'accompagne d'une surcharge graisseuse excessive. Outre la décalcification, Friedleben a trouvé, dans les os rachitiques, une augmentation notable de l'eau, avec un léger excès d'acide carbonique et de graisse.

Nous aurons à nous demander plus tard quelle est la signification du déficit calcaire constaté dans le squelette des rachitiques. Mais auparavant nous devons chercher à tirer quelques déductions de l'examen anatomique précédent.

Bien évidemment la vascularisation excessive, la médullisation, le gonflement, le ramollissement des os révèlent un trouble nutritif profond, que certains auteurs mettent sur le compte du système nerveux central (Pommer, Tedeschi), que d'autres rapprochent des processus irritatifs et congestifs (Kassowitz, Baginsky), que quelques-uns enfin feraient dépendre d'une infection. Mircoli, en effet, sur des cadavres de rachitiques, a trouvé des microbes pyogènes, streptocoques et staphylocoques, et Chaumier n'hésite pas à considérer le rachitisme comme une maladie spécifique et contagieuse. L'anatomie pathologique des os rachitiques n'autorise pas cette conclusion, et elle s'accommode parfaitement de la doctrine dyscrasique généralement adoptée.

Lésions viscérales. — Les lésions osseuses sont précédées ou accompagnées par des lésions viscérales plus ou moins notables. Glisson avait déjà signalé l'augmentation de volume du paquet intestinal, avec le gonflement abdominal qui la traduit. Le gros ventre des rachitiques, habituel sinon constant, ne tient pas à un rétrécissement de la cage thoracique qui aurait refoulé en bas le diaphragme ; il est dû, pour une bonne part, à la dilatation de l'estomac et des intestins, peut-être aussi à l'allongement du tractus intestinal (Marfan), et pour une part moindre au gonflement du foie et de la rate. J'ai insisté beaucoup sur la dilatation de l'estomac dont j'avais retrouvé les signes cliniques chez un grand nombre de rachitiques ; d'autres ont vérifié anatomiquement cette relation. Huguenin, chez une rachitique de 10 mois 1/2, a vu l'estomac descendre à 2 centimètres au-dessous de l'ombilic ; le foie était gras et la rate hypertrophiée. Les 2/3 des estomacs de rachitiques autopsiés par cet auteur étaient dilatés. Baginsky, chez un rachitique de 2 ans, trouva l'estomac malade, ramolli et dilaté. Il est donc certain que l'estomac des enfants rachitiques est très souvent malade et que l'ectasie gastrique est habituelle chez eux. L'hépatomégalie et la splénomégalie ne sont pas rares ; ces lésions des organes hématopoïétiques peuvent se compliquer de leucocytose, d'hypoglobulie (Luzet). Les ganglions lymphatiques ont été trouvés, dans quelques cas, plus gros qu'à l'état normal.

Les lésions de l'appareil respiratoire sont d'ordre congestif ou inflammatoire ; les déformations de la cage thoracique gênent l'expansion des poumons, provoquent l'emphysème, aggravent la bronchite, etc. Le cœur peut être déplacé et comprimé ; on a signalé des taches laiteuses sur le péricarde.

Le cerveau ne se développe pas dans des conditions normales, le liquide céphalo-rachidien est plus abondant, et les troubles nerveux sont fréquemment signalés parmi les complications du rachitisme (spasmes, convulsions, impotence générale, pseudo-paraplégie). Il n'est pas jusqu'aux muscles qui ne soient susceptibles de s'atrophier par inertie, rendant ainsi la marche plus tardive et plus incertaine.

Bref, tout est malade dans le rachitisme, et si les lésions osseuses ont été jusqu'à ce jour les mieux étudiées, elles sont loin d'être les seules.

Rachitisme fœtal. — Quand le rachitisme se déclare avant la naissance, il ne saurait présenter une évolution anatomique semblable à celle que Broca a décrite. Sans doute, là comme ici, on retrouve les mêmes traits, la décalcification osseuse, les déformations, les fractures, mais c'est tout. Et

[J. COMBY.]

plusieurs auteurs mettent en doute le processus rachitique, rapportant les lésions observées à l'*achondroplastie*, à l'*ostéogenèse anormale* (Porak).

Porak et Durante (Société de médecine et de chirurgie pratiques, 14 juin 1894), chez un nouveau-né que tout le monde aurait déclaré rachitique, car il avait le crâne non ossifié, les membres tordus, les os fragiles, se cassant au moindre effort, ont trouvé pour toute lésion une raréfaction considérable, un canal médullaire dilaté contenant une moelle entourée d'une mince lamelle; c'est un processus de résorption intense différent du processus rachitique.

Il n'est donc pas certain, malgré les apparences, que le rachitisme congénital soit la même chose anatomiquement que le rachitisme acquis de la première enfance, comme il n'est pas certain que le rachitisme tardif, le rachitisme des adolescents, soit identique aux deux précédents.

SYMPTOMES

Le rachitisme est essentiellement une maladie chronique, son début est insidieux, sa marche lente. Quelques auteurs lui ont décrit des prodromes qui consisteraient en : faiblesse générale, inertie musculaire, pâleur de la face, sueurs à la tête. Puis l'enfant cesse de marcher ou de se tenir debout. S'il n'avait pas commencé à marcher, on note un retard souvent considérable dans l'établissement de cette fonction.

Ce qui précède le plus souvent le rachitisme, c'est la dyspepsie : diarrhée, vomissements, éructations, ballonnement du ventre. Cette dyspepsie elle-même dérive d'une alimentation vicieuse, cause habituelle du rachitisme. Cependant le rachitisme survient quelquefois sans prodromes, à la manière d'une maladie aiguë; par exemple un enfant âgé de 1 à 2 ans est pris de fièvre éruptive ou de broncho-pneumonie, sa nutrition en est profondément altérée et le rachitisme apparaît dans la convalescence, affectant alors un début plus soudain et une marche plus rapide qu'il n'est de règle. Une fois constitué, le rachitisme présente des traits spéciaux qui le font aisément reconnaître, car ils atteignent la plastique du corps, et déforment sa char- pente osseuse. Tantôt le rachitisme frappe exclusivement un membre, un os, une partie du tronc, il est partiel; tantôt il affecte, à un degré plus ou moins marqué, la totalité ou la pluralité des os, il est généralisé. Jules Guérin a posé en loi que les déformations rachitiques se faisaient de bas en haut, toute déformation d'une partie du squelette impliquant celle des parties situées au-dessous; cette loi n'est pas applicable à la généralité des cas; elle a même été contredite par les auteurs qui font débuter le rachitisme par la tête. Je vais successivement décrire les déformations rachitiques de la tête, du tronc, des membres.

Tête. — L'extrémité céphalique de la plupart des rachitiques semble augmentée de volume, les bosses frontales sont saillantes (front olympien), les bosses pariétales sont également repoussées en dehors, la tête prend une forme carrée et brachycéphalique; il semble que la masse encéphalique soit plus volumineuse qu'à l'état normal, et parfois même on est conduit à admettre un certain degré d'hydrocéphalie. Quand on examine l'état des sutures et des fontanelles, on trouve presque toujours que la fontanelle antérieure est largement ouverte ; son occlusion qui, normalement, se fait vers 15 ou 16 mois, sera retardée jusqu'à 2 ans, 3 ans, 4 ans dans les cas extrêmes. Souvent même la fontanelle est bombée, animée de battements énergiques, et l'auscultation à ce niveau peut laisser entendre un souffle systolique assez net (c'est le *souffle céphalique* de H. Roger).

Les os du crâne peuvent être ramollis dans une plus ou moins grande étendue, par suite d'une décalcification souvent précoce, quelquefois congénitale ; cette *craniomalacie* respecte les os frontaux, elle a son siège de prédilection sur l'occipital, les pariétaux, la portion écailleuse des temporaux ; c'est l'*occiput mou* (weiche Hinterkopf), le *craniotabes* d'Elsässer (Stuttgart, 1843). Aujourd'hui on est convenu de rattacher cette affection au rachitisme (c'est le *rachitisme crânien*). Elsässer a poussé au noir le tableau du craniotabes ; frappé du ramollissement de l'occiput, il a cru que le cerveau était exposé aux pressions les plus funestes, et il a subordonné à l'occiput mou les convulsions qui viennent souvent terminer les jours des misérables petits sujets qu'il lui fut donné d'observer. Sur 29 enfants, 14 moururent, dont 10 avec des convulsions. Or, quand on veut rechercher avec soin, chez tous les enfants du premier âge, d'une façon systématique, le craniotabes, on est étonné de le rencontrer avec une grande fréquence, même chez des sujets bien portants, nullement rachitiques par ailleurs, et non voués au rachitisme. Ai-je besoin d'ajouter que la syphilis héréditaire n'y est pour rien, quoi qu'en ait dit Parrot? Quoique le craniotabes ne me semble jouer aucun rôle pathogénique important, quoiqu'il ne soit responsable ni du spasme de la glotte, ni des convulsions générales, ni de la tétanie qu'on lui attribue (Kassowitz, etc.), je le décrirai brièvement et avant toutes les autres manifestations rachitiques, car elle est d'ordinaire la première en date.

La lésion est muette et latente, il faut la chercher. La main, promenée avec douceur sur le crâne, rencontre, à la partie postérieure, des surfaces dépressibles ; on a la sensation que l'os est moins dur qu'à l'état normal, qu'il est devenu souple comme un morceau de carton, comme une feuille de mica ou de parchemin. Dans les cas extrêmes, le doigt n'est séparé de l'encéphale que par une membrane fibreuse molle et flexible. Tantôt le ramollissement est étendu, affectant une partie ou la totalité d'un os, parfois plusieurs os, tantôt il est limité à de petits trous recevant à peine l'extrémité du doigt.

Les pressions sur ces surfaces ramollies sont bien supportées et les dangers de la compression du crâne sont presque chimériques.

J'ai vu de très nombreux enfants atteints de craniotabes ; quelques-uns seulement avaient eu des convulsions ou du laryngospasme ; par contre j'ai rencontré plusieurs cas de laryngospasme sans craniotabes. Je crois donc qu'il n'y a aucun rapport pathogénique à établir entre les accidents convulsifs des enfants et le craniotabes. Le craniotabes évolue lentement et insensiblement, et il guérit par reprise de l'ossification interrompue. Il affecte

[J. COMBY]

souvent les enfants mal nourris, les jumeaux, tous ceux qui se trouvent dans de fâcheuses conditions hygiéniques. On peut le rencontrer dès les premiers mois; il est surtout fréquent vers l'âge de 6 à 8 mois, et il se rencontre encore à 20, 22, 24 mois. D'après Marfan, la compression des os rachitiques par le cerveau en voie de développement est la cause la plus efficace de l'amincissement et des perforations dans le craniotabes.

Le craniotabes doit être distingué des *fentes du crâne* congénitales ou traumatiques, qui sont des pertes de substance osseuse de forme particulière; et des pertes de substance plus étendues accompagnées de *méningocèle.* Ces lésions reconnaissent pour cause habituelle un traumatisme suivi de résorption osseuse.

Outre le ramollissement des os du crâne, on constate parfois un épaississement avec voussure portant sur les bosses pariétales et frontales, et pouvant faire songer à la syphilis héréditaire (crâne natiforme de Parrot).

Dans un cas que j'ai pu suivre jusqu'à la vérification anatomique, j'ai constaté que ces bosses crâniennes étaient formées par un épaississement avec vascularisation du diploé, rappelant le gonflement des épiphyses des os longs. Ces lésions, que j'avais vues naître et s'accroître, n'avaient nullement été enrayées par le traitement mercuriel et ioduré. Elles étaient bien de nature rachitique. Le rachitisme peut donc déterminer à la fois l'amincissement et l'épaississement des os de la voûte du crâne.

Outre les os du crâne, le rachitisme peut atteindre ceux de la face, quoique plus rarement et à un degré moindre.

Fleischmann a montré que la mâchoire inférieure pouvait prendre une forme polygonale capable de gêner la seconde dentition; la voûte palatine peut être exagérée, le bord alvéolaire étant projeté en avant; les fosses nasales sont par suite rétrécies, les amygdales se rapprochent, et les enfants sont prédisposés au coryza, aux angines, etc. Mais ces lésions sont rares; ce qui est commun, c'est le trouble apporté à la première dentition. L'apparition des premières dents est notablement retardée chez les rachitiques, voilà le fait essentiel.

Un enfant bien portant aura sa première dent à 6, 7 ou 8 mois; un enfant rachitique ne l'aura pas avant 12, 15 mois. Si le rachitisme est survenu après l'apparition des premières dents, l'éruption de celles qui restent sera considérablement retardée, et l'enfant, qui devait avoir ses 20 dents à 2 ans ou 2 ans 1/2, ne les aura pas avant 3 ans et même 4 ans. Outre ce retard remarquable dans la sortie des dents de lait, le rachitisme amène parfois la carie, la friabilité des couronnes dentaires. Quant aux dents permanentes, si le rachitisme a déformé les maxillaires, elles peuvent chevaucher les unes sur les autres et présenter une implantation irrégulière par défaut de place.

Telles sont les principales manifestations du rachitisme céphalique; elles sont souvent, pour ne pas dire toujours, les premières en date.

Tronc. — Du côté du tronc, nous trouvons des lésions constantes ou à peu près, intéressant les côtes, et des lésions inconstantes portant sur la colonne vertébrale et sur le bassin. La clavicule présente souvent une exagération dans ses courbures naturelles qui tend à transformer en angles aigus ses arcs réguliers. Il en résulte un raccourcissement de l'os et un rapprochement des épaules. Les côtes offrent deux genres de déformations : des inflexions et des nouures; prises entre deux pièces verticales, le sternum et la colonne vertébrale, les côtes cèdent à la pression atmosphérique et au diaphragme, elles se dépriment latéralement, enfonçant les poumons, refoulant le cœur, rétrécissant dans sa partie moyenne la cage thoracique, portant les vertèbres en arrière et projetant en avant le sternum (poitrine de poulet, thorax en carène).

L'enfoncement des côtes n'affecte que les côtes moyennes ; les supérieures, plus courtes et doublées de muscles épais, ne se déforment pas ; les inférieures s'étalent largement pour recevoir les viscères abdominaux. Sur une coupe transversale, le thorax prend l'aspect d'un ∞ renversé. On comprend que le jeu des poumons et du cœur soit gêné par une déformation de cette nature, quand elle est très accusée. Quelques individus présentent un sternum enfoncé, en *entonnoir*, dont le rachitisme est également responsable, quoique certains auteurs aient voulu le subordonner à la *dégénérescence*.

Parmi les manifestations rachitiques les plus curieuses et les plus nettes, il faut signaler la production de petites nodosités saillantes à l'union des côtes et des cartilages costaux ; c'est le *chapelet rachitique* formant une double rangée moniliforme en dehors du sternum ; ce chapelet fait saillie en dedans comme à l'extérieur.

La colonne vertébrale peut échapper au rachitisme ; quand elle est atteinte, dans le premier âge, elle présente, au niveau de la région dorsale, une *cyphose* à grand rayon, un *dos rond*, une gibbosité plus large, moins saillante, moins anguleuse, que celle du mal de Pott. Plus tard, dans le rachitisme tardif, c'est la scoliose qu'on observe ; la *lordose* est exceptionnelle.

Si les os iliaques sont atteints par le rachitisme, cela peut avoir de graves conséquences dans le sexe féminin ; en effet, l'angle sacro-vertébral sera proéminent, le bassin aplati de haut en bas, rétréci d'avant en arrière, et l'accouchement naturel deviendra difficile ou impossible.

Membres. — C'est du côté des membres que les déformations rachitiques sont surtout frappantes et caractéristiques, par les inflexions diaphysaires, les nouures épiphysaires, le raccourcissement de la taille, etc.

Les nouures sont surtout frappantes au poignet et à l'extrémité inférieure de la jambe ; les articulations tibio-tarsiennes et radio-carpiennes sont surmontées d'une sorte de manchette ou d'anneau saillant, de bracelet, qui traduit l'augmentation de volume des épiphyses radio-cubitales, ou péronéotibiales. Le gonflement est dur, osseux, indolore, sans signe de réaction inflammatoire. L'articulation voisine semble relâchée, et les mouvements qu'on lui imprime font parfois entendre des craquements. Les nouures rachitiques sont précoces, elles précèdent souvent les incurvations, mais elles disparaissent avant elles. Tous les os longs des membres, fémur, humérus, tibia, péroné, cubitus, radius, peuvent présenter des incurvations et des fractures rachitiques de leur diaphyse.

[J. COMBY.]

Généralement les courbures naturelles des os se trouvent exagérées, la concavité naturelle du radius et du cubitus est augmentée, la torsion de l'humérus s'accentue, le fémur fait saillie en avant et en dehors. Les deux fémurs circonscrivent un ovale imparfait. Du côté des jambes les courbures sont variables, symétriques ou dissemblables; tantôt les deux tibias présentent une concavité interne formant des parenthèses (), l'enfant est bancal; tantôt les tibias forment une concavité externe, les genoux se rapprochent, les pieds s'écartent (*genu valgum*). Ce double genu valgum, combiné avec l'ovale des fémurs, donne aux membres inférieurs la forme d'un X. Quand il n'y a pas symétrie, on peut voir un membre à peu près rectiligne, tandis que le second est brisé au niveau du genou, l'ensemble représente un K. Quand le genu valgum, produit par le développement anormal du condyle fémoral interne, est unilatéral, cette apparence est réalisée. Parfois un membre inférieur reste droit, tandis que l'autre le regarde par sa concavité, leur réunion formant un D.

Quelques rachitiques, soit dans la première enfance, soit plus tard, présentent une déviation du membre inférieur en adduction et rotation externe, par suite de la flexion du col fémoral qui, au lieu de faire un angle de 126 à 128 degrés avec la diaphyse, ne fait plus qu'un angle de 100, de 80, de 60 degrés. C'est la *coxa vara* qu'on a pu confondre avec la coxalgie, et qui s'en distingue par l'absence de lésion articulaire, d'ankylose de la hanche, etc. C'est une déformation analogue au *genu valgum*.

Le tibia peut présenter différentes déformations; il peut être le siège de fractures sous-périostées multiples déterminant des angles sur sa crête. Quand il n'est pas fracturé, il présente une inflexion en lame de sabre tout à fait caractéristique; sa crête forme une saillie arrondie et régulière en avant, son bord postérieur présente un arc rentrant, et ses faces latérales sont aplaties.

Le tout est lisse, régulier, sans aspérités ni exostoses appréciables. Quand le rachitisme est très grave, ces déformations sont permanentes et incurables, la taille est raccourcie et les petits malades sont condamnés à rester toute leur vie de véritables *nains difformes*.

L'aspect général du rachitisme peut se résumer en quelques lignes : Si l'enfant est nu, on est frappé du volume de sa tête et de celui de son ventre; ces deux organes développés outre mesure et réunis par un corps grêle, donnent à l'enfant la forme d'une gourde ou d'un 8. Le sternum est porté en avant, la colonne vertébrale fait saillie en arrière, les côtes sont enfoncées latéralement, écartées en bas; le chapelet costal attire l'attention : les poignets doublés de volume, les avant-bras courbés en dedans, les jambes raccourcies et écartées, infléchies dans divers sens, tout cela forme un facies des plus nets.

Quand l'enfant marche, il le fait avec peine, en se dandinant comme un palmipède : il a la démarche de canard.

Il est vrai que certains enfants ne présentent qu'un petit nombre de déformations ou même qu'une seule déformation; c'est le rachitisme partiel, qu'on reconnaîtra par un examen attentif.

On doit distinguer, dans le rachitisme, des formes et des degrés assez nombreux : le rachitisme peut être léger, à peine ébauché, se traduisant par le retard dans la marche, dans l'éruption dentaire, dans l'occlusion des fontanelles, par la mollesse et la flaccidité des chairs; il n'y a pas de déformation des membres, la maladie peut évoluer et guérir sans incurvations ni nouures. A côté de ces cas légers, très nombreux, facilement curables, il faut placer les cas de moyenne intensité, qui en sont comme l'aggravation et le renforcement. Dans cette forme, il n'y a pas que des troubles fonctionnels, mais aussi des déformations typiques, d'ailleurs réparables.

Enfin viennent les formes graves qu'on pourrait décrire sous la rubrique de *rachitisme chirurgical.* Les déformations du squelette sont excessives, l'impotence est absolue, l'état général est plus ou moins défectueux. La cure par les moyens hygiéniques et médicaux est très incertaine, il faudra avoir recours à la chirurgie et à l'orthopédie.

Dans toutes les formes existent, à côté des symptômes fournis par l'étude du squelette, d'autres symptômes liés aux troubles fonctionnels de différents viscères.

La nutrition générale est pervertie, mais non toujours dans le même sens; il y a des rachitiques gras, bien en chair, pâles il est vrai, mais doués d'un embonpoint notable, et des rachitiques maigres, cachectiques. Chez tous, les fonctions digestives laissent à désirer, l'appétit est diminué, ou accru, ou irrégulier; il y a de la diarrhée, de la constipation, ou des alternatives de diarrhée et de constipation, parfois des vomissements, en un mot de la dyspepsie.

Les forces sont déprimées; les enfants, s'ils ne marchent pas, s'abandonnent sur les bras des personnes qui les tiennent, ils ne peuvent supporter le poids de leur tête et de leur corps. S'ils marchent, on note qu'ils s'arrêtent et refusent d'aller de l'avant; ils deviennent grognons, maussades, leur caractère change, leur sommeil est agité, interrompu par des cauchemars, leur visage se couvre de sueurs; il semble qu'il y ait un peu de fièvre à exacerbations vespérales, le pouls est accéléré.

L'intelligence présente parfois des modifications remarquables; on a dit que les rachitiques étaient plus intelligents que les enfants sains. Ce qui est vrai, c'est que le rachitisme n'atteint pas généralement l'intellect, mais il ne peut exercer une influence favorable sur le développement cérébral. Quelquefois même il amène un retard dans la parole, une obtusion et un état voisin de l'idiotie.

Le rachitisme n'implique donc pas un accroissement régulier et constant des facultés intellectuelles.

Le rachitisme est essentiellement une maladie chronique qui évolue lentement et progressivement, mettant plusieurs mois et parfois plusieurs années à atteindre son développement complet. Quelquefois il semble s'arrêter dans son évolution, rétrocéder même, tourner court vers la guérison; mais viennent une maladie aiguë, un traumatisme, une cause d'affaiblissement morbide ou hygiénique, et le terrain gagné est vite reperdu; la maladie reprend alors sa marche ascensionnelle et accentue ses manifestations; ■

[J. COMBY]

faut donc préserver avec soin les petits rachitiques des influences capables de provoquer une aggravation ou une rechute.

Quelques auteurs, à côté des formes chroniques du rachitisme, les plus communes de beaucoup, ont décrit une forme aiguë, suraiguë même, qui étonnerait par la brusquerie de son début et par la rapidité de sa marche.

On voit des enfants tomber en quelques jours ou quelques semaines dans un état de marasme et de cachexie des plus inquiétants; ils crient quand on les prend, ils ne peuvent ni se tenir debout, ni remuer les membres, ils sont comme paralysés; quand on les examine de près, on constate un gonflement notable au niveau des diaphyses de certains os, comme si un dépôt inflammatoire s'était fait sous le périoste; certaines articulations semblent douloureuses. Il y a de la fièvre, de l'abattement, de l'anémie; les gencives, quand il y a des dents, sont fongueuses et saignantes; les paupières sont bouffies, ecchymotiques, avec ou sans projection des globes oculaires. En présence d'un tableau clinique aussi sombre, aussi diversifié suivant les cas, le médecin est fort embarrassé; il pense à une maladie infectieuse générale, à une ostéomyélite aiguë, à un rhumatisme, à une septicémie. Voilà ce qu'on a décrit sous le nom de *rachitisme aigu*; il est vrai que cet état n'est pas rare, dans certains pays, chez les rachitiques, mais ce n'est pas du rachitisme, c'est une maladie surajoutée que les travaux de Barlow, de Northrup et d'autres (en Angleterre, aux États-Unis, en Allemagne) nous ont appris à distinguer. C'est le *scorbut infantile* (infantile scurvy) provoqué par une alimentation défectueuse, par les conserves de lait et de farine à l'usage des enfants en bas âge (lait condensé, farines lactées, etc.). Et la preuve, c'est que l'alimentation par le lait frais, par le jus de viande, par les sucs acides d'orange et de citron amène rapidement la guérison. Cet état ne mérite donc pas le nom de rachitisme aigu, c'est tout au plus une complication du rachitisme chronique.

La terminaison et le pronostic du rachitisme dépendent de la forme et du degré de la maladie; les formes légères guérissent assez vite, sans complication et sans difficulté, pourvu qu'elles soient comprises, dans leur signification et dans leurs causes, et que ces causes soient modifiées (alimentation appropriée, bonne hygiène générale). Les formes de moyenne intensité sont également curables, mais moins rapidement; il faut au moins 3, 4, 6 mois et davantage pour parfaire la guérison d'un rachitique de ce degré. Et encore faut-il tenir compte des rechutes et des complications qui peuvent entraver et retarder la marche vers la guérison. Quand un rachitisme est partiel, quand la déformation est réduite à un membre (genu valgum), à la tête (craniotabes), au tronc (scoliose ou cyphose), la terminaison, pour être favorable dans l'immense majorité des cas, n'est guère plus rapide que dans les formes généralisées. L'intensité, la profondeur des lésions priment leur étendue, leur dissémination, et l'on conçoit que, plus l'ossification sera troublée, plus la réparation sera lente. Quelquefois même le rachitisme partiel ne guérit pas par les moyens médicaux, quelque temps qu'on y mette, et la chirurgie orthopédique est obligée d'intervenir.

Les formes graves, avec déformations extrêmes, guérissent très lente-

ment et trop souvent d'une façon incomplète, laissant des incurvations irrémédiables, que la chirurgie corrige quelquefois sans les réduire complètement. Mais en somme le rachitisme n'est pas une maladie mortelle; elle est
sérieuse, elle est grave en ce sens qu'elle atteint à des degrés divers la charpente du corps, qu'elle trouble la structure et les fonctions des viscères,
qu'elle modifie la composition chimique des humeurs et des tissus. Mais
elle ne compromet pas directement l'existence, la mort ne termine jamais le
rachitisme pur, dénué de complications; mais nous allons voir précisément,
au chapitre de ces complications, qu'elles peuvent être mortelles.

Enfin, si le pronostic est relativement bon *quoad vitam*, il est mauvais
quant à la durée de certaines manifestation viscérales, sur lesquelles je reviendrai, la dyspepsie par exemple, qui, précédant habituellement le rachitisme
osseux, lui survit dans la plupart des cas. Cette dyspepsie des rachitiques est
d'autant plus marquée et d'autant plus durable que le rachitisme lui-même a été
plus accusé; les cas légers, qui sont légion, laissent peu de traces sur l'estomac. Ce qui assombrit aussi le pronostic dans le sexe féminin, c'est la déformation du bassin, cause redoutable de dystocies conduisant à l'opération césarienne, à la céphalotripsie, à la symphyséotomie ou à d'autres manœuvres
obstétricales plus ou moins sévères pour la mère et pour l'enfant. J'ai vu
une femme qui, sur 8 enfants, avait eu, grâce à un rétrécissement rachitique
du bassin, 7 mort-nés et 1 vivant après insufflation, avec double paralysie
radiculaire du plexus brachial par compression et tiraillement au moment de
l'accouchement.

COMPLICATIONS

Très nombreuses et très variées sont les complications du rachitisme;
je me hâte de dire qu'elles n'appartiennent qu'aux formes bien accusées, bien
dessinées de la maladie; les cas légers, qui atteignent si peu le squelette qu'on
a peine à les reconnaître, n'appellent aucune complication.

Je vais étudier successivement les complications du côté des os et de
l'appareil locomoteur en général, du côté des appareils digestif, respiratoire,
circulatoire, nerveux, tégumentaire, sans oublier les états dyscrasiques qu'on
a subordonnés au rachitisme (anémie, pseudo-leucémie, scorbut, scrofule,
obésité), et les maladies infectieuses que le rachitisme aggrave (coqueluche,
pneumonies, etc.).

Appareil locomoteur. — La fragilité des os rachitiques les expose aux
fractures complètes ou incomplètes, uniques ou multiples; ces fractures affectent les os des membres et quelquefois les côtes et les clavicules; elles surviennent spontanément, par action musculaire, ou sont provoquées par des
chocs insignifiants qui n'auraient aucun effet sur des os sains. Il ne faut donc
pas faire marcher les rachitiques tant que leurs os ne sont pas consolidés.

Quelques enfants présentent, en venant au monde, des fractures multiples attribuées au rachitisme fœtal. Toutes ces fractures se consolident généralement bien et parfois avec un cal exubérant; exceptionnellement elles se
terminent par pseudarthrose. Leur production spontanée les fait passer

inaperçues; elles ne sont pas réduites et laissent après elles des déformations anguleuses gènantes ou disgracieuses. Elles peuvent d'ailleurs être sous-périostées, sans mobilité anormale, sans symptômes objectifs capables de les faire reconnaître et traiter en temps opportun.

Les articulations des poignets, des cous-de-pied sont souvent déformées, élargies, tiraillées, relâchées; il en résulte une mobilité anormale qui entrave les fonctions et prédispose aux arthropathies. J'ai vu ces articulations laisser entendre des craquements, notamment au coude et au poignet; chez un petit rachitique, le coude droit ne pouvait être étendu complètement, il était le siège d'une ankylose fibreuse.

Chez un autre, les os, dans la continuité, étaient douloureux spontanément et à la pression ; ils faisaient penser aux douleurs de croissance. Tel torticolis osseux, tel genu valgum tardif, tel pied plat douloureux, telle scoliose de croissance, ne sauraient être considérés autrement que comme des complications ou des réveils du rachitisme.

Le rachitisme de la seconde enfance ou des adolescents est tantôt un rachitisme tardif, tantôt un rachitisme réviviscent. On a observé, en Angleterre, de nombreux cas de cette espèce. Chez un garçon observé par W. Jenner, le rachitisme s'était développé après l'âge de 3 ans, contrairement à la règle, et, chez une fille vue par le même auteur, la maladie n'avait pas fait son apparition avant 9 ans. Drewitt a pu vérifier à l'autopsie les lésions osseuses du rachitisme chez un enfant de 12 ans, le début du mal ne remontant pas à plus de 2 ans. Une fillette, non rachitique dans sa première enfance, ayant marché à 1 an, n'a commencé à se déformer qu'à 12 ans (Pitts). Ransford a vu le rachitisme chez une fille de 14 ans, Palm chez une fille de 6 ans, Barlow et Bury, chez 2 enfants de 11 ans (vérification anatomique). Le D^r Ed. Cautley, qui rappelle ces faits (*British medical Journal*, 4 janvier 1896), a observé une fillette de 11 ans, qui avait été rachitique dans la première enfance, car elle n'avait marché qu'à 4 ans; or cette enfant, plusieurs années après la guérison de cette première atteinte, a présenté de nouvelles incurvations, des nouures, un gros ventre, en un mot, une véritable recrudescence, une rechute à long terme de son rachitisme.

Quand le processus de l'ossification a été troublé aussi profondément qu'il l'est dans le rachitisme, le squelette peut présenter, dans la suite, des déviations et des déformations diverses. J'ai vu des exostoses multiples se greffer sur des os rachitiques. Une fillette de 27 mois, incurvée et nouée, présentait, de chaque côté de l'épiphyse tibiale supérieure, des exostoses symétriques, saillantes, aiguës, analogues aux exostoses de croissance. Chez une autre, les exostoses occupaient la face antérieure du sternum. Une fille de 14 ans, vue pour la première fois par Legroux en 1890, pour la seconde fois par moi en 1895, présentait sur presque tous les os du squelette, y compris les côtes, les omoplates, etc., plus de 80 exostoses ostéogéniques, dont le début remontait à l'âge de 3 ans. Cette enfant avait été nourrie au biberon, elle avait marché tard, elle avait été rachitique. Plusieurs cas analogues d'exostoses généralisées ont été relevés chez des rachitiques.

Le squelette n'est pas seul touché; les muscles, soit par suite de l'immobilité prolongée, soit par suite des attitudes vicieuses et des déformations des membres, peuvent s'atrophier et augmenter l'impotence et la gêne fonctionnelle des jeunes sujets.

Appareil digestif. — L'appareil digestif est le plus souvent frappé; tout le monde connaît le développement insolite que présente le ventre de la plupart des rachitiques. Le gros ventre est habituel chez eux, du moins à la première période de l'évolution; il n'est pas dû à la déformation de la cage thoracique ni au refoulement du diaphragme, pas plus qu'à l'hypertrophie des ganglions du mésentère (carreau), ou du foie et de la rate (*hépato et splénomégalie*).

Il tient pour la plus large part à la dilatation de l'*estomac* et des *intestins*. Les rachitiques, en effet, sont devenus, par le fait d'une habitude vicieuse, polyphagiques et polydipsiques; on ne peut les rassasier, ils surchargent incessamment leur estomac. Plus tard l'organe se fatigue, l'anorexie succède à la boulimie; reste la polydipsie, l'abus des liquides qui ne fait qu'exagérer la dilatation stomacale.

Cette dilatation de l'estomac, je l'ai mise en relief dans le rachitisme (*Archives de médecine*, 1884); elle est habituelle, sinon constante, elle joue un rôle dans la production de la maladie, elle lui survit, dans les formes graves, entraînant avec elle la dyspepsie avec toutes ses conséquences. L'intestin aussi est dilaté (comme l'avait vu Glisson), allongé (comme le veut Marfan); il en résulte un relâchement de la sangle abdominale (éventration) et la production facile des hernies *ombilicales* et *inguinales,* du prolapsus *rectal,* que j'ai observés chez un grand nombre de rachitiques.

Ces complications sont en quelque sorte chroniques et à longue portée, car le rachitisme osseux guérit plus vite que la dilatation de l'estomac; celle-ci est durable, et l'on peut la retrouver à toutes les étapes de l'existence, dans la seconde enfance, à l'âge adulte, peut-être dans la vieillesse. Sur ce fond dyspeptique viennent se greffer parfois des épisodes aigus, entérites plus ou moins graves, indigestions, vomissements, constipation, diarrhées rebelles, parfois choléra infantile, complications redoutables surtout en été, pouvant entraîner la mort d'un grand nombre de rachitiques.

Les annexes du tube digestif, le foie surtout, éprouvent un retentissement direct de la lésion gastro-intestinale; l'hypertrophie du foie a été souvent observée, l'*ictère catarrhal* n'est pas rare, la dégénérescence amyloïde possible. Dans les formes graves, avec cachexie prononcée, l'ascite peut se montrer.

Appareil respiratoire. — Les complications du côté de l'appareil respiratoire relèvent de deux mécanismes : 1° tantôt elles sont le fait de la compression exercée sur le poumon par le rétrécissement de la cage thoracique; l'emphysème de certaines parties, la congestion de certaines autres, la tendance aux catarrhes bronchiques, en sont l'expression; 2° tantôt elles sont le contre-coup des complications digestives et relèvent de l'auto-intoxication; c'est ainsi qu'il faut interpréter les bronchites sibilantes chroniques ou à répétition des rachitiques à gros ventre, les accès d'*asthme* dits *asthmes dyspeptiques* observés chez eux. Ces deux influences, déformation de la cage

[J. COMBY.]

thoracique, auto-intoxication, rendent les bronchites et broncho-pneumonies communes et graves chez les rachitiques. Elles appellent aussi la *tuberculose* en entravant le fonctionnement pulmonaire et en troublant l'hématose. Nous voyons très fréquemment, dans les hôpitaux d'enfants, des rachitiques être pris d'accidents pulmonaires graves qui les enlèvent rapidement. L'influence à la fois prédisposante et aggravante du rachitisme est certaine.

Appareil circulatoire. — Les complications du côté de l'appareil circulatoire sont d'ordre purement mécanique et ne s'observent que dans les déformations excessives du thorax. Le cœur, refoulé, comprimé, gêné dans ses mouvements, se contracte d'une façon rapide et désordonnée (palpitations, tachycardie, arythmie); dans quelques cas même, il s'hypertrophie. On a vu la surface du cœur présenter des taches laiteuses, vestiges de la compression exercée par les os. A tout prendre, ces complications sont rares.

Appareil nerveux. — Beaucoup plus communes sont les complications du côté du système nerveux. Au premier rang de ces complications figurent les convulsions générales et partielles, externes ou internes. Les convulsions générales (éclampsie infantile) ne sont pas rares chez les rachitiques; et cela se conçoit quand on sait le rôle que la digestion joue dans la production de ces accidents, qui, réflexes ou toxiques, ont très souvent leur point de départ dans le tube digestif. Tous les auteurs signalent la fréquence des convulsions chez les enfants rachitiques, surtout chez ceux dont le rachitisme est très accusé, très manifeste. On a dit que ces convulsions étaient liées au rachitisme du crâne, à la craniomalacie, au craniotabes. Or il n'en est rien, et l'on peut voir les accidents convulsifs frapper indifféremment les enfants atteints de lésions de la boîte crânienne comme ceux qui en sont indemnes.

Il y a, chez les rachitiques, soit une hyperexcitabilité nerveuse générale qui explique les convulsions, soit une auto-intoxication partie du tube digestif qui les provoque.

Quant aux convulsions internes, spasme de la glotte, *laryngo-spasmus*, qu'on a voulu lier d'une façon étroite au craniotabes, je crois qu'elles n'en dépendent nullement, et qu'elles reconnaissent la même pathogénie que l'éclampsie. La *tétanie* de même, si rare dans ses formes complètes, est une névrose d'ordre toxique, qu'on doit subordonner aux troubles de la digestion prédominants chez tous les rachitiques. Améliorer la nutrition, soigner l'intestin et l'estomac, neutraliser les poisons formés dans ces organes, voilà le moyen de prévenir ou de guérir les manifestations nerveuses dont je viens de parler. Le craniotabes est si peu la cause directe de ces manifestations, qu'on peut les voir manquer fréquemment, en présence de cette lésion, et se rencontrer, en son absence. Il n'y a donc, entre ces deux faits, aucun lien pathogénique direct.

Les rachitiques ont fréquemment des terreurs nocturnes, ils se réveillent la nuit en sursaut, poussent des cris, ne reconnaissent pas leurs proches. Ces accidents sont liés aux troubles digestifs; une simple indigestion peut les produire chez des enfants prédisposés. Le régime peut les prévenir.

Chez quelques rachitiques, on est frappé de la faiblesse du système nerveux, qui, avec des membres assez solides et des muscles assez forts, laisse paraître une impotence voisine de la paralysie; il y a une pseudo-paraplégie *rachitique*, qui appelle l'intervention de l'électrothérapie.

Du côté du cerveau, signalons la possibilité de l'*hydrocéphalie* qui vient compliquer quelquefois le rachitisme et mêler ses traits à ceux du rachitisme crânien ; l'analogie est grande dans certains cas : grosse tête, élargissement des fontanelles et des sutures, etc. Enfin, si beaucoup de rachitiques sont intelligents, éveillés, alertes, quelques-uns sont apathiques, abattus, inertes, arriérés, imbéciles ou idiots. Ils ne parlent que tardivement et avec peine, leur intelligence ne s'ouvre pas. Toutes les fonctions de relation sont en retard chez eux : marche, parole, sens de l'ouïe, de la vue, de l'odorat; ce sont des arriérés.

Appareil tégumentaire. — La peau des enfants rachitiques est généralement nette, blanche, de coloration et de consistance normales. Cependant il n'est pas rare de voir survenir, chez eux, soit avant la période des déformations, soit pendant, soit après cette période, des éruptions diverses dont la plupart sont papuleuses et prurigineuses. C'est d'abord l'urticaire aiguë, subaiguë, à répétition, chronique, qui témoigne d'un mauvais fonctionnement des voies digestives. C'est le strophulus pruriginosus, très commun chez les petits sujets mal nourris, caractérisé par des poussées de petites papules discrètes, dont quelques-unes sont surmontées de vésicules; c'est le prurigo, dont les papules, petites, arrondies ou acuminées, sont déchirées par les grattages et surmontées de croûtelles de sang desséché. Toutes ces éruptions, souvent fugaces, sont susceptibles de durer indéfiniment dans quelques cas et d'aboutir au prurigo chronique, au prurigo de Hébra, affection quasi incurable dont l'origine remonte fréquemment aux premières années de la vie.

Les rachitiques sont encore sujets, de par leur mauvaise hygiène alimentaire et leur dyspepsie habituelle, à des éruptions suintantes, à des eczémas de la face et des parties génitales, à des poussées d'ecthyma et d'impétigo qui peuvent laisser à leur suite des cicatrices fessières, qu'il faudrait bien se garder d'attribuer à la syphilis. Tous ces enfants, dont la peau est irritée par des grattages, auront des ganglions plus ou moins volumineux, des adénites qui pourront aboutir dans quelques cas à la suppuration.

J'ai vu une fillette profondément rachitique (à 7 ans, elle n'avait que 80 centimètres de taille) présenter une cyanose des pieds très remarquable (asphyxie des extrémités).

Altérations du sang. — L'anémie simple n'est pas rare chez les rachitiques qui ont souffert, qui vivent dans de mauvaises conditions hygiéniques, et j'ai maintes fois, chez eux, retrouvé le souffle de la base du cœur, et le souffle des vaisseaux du cou qui caractérisent cliniquement l'anémie. C'est chez ces rachitiques anémiques qu'on entend surtout, au niveau de la grande fontanelle, un souffle systolique bien indiqué par le Dr Roger, et qu'on doit rapprocher du souffle carotidien. Les enfants sont pâles, faibles, aux chairs molles; ils s'essoufflent au moindre effort. Quelques-uns sont très maigres; d'autres ont une tendance à l'obésité; mais tous ont les os déformés et ramollis, incapables de supporter le poids du corps.

Chez quelques rachitiques, l'anémie se complique d'hypertrophie de la rate, de splénomégalie. Cette *anémie splénique,* avec ou sans participation du foie, a été étudiée par Carr, Colcott Fox, Luzet, etc. Les globules rouges sont moins nombreux qu'à l'état normal, les globules blancs sont au contraire plus nombreux, des cellules rouges à noyau apparaissent dans le sang. L'arsenic, l'iodure de fer, l'huile de foie de morue peuvent amener la guérison.

J'ai déjà eu l'occasion de parler du scorbut infantile (*infantile scurvy*). qui complique parfois le rachitisme, et ne se rencontre que très rarement en l'absence de ce dernier; c'est encore une maladie du sang relevant d'une mauvaise alimentation, et guérissant par le retour à une bonne hygiène de la nutrition.

Maladies générales infectieuses compliquant le rachitisme. — Quand une maladie infectieuse (rougeole, diphtérie, scarlatine, coqueluche, fièvre typhoïde, grippe, tuberculose) vient surprendre un enfant déjà épuisé par le rachitisme, le pronostic en est singulièrement aggravé. La coqueluche, par la violence de ses secousses, menace surtout les rachitiques dont le thorax est déformé, dont le poumon est emphysémateux. Chez ces malades, il est toujours à craindre que le cœur droit ne se laisse forcer, et que l'asystolie n'entre en scène.

Le rachitisme simple guérit presque toujours; le rachitisme compliqué d'une infection grave aboutit souvent à la mort; car la terminaison des maladies dépend avant tout du terrain sur lequel elles ont pris racine. Et le rachitisme est un mauvais terrain.

La tuberculose emporte beaucoup de rachitiques; elle se rencontre chez eux avec ses diverses localisations : pulmonaires, osseuses, articulaires (mal de Pott, tumeurs blanches et spina ventosa), méningées, ganglionnaires. cutanées (gommes). La syphilis héréditaire est aussi un élément d'aggravation qui pèse lourdement sur les rachitiques.

La scrofule simple des rachitiques, sans lésions profondes, peut guérir par un traitement approprié et l'on voit des rachitiques atteints d'otorrhée, de blépharo-conjonctivite, de kératite, d'ozène, guérir parfaitement.

DIAGNOSTIC

Quand le rachitisme s'accuse par ses déformations osseuses habituelles, par ses incurvations, par ses nouures, par son chapelet costal, il est vraiment facile à reconnaître et le diagnostic saute aux yeux. Mais il faut s'appliquer à dévoiler, à soupçonner les formes atténuées, initiales, et les formes partielles, localisées à un membre, à un os. Un enfant, jusque-là bien portant, présente de la faiblesse, du malaise, de la pâleur; il est moins gai que d'habitude, il se laisse aller sur les bras de sa nourrice, il refuse de se tenir debout, il est las, inerte, sans ressort, sans énergie. Son alimentation laisse à désirer, ses dents sont en retard, sa fontanelle antérieure ne se ferme pas; il faut craindre le début du rachitisme. Chez tout enfant mal nourri (biberon, alimentation et sevrage prématurés), le rachitisme est imminent, on doit le guetter pour en saisir les signes avant-coureurs. Il est vrai que ces indices peuvent être fugaces et que le mal peut s'arrêter dans sa marche, rétrocéder même; mais un observateur éclairé et attentif ne s'y trompe pas. Donc il faut savoir reconnaître les formes ébauchées, légères, du rachitisme, afin de les combattre de bonne heure pour préserver les enfants des accidents graves qui ne manqueraient pas de se produire si la maladie était méconnue. Le rachitisme en effet progresse, mais avec lenteur, et l'on a le temps de lutter contre l'envahissement général de l'économie.

Si le rachitisme est partiel, limité à un membre, à un os, le diagnostic présente de réelles difficultés. Soit une déformation de la colonne vertébrale, une *gibbosité* à court rayon, avec inertie des membres inférieurs; les os sont droits, le squelette parait normal : est-on en présence d'une cyphose rachitique ou d'un mal de *Pott*? Si la cyphose est nettement anguleuse, le mal de Pott est évident, la saillie d'une vertèbre en arrière atteste l'effondrement d'un ou plusieurs corps vertébraux.

La gibbosité rachitique est à grand rayon, elle n'est pas anguleuse. Mais il y a des cas où le doute est permis et où il faut explorer avec le plus grand soin la colonne vertébrale, étudier sa mobilité, palper toutes ses apophyses épineuses, percuter ses gouttières, explorer la sensibilité et la motilité des membres inférieurs. Dans le doute, on remettra le prononcé du jugement à une séance ultérieure. Il n'est pas jusqu'à la déviation latérale, jusqu'à la *scoliose*, qui ne puisse simuler le mal de Pott; j'ai vu une fille de 14 ans, portant une scoliose dorsale à convexité droite, tellement saillante, que le thorax était horriblement déformé et la respiration entravée comme la marche; cette enfant avait eu la coqueluche à 18 mois, la fièvre typhoïde à 7 ans; elle avait été rachitique dans sa première enfance.

La *scoliose* des adolescents, des jeunes filles surtout, est-elle due à un rachitisme partiel, à début tardif? On a aujourd'hui une grande tendance à l'admettre, quand on sait que l'ossification est profondément troublée et pour longtemps par le rachitisme, et que des îlots cartilagineux peuvent persister au milieu des os les plus sains en apparence. On peut en dire autant du *genu valgum*, simple ou double, qui, dans la première enfance, est nettement rachitique, et qui, plus tard, pourrait en être indépendant. L'abaissement du condyle interne du fémur, caractéristique du genu valgum, paraît bien dépendre toujours du rachitisme. Quant aux déformations de la colonne vertébrale (cyphose), des côtes, des membres, survenant à un âge avancé, elles relèvent plutôt de l'ostéomalacie que du rachitisme, et ces deux maladies se distinguent surtout par l'âge des sujets, car elles ont entre elles des analogies frappantes.

La *luxation congénitale de la hanche* peut en imposer pour du rachitisme, les enfants qui en sont atteints marchant en se dandinant et les genoux en dedans (cagneux), mais il suffira de rechercher la tête fémorale et de constater qu'elle n'occupe pas sa place habituelle, qu'elle siège dans la fosse iliaque externe, au-dessus de la cavité cotyloïde. Souvenons-nous d'ailleurs que le rachitisme peut coïncider avec la luxation de la hanche, comme

[J. COMBY.]

avec le mal de Pott et que, dans ces cas, il faudra savoir faire la part des deux maladies. C'est ainsi que j'ai vu une fillette de 7 ans 1/2, nourrie au biberon, n'ayant marché qu'à 18 mois à cause du rachitisme et d'une double luxation congénitale de la hanche : ventre énorme, ensellure lombaire, marche pénible.

Quand un enfant marche tardivement ou marche mal, on pense immédiatement au rachitisme et avec raison; cependant la marche peut être retardée ou entravée par d'autres causes, par la paralysie atrophique de l'enfance, qu'on reconnaîtra à son évolution spéciale, à sa détermination sur certains groupes de muscles, à l'atrophie de ces muscles, etc.; elle peut être retardée ou entravée par la pseudo-paralysie syphilitique, par une paralysie obstétricale reconnaissables aussi à leur évolution, à leur limitation étroite à certains os ou à certains muscles, sans participation de l'ensemble du squelette.

Quand le rachitisme est limité aux membres inférieurs, aux tibias, à un tibia, il importe dè le distinguer de la syphilis héréditaire osseuse, dont les traits ont été fixés par les professeurs Fournier, Lannelongue, etc. Le tibia syphilitique, dit encore *tibia Lannelongue*, est un os qui paraît dévié, mais qui n'est que gonflé, bosselé, inégal, déformé par le dépôt de couches ostéophytiques, de gommes, etc. Le tibia rachitique au contraire, convexe en avant, concave en arrière, aplati sur les côtés, est véritablement dévié dans son axe, il a la forme d'une *lame de sabre* de cavalerie. Les simples caractères objectifs que je viens d'indiquer suffiraient, mais nous avons encore à invoquer des stigmates oculaires, auriculaires, dentaires (Hutchinson), cutanés, qui dénoncent la syphilis.

Quand le rachitisme est limité à la tête, on peut songer à l'*hydrocéphalie*, maladie congénitale caractérisée par le développement extraordinaire du crâne, l'écartement permanent des sutures et des fontanelles, l'idiotie, etc. Dans l'hydrocéphalie, le souffle céphalique est rarement perçu, les membres ne sont pas déformés, la face contraste par son exiguïté avec un crâne monstrueux. Cependant le rachitisme peut se compliquer d'un certain degré d'hydrocéphalie, qu'on reconnaîtra au développement exagéré du crâne, à l'élargissement des fontanelles, et parfois à la présence du craniotabes. Certains médecins font le diagnostic de rachitisme crânien, en présence du retard dans l'occlusion des fontanelles et du craniotabes. Si l'on veut examiner tous les enfants de moins d'un an, systématiquement, on sera surpris de la proportion considérable de craniomalaciques rencontrés sans aucun signe de rachitisme des membres, et on hésitera à considérer le craniotabes comme un élément suffisant pour le diagnostic.

Sans doute le ramollissement et la décalcification des os du crâne sont bien des processus d'ordre et de nature rachitique; mais, cliniquement, on peut affirmer qu'un grand nombre d'enfants craniotabétiques guériront complètement sans présenter plus tard d'autres indices de rachitisme.

Enfin, s'il est légitime de mettre le craniotabes sur le compte du rachitisme, il est abusif de le subordonner à la syphilis héréditaire. La coïncidence des deux maladies peut exister, mais elle n'implique pas une relation de cause à effet. J'ai même vu de petits rachitiques présenter des bosselures crâniennes avec épaississement des os au niveau des pariétaux (*crâne nati-forme*) en même temps qu'un amincissement avec flexibilité des os tempo-raux et de l'occipital, sans que la syphilis pût être incriminée. Sur ce point, comme sur beaucoup d'autres, Parrot avait forcé la note et passé à côté de la vérité.

ÉTIOLOGIE ET PATHOGÉNIE

Le rachitisme, maladie de misère, est excessivement fréquent dans les grandes villes, dans les cités industrielles, dans les quartiers où la population est dense, pauvre, mal nourrie, mal logée, où les mères, obligées de quitter leurs enfants pour gagner un salaire dans les ateliers et les manufactures, désertent l'allaitement et condamnent leur progéniture au régime le plus meurtrier, au biberon, à l'alimentation grossière, au sevrage prématuré. Le Dr Pini, à Milan, remarque que, parmi les professions, celle des concierges (logements étroits, obscurs, pauvres salaires) fournit le plus grand nombre de rachitiques (964 sur 4176). Pendant les onze années que j'ai dirigé un dispensaire pour enfants à la Villette (faubourg de Paris), je n'ai pas traité moins de 2 000 rachitiques. Tous les auteurs sont d'accord pour signaler la diffusion urbaine du rachitisme. Londres, New-York, Chicago, Berlin, Paris, Vienne, Munich, Milan, Naples, Glasgow, Manchester, etc., sont ravagés par le rachitisme qui sévit surtout sur les classes pauvres, sur la population ouvrière, sans épargner d'une façon absolue les classes aisées et riches.

En Amérique, les nombreuses colonies étrangères, italiennes, irlandaises, allemandes, sont d'autant plus frappées par le rachitisme qu'elles sont plus pauvres et vivent dans des locaux étroits et malsains ; la race nègre, en Amé-rique, paye également un lourd tribut au rachitisme. Il n'y a pas là une question de race, mais d'hygiène générale et surtout d'hygiène alimen-taire.

Laissez à l'enfant sa mère pour l'allaiter et pour lui donner les soins que réclament son âge et sa faiblesse, cet enfant ne deviendra pas rachitique.

Remplacez celle-ci par une nourrice mercenaire éloignée, non surveillée, ou par l'allaitement artificiel, le rachitisme apparaîtra presque inévitablement.

Dans les pays où le biberon est inconnu, où l'allaitement maternel est le seul mode d'allaitement en usage, chez les sauvages de l'Afrique, comme chez les peuples civilisés de l'Extrême-Orient, en Chine, au Japon, en Bir-manie, dans l'Inde, etc., le rachitisme est pour ainsi dire inconnu. Les enfants tètent leurs mères jusqu'à 2, 3 ans et plus, et jamais ils ne deviennent rachi-tiques.

Ce simple énoncé nous indique clairement la cause principale du rachi-tisme.

A cette cause prévalente s'ajoutent des influences adjuvantes : logements étroits, gênant l'accès de l'air et de la lumière, terrains bas et humides, cli-mats froids obligeant de garder les enfants enfermés pendant de longs mois, lait de mauvaise qualité, altéré, coupé, infecté, vêtements insuffisants, etc.

[J. COMBY.]

Toutes les enquêtes entreprises dans les différents pays ont mis ces causes en évidence.

On a incriminé, après l'absence de l'allaitement féminin, l'allaitement par une mauvaise nourrice, ayant un lait trop vieux ou trop caséeux, trop indigeste, trop pauvre en substances alibiles, ou un allaitement mal réglé (tétées trop fréquentes, indigestion, etc.). Le rachitisme se voit, en effet, dans l'allaitement naturel, mais rarement.

On a voulu faire jouer à l'allaitement prolongé le même rôle qu'à l'allaitement trop court. Sans doute l'allaitement féminin exclusif, jusqu'à 18 mois, 2 ans ou plus, ne peut suffire au développement de l'enfant; mais il est bien rare qu'à partir de 1 an la nourrice ne s'aide pas d'aliments supplémentaires.; et l'allaitement poursuivi dans ces conditions ne saurait nuire. L'allaitement maternel est surtout insuffisant quand il y a deux jumeaux, ce qui oblige la mère à un sevrage précoce et à une alimentation prématurée; le rachitisme *gémellaire* est fréquent

La surcharge alimentaire est bien plus souvent en cause que la privation de nourriture, l'indigestion est plus souvent en cause que l'inanition dans la genèse du rachitisme. Si l'origine alimentaire du rachitisme n'est pas douteuse, il faut reconnaître que, dans quelques cas, le rachitisme se montre au milieu des conditions les meilleures (bonne nourrice, bonne hygiène, aisance, etc.). On trouve alors, soit une maladie aiguë qui, troublant la nutrition générale et entravant l'alimentation, entraîne le rachitisme, soit une disposition inconnue, héréditaire ou innée, qui appelle la maladie.

L'hérédité du rachitisme a été très discutée; ceux qui l'admettent font valoir deux arguments : 1° la multiplicité des cas dans une même famille; 2° les exemples non exceptionnels de rachitisme congénital. Or, s'il est bien vrai que le rachitisme se retrouve souvent chez plusieurs enfants d'une même famille ou chez plusieurs générations d'une même lignée, cela ne tient pas à une transmission héréditaire directe, mais le plus ordinairement à la reproduction des mêmes fautes hygiéniques (allaitement artificiel, etc.), ou à l'affaiblissement des générateurs créant chez leurs descendants une moindre résistance (tuberculose, syphilis), âge trop ou trop peu avancé des parents. Depaul, accoucheur émérite, mis souvent en présence de femmes rachitiques à bassins rétrécis, n'aurait pas manqué de voir le rachitisme héréditaire s'il existait, et il a toujours vu les femmes rachitiques donner le jour à des enfants bien constitués, se développant bien par la suite quand ils étaient soumis à une bonne alimentation : car tout est là.

La multiplicité des cas dans une même maison, dans une même famille, ne doit pas plus nous faire admettre l'hérédité directe que la contagion, la transmission d'enfant à enfant, de nourrice à nourrisson, quand une enquête bien conduite nous révèle les véritables causes de la maladie. Sur 4176 cas, Pini n'en trouve que 52 où l'hérédité maternelle ou paternelle pouvait être invoquée; il a relevé aussi 86 cas de consanguinité, mais d'autres causes coexistaient.

Quant au rachitisme fœtal, il se révèle par des lésions intra-utérines, déformations osseuses, fractures multiples, qui rappellent bien le rachitisme.

Toutefois, il y a dans ces cas des faits disparates de raréfactions osseuses, d'anomalies de l'ossification qui diffèrent des processus rachitiques. Et d'ailleurs ces cas sont exceptionnels.

Depaul, ayant étudié 40 observations de rachitisme fœtal, n'hésite pas à le séparer du rachitisme vrai. Dans la maladie fœtale, tout s'explique par l'absence ou l'irrégularité du dépôt de la matière calcaire dans les os; dans le vrai rachitisme, le processus s'adresse à des os en grande partie constitués pour troubler leur développement. Le rachitisme fœtal s'observe surtout dans les grossesses gémellaires; la mère aurait pu faire les frais de la calcification d'un squelette, elle ne pouvait assurer la nutrition osseuse de deux enfants. En somme, on ne naît pas rachitique, on le devient.

L'origine alimentaire du rachitisme est confirmée par les expériences et par les observations instituées ou recueillies chez les animaux : les animaux domestiques, les porcelets de race anglaise, les chiens, les veaux deviennent rachitiques quand leur alimentation est défectueuse; les animaux sauvages en captivité, les jeunes lions, les singes sont également très éprouvés par le rachitisme, quand on remplace le lait de leur mère par une alimentation trop azotée et trop succulente pour leur âge. C'est la *maladie paralytique* des jeunes animaux. Les gallinacés (poules, faisans) n'y échappent pas; c'est la *maladie des pattes*.

D'après Cheadle qui, comme nous, croit à la prépondérance de l'alimentation dans la genèse du rachitisme, les amylacés donnés trop tôt, le défaut de graisse et d'albuminoïdes (lait écrémé moins gras que le lait de femme) seraient surtout responsables du rachitisme; l'huile de foie de morue agit précisément en comblant ce déficit de graisse animale. Les ours nourris de biscuit et de riz, au Jardin zoologique de Londres, les singes nourris de légumes, les lionceaux nourris de viande, devenaient rachitiques au bout de quelques mois. Sutton leur fit donner des bouillies dans lesquelles entraient le lait et l'huile de morue, et il obtint la guérison en trois mois. Quelques auteurs ont incriminé l'allaitement par une femme enceinte, circonstance très redoutée dans le peuple; or, le lait d'une femme enceinte ne diffère pas du lait d'une femme non enceinte, il peut seulement diminuer, et alors le sevrage devient nécessaire.

On a dit que les filles devenaient plus facilement rachitiques que les garçons; je n'ai pas vu que le sexe influât sur la répartition de la maladie. La question d'âge a plus d'importance; si l'on néglige les cas exceptionnels de *rachitisme congénital* et de *rachitisme tardif* (rachitisme des adolescents), on peut dire que le rachitisme est une maladie de la première enfance, des deux premières années de la vie; il débute à 10, 12, 14 mois; il peut s'observer à 18 mois, à 2 ans, à 2 ans 1/2; après 3 ans, c'est une rareté. Il coïncide avec la première dentition, mais il n'en dépend pas, est-il besoin de le dire? Sur une statistique de 1 662 malades, je n'ai pas vu un seul rachitique avant l'âge de 6 mois, abstraction faite du craniotabes; 83 avaient moins d'un an, 311 avaient plus de 2 ans, tous les autres, 1268, étaient entre 1 et 2 ans. Donc, c'est à partir de l'âge de 12 mois, jusqu'à 18 ou 24 mois, qu'on rencontre le plus d'enfants rachitiques.

[J. COMBY.]

Pini, sur 4176 cas, en trouve 2974 dans la seconde année.

Si l'on fait dater le rachitisme de l'apparition du craniotabes, lésion en général très précoce, le début de la maladie se montrera presque toujours dans la première année.

La syphilis héréditaire, que Parrot a voulu confondre avec le rachitisme, débute à un âge beaucoup plus tendre, quand elle n'atteint pas le fœtus dans le sein de sa mère; c'est là une différence qu'il faut mettre en relief. Il est vrai que Parrot faisait du rachitisme la dernière étape de la syphilis osseuse, comme une syphilis éteinte et défigurée.

Nous allons examiner le fort et le faible de cette doctrine qui a fait beaucoup de bruit, mais qui n'a jamais rallié que de rares partisans. Parrot a fait valoir d'abord des arguments tirés de l'anatomie pathologique : les *ostéophytes* et le *tissu spongoïde* seraient communs à la syphilis osseuse et au rachitisme; mais ces lésions n'ont rien de spécifique, elles peuvent exister isolément, précéder, accompagner, suivre les gommes, les ramollissements gélatiniformes, les fractures épiphysaires, les exostoses, les scléroses osseuses de la syphilis; en réalité les petits enfants hérédo-syphilitiques sont, de par leur faiblesse native, de par l'allaitement artificiel auquel ils sont habituellement soumis, prédisposés à un développement osseux imparfait, au rachitisme.

En second lieu, Parrot a relevé, chez les rachitiques, des stigmates qu'il considère comme spécifiques, à savoir la *desquamation linguale*, les *cicatrices fessières*, le crâne *natiforme*, les érosions dentaires. Outre les coïncidences signalées plus haut, on peut objecter que la plupart de ces stigmates, la desquamation linguale, les cicatrices fessières, n'ont rien de spécifique et que tout au plus se rencontrent-elles plus fréquemment chez les syphilitiques que chez d'autres malades; ce sont les affections *para-syphilitiques* de Fournier. Le crâne natiforme vrai, la dent d'Hutchinson ont plus de valeur, mais se rencontrent exceptionnellement chez les rachitiques.

Toutes les statistiques, depuis celle de Pini qui, sur 4176 rachitiques, traite la syphilis en quantité négligeable, jusqu'à la nôtre qui repose sur 2000 cas. environ, et ne relève l'influence syphilitique que dans 3 ou 4 pour 100 des cas, en passant par celles de Kassowitz, Rehn, Baginsky, Bouchut, Byers, Stephenson, Sansom, Norman Moore, Goodhart, Eddison, Jacobi, Ranke, Robert Lee, West, Cheadle, Cazin, rejettent au second plan la syphilis.

La syphilis est plus commune chez les riches que chez les pauvres; le rachitisme est au contraire plus commun chez ceux-ci que chez ceux-là. On voit des syphilitiques engendrer des enfants sains et des parents sains engendrer des rachitiques. On voit des parents qui ne sont devenus syphilitiques qu'après la naissance de leurs enfants devenus rachitiques (Galliard, Comby, etc.) On voit encore des rachitiques contracter la syphilis (Giraudeau). Dans les pays ravagés par la syphilis (Chine, Inde, Japon), le rachitisme est presque inconnu; et dans les campagnes d'Europe, presque indemnes de syphilis; le rachitisme n'est pas rare.

Tout cela réduit à néant la doctrine de Parrot, et c'est en vain que le

Dr Gibert, dont la statistique d'ailleurs peut être retournée contre lui, déclare que tous les rachitiques sont syphilitiques (sur 196 cas, 106 sans signe de syphilis, 67 syphilitiques non rachitiques, 23 à la fois syphilitiques et rachitiques).

Fournier, qui a vu fréquemment les hérédo-syphilitiques devenir rachitiques, admet une relation entre ces deux maladies, il ajoute que le rachitisme n'est pas une lésion directe de syphilis, mais une conséquence indirecte, banale, du trouble général importé dans l'organisme de l'enfant par la syphilis des parents. C'est une maladie, non pas syphilitique, mais *para-syphilitique*. Reste, en dernière analyse, l'alimentation défectueuse du *premier âge*, et nous devons nous demander maintenant comment elle agit.

Les causes sont évidentes, admises par tout le monde, la pathogénie est encore obscure. Y a-t-il inanition *phospho-calcaire*, comme le veut Gamba? Les sels de chaux sont-ils introduits en quantité insuffisante dans l'organisme de l'enfant? ou bien ces sels étant suffisants, l'organisme devient-il incapable de les assimiler, soit par le fait d'une maladie intercurrente, soit par le fait de la dyspepsie gastro-intestinale?

Le fait, bien constaté, que la surcharge alimentaire est plus souvent l'origine du rachitisme que la privation d'aliments, semble donner à la théorie de la dyspepsie préalable une grande force. Pini a remarqué que la diarrhée figurait parmi les signes avant-coureurs habituels : d'autres ont signalé la constipation, les vomissements, les alternatives de diarrhée et de constipation.

Asplin, de Manchester, attribue le rôle prépondérant à la *dyspepsie chronique*; c'est encore l'opinion de Jacobi et de la plupart des auteurs allemands et anglo-américains.

Le *lait de vache*, avec lequel sont nourris la plupart des enfants privés du sein féminin, est assez riche en matériaux calcaires pour subvenir à tous les besoins du squelette, mais ce lait est difficilement assimilable, et il détermine chez presque tous les enfants des désordres digestifs que l'emploi de la stérilisation pourra atténuer sans les faire jamais disparaître complètement.

L'abondance des résidus, résultant d'une digestion imparfaite, conduit à une distension stomacale qui, par sa répétition incessante, aboutit à l'ectasie à la dilatation. J'ai eu l'occasion, dès l'année 1884 (*Archives de médecine*), de montrer que la dilatation de l'estomac se retrouvait chez la plupart des rachitiques, avec ou sans dilatation de l'intestin. D'où le gros ventre, la pneumatose, les borborygmes, les fermentations acides, la mauvaise élaboration des aliments. Le squelette en voie de croissance ne trouve pas, sous la forme qui lui convient, les éléments de réparation et d'entretien qu'il demande; les sels calcaires se fixent en quantité insuffisante, la désassimilation l'emporte sur l'assimilation (phosphaturie dans quelques cas) et le rachitisme apparaît. Est-ce l'acide lactique, l'acide acétique ou tout autre principe qui agit en pareil cas? nous l'ignorons. Mais le fait révélé par la clinique existe.

Les expériences sur les animaux l'ont confirmé dans ses grandes lignes. Sans remonter jusqu'à Guérin qui, dès 1858, en privant de jeunes chiens

[J. COMBY]

du sein maternel pour les nourrir de viande, les rendit rachitiques; nous rappellerons les expériences de Chossat sur les pigeons (ramollissement des os obtenu par des aliments privés de sels calcaires), de Roloff (même résultat chez des poulains), etc.

Baginsky, en privant les animaux de chaux et en leur donnant de l'acide lactique, obtient le rachitisme; Heitzmann a obtenu le même résultat avec cet acide; Kassowitz aurait agi dans le même sens avec le phosphore à haute dose; Ritter croit à la présence de l'acide lactique et à son action dissolvante sur les os. Reste à interpréter le mécanisme des lésions : est-ce l'action directe de l'acide sur le tissu osseux, est-ce la mise en œuvre du système nerveux qu'il faut invoquer? Comment expliquer les nouures épiphysaires, le chapelet rachitique, l'exubérance des tissus d'ossification? N'y a-t-il pas là un processus irritatif, une sorte d'ostéite parenchymateuse atténuée? (Virchow, Kassowitz, Marfan.)

Pour résumer cet exposé, nous rangerons sous cinq chefs principaux les théories pathogéniques du rachitisme :

1° *Théorie de Parrot*, soutenue par Gibert. Le rachitisme est toujours d'origine syphilitique, il ne relève jamais de l'alimentation vicieuse; les partisans de cette théorie sont très clairsemés.

2° *Théorie nerveuse*. Le rachitisme est un trouble trophique des os dépendant du système nerveux central (Pommer, Tedeschi, etc.) Cette deuxième théorie est peu répandue.

3° *Théorie infectieuse*. Le rachitisme est une maladie contagieuse et transmissible; elle est due à un microbe à déterminer (Mircoli, Chaumier). La plupart des médecins se sont prononcés résolument contre cette doctrine.

4° *Théorie alimentaire*, la plus ancienne, entrevue par Glisson, J.-L. Petit, soutenue par J. Guérin, Trousseau, Chossat, Roloff, Gamba, Fonssagrives, Cheadle, etc. Elle est la plus répandue.

5° *Théorie alimentaire modifiée*. Le rachitisme, provoqué par une mauvaise alimentation, est précédé de troubles digestifs, dyspepsie chronique, ectasie gastrique, gastro-entérite (Marfan), qui troublent profondément l'assimilation calcaire et décalcifient les os (Jacobi, Heitzmann, J. Teissier, Bouchard, Cheadle, Baginsky, Comby, etc., etc.). Cette théorie qui fait appel à l'auto-intoxication pourrait invoquer les résultats des expériences de Charrin et Gley sur les animaux (*Soc. de biologie*, 1896). Ces auteurs, en faisant agir les toxines microbiennes sur les ascendants, ont pu provoquer des lésions typiques de rachitisme sur leurs descendants.

TRAITEMENT MÉDICAL ET PROPHYLAXIE

Le traitement et la prophylaxie du rachitisme s'inspirent des causes que nous venons de mettre en relief, causes certaines, reconnues par l'immense majorité des médecins. Je voudrais pouvoir dire qu'ils reposent aussi sur la pathogénie, comme sur une base solide, mais malheureusement il faut se résigner à suivre pas à pas les données de l'observation clinique, en attendant que l'expérimentation ait répondu d'une façon claire à toutes les questions que soulève la physiologie pathologique. Nous étudierons successivement :

1°. Le traitement hygiénique et pharmaceutique du rachitisme;

2° La prophylaxe,qui, elle, est exclusivement d'ordre hygiénique et social.

Traitement; moyens hygiéniques. — Une bonne hygiène est indispensable dans la cure du rachitisme. Avant tout, le grand air, le séjour à la campagne, dans des localités salubres, bien exposées, bien ensoleillées, dans des maisons bien éclairées, bien sèches, agissent d'une façon puissante pour relever la nutrition générale, donner de l'appétit aux enfants, faciliter leurs digestions, accroître leurs échanges respiratoires, etc. Les petits rachitiques se trouvent mal de l'air urbain et des habitations urbaines; l'air urbain, dans les faubourgs surtout, est vicié par de nombreuses émanations et par des poussières épaisses, il est moins pur que l'air des champs; les logements de ces mêmes faubourgs sont étroits, malpropres, souvent obscurs et humides; ils manquent d'air, de lumière, partant de salubrité.

On devra donc, toutes les fois que cela sera possible, transporter les enfants rachitiques à la campagne, loin des grands centres de population. Mais si ces enfants vont à la campagne, ce n'est pas pour s'enfermer dans les maisons. Ils devront sortir tous les jours et vivre dehors le plus possible, sans s'exposer à toutes les intempéries. A la période de déformation et de ramollissement du squelette, on ne les laissera pas marcher ni courir comme les enfants sains du même âge; on les portera sur les bras, on les roulera dans de petites voitures, qui permettront de leur assurer les bénéfices de l'aération et de l'irradiation solaire, sans provoquer ni accroître les déviations osseuses. Dans les cas très graves, on aura soin de faire coucher les enfants sur des matelas durs, de crins, de varechs ou de fougères, pour prévenir les déformations de la colonne vertébrale et de la cage thoracique.

Si l'air de la campagne, l'air des champs, est bon pour les rachitiques et peut suffire à la rigueur, l'air de la mer présente une supériorité reconnue. Les effets du séjour prolongé au bord de la mer, soit que les enfants se bornent à vivre sur la plage et à respirer la brise salée du large, soit qu'ils y ajoutent les bains, ont paru si remarquables que, de toutes parts, se sont élevés, sur les côtes, des établissements pour la cure maritime, pour la *thalassothérapie* du rachitisme. En Angleterre, où R. Russell, dès l'année 1750, avait préconisé l'emploi des bains de mer chez les enfants, nous trouvons la station célèbre de Margate, qui a précédé de longtemps la plupart des stations continentales. En France, nous avons des stations plus jeunes, mais déjà nombreuses et importantes : Berck-sur-Mer, Saint-Pol-sur-Mer, sur la Manche; Pen-Bron, Saint-Trojan, Arcachon, Biarritz, sur l'Océan; Banyuls-sur-Mer, Cette, Cannes, sur la Méditerranée. Quelques-unes de ces stations sont dirigées ou ont été fondées par l'*OEuvre des hôpitaux marins*, nouvelle société philanthropique qui a pour but d'envoyer à la mer le plus d'enfants possible.

En Italie, de nombreux sanatoria existent sur les côtes de la Méditerranée et de l'Adriatique; Viareggio est célèbre. Les Italiens, non contents

[J. COMBY.]

de développer la cure marine, dont la majorité des enfants pauvres ne sauraient profiter, ont créé, dans les principales villes, des *Instituts rachitiques*, où les enfants reçoivent à la fois le traitement hygiénique de leur maladie et l'éducation qui convient à leur âge. On trouve des Instituts rachitiques à Milan (Dʳ Pini), à Turin (Dʳ Gamba), à Crémone, à Gênes, etc.

Le traitement hygiénique par l'air marin suffit à lui seul pour les cas légers ou moyens de rachitisme; on voit des déformations osseuses très accusées se redresser et se réduire après quelques semaines ou quelques mois de séjour au bord de la mer. Si les incurvations ne se réduisent pas complètement, dans les cas extrêmes, toujours l'état général se relève, l'appétit revient ou augmente, l'anémie disparaît, le visage prend des couleurs, et les petits malades, à leur retour, sont méconnaissables. Le séjour au bord de la mer sera prolongé; on ne comptera pas par semaines, mais par mois, si l'enfant supporte bien le climat maritime, et si la gravité du cas l'exige.

Pour montrer l'effet puissant de la thalassothérapie sur le rachitisme, je prendrai l'exemple de deux enfants dont l'histoire est rapportée par le Dʳ Ch. Leroux dans son livre sur les *hôpitaux marins* (Paris 1892). Il s'agit de deux frères, profondément rachitiques, envoyés à l'âge de 15 mois et 2 ans 1/2, au sanatorium du Dʳ Armaingaud à Arcachon. Le séjour de ces petits rachitiques au bord de la mer a été prolongé pendant deux ans. Le plus jeune enfant qui, avant la cure, pesait 5ᵏᵍ,500 (la moyenne à cet âge est de 9ᵏᵍ,400), pesait après la cure 12ᵏᵍ,700 (poids moyen d'un enfant de 3 ans). Sa taille, qui n'était que de 62 centimètres à l'entrée, mesurait 91 centimètres à la sortie, soit en 2 ans une augmentation de 29 centimètres. L'aîné qui, à l'entrée, mesurait 69 centimètres, et pesait 8ᵏᵍ,100, mesurait, à sa sortie, 94 centimètres et pesait 14ᵏᵍ,800. Ces résultats sont d'autant plus remarquables qu'on avait hésité à faire partir ces enfants à cause de leur jeune âge et de la gravité de leur état.

En résumé, dit Leroux, après deux années de séjour au sanatorium d'Arcachon, ces deux enfants sont sortis complètement guéris du rachitisme grave dont ils étaient atteints; leur taille et leur poids ont effectué une progression double de la progression normale. Il faut en conclure, ajoute-t-il :

1° Que le rachitisme, même grave, guérit complètement par un séjour prolongé au bord de la mer;

2° Qu'il guérit d'autant mieux que l'enfant y est envoyé plus jeune; .

3° Que la nutrition est activée à un point tel que le rachitique, destiné à rester ailleurs petit, grêle et déformé, reprend avec une rapidité incroyable son poids, sa taille, sa rectitude normales.

On envoie un infirme, la mer rend un enfant vigoureux et valide. Mais pour que le traitement marin donne tout ce qu'il peut donner, il est nécessaire de prescrire un séjour prolongé et continu; les envois successifs, en usage en Italie et à Giens-Hyères, sont très inférieurs au séjour continu, aussi bien pour les scrofuleux que pour les rachitiques.

On ne donnera pas d'emblée les bains de mer froids aux enfants trop jeunes, âgés de moins de 2 ans, ou trop excitables, trop nerveux; on tâtera leur susceptibilité, à l'aide des bains de mer chauds, puis tièdes, puis gra-.

duellement refroidis. Plus tard, vers l'âge de 4 ou 5 ans, les enfants prendront journellement des bains de lame. Les bains salés, naturels ou artificiels — A. Robin a insisté sur ce sujet — ont une action puissante sur la nutrition générale et par suite sur le rachitisme. Ils stimulent la peau, excitent les extrémités nerveuses, activent la circulation périphérique, favorisent les échanges nutritifs, l'hématose, l'urination, la digestion, et par contre-coup la tonicité musculaire et la consolidation des os. On voit des enfants, trop faibles pour se tenir debout, devenir capables de marcher après une série de bains de mer ou de bains salés artificiels.

Quand, en effet, pour une raison ou pour une autre (éloignement, dépense, contre-indication), les bains de mer ne peuvent être accordés aux enfants, on les remplace par les bains salés (2 à 5 kilogrammes de sel de cuisine pour une baignoire de 60 à 80 litres). Ces bains seront donnés tièdes, le matin, à jeun de préférence; leur durée sera plus longue que celle des bains de mer naturels (15 à 20 minutes au lieu de 2 à 5); ils agissent avec moins de force, mais ils sont très utiles. Les eaux chlorurées-sodiques naturelles peuvent rendre aussi de grands services dans la cure du rachitisme, soit à domicile, soit à la source même, ce qui est préférable. A domicile, on se servira, pour faire le bain, de paquets de sel ou d'eaux mères retirés de l'eau minérale; à la source, on fera prendre des bains purs ou mitigés, dont l'efficacité est certaine.

En France, nous avons un très grand nombre de sources utilisables pour le traitement du rachitisme; je citerai Salies-de-Béarn, Briscous-Biarritz, La Mouillère-Besançon, Salies-du-Salat, Salins-du-Jura, Salins-Moutiers, etc. Le Dr Foix (*Indications et contre-indications des Eaux de Salies-de-Béarn*, Paris 1885) a bien montré l'action des eaux salines sur le rachitisme. « Le rachitisme au début, dit-il, guérit constamment et avec une extrême rapidité. J'ai pour habitude de supprimer, pendant l'usage des bains, tout autre traitement, sauf à prescrire ensuite une médication appropriée. Dès le 5e ou le 4e bain, les résultats sont des plus manifestes, les courbures des os ont déjà diminué; le repos aidant, elles ne tardent pas à disparaître. Lorsque le mal est plus avancé, les résultats sont plus lents, mais ils n'en sont pas moins constants; les courbures des membres et le gonflement des épiphyses disparaissent; les déformations les plus rebelles sont, sans contredit, celles de la colonne vertébrale, qui cèdent cependant par l'emploi combiné des douches et des corsets appropriés, celles du sternum qui disparaissent consécutivement, et surtout l'aplatissement et l'enfoncement de la partie latérale des côtes, enfin les déformations du bassin. »

Quelquefois, l'usage prolongé des bains salés naturels ou artificiels amène une irritation cutanée, un eczéma, une dermite, d'ailleurs peu grave; pour la faire disparaître, il suffira de suspendre les bains ou de les mitiger en diminuant la proportion de sel qu'ils contiennent.

La stimulation de la peau, si favorable dans la cure du rachitisme, n'est pas obtenue seulement par le grand air, l'insolation, les bains salés, mais encore par des frictions sèches, par des lotions excitantes, par les courants électriques. Quand les enfants sont assez grands et peu nerveux, on leur

[J. COMBY.]

fera des frictions quotidiennes avec le gant de crins ou le gant de laine; si le gant les excite trop, on se servira d'un morceau de flanelle imbibée d'alcool camphré, de baume de Fioravanti, d'eau de Cologne, de vinaigre étendu d'eau, d'essence de térébenthine, etc. Tous ces moyens ont le même effet, ils agissent sur les extrémités nerveuses cutanées, et provoquent des réflexes utiles à la nutrition générale.

Un médecin Italien, le Dʳ Tedeschi Vitale (*Sul Rachitismo*, Padoue 1882), considérant l'ensemble des manifestations nerveuses (spasme de la glotte, convulsions, tétanie, etc.) qui figurent dans l'histoire du rachitisme, accorde au système nerveux le rôle primordial, et en déduit une méthode uniforme et exclusive de traitement, qu'on peut rapprocher, pour son mode d'action, des bains salés. C'est le traitement électrique qui peut être appliqué directement, à l'aide de réophores, ou indirectement, à l'aide des bains électriques. Quand on se sert des courants continus, on met les réophores le long de la colonne vertébrale, un pôle à droite des vertèbres cervicales, l'autre à gauche des vertèbres lombaires, et *vice versa* (2 minutes de courant descendant et 2 minutes de courant ascendant); cette manœuvre est répétée tous les jours. Bientôt, sous l'influence de ce traitement, disparaîtraient les sueurs, l'insomnie, le laryngospasme, les douleurs osseuses, etc. Sur 37 cas ainsi traités, le Dʳ Tedeschi déclare n'avoir eu que deux insuccès.

L'électrisation convient surtout aux enfants faibles musculairement, pseudo-paralytiques; elle réveille la tonicité musculaire, et combat l'atrophie par inertie qui menace les rachitiques alités. Le massage de la peau et des muscles convient aussi à cette catégorie d'enfants.

Mais les stimulations cutanées ne suffisent pas, il faut alimenter convenablement le petit rachitique, et lui fournir en abondance des aliments plastiques, respiratoires et phosphatés. On réduira le nombre des repas à 4 ou 5 par jour, quand l'enfant sera sevré; s'il tète encore, on veillera sur la régularité des tétées (6 ou 8 par 24 heures séparées par un intervalle de 2 à 3 heures suivant l'âge); on éloignera le sevrage jusqu'au 18ᵉ, 20ᵉ mois. en ajoutant, bien entendu, au lait de la nourrice, une alimentation supplémentaire convenable (lait, crèmes, purées de légumes secs, potages et panades, etc.), Le Dʳ Cheadle, attribuant le rachitisme à une alimentation trop pauvre en graisses, en albuminoïdes et en sels de chaux, conseille de donner la crème, le lait, l'huile de morue.

Les aliments seront choisis parmi les plus faciles à digérer et les plus riches en phosphate calcique : les laitages, les panades aux œufs, les soupes au lait, les purées de lentilles et de haricots, les cervelles et ris de veau, figurent au premier rang de ces aliments. Parmi les aliments qui contiennent le plus de phosphate de chaux, il faut citer les haricots, les fèves, les lentilles, le pain, quand il n'est pas débarrassé du son par le blutage. On sait, et nous y reviendrons plus loin, que les phosphates minéraux des officines ne sont que peu ou pas assimilables, tandis que les phosphates calcaires des végétaux sont certainement assimilés.

Il faudra donc toujours, quand on le pourra, préférer les substances phosphatées naturelles que nous offrent les aliments aux phosphates artificiels de la pharmacie. A part les aliments azotés du règne animal cités plus haut (cervelle et ris de veau), on refusera aux jeunes rachitiques les viandes crues ou cuites qui donneraient lieu, dans leur tube digestif, à des fermentations fâcheuses. On ne donnera ni crudités, ni fruits, ni vin, ni café. La seule boisson sera le lait de bonne qualité, bouilli ou stérilisé. On rationnera certains enfants voraces qui mangent et boivent trop, car les excès alimentaires fatiguent le tube digestif et agissent secondairement sur le tissu osseux. Cette thérapeutique purement hygiénique ou principalement hygiénique joue un grand rôle dans la cure du rachitisme; elle suffit bien souvent à amener la guérison des cas légers et de moyenne intensité, sans le concours d'aucun médicament interne. Elle est de mise dans tous les cas et doit être essayée avant tout. Le recours aux médicaments proprement dits ne doit pas faire oublier les prescriptions hygiéniques sur l'importance desquelles nous venons d'insister.

Moyens pharmaceutiques. — Les principaux médicaments employés dans le rachitisme sont : l'huile de foie de morue, le phosphate de chaux et le phosphore.

L'huile de foie de morve, employée de temps immémorial sur les bords de la Baltique, a été introduite en France par Bretonneau, en 1827. Grâce à ses efforts et à ceux de Trousseau, son illustre élève, ce médicament de premier ordre est devenu d'un usage courant contre le rachitisme. L'huile de foie de morue, surtout l'huile brune, celle qui n'a pas été épurée, qui contient tous ses principes, ses corps gras, ses métalloïdes, ses alcaloïdes, doit être donnée largement à tous les rachitiques capables de la digérer. On débutera par une cuillerée à café, et, quand la tolérance sera obtenue, on augmentera la dose jusqu'à 2, 3, 4, 5 cuillerées et davantage. Cependant Carmichaël (d'Édimbourg) n'est pas partisan des doses fortes; il conseille même d'administrer l'huile de foie de morue sous forme de frictions quotidiennes (Association médicale britannique, 1888).

Les enfants s'habituent très vite à ce médicament nauséabond; quand ils sont très jeunes, ils ne le supportent pas toujours, ils ont des vomissements, de la diarrhée, qui obligent à ajourner son emploi. On peut le mêler au sirop de tolu, d'écorces d'oranges amères, d'iodure de fer, au sirop antiscorbutique.

On a dit que l'huile de foie de morue n'agissait que par les corps gras qui entrent dans sa composition, et l'on a proposé de lui substituer d'autres graisses, animales ou végétales : beurre, lard, graisse, huile d'olive, huile de lin, huile d'œillette, huile d'amandes douces, etc. L'usage de tous ces corps gras, quand ils sont bien tolérés et assimilés, peut sans doute être utile, mais il ne donne pas les mêmes effets que l'usage de l'huile de foie de morue; car, si l'huile de foie de morue contient en abondance des éléments graisseux, elle ne contient pas que cela, sa composition est très complexe, et l'analyse y a révélé de l'iode, du phosphore, des alcaloïdes qui sans doute jouent un rôle important dans l'économie, bien que ce rôle ne soit pas encore parfaitement défini.

Trousseau a bien apprécié la valeur thérapeutique de l'huile de foie de

[J. COMBY.]

moruc : « Comment agit ce médicament? Est-ce par des vertus spécifiques antirachitiques, comme le mercure et l'iodure de potassium dans la syphilis? Je ne le crois pas. Sa vertu consiste essentiellement en ce que l'huile de poisson est un tonique analeptique d'un ordre supérieur, c'est-à-dire qu'elle agit en sa qualité de corps gras combiné avec diverses substances toniques excitantes, l'iode, le phosphore, etc., et combiné dans des proportions et suivant certains modes que l'analyse chimique pourra peut-être découvrir, mais qu'en tout cas la synthèse ne saurait fidèlement reproduire.... L'huile de foie de morue constitue à la fois un aliment et un agent de stimulation.... »

MM. Armand Gautier et L. Mourgues (Académie de médecine, 1890) ont bien étudié la composition chimique et le mode d'action de l'huile de foie de morue. Ils ont trouvé de nombreux alcaloïdes (Butylamine, Amylamine, Exylamine, Dihydrotoluidine, Aselline, Morrhuine) combinés en partie tout au moins avec les acides morrhuique, formique, butyrique, phospho-glycérique. De leurs recherches, ils concluent :

1° L'huile de foie de morue agit par ses corps gras facilement assimilables, grâce à leur saponification partielle due à l'action des ferments hépatiques et à la dissolution d'une certaine quantité de matières biliaires. Ces corps gras sont des réserves s'accumulant dans tels ou tels tissus et destinées à être utilisées par l'économie pour un besoin de calorification. On ne pourrait donc les remplacer par des graisses ou des acides gras moins digestibles.

2° Cette huile agit comme réparateur des tissus par sa richesse en phosphate, acide phospho-glycérique, lécithine et phosphore combiné à l'état organique. Les petites proportions d'iode (3 à 4 centigrammes par litre) ou de brome concourent aussi à cette action reconstituante.

3° Enfin l'huile agit par ses alcaloïdes qui ne se trouvent que dans les huiles colorées, ce qui les rend plus actives que les huiles incolores.

Résumons les effets de l'huile de foie de morue : Augmentation sensible de l'appétit, des sécrétions rénales, sudorales, intestinales, sous l'influence des alcaloïdes. Assimilation rapide des principes phosphorés présentés sous forme de lécithines ou d'autres matières. Réparation des réserves de calorification grâce à l'absorption facile des corps gras à demi saponifiés. Enfin spécificité de petites quantités d'iode et de brome.

M. J. Bouillot (Académie des sciences, 1892) a isolé les alcaloïdes de l'huile de foie de morue et les a administrés par la bouche à la dose de 15 à 25 centigrammes par jour. Il a constaté que le volume des urines et la quantité d'urée augmentaient, que les oxydations organiques étaient activées. Chez deux enfants à nutrition languissante, l'appétit était revenu en quelque jours. Ces recherches confirment celles de MM. Gautier et Mourgues.

Donc tout le monde est d'accord (médecins et chimistes) pour préconiser l'huile de foie de morue, qu'on doit essayer avant tout autre médicament. Si elle est repoussée avec dégoût, si elle n'est pas digérée, si elle provoque de la diarrhée (le fait n'est pas rare pendant les chaleurs de l'été), on la remplacera momentanément par le sirop d'iodure de fer ou le sirop antiscorbutique. Pour suppléer l'huile de foie de morue, en cas d'intolérance, Trousseaù conseillait de donner aux enfants de la graisse de volaille, du lard frit, du gras de jambon étalé sur du pain. Gubler vantait les pâtés de foie gras.

L'usage de l'huile de foie de morue doit être prolongé dans le rachitisme; ce médicament n'agit qu'à la longue, il faut le donner pendant des mois, en laissant reposer les enfants de temps à autre, quand il cause des troubles digestifs. Il est beaucoup mieux toléré en hiver qu'en été. Il convient particulièrement aux rachitiques maigres, cachectiques, entachés de scrofule ou de tuberculose.

L'analyse des os rachitiques, mettant en relief le manque de phosphates calcaires, devait conduire à l'emploi thérapeutique du *phosphate de chaux*. Ce médicament est aussi souvent prescrit que l'huile de foie de morue. La forme la plus simple et la moins coûteuse, mais aussi sans doute la moins efficace, est le phosphate tricalcique, la poudre d'os qu'on peut donner aux enfants sur des tartines de confiture, de beurre, etc. Les préparations de phosphate de chaux soluble sont plus acceptables et doivent être plus actives, si toutefois les phosphates minéraux sont assimilés par l'organisme. C'est ainsi qu'on donne fréquemment aux petits rachitiques le sirop de phosphate de chaux, le phosphate de chaux gélatineux, les solutions ou sirops de chlorhydro-phosphate, de lacto-phosphate de chaux. On pourrait encore utiliser les phospho-glycérates de chaux, sur lesquels A. Robin a récemment attiré l'attention. Les sirops ou solutions de phosphate de chaux se prescrivent à la dose moyenne de 2 cuillerées à café par jour.

Marfan associe l'huile de foie de morue au sirop de lacto-phosphate de chaux, faisant une émulsion d'un goût tolérable.

Huile de foie de morue.	500	grammes
Sirop de lacto-phosphate de chaux.	350	—
Solution de lacto-phosphate.	150	—
Alcoolature de zeste de citron.	20	—
Gomme adragante.	5	—

Donner quatre cuillerées à café par jour, avant les tétées ou les repas.

Le phosphate de chaux contenu dans les plantes ou dans les aliments qui en dérivent, ou déjà assimilé par les animaux, est préférable au phosphate de chaux des pharmacies.

Voilà pourquoi on insistera sur l'alimentation phosphatée dont j'ai parlé plus haut. Cette alimentation phosphatée a reçu depuis quelques années un perfectionnement très important pour les enfants en bas âge. Les petits rachitiques de moins de 2 ans, qui tolèrent mal l'huile de foie de morue et les autres médicaments, prendront avec plaisir le *lait phosphaté*, qu'on trouve aujourd'hui dans le commerce.

Le lait de vache ordinaire contient en moyenne 2 à 4 grammes de phosphate de chaux par litre; on peut arriver à doubler cette quantité en donnant aux vaches laitières une alimentation choisie, exceptionnellement riche en phosphate calcaire. Pour cela il faut et il suffit de soumettre à une fumure spéciale (phosphates, superphosphates) les prairies naturelles ou artificielles qui doivent fournir le fourrage aux animaux. C'est ainsi qu'on obtient des luzernes magnifiques et d'une richesse extraordinaire en phosphate de chaux assimilable. Le lait phosphaté est donc un produit naturel, qui mérite toute confiance et qui trouve son indication chez tous les enfants rachitiques.

Le Dr Bézy (Congrès de Bordeaux, 1895) a remarqué que les préparations phosphatées et glycéro-phosphatées augmentaient l'azoturie et la phosphaturie des rachitiques, tandis que les bains salés les restreignaient.

Abordons maintenant l'étude de la *médication phosphorée*, à laquelle le Dr Kassowitz (de Vienne) a attaché son nom, quoiqu'il ait eu des précurseurs, au premier rang desquels il faut placer Trousseau. L'éminent clinicien français faisait prendre aux enfants rachitiques, étalé sur des tartines de pain, le mélange suivant :

Beurre très frais.	300 grammes
Iodure de potassium	0^{gr},15
Bromure de potassium	0^{gr},50
Chlorure de sodium	5 grammes
Phosphore	0^{gr},01

Ce beurre composé renfermait 1 *centigramme* de phosphore, quantité considérable, bien supérieure aux doses conseillées par Kassowitz, que les enfants devaient prendre en trois jours. Le médecin viennois ne dépasse pas 1/2 ou 1 milligramme par jour. On peut associer le phosphore à l'huile de foie de morue, à l'huile d'amandes douces, de façon que chaque cuillerée à café d'huile contienne 1/2 ou 1 milligramme de principe actif. On formulera par exemple :

Huile de foie de morue.	1 litre
Phosphore.	10 centigrammes

une ou deux cuillerées à café par jour.

Huile d'amandes douces.	100 grammes
Phosphore.	1 centigramme

une cuillerée à café par jour.

On peut sucrer ou aromatiser la préparation :

Huile d'amandes douces.	70 grammes
Sucre en poudre.	30 —
Phosphore.	1 centigramme
Essence de fraises.	II gouttes

une cuillerée à café par jour.

Lipanine.		50 grammes
Eau distillée		40 —
Sucre en poudre	āā	15 —
Gomme en poudre		
Phosphore.		1 centigramme

M. Kassowitz et à sa suite un certain nombre de médecins ont fait du phosore un médicament spécifique du rachitisme; ils comptent les succès par milliers; ils assurent que le craniotabes et les accidents spasmodiques (laryngospasme, convulsions, tétanie) cèdent merveilleusement à la médication phosphorée. D'après Kassowitz (*la Médecine infantile*, 15 octobre 1894), sous l'influence d'un demi-milligramme de phosphore par jour, les os crâniens si mous deviendraient plus durs au bout de quelques semaines, les sutures béantes se fermeraient, les fontanelles si largement écartées se rétréciraient, les côtes flexibles deviendraient plus résistantes, la faculté de rester assis, debout, de marcher, s'établirait rapidement, l'agitation nocturne et les transpirations de la tête disparaîtraient, etc. Et il ajoute : « Il est parfaitement démontré aujourd'hui, par des expériences sur les animaux, que le phosphore, administré à petites doses non toxiques, exerce sur les os en croissance une action condensatrice et sclérogène; et il n'est pas douteux, d'après les nombreuses observations cliniques, que cette substance possède, en effet, une vertu curative *spécifique*, non seulement sur les os des rachitiques, mais aussi sur toutes les manifestations du rachitisme. »

J'ai voulu éprouver cette médication et voici les résultats obtenus (*Société médicale des hôpitaux*, 1888). J'ai pris 40 enfants rachitiques âgés de 10 mois à 5 ans. Les enfants de moins de 1 an prirent une cuillerée à café d'huile de foie de morue phosphorée (à 10 centigrammes par litre); ceux de 12 à 15 mois prirent 2 cuillerées à café; et ceux de plus de 15 mois, 3 cuillerées à café. En somme, chaque enfant prenait, en moyenne, 1 milligramme de phosphore et 8 à 10 grammes d'huile de morue par jour.

J'ai trouvé que les enfants supportaient bien le médicament, à la dose prescrite; quelques-uns eurent cependant de la diarrhée, qui obligea d'interrompre la médication. Mais cette diarrhée peut aussi bien s'expliquer par l'huile, par le véhicule, que par le phosphore. Chez un enfant, des placards d'eczéma se sont montrés; chez un autre, j'ai relevé de l'urticaire, etc. En somme, peu d'accidents, pas d'inconvénients imputables au phosphore, quand il est prescrit à doses faibles. Mortalité nulle; mais pas de guérisons complètes. Il est vrai que j'avais écarté les cas légers, qui guérissent tout seuls, ne soumettant à la médication phosphorée que les cas bien avérés.

Sur mes 40 petits malades traités par le phosphore pendant plusieurs mois, j'ai constaté 21 améliorations, 18 résultats nuls, 1 aggravation. Les améliorations réelles sont incontestables, mais le véhicule employé, l'huile de foie de morue, à la dose quotidienne de 2, 3, 4 cuillerées à café, n'y est-il pour rien?

Voulant comparer l'ancien traitement (bains salés, huile de morue, phosphate de chaux) au nouveau, j'ai pris une seconde série de 40 enfants rachitiques et je les ai soumis aux bains de sel et à l'huile de morue. La mortalité a été nulle, les améliorations se sont élevées au chiffre de 34, il y a eu 2 guérisons complètes et 4 résultats nuls. Cette statistique est meilleure que la précédente. Si j'avais donc à opter entre la médication hygiénique par les bains salés et la médication soi-disant spécifique par le phosphore, je n'hésiterais pas à repousser le phosphore ; mais ces deux médications ne se contrarient pas, elles peuvent s'associer sans dommage pour les enfants, et même à leur avantage. C'est ainsi que j'ai soumis, depuis les essais que je viens de rapporter, tous les enfants rachitiques, qui se sont présentés au Dispensaire, à la médication combinée par l'huile de foie de morue phos-

[J. COMBY.]

phorée et les bains salés; je crois être redevable de nombreux succès à cette méthode mixte.

L'emploi judicieux du phosphore (1/2 à 1 milligramme par jour dans un véhicule huileux) est inoffensif, il peut être utile, mais il ne mérite pas le nom de médication spécifique, réussissant toujours et promptement. C'est un adjuvant, ce n'est pas un remède infaillible, qui doive faire oublier les puissants modificateurs hygiéniques dont j'ai parlé plus haut (alimentation, grand air, bains de mer, etc.).

Cependant beaucoup de médecins donnent le phosphore dans le rachitisme, en l'associant à l'huile de foie de morue; je citerai, en Angleterre, Carmichaël; en Amérique, Jacobi. Ce dernier croit, comme Kassowitz, que le phosphore fait merveille dans le *craniotabes*, ce ramollissement des os du crâne, si commun chez les enfants en bas âge que je suis porté à le considérer comme indifférent. D'après lui, sous l'influence du phosphore, les os du crâne reprendraient leur consistance normale en 3 ou 4 semaines, alors qu'il faudrait au moins 2 mois pour obtenir le même résultat par le régime et l'hygiène seule. Pour lui, si le phosphore est actif, les sels de phosphore sont absolument inefficaces.

Si les médicaments que nous venons de passer en revue sont les principaux, ils ne sont pas les seuls, et l'on peut avoir recours, suivant les indications, à d'autres agents de la matière médicale.

Les rachitiques pâles, anémiques se trouveront bien des préparations ferrugineuses (teinture de mars tartarisée, peptonate de fer, sirop d'iodure de fer). J'ai pris l'habitude de donner, l'hiver, l'huile de foie de morue, et, l'été, le sirop d'iodure de fer, à la dose de 2 cuillerées à café par jour.

Si les enfants rachitiques sont gros, gras, eczémateux, on insistera sur les préparations iodées et antiscorbutiques (sirop iodo-tannique, sirop de raifort iodé) qu'on donnera à la dose de 2 cuillerées à café par jour.

Les préparations de quinquina (vin et sirop) me paraissent moins utiles.

Aux enfants rachitiques qui présenteraient l'anémie splénique, c'est-à-dire l'anémie avec splénomégalie, on ne manquerait pas de donner l'arsenic (V, X, XV gouttes de liqueur de Fowler par jour).

A ceux qui souffriraient d'hémorragies gingivales et cutanées, qui auraient de l'œdème des membres, de la bouffissure du visage, des tuméfactions douloureuses des cuisses ou des jambes, qui offriraient en un mot les traits du scorbut infantile, de la maladie de Barlow, qui complique parfois le rachitisme, on donnerait largement le lait frais, le jus de viande, les sucs acides des fruits (oranges, citrons, raisins), et on supprimerait les aliments de conserve (lait condensé, etc.), qui prédisposent à cette maladie.

Arrivé au terme de cette étude sur le traitement du rachitisme, il convient de répéter ce que nous avons dit plus haut et ce que de nombreux médecins très compétents ont proclamé au Congrès de thalassothérapie de Boulogne-sur-Mer (août 1894). On ne devra jamais pratiquer de manœuvres chirurgicales ou orthopédiques destinées au redressement des os rachitiques avant d'avoir essayé la cure maritime prolongée. On pourra les pratiquer après, mais jamais avant.

Le Congrès a adopté les conclusions du Dr Leroux : 1° Le rachitisme guérit complètement par le traitement marin, à la condition que l'enfant soit traité dès l'apparition des déformations et pendant un temps suffisamment long, 2 ans et plus si c'est nécessaire ; 2° Il est nécessaire de créer et d'organiser dans les hôpitaux et sanatoria maritimes une section de bébés pour y recevoir les enfants dès le sevrage (12 à 18 mois), section spécialement réservée aux rachitiques. L'Œuvre nationale des hôpitaux marins a créé récemment, dans son sanatorium de Banyuls-sur-Mer, un service spécial pour les rachitiques âgés de 2 ans et même au-dessous, s'il s'en présente. Elle a comblé ainsi une importante lacune et nous devons lui en savoir gré. (Voyez la *Médecine infantile*, 15 octobre 1894, p. 552. Influence du traitement marin sur le rachitisme, par Ch. Leroux.)

C'est en effet au début de la période des déformations que le traitement maritime agit le plus sûrement pour les enrayer et les faire disparaître. Il agit aussi avec efficacité quand ces déformations ne sont pas trop anciennes, quand les os ne sont pas devenus, avec le temps, durs, éburnés, inflexibles. Les incurvations rachitiques sont réductibles par les moyens médicaux dans les 2, 3, 4 premières années.

Après cet âge, à 5 ans, à 6 ans, à plus forte raison à 8 ans, à 10 ans, à 12 ans, il ne faut plus envoyer les enfants rachitiques à la mer avec l'espoir de voir redresser leurs courbures. A cet âge, la chirurgie seule peut intervenir. Donc, la mer pour les plus jeunes, la chirurgie et l'orthopédie pour les plus âgés, pour ceux qui n'auront pas été envoyés à la mer, ou qui n'y seront pas restés assez longtemps, ou qui n'en auront pas bénéficié.

Prophylaxie. — Le traitement préventif du rachitisme emprunte à l'hygiène tous ses moyens, et constitue en somme un simple chapitre d'hygiène infantile. Si l'on pouvait assurer à tous les enfants une bonne alimentation à leur entrée dans la vie, c'est-à-dire l'*allaitement naturel*, on n'aurait pas ou presque pas de rachitiques. Sans doute le rachitisme pourrait bien se montrer quelquefois, à la suite d'une maladie ou d'un vice de conformation de nature à entraver la nutrition et à compromettre l'accroissement physiologique, mais sa fréquence, vraiment négligeable, serait réduite au minimum. Malheureusement la cause principale du rachitisme, la *misère*, échappe à l'action de l'hygiéniste et du médecin. Un certain nombre de mères, poussées par le besoin, vendent leur lait aux familles plus fortunées et quittent leurs villages pour venir prendre à la ville des places de nourrices, vouant ainsi leurs propres enfants à un mode d'alimentation pernicieux, à l'allaitement artificiel, au sevrage et à l'alimentation prématurés, qui conduisent si souvent au rachitisme, quand ils ne font pas plus de mal. Le rachitisme est donc très commun dans les pays où fleurit l'industrie nourricière. Les ouvrières des villes ne sont guère mieux partagées. Le mari ne gagne pas assez, la femme est obligée de quitter ses enfants pour l'atelier. Elle travaille plus ou moins loin de sa maison, elle reste toute la journée hors de chez elle. A-t-elle un nourrisson, il va, pendant l'absence de la mère, être confié à une garde, à une crèche, et dans tous les cas il recevra, au lieu du lait maternel, une alimentation plus ou moins défectueuse. Voilà

[*J. COMBY.*]

donc toute une catégorie de femmes (nourrices, ouvrières) qui, pour un salaire dont elles ne sauraient se passer, abandonnent leurs enfants aux causes les plus efficaces de rachitisme, c'est-à-dire à l'allaitement artificiel, au sevrage prématuré, etc.

Mais le rachitisme n'est pas toujours le fruit de la misère, il peut être celui de l'ignorance ou de l'incurie. Il appartient alors aux médecins d'enseigner, aux mères de famille et à tous ceux qui s'occupent de l'élevage des enfants, les règles de l'alimentation du premier âge. Ces règles ont été énoncées par l'Académie de médecine de Paris, elles se trouvent reproduites intégralement ou avec des modifications dans la plupart des manuels d'hygiène infantile. Si l'enfant est soumis à l'allaitement naturel, on conseillera la rareté relative des tétées (6 à 8 par 24 heures), et leur régularité (intervalles de 2 à 5 heures entre les tétées). L'allaitement devra être prolongé et le sevrage tardif, car ce sont surtout les enfants sevrés trop tôt qui deviennent rachitiques. Au lieu de sevrer les enfants à 9 mois, comme l'ont prescrit certains médecins, on reculera le sevrage jusqu'à 15 ou 18 mois, quand on le pourra.

Mais si l'allaitement est prolongé, il ne restera pas exclusif. On consultera la balance et si, vers le 8e ou le 10e mois, l'enfant cesse d'augmenter, le moment sera venu de lui donner une alimentation supplémentaire. On commencera par le lait bouilli ou stérilisé, puis on donnera des crèmes, des panades légères, des potages au lait et aux pâtes, plus tard des œufs mollets. On devra procéder avec prudence et en tâtonnant, surtout au début; si la diarrhée survient, on s'arrêtera, et on reviendra au sein exclusivement. En évitant les aliments indigestes, les légumes farineux, la viande, les boissons alcooliques, c'est-à-dire l'alimentation prématurée, on ne troublera pas le développement de l'enfant et on préviendra le rachitisme. Si l'enfant est soumis à l'allaitement mixte, les choses iront moins facilement, et les troubles digestifs seront plus fréquents que dans l'allaitement naturel. Un enfant qui, dès sa naissance, reçoit une nourriture supplémentaire, forcément plus indigeste que le lait féminin, risque beaucoup de payer tribut au rachitisme. On suivra les mêmes règles que plus haut au point de vue de la rareté et de la régularité des repas; on aura recours aux biberons sans tube, au lait stérilisé, etc. Ces conseils s'adressent avec plus de force encore aux personnes qui pratiquent l'allaitement artificiel. Ici, les dangers du rachitisme ultérieur sont plus grands; l'allaitement artificiel est très meurtrier, il exige des soins continuels, une propreté absolue, un lait frais de bonne qualité, stérilisé ou bouilli; il réussit mieux à la campagne qu'à la ville.

J'ai déjà dit que le sevrage devait être tardif; il ne devra jamais être instantané, c'est-à-dire brutal. On diminuera graduellement le nombre des tétées en même temps qu'on augmentera l'alimentation supplémentaire. Quand l'enfant aura été habitué à ne téter qu'une ou deux fois par jour, on pourra le sevrer sans danger. Si l'on procède autrement, on l'expose au rachitisme.

Sevrage prématuré ou brutal, alimentation prématurée, voilà les causes les plus puissantes du rachitisme, celles qui troublent le plus rapidement et le plus profondément la nutrition générale de l'enfant. On ne cessera de répéter aux mères, aux gardes, aux nourrices, que l'excès de nourriture convient aux enfants moins qu'à personne, et qu'on entrave leur croissance en les bourrant d'aliments trop grossiers et trop indigestes pour leur âge. Les organes de ces petits êtres n'assimilent bien que le lait ; vouloir leur faire absorber autre chose, c'est contrarier la nature, c'est violenter le tube digestif, c'est préparer la dyspepsie et consécutivement le rachitisme.

La prophylaxie du rachitisme doit viser surtout l'alimentation ; mais les autres conditions hygiéniques ne sont pas à dédaigner. Les vêtements doivent être chauds, les logements salubres, c'est-à-dire bien aérés, bien exposés aux irradiations solaires ; les enfants ne seront pas confinés à l'appartement, mais sortiront au grand air, tous les jours, si c'est possible.

Les *circumfusa* sont à surveiller, mais ils n'ont pas la même importance que les *ingesta* ; c'est par l'estomac, non par la peau, ni par le poumon, qu'on devient rachitique.

La suralimentation est plus fâcheuse que l'insuffisance alimentaire et elle agit plus fréquemment que cette dernière. On croit toujours, dans certains milieux, que l'enfant n'a pas assez mangé, on le bourre de toute sorte d'aliments, on le rend ainsi parfois vorace, glouton, on lui suggère un appétit trompeur, des besoins factices. Il en résulte que, plus tard, on éprouve de réelles difficultés à rationner les enfants habitués à ces excès. Il est cependant nécessaire de restreindre le taux des aliments solides et liquides, si l'on veut prévenir ou atténuer les désordres digestifs et les perturbations osseuses qui en dérivent. Tels sont les principes qui doivent inspirer la prophylaxie du rachitisme.

BIBLIOGRAPHIE DES TRAVAUX RÉCENTS SUR LE RACHITISME

Ritter von Rittersheim. Path. und Ther. der Rachitis (Berlin, 1863). — L. Trimier. Rachitisme *in* Dict. Dechambre (1874). — Renn. Rachitis *in* Gerhardt's Handbuch der Kind. (1878). — Lannelongue. Rachitisme *in* Dictionnaire Jaccoud (1881). — Comby. De la dilatation de l'estomac chez les enfants, *in* Archives générales de médecine (1884). — Comby. Étiologie et prophylaxie du rachitisme (*id.* 1885). — Comby. Rachitisme et syphilis *in* Revue mensuelle des maladies de l'enfance (1887-1888). — Comby. Ostéomalacie, rachitisme et dilatation de l'estomac (*Soc. méd. des hôpitaux*, 1887). — Comby. Traitement du rachitisme par le phosphore (*id.* 1888). — A. Poncet. Rachitisme *in* Traité de Chirurgie (1890). — Le Gendre. Rachitisme *in* Traité de médecine (1891). — Comby. Le craniotabes (*Soc. méd. des hôpitaux*, 1892, et *Gazette des hôpitaux*, 11 février 1893). — Comby. Le rachitisme (un volume de la bibliothèque Charcot-Debove, 1892). — Mauclaire. Rachitisme *in* Traité de Chirurgie (1896). — Marfan. Rachitisme *in* Traité de médecine et de thérapeutique (1896). — J. Renault. Rachitisme *in* Manuel de Médecine de Debove et Achard (1897).

TRAITEMENT CHIRURGICAL DU RACHITISME

PAR A. BROCA

Agrégé de la Faculté, Chirurgien de l'hôpital Trousseau.

Le rachitisme est avant tout une *maladie* dont le traitement est d'ordre médical. Mais, en provoquant un ramollissement spécial du squelette, il aboutit à des *déformations osseuses* contre lesquelles le chirurgien est appelé à intervenir.

La première question qui se pose est la suivante : Quand devrons-nous commencer à agir chirurgicalement? Et, d'une manière générale, nous devons répondre que notre rôle commence quand celui du médecin finit. Le motif est facile à comprendre, si l'on tient compte de l'évolution du rachitisme en deux périodes, l'une de ramollissement osseux ou d'activité, l'autre de consolidation ou de guérison.

Si, par un procédé quelconque, nous redressons un os pendant la période d'activité, la besogne est des plus faciles : toujours la main y suffit, et le résultat immédiat est obtenu. Mais cette manœuvre est sans action sur la maladie causale : l'os reste trop mou et la récidive de la difformité est la règle ; d'autre part, on peut sans cela arriver à d'excellents résultats.

Pendant la *période d'activité*, en effet, le chirurgien peut avoir une heureuse influence, mais pour prévenir les difformités et non pour les traiter; il suffit pour cela qu'il connaisse bien leur mode de production, par l'influence d'actions mécaniques diverses — tractions musculaires, poids du corps — sur des leviers osseux devenus pathologiquement flexibles.

Chez bon nombre de rachitiques, même médiocrement soignés, tout se borne au gonflement des épiphyses, sans incurvations selon l'axe. Que l'on se contente alors de modérer la station debout et la marche, sans les proscrire complètement, mais que l'on surveille attentivement l'enfant, pour dépister la première amorce d'incurvation et soustraire immédiatement au poids du corps l'os qui en est le siège.

Pour appliquer judicieusement ce principe dans chaque cas particulier, il faut étudier avec soin le siège, la forme et la cause de la déviation.

Soit un enfant chez lequel, d'un seul ou des deux côtés, existe un début de *genu valgum* ou d'incurvation du tibia en parenthèse : supprimez la marche et la station debout; mais permettez la station assise et faites choisir en conséquence la petite voiture qui servira aux promenades. Un cas un peu spécial est celui où il y a *genu valgum* d'un côté et *genu varum* de l'autre : c'est d'ordinaire que l'enfant est porté sur le bras, toujours du même côté, par sa mère ou sa nourrice, et cette cause est facile à écarter. Voici maintenant des déformations portant surtout sur le tronc : pour une modification légère du thorax, rien de particulier à prescrire, l'évasement costal inférieur rentrera dans l'ordre quand diminuera le ballonnement du ventre; mais que le thorax se déforme beaucoup, que surtout le rachis devienne cyphotique, et immédiatement le décubitus dorsal constant, même pendant les promenades, devra être rigoureusement ordonné.

Cette immobilisation, relative ou radicale, sera prolongée pendant des mois, tant que le traitement médical n'aura pas enrayé la maladie. Cette longueur du traitement sera le principal obstacle, et l'on a, pour l'imposer, à lutter contre les préjugés des parents et surtout des grands parents : le repos étiole les enfants, et n'a-t-on pas inventé des appareils, des mécaniques permettant la marche tout en allégeant d'un poids nuisible les membres ainsi munis de tuteurs? N'obéissez jamais à ces sollicitations : d'après ce que j'ai vu, ces appareils sont mauvais pendant la période d'activité du rachitisme, et le repos n'étiole pas les rachitiques.

Quant au redressement manuel des déviations commençantes, il est des plus aisés, mais presque toujours quand il est facile il est inutile, ces cas étant ceux où, par le décubitus prolongé joint au traitement médical, les déviations, encore légères, se redressent d'elles-mêmes. Et si on corrige la difformité pour immobiliser pendant quelques semaines seulement le membre redressé, la récidive est la règle si on laisse l'enfant marcher avant l'arrêt du processus morbide. Quelquefois cependant on est obligé d'appliquer ainsi quelques appareils successifs, en plâtre ou plus simplement en bandes roulées, ou une attelle dépassant le talon, pour obtenir d'une famille indocile un repos prolongé, justifié par une ou plusieurs opérations. On gagne ainsi du temps, on donne au traitement médical le loisir d'agir et on évite — pas toujours cependant — les machines dont sont férus les vieux, et quelquefois les jeunes, dans l'entourage de l'enfant.

Pendant la période d'activité du rachitisme, les *fractures* méritent une mention. Elles sont fréquentes, dans les cas graves se produisent par des violences minimes et sont parfois multiples. Ces fractures, presque toujours sous-périostées, atteignent de préférence l'avant-bras et le fémur; elles se consolident mal tant que le rachitisme évolue, mais le cal se forme vite quand la maladie s'amende. L'absence fréquente d'un trauma évident fait que ces fractures sont méconnues par les parents peu soigneux, d'où des flexibilités persistantes avec volumineux cals fusiformes, ou des déviations angulaires plus ou moins considérables. Dans ce dernier cas, on fera, surtout à l'avant-bras, l'ostéoclasie manuelle. L'immobilisation — par l'extension continue pour les fractures du fémur — sera prolongée bien plus que pour les fractures ordinaires; il est impossible de fixer une limite de temps, mais on n'aura qu'à chercher de semaine en semaine si l'os reste flexible.

Lorsque *le rachitisme est guéri*, l'enfant ayant alors d'habitude 4 à 5 ans, si les soins que nous venons de passer en revue n'ont pas été régulièrement donnés, les os se consolident, s'éburnent même, et ainsi deviennent définitives les déviations constituées. C'est alors que le médecin est sollicité d'appliquer « des mécaniques » pour redresser les jambes tordues, d'envoyer les enfants au bord de la mer, etc.; et bien des fois déjà j'ai vu des sujets bardés de fer dans ces conditions, même sous la direction de praticiens réputés.

En réalité, tout en prolongeant le traitement médical pour assurer la consolidation, il faut affirmer qu'à cette période mécaniques et médecine sont devenues impuissantes : la chirurgie, reléguée au dernier plan pendant la période d'activité, reprend maintenant tous ses droits et, pour redresser les os, la seule ressource est de les fracturer.

Pour y parvenir deux méthodes sont en présence : l'*ostéoclasie*, où l'on produit une fracture sous-cutanée; l'*ostéotomie*, où l'on sectionne l'os à ciel ouvert.

Jusqu'à ces vingt dernières années, l'ostéoclasie était pratiquée avec des appareils brutaux et peu précis; c'était donc une assez mauvaise opération; et par malheur les complications septiques alors banales frappaient l'ostéotomie d'un discrédit mérité. Puis, avec les ostéoclastes de V. Robin (de Lyon), de Collin (de Paris), de grands progrès ont été réalisés et pendant quelques années l'ostéoclasie a régné presque en maîtresse absolue. Mais bientôt l'antisepsie a rendu l'ostéotomie d'une bénignité parfaite et dès lors les deux opérations ont pu être comparées l'une à l'autre. Quel choix faire entre les deux? C'est pour beaucoup une affaire d'habitude, de tempérament chirurgical, d'outillage. La plupart des chirurgiens lyonnais restent fidèles à leur compatriote V. Robin; mais nombreux sont les opérateurs, parmi lesquels je me range, qui accordent leurs préférences à l'ostéotomie.

L'*ostéoclasie* est manuelle ou instrumentale. Avec les mains, on doit redresser les cals vicieux des fractures de l'avant-bras; ceux du fémur s'ils sont encore un peu flexibles; on peut corriger de même le *genu valgum* des enfants en bas âge : mais même s'il est taillé en Hercule, le chirurgien ne doit pas s'attaquer ainsi au *genu valgum* de l'adolescence ni aux incurvations diaphysaires consolidées. Pour pratiquer l'ostéoclasie manuelle d'un *genu valgum*, on peut soit faire maintenir le fémur par un aide contre une table et se servir comme d'un levier de la jambe qui dépasse le bord de la table; soit appliquer la face externe du membre à plat sur la table et peser vigoureusement sur le côté interne du genou, qui dans cette position porte à faux.

Les anciens ostéoclastes agissaient de même par le mécanisme du levier, d'où des fractures mal réglées, des arrachements épiphysaires, des entorses articulaires graves. Avec les nouveaux instruments, qui agissent par pression directe au point fracturé, ces inconvénients ont disparu et il est incontestable que l'ostéoclasie donne actuellement d'excellents résultats dans le traitement du *genu valgum* de l'adolescence; qu'elle peut remplacer presque toujours l'ostéotomie linéaire et transversale. Mais pour les courbures diaphysaires, elle ne saurait suppléer l'ostéotomie cunéiforme ou l'ostéotomie oblique; et même pour les traits transversaux, si la fracture nette et exactement au lieu voulu est obtenue presque à coup sûr, on n'a pas la certitude absolue que donne l'ostéotomie. Et puis, dans la pratique courante, hors de l'hôpital, loin des grandes villes, on n'a pas aisément un ostéoclaste sous la main, tandis qu'avec un ciseau, un maillet et de la propreté, on mène à bien n'importe quelle ostéotomie. Que l'on joigne à cela la répulsion instinctive de bien des chirurgiens pour tout ce qui ne se fait pas à ciel ouvert, et l'on aura les arguments qui font, à mon sens, pencher la balance en faveur de l'ostéotomie.

L'*ostéotomie* est linéaire ou cunéiforme. Linéaire, c'est-à-dire bornée à un simple trait de section, elle est transversale (ou perpendiculaire à l'axe longitudinal de l'os) ou oblique. Cunéiforme, elle consiste dans la résection d'un coin ou d'un tronc de pyramide entre deux traits obliques.

Chacune de ces variétés a ses indications spéciales, que je vais passer en revue à propos des diverses difformités.

Les indications opératoires sont rares au membre supérieur, en dehors des cals déjà mentionnés de l'avant-bras. C'est presque exclusivement au membre inférieur que l'on est appelé à intervenir. Là, les déviations les plus complexes peuvent s'observer, et souvent il faut adapter les procédés opératoires à chaque cas en particulier, mais deux types surtout méritent d'être étudiés : les déviations du genou en dedans ou en dehors (*genu valgum* et *varum*) et les incurvations de la diaphyse tibiale.

1° *Déviations du genou.* — Il y a *genu valgum* lorsque l'axe de la jambe fait avec celui du fémur un angle ouvert en dehors; le *genu varum* est caractérisé par un angle ouvert en dedans. Cette dernière difformité est bien plus rare que la première, et on la traite selon les mêmes principes.

Il y a deux variétés principales de *genu valgum* : l'une atteint les adolescents de 14 à 18 ans; l'autre frappe les enfants au-dessous de 5 ans. La seconde est incontestablement d'ordre rachitique, tandis qu'on discute encore sur la valeur exacte de la première. Il semble bien, cependant, que le *genu valgum* des adolescents soit dû à un léger degré de rachitisme tardif et partiel. Entre ces deux variétés il y a, au point de vue purement pratique où nous nous plaçons, une grande différence : dans le *genu valgum* de l'adolescence, on peut considérer que la difformité porte exclusivement sur l'extrémité inférieure du fémur, tandis que, dans celui de l'enfance, les déviations osseuses sont ordinairement complexes, atteignant à la fois le fémur et le tibia.

Partons donc, comme cas simple, du *genu valgum de l'adolescence.* On en obtient toujours la correction parfaite en fracturant le fémur transversalement au-dessus des condyles; on peut alors porter la jambe en dedans, sur la prolongation de l'axe fémoral, et la partie externe du trait de fracture bâille en un angle complémentaire de celui que l'on a corrigé; cet angle ne tarde pas à être comblé par le cal.

On a imaginé plusieurs procédés d'ostéotomie contre cette difformité : le *procédé sus-condylien de Macewen* les a tous supplantés et mérite seul d'être décrit. L'opération se pratique avec un bistouri, des ciseaux spéciaux à lame forte et à manche lourd, et un gros maillet de bois.

L'index gauche jalonnant le tubercule du grand adducteur, on fait au-dessus de ce tubercule une incision longitudinale de 2 centimètres environ, la pointe du bistouri étant d'emblée envoyée jusqu'à l'os et fendant ainsi le périoste. On introduit alors l'index gauche dans la plaie, on sent avec l'ongle la fente périostique dans laquelle on introduit l'ostéotome, guidé sur cet ongle; puis on imprime à l'ostéotome, tenu solidement appliqué contre l'os, un mouvement de rotation d'un quart de cercle : la lame devient ainsi perpendiculaire à l'axe fémoral. De la main gauche, dont le bord cubital est appuyé sur la cuisse, on tient à pleine main la lame à la partie inférieure du manche de l'ostéotome, et, sur l'instrument bien assujetti, on frappe de la main droite avec le maillet. On frappe à petits coups secs et répétés, en faisant décrire au manche de l'ostéotome un mouvement d'éventail, ce qui permet de couper l'os dans toutes les directions. On agit avec ménagement vers la face postérieure, car il est arrivé à certains opérateurs d'aller blesser l'artère poplitée[1]. La mince lame ainsi respectée est facile à briser à la main : il suffit de porter en dehors la jambe, dont on se sert comme d'un levier. Après fracture, la jambe est portée en dedans et la correction est obtenue. On suture la plaie

____

(1) Les ciseaux de Macewen sont gradués en centimètres, pour que le chirurgien sache toujours à quelle profondeur il a pénétré. D'autre part, ils sont de dimensions diverses et certains opérateurs introduisent successivement dans la plaie plusieurs modèles progressivement croissants. Je me suis toujours passé de ces complications.

[A. BROCA.]

avec deux ou trois points et on applique un appareil plâtré, maintenu pendant le durcissement par une attelle externe. Cet appareil reste en place 5 à 6 semaines, au bout desquelles on renouvelle le pansement, pour couper les fils de suture; et quelques jours après l'enfant peut marcher.

Dans le *genu valgum de l'enfance*, ai-je dit, les lésions osseuses sont bien plus complexes. Presque toujours, mais à un degré variable, la diaphyse fémorale a subi une incurvation à concavité postérieure; au-dessous de la tubérosité antérieure, le tibia, aplati en lame de sabre, présente un angle ouvert en dehors et une torsion telle que la pointe du pied est portée en dedans. Dans la majorité des cas, ces altérations jambières sont accessoires et, sauf indication spéciale, le premier acte chirurgical doit consister en une ostéotomie sus-condylienne, par le procédé de Macewen. Souvent on est surpris du résultat obtenu, même quand au premier abord on croyait le tibia fortement compromis. Mais jamais on ne devra affirmer, même avec les apparences les plus probables, que cette opération suffira et qu'on n'aura pas à sectionner le tibia. Je ne parle pas, bien entendu, des cas où cet os présente en bas une incurvation à concavité postéro-interne, mais seulement de ceux où on ne s'occupe que du *genu valgum*.

A l'extrémité supérieure du tibia, comme opération complémentaire, j'ai essayé sans grand succès des ostéotomies transversales et cunéiformes. Depuis quelques années, j'ai eu recours à l'ostéotomie oblique et j'en ai toujours été très satisfait. Le trait de section, presque parallèle à l'os dont il occupe tout le tiers moyen, est oblique en bas et en dedans et commence juste au-dessous de la tubérosité antérieure. Il permet de corriger très bien à la fois la déviation en dehors et la rotation. Dans cette correction, la pointe très aiguë du fragment inférieur devient quelquefois saillante en dehors, au point qu'il convient de la réséquer d'un coup de pince coupante.

2° *Incurvations du tibia en bas*. — A la diaphyse tibiale, on peut observer diverses déviations. La plus fréquente est l'incurvation de la moitié inférieure en une concavité interne ou postéro-interne; la concavité directement postérieure est plus rare. Assez souvent, la courbure atteint seulement le tiers inférieur de l'os.

Ces difformités sont caractérisées par des courbures à grand diamètre, et de là résulte qu'on ne peut les redresser par une simple ostéotomie transversale, si l'on veut conserver aux fragments osseux un contact suffisant. Ici, la méthode de choix est l'ostéotomie cunéiforme : entre deux traits obliques, on fait sauter un coin dont la base répond au sommet de la convexité anormale. Il est inutile de se livrer, comme on l'a conseillé, à des mensurations complexes pour déterminer les dimensions du coin à enlever; il suffit de savoir qu'il faut opérer largement.

Une variété assez rare est la déviation du pied en dehors, comme dans la fracture de Dupuytren vicieusement consolidée : on pratique alors une ostéotomie transversale sus-malléolaire.

Pour ces ostéotomies tibiales, obliques, transversales ou cunéiformes, beaucoup de chirurgiens emploient les ciseaux et maillet de Macewen. Pour les obliques, Hennequin a imaginé des ciseaux spéciaux, à lame large, munie d'un onglet à un des angles. Ces complications sont inutiles et je me suis toujours contenté du ciseau et du petit maillet en plomb de l'arsenal chirurgical ordinaire.

On aborde l'os par une incision verticale, longue de 5 à 6 centimètres, placée un peu en dedans de la crête tibiale; on fend le périoste de bout en bout, on le décolle sur chaque lèvre à l'aide d'une rugine étroite et plate, et on peut ainsi attaquer l'os à ciel ouvert. Une fois le tibia sectionné, on fracture le péroné à la main. Deux fois seulement il m'a résisté. J'ai dû le sectionner après incision en dehors. J'ai toujours suturé la plaie sans drainage, et sans reconstituer la gaine périostique par un plan spécial de fils perdus, et je n'ai observé qu'une fois une suppuration osseuse, dont l'enfant a d'ailleurs guéri avec un bon résultat.

Sur les membres rachitiques, très souvent plusieurs opérations successives sont indispensables, d'un seul ou des deux côtés, sur le fémur et sur le tibia, quelquefois sur le même tibia en haut et en bas. J'ai coutume de ne pratiquer qu'une seule ostéotomie par séance et d'espacer les séances d'une quinzaine de jours, quelquefois plus. Pour éviter les récidives, en effet, il y a intérêt à prolonger, dans ces conditions, l'immobilisation et le séjour au lit.

Ainsi, c'est toujours à l'ostéotomie que je m'adresse : cette opération est en effet d'une bénignité parfaite. J'ai pratiqué de décembre 1892 à octobre 1896, à l'hôpital Trousseau, 70 ostéotomies sus-condyliennes, 15 ostéotomies obliques du tibia, 55 ostéotomies cunéiformes du tibia en bas. La mortalité a été nulle; je n'ai eu à enregistrer que trois suppurations, dont une seule sérieuse; la correction a toujours été obtenue et la récidive est exceptionnelle chez les enfants bien soignés.

[A. BROCA.]

IX

CROISSANCE

PAR LE D' J. COMBY

Médecin de l'hôpital des Enfants-Malades.

On a décrit, sous le nom de *Maladies de croissance*, une foule de manifestations morbides diverses, qu'il ne faut ni exagérer ni méconnaître. Ces maladies de croissance, que j'étudierai plus loin, ne surviennent pas au moment où l'organisme infantile présente la plus grande activité ; ce n'est ni dans les premiers mois, ni dans les premières années de la vie qu'on les observe, alors que le corps de l'enfant subit des transformations rapides et profondes. Elles ne se déclarent que plus tard, dans la seconde enfance, dans l'adolescence, lorsque, le taux normal d'accroissement annuel étant réduit à 5 ou 6 centimètres, une poussée subite vient doubler ou tripler, en quelques mois, cette augmentation physiologique.

Étiologie. — C'est entre l'âge de 12 à 15 ou 16 ans qu'on observe généralement les maladies de croissance. Avant comme après cet âge, elles deviennent exceptionnelles.

Elles peuvent être influencées par des conditions hygiéniques comme par des conditions morbides. L'encombrement urbain, la sédentarité scolaire, la privation d'air pur et d'exercice physique, l'insuffisance de la nourriture, prédisposent aux maladies de croissance. Ces maladies sont rares dans les campagnes, communes dans les grandes villes.

Tel enfant, qui vit au milieu des champs, subira sans faiblir une poussée de croissance et se développera en épaisseur comme en hauteur, sans perdre rien de son embonpoint, de son teint, de sa vigueur physique. Tel autre, qui habite la ville, maigrira, pâlira, languira, parce qu'il se trouve placé dans des conditions inverses.

Quant à la cause des poussées de croissance elles-mêmes, elle échappe souvent ; on voit des enfants, restés petits jusqu'à 10 et 12 ans, se développer tout à coup avec une rapidité extraordinaire. L'atavisme, l'hérédité peuvent jouer un rôle dans ces cas.

Les influences morbifiques qui donnent un coup de fouet à la croissance, sont beaucoup plus faciles à saisir. En général, toute maladie qui condamne l'enfant à un repos horizontal prolongé l'expose à un accroissement rapide et exagéré de son squelette.

Auboyer (Thèse de Paris, 1881) a relevé, dans la littérature médicale, un certain nombre de faits curieux de croissance exagérée succédant à des maladies aiguës. Une jeune fille, vue par Haller (XVIIIe siècle), atteignit des dimensions gigantesques à la suite d'une maladie fébrile. Van Swieten a vu des enfants grandir rapidement à la suite de la variole.

Mais, de toutes les maladies, la fièvre typhoïde paraît être celle qui influe le plus sur l'accroissement des os en longueur. M. Bouchard, qui a bien étudié les *vergetures de croissance* en pareil cas (*Soc. clinique de Paris*, janvier 1879), a cherché à expliquer l'allongement des os. Cet allongement reconnaîtrait deux facteurs principaux : 1° la position horizontale prolongée, qui a pour effet d'annuler la pression réciproque des os ; 2° la congestion irritative de la moelle osseuse, qui fait proliférer les zones épiphysaires et donne un coup de fouet à la croissance.

Après la fièvre typhoïde qui entraîne, dans ses formes graves, un alitement de plusieurs semaines et parfois de plusieurs mois, il faut ajouter les pleurésies graves, le pneumothorax, les fièvres éruptives compliquées, etc.

À la suite de toutes ces maladies, on peut voir la taille s'accroître de 10, 15, 20 centimètres en quelques semaines ou quelques mois. C'est dans ces cas d'allongement rapide et excessif, portant sur les os des membres inférieurs, qu'on voit la peau, incapable de suivre les os, se laisser craqueler, comme celle du ventre chez les femmes enceintes.

Ces vergetures ne sont pas graves par elles-mêmes, elles n'ont de valeur que par le témoignage irrécusable qu'elles nous apportent de la poussée de croissance.

C'est à la suite des grandes maladies fébriles qui ont maintenu les enfants au lit pendant de longues semaines, plusieurs mois, qu'on constate les plus grands allongements du squelette, et par suite les vergetures les plus accusées.

O... Alice, âgée de 13 ans, entre à l'hôpital Trousseau, le 16 mars 1896, pour une fièvre typhoïde au 11ᵉ jour. Elle garde le lit depuis le début et reste ensuite couchée à l'hôpital jusqu'au 117ᵉ jour, après avoir présenté 6 rechutes successives, dont elle a finalement guéri. Elle est dans un état squelettique, maigre, pâle, sans force. On constate un allongement extraordinaire et des craquelures rosées de la peau au niveau du condyle fémoral externe gauche et du trochanter du même côté, puis à droite. Ces vergetures, nous les avons vues se former sous nos yeux, à partir du 75ᵉ jour.

Le jeune D..., âgé de 13 ans, est pris d'une pleurésie gauche suraiguë, le 1ᵉʳ mars 1896, avec 41° ; le 15 mars, quoiqu'il eut encore 40°, étant donné le déplacement du cœur et la dyspnée, je retire par la ponction 1900 grammes de sérosité citrine. L'enfant reste couché plus de 2 mois. Quand il se relève, on voit qu'il a grandi et qu'il présente des vergetures de croissance au niveau des genoux (côté externe). Dans le courant de juin, il présente d'autres troubles de croissance, une saillie douloureuse des deux apophyses antérieures et supérieures des tibias (ostéite apophysaire très atténuée). Le repos, l'application d'emplâtre de Vigo eurent raison de ces manifestations osseuses.

Quelquefois, les vergetures ne sont pas limitées aux membres, aux épiphyses tibio-fémorales, on les voit sur la région lombaire, dans le dos, sur les côtés de la poitrine. Mais ce n'est pas leur lieu d'élection.

MM. Castex et Malherbe ont appelé l'attention sur la poussée de croissance qui succéderait à l'extirpation des végétations adénoïdes chez les enfants. Déjà Robert et Lambron avaient signalé les bons effets de l'amygdalotomie.

[J. COMBY.]

Il semble que la présence de grosses amygdales, de grosses végétations pharyngées, en entravant la respiration et la déglutition, gêne le développement physique de l'enfant, et que la suppression de cet obstacle ait pour résultat une reprise immédiate et rapide de la croissance interrompue.

D'après 35 observations suivies, Castex et Malherbe croient pouvoir conclure ainsi : « Un sujet opéré de tumeurs adénoïdes présente un mouvement de croissance presque triplé, pendant les quelques mois qui suivent l'opération. »

Nous sommes loin d'avoir épuisé la liste des causes qui peuvent, médiatement ou immédiatement, déterminer une poussée de croissance. Mais cela suffit pour l'objet que nous avons en vue, et nous avons hâte d'aborder maintenant l'étude plus intéressante et plus controversée des troubles morbides imputables à la croissance rapide et exagérée.

Symptômes. — Lorsqu'un enfant présente un accroissement rapide de sa taille, il semble perdre en largeur et en épaisseur ce qu'il gagne en longueur. Il est bien rare qu'il conserve l'embonpoint et l'harmonie des formes qu'il avait auparavant. Son buste, sa tête, son cou, ne semblent pas avoir suivi le développement des membres et en particulier des membres inférieurs. Il est tout en *jambes* et il dépasse souvent de toute la tête ses camarades du même âge ; cette supériorité semble acquise aux dépens de l'ampleur et de la solidité du corps. Presque toujours l'enfant est maigre, affaibli, inférieur à lui-même physiquement et cérébralement.

Avant d'aborder par le menu les symptômes plus ou moins pénibles qu'il accuse, voyons à quelles maladies cette faiblesse de croissance le prédispose. Les maladies, auxquelles nous faisons allusion, ne dérivent pas directement de la croissance, et nous n'avons pas à les décrire, mais nous devons les signaler comme ayant un lien indirect avec cet excès d'accroissement en longueur.

Les chirurgiens ont remarqué depuis longtemps que l'ostéomyélite aiguë, l'infection staphylococcique des os, sans être exclusive à la période de croissance, se rencontrait avec une prédilection marquée chez les enfants qui grandissent. Ce rapport a été traduit dans le langage courant par les autorités chirurgicales : *fièvre de croissance des adolescents* (Richet), *ostéite épiphysaire de croissance* (Gosselin), *ostéomyélite aiguë pendant la croissance* (Lannelongue). Le point de départ de l'ostéomyélite aiguë, Lannelongue l'a démontré, se trouve précisément dans le *bulbe* des os longs, au voisinage du cartilage de conjugaison, au point de la plus grande activité formative de la moelle osseuse. C'est là le point faible, le lieu de *moindre résistance* qui sera frappé quand les circonstances s'y prêteront : poussée de croissance, surmenage physique, porte d'entrée cutanée ou muqueuse, etc.

Ce point d'appel, ce lieu de moindre résistance pourra servir de milieu de culture, non seulement au staphylocoque pyogène, mais encore au bacille de Koch, et Lannelongue a montré que la tumeur blanche vulgaire, que l'ostéo-arthrite tuberculeuse débutait précisément au niveau des épiphyses, en plein foyer osseux, avant d'envahir la synoviale.

La croissance rapide et exagérée prédispose à la phtisie (Bouchard, Lancereaux). « L'accroissement rapide et excessif du corps (Lancereaux, *Académie de médecine*, 19 juillet 1887), vers l'âge de 15 à 18 ans, est une circonstance qui,.dans toutes les conditions de la vie, prédispose au développement de la phtisie pulmonaire, surtout chez les individus dont l'alimentation laisse à désirer. »

Ce qu'on a dit de l'ostéomyélite, de la tuberculose osseuse, de la phtisie, on peut le dire de la fièvre typhoïde et généralement de toutes les maladies infectieuses; car la faiblesse de croissance, en modifiant le terrain organique, rend les individus plus vulnérables et leur enlève une partie de leurs moyens de défense contre toutes les invasions microbiennes.

Si le terrain organique est affaibli à l'égard des microbes, il l'est également à l'égard des autres processus morbides et nous voyons, à l'occasion de la croissance, naître et se développer, chez les individus prédisposés, les névroses diverses (chorée, hystérie, névralgies), la chlorose et les maladies diathésiques en général.

Les troubles morbides qui semblent résulter directement de la croissance sont très variés; nous les passerons en revue suivant les appareils organiques où ils semblent avoir fait élection de domicile.

1° *Système locomoteur*. — C'est au niveau des os longs des membres inférieurs que le processus d'accroissement est le plus marqué, et notamment au niveau des épiphyses inférieure du fémur et supérieure du tibia, C'est là que les déviations de la croissance se rencontrent de préférence.

Bouilly (*Revue de médecine et de chirurgie*, 1879), sous le nom de *fièvre de croissance*, a décrit des accès de fièvre éphémère survenant chez des enfants qui grandissent vite et s'accompagnant de points douloureux au niveau des épiphyses tibio-fémorales. En mesurant les sujets avant et après la crise, on trouverait un accroissement de un centimètre ou un centimètre et demi. Il y aurait là une véritable *secousse de croissance*, se caractérisant par de la fièvre et des douleurs osseuses, et relevant, d'après Bouilly, d'une *ostéite juxta-épiphysaire très atténuée*. Quelquefois même la fièvre existe seule, les douleurs osseuses restant au second plan ou faisant totalement défaut.

Les douleurs osseuses de croissance sont réelles et fréquentes, mais elles sont rarement aussi limitées, aussi étroitement localisées que le veut Bouilly. Elles sont généralement diffuses, erratiques, occupant la diaphyse des os, tantôt superficielles, réveillées par la pression, tantôt profondes et subjectives, mises en relief par la marche, par la fatigue. Elles sont prédominantes aux membres inférieurs et souvent limitées aux tibias.

Dans quelques cas, elles occupent nettement les apophyses antéro-supérieures de ces os, et s'accompagnent d'un gonflement manifeste de ces apophyses (*ostéite apophysaire de Lannelongue*). J'ai vu plusieurs enfants qui en étaient atteints et chez lesquels on voyait, on sentait le gonflement, et on provoquait par la pression une vive douleur. Le repos au lit, la protection des surfaces avec l'emplâtre de Vigo amenaient une prompte guérison et je n'ai jamais vu ces *ostéites apophysaires très atténuées* s'accompagner de fièvre ni aboutir à la suppuration.

[J. COMBY.]

En dehors de ces paroxysmes douloureux, de ces manifestations aiguës de la croissance des os, il faut rappeler, sans y insister, car cette question sera traitée plus tard, les *exostoses ostéogéniques ou exostoses de croissance,* qui siègent aussi près des épiphyses des os longs, et qui parfois se multiplient au point de former sur le squelette des séries de bosselures et d'inégalités qui le déforment au plus haut point. J'ai vu récemment une fille de 14 ans qui ne présentait pas moins de 80 exostoses de développement sur les os des membres et du thorax.

L'*exostose sous-unguéale,* qui se montre chez les adolescents de 15 à 17 ans, était rangée par Gosselin parmi les exostoses de croissance.

Les articulations peuvent être atteintes par les déviations du processus de croissance; la *tarsalgie des adolescents* (arthrite sèche du tarse ou impotence fonctionnelle du long péronier latéral, suivant qu'on admet la théorie de Gosselin ou celle de Duchenne) se déclare au moment de la croissance, et détermine un pied plat douloureux que le repos améliore d'une façon certaine. Outre cette maladie particulière, la croissance peut déterminer des *arthralgies* diverses, qui résultent des changements de rapports des surfaces osseuses par allongement inégal des différents segments du squelette.

L'*ongle incarné* lui-même, d'après Gosselin, pourrait avoir une origine analogue; la croissance d'une part, la marche avec de mauvaises chaussures d'autre part, seraient les principaux facteurs de cette maladie. Enfin les grandes déviations des membres ou de la colonne vertébrale, le *genu valgum,* la *scoliose* des adolescents ont des points d'attache avec la croissance, car ils coïncident assez souvent avec elle. La plupart des auteurs ne voient dans ces déformations que des manifestations tardives du rachitisme et cette pathogénie est controversée. Mais il est impossible de ne pas faire intervenir le développement des os déviés et déformés; rachitiques ou non, ces os n'ont pris leur attitude vicieuse qu'à l'occasion d'une poussée de croissance.

2° *Système nerveux.* — Les douleurs de croissance dont nous avons parlé plus haut pourraient être considérées, dans quelques cas, comme des manifestations nerveuses, névralgiques ou névralgiformes. En effet ces ostéalgies ne sont pas toujours accompagnées de gonflement ni même de sensibilité à la pression; elles se rencontrent souvent chez des enfants nerveux, impressionnables, à sensibilité exagérée. Mais, réserve faite de ces cas difficiles à interpréter, les poussées de croissance peuvent se traduire par des manifestations nerveuses pures, sans lésion appréciable, sans substratum anatomique.

Tantôt ce sont des *névralgies* dans la sphère des nerfs intercostaux, ou des nerfs lombo-abdominaux, plus fréquentes chez les filles que chez les garçons, généralement peu violentes; la pression aux lieux d'élection réveille bien les points douloureux, mais les manifestations spontanées de la névralgie sont intermittentes ou rémittentes, et peu accusées.

Tantôt c'est une *céphalalgie,* plus pénible et plus durable, décrite par R. Blache sous le nom de *céphalalgie de croissance* (*Revue des maladies de l'enfance*; 1885), cette céphalée particulière, ordinairement frontale, ou diffuse, en casque, sans prédominance hémicrànique, se rencontre entre 12 et 18 ans, chez les collégiens, chez les enfants nerveux, prédisposés par l'hérédité neuro-arthritique. Elle est rémittente, mais persiste pendant des mois, ramenée par les efforts intellectuels, par la lecture, par l'écriture. Bientôt les enfants deviennent incapables de se livrer au moindre travail intellectuel. Ils sont donc obligés d'interrompre leurs études ou de les suivre d'un œil distrait et d'un pas ralenti. D'après R. Blache, la céphalalgie de croissance ne durerait pas moins de 6 mois et pourrait se prolonger 15 à 18 mois, et même 2 et 5 ans.

Maurice Perrin, qui était un oculiste, entraîné par quelques coïncidences, a dit que la céphalalgie de croissance n'existait pas et que cette prétendue névrose cérébrale avait pour cause l'*asthénopie accommodative*; et la preuve, c'est que le port de lunettes appropriées faisait disparaître la céphalée. J'ai vu en effet une fille de 14 ans et demi qui avait une céphalalgie causée et entretenue par une asthénopie accommodative. Mais, dans un très grand nombre de cas, l'anomalie oculaire ne saurait être invoquée, et l'on doit chercher une autre explication.

La croissance seule est bien souvent insuffisante à expliquer la douleur de tête. Chez plusieurs malades, j'ai pu établir un rapport étroit entre la dyspepsie (abus des liquides, ectasie gastrique) et la céphalée; le régime faisait disparaître cette dernière. Chez d'autres, il faut indiquer la nervosité, l'hystérie en germe, le surmenage scolaire. « La céphalalgie, dit Peter, c'est le cri de souffrance de l'organe fatigué qui demande grâce, qui réclame un repos nécessaire. Si ce cri n'est pas écouté, le cerveau refuse la fonction, il ne comprend plus, les cellules cérébrales se mettent en grève.... »

Enfin G. Sée a prétendu subordonner la céphalalgie à l'hypertrophie cardiaque de croissance : « C'est bien une céphalée de croissance, dit-il, mais indirecte; c'est en réalité une hypertrophie cardiaque de croissance avec céphalée; elle est caractérisée par les maux de tête frontaux continus, qui se renouvellent sûrement à chaque tentative de travail intellectuel, se dissipent souvent à l'air et pendant le repos de l'esprit, pour reparaître ensuite, souvent des mois entiers, avec ou sans interruption. Distincte de la migraine, parce qu'elle n'est pas hémicrànique, parce qu'elle est en rapport avec les fonctions visuelles, et qu'elle n'est pas suivie de vomissements, la *céphalée cardiaque de croissance* s'observe le plus souvent pendant la vie active de l'éducation, entre 15 et 20 ans, et reconnaît souvent pour cause la contention d'esprit chez les travailleurs, mais parfois aussi les moindres efforts d'attention chez les élèves médiocrement assidus. » Nous verrons plus loin ce qu'il faut penser de cette interprétation quand nous parlerons des troubles que la croissance détermine du côté de l'appareil circulatoire.

Quoi qu'il en soit, la céphalée de croissance a une certaine gravité à cause du trouble parfois irrémédiable qu'elle apporte dans les études. Elle mérite donc toute notre attention. Nous en reparlerons à propos du traitement.

Concurremment avec cette céphalalgie, ou indépendamment d'elle, les enfants qui grandissent vite peuvent présenter d'autres manifestations nerveuses. J'ai déjà parlé des névralgies intercostales et lombo-abdominales. Je

[J. COMBY.]

dois insister un peu sur les modifications du caractère et de la volonté. Les enfants deviennent irritables, inégaux d'humeur. Ils sont en proie à l'apathie et au découragement, incapables d'effort et de suite dans les idées. Ils recherchent le repos et deviennent paresseux. Quelques-uns, ont des besoins insolites de sommeil, la nuit ne leur suffit pas, ils dorment pendant le jour. Ils sont mous, sans ressort physique, sans énergie morale. L'incitation manque à leur cerveau comme la force à leurs muscles.

A peine ont-ils fait quelques pas qu'ils accusent de la fatigue; ils tombent dans l'indifférence et le dégoût de tout, des plaisirs comme du travail; l'oisiveté forcée à laquelle ils sont réduits amène à sa suite l'ennui et l'on peut avoir parfois des craintes sur leur avenir psychique. Mais ces manifestations n'appartiennent qu'aux cas graves et sont exceptionnelles. Le trouble nerveux est généralement beaucoup moins accusé.

3° *Appareil circulatoire.* — D'après quelques auteurs, d'après G. Sée, surtout, le cœur pourrait être profondément atteint par la croissance (Communication à l'Institut sur l'*Hypertrophie cardiaque de croissance*, 1885). G. Sée dit avoir rencontré, 80 fois environ, une hypertrophie cardiaque caractérisée, non seulement par des palpitations, par de l'arythmie, mais par un souffle systolique et par un abaissement de la pointe pouvant descendre jusqu'au 6° et jusqu'au 8° espace intercostal.

C. Paul a nié cette hypertrophie, demandant à G. Sée de faire connaître ses procédés de mensuration du cœur. Huchard l'a niée également, puis ce fut le tour de Potain et Vaquez, etc. Déjà, dans un Mémoire sur les maladies de croissance (*Archives générales de médecine*, 1890), j'avais essayé de battre en brèche la doctrine de G. Sée. J'avais vu alors et j'ai vu depuis cette époque un certain nombre de jeunes sujets (entre 12 et 18 ans), qui se présentaient avec des palpitations très pénibles, une émotivité exagérée, et divers troubles nerveux qui expliquaient les phénomènes cardiaques. Chez ces malades, en voie de croissance, le cœur souffrait dans son innervation (tachycardie, arythmie), mais il n'était nullement hypertrophié, car la pointe battait dans le 4° ou dans le 5° espace intercostal. L'auscultation ne faisait entendre aucun souffle.

La croissance entraîne donc des palpitations cardiaques, mais non l'hypertrophie; si ces jeunes sujets venaient à être soumis à un travail exagéré, s'ils étaient exposés au surmenage physique, leur cœur irritable (*irritable heart*) pourrait se dilater et on aurait alors l'asystolie aiguë, l'insuffisance cardiaque observée chez les jeunes soldats qui ont fait des marches forcées ou qui se sont livrés à des exercices gymnastiques violents. Pour plus de détails, on peut consulter le travail de MM. Potain et Vaquez paru dans la *Semaine médicale* (1895) : *Du cœur chez les jeunes enfants et de la prétendue hypertrophie de croissance.*

Donc la croissance ne produit pas de lésions organiques du cœur, mais elle peut troubler son fonctionnement, et très souvent nous sommes consultés pour des enfants qui, anémiés et affaiblis par un allongement trop rapide, éprouvent des palpitations plus ou moins pénibles. Ces palpitations caractérisées par l'augmentation dans la force et la fréquence des battements du cœur, accompagnées parfois d'angoisse et de dyspnée, ne laissent après elles, quelles que soient leur intensité et leur durée, aucune lésion appréciable à nos moyens cliniques d'exploration. Il n'y a pas de souffle révélateur d'une lésion valvulaire ou d'une insuffisance d'action des colonnes musculotendineuses qui règlent le jeu des valvules, mais il peut y avoir un souffle anémique de la base. Il n'y a pas d'augmentation dans l'étendue de la matité précordiale ni de voussure de la région, ni d'abaissement de la pointe du cœur. L'arythmie et les faux pas sont exceptionnels.

Les palpitations, exagérées ou provoquées par les émotions, par la marche, par la fatigue, se rencontrent surtout chez les enfants nerveux, irritables, impressionnables, de souche neuro-arthritique. On retrouve parfois, chez ces jeunes sujets, d'autres stigmates névropathiques. Ils ont de l'anesthésie du pharynx, des terreurs nocturnes ; chez plusieurs d'entre eux, j'ai noté de l'onychophagie.

Dans plusieurs cas de croissance rapide et exagérée, j'ai observé les *épistaxis* survenant sans raison, sans traumatisme, sans provocation d'aucune sorte ; chez d'autres j'ai vu le *purpura* des membres inférieurs survenant surtout après la marche, ou la station debout prolongée. Chez ces enfants, la faiblesse ne porte pas seulement sur le cœur, mais aussi sur les vaisseaux périphériques et sur les capillaires dont la fragilité semble accrue.

Il y a peut-être aussi modification de la crase sanguine, car on voit fréquemment l'*anémie* succéder aux poussées de croissance.

Les enfants qui grandissent vite sont pâles, amaigris, facilement essoufflés ; leurs muqueuses, sans être absolument décolorées comme dans la chlorose, n'ont pas la teinte rosée habituelle. Quand on ausculte la base du cœur et les vaisseaux du cou, on entend quelquefois un souffle systolique doux et prolongé, révélateur de l'hypoglobulie.

4° Tube digestif. — Cette anémie de la croissance est surtout manifeste chez les enfants qui ont un appétit languissant et des digestions imparfaites. J'ai vu fréquemment les poussées de croissance entraîner de la dyspepsie ; les enfants qui auraient besoin, à ce moment, de manger et d'assimiler plus que d'habitude, ont de l'anorexie et parfois du dégoût pour les aliments les plus réparateurs, pour la viande par exemple.

Les aliments solides ne sont pas désirés, et, quand ils sont ingérés, ils passent difficilement ; la digestion se fait avec lenteur, comme si le suc gastrique était appauvri et la contractilité stomacale amoindrie. En même temps il y a de la constipation plus souvent que de la diarrhée. Cette dyspepsie, qui se révèle et s'accentue au moment de la croissance, ne lui est pas toujours directement et immédiatement imputable. Beaucoup d'enfants étaient déjà dyspeptiques à l'état latent, les troubles digestifs n'attendant qu'une cause occasionnelle pour devenir manifestes. Outre la lenteur, la pesanteur, le gonflement éprouvés par la plupart des jeunes sujets, on note quelquefois de véritables douleurs, des coliques, des crises de gastralgie plus ou moins violentes.

5° Appareil génital. — Les poussées de croissance, surprenant les adolescents au moment de la puberté, peuvent influer sur elle. Cela se voit surtout chez les jeunes filles; la menstruation s'établit difficilement. Les menstrues sont douloureuses, insuffisantes, irrégulières; pendant des mois, la *dysménorrhée* vient encore accroître la faiblesse et les préoccupations des jeunes malades. Puis tout rentre dans l'ordre.

Dans les deux sexes, on peut voir, au moment de la croissance, l'engorgement douloureux de l'un ou de l'autre, et quelquefois des deux seins. Non seulement les mamelles présentent un gonflement insolite, mais elles sont dures, pierreuses et sensibles aux moindres froissements. Cette mammite d'évolution se résout d'elle-même dans l'immense majorité des cas; parfois cependant, j'en ai vu quelques exemples, elle aboutit à la suppuration. C'est là une complication, une infection secondaire provoquée souvent par des manœuvres intempestives.

Pronostic des troubles de la croissance. — Toutes les manifestations morbides que nous venons de décrire n'ont pas la même gravité. Les unes sont insignifiantes et ne doivent inspirer aucune crainte, tels sont les douleurs vagues, la pâleur, l'amaigrissement, les palpitations, la dyspepsie légère, l'irritabilité nerveuse, quand elles ne sont pas portées à un degré extrême. Les autres sont plus inquiétantes par leur intensité et par leur durée : la céphalalgie, l'anémie profonde, la scoliose, etc. La céphalalgie peut immobiliser les jeunes sujets pendant de longs mois, entraver leurs études, compromettre leur avenir. C'est donc un accident sérieux qu'il ne faudra pas négliger. La scoliose devra être traitée de bonne heure; car, si elle est compatible avec une santé florissante, elle amène des déformations disgracieuses. L'anémie, quand elle sera très accentuée, accompagnée de faiblesse, d'anorexie, de dyspepsie, peut faire craindre l'intervention inopinée de quelque maladie infectieuse, de la fièvre typhoïde, de la tuberculose, etc. Ces complications des troubles de croissance sont, avec l'ostéomyélite, les plus redoutables, et c'est à elles qu'on doit songer, pour les prévenir, quand on voit les accidents se prolonger ou s'aggraver.

Malgré tout, la croissance n'amène que bien rarement des perturbations sérieuses, dignes des préoccupations des médecins. En général, après une phase d'une durée plus ou moins longue, les enfants retrouvent leur équilibre physique et moral, et la guérison est acquise. Envisagées dans leur ensemble, les maladies de croissance sont d'un pronostic bénin.

Diagnostic. — Reconnaître qu'un malaise déterminé ou un état général mal défini est dû à la croissance n'est pas toujours facile. Ce processus physiologique est souvent incriminé à la légère.

Par exemple, on prend souvent une dyspepsie avec douleurs vagues pour des accidents de croissance et inversement. Je vais en donner des exemples concrets. Voici une fillette de 12 ans et demi qui se plaint depuis quelque temps de la tête et des membres; elle a des douleurs, des lassitudes, des sensations pénibles qu'on ne peut bien définir ni bien localiser. On me la présente comme souffrant de la croissance. Je l'examine et je constate qu'elle est petite, qu'elle n'a pas grandi d'une façon appréciable depuis plusieurs mois. Elle digère mal, elle a parfois des vomissements, son estomac clapote jusqu'à l'ombilic. C'est une dyspeptique et voilà tout.

A la même époque, je recevais dans mon service une fillette du même âge, dépassant la précédente de la tête et du cou. Cette enfant est pâle, maigre, a perdu l'appétit et semble digérer imparfaitement. On la prend pour une dyspeptique. Mais un examen attentif montre bientôt qu'il s'agit de troubles de croissance; elle a grandi très rapidement, elle a maigri et pâli en même temps. Son appétit a diminué sous l'influence de la poussée de croissance qu'elle a subie. Il a suffi de la condamner au repos horizontal pendant 15 jours pour voir les symptômes pénibles disparaître et l'appétit revenir.

Chez une autre grande jeune fille de 14 ans reçue à l'hôpital Trousseau à la même époque (novembre 1896), j'avais porté le diagnostic de *chlorose*, alors qu'il ne s'agissait que d'anémie de croissance. Cette enfant, en apprentissage chez une blanchisseuse, subissait précisément une poussée de croissance au moment où elle était obligée de fournir un travail exagéré pour son âge. Il en était résulté promptement de la faiblesse et de la décoloration des téguments et des muqueuses. Là encore, le simple repos au lit pendant 15 jours a produit une telle transformation dans l'état de la malade que le diagnostic de chlorose a pu être rapporté.

D'autres manifestations peuvent donner le change. C'est ainsi que la *fièvre de croissance* de M. Bouilly a pu être contestée par d'autres médecins (Barbillion). Les causes d'erreur sont en effet nombreuses, les enfants sont très sujets à des accès de fièvre éphémère, de fièvre de surmenage au moment de la croissance, sans que ce processus physiologique y soit pour rien. Quand la fièvre est accompagnée de douleurs, ces douleurs peuvent être rhumatismales, etc. Le clinicien doit être mis en garde contre ces éventualités.

La céphalalgie de croissance peut être simulée par l'*asthénopie accommodative*; par la *migraine*; par la *dyspepsie* avec douleurs erratiques siégeant soit à la tête, soit aux membres; par les *céphalées* symptomatiques de maladies cérébrales, etc. Les palpitations de croissance devront être distinguées avec soin des palpitations de cause organique (hypertrophie cardiaque, lésions valvulaires); on devra s'aider de la percussion, de l'auscultation et de tous les renseignements qui peuvent éclairer le diagnostic.

D'une façon générale, les règles de diagnostic des *troubles de croissance* sont les suivantes : l'enfant soupçonné de ces troubles, qu'ils soient généraux, vagues, sans localisation organique, qu'ils soient localisés à un organe ou à un appareil, doit être sous le coup d'une poussée de croissance appréciable à la mensuration directe; il doit avoir grandi vite et beaucoup; la coïncidence entre la croissance et les manifestations morbides doit être parfaite; enfin les symptômes seront tels qu'ils ne puissent être rapportés à une autre influence pathogénique. Quand toutes ces conditions se trouveront réunies, on pourra à bon droit incriminer la croissance.

Traitement. — Le traitement des troubles de croissance est surtout hygiénique. Il faut assurer aux enfants : un air pur, une bonne nourriture, le repos physique et cérébral. En effet, ils sont dans des conditions telles que les dépenses l'emportent sur les recettes. Et pour réduire ces dé-

[J. COMBY.]

penses et augmenter ces recettes, rien ne vaut le repos complet, associé à une alimentation réparatrice.

Repos. — Quand un enfant se présente à moi avec les principaux symptômes que j'ai décrits plus haut, j'ai pour habitude de prescrire un repos prolongé. A l'hôpital, les enfants gardent le lit. En ville, il est souvent difficile d'obtenir cela, mais du moins que l'on n'aille pas conseiller le mouvement, le déplacement, les distractions, les voyages, etc. L'enfant n'aurait pas la force de supporter cela. J'admets bien qu'on quitte la ville, et qu'on aille se reposer au loin, dans une contrée salubre, dans un air pur. Mais, à la campagne comme à la ville, le repos s'impose à la période d'état de la maladie. Lui seul permet à l'enfant d'épargner ses forces défaillantes, de réduire la perte de son influx nerveux, de diminuer ses dépenses organiques et sa désassimilation parfois excessive. Plus tard, quand il aura repris le dessus, quand il manifestera le désir des promenades et des exercices physiques, on pourra se départir de la rigueur des premières prescriptions, et autoriser la reprise graduelle des exercices du corps, de la promenade à pied, de la gymnastique, de l'escrime, des jeux de plein air, etc. Le repos intellectuel n'est pas moins nécessaire que le repos physique, surtout chez les sujets qui ont de la céphalalgie. Le travail cérébral, en effet, exige une grande dépense de force; il ne convient qu'aux sujets dont l'appétit est très soutenu et dont l'alimentation est très substantielle. On devra donc renoncer, pour un temps, aux études, aux devoirs scolaires.

Les enfants qui souffrent de la croissance ont un grand besoin de sommeil; on leur accordera tout ce qu'ils exigeront à ce sujet. Ils se coucheront de bonne heure et se lèveront tard. On se gardera d'aller contre leur tendance à user et à abuser de ce sommeil bienfaisant et réparateur. La paresse, naturelle aux enfants qui grandissent vite, sera respectée et même encouragée jusqu'à la guérison complète.

Aération. — S'il faut condamner les malades au repos, il faut bien se garder de les enfermer, de les claustrer dans des locaux étroits ou encombrés, ou privés d'air et de lumière. L'oxygène est un aliment de premier ordre, que les autres ne sauraient remplacer. Voilà pourquoi la vie à la campagne est préférable à la vie urbaine; à la campagne, les enfants trouveront toujours, et sans aller le chercher, un air pur et abondant qui remédiera à la pauvreté de leur sang, relèvera leur appétit, augmentera leurs facultés d'assimilation. Dans la mauvaise saison, le séjour à la campagne pouvant entraîner l'ennui, et les intempéries pouvant mettre obstacle à la cure d'air, il sera indiqué, quand on le pourra, de conduire les enfants dans le Midi, sur les bords ensoleillés et abrités de la Méditerranée (Cannes, Menton, Beaulieu, Monaco, Saint-Raphaël, Bandol, Hyères, etc.).

Aliments. — Il faut nourrir fortement les enfants qui grandissent vite, qui ont épuisé leurs réserves et qui ne peuvent faire les frais d'un accroissement en longueur exagéré. Dans les collèges, on a le tort de rationner les enfants, quels que soient leurs goûts, leurs besoins, leurs aptitudes digestives. Les uns ont trop, les autres trop peu de nourriture. L'enfant qui grandit a besoin, non pas d'une *ration d'entretien*, mais d'une *ration de croissance*. Malheureusement, il a souvent un estomac insuffisant, et l'on est obligé de le nourrir avec ces aliments de choix qui ne rentrent pas dans l'ordinaire des collèges. Il faut aux enfants qui grandissent un régime de *convalescents*, c'est-à-dire des aliments très riches en principes alibiles sous un petit volume. On donnera d'abord le lait, les laitages, les crèmes, les œufs, les purées de légumes secs, les compotes de fruits, le pain grillé. Tous ces aliments sont très azotés et très phosphatés. Le pain de Graham (pain de froment complet, avec la totalité du son) se recommande en première ligne à cause de sa richesse en phosphore, de sa digestibilité et de ses qualités laxatives. Quand l'appétit se relèvera, on donnera le poisson, les cervelles, ris de veau et d'agneau, viandes blanches, et plus tard les viandes rouges. Ces derniers aliments devront être tendres, bien cuits, et au besoin réduits en purée. On écartera de l'alimentation tous les mets trop farineux, trop herbacés, les crudités, les légumes aqueux, et en général les substances de faible valeur nutritive sous un grand volume.

Comme boisson, on conseillera le lait, quand il sera bien supporté, la bière quand le lait ne sera pas toléré. On interdira le vin pur et les liqueurs fortes. L'alcool ne convient pas aux enfants. C'est dire que je condamne absolument les prétendus toniques à base d'alcool, tels que vins de quinquina, de kola, de coca, etc., qui s'offrent à nous avec éclat depuis quelques années. Toutes ces préparations irritent l'estomac, fatiguent le système nerveux, entravent la digestion, suppriment l'appétit, en un mot font toujours plus de mal que de bien.

Médicaments. — On sera sobre des médicaments en général. Le fer sera donné avec beaucoup de discrétion et seulement chez les enfants franchement anémiques (on donnera le protoxalate de fer associé à la rhubarbe, 10 centigrammes de chaque en cachets ou en pilules). Le bromure de potassium, de sodium ou d'ammonium pourra être indiqué contre les paroxysmes nerveux. Aux dyspeptiques, on prescrira les poudres eupeptiques, absorbantes et amères (bicarbonate de soude, craie, noix vomique), associées à la magnésie calcinée s'il y a constipation, au bismuth s'il y a diarrhée. En somme, on suivra les indications particulières à chaque cas.

L'hydrothérapie peut jouer un rôle utile en fortifiant les nerfs et en relevant la nutrition générale. La douche froide, la douche écossaise, les affusions froides seront souvent utiles, à la condition d'être très courtes (1/4 de minute au plus). Le drap mouillé, les frictions sèches avec le gant de crin, les frictions stimulantes avec la térébenthine, l'eau de Cologne, l'eau-de-vie camphrée, le baume de Fioravanti, ne sont pas moins recommandables. Quant aux bains salés, aux bains sulfureux, aux bains de mer, ils conviennent à certains enfants, mais non pas à tous. Ceux qui sont très nerveux, sujets aux maux de tête, aux névralgies, feront bien de s'en abstenir.

[J. COMBY.]

X

ATHREPSIE (nouveaux-nés)

PAR EM. THIERCELIN
Ancien interne de l'Hospice des Enfants-Assistés,
Chef de clinique de la Faculté de Médecine.

DÉFINITION. — DISCUSSION

Le terme *athrepsie* (ἀ, privatif, θρέψις, nutrition) a été créé par Parrot en 1874 pour désigner un état morbide propre au nouveau-né, ayant pour point de départ des troubles digestifs et caractérisé par une dystrophie générale profonde.

Avant Parrot, ce type clinique avait déjà été décrit par d'autres médecins d'enfants. Il est facile de le reconnaître en effet dans la description du muguet donnée par Valleix; Hervieux sous le nom d'algidité progressive des enfants nouveau-nés, et Bouchaud sous celui d'inanition, avaient tracé aussi le tableau de cet état morbide. Mais Parrot eut le mérite de bien dégager ce type clinique et de le baptiser d'un nom qui fit fortune. C'est à l'hospice des Enfants-Assistés de Paris que Parrot étudia l'athrepsie, et les descriptions qu'il en donna furent publiées dans une série de leçons parues en 1874, 1875 et 1876 dans le *Progrès médical*[1]. Les descriptions cliniques et anatomo-pathologiques données par cet auteur resteront classiques, mais l'œuvre de Parrot n'est pas demeurée intacte et l'individualité même de l'athrepsie est aujourd'hui discutée.

Pour Parrot, en effet, l'athrepsie était une entité morbide, une maladie bien définie ayant son autonomie parfaite au même titre que la fièvre typhoïde, la syphilis ou la pneumonie : « C'est, dit-il, une succession, une progression morbide, dont les deux termes extrêmes sont séparés par une série d'actes et de faits qui s'engendrent réciproquement, qui portent une marque caractéristique et commune; tout en évoluant d'une manière indépendante, ce sont là tous les caractères d'une maladie. L'athrepsie est une *maladie*[2]. »

Aujourd'hui l'autonomie de l'athrepsie est discutée, et si le type clinique décrit par Parrot reste très réel, l'athrepsie doit être considérée non comme une *entité* morbide, mais comme un syndrome, un *état* morbide résultant de causes multiples et d'ordres différents. L'athrepsie ne doit pas plus être considérée comme une maladie que la cachexie cancéreuse ou la cachexie cardiaque : c'est un aboutissant.

Il est un autre reproche qu'on doit adresser à Parrot, c'est d'avoir

[1] Parrot. *L'athrepsie*. Leçons recueillies par le Dr Troisier. Paris, 1877.
[2] Les Allemands lui donnent le nom d'*atrophie du nouveau-né*. Certains auteurs parmi eux, comme Boux, commettent du reste la même erreur que Parrot, et en font une affection *sui generis* répondant à un substratum anatomique bien défini, l'atrophie des parois intestinales. Voir Baginsky. *Traité des maladies de l'enfance*. (Traduction française de L. Guisox et Homme.)

rattaché à l'athrepsie plusieurs maladies qui doivent en être absolument distraites, comme le muguet, le sclérème et le tétanos des nouveau-nés. Ces maladies peuvent bien en effet venir, à titre de complications, s'ajouter au tableau de l'athrepsie, au même titre que l'otite moyenne ou la broncho-pneumonie, mais elles sont complètement indépendantes de l'athrepsie, car elles peuvent exister sans elle. Il faut aussi distraire de la description de Parrot la forme aiguë qui n'appartient en aucune façon à l'athrepsie, mais dans laquelle il est facile de reconnaître le choléra infantile.

Parrot eut donc le tort de vouloir grouper les différents symptômes de l'athrepsie « en un faisceau solide pour en faire une maladie », mais le type clinique qu'il a décrit n'en est pas moins bien net et bien défini. Le terme *athrepsie*, tel que le comprenait Parrot, s'adressait à cet état de décrépitude physique qui survient chez le nouveau-né après une alimentation défectueuse et des troubles digestifs plus ou moins longs ; mais après cet auteur, au lieu de conserver à cette expression son sens bien spécial et bien déterminé, par un abus de langage on en vint à l'appliquer à tous les cas où une cachexie quelconque produit chez l'enfant nouveau-né un masque clinique rappelant celui décrit magistralement par le médecin des Enfants-Assistés : tout enfant amaigri, chétif, malingre, devint un athrepsique, quelle que fût la cause de son amaigrissement. Non seulement on appela athrepsiques les prématurés, les avortons ou les enfants atteints de débilité congénitale, mais encore ceux qui se cachectisent du fait de la tuberculose ou de la syphilis héréditaire. — Le mot athrepsie devint synonyme de cachexie infantile. Cette extension du sens du terme *athrepsie à toute* cachexie infantile ne saurait être admise, et ce mot doit être réservé à la cachexie d'origine gastro-intestinale. L'athrepsique est tout d'abord un dyspeptique, puis, après une période plus ou moins longue, les troubles gastro-intestinaux s'accentuent et entraînent à leur suite l'infection de tout l'organisme par les produits toxiques élaborés dans le tube digestif et même par les microbes intestinaux eux-mêmes : l'infection s'ajoute donc à la perturbation des fonctions digestives, et c'est la résultante des actions combinées de ces deux causes morbifiques qui produit ce tableau clinique qu'on nomme l'athrepsie. Ajoutons que, bien souvent, des infections secondaires viennent encore apporter leur appoint. Les autres cachexies, du reste, produisent un tableau clinique différent : la tuberculose, la syphilis héréditaire donnent à l'enfant un faciès qui n'est pas le faciès de l'athrepsique, à moins toutefois que ces maladies ne soient accompagnées de troubles digestifs. Dans ces cas, en effet, l'infection gastro-intestinale chronique peut s'ajouter à la première infection et produire l'athrepsie : ceci prouve bien, du reste, que l'athrepsie n'est pas une maladie, mais un simple complexus symptomatique.

La cachexie gastro-intestinale ne prend le nom d'athrepsie que quand elle se développe dans les premiers mois de l'existence ; après le 4ᵉ ou le 5ᵉ mois, en effet, elle ne produit plus le tableau clinique si spécial et si bien décrit par Parrot. Dans ce deuxième cas, en effet, l'enfant présente une pâleur très marquée et parfois de la bouffissure du visage, la croissance s'arrête et souvent on voit se développer les déformations osseuses du rachitisme, mais il n'a plus l'aspect sénile et desséché de l'athrepsique. Dans les premiers mois de la vie les troubles digestifs conduisent à l'athrepsie, plus tard ils aboutissent à la cachexie intestinale, ou au rachitisme.

Les auteurs ne s'entendent donc pas encore d'une façon parfaite sur ce qu'on doit entendre par l'*athrepsie* : certains ont conservé les idées de Parrot et en font une entité morbide, d'autres en font le synonyme de cachexie infantile. Nous savons maintenant que ces deux façons de concevoir l'athrepsie sont également inexactes.

On peut donc définir l'athrepsie, avec M. Marfan [1] : « une forme spéciale de la cachexie consécutive à la gastro-entérite chronique vulgaire des nourrissons, forme propre aux enfants qui n'ont pas dépassé le 3e mois ». Nous préférerions pourtant plutôt la définition suivante : l'athrepsie est la cachexie consécutive à l'infection gastro-intestinale chronique des nourrissons survenant dans les premiers mois de la vie [2]. C'est qu'en effet la gastro-entérite chronique n'est pas absolument indispensable pour la production de l'infection gastro-intestinale et de l'athrepsie. On peut voir, en effet, des cas où il n'y a eu que quelques troubles digestifs passagers qui ont rapidement cessé, mais qui ont laissé après eux une sorte d'imprégnation de l'organisme par des produits toxiques, une toxémie, qui a amené la déchéance athrepsique. D'ailleurs, comme le dit M. Marfan lui-même, dans certains cas on ne trouve à l'autopsie que bien peu de lésions dans le tractus digestif et « il n'y a pas de rapport entre le degré des lésions et le degré de la cachexie ».

M. Marfan fait remarquer avec raison que le mot *athrepsie* est mal choisi pour désigner un état dans lequel « demain peut-être il sera définitivement démontré que l'inanition ne joue aucun rôle ou ne joue qu'un rôle secondaire et inconstant, et que, dans l'athrepsie, il y a toujours et surtout autre chose que l'inanition ». Nous savons en effet que, dans l'athrepsie, l'inanition et l'autophagie, à qui Parrot faisait jouer le rôle capital, sont loin d'être tout, et que l'infection gastro-intestinale prend au contraire la part la plus considérable à la production de cet état. Il ne s'agit pas seulement d'une dénutrition, mais bien d'une véritable cachexie toxique. L'enfant athrepsié, nous le verrons du reste dans le chapitre de la pathogénie, est avant tout un enfant infecté.

Faut-il pour cela abandonner le mot « athrepsie »? Non, car s'il répond à des doctrines pathogéniques fausses ou tout au moins insuffisantes, il représente bien un type clinique d'une grande netteté; il a fait fortune aujourd'hui et est consacré par l'usage. Gardons le mot, mais sachons exactement quel état morbide il définit.

SYMPTOMES

L'athrepsie, avons-nous dit, est un aboutissant, elle succède toujours à des troubles digestifs, mais ceux-ci ne se présentent pas dans tous les cas

<hr>

[1] MARFAN. Sur l'athrepsie. *Presse médicale*, 18 avril 1896.
[2] E. THIERCELIN. De l'infection gastro-intestinale chez le nourrisson. *Thèse Paris*, 1891.

d'une façon identique; leur allure et leur durée peuvent varier, suivant leur intensité, le milieu dans lequel ils évoluent, et la résistance du terrain sur lequel ils se développent.

Tantôt c'est un enfant débilité, chétif, né avant terme qui, mal nourri, dépérit de jour en jour. Tant que l'inanition existe seule, l'enfant n'est pas un athrepsique, mais bientôt a diarrhée apparaît, le dépérissement augmente de plus en plus, puis des phénomènes d'auto-intoxication et d'infection se manifestent, l'athrepsie est alors confirmée.

Tantôt c'est un enfant ayant présenté, au milieu d'une santé parfaite, des troubles digestifs aigus; il a été pris de diarrhée toxi-infectieuse qui a duré quelques jours. Les phénomènes aigus se sont calmés, mais ils ont laissé à leur suite de l'inappétence, une susceptibilité stomacale et intestinale se traduisant encore par quelques vomissements et un peu de diarrhée; les phénomènes morbides sont peu intenses, mais suffisent pour amener lentement le dépérissement du petit malade, puis l'infection gastro-intestinale chronique se produit : l'enfant est alors un athrepsique. Quelquefois même, après l'infection aiguë, les phénomènes digestifs se sont amendés, la diarrhée et les vomissements ont complètement disparu, et pourtant l'enfant, qui semble guéri, dépérit de jour en jour et après un certain temps arrive à la cachexie athrepsique; son organisme a été touché profondément par l'infection gastro-intestinale.

Mais, le plus souvent, l'athrepsie succède à la dyspepsie gastro-intestinale chronique du nourrisson. Pendant longtemps, l'enfant, mal nourri, présente les petits signes de cette dyspepsie : inappétence, régurgitations survenant quelque temps après les tétées, diarrhée blanche, verte ou panachée, amaigrissement, gros ventre tympanisé, quelquefois estomac dilaté, eczéma plus ou moins généralisé; l'enfant dépérit peu à peu, puis l'infection gastro-intestinale survient, souvent compliquée d'infections secondaires, et l'enfant dyspeptique est devenu un athrepsique. Cette infection gastro-intestinale qui succède à la dyspepsie et qui précède la cachexie athrepsique peut, dans certains cas, s'établir chez le nouveau-né d'une façon presque insidieuse et sans fracas; dans ces cas, le moment où elle débute est bien difficile à préciser. Mais le plus souvent, cette infection est annoncée par une recrudescence des phénomènes gastro-intestinaux qui s'accompagnent d'un amaigrissement progressif : l'enfant dyspeptique est devenu un enfant infecté, et, cette infection persistant, la cachexie athrepsique s'établit peu à peu. Nous laissons évidemment de côté les cas où l'infection est rapide et intense; nous avons déjà dit que ces cas, classés par Parrot sous le nom d'*athrepsie aiguë*, n'appartenaient pas à l'athrepsie.

Parrot divisait l'athrepsie, au point de vue symptomatique, en 3 périodes : une *période gastro-intestinale* dans laquelle les phénomènes digestifs existent seuls, une *période hémolique* dans laquelle on peut constater une perturbation profonde de la composition du sang et des plasmas, et enfin une troisième période, *période cachectique*. Si les conceptions de Parrot sur l'athrepsie ne sont pas parfaitement justes, le tableau symptomatique qu'il a tracé de cet état morbide n'en est pas moins admirable et nous ne pouvons

[*E. THIERCELIN.*]

mieux faire que de le reproduire presque textuellement. Nous garderons, pour la facilité de la description, la division en 3 périodes, mais en faisant bien remarquer que la première n'est qu'une période prémonitoire, qu'elle marque le début de l'infection, et que l'athrepsie à ce moment n'est pas encore constituée.

Première période gastro-intestinale ou préathrepsique. — A cette période on constate uniquement l'aggravation des troubles digestifs déjà existants : les selles deviennent plus abondantes, plus liquides et plus nombreuses, et contiennent des grumeaux blancs et des stries verdâtres. En même temps on peut constater aussi quelques vomissements ou régurgitations. La soif devient plus vive, l'enfant réclame le sein constamment, mais à peine a-t-il aspiré quelques gorgées de lait qu'il rejette le mamelon, ne voulant plus boire, et, malgré la fréquence des tétées, la quantité de lait qu'il boit est inférieure à la normale.

Les urines diminuent et leur couleur devient plus foncée. L'enfant est grognon, inquiet, s'agite et dort mal, il commence à souffrir ; pourtant le pouls reste encore à peu près normal, et à cette période la température n'est pas encore influencée, à peine peut-on constater une diminution de quelques dixièmes de degré : le mal est encore léger et guérissable. Souvent la diarrhée disparaît peu à peu, les régurgitations cessent, l'appétit revient, les urines redeviennent normales, puis l'enfant reprend sa gaieté et son habitus extérieur, et au bout de quelques jours la maladie n'a pas laissé de trace.

Mais si au contraire le mal continue sa marche, on voit tous les accidents de la première période s'aggraver, l'état général se déprime de plus en plus ; le petit malade entre dans la deuxième période qui va le conduire à l'athrepsie.

Deuxième période ou période hématique de Parrot. — Les selles deviennent de plus en plus abondantes et de plus en plus nombreuses, elles sont presque complètement liquides et bilieuses, contenant des glaires et des grumeaux de lait à peine attaqués par la digestion : leur odeur est forte et repoussante. Les vomissements manquent peu à cette période, l'enfant rejette, quelques minutes après l'avoir absorbé, une partie du lait qu'il a bu ou des substances médicamenteuses qui lui sont administrées.

D'ailleurs, tandis que dans la première période il recherchait le sein et se jetait avec avidité sur lui, à cette période l'appétit est très diminué ; il semble que l'enfant soit fatigué du sein, qu'il prend mollement, et qu'il quitte presque aussitôt après avoir absorbé quelques gouttes de lait seulement : il prend aussi avec beaucoup de difficulté les boissons qu'on lui présente. Les urines se suppriment presque complètement, elles sont foncées, chargées d'urates.

La peau des fesses, des cuisses, des bourses ou des grandes lèvres est couverte d'une éruption érythémateuse qui peut être suivie d'exulcérations avec suintement, ce qui ajoute encore aux douleurs ressenties par le petit malade.

La température est le plus souvent d'une instabilité tout à fait particulière, elle peut varier d'un jour à l'autre de 2 degrés et plus. D'autres fois elle prend assez vite une marche régulièrement décroissante et le pouls suit les variations thermométriques.

L'enfant souffre et pousse par instants des cris aigus, quelquefois il fait entendre presque constamment des cris plaintifs avec exacerbations surtout immédiatement avant l'émission des garde-robes. A ce moment il s'agite, se retourne dans son lit; ces cris et cette agitation accusent une vive douleur colliquative.

L'amaigrissement qui a débuté dès les premiers jours de la maladie s'accentue de plus en plus : les traits sont tirés, la face pâle est amoindrie, les yeux sont renfoncés dans leur orbite et sont entourés d'un cercle bleuâtre, les pommettes deviennent saillantes pendant que les joues se creusent, la peau du corps se ride et se flétrit, les chairs deviennent flasques, et tout le corps est sans énergie, l'enfant se laisse aller, il n'a pas de ressort, ses forces sont considérablement amoindries.

Cette période dure quelques jours; le mal n'est pas encore irrémédiable, mais dès qu'arrive la troisième période, ou période cachectique, la mort est presque fatale.

Troisième période ou période cachectique : athrepsie confirmée. — Les symptômes qui caractérisent cette période sont les mêmes que ceux de la période précédente, mais plus accentués encore; l'état général surtout a subi une atteinte telle que l'œil le moins exercé saisit de suite la gravité de la situation. C'est cette période qu'a admirablement décrite Parrot.

« L'enfant n'a plus d'appétit, et si par une sorte de mouvement instinctif il saisit encore le sein, ses lèvres y restent fixées à peine durant quelques secondes; il s'en retire bientôt en jetant un cri, qui marque le désespoir où il est de n'y pouvoir rien prendre. S'il accepte encore le biberon, ce n'est que pendant un temps très court; il ne tarde pas à le refuser, et, incapable d'un effort, il ne boit plus qu'à la cuiller. Repoussant le lait, il finit par ne prendre que quelques gouttes d'eau sucrée. En dernier lieu, on ne peut rien introduire dans sa bouche, acide, rouge et tapissée de muguet : et pourtant on la voit s'ouvrir largement comme si elle demandait, comme si elle cherchait à saisir quelque chose. » (Parrot.)

Il peut arriver à cette période que la diarrhée se supprime, le plus souvent les selles deviennent moins abondantes et moins répétées, quelquefois elles reprennent un aspect presque normal, mais le plus souvent elles sont de couleur verte, et formées de mucus et de débris épithéliaux colorés par la bile. Les urines sont le plus souvent complètement supprimées; quand elles s'écoulent encore, c'est en proportion très minime, et l'on y constate la présence d'albumine; on y a noté aussi la présence de sucre.

La muqueuse buccale est rouge et sèche, la réaction en est acide. Les vomissements deviennent plus fréquents; ils surviennent presque sans efforts, ce sont plutôt des régurgitations que l'enfant laisse s'écouler de sa bouche : une partie des matières s'échappe en même temps des narines; ces matières vomies sont formées par du lait putréfié ou du mucus teinté par une matière brunâtre.

[E. THIERCELIN.]

« La respiration devient pénible et profonde. Tous les muscles qui servent à la dilatation du thorax sont mis en action et le sternum s'enfonce profondément vers la colonne vertébrale. Il semble qu'il existe un obstacle insurmontable à la pénétration de l'air; et pourtant, si l'on pratique l'auscultation, on trouve que le murmure respiratoire n'a rien perdu de sa pureté et de son ampleur. L'haleine est froide, la température du corps s'est notablement abaissée; pour s'en convaincre, il suffit de toucher la peau, surtout aux extrémités; et, cette indication donnée par la main, le thermomètre introduit dans le rectum la confirme en marquant 2 à 3 degrés, parfois même davantage, au-dessous de la normale.

« Le cœur lui aussi s'affaiblit; ses bruits s'éteignent, ses battements se ralentissent, et, à l'approche de la mort, ses pulsations peuvent s'abaisser à 60 et même 40.

« La circulation n'est pas moins affectée à la périphérie qu'au centre, comme l'indiquent la cyanose des extrémités et la teinte livide de la peau.

« Mais ce qu'il y a de plus saisissant, c'est l'habitus extérieur de l'athrepsie. La marque imprimée par la maladie sur la face et le corps tout entier est si profonde et si caractéristique, qu'il n'est pas possible de la méconnaître. L'amaigrissement est considérable et présente ici quelque chose de tout spécial, car la destruction porte encore plus sur les liquides que sur les solides. Tout l'organisme souffre d'aridité, et l'on peut dire que les tissus sont à sec.

« De là un ensemble de symptômes que la main et l'œil font aisément constater. Les chairs ont une consistance spéciale; quand on les comprime, on croirait toucher du suif figé ou du bois. Il en résulte une grande rigidité des membres, qui restent dans une immobilité complète, comme il arrive dans le tétanos. Chez d'autres sujets, où les parties molles ont conservé plus de souplesse, la peau forme des plis nombreux. Cela est surtout apparent à la face, où il ne reste plus que le squelette, couvert d'un tégument ridé. Alors l'agrandissement de la bouche, la saillie des maxillaires, l'excavation des orbites, donnent à la physionomie de ces petits moribonds quelque chose de simien. D'autres fois leur face ridée rappelle celle de certains vieillards, la maladie ayant fait en quelques jours l'office d'une longue suite d'années. Le crâne lui-même subit de notables modifications: la fontanelle se déprime, et le long des sutures apparaissent des saillies dues au chevauchement des pièces osseuses qui s'y rencontrent. Autour de l'orifice buccal et des yeux la peau prend une teinte bleuâtre. Les paupières, imparfaitement closes, laissent voir le globe oculaire amoindri, avec la cornée sèche et dépolie de la conjonctive injectée.

« Les cris que pousse l'enfant sont moins fréquents que dans la précédente période, mais à l'anxiété qu'ils expriment on peut toujours les reconnaître, et en les appelant *cris de détresse* je crois les avoir justement qualifiés.

« Les centres nerveux qui n'avaient pas encore participé, du moins en apparence, au processus morbide, entrent en scène, et c'est par les symptômes auxquels donne naissance le trouble de leurs fonctions, que semble devoir être caractérisé le stade terminal de l'athrepsie. La plus habituelle de ces manifestations, car elle manque rarement, est une atrésie très marquée des pupilles, indice d'un état comateux plus ou moins profond ; elle s'accompagne souvent de strabisme divergent. Quelques malades sont atteints de convulsions ayant ceci de particulier qu'elles sont peu apparentes, souvent partielles, et que la tonicité y domine. Elles viennent de temps en temps rompre l'engourdissement comateux, et n'existent sans lui que d'une manière tout à fait exceptionnelle.

« Quand les choses sont arrivées là, la vie peut cesser d'un moment à l'autre. Le cri va s'affaiblissant et finit par s'éteindre ; les bruits et les battements du cœur deviennent imperceptibles ; les mouvements respiratoires s'éloignent de plus en plus, et l'on assiste ainsi à l'anéantissement successif des grandes fonctions, avant que la mort soit générale. Aussi, quand elle survient, il peut arriver qu'on la méconnaisse : car, d'une part, les derniers troubles morbides ont atteint si profondément l'organisme et y ont laissé subsister si peu de vie, que la disparition totale de celle-ci se fait parfois sans secousse, et, d'ailleurs, les marques extérieures de la mort font souvent défaut, la peau restant livide, au lieu d'être envahie par la pâleur subite et persistante, et les membres conservant leur roideur ligneuse, au lieu de tomber dans cette flaccidité complète qui suit le dernier soupir. »

Nous avons reproduit ce tableau que Parrot a tracé de l'athrepsie, de main de maître ; il n'y a rien à y ajouter, ni rien à en retrancher. Mais nous devons maintenant reprendre, pour les analyser en détail, les principaux symptômes que nous n'avons fait qu'esquisser en passant. Nous suivons du reste encore en cela l'exemple de Parrot, et nous aurons encore de larges emprunts à faire à cet auteur qui, nous le répétons, a fait de l'athrepsie une étude symptomatique si parfaite qu'il est impossible de mieux faire ; quelques phénomènes pathologiques pourtant, comme le muguet, rangés par ce médecin parmi les symptômes, doivent en être distraits et être classés parmi les complications.

ÉTUDE ANALYTIQUE DES SYMPTOMES PRINCIPAUX

Troubles intestinaux. Diarrhée. — La diarrhée est le premier symptôme qui apparaisse à la période prémonitoire ; tantôt ce dérangement intestinal se produit avec lenteur, pendant quelques jours les selles devenant un peu plus abondantes ou plus nombreuses ; tantôt, au contraire, ce trouble intestinal est d'emblée assez intense, le nombre des selles atteignant dès le début 7 à 8 par jour. Ces selles sont plus ou moins abondantes, quelquefois couvrant une large surface de la couche, ou bien au contraire souillant à peine celle-ci. Le plus souvent, elles deviennent extrêmement liquides, contenant une forte proportion d'eau formant une large tache humide, analogue à l'urine, s'étendant loin au pourtour des quelques grumeaux de matières solides. A cette période, leur couleur peut encore être jaune, mais souvent elle est verte, comparable à celle d'épinards hachés ; cette coloration

[E. THIERCELIN.]

verdâtre est quelquefois peu appréciable au moment de l'émission, mais le devient très nettement quelques heures après. Dans certains cas, les selles du début ne sont ni jaunes ni vertes, mais blanches, et semblent être formées par du lait coagulé non digéré, mais ayant subi une putréfaction intense; aussi dans ces cas répandent-elles une odeur d'une grande fétidité, elles sentent la pourriture, « elles ont une odeur de macération anatomique », tandis que les selles vertes ont plutôt une odeur acide ou âcre. La constatation de ces selles blanches et fétides est d'un mauvais pronostic. La réaction des matières est variable, tantôt alcaline, tantôt acide, quelquefois neutre.

Donc tout d'abord les selles changent de couleur, elles deviennent blanches ou vertes, ou quelquefois elles contiennent des fragments verdâtres mélangés à des filaments blanchâtres, elles sont dites alors panachées, et elles prennent une odeur âcre ou fétide. Ce sont les selles de la période prémonitoire, elles appartiennent à la dyspepsie gastro-intestinale qui précède l'athrepsie, mais bientôt elles deviennent plus nombreuses dans les vingt-quatre heures et en même temps elles sont plus liquides, au point de devenir presque complètement aqueuses. Dans ces cas la déperdition d'eau devient considérable, c'est alors que l'enfant *se dessèche*, suivant l'expression de Parrot, d'autant plus que l'inappétence absolue d'une part, et les vomissements de l'autre, s'ajoutent encore à cette diarrhée abondante pour dépouiller les tissus de leur partie aqueuse. Le plus souvent, quand l'athrepsie est confirmée, ces troubles diarrhéiques cessent, et les selles reprennent un aspect normal; elles forment alors une bouillie homogène, onctueuse, de couleur brun jaunâtre.

Dans ces selles, qui par leur aspect extérieur ressemblent aux selles normales, toutes les substances organiques se trouvent dans un état avancé de décomposition et de putréfaction, aussi ont-elles une odeur cadavérique.

La défécation, qui normalement se fait sans bruit, est au contraire bruyante chez l'enfant diarrhéique; les selles, chez lui, étant en effet formées de parties solides et de gaz, s'échappent bruyamment et par saccades. Avant la défécation, l'enfant s'agite et crie, il souffre; sa douleur, cessant aussitôt après le rejet des matières, a vraisemblablement pour siège l'intestin. Dans les dernières heures de la vie, l'enfant n'a plus la force de manifester sa souffrance, et les matières s'échappent du rectum comme d'un tube inerte.

Pendant la période de dyspepsie qui précède l'athrepsie, le ventre est ballonné et tympanique, mais, dès que la diarrhée est plus abondante, il devient flasque; enfin, quand l'athrepsie est constituée, le ventre participe à l'amaigrissement général, il est aplati, déprimé, pâteux, comme vidé.

Troubles gastriques et buccaux. — L'appétit, qui dès le début des troubles dyspeptiques a diminué, disparaît rapidement. L'enfant réclame souvent à boire, mais à peine a-t-il absorbé quelques gouttes de lait qu'il repousse le sein. Dans les derniers jours de la maladie, il ne veut même plus absorber une goutte de liquide, il le rejette de sa bouche sans l'avoir dégluti. Dans la période prémonitoire, les vomissements sont alimentaires et muqueux, ensuite ils deviennent presque incessants, l'enfant ne pouvant garder une goutte de liquide absorbé. Mais, dans les derniers jours, l'enfant rejette souvent une substance glaireuse et noirâtre, formée de mucosités stomacales mélangées à du sang à demi digéré.

Ces vomissements, qui tout d'abord s'accompagnent d'efforts assez violents, se font dans la dernière période d'une façon spontanée, ce sont plutôt des régurgitations, la matière vomie s'échappant par la bouche et par les narines. Dans certains cas, l'enfant n'ayant plus même la force de rejeter ces matières au dehors de sa bouche, celles-ci pénètrent lors d'un mouvement inspiratoire dans l'intérieur de la trachée et peuvent descendre dans les poumons : à l'autopsie, on peut trouver dans ces cas tout un lobe de poumon à demi digéré par les sucs acides.

Parmi les accidents les plus fréquents qu'on peut constater dans la période terminale nous devons signaler le *muguet* et les *ulcérations buccales* : ces accidents sont si fréquents que Parrot les regardait comme des symptômes propres à la maladie qu'il décrivait ; il est vrai que ce médecin observait dans un milieu où le muguet était endémique, et à une époque où les précautions antiseptiques étaient inconnues. Les salles de l'hospice des Enfants-Assistés étaient remplies de petits athrepsiques qui s'infectaient les uns les autres, il n'est donc pas étonnant que Parrot ait rencontré dans tous les cas certaines de ces complications que nous ne rencontrons maintenant qu'à titre isolé.

La bouche du nouveau-né est rouge et de réaction acide ; de plus la salive, dans les deux premiers mois, est encore bien rare et la bouche à cet âge est presque complètement sèche ; on conçoit facilement que le muguet se développe volontiers dans ce milieu acide, sur cette muqueuse sèche et desquamée, et sur cet organisme débilité incapable de fournir une réaction phagocytaire suffisante pour se défendre. Le muguet envahit donc souvent la bouche et vient encore par sa présence aggraver la situation : en effet, d'une part, il gêne les mouvements de succion et de déglutition, et, de plus, l'irritation qu'il produit sur les papilles de la langue et sur la muqueuse buccale fait souffrir l'enfant et augmente ses cris et son agitation. Le muguet est précédé par une rougeur vive de la muqueuse et une saillie très marquée des papilles linguales accompagnée de viscosité et de sécheresse de la bouche. Le muguet débute presque toujours sur le dos de la langue, il gagne ensuite les bords de celle-ci, puis la face interne des joues et des lèvres, la voûte palatine et le voile du palais ; la face inférieure de la langue est prise en dernier lieu. Il peut, partant de la bouche, envahir le pharynx, l'œsophage, l'estomac et même l'intestin (Robin, Parrot) : les voies respiratoires elles-mêmes peuvent être envahies par l'oïdium albicans qui peut descendre jusque dans les poumons (Gubler, Parrot). Nous avons déjà dit que le muguet n'était pas propre à l'athrepsie, mais ne s'y rencontrait qu'à titre de complication.

Parrot a décrit dans l'athrepsie des ulcérations qu'on peut constater en différents points de la bouche, et qui font partie des symptômes de cette maladie, au même titre que l'ulcération du frein de la langue dans la coqueluche. L'une des plus fréquentes est l'ulcération du frein de la lèvre inférieure : ses bords sont légèrement tuméfiés et rouges, sa surface est d'un gris sale recouverte d'un enduit quelquefois gangréneux; le frein de la langue peut subir la même atteinte, mais ceci est beaucoup plus rare. Les ulcérations de la voûte palatine sont les plus caractéristiques : elles avaient déjà été notées par Denis et par Lélut; Billard et Valleix les signalent également; mais c'est Parrot qui a surtout attiré l'attention sur ces ulcérations, il les regardait comme spécifiques de l'athrepsie. Elles siègent sur la voûte palatine, à la partie moyenne du raphé, et en arrière, près du voile du palais. Au niveau du premier siège, elles sont allongées d'avant en arrière, parfois irrégulières, profondes, à bords taillés à pic et arrivent d'ordinaire jusqu'à l'os. Elles se développent sur l'emplacement des kystes épidermiques étudiés par MM. Guyon et Thierry; ces kystes irrités sont éliminés et laissent à leurs places de petites exulcérations.

Mais, de toutes les ulcérations de la muqueuse buccale, les plus communes et les plus dignes d'attention sont celles que Parrot a désignées sous le nom de *plaques ptérygoïdiennes.* Toujours au nombre de deux, elles sont situées d'une manière parfaitement symétrique, sur les parties latérales de la voûte palatine, au niveau de la saillie que forment les apophyses ptérygoïdes qui, en ce point, repoussent la muqueuse et forment une éminence mamelonnée. Légèrement saillantes dans la première période de la maladie, elles ne tardent pas à s'affaisser, et bientôt à ce niveau on peut distinguer une perte de substance cupuliforme, à fond jaunâtre ou gris, entourée d'un cercle rouge. « Leur siège, leur forme et leur couleur sont alors si caractéristiques, qu'il est impossible de se méprendre sur leur véritable nature. » Ces ulcérations gagnent en profondeur, et elles saignent aisément lorsqu'on les touche avec un corps dur. Elles restent assez longtemps stationnaires, et, dans les cas heureux, elles se guérissent complètement sans laisser de cicatrice. Cette lésion est extrêmement fréquente et peut se développer même dans les cas légers, mais, comme l'a montré Parrot, on ne l'observe presque jamais chez les enfants qui ne prennent pas le sein, la pression et le frottement de la langue pendant la succion sur les saillies ptérygoïdiennes semblent nécessaires à son développement.

Lésions cutanées. — Les lésions qu'on rencontre du côté de la peau sont l'érythème et les ulcérations malléolaires; elles sont très fréquentes dans l'athrepsie, il n'en est pas de même du pemphigus que Parrot a décrit parmi les symptômes de cette affection et qu'il faut plutôt ranger parmi les complications.

Dès qu'un enfant nouveau-né est atteint de diarrhée, on voit très rapidement se développer au niveau des fesses, sur les bourses ou sur les grandes lèvres, un érythème qui disparaît rapidement si la diarrhée est vite enrayée, mais qui, au contraire, augmente quand celle-ci persiste ou s'accroît, ce qui arrive dans l'athrepsie. L'érythème est donc un symptôme qui ne fait jamais défaut dans l'athrepsie, et son intensité dépend de la fréquence des selles et aussi des soins de propreté dont on entoure le petit malade. Cet érythème apparaît dès le début, dès que les selles deviennent anormales et dès lors plus irritantes. Il est constitué d'abord par de petites taches rouges, isolées, à peine larges de 1 à 2 millimètres, ou groupées de manière à former des plaques d'étendue variable, à contours irréguliers, toujours un peu saillantes, mais à des degrés divers, reposant sur un fond rouge érysipélatiforme. Au début, l'érythème est donc toujours vésiculeux, mais rapidement ces vésicules éclatent ou se dessèchent laissant à leur niveau une desquamation épidermique, une petite exulcération. Quand la diarrhée cesse, et que l'enfant guérit, les surfaces dénudées deviennent moins rouges, et, tandis que le fond érysipélateux sur lequel elles se détachent pâlit, elles se cicatrisent et rapidement la région malade reprend son aspect normal.

Mais, quand la maladie continue sa marche, les lésions s'étendent en surface et en profondeur. De nouvelles vésicules apparaissent autour des premières, tandis que celles-ci grandissent, et bientôt elles se réunissent plusieurs ensemble pour former de légères érosions à bords irréguliers, à fond rosé, et laissant suinter un liquide jaunâtre qui tache le linge et l'empèse. Ces érosions saignent facilement et adhèrent aux couches, ce qui détermine chez le petit malade des douleurs très vives. Quand l'état général s'améliore, les érosions disparaissent rapidement, l'épiderme se reproduisant avec une grande facilité ; mais, dans le cas contraire, on voit quelque temps avant la mort toutes les parties atteintes de la sorte se dessécher, se raccornir pour ainsi dire et prendre une consistance parcheminée.

Dans certains cas, ce ne sont pas des vésicules qu'on voit apparaître sur ce fond érysipélateux, mais de véritables pustules qui laissent après elles une ulcération plus profonde dont la cicatrisation est plus longue. D'autres fois, une large plaque d'épiderme est soulevée par un liquide séro-purulent formant ainsi de larges vésicules qui déterminent une desquamation épidermique très étendue.

L'érythème siège au pourtour de l'anus tout d'abord, puis il se développe sur les bourses, les grandes lèvres, le périnée, les fesses, sur la région postérieure des cuisses et des jambes et dans les plis génito-cruraux. Il est dû dans ces cas à l'action irritante des selles sur la région qui se trouve à leur contact. Dans certains cas, on peut voir l'érythème se propager de proche en proche et envahir les membres inférieurs et une partie du tronc, mais ces faits sont rares : Parrot l'a même vu dans quelques cas atteindre la face. Mais les ulcérations ne se développent que sur les régions ano-périnéale et fessière, c'est-à-dire aux points qui sont souillés par l'urine et les matières diarrhéiques.

Quand le petit malade guérit, l'érythème s'efface en commençant par les points envahis les derniers, puis les ulcérations se cicatrisent rapidement.

L'érythème qui se développe dans l'athrepsie est dû à l'irritation des selles qui se trouvent en contact avec la peau ; et, s'il prend des proportions aussi considérables, c'est que, d'une part, l'irritation dans ces cas est constamment renouvelée, et que, d'autre part, le système cutané se défend mal chez l'athrepsique, la peau mal nourrie se laissant plus facilement attaquer par les substances irritantes que celle d'un enfant bien portant.

D'autres troubles trophiques peuvent aussi se rencontrer chez l'athrepsique du côté de la peau. Le frottement des membres contre le linge détermine facilement chez lui des ulcérations dans les points du corps où la peau repose immédiatement sur un plan osseux. Des ulcérations se rencontrent en effet assez fréquemment aux talons, sur les malléoles internes, au-dessus de ces saillies osseuses, ou bien encore sur les parties latérales des pieds. Il apparaît tout d'abord, en ces points, une rougeur de forme circulaire et d'étendue variable, puis l'épiderme se détruit et bientôt le derme lui-même est attaqué : il se forme une ulcération dont les bords sont aplatis et dont le fond rosé est le siège d'un suintement séro-sanguinolent. Au pourtour de l'ulcération, la peau dans une étendue de plusieurs centimètres est rouge foncé. Ces ulcérations sont d'étendue variable, les plus larges occupent les talons dont elles peuvent couvrir toute la surface, atteignant ainsi les dimensions d'une pièce d'un franc. Dans la dernière période de la maladie, leur surface se sèche, devient brunâtre et comme croûteuse, en même temps que leurs bords et la peau voisine s'affaissent et prennent un aspect corné. Quand elles guérissent, la cicatrisation est lente à se produire, et il reste longtemps une dépression à la place qu'elles occupaient.

Ces ulcérations sont dues au frottement des membres amaigris contre les maillots, d'autant plus que ceux-ci sont souvent grossiers et sont souillés par l'urine ou les matières diarrhéiques. Mais ici encore la dénutrition des tissus joue un grand rôle dans leur production ; la peau insuffisamment nourrie se laisse facilement détruire par ces causes mécaniques qui altéreraient à peine le revêtement cutané d'un enfant en bonne santé.

Chez l'athrepsique, les ganglions lymphatiques sont partout tuméfiés ; dans les aines et dans les aisselles, il est facile de les percevoir.

Parrot signale encore, comme accident cutané pouvant être rencontré dans l'athrepsie, le retard dans la chute du cordon ou dans la cicatrisation de la plaie ombilicale qui reste suintante et ulcérée pendant tout le temps de la maladie.

Amaigrissement. — Ce qui appartient en propre à l'athrepsie, ce qui est vraiment caractéristique, c'est l'amaigrissement et le facies qui en résulte. La peau du nouveau-né après la première semaine est habituellement d'un blanc plus ou moins rosé, mais, sous l'influence de la maladie, le tégument pâlit d'abord, pour prendre ensuite une coloration livide qui devient bleuâtre aux pieds, aux mains et au pourtour de la bouche. Cette coloration devient de plus en plus foncée à mesure qu'on approche davantage de la terminaison fatale. Si on applique la main à sa surface, on la trouve aride, froide, comme si on touchait un corps sans vie. L'amaigrissement, qui a commencé dès les premiers troubles digestifs, devient extrême quand l'enfant est arrivé à l'athrepsie ; la graisse a disparu complètement et, comme chez le nouveau-né les masses musculaires sont à peine ébauchées, la peau se trouve appliquée directement sur le squelette, d'autant plus que les rares faisceaux musculaires qui existent chez l'enfant s'atrophient également ; ainsi la peau, flétrie et amincie, devient trop grande pour les parties qu'elle recouvre. Le poids du nouveau-né a considérablement diminué, et il n'est pas rare de voir des enfants de trois semaines qui ne pèsent que la moitié de leur poids de naissance.

La diminution de poids est progressive, mais par moments elle procède par poussées qui coïncident avec des accès de diarrhée ou des augmentations rapides de la température. D'une façon générale, ainsi que l'a remarqué Bouchaud, les enfants robustes sont ceux qui maigrissent le plus vite.

Faciès. — Mais c'est surtout du côté de la face que cet amaigrissement marque son empreinte caractéristique. Le faciès de l'athrepsique est en effet tellement saisissant qu'il devient inoubliable : « La peau de la face prend une teinte bleuâtre, surtout au pourtour des yeux, des narines et de la bouche ; chez certains malades elle devient plombée et terreuse. Le front et les joues se couvrent de plis, comme chez les vieillards. Ces rides permanentes, et très visibles à l'état de repos, s'exagèrent par les mouvements du visage et les cris. Au front elles sont horizontales, et sur les joues elles forment plusieurs arcs de cercle concentriques, qui, de chaque côté, s'étendent de l'aile du nez au menton, embrassant la bouche dans leur concavité. La saillie des maxillaires détermine un certain prognathisme ; les commissures labiales sont portées en dehors ; l'orifice buccal semble d'une largeur démesurée ; la face prend un aspect bestial hideux, et la physionomie a quelque chose de simien. »

Les yeux sont ouverts, mais sans expression, le regard est éteint, les globes oculaires sont enfoncés dans les orbites et sont entourés d'un sillon creux et bleuâtre : les conjonctives sont rouges ; la cornée, molle, terne, flétrie et même ulcérée vers sa partie moyenne, dans les points qui ne sont pas protégés par les paupières, subit parfois une perforation complète.

Le faciès de l'athrepsique a été comparé avec justesse à celui du vieillard ou du singe ; on pourrait aussi, avec M. Marfan, dire que l'athrepsique ressemble, moins la couleur rouge des téguments, à un enfant né avant terme, au 7ᵉ mois de la grossesse par exemple.

Du côté du crâne on remarque aussi des modifications très appréciables : le cerveau s'est atrophié, le liquide céphalo-rachidien s'est en partie tari, et ce dessèchement du contenu de la boîte crânienne a amené une dépression considérable des fontanelles formant une véritable cavité dont la profondeur peut atteindre 3 ou même 4 millimètres.

Les os du crâne se rapprochent d'abord, puis chevauchent, de manière à former des saillies linéaires très appréciables au toucher et quelquefois même à la vue. Le chevauchement peut même être si marqué que les fontanelles peuvent, dans certains cas, disparaître par le rapprochement de leurs bords osseux. Le genre de chevauchement est déterminé par le mode de décubitus ; nous reviendrons du reste sur ce sujet en étudiant l'anatomie pathologique.

Attitude. Cri. — L'athrepsique reste inerte, le plus souvent, dans l'attitude suivante : les cuisses sont rapprochées du tronc, et les jambes fléchies sur elles ; les orteils sont courbés vers la plante du pied comme s'il existait une véritable contracture ; les bras et les avant-bras sont étendus, mais les poignets sont fléchis sur ces derniers, et les doigts dans le creux de la main autour du pouce. L'enfant, immobile dans cette position, peut quelquefois être changé de place sans sortir de cette inertie. Assez souvent tout le corps est rigide : c'est surtout quand la maladie a affecté une marche rapide. Dans ces cas, la peau des membres peut rester lisse, le tissu cellulaire sous-cutané n'a pas eu le temps d'être détruit, mais il est durci, comme figé, et, si on pince la peau, les plis formés par les doigts ne s'effacent que lentement. Cet endurcissement du tissu cellulaire, que Underwood avait décrit et que Parrot a rapporté à l'athrepsie, n'est autre que le *sclérème* des nouveau-nés ; il peut venir en effet compliquer l'athrepsie, mais il peut exister aussi indépendamment de cet état morbide. Il est du reste bien rare dans l'athrepsie et se rencontre plutôt dans les infections gastro-intestinales aiguës.,

L'expression du visage de l'athrepsique est une expression douloureuse : « c'est la souffrance de l'organisme entier qui vient s'y refléter ». Ses cris sont d'abord incessants, puis l'enfant s'agite par accès, qui sont plus courts et plus rares à mesure que le mal progresse, l'enfant, entre ces accès, tombant dans une prostration complète ; puis ses cris se raréfient, ils sont remplacés par une plainte monotone que Parrot a appelé *cri de détresse*, et enfin, renonçant à la lutte, l'enfant cesse de manifester sa douleur et passe lentement de la vie à la mort, sans secousses le plus souvent, d'une façon insensible, tellement que, maintes fois, il est difficile de savoir s'il est encore vivant ou bien s'il est déjà mort.

Troubles respiratoires. — Les respirations sont tout d'abord plus énergiques et plus amples, mais ne sont pas plus fréquentes. Tous les muscles destinés à dilater la poitrine sont mis en jeu, aussi à chaque inspiration voit-on les côtes et le sternum se déprimer, formant à la région sternale un infundibulum qui finit par devenir permanent et que la mort même ne fait pas disparaître. Bouchaud attribuait cette déformation à un amoindrissement des organes thoraciques ; ceci n'est pas exact, car, le plus souvent, au contraire, les poumons sont atteints d'emphysème alvéolaire, et, de plus, cette déformation existe même quand une pneumonie est venue compliquer l'athrepsie. Dans la période terminale, les inspirations diminuent de fréquence et d'ampleur, et quelques instants avant la mort on n'en compte parfois que 16, 8, 2 et même 1 par minute, et encore dans ces cas sont-elles si superficielles et si peu apparentes qu'il faut s'approcher tout près de l'enfant pour les percevoir. Le ralentissement de la fonction pulmonaire marque une fin prochaine.

Troubles circulatoires. Pouls. Température. — Les bruits du cœur deviennent plus faibles et sont difficiles à percevoir ; le pouls devient insensible à la radiale : il faut, pour compter les pulsations, les chercher à la région précordiale ; on constate alors que si dans les premiers jours de la maladie, avant que l'athrepsie ne soit confirmée, le nombre des battements cardiaques dépasse le chiffre de 140 qui est le chiffre normal à cet âge, rapidement, quand la maladie progresse, il décroît et tombe à 80, 60 et même 30 ; mais le rythme cardiaque ne subit en général aucun trouble.

Ces troubles cardiaques expliquent la teinte cyanotique que nous avons notée aux extrémités et au pourtour des yeux et de la bouche et la teinte livide que prend tout le corps à une période avancée de la maladie. Ils expliquent aussi l'abaissement de la température que nous allons maintenant étudier.

Au début des accidents, dans la période pré-athrepsique, la diarrhée peut s'accompagner d'une légère élévation de la température, mais, dès que

l'athrepsie se dessine, celle-ci subit au contraire un abaissement qui se produit d'une manière continue. La courbe thermométrique se traduit par une
ligne graduellement descendante; elle présente bien quelques petites oscillations, mais elle s'éloigne peu des environs de 36 degrés. Toutefois elle
peut descendre à 35 degrés, et même plus bas pour atteindre 34 et même
33 degrés. Les chiffres de 30 degrés et même 29°,5, signalés par Parrot dans
certains cas, sont exceptionnels. Les abaissements thermiques les plus accentués atteignent les avortons et les enfants chétifs qui sont pris de diarrhée
aussitôt après leur naissance. Ces enfants subissent facilement l'influence
des variations thermiques du milieu dans lequel ils vivent. La température
doit toujours être prise dans les mêmes conditions pour éviter toute cause
d'erreur, le même enfant présentant des variations de plusieurs degrés suivant qu'on prend sa température après l'avoir démaillotté et laissé quelque
temps au contact de l'air, ou bien après qu'il est resté dans son lit entouré
de boules chaudes.

Parrot a montré que la différence des températures axillaire et rectale
est beaucoup moindre chez l'athrepsique que chez l'enfant sain, et même
il a trouvé dans certains cas une température axillaire plus élevée que la
température rectale : il a remarqué aussi qu'immédiatement avant et après
la mort, la première baisse d'une manière plus rapide et moins régulière
que la seconde.

On constate quelquefois dans les derniers jours de l'athrepsié une élévation brusque de la température, qui peut se traduire par une différence de
1 ou 2 degrés, d'un jour à l'autre. Nous avons déjà dit qu'avec ces élévations
de température coïncidait un abaissement très notable du poids.

Troubles nerveux. — Au début, les troubles nerveux sont peu marqués;
il y a pourtant dans certains cas une vive excitation : l'enfant s'agite, crie
constamment; mais bientôt toutes les fonctions se ralentissent, les mouvements sont presque nuls ou se manifestent seulement par intervalle, et bientôt l'enfant, indifférent à tout, entre dans le coma dont il ne peut être tiré.

Les phénomènes nerveux dans ces cas sont le plus souvent peu marqués;
mais il n'en est pas toujours ainsi, et chez quelques petits malades on voit
apparaître, dans la période terminale, des troubles de nature comateuse et
convulsive auxquels Parrot a donné avec beaucoup de raison le nom d'*encéphalopathie athrepsique*. Ces troubles coïncident avec l'anurie des derniers
jours : ils sont dus surtout à l'intoxication et à l'infection profondes de
l'organisme, et aussi, dans certains cas, à des lésions cérébrales.

Cette encéphalopathie athrepsique peut se traduire cliniquement par des
accidents comateux ou convulsifs, souvent, les uns et les autres se rencontrant chez le même sujet.

Le coma est sans contredit le plus fréquent. Bouillaud, qui l'avait signalé
avant Parrot, dans la dernière période de l'inanition, le qualifiait de *léthargique*. Il succède à l'agitation et aux cris continus ; aussi, devant cet amen-
dément apparent du mal, pourrait-on croire à une période de calme et
reprendre espoir. Mais, si on étudie de près cet apaisement général, on voit
qu'il diffère totalement du sommeil. En effet, dans cet état, les propriétés

sensorielles sont voilées seulement; dans le coma, au contraire, elles sont diminuées et même anéanties. Il faut piquer, pincer fortement la peau, pour faire sortir de cet état léthargique l'enfant qui manifeste alors sa souffrance par une grimace, un cri, un mouvement tardif et peu accentué; sous les paupières closes, la pupille est atrésiée et ne réagit plus à la lumière.

Il est difficile de saisir le moment précis où débute ce coma, qui s'établit lentement, insidieusement, et envahit, en général, l'organisme pour ne plus le quitter. Par une marche continue et progressive, il devient de plus en plus profond, si bien que la mort survient après un temps plus ou moins long, quelquefois après un ou deux jours.

Les convulsions, moins fréquentes que le coma, et qui se rencontrent surtout quand des infections aiguës viennent se greffer sur l'athrepsie, surviennent toujours dans la période comateuse dont elles viennent, pour ainsi dire, rompre le silence. Ces convulsions peuvent être partielles ou bien se manifester sous forme de véritables attaques épileptiformes. Dans le premier cas, elles sont toujours limitées aux muscles qui meuvent les globes oculaires, produisant un strabisme très net et toujours divergent. Plus ou moins apparent, suivant le degré d'ouverture des paupières, il est continu ou intermittent. Quelquefois il est momentanément remplacé par une agitation désordonnée des globes oculaires. Il cesse quelques instants avant la mort.

Les attaques épileptiformes prennent des aspects divers suivant leur intensité; mais en général elles diffèrent notablement de l'attaque d'épilepsie : pendant l'accès, qui est de courte durée, les mouvements convulsifs conservent le même type. Tantôt c'est la tonicité qui domine, tantôt la forme clonique, mais les deux modes ne s'y succèdent pas. Il n'y a pas de cri, pas d'écume buccale.

La convulsion la plus simple est la dilatation pupillaire, avec cyanose de la figure et du corps. On comprend d'ailleurs qu'elle passe fréquemment inaperçue, les paupières étant le plus souvent closes; on lui donne assez fréquemment alors le nom de *convulsion interne*. Puis, en allant du simple au composé, nous trouvons d'abord un peu de nystagmus, de tic de la face, puis l'agitation complète de la figure; la bouche s'ouvre légèrement, les commissures labiales sont déviées, les traits se déforment, les membres sont le siège soit de convulsions toniques (le bras raide en supination, le pouce plié dans la main fermée), ou de convulsions cloniques (le bras étant agité). Les convulsions peuvent donc envahir tout le corps ou rester limitées à la face, à un membre ou à l'un de ses segments; elles sont le plus souvent toniques. Il n'est pas rare de constater du trismus ou contraction de la mâchoire inférieure, mais Parrot, qui l'a signalée, a eu le tort de confondre cette convulsion tétaniforme avec le tétanos du nouveau-né.

Ces convulsions cessent quelque temps avant la mort, le petit malade retombant dans le coma jusqu'à ce que celle-ci survienne.

Altérations de l'urine. — Les urines des athrepsiques ont été étudiées par Parrot et A. Robin. Leur quantité est très diminuée, puisqu'à la période ultime il est des malades chez lesquels on peut à peine en recueillir quelques gouttes, même par le cathétérisme. Quand il y a tendance à la guérison, le taux de l'urine se relève graduellement jusqu'au chiffre normal ; quand au contraire les principaux symptômes s'accentuent, il diminue progressivement : la quantité d'urine émise est d'une façon générale en raison inverse de l'intensité de la diarrhée. L'odeur de cette urine est fade et sa densité exagérée ; sa réaction est franchement acide et sa coloration très foncée.

Les sédiments qu'elle contient sont très abondants, ce sont des cylindres hyalins ou granulo-graisseux, des cellules épithéliales de toutes les régions des voies urinaires en grande quantité, de la graisse libre ou combinée, des cristaux d'acide urique et d'urate de soude. Le mucus manque rarement et est quelquefois assez abondant pour donner au liquide une consistance visqueuse.

L'analyse chimique y révèle une notable augmentation de l'*urée*, et parfois de l'acide *urique* et des *urates* ; la quantité de l'urée excrétée en 24 heures est en moyenne trois fois plus forte qu'à l'état physiologique. L'urée augmente à mesure que la maladie progresse ; ses relations avec la température sont très nettes, chaque élévation du thermomètre s'accompagnant d'une décharge d'urée. Quant à l'acide urique et aux urates, leurs relations avec les élévations de température sont les mêmes que celles de l'urée, mais on peut ajouter que les abaissements thermiques au-dessous de la normale s'accompagnent aussi d'une augmentation dans la production de ces principes. Les *chlorures* et les *phosphates* sont éliminés ainsi en proportion considérable. Il y a en moyenne par litre $5^{gr},09$ des premiers et $2^{gr},24$ des seconds, c'est-à-dire à peu près le triple ou le double des chiffres physiologiques.

L'urine des enfants athrepsiés contient souvent de l'albumine ; elle apparaît quand l'assoupissement devient très sensible, mais disparaît aux approches de la mort ; on peut aussi quelquefois y rencontrer du sucre ; l'urochrome y existe en assez grande quantité et l'indican n'y manque jamais.

De ces caractères de l'urine on peut donc conclure qu'il y a, dans l'athrepsie, une désassimilation énorme.

Complications. — Si le nouveau-né, par sa constitution délicate, oppose une résistance minime aux infections, on conçoit facilement que, quand il est arrivé aux derniers termes de la cachexie intestinale, sa résistance soit moindre encore et qu'il devienne facilement la proie des germes qui pullulent en lui et autour de lui, surtout dans les crèches et les milieux hospitaliers. Les infections secondaires sont donc fort à craindre pour l'athrepsique, et de fait on les constate fréquemment : ce sont elles qui sont les agents des complications que nous allons maintenant passer en revue.

Certaines de ces infections secondaires sont même si fréquentes dans l'athrepsie, que les phénomènes morbides qu'elles provoquent ont été décrits par le père de l'athrepsie comme faisant partie de la maladie, à titre de symptômes, au même rang que la diarrhée et l'algidité : nous voulons parler du muguet et du pemphigus ; d'autres, au contraire, sont moins fréquentes, et Parrot les a à bon droit rangées parmi les complications.

Nous ne reviendrons pas sur le muguet que nous avons décrit précédem-

ment, nous dirons seulement que cette affection se rencontre moins fréquemment aujourd'hui qu'au temps où observait Parrot, grâce à l'isolement dans
lequel on tient les petits athrepsiques; nous pourrions du reste en dire
autant des autres complications.

Le *pemphigus*, que Parrot a observé souvent chez les athrepsiques sous
forme d'épidémie, peut affecter les diverses régions de la peau, mais il se
rencontre plus habituellement sur le cou, les aisselles et les aines. Il se
montre par petites poussées et parfois bulle à bulle : rarement l'éruption
peut être surprise sous sa forme typique; les collections séreuses sous-épi-
dermiques échappent le plus souvent, il y a comme un avortement de l'éruption, et l'on ne constate qu'une surface d'étendue variable, circulaire,
couverte d'un épiderme plissé, et séparée des couches sous-jacentes, qui
s'exfolie par larges lamelles ou forme une croûte brunâtre.

La marche du pemphigus, chez un athrepsique, est lente et cette lésion
présente une atonie tout à fait spéciale.

La peau de l'athrepsique peut facilement être infectée par les germes de
la suppuration, aussi est-il fréquent d'y rencontrer de petits abcès sous-
cutanés multiples disséminés sur tous les points du corps, des furoncles, des
éruptions de toutes sortes, surtout miliaires, de l'ecthyma, toutes complications venant aggraver encore l'état du petit malade et pouvant produire la
septico-pyohémie. Les pustules vaccinales sont troublées dans leur évolution :
elles s'élargissent, suppurent et donnent naissance à des croûtes volumineuses, noirâtres, au-dessous desquelles le derme est profondément altéré.

Du côté de la peau nous avons aussi à signaler des éruptions purpuriques, surtout abondantes au niveau de la paroi abdominale : ces éruptions
dénotent une infection généralisée très intense, elles sont toujours d'un
pronostic fâcheux.

L'*ictère* peut aussi se rencontrer dans l'athrepsie, mais c'est une complication rare sur laquelle nous n'insisterons pas.

L'*érysipèle* vient souvent compliquer l'athrepsie. Il se développe le plus
souvent au niveau de la plaie ombilicale et de là envahit la paroi abdominale. Il peut aussi, dans certains cas, se propager au péritoine et donner lieu
à une péritonite purulente. Cette complication chez l'athrepsique est incapable de relever la température, du moins dans la plupart des cas, et l'enfant
meurt sans avoir pu atteindre 37 degrés.

L'*otite moyenne* est une complication des plus fréquentes dans l'athrepsie :
on la rencontre dans plus de la moitié des cas; elle est plus fréquente à
droite qu'à gauche, mais ne donne lieu pendant la vie à aucun symptôme,
la perforation de la membrane du tympan étant exceptionnelle.

Nous avons observé aux Enfants-Assistés deux fois, comme complications
de l'athrepsie, une *parotidite suppurée*. Pendant la vie, la région parotidienne était tuméfiée, rouge et tendue, et aussitôt après la mort, qui suivit
de bien près l'apparition de cette complication, il fut facile de constater
l'infiltration purulente des lobes de la glande : le pus examiné contenait des
streptocoques.

La *pneumonie*, ou mieux la *broncho-pneumonie*, est la plus fréquente des complications de l'athrepsie; souvent du reste elle passe inaperçue et est une découverte d'autopsie. C'est qu'en effet la toux est rare, la dyspnée n'est pas sensiblement augmentée, et les signes stéthoscopiques sont inconstants et d'une interprétation souvent difficile. Pourtant, si la respiration devient plus fréquente et profonde prématurément, il faut ausculter le poumon : on pourra alors constater tantôt une absence du bruit normal dans une certaine étendue, tantôt la présence de râles crépitants ou muqueux à timbre sec et sonore, parfois enfin un véritable souffle avec retentissement du cri : dans tous ces cas on pourra affirmer l'existence d'une broncho-pneumonie. Cette complication détermine parfois une accélération respiratoire et une élévation thermique, mais seulement de quelques dixièmes au-dessus de la moyenne physiologique. Le plus souvent le tableau de l'athrepsie n'est nullement impressionné par cette complication.

Si l'athrepsie peut se compliquer de broncho-pneumonie, la réciproque est également vraie, et l'on peut voir, dans certains cas, quand l'affection ne tue pas rapidement, des troubles digestifs survenir qui pourront aboutir à l'athrepsie.

Enfin il peut se faire que les affections précédemment indiquées se développent simultanément ou d'une manière successive chez un enfant en proie à l'athrepsie. Parrot a observé chez un de ses malades un abcès mammaire, une péritonite et une pneumonie tout à la fois, et malgré toutes ces complications la température était relativement peu élevée.

Marche. Durée. Terminaison. — Parrot a décrit deux formes cliniques présentant une marche différente, l'une rapide et l'autre lente. La forme rapide de Parrot est le plus souvent mortelle : après quelques jours de diarrhée, d'ordinaire sans vomissement, sans ulcérations buccales, sans érythème ni muguet, les sécrétions se tarissent, les yeux se sèchent et s'enfoncent, les os du crâne chevauchent, la fontanelle se déprime, la peau devient livide et pâteuse, la face et le cri expriment la souffrance, l'agitation est extrême, et la mort survient au bout de trois ou quatre jours, rarement après une semaine ; la température reste assez élevée. Parrot a distingué dans cette forme rapide trois variétés : foudroyante, cholériforme et cyanotique. Il est facile de remarquer que les symptômes de cette forme rapide de Parrot ne sont autres que ceux de l'infection gastro-intestinale aiguë à forme pyrétique ou algide : elle doit donc être distraite de l'athrepsie dont la marche est essentiellement chronique et lente, et qui est l'aboutissant de l'infection gastro-intestinale chronique avec ou sans infections secondaires. L'athrepsie peut bien succéder à l'infection aiguë, mais dans les cas seulement où celle-ci, changeant d'allure, prend une forme traînante et chronique ou tout au moins subaiguë.

La forme lente de Parrot est celle que nous avons décrite précédemment, c'est à elle que doit être réservé le nom d'*athrepsie*. Elle débute en général d'une manière insidieuse, les premiers troubles sont peu marquants et bénins. D'autres fois ils sont assez sérieux, mais bientôt ils s'arrêtent pour reprendre leur marche après un temps variable. Alors tout va déclinant, la température baisse, le poids diminue et le tableau de l'athrepsie se dessine.

[E. THIERCELIN.]

Dans la marche de celle-ci il n'est pas rare de voir des rémissions, accusées par des arrêts inattendus dans la chute du poids : on peut même constater quelquefois un accroissement de celui-ci ; mais cette amélioration est passagère et elle ne modifie pas dans son ensemble la marche générale de la maladie qui est franchement descendante.

La durée de l'athrepsie est très variable et dès lors très difficile à préciser, elle peut dépasser deux ou trois semaines, et même atteindre deux ou trois mois : il semble, dit Parrot, qu'elle soit en proportion directe de la masse charnue de l'enfant et que la vie n'ait d'autre terme que celui de l'autophagie ; pourtant un autre élément que l'inanition est en jeu dans la production de cette cachexie qui conduit l'enfant à la mort, c'est l'infection dont l'intensité plus ou moins grande influence surtout la marche et la durée du mal ; on peut voir en effet des enfants malingres résister à celui-ci pendant plusieurs semaines, alors que d'autres, qui au début des accidents étaient plus forts, diminuent d'abord lentement de poids, puis subissent un amaigrissement rapide et sont enlevés en quelques jours. Une poussée d'infection aiguë ou l'apparition de complications est venue alors précipiter le dénouement.

Quand l'athrepsie est confirmée, la mort est fatale. Si au contraire on entame la lutte de bonne heure, dès que les premiers symptômes commencent à se dessiner, on peut dans certains cas réussir à sauver le petit malade, cela dépend de l'état antérieur des voies digestives et du degré de l'infection. La balance servira de critérium au point de vue du pronostic : si les pertes journalières du poids sont minimes, si de temps en temps elles sont remplacées par une légère augmentation, la situation n'est pas désespérée ; et dès qu'on voit ces pertes être remplacées, après quelques oscillations, par des gains quotidiens, la guérison est presque certaine. Mais si, au contraire, le poids diminue progressivement et rapidement, malgré les soins et les traitements prescrits, la mort est fatale. L'examen de la température a aussi pour le pronostic une grande importance : si celle-ci reste longtemps stationnaire, sans oscillations ascendantes ni descendantes, entre 36 et 37 degrés, on peut espérer la guérison ; si, au contraire, elle a des tendances à descendre au-dessous de 36, ou si on constate de temps en temps des oscillations de 1 ou 2 degrés dans l'un ou l'autre sens, le pronostic devra être sombre.

En un mot, l'enfant au seuil de l'athrepsie peut, avec des soins intelligents, revenir à la santé ; mais, quand il est la proie de cette cachexie, tout espoir est à peu près perdu.

ANATOMIE PATHOLOGIQUE

En définissant l'athrepsie, nous avons dit que cet état morbide était fonction d'infection gastro-intestinale chronique, se développant chez le nouveau-né à la suite de troubles digestifs, et souvent compliquée d'infections secondaires. Quand celles-ci n'existent pas, les lésions qu'on rencontre à l'autopsie d'un enfant athrepsié se réduisent à des dégénérescences viscérales produites par la toxémie et aux lésions, bien variables du reste, de la gastro-entérite chronique qui a précédé l'athrepsie et s'est aggravée pendant cette période cachectique. Mais, quand les germes intestinaux ont envahi l'organisme ou que des infections secondaires sont venues se développer sur ces tissus si fragiles et si vulnérables, les altérations peuvent alors être extrêmement profondes.

Parmi les lésions que peuvent produire ces infections secondaires, quelques-unes sont particulièrement intéressantes, comme les lésions de l'encéphale, et nous les décrirons à l'exemple de Parrot, bien qu'elles n'appartiennent pas en propre à l'athrepsie; mais les autres, comme le muguet, la broncho-pneumonie, le pemphigus, etc., ne nous arrêteront pas, de même que la description de certaines lésions cutanées et sous-cutanées, comme l'érythème, la régression du panicule adipeux, les ulcérations, etc., dont le processus et la forme n'ont rien de spécial et qu'on peut retrouver dans toutes les maladies cachectisantes,

L'athrepsie ayant son point de départ dans des troubles digestifs, nous commencerons l'étude des lésions par celles des organes abdominaux, prenant d'ailleurs encore ici pour guide les recherches si complètes et si consciencieuses de Parrot.

Tube digestif. — Nous savons que, très fréquemment, le muguet se rencontre dans les voies digestives supérieures de l'enfant athrepsié; nous avons dit que le plus souvent la langue, les joues, le palais étaient envahis par l'*oïdium albicans*, mais nous n'avons pas à insister sur la description de cette complication dont l'étude est faite ailleurs. Le muguet peut ne pas rester localisé à la bouche, il peut descendre dans le pharynx, et de là envahir l'œsophage, l'estomac et même l'intestin d'une part, et d'autre part les voies aériennes, puisqu'on l'a rencontré sur la glotte, dans la trachée et même dans le poumon. Parrot a observé, en effet, un cas de muguet pulmonaire chez un athrepsique, et dans ce cas la lésion se présentait sous la forme d'une masse indurée de la grosseur d'un petit noyau de cerise, de couleur jaunâtre et faisait une très légère saillie sous la plèvre : cette masse, dans laquelle il fut facile de constater la présence du champignon du muguet, siégeait au sommet du poumon droit. Robin et Bouchut auraient observé aussi le développement du muguet au niveau de l'anus chez des athrepsiques : Parrot a bien vu en cet endroit des plaques blanchâtres formées d'une matière pultacée constituée par de l'épithélium pavimenteux, mais il n'a jamais vu le muguet se développer sur cette région.

L'*estomac*, qui le plus souvent est contracté, ratatiné, présente dans l'athrepsie des lésions macroscopiques et microscopiques le plus souvent très appréciables : il y a des lésions de gastro-entérite, mais rien n'est plus variable que le degré de ces lésions; tantôt ce sont des lésions atrophiques; d'autres fois ce sont des lésions phlegmasiques commençantes, sans qu'on puisse, du reste, constater un rapport étroit entre le degré des lésions et le degré de la cachexie (Marfan).

Parrot distingue deux formes principales de gastropathies observées dans l'athrepsie : l'une *ulcéreuse*, l'autre *diphtéroïde*. Dans le *premier* cas, après ouverture de l'estomac, on constate que la surface interne de ce organe est couverte par un enduit de teinte générale grisâtre et parsemée de taches sépia ou même tout à fait noires, isolées et nettement circonscrites, comme étalées et déchiquetées sur les bords. Cet enduit peut, dans certains cas, être uniformément de couleur noirâtre comparable à celle du marc de café ou à de la suie délayée dans de l'eau : il est formé de mucus mélangé à du sang qui a subi l'action du suc gastrique. Après avoir enlevé cette couche de mucus, on voit dans les points qui correspondent aux taches noirâtres, tantôt de simples dépressions en cupule, tantôt de véritables ulcérations circulaires. Ces ulcérations ont des dimensions très variables; quelques-unes ont un diamètre dépassant 2 millimètres, tandis qu'il en est d'autres qu'on a peine à distinguer; leurs bords sont déprimés ou taillés à pic; leur fond est grisâtre.

La muqueuse au pourtour de ces ulcérations est rosée, mais quelquefois elle peut présenter en certains points de petites ecchymoses rouges ou rosées, très petites et très superficielles.

Les ulcérations ne se rencontrent pas indifféremment sur tous les points de l'organe : elles occupent la face antérieure, la grande courbure, et la région pylorique; quelquefois pourtant on les voit sur les deux faces.

On peut, chez certains athrepsiés nés avant terme, atteints d'œdème et présentant cette coloration jaune abricot de la peau, qui existe presque toujours en pareil cas, constater sur la face interne de l'estomac la présence de petites plaques lenticulaires de 1 millimètre de diamètre au plus, légèrement déprimées à leur centre, ou véritablement ulcérées. Ces ulcérations sont de même nature que les premières, elles ne doivent leur apparence différente qu'au terrain sur lequel elles évoluent.

Parrot a encore signalé une troisième variété d'ulcérations qu'il a rencontrées dans trois cas : au lieu des érosions très nombreuses, très petites et cupuliformes précédemment étudiées, il n'en existait qu'une ou deux, plus étendues et plus profondes, à bords plus saillants et beaucoup plus congestionnés.

Ces ulcérations ne sont pas dues, comme le disait Cruveilhier, à l'inflammation ulcéreuse des glandes, mais bien, comme le dit Parrot, à une destruction nécrobiotique de la muqueuse après oblitération des vaisseaux : l'altération du sang, l'action irritante du lait imparfaitement digéré par l'estomac, enfin la déchéance vitale qui expose tous les tissus aux actions destructives, et en particulier à celle du suc gastrique, toutes ces causes se réuniraient pour les produire.

Cette forme de gastropathie ulcéreuse décrite par Parrot et que cet auteur regarde comme très fréquente l'est beaucoup moins aujourd'hui : nous n'avons rencontré, dans les autopsies faites dans le service de M. Hutinel aux Enfants-Assistés, que bien rarement de véritables ulcérations sur la muqueuse stomacale; ce qu'on constate le plus souvent c'est un piqueté hémorragique siégeant de préférence au niveau du grand cul-de-sac, surtout au sommet des villosités qui sont très hypertrophiées et saillantes; dans ces cas, le mucus qui recouvrait la surface de l'estomac était légèrement noirâtre et contenait du sang altéré qui était sorti des vaisseaux congestionnés sans que la muqueuse présentât d'ulcération. C'est ce premier degré de l'érosion hémorragique décrite par Parrot qu'on rencontre le plus souvent.

La seconde variété de gastropathie athrepsique, décrite par Parrot sous le nom de *gastropathie pseudo-membraneuse*, est beaucoup moins fréquente que la précédente. Dans ces cas la muqueuse gastrique est recouverte par un exsudat dont l'aspect est variable, rappelant tantôt l'aspect des fausses membranes de la diphtérie, tantôt celui des néomembranes de la péricardite. Dans le premier cas, l'exsudat se montre surtout au niveau des faces bien qu'il puisse aussi envahir tout l'organe ; il forme tantôt de petits amas de 1 millimètre de diamètre, tantôt des plaques de 1 à 2 centimètres carrés, d'épaisseur variable ; son adhérence à la paroi est assez forte et sa consistance assez grande. La muqueuse au-dessous est toujours altérée mais quelquefois cette altération est difficile à constater, du moins à l'œil nu : pourtant, au niveau des exsudats, elle est plus rosée et quelquefois même violacée. Dans le second cas, l'exsudat est moins compact, moins adhérent, sa coloration est jaune verdâtre, sa surface présente un aspect velouté, surtout si on la plonge dans l'eau. Au-dessous, la muqueuse d'un rouge vif ou violacé, comme ecchymosée par places, est considérablement épaissie : elle forme des plis nombreux et elle est en apparence beaucoup plus malade que dans le premier cas.

Ces gastropathies pseudo-membraneuses ont été beaucoup plus rarement rencontrées par Parrot que les gastropathies ulcéreuses ; elles semblent être aujourd'hui exceptionnelles.

Les lésions microscopiques qui intéressent la muqueuse varient d'un cas à un autre, on peut rencontrer tous les degrés d'altérations, depuis la lésion phlegmasique commençante jusqu'à la sclérose presque absolue. Pourtant le plus souvent les lésions sont celles de l'atrophie scléreuse avancée, ce qui s'explique par ce fait que l'athrepsie ne survient le plus souvent qu'après une phase plus ou moins longue de dyspepsie gastro-intestinale.

Voici, d'après M. Marfan, quelles sont, dans ces cas, les lésions d'atrophie scléreuse : l'épithélium de la surface fait ordinairement défaut, mais on peut toujours se demander si cette desquamation n'est pas cadavérique ; la muqueuse de l'estomac est remplacée par une bande de tissu fibroïde semée de nombreux lymphocytes, dans laquelle on voit des aréoles et des fragments de tubes qui représentent les vestiges des glandes. Dans ces aréoles et ces fragments de tubes, on voit des cellules, décollées de la paroi le plus souvent, qui sont des cellules bordantes grosses et à noyaux multiples, des cellules atypiques et des cellules muqueuses cylindriques qui tapissent régulièrement certaines aréoles ; on y voit aussi de nombreuses granulations protéiques. Ces lésions sont sensiblement les mêmes à la région peptique et à la région pylorique[1].

Au niveau des piquetés hémorragiques, on peut voir au microscope une congestion intense des capillaires et une exsudation sanguine dans l'intervalle

---

[1] MARFAN. Lésions histologiques de l'estomac dans la dyspepsie gastro-intestinale chronique des nourrissons. *Mercredi médical*, 1" août 1894. — Mlle KALOPOTHAKÈS. Troubles et lésions gastriques dans la dyspepsie gastro-intestinale chronique des nourrissons. *Thèse Paris*, 1894.

[E. THIERCELIN.]

des glandes et de leurs conduits excréteurs qui sont comprimés : au niveau des ulcérations, les glandes apparaissent partiellement ou totalement détruites, suivant la profondeur de la perte de substance, et à côté de ces lésions destructives, on peut voir, dans les autres portions de la muqueuse, des lésions de gastrite mixte à la fois interstitielle et parenchymateuse, avec ou sans dégénérescence muqueuse, ou bien plus souvent des lésions plus avancées de gastrite scléreuse.

Les lésions de la muqueuse de l'estomac sont donc très variables dans l'athrepsie. Les autres tuniques de la paroi peuvent aussi être atteintes; dans quelques cas, la tunique fibreuse est malade comme la muqueuse, ses artères sont vides, ses veines gorgées de globules, et ses mailles infiltrées de leucocytes; d'autres fois il n'y a aucune altération dans ces tuniques.

L'*œsophage* est souvent congestionné; quelquefois même il présente de petites érosions, surtout à la région supérieure; ces érosions sont toujours très superficielles; une fois Parrot y a vu un exsudat jaunâtre, peu adhérent.

L'*intestin* présente une augmentation de longueur très manifeste, ainsi que M. Marfan l'a montré chez tous les enfants qui ont eu des troubles dyspeptiques à allure chronique, mais les lésions qu'on y rencontre sont peu accusées, ce qui semble paradoxal, étant donnés les troubles intestinaux si intenses observés dans la période pré-athrepsique. Dans l'immense majorité des cas le tube intestinal a conservé sa teinte normale; quelquefois il existe de la psorentérie, tantôt légère, tantôt intense, quelquefois il y a un peu de congestion dans les différentes tuniques, et la muqueuse de l'intestin grêle a une couleur rouge avec un aspect velouté. On peut trouver aussi, chez les athrepsiés, une *entéropathie ulcéreuse* et une *entéropathie diphtéroïde*, mais cela est tout à fait exceptionnel, puisque, sur un nombre considérable d'autopsies, Parrot n'en a rencontré que deux cas [1]. Si la surface de la muqueuse intestinale n'est pas modifiée, on peut néanmoins constater que, dans la plupart des cas, les villosités et les valvules conniventes sont moins saillantes, en partie effacées, et que la muqueuse est plus mince qu'à l'état normal et semble atrophiée. On peut alors constater au microscope que les glandes sont petites, pauvres en cellules et qu'il existe des portions assez étendues où celles-ci manquent complètement; elles sont constituées dans ces points par un tissu cellulaire lâche et par des cellules rondes ou fusiformes. La paroi musculaire est atrophiée; il y aurait aussi, d'après Jurgens, Blascko et Jasaki, de la dégénérescence des plexus de Meisner et d'Auerbach (Baginsky [2]).

Les auteurs allemands ont beaucoup insisté sur ces lésions atrophiques qui existent non seulement dans l'intestin, mais aussi dans l'estomac, et pour certains d'entre eux (Bohn) elles seraient primitives; ce seraient elles qui détermineraient l'athrepsie, véritable, entité morbide à laquelle ils

[1] Dans plusieurs autopsies, faites aussitôt après la mort, nous avons pu constater en différents points de l'intestin de larges ulcérations n'intéressant que la partie la plus superficielle de la muqueuse intestinale; de semblables exulcérations existaient aussi dans l'estomac. C'était dans des cas où l'agonie avait été longue et avait duré plusieurs jours; la cadavérisation avait commencé pour ainsi dire avant la mort.

[2] BAGINSKY. *Loc. cit.*

donnent le nom d'*atrophie du nouveau-né*. Nous avons dit ce qu'il fallai
penser de cette conception de l'athrepsie, et nous croyons que cette atrophie
de la muqueuse, qui coïncide du reste avec un amincissement de toute la
paroi, doit être attribuée, ainsi que l'allongement de l'intestin signalé par
M. Marfan, à la dégénérescence des plexus nerveux.

Le *foie* est le plus souvent hypertrophié. Ses lésions seraient peu prononcées, d'après Parrot; pourtant le plus souvent il présente à sa surface de
larges taches blanchâtres et on y constate les altérations du foie infectieux.

M. Gastou[1] a décrit dans le foie athrepsique des lésions profondes portant sur les vaisseaux portes et sus-hépatiques (endo et périphlébite porté
et sus-hépatique avec thromboses portes), de l'endo et péri-artérite, de la
péri-angiocholite et une infiltration embryonnaire plus ou moins marquée
dans le lobule, pouvant étouffer les cellules périphériques. Il n'y a pas de
graisse dans les cellules, qui présentent un noyau volumineux et quelques
granulations pigmentaires.

La *rate* est le plus souvent petite et sèche et les *ganglions mésentériques*
sont légèrement hypertrophiés.

Lésions du crâne. — En décrivant les symptômes, nous avons parlé de
la dépression des fontanelles et du chevauchement des os du crâne qu'on
constate constamment chez l'athrepsique. Ces lésions sont encore plus apparentes après la mort : on constate alors cette déformation générale du crâne
décrite par M. Guilliot sous le nom d'*obliquité par propulsion unilatérale*
et par Parrot sous celui de *plagiocéphalie athrepsique*, déformation qu
consiste en un aplatissement latéral du crâne qui paraît allongé d'avant en
arrière. Ce chevauchement a pour cause d'une part la raréfaction du liquide
encéphalo-rachidien et d'autre part le décubitus latéral dans lequel les pièces
du crâne sont repoussées l'une vers l'autre; c'est pour cette dernière raison
que le chevauchement varie suivant la position donnée à l'enfant pendant la
maladie. Dans le décubitus latéral droit, par exemple, qui est le plus
fréquent, la tête repose sur la région postérieure et moyenne du pariéta
droit. Cet os est poussé en dedans et en avant; sa portion lambdoïde passe
sous le pariétal et l'occipital gauche. De même, la partie inférieure de son
bord antérieur passe sous le frontal correspondant. Au contraire, par suite
de ce fait, la partie supérieure de ce bord antérieur, c'est-à-dire l'angle
bregmatique, au lieu de passer sous le frontal, le dépasse, fait saillie sous la
peau et pousse en avant le frontal. De son côté, le frontal gauche passe sous
son congénère et sous le pariétal, qui passe sous les deux tiers supérieurs de
l'occipital. L'inverse a lieu quand le décubitus est latéral gauche.

Parrot rattache aux altérations crâniennes l'*otite de la caisse* qu'il
faudrait ranger plutôt parmi les accidents dus à des infections secondaires :
cet auteur, du reste, va trop loin quand il affirme que ces lésions sont entièrement liées à l'athrepsie et qu'on ne les rencontre que chez les nouveau-nés
qui ont subi les atteintes de ce mal; on les rencontre en effet très fréquemment dans les autopsies du nourrisson. Au début on trouve, dans la caisse

[1] Gastou. Du foie infectieux. *Thèse Paris*, 1893.

[E. THIERCELIN.]

une sérosité louche et floconneuse, puis c'est un pus épais qui se moule sur les anfractuosités osseuses et peut être extrait comme un caillot. Ces lésions sont plus fréquentes à droite qu'à gauche, elles ne déterminent que bien rarement une perforation de la membrane du tympan.

Lésions de l'encéphale. — On peut rencontrer dans l'athrepsie du côté de l'encéphale et de ses enveloppes des lésions variées et très importantes, que Parrot a rangées sous trois chefs : *stéatose, ramollissement, hémorragie.*

C'est à tort que Parrot attribue ces lésions à l'athrepsie; elles appartiennent plutôt aux infections aiguës, mais nous savons que l'athrepsie peut quelquefois succéder à celles-ci, et que d'autre part des infections aiguës peuvent venir se greffer sur l'athrepsie à titre de complications. C'est à ce titre que nous les décrivons ici.

La *stéatose* est *diffuse* ou en *noyaux*. La stéatose en noyaux se montre à la coupe sous forme de taches ou plutôt de nodosités arrondies ou de contour irrégulier, qui tranchent par leur couleur et leur consistance sur les parties voisines parfois légèrement injectées. Tantôt ces noyaux sont à peine visibles, tantôt ils ont plus de 1 centimètre carré de surface. Chez les avortons ils sont d'un blanc rosé ou légèrement jaunâtre et plus mous que la substance cérébrale; chez les enfants mieux développés, ils sont au contraire plus durs, franchement opaques, d'un blanc de craie ou de lait. Quelquefois, chez ceux-ci, ils forment des tractus de longueur inégale et d'un gris légèrement opaque.

Assez souvent le noyau est ferme à sa périphérie et ramolli laiteux à son centre. Plusieurs petits foyers peuvent se réunir. Cette stéatose en noyaux ne se rencontre pas indifféremment dans tous les points, mais seulement à la périphérie des ventricules latéraux, à quelques millimètres de l'épendyme, ou à 1 ou 2 centimètres, beaucoup plus rarement au voisinage des circonvolutions. Quand elle est très marquée, la lésion forme une zone autour du ventricule et peut même s'étendre au centre hémisphérique tout entier. Cette lésion est plus fréquente et plus intense dans l'hémisphère droit : elle n'existe que dans le cerveau. Au microscope on constate que ces noyaux sont constitués par des corps granuleux plus ou moins volumineux ayant étouffé les éléments figurés; on y trouve aussi des gouttes de graisse. Les vaisseaux eux-mêmes ont leur manchon lymphatique envahi et variqueux.

La stéatose diffuse n'est visible qu'au microscope : elle est également plus accentuée à la périphérie des ventricules. Son processus peut se résumer dans l'infiltration graisseuse primitive des éléments de la névroglie; on peut voir aussi des granulations graisseuses dans la gaine lymphatique de quelques vaisseaux. Ces lésions sont exceptionnelles dans la protubérance et les pédoncules, on ne les trouve jamais dans la substance périphérique des circonvolutions cérébrales et cérébelleuses, tandis qu'on les rencontre dans les masses grises centrales.

Cette stéatose se développe plus vite dans les cerveaux des avortons. Dans les cas où il y a eu des alternatives de bien et de mal, on peut trouver quelques noyaux ayant subi une infiltration de matière crétacée. Parrot regarde ce processus comme un des modes de guérison de la stéatose.

Cette stéatose serait pour Virchow de nature inflammatoire et il qualifie le processus qui lui donne naissance du nom d'encéphalite interstitielle. Parrot au contraire en fait une lésion de nutrition, une dystrophie; aujourd'hui on en fait une lésion d'origine infectieuse.

Des taches de stéatose peuvent aussi siéger dans l'arachnoïde, surtout au voisinage de la grande scissure; la pie-mère elle-même peut participer à la lésion en certains points, et chez quelques malades les plexus choroïdes sont lésés comme l'arachnoïde. Ces taches sont dues aussi à l'infiltration graisseuse des cellules conjonctives de ces membranes.

Le *ramollissement cérébral athrepsique* se présente sous deux formes : ramollissement blanc à foyers multiples et ramollissement rouge.

La première forme est intimement liée à la stéatose cérébrale, se montrant d'emblée sur les enfants nés avant terme ou très jeunes, et apparaissant secondairement au centre des noyaux de stéatose chez les sujets plus âgés : ce ramollissement a comme siège le même que la stéatose puisqu'il n'est qu'une étape plus avancée de celle-ci. Dans quelques cas la bouillie centrale au lieu d'être laiteuse est légèrement teintée de brun par son mélange à du sang.

La seconde forme ou *ramollissement rouge* occupe les parties centrales et ne se montre qu'à la coupe. Le foyer est composé d'une pulpe violacée ou rougeâtre au milieu de laquelle on distingue des points ou des tractus d'un noir foncé, assez durs, résistants, et qui ne sont autre chose que des vaisseaux remplis par du sang coagulé. Autour du foyer, la substance cérébrale est très congestionnée, et il n'est pas rare d'y trouver toutes les apparences d'une hémorragie capillaire, ce qui est dû à de petits épanchements sanguins dans les gaines lymphatiques. D'ordinaire, l'altération est symétrique et siège au centre des hémisphères cérébraux. Tantôt les foyers ne dépassent pas le volume d'une noisette ou d'une noix, tantôt ils intéressent le centre ovale dans sa totalité; les parois ventriculaires sont respectées et le ramollissement des noyaux opto-striés est exceptionnel. Le plus souvent en même temps que le ramollissement rouge il y a de la stéatose encéphalique. Histologiquement ces foyers sont constitués par des corps granuleux mélangés à de nombreuses hématies.

Outre les lésions du parenchyme on trouve, dans ces cas de ramollissement, des altérations intimement liées à celui-ci et qui en sont la cause. La plus commune de toutes est une thrombose du système veineux encéphalique. Les canaux les plus fréquemment affectés sont les sinus, puis les grosses veines de la convexité des hémisphères qui viennent s'y aboucher le long de la grande scissure, les veines de Galien, celles des corps striés et des plexus choroïdes. Les sinus sont oblitérés par un caillot rouge brun presque noir, formé de couches d'âges différents; les caillots des autres veines sont de formation plus récente. Les parois vasculaires ont toujours été saines.

Ces altérations veineuses sont vraisemblablement la cause du ramollissement rouge précédemment décrit; elles sont aussi la cause des hémorragies encéphaliques que nous allons maintenant étudier.

[E. THIERCELIN]

Les *hémorragies encéphaliques* peuvent occuper cinq sièges différents :

1° La cavité de l'arachnoïde; 2° La région sous-arachnoïdienne ou pie-mérienne; 3° Le tissu nerveux proprement dit; 4° La paroi des ventricules latéraux, sous l'épendyme; 5° Les cavités ventriculaires.

D'une façon générale l'hémorragie encéphalique est bilatérale, et quand elle n'existe que d'un côté, le droit est atteint plus fréquemment que le gauche, enfin elle a une prédilection bien marquée pour les régions déclives.

Les hémorragies sous-arachnoïdiennes sont de beaucoup les plus fréquentes et les plus abondantes; elles atteignent les régions inférieures et postérieures de l'encéphale. Ces foyers hémorragiques peuvent être très petits, ne dépassant pas la grosseur d'un grain de chènevis, mais dans certains cas ils peuvent aussi être très grands et envelopper presque complètement un des lobes de l'encéphale.

Le sang épanché est généralement de consistance sirupeuse, mais il n'est pas rare de le rencontrer sous forme de masse solide; la substance cérébrale en contact avec ces masses cruoriques est déprimée et légèrement teintée par la matière colorante du sang; quand la lésion est plus ancienne, cette substance est atteinte de stéatose diffuse.

Les hémorragies qui se produisent dans la cavité de l'arachnoïde sont encore assez fréquentes, tandis que les foyers intra-cérébraux sont très exceptionnels. Les foyers péri-ventriculaires ou sous-épendymaires sont fréquents et présentent un siège constant : l'hémorragie se fait toujours entre la couche optique et le corps strié, sous la lame cornée, au point d'émergence d'un gros tronc veineux qui est l'aboutissant d'une partie des vaisseaux qui rampent sous l'épendyme de l'étage inférieur du ventricule.

Enfin, le sang peut faire irruption dans les ventricules, pénétrant des latéraux dans le moyen, puis par l'aqueduc de Sylvius jusque dans le quatrième; puis de là il peut gagner la région du bulbe et le canal rachidien. Des hémorragies peuvent aussi, dans certains cas, se faire sous la pie-mère et le tissu médullaire, mais ce fait est très rare.

Disons enfin, pour terminer, qu'une congestion intense de la pie-mère accompagne presque toujours les altérations précédemment décrites.

Ces hémorragies sont dues d'une part à l'altération du sang et d'autre part à la diminution de pression qui se produit dans l'encéphale par suite de la résorption du liquide encéphalo-rachidien.

Lésions des poumons. — Nous ne parlerons pas ici des lésions pulmonaires qui peuvent venir compliquer l'athrepsie comme la broncho-pneumonie ou la pneumonie, mais seulement de celles qu'on trouve toujours dans l'athrepsie et qui sont sous la dépendance immédiate de cet état morbide, ce sont : la stéatose pulmonaire, l'emphysème alvéolaire et le ramollissement du poumon.

La stéatose est constante et est toujours plus marquée à la périphérie qu'au centre, et dans la région postéro-supérieure que sur les autres points. La quantité de graisse ainsi accumulée dans les poumons peut être parfois considérable; Parrot a trouvé qu'elle pouvait constituer les dix-sept et même les dix-huit centièmes du poids total de la matière sèche, tandis qu'à l'état normal elle n'en représente que les six centièmes. Cette lésion présente des degrés divers; tantôt les cellules de l'épithélium alvéolaire contiennent quelques granulations seulement; d'autres fois celles-ci, par leur abondance, donnent aux cellules l'aspect de véritables corps granuleux qui s'accumulent au centre de l'alvéole. L'emphysème alvéolaire accompagne presque toujours la stéatose : il est dû en partie à celle-ci, mais surtout à la dyspnée athrepsique.

La troisième lésion signalée par Parrot dans le poumon de l'athrepsique est le ramollissement, consécutif à la thrombose, de l'artère pulmonaire ou d'une de ses branches. Cette lésion est fort rare, et la thrombose existe souvent sans déterminer cette altération du parenchyme. Au point malade celui-ci est comme boursouflé, ramolli, d'une couleur sépia, œdémateux; quelquefois, il y a en ce point une véritable gangrène.

Lésions des reins. — Les lésions rénales sont le plus souvent très prononcées. Parrot en a décrit trois variétés qui sont tantôt réunies, tantôt combinées deux à deux, tantôt isolées, ce sont : la stéatose tubulaire, la thrombose veineuse et l'infarctus uratique.

La stéatose rénale décrite par Parrot se manifeste par le dépôt de granulations graisseuses ou de véritables gouttes d'huile dans l'intérieur des cellules des *tubuli contorti*. Ces tubes peuvent être déformés par ces dépôts graisseux qui se font d'une manière irrégulière, de sorte que sur certaines coupes ces tubes ont une apparence variqueuse des plus nettes.

Le glomérule ne présente pas d'autres lésions qu'un état congestif parfois assez prononcé. Dans les pyramides, la graisse s'y présente en une fine poussière ou en gouttes peu volumineuses; elle y est du reste inconstante.

Des études plus récentes ont montré que les lésions rénales devaient être rapportées à une véritable néphrite parenchymateuse. Simmonds[1], dans l'examen des reins de 60 nourrissons athrepsiques, a trouvé, en effet, les lésions suivantes : les cellules des *tubuli contorti* étaient par places tuméfiées, à contours mal limités, ne se colorant plus ou se colorant mal; par places elles étaient transformées en une masse granuleuse au milieu de laquelle on distinguait encore les noyaux; sur certaines préparations, les noyaux ne se coloraient plus et ne tranchaient sur le protoplasma que par leur teinte un peu plus foncée, dans d'autres on trouvait les cellules remplies de granulations graisseuses; dans d'autres encore on voyait des exsudats sous la capsule glomérulaire, ou bien des cylindres hyalins remplissant la lumière des canaux. Simmonds, ayant rencontré dans tous ces cas des lésions suppuratives de l'oreille moyenne, conclut que la néphrite que l'on trouve presque toujours chez les athrepsiques est, dans la majorité des cas, produite par l'otite moyenne : pourquoi ne pas admettre plutôt que les lésions de l'oreille et les lésions du rein sont deux effets d'une même cause, l'infection.

La *thrombose des veines rénales*, signalée par Rayer, puis étudiée par Parrot, mais surtout par M. Hutinel[2], se rencontre assez fréquemment dans

(1) SIMMONDS. *Deut. Arch. f. klin. Med.*, 1896, vol. LVI, p. 385. — V. *Revue des maladies de l'enfance*, juillet 1896.

(2) HUTINEL. *Thèse Paris*, 1877.

[É. THIERCELIN]

l'athrepsie. Dans les deux tiers des cas, elle est bilatérale, mais il est rare que les deux organes soient atteints au même degré.

Le rein est très notablement hypertrophié, le poids en est quelquefois triplé; il est dur et comme élastique, sa capsule est fortement distendue. La surface du rein présente sur certains points des taches de coloration lie de vin, qui tantôt n'ont que 10 à 15 millimètres de diamètre, et tantôt couvrent une grande étendue, sans avoir partout la même coloration. Sur une coupe parallèle au grand axe, on voit que certaines pyramides, considérablement augmentées, ont une teinte lie de vin, quelquefois presque noire, non uniforme, plus foncée à la base et au voisinage de la couche corticale. Cette dernière a une coloration variant du gris au jaune feuille morte. Au niveau des pyramides fortement teintées, elle est sillonnée par des stries violettes qui, en se multipliant, produisent des taches sous-capsulaires.

En outre, on voit de tous côtés et faisant saillie sur les coupes, des veinules remplies par des coagulations grises, jaune cuir, rosées ou noires.

Dans les grosses branches et dans la veine rénale elle-même, le thrombus est gris, gris rosé avec des plaques noires ou violacées plus ou moins larges. La veine émulgente est obstruée par le thrombus dans une étendue variable : quelquefois elle l'est dans toute sa longueur, et le caillot peut même se prolonger dans la veine cave ; dans ces cas, presque toujours la lésion rénale est double.

Le caillot n'est en aucun point adhérent à la paroi veineuse qui est restée absolument saine. Dans la moitié des cas, Parrot a trouvé les tubes des deux substances stéatosés à un faible degré, et cela des deux côtés, même quand la lésion était unilatérale.

L'examen histologique de ces lésions montre qu'il s'agit là d'une apoplexie interstitielle disposée en foyers d'étendue variable, placés en général dans la substance médullaire, sur la limite de la corticale qu'ils n'envahissent pas, et toujours en rapport avec des veinules oblitérées (Hutinel). Les tubes urinifères sont vides de sang, déformés et aplatis.

Dans tous les cas, la substance corticale est très congestionnée, les artères sont saines et la stéatose de l'épithélium tubulaire très avancée.

Les capsules surrénales correspondantes sont presque toujours également le siège d'hémorragies : elles acquièrent parfois un volume considérable; une fois, Parrot a constaté la rupture d'une capsule ainsi dilatée et l'effusion du sang dans l'atmosphère celluleuse environnante.

Parrot a décrit, après ces lésions, en les subordonnant à l'athrepsie, *les infarctus uratiques des reins*. Sur une coupe longitudinale du rein, on voit la substance des pyramides sillonnées de tractus jaunes qui vont en s'épanouissant, des papilles à la périphérie. Ces tractus sont formés par des cristaux qui se déposent dans les tubes de Bellini, et qu'on peut trouver même dans les bassinets, les uretères, la vessie et l'orifice préputial. La nature de ces concrétions a été longtemps discutée; Virchow les disait formées d'urate d'ammoniaque, mais Perret, en 1864, montra qu'elles étaient constituées par des cristaux d'urate de soude.

Virchow regardait ces concrétions comme physiologiques, mais Parrot prouva qu'elles n'existaient que chez les nouveau-nés ayant succombé aux atteintes de l'athrepsie.

Les altérations du sang, la désassimilation énorme qui se produit dans l'organisme, le manque d'eau nécessaire à dissoudre les sels uriques qui s'y forment, expliquent bien la formation de ces dépôts, que Parrot a eu raison de rattacher à l'athrepsie.

Altérations du cœur et du sang. — Le cœur est en général petit et mou dans l'athrepsie : il peut être atteint, comme du reste dans tous les états cachectiques résultant d'une maladie chronique, de dégénérescence graisseuse.

Les altérations du sang sont constantes et profondes dans l'athrepsie : nous avons vu qu'elles contribuent pour une part considérable aux troubles fonctionnels que l'on observe pendant la vie, et aux lésions des tissus révélées par l'autopsie. Tout à fait au début des troubles digestifs, avant que le tableau de l'athrepsie ne soit dessiné, la première altération du sang qui se produise est une concentration de cet élément, qui produit une exagération du nombre des globules rouges comptés dans un volume de liquide déterminé. Mais dès que la cachexie survient, l'anémie se manifeste, et augmente de plus en plus, de sorte que quand l'athrepsie est confirmée, le sang est très pauvre en hématies, et celles-ci présentent des altérations analogues à celles qu'on rencontre dans les anémies graves (Hayem)[1]. La valeur numérique tout d'abord baisse, le chiffre des globules rouges contenus dans 1 millimètre cube de sang tombe à 3 054 000, 1 280 000 et même 926 000 (observations de Luzet)[2]; les hématies sont de diamètres très inégaux. En même temps la valeur globulaire, c'est-à-dire la richesse en hémoglobine des globules, diminue peu. Mais ce qu'on voit apparaître dès que cette anémie est très prononcée, c'est une certaine quantité de globules rouges à noyaux analogues à ceux qu'on trouve chez le fœtus. Le nombre des globules blancs augmente considérablement et présente des altérations les rapprochant des leucocytes du sang fœtal : nombreux petits globules blancs formés d'un petit noyau très coloré, situé dans un corps protoplasmique très mince prédominance des formes à noyau diffusé et à grand noyau pâle, rond ou palmé; rareté des formes à noyau segmenté; extrême rareté des globules blancs à grains éosinophiles (Luzet).

Le sang des enfants athrepsiques se coagule facilement pendant la vie d'où la formation de ces thromboses veineuses que nous avons signalées dans l'encéphale, les poumons et les reins; ces thromboses se trouvent surtout dans les parties déclives.

ÉTIOLOGIE. — PATHOGÉNIE

L'athrepsie est l'aboutissant de troubles digestifs qui surviennent chez le nourrisson dans les premiers mois de sa vie, c'est dire que toutes les

---

[1] G. HAYEM. Note sur l'anémie des nourrissons. *Soc. méd. des hôp.*, 25 octobre 1889.
[2] LUZET. Étude sur les anémies de la première enfance. *Thèse Paris*, 1891.

[E. THIERCELIN.]

causes qui déterminent ces troubles digestifs sont par là même les causes de l'athrepsie.

Nous n'avons donc pas à insister sur ces causes déterminantes de l'athrepsie, leur étude sera faite dans un autre chapitre à propos de cés troubles digestifs mêmes; nous rappellerons seulement qu'ils surviennent chez les nourrissons soumis dès leur naissance, ou presque dès leur naissance, à un allaitement défectueux, non pas tant par la trop faible quantité de l'aliment que par sa trop grande quantité et sa mauvaise qualité : ingestion trop copieuse de lait, tétées irrégulières, ingestion de lait altéré ou souillé par des microbes pathogènes, telles sont en deux mots les causes déterminantes des troubles digestifs qui peuvent ensuite entraîner l'athrepsie. C'est dire que celle-ci est plus fréquente chez les enfants élevés au biberon que chez ceux qui sont nourris au sein, plus fréquente en ville qu'à la campagne[1], plus fréquente aussi en été qu'en hiver.

Quant aux causes prédisposantes, ce sont celles qui mettent l'enfant dans un état de moindre résistance aux influences morbifiques. En premier lieu, nous devons dire que l'athrepsie frappe surtout les enfants nés avant terme, les avortons, et ceux qui, bien que nés à terme, semblent être incomplètement développés et qui présentent cet état caractérisé du nom de faiblesse congénitale; peut-être aussi, dans certains cas, y a-t-il au début de l'athrepsie un vice héréditaire dans la structure ou dans la fonction digestive. Un allaitement insuffisant déterminera un état d'inanition très propice au développement des troubles digestifs et de l'athrepsie. puis, certaines malformations comme le bec-de-lièvre, la gueule-de-loup, la division congénitale du voile du palais entravent la nutrition dès le début de la vie en gênant et même empêchant la succion. Le coryza lui-même peut, s'il est intense, produire des effets analogues. Certaines affections inflammatoires, comme la péritonite, l'érysipèle, la pneumonie, quand elles ne tuent pas l'enfant rapidement, peuvent aussi se compliquer de troubles digestifs qui conduisent l'enfant à l'athrepsie. Enfin la syphilis congénitale et la tuberculose peuvent aussi, si elles se compliquent de troubles digestifs, ce qui survient fréquemment, se terminer par l'athrepsie; mais nous rappelons que, dans ces cas, ces affections n'ont été qu'une cause prédisposante de l'athrepsie et non pas la cause déterminante, qu'il faut toujours chercher dans les troubles gastro-intestinaux. Quelle que soit la cause agissante, le mécanisme pathogénique est toujours le même. Voici tout d'abord comment Parrot l'explique :

Les premiers organes frappés sont ceux de la digestion; les premiers symptômes perçus sont d'origine gastrique ou intestinale. D'une part les ingesta sont moins abondants qu'à l'état de santé, d'autre part les vomissements et la diarrhée entraînent des pertes liquides considérables. L'amaigrissement, dans ces conditions, survient rapidement : c'est la première étape de la maladie : « elle ne manque jamais, elle constitue la base de la pathogénie athrepsique », c'est l'étape gastro-intestinale *pré-athrepsique*. Ces

---

[1] A Paris la mortalité par athrepsie serait, d'après la statistique municipale, de 5 400 enfants par an (moyenne des cinq dernières années). Mais ce chiffre est beaucoup trop élevé, car sous ce terme *athrepsie* on range toutes les diarrhées infantiles.

troubles digestifs amènent secondairement l'altération du sang, qui se trouve appauvri et concentré. Circulant mal, il stagnera dans certains points, et cette stase déterminera la teinte bleuâtre des extrémités et de la peau, autour des orifices de la face; il peut déterminer aussi des thromboses : les sécrétions se tarissent (anurie) et la peau, mal irriguée et mal nourrie, ne résiste plus aux irritations qui déterminent les érythèmes des fesses, des cuisses et des parties génitales, et les ulcérations des talons et des malléoles internes. La peau n'est pas seule troublée par cette viciation du sang, la muqueuse buccale s'ulcère en divers points, surtout au niveau de ceux où elle recouvre des saillies osseuses, et la muqueuse stomacale se laisse pour ainsi dire digérer par le suc gastrique et présente de nombreuses ulcérations.

C'est la seconde période ou période hématique, les accidents qui s'y produisent sont sous la dépendance de l'altération du sang.

Enfin, vient la troisième étape ou étape athrepsique proprement dite. Les troubles digestifs, qui ont continué à s'aggraver pendant la période précédente, ont rendu l'autophagie plus active. Les divers tissus sont amoindris et même détruits par résorption : les substances quaternaires, faciles à brûler, disparaissent, tandis que la graisse, d'un dédoublement et d'une oxydation moins rapides, est déposée dans l'encéphale, les poumons, les reins et le cœur. Puis, dans les cas où la vie se prolonge jusqu'aux dernières limites de l'autophagie, toute la graisse est consommée, excepté celle déposée dans le cerveau, qui tend à devenir plus abondante : cette stéatose cérébrale produit le ramollissement blanc. Mais le sang altéré détermine fréquemment aussi des congestions et des thromboses veineuses qui produisent le ramollissement cérébral rouge et les hémorragies de l'encéphale, les apoplexies du poumon, des reins, des capsules surrénales et de l'estomac.

Tous les phénomènes constatés pendant la vie sont dus à ces altérations viscérales; mais Parrot fit remarquer avec raison que les lésions cérébrales ne se manifestent souvent d'aucune façon pendant la vie. Les troubles cérébraux tels que le coma, le strabisme et les convulsions, s'observent en effet dans des cas où l'autopsie ne montre ni ramollissement ni hémorragie, et, d'une autre part, on peut constater quelquefois ces lésions chez des malades qui avaient été exempts pendant leur vie de toute manifestation encéphalopathique. Les troubles cérébraux qui se constatent pendant la vie doivent être rapportés à la congestion de l'encéphale et de ses enveloppes, qui ne manquent jamais, et surtout à l'action sur la substance cérébrale des poisons retenus dans le sang par le fait de la suppression de la fonction urinaire. Parrot a parfaitement bien saisi cette conséquence ultime de l'athrepsie, il a été bien inspiré quand il a donné à l'ensemble des troubles cérébraux constatés dans la dernière période de l'athrepsie le nom d'*encéphalopathie urémique*. La dyspnée qu'on constate également dans l'athrepsie et que les lésions pulmonaires, excepté dans les cas où une complication inflammatoire existe, ne suffisent pas à expliquer, le ralentissement du pouls et l'abaissement de la température, doivent être attribués aux mêmes causes : altération du sang et intoxication urémique.

Pour Parrot donc les troubles digestifs constituent la base de la patho-

[E. THIERCELIN.]

génie de l'athrepsie : « la maladie a pour point de départ constant une digestion viciée, suivie d'une assimilation insuffisante, et de proche en proche elle s'étend à l'organisme entier. Au début, les acquisitions s'amoindrissent, puis s'arrêtent. Alors les tissus protéiques et les graisses elles-mêmes sont brûlés. Pour vivre, l'individu se consume ; et le terme de l'existence est la limite de l'autophagie. »

Le point de départ des accidents qui conduisent l'enfant à l'athrepsie doit en effet être placé dans les troubles digestifs qui caractérisent la période pré-athrepsique ; mais si ceux-ci sont seuls au début pour produire les phénomènes cliniques de la période gastro-intestinale, il vient bientôt s'ajouter à eux d'autres troubles morbifiques dont la part n'est pas encore parfaitement déterminée, mais dont l'existence est indubitable ; les troubles digestifs produisent la déchéance de l'organisme, et de nombreuses infections viennent alors se développer.

Les troubles digestifs peuvent même, dans certains cas, s'améliorer dans le cours de l'athrepsie, sans pour cela que la marche de la cachexie s'arrête, ce qui prouve que les accidents gastro-intestinaux ne sont pas les seuls en cause dans la production de cet état morbide. « Il m'est arrivé souvent, dit M. Marfan, de recevoir, à la crèche de l'hôpital des Enfants-Malades, des athrepsiques qui, sous l'influence d'un allaitement bien dirigé et des soins dont on les entourait, retrouvaient de l'appétit et ne présentaient plus au bout de quelques jours que des troubles digestifs minimes ; or, malgré cette amélioration, malgré une alimentation suffisante, la cachexie n'en poursuivait pas moins ses effets jusqu'à la mort. Il me paraissait impossible de croire que l'excès de la désassimilation tenait à l'autophagie et que ces enfants mouraient d'inanition. D'autre part, l'estomac et l'intestin des athrepsiques présentent toujours, au microscope, des lésions de gastro-entérite ; mais rien n'est plus variable que le degré de ces lésions ; si on trouve parfois des lésions atrophiques, ailleurs ce sont des lésions phlegmasiques commençantes, et d'après mes recherches, il n'y a pas de rapport entre le degré des lésions et le degré de la cachexie[1]. »

On peut voir aussi fréquemment des enfants atteints d'infection gastro-intestinale aiguë à forme pyrétique ou algide chez qui tout symptôme digestif cesse et qui semblent guéris, mais qui ensuite se cachectisent peu à peu et aboutissent à l'athrepsie.

Il y a donc à l'origine de l'athrepsie autre chose que des vomissements et de la diarrhée qui amènent l'amaigrissement et l'altération du sang d'où découlent tous les symptômes. Les infections gastro-intestinales aiguës le plus souvent tuent les enfants avant que la cachexie n'ait eu le temps de se produire ; l'infection gastro-intestinale chronique, au contraire, produit dans l'organisme, soit par absorption de toxines, soit par généralisation de l'infection, soit par les deux facteurs réunis, des troubles organiques dont l'athrepsie est l'expression symptomatique.

L'athrepsique est un enfant infecté, et ce qui le prouve ce sont les lésions

[1] Marfan. *Loco citato.*

que l'on constate à l'autopsie, lésions qui sont considérées comme l'expression d'une septicémie, foie à taches blanches, lésions de néphrite dégénérative. L'infection qui ne manque jamais est l'infection gastro-intestinale, mais souvent des infections secondaires viennent s'y surajouter, pénétrant soit par le poumon (broncho-pneumonie), soit par la bouche (muguet, parotidite), soit par le pharynx (otite moyenne), soit par les téguments externes (abcès multiples, phlegmons, érysipèle, etc.). L'athrepsique est en effet un terrain bien préparé pour le développement de ces infections secondaires qui viennent compliquer et aggraver la septicémie d'origine intestinale. Du reste, l'examen des urines nous a accusé une désassimilation énorme (augmentation de l'urée et parfois de l'acide urique et des urates, augmentation énorme des chlorures et des phosphates), analogue à celle que M. Charrin a signalée dans les cas où l'organisme est profondément imprégné par les toxines microbiennes.

La mort est inévitable dans l'athrepsie confirmée; on comprend aisément en effet qu'un enfant nouveau-né, débilité déjà par l'une des causes que nous avons signalées comme causes prédisposantes de l'athrepsie, puis déprimé par la diarrhée et les vomissements, intoxiqué et infecté par la septicémie gastro-intestinale et les septicémies secondaires, doive fatalement aboutir à la cachexie et à la mort.

Nous avons dit précédemment que l'athrepsie était plus fréquente en été qu'en hiver, plus fréquente chez les enfants élevés au biberon que chez ceux qui sont allaités au sein, plus fréquente aussi dans les villes que dans les campagnes; nous comprenons en effet que dans toutes ces conditions les infections se produisent plus facilement. L'athrepsie est très fréquente aussi dans les crèches, les maternités et les hospices où les enfants sont accumulés et s'infectent les uns les autres. Parrot l'avait pressenti quand il écrivait : « Donnez-moi un nouveau-né aussi robuste que vous voudrez; avec l'influence nosocomiale et une mauvaise alimentation, nous en ferons un athrepsique. » Ailleurs il ajoutait : « Personne ne conteste l'action nosocomiale et ses fâcheux effets; mais on ignore en quoi elle consiste. » Aujourd'hui nous savons que cette action nosocomiale consiste en la présence dans certains milieux et surtout dans les milieux hospitaliers de germes morbides susceptibles de se développer dans l'organisme des nouveau-nés et de les infecter. Aussi, depuis que la science moderne nous a montré l'influence de ces germes, grâce aux précautions antiseptiques prises dans ces milieux et à l'isolement des petits malades, voit-on l'athrepsie diminuer ses ravages; c'est pour les mêmes raisons qu'il est rare aujourd'hui de constater ces cas typiques d'athrepsie observés par Parrot, dans lesquels l'infection était à son maximum.

L'action des microbes dans la production de l'athrepsie est aujourd'hui évidente, il nous reste à déterminer quels sont ceux qui peuvent entrer en jeu dans la production de cette cachexie et la part qui leur revient dans les différents accidents qu'on y observe.

Nous avons dit que l'athrepsie était le résultat d'une infection gastro-intestinale chronique à laquelle viennent s'ajouter souvent des infections secondaires. La première infection reconnaît presque exclusivement pour

[E. THIERCELIN.]

agent le *bacterium coli commune* virulent qui, se développant dans le tube digestif, verse ses toxines dans la circulation et même peut aussi, dans les derniers jours de la vie, franchir la barrière que lui oppose la muqueuse intestinale, pénétrer dans le sang et envahir l'organisme, surtout quand il existe une modification morbide de l'intestin.

On a dit que cet envahissement de l'organisme ne se faisait qu'après la mort; ceci est inexact, ainsi que M. Marfan l'a prouvé[1], et l'on peut affirmer que le sang de l'athrepsique, recueilli avant la mort, avant même que les accidents encéphalopathiques ne soient déclarés, contient fréquemment le bacterium coli commune. Nous l'avons rencontré plusieurs fois dans ces conditions.

Donc, pendant les premiers jours de la maladie, les toxines de cet agent microbien imprègnent seules l'organisme, ajoutant leur action à celle des produits de putréfaction qui se forment dans le tube digestif et de désassimilation qui s'élaborent dans la profondeur des organes et que les reins n'éliminent plus, mais à la fin, souvent, à l'intoxication s'ajoute la septicémie, et le microbe lui-même, disséminé dans tout le corps, peut déterminer dans certains organes des troubles qui s'ajoutent à ceux déjà déterminés par l'intoxication.

Le bacterium coli commune est en effet assez souvent l'agent des complications qui surviennent dans l'athrepsie. On peut dans ces cas le rencontrer seul, mais quelquefois aussi il se trouve associé aux microbes des infections secondaires.

Ceux-ci sont les microbes ordinaires de la suppuration, ce sont les staphylocoques, le pneumocoque et surtout le streptocoque pyogène. Ces microbes pénètrent par le tube digestif, par le poumon ou surtout par la peau. Tantôt ils envahissent l'organisme et dans ces cas précipitent le dénouement en déterminant des lésions très graves (broncho-pneumonie, thrombose des sinus, thrombose de la veine rénale); d'autres fois ils restent localisés dans certains organes (parotide, oreille moyenne, peau) où ils déterminent des accidents qui s'ajoutent à ceux de l'athrepsie tout en restant au second plan; le champignon du muguet agit de la même façon.

Dans six cas de broncho-pneumonie compliquant l'athrepsie, MM. Marfan et Marot[2] ont trouvé, au niveau de la lésion pulmonaire, deux fois le bacterium coli seul, deux fois ce microbe associé à des espèces indéterminées et une fois le streptocoque associé à une espèce indéterminée. Dans plusieurs de ces cas, ces auteurs purent retrouver les mêmes microbes dans la plupart des organes et dans le sang; rarement l'agent microbien, cause de la broncho-pneumonie, n'existait que dans le poumon. Nous-même[3] avons rencontré dans la même complication tantôt le bacterium coli seul, tantôt le streptocoque seul, tantôt les deux microbes associés.

. Dans un cas de thrombose des sinus, nous avons trouvé au niveau du caillot le streptocoque associé au coli-bacille, et chez un autre athrepsique, au

(1) MARFAN et NANU. Recherches bactériologiques sur les cadavres des nourrissons. *Revue mensuelle des maladies de l'enfance*, 1892, p. 301.

(2) MARFAN et MAROT. Infections secondaires dans la dyspepsie gastro-intestinale chronique des nourrissons. *Revue mensuelle des maladies de l'enfance*, août 1895.

(3) THIERCELIN: *Loc. cit.*

niveau d'une thrombose rénale, nous avons pu rencontrer le streptocoque.

Pour nous résumer, nous dirons que la plupart des symptômes qui surviennent dans l'athrepsie, après les troubles digestifs, hypothermie, troubles nerveux, dyspnée, anurie, reconnaissent comme causes l'intoxication et l'infection par le bacterium coli : l'étude en effet qu'on a faite expérimentalement des toxines de ce microbe montre que leur pénétration dans l'organisme peut provoquer tous ces symptômes[1] et même qu'à elles seules elles peuvent produire la cachexie (variété cachectisante du bacterium coli[2]).

Quant aux complications, elles sont causées par ce même agent pathogène seul ou associé à des microbes d'infection secondaire ou quelquefois par ces derniers seulement.

Aux causes signalées par Parrot, inanition, autophagisme et altération du sang, il faut donc ajouter, pour expliquer les troubles morbides constatés dans l'athrepsie, l'auto-intoxication et l'infection produite par le bacterium coli commune et les microbes d'infections secondaires.

DIAGNOSTIC

Pour les auteurs qui admettent que l'athrepsie doit être synonyme de cachexie infantile, le chapitre du diagnostic ne doit pas exister. Mais nous nous sommes suffisamment expliqué sur les raisons qui nous engagent à réserver le nom d'athrepsie à la seule cachexie d'origine gastro-intestinale, aussi devons-nous maintenant chercher à établir comment cliniquement on pourra la distinguer des autres cachexies.

Nous dirons tout d'abord que le facies de l'athrepsique, tel que l'a décrit Parrot, est absolument typique et ne se retrouve dans aucune des autres cachexies qui peuvent frapper le nouveau-né : l'amaigrissement, dans ces cas, peut aussi devenir excessif, mais l'enfant ne présente pas cet aspect de vieillard, ce visage simiesque si caractéristique. L'amaigrissement en effet se produit d'une façon plus lente, plus progressive; il n'y a pas surtout cette déperdition abondante et rapide de l'élément aqueux du sang et des tissus qui dessèche ceux-ci, et qui, par la résorption du liquide céphalo-rachidien, amène le chevauchement des os du crâne, si typique dans l'athrepsie.

Nous ne reviendrons pas sur la cachexie par défaut d'alimentation ; nous avons déjà dit que ce n'était pas de l'athrepsie, mais un des moyens d'y aboutir, parce que si l'inanition continue, des troubles digestifs surviennent fatalement, puis des phénomènes d'infection gastro-intestinale, et l'athrepsie est constituée.

La *tuberculose* et la *syphilis* sont les deux affections qui sont susceptibles de produire, chez le nouveau-né, la cachexie la plus difficile à distinguer de la cachexie gastro-intestinale. Nous ne parlons pas évidemment des cas où des troubles digestifs viennent compliquer ces infections, car alors l'enfant devient réellement un athrepsique.

Nous avons vu que certains enfants, après une période souvent très

(1) A. GILBERT. Des poisons produits par le bacille d'Escherich. *Soc. biologie*, 25 février 1895.
(2) M. MACAIGNE. *Thèse Paris*, 1892.

[E. THIERCELIN]

courte d'accidents digestifs, restaient infectés, présentant un facies pàle, amaigri, cachectique, devenant de véritables athrepsiques. Dans ces cas on ne peut s'empêcher de songer à la *tuberculose*, et bien souvent l'autopsie seule pourra lever les doutes.

D'un autre côté, dans les cas où la tuberculose évolue chez le nouveau-né d'une façon latente, envahissant l'organisme sans trahir sa présence par des signes évidents, le diagnostic pourra encore être hésitant. Dans ces cas, en effet, l'enfant s'amaigrit de jour en jour, se cachectise sans que l'examen des organes le plus minutieux puisse dévoiler la tuberculose; la température elle-même ne pourra être souvent d'aucun secours, du moins pendant une longue période de la maladie, la fièvre pouvant n'apparaître que dans les derniers jours de la vie. Mais cette cachexie, qui se produit sans troubles digestifs, devra paraître suspecte, souvent même elle s'accompagne de boulimie, de voracité. Il faudra alors rechercher du côté du foie et de la rate qu'on trouvera le plus souvent augmentés de volume, et surtout du côté des ganglions périphériques qui sont toujours hypertrophiés. Dans les aines, dans les aisselles, on trouvera de petits ganglions indolores, tout petits, durs, roulant sous le doigt, faisant à peine relief sous la peau. Cette polyadénite est plus ou moins généralisée, et si on suit l'enfant avec soin, on peut voir que des poussées nouvelles, s'accompagnant de malaise et de fièvre, se font dans d'autres régions; après la poussée de fièvre, on remarque que des ganglions nouveaux sont envahis. Cette micro-polyadénite avec ces caractères serait, d'agrès Legroux, un signe clinique de tuberculose de haute valeur. On peut pourtant dans l'athrepsie constater aussi une polyadénite périphérique très manifeste (Pascal et Lesage). Mais, dans ce cas, les ganglions sont moins durs, ne sont pas aussi rétractés, ne donnent pas la sensation de grains de plomb; ils sont ordinairement plus gros et plus mous (Potier).

On pourra enfin interroger les antécédents héréditaires du petit malade, et dans les cas où le doute pourrait être préjudiciable, avant d'envoyer par exemple un enfant assisté à la campagne, on sera autorisé à pratiquer une injection hypodermique de tuberculine (Hutinel).

La cachexie *syphilitique* s'accompagne le plus souvent de lésions spécifiques qu'il est facile de reconnaître. Dans les cas où l'on constatera un coryza persistant, des fissures aux lèvres, suintantes, croûteuses, des macules grisàtres, squameuses ou croûteuses au front ou aux sourcils, des ulcérations à bords nets, un peu indurées derrière les oreilles, ou du pemphigus plantaire ou palmaire, ou encore des syphilides polymorphes sur le corps, le diagnostic ne sera pas difficile à faire. Pourtant, on peut dans certains cas rencontrer chez l'athrepsique des lésions qu'il est difficile de distinguer des lésions spécifiques. Nous ne parlons pas du pemphigus qui ne ressemble nullement ni comme siège, ni comme aspect, au pemphigus syphilitique, mais de ces lésions que M. Jacquet a décrites sous le nom de syphiloïdes post-érosives, qui siègent au pourtour de l'anus, qu'il est difficile souvent de distinguer des vraies syphilides et que Parrot attribuait sans hésiter à la syphilis : c'est un érythème vésiculeux auquel succèdent des érosions qui s'indurent (papules post-érosives); ces érosions saillantes ne siègent jamais dans les plis cutanés et guérissent spontanément et très facilement.

Mais l'enfant syphilitique n'a pas d'ulcérations buccales, celles-ci appartiennent presque toujours à l'athrepsie : au contraire chez lui on peut constater une hypertrophie de la rate et du foie avec induration de ce dernier organe, une induration avec augmentation de volume du testicule (Hutinel), et quelquefois des diarrhées qui cèdent rapidement au traitement mercuriel. Quant aux polyadénites périphériques, leur absence n'est pas une preuve en faveur de l'une ou l'autre maladie, car elles peuvent exister ou rester absentes dans les deux cas. Enfin le facies décrit par Trousseau comme caractéristique des hérédo-syphilis, acquiert, quand il existe, une valeur diagnostique considérable, le visage offre un aspect souffreteux, la peau a une coloration bistrée, jaune mais, très spéciale; les cils font défaut, les cheveux sont rares avec des ilots alopéciques ; sauf aux derniers temps de son existence, le visage de l'hérédo-syphilitique n'est pas amaigri et ses traits ne sont pas tirés à la manière d'un vieillard comme ceux de l'enfant athrepsique.

On ne confondra pas non plus l'athrepsie avec cette forme spéciale de syphilis héréditaire qui ne se trahit par aucun symptôme apparent mais seulement par une deperdition de poids qui entraîne rapidement la mort. Cette déperdition de poids ne s'accompagne d'aucun trouble digestif, ni diarrhée, ni vomissement, et se produit malgré l'ingestion d'une quantité de lait toujours suffisante, parfois supérieure à la moyenne. Du reste, le traitement spécifique aura rapidement raison de cette forme latente de la syphilis héréditaire.

L'*impaludisme* se présente souvent chez les enfants en bas âge sous forme d'une cachexie rapidement progressive accompagnée de fièvre irrégulière ; mais quelquefois l'infection palustre est complètement larvée, et ne se manifeste que par des accidents nerveux apyrétiques ou des troubles fonctionnels viscéraux à périodicité plus ou moins nette : névralgies, céphalées torticolis, vomissements, entéralgies, diarrhées, etc. Dans les cas où cette cachexie palustre s'accompagne de diarrhée, on pourrait penser à la cachexie athrepsique, mais ce qui permet en général de faire le diagnostic, c'est la pâleur jaunâtre habituelle des téguments, l'hypertrophie splénique et au besoin l'examen microscopique du sang. Si l'on apprend, de plus, que la mère ou la nourrice ont eu des fièvres intermittentes, ou que, dans le pays qu'habite l'enfant, l'impaludisme est endémique, le diagnostic deviendra facile, mais c'est par-dessus tout l'efficacité de la quinine qui lèvera les doutes

Ces cachexies tuberculeuse, syphilitique, paludéenne, peuvent donc facilement se distinguer de la cachexie gastro-intestinale, mais souvent des troubles digestifs viennent compliquer ces infections ; l'enfant revêt alors le masque de l'athrepsie et l'on se trouve en présence d'un petit tuberculeux syphilitique ou paludéen, devenu athrepsique. Il en est de même des infections d'origine cutanée, sur lesquelles Hulot vient d'attirer l'attention; dans ces infections, des troubles digestifs peuvent se produire qui amènent secondairement l'athrepsie [1].

(1) J. HELOT. Infection d'origine cutanée chez les enfants. *Thèse Paris*, 1895.

[E.-THIERCELIN]

TRAITEMENT

Nous ne nous étendrons pas longuement sur l'étude des mesures prophylactiques à prendre pour mettre le nouveau-né à l'abri de l'athrepsie ; ces mesures découlent en effet tout naturellement de la connaissance des conditions étiologiques dans lesquelles cet état morbide apparaît.

Toute la prophylaxie de l'athrepsie est résumée dans cet aphorisme de Parrot : « Tout nouveau-né doit être allaité par sa mère, ou, à son défaut, par une nourrice étrangère, et il ne prendra d'autre aliment que le lait qu'il tire du sein. » Nous savons en effet que l'athrepsie est toujours consécutive à des troubles digestifs, et que l'origine de ceux-ci réside dans une alimentation vicieuse. L'alimentation au sein est donc l'alimentation idéale, mais encore faut-il qu'elle soit soumise à certaines règles bien définies : les tétées devront être convenablement espacées, toutes les deux heures, dans les trois premiers mois, pendant le jour, et toutes les quatre heures pendant la nuit ; la nourrice devra être surveillée au point de vue de son régime alimentaire, et il faudra s'assurer que le lait qu'elle fournit à l'enfant est de bonne qualité et de quantité suffisante. Combien ne voit-on pas en effet de nouveau-nés qui s'étiolent, et arriveraient vite à l'athrepsie si des troubles digestifs survenaient, qui se remontent en quelques jours dès que leur nourrice a été changée.

Dans les cas où l'enfant ne peut être nourri au sein, la surveillance dans son allaitement doit être encore plus étroite. Le biberon sera aussi simple que possible, et d'une propreté irréprochable, le lait sera de bonne qualité et parfaitement stérile, la stérilisation ayant eu lieu aussitôt après la traite. La quantité de lait donnée à chaque tétée sera calculée avec soin, car elle doit être suffisante, mais ne doit pas dépasser la quantité de lait que l'enfant prendrait s'il était au sein : les tétées seront dans ce cas réglées comme dans l'allaitement naturel.

L'enfant devra aussi être entouré de soins hygiéniques rigoureux : bains fréquents, linges souvent renouvelés, chambre propre et aérée : on le tiendra à l'écart des personnes malades et aussi des autres enfants, car l'enfant est un poison pour l'enfant ; ceci est surtout vrai pour les crèches et les salles d'hospice qui sont souvent des foyers d'infection.

Quant aux enfants qui naissent dans des conditions défavorables, comme les avortons et les prématurés, ils devront être entourés de soins spéciaux : ils seront placés dans une couveuse ou tout au moins entourés d'ouate, et, s'ils ne peuvent pas prendre le sein, on aura recours au gavage. Dans les cas où l'on ne pourra les soumettre à l'allaitement naturel, on se trouvera bien d'employer le lait de chèvre ou d'ânesse dont la composition se rapproche davantage de celle du lait de femme que celle du lait de vache : on pourra même, avec avantage, quand l'enfant aura assez de vigueur pour faire les efforts de succion nécessaires, mettre celui-ci directement à la mamelle de l'animal. Certains auteurs ont beaucoup vanté, dans ces cas, l'emploi du lait maternisé. Les injections de sérum artificiel à petites doses, 2 à 5 centimètres cubes, nous ont, dans plusieurs cas, donné de fort beaux résultats.

Il faut donc chercher à donner à l'enfant nouveau-né une nourriture bien dosée comme quantité, bien réglée, et d'une qualité irréprochable; il faut aussi placer l'enfant dans les meilleures conditions hygiéniques possibles pour le mettre à l'abri de toute contagion.

Si quelques-unes de ces précautions n'ont pas été prises, on pourra voir apparaître chez le nouveau-né des troubles digestifs, régurgitations, vomissements ou diarrhée; il ne faudra pas attendre pour les combattre et pour supprimer la cause qui les a fait naître.

Si en effet l'on attend quelques jours encore, ces troubles s'accentueront, l'amaigrissement surviendra, et bientôt le masque de l'athrepsie commencera à se dessiner. Le salut de l'enfant pourra encore être obtenu à cette première période, mais il faudra traiter le mal sans attendre, car quelques jours plus tard l'infection sera plus profonde et le mal irréparable.

Les facteurs pathogéniques qui produisent alors le syndrome athrepsique sont : le défaut d'absorption alimentaire par intolérance gastrique et intestinale, une déperdition considérable de liquide pour l'organisme par suite du flux diarrhéique, une auto-intoxication, d'abord par absorption des poisons formés dans le tube digestif, puis par impuissance du rein à éliminer ceux qui encombrent les tissus, et enfin une infection de l'organisme par les microbes pathogènes qui pullulent dans le tube digestif; il faut donc dans ces cas empêcher les putréfactions et fermentations, évacuer les matières fermentées, et donner un régime diététique convenable et une médication tonique et eupeptique. On commencera tout d'abord par débarrasser le tube digestif des produits de fermentation qui l'encombrent, par l'administration d'huile de ricin à la dose de 2 cuillerées à café ou mieux de calomel à la dose de 3 à 5 centigrammes; des lavages de l'estomac pratiqués au moyen d'une sonde uréthrale (calibre n° 30 de la filière Charrière) avec de l'eau bouillie, légèrement alcaline, ramèneront des débris alimentaires, des caillots de lait, des matières en putréfaction, et feront souvent très vite cesser les vomissements; de grands lavages de l'intestin pratiqués après chaque selle, suivant la méthode indiquée par MM. Lesage et Dauriac, avec de l'eau légèrement boriquée, débarrasseront le gros intestin, et même d'après ces auteurs l'intestin grêle, des produits de fermentation que le calomel n'a pas fait évacuer. Ces grands lavages intestinaux ont encore l'avantage de faire absorber de l'eau au petit malade et de restituer ainsi à l'organisme une partie du liquide qu'il a perdu et de ramener la diurèse en augmentant la tension dans les vaisseaux du rein. Le premier jour, le petit malade sera soumis à la diète aqueuse, on ne lui fera prendre que de l'eau albumineuse, un verre toutes les deux heures, et le soir on lui administrera la potion suivante par cuillerée à bouche toutes les deux heures, en alternant avec l'eau albumineuse :

Acide lactique.	2 grammes
Sirop de limons	50 —
Eau distillée	125 —

On ne reprendra l'alimentation que le lendemain et encore avec beaucoup-

[E. THIERCELIN.]

de précaution, et en ne laissant l'enfant que quelques minutes au sein.

L'acide lactique est beaucoup moins infaillible dans ces cas que dans les infections gastro-intestinales aiguës, et bien souvent on doit avoir recours à d'autres médicaments. La réaction des selles guidera dans leur choix, et si l'acide lactique est indiqué quand celles-ci sont alcalines ou neutres, on donnera au contraire du bicarbonate de soude à la dose de 1 gramme par jour, ou bien de l'eau de chaux par cuillerées à café avant chaque tétée quand les selles sont acides.

On pourra encore donner la potion suivante en huit prises, une avant chaque tétée[1] :

Sous-nitrate de bismuth.	1 à 2 grammes
Salicylate de bismuth.	0^{gr},50 à 1 gramme
Eau de chaux.	20 grammes
Eau	80 —

Dans quelques cas on emploiera avec fruit d'autres antiseptiques intestinaux, comme le benzonaphtol à la dose de 0,50 à 1 gramme associé au salicylate de bismuth (1 gramme à 1^{gr},50). Souvent en effet, on est contraint de s'adresser à plusieurs médicaments l'un après l'autre : « Il faut suivre avec ténacité l'administration des antiseptiques, les varier sous peine de n'en tirer aucun profit[2]. »

Parrot conseille l'usage de cognac (10 grammes dans 200 grammes d'eau sucrée, une cuillerée à café de 10 en 10 minutes), les bains sinapisés (50 grammes de farine de moutarde pour 25 à 30 litres d'eau) : l'eau de riz, la décoction blanche de Sydenham peuvent aussi être essayées. Parrot rejette complètement les lavements d'amidon, préconisés par certains auteurs, et le laudanum même à la dose d'un quart de goutte.

L'enfant sera toujours enveloppé d'ouate et maintenu dans un milieu à température constante et élevée (19° à 20°). Depuis quelques années, notre maître, M. Hutinel[3], pratique chaque jour chez ces enfants athrepsiques trois injections sous-cutanées de sérum artificiel (7 grammes de chlorure de sodium pour 1000 grammes d'eau) de 10 grammes chacune; il injecte ainsi 30 grammes de sérum artificiel tous les jours jusqu'à ce que les enfants aient retrouvé le poids qu'ils avaient avant leur maladie. Ces injections sont faites dans les masses musculaires des fesses, des lombes, du dos; elles ont pour but de rendre à l'organisme un peu de l'eau qu'il a perdu, et en même temps de relever la pression sanguine et de stimuler le système nerveux déprimé. Nous avons pu voir, fréquemment, à l'hospice des Enfants-Assistés, des enfants athrepsiques être soutenus grâce à ces injections hypodermiques, assez longtemps pour permettre au traitement antiseptique d'avoir raison de l'infection[4].

Pendant tout ce temps il est un écueil à éviter, c'est de reprendre l'ali-

(1) LEGENDRE et BROCA. *Thérapeutique infantile.*
(2) JOSIAS. *Thérapeutique infantile*, t. II.
(3) HUTINEL et R. MAROIS. De l'emploi en thérapeutique des solutions salines. *Thèse Paris*, 1895.
(4) E. THIERCELIN. *Thèse* et *Médecine moderne*, 8 juin 1896. Des injections sous-cutanées de sérum artificiel dans le traitement des infections gastro-intestinales des nourrissons.

mentation trop tôt ou trop vite; en effet il faudra recommencer à faire donner le sein à l'enfant, mais d'une façon très prudente, quelques minutes seulement, et à des intervalles d'abord très éloignés, puis, s'il est bien supporté, on pourra rapprocher un peu plus les tétées, pour arriver peu à peu à reprendre l'alimentation normale.

Pendant tout le temps que l'enfant est en traitement, il faut aussi surveiller avec soin son tégument externe, afin d'éviter les infections secondaires; l'érythème et les exulcérations qui siègent au pourtour de l'anus et au niveau des organes génitaux seront lavés avec soin après chaque selle avec de l'eau boriquée; et ces parties seront recouvertes abondamment de poudre de lycopode ou mieux de talc stérilisé. La bouche de l'enfant devra être soigneusement lavée plusieurs fois par jour avec de l'eau de Vichy pour éviter l'apparition du muguet.

Le changement d'air, un séjour à la campagne sera d'un grand secours aussi dans le traitement de l'athrepsie, et sera surtout profitable au moment de la convalescence. Aux Enfants-Assistés, M. Hutinel a fait dresser dans les jardins, sous l'ombrage des grands arbres, des tentes dans lesquelles il place en plein air, pendant l'été, les petits athrepsiques : les résultats de cette mesure sont très satisfaisants. Mais, avant tout, il faut bien se rappeler que l'enfant athrepsié n'a quelques chances de guérison que si l'on peut lui donner une nourrice satisfaisante.

Enfin, pour terminer l'étude du traitement de l'athrepsie, nous dirons que quand l'enfant est atteint de l'une des complications que nous avons décrites et qui viennent si souvent se greffer sur cet état cachectique, la lutte doit quand même être soutenue, mais sans grande chance de réussite : la mort dans ces cas est à peu près fatale. A la thérapeutique qui précède on ajoutera celle qui convient à la complication surajoutée, et que nous n'avons pas à développer ici.

[E. THIERCELIN]

CHAPITRE V

MALADIES DU TUBE DIGESTIF

I

CONSIDÉRATIONS PRATIQUES
SUR
LE DÉVELOPPEMENT PHYSIOLOGIQUE DU TUBE DIGESTIF CHEZ L'ENFANT

PAR G. VARIOT

Médecin de l'Hôpital Trousseau.

Je n'aborderai pas, dans ce court aperçu, l'étude embryologique proprement dite du tube digestif. En se plaçant au point de vue pratique, il est préférable de rattacher les particularités descriptives du développement embryonnaire aux divers chapitres spéciaux concernant la pathologie médicale ou chirurgicale. L'odontogénie trouve sa place naturelle dans l'étude de la dentition, la formation et l'évolution des bourgeons maxillaires permettent de comprendre les arrêts de développement correspondant aux diverses variétés de bec-de-lièvre; les imperforations du rectum et les autres malformations du tube digestif ont également leurs explications dans le processus embryonnaire dont la description perdrait à en être séparée.

Je me bornerai donc à exposer quelques considérations générales et pratiques sur le développement naturel des principaux segments du tube digestif et des glandes annexes, en rapport avec l'alimentation du premier âge.

Les maladies les plus fréquentes et les plus redoutables du tube digestif, à ce premier stade de la vie, sont dues soit à l'allaitement défectueux, soit à l'alimentation mal appropriée aux organes; il est donc indispensable d'avoir des notions bien nettes sur l'état anatomique du tube digestif et sur son fonctionnement à la naissance et dans les premiers temps qui suivent.

En suivant le développement naturel du tube digestif, on adaptera, on proportionnera en quelque sorte la qualité et la quantité des aliments aux modifications anatomiques et fonctionnelles des organes.

La bouche du nouveau-né est un appareil parfaitement disposé pour le rôle qu'il doit remplir, pour la succion : l'orbiculaire des lèvres, les muscles géniens buccinateurs, les muscles de la langue, du voile du palais et du pharynx, etc., se contractent déjà avec une grande force, aussi bien pour attirer le lait que pour le déglutir. On est étonné, lorsqu'on introduit un doigt entre les gencives d'un nouveau-né, de sentir avec quelle force la succion s'exerce; il est probable que la bouche d'un adulte ne constituerait pas une ventouse faisant un vide aussi complet. Les muscles buccaux et pharyngiens qui forment l'appareil de la succion et de la déglutition fonctionnent donc déjà d'une manière très efficace, lorsque les contractions des muscles des membres sont encore faibles et incoordonnées.

La cavité pharyngienne, à la naissance et pendant la première année de la vie, est très étroite et peu profonde. On peut s'en assurer lorsqu'on cherche à examiner le fond du pharynx chez un bébé, en abaissant la langue : il est difficile de déprimer la base de la langue au-dessous du voile du palais, et l'on aperçoit avec peine, dans ces conditions, une petite partie du fond du pharynx qui vient s'appliquer, pour ainsi dire, contre le bord libre du voile du palais.

Braune a observé que la distance de l'extrémité de la luette à l'épiglotte chez l'adulte est d'environ 12 millimètres. Elle n'est plus que de 5 millimètres chez un garçon de six ans, et chez un enfant de quatre semaines l'extrémité de la luette touche à l'épiglotte.

C'est surtout dans les deux ou trois premières années qui suivent la naissance qu'on peut suivre, sur des coupes verticales, les progrès du développement du pharynx, du voile du palais et des parties adjacentes. A partir de cette époque, les proportions anatomiques se rapprochent de ce qu'elles seront plus tard (Morgan Rotch).

Il est bon de bien connaître la conformation particulière du pharynx chez le jeune enfant pour ne pas être embarrassé, lorsqu'on sera obligé d'en pratiquer l'examen direct en cas d'angine, d'abcès rétro-pharyngien, etc. De plus il est bien probable que le rétrécissement de la cavité pharyngienne dans le sens vertical et antéro-postérieur doit faciliter l'acte de la succion en limitant l'étendue de la ventouse buccale qui doit s'adapter sur le mamelon.

Il est d'un haut intérêt, plus encore pour l'allaitement artificiel que pour l'allaitement au sein, de fixer approximativement la capacité physiologique moyenne de l'estomac correspondant aux premiers mois, pour charger le biberon en conséquence, sans se préoccuper des désirs immodérés exprimés par les nourrissons. Est-ce que nous ne savons pas que les enfants sevrés ont souvent des indigestions lorsqu'ils ingèrent des quantités excessives de friandises ou du mets qui leur plaît ? Le nourrisson a besoin, lui aussi, d'être guidé, d'être modéré dans ses appétits parfois déréglés.

L'évaluation de la capacité gastrique chez les nourrissons, dans les premiers jours et les premières semaines de la vie, ne comporte pas évidemment une précision mathématique, vu la structure de l'organe. Néanmoins, les observateurs qui ont étudié cette question si intéressante sont arrivés à des résultats assez constants. Je citerai spécialement Fleischmann (de Vienne), Emmet Holt (de New-York), Frolowski et Ssnitkin (de l'hôpital des enfants de Saint-Pétersbourg). Ballantyne et, tout récemment, Morgan Rotch ont repris ces recherches, et l'on peut accepter comme à peu près définitives les conclusions concordantes de tous ces médecins observant dans des milieux si divers. J'y souscris, pour ma part, d'après mes observations personnelles.

On a employé deux méthodes parallèles, se contrôlant réciproquement, pour apprécier la capacité gastrique des nourrissons. La première consiste à peser régulièrement un nourrisson bien sain, nourri par sa mère ou par une bonne nourrice. On totalise le poids du lait ingéré dans vingt-quatre heures et on le divise par le nombre des tétées, on a ainsi le poids moyen des tétées, et, avec une légère correction pour la densité du lait, on obtient la capacité volumétrique de l'estomac. La deuxième méthode consiste à apprécier le volume de l'estomac recueilli sur le cadavre et, sans le distendre, à mesurer la quantité de liquide qu'il peut contenir. La minceur et le défaut de résistance des parois gastriques, leur élasticité, ne permettent d'accepter les résultats de la mensuration ainsi faite que comme contrôle de l'évaluation physiologique.

Voici, d'après Morgan Rotch, quelques exemples de la variation de la capacité gastrique dans les premiers temps de la vie :

Enfant de 3 heures. Capacité gastrique.	. . . .	25 à 50 c. c.
— de 4 semaines. —	. . . .	75 c. c.
— de 8 — —	. . . .	96 c. c.
— de 12 — —	. . . .	100 c. c.
— de 16 — —	. . . .	107 c. c.
— de 20 — —	. . . .	108 c. c.

Ce ne sont là que des types moyens, mais il faut tenir compte de l'assertion de Fleischmann qui admet que la capacité gastrique varie avec le poids du nourrisson et est assez régulièrement proportionnée à ce poids et par suite à sa taille.

Frolowski, de Saint-Pétersbourg, dans sa thèse inaugurale, en s'appuyant sur de très nombreuses observations, a formulé par les proportions suivantes le mode d'accroissement de la capacité gastrique :

Première semaine	. . . .	1
Quatrième —	. . . .	2 1/2
Huitième —	. . . .	3 1/3
Douzième —	. . . .	3 1/5
Seizième —	. . . .	3 4/7
Vingtième —	. . . .	3 3/5

Holt, cité par Ballantyne, admet qu'en prenant pour unité la capacité de l'estomac à la naissance, cette capacité augmente d'une unité par mois pendant les trois premiers mois, que du troisième au huitième mois l'accroissement n'est que de 1/2 par mois. Il semble que l'évaluation de l'accroissement gastrique pendant les deux premiers mois, faite par Holt, soit un peu faible ; elle ne concorde pas exactement avec les chiffres obtenus par Frolowski, Morgan Rotch, etc. C'est surtout dans le premier mois ou dans les huit premières semaines de la vie, qu'il faut s'efforcer de régler les tétées, suivant l'accroissement physiologique de l'estomac. Cette période est toujours la plus difficile à traverser dans l'allaitement artificiel et doit être surveillée de très près par le médecin, s'il ne veut pas avoir de mécomptes. A partir du deuxième mois les forces vitales du nourrisson ont augmenté, les fonctions se sont régularisées et l'allaitement artificiel, soigneusement fait avec le lait stérilisé, n'offre guère plus de risque que l'allaitement maternel.

Pour éviter que l'estomac du nouveau-né ne soit forcé et fatigué par des quantités excessives de lait, durant le premier mois, Ssnitkin, de Saint-Pétersbourg, a formulé une règle : La règle de Ssnitkin, pour adapter les quantités de lait à la capacité gastrique pendant le premier mois, consiste à donner au nourrisson le centième de son propre poids de lait, en augmentant d'un gramme par jour. Un enfant qui pèsera 4500 grammes à la naissance recevra 45 grammes de lait; en augmentant d'un gramme par jour, il prendra 45 grammes plus 15 grammes au bout de 15 jours, et 45 grammes plus 30 grammes soit 75 grammes à chaque tétée, au bout d'un mois. Ces chiffres sont peut-être un peu faibles, mais en les suivant on ne s'écartera que bien peu des variations de la capacité physiologique des jeunes enfants.

Morgan Rotch conseille de donner pendant la première semaine toutes les deux heures 30 grammes; pendant la deuxième toutes les deux heures 45 grammes; pendant la quatrième toutes les deux heures 75 grammes; pendant la sixième toutes les deux heures et demie 90 grammes; pendant la huitième toutes les deux heures et demie 100 grammes. Au troisième mois toutes les deux heures et demie 120 grammes; au quatrième mois toutes les deux heures et demie 135 grammes; au cinquième mois toutes les trois heures 165; au sixième mois toutes les trois heures 175; jusqu'à 200 grammes du huitième au douzième mois. Bien que Morgan Rotch se serve de mixtures lactosées artificielles et stérilisées dont je ne conseille pas l'emploi pour l'allaitement artificiel, je suis assez disposé à accepter les chiffres qu'il propose pour graduer les tétées suivant le développement normal de l'estomac. Les enfants supportent parfaitement le lait stérilisé pur, il est donc bien inutile d'en faire une analyse chimique, pour le reconstituer incomplètement par une synthèse artificielle.

Si, dans le cours du premier mois, certains nourrissons ne semblent pas s'accommoder du lait stérilisé pur, il suffira d'y ajouter un tiers d'eau bouillie et un peu de sucre en poudre, suivant les anciennes coutumes. A partir du premier mois on voit rarement des enfants ne pas prospérer lorsqu'ils sont allaités au lait stérilisé pur.

M. Marfan conseille de donner le premier jour de la naissance 10 grammes par tétée, le deuxième jour 10 à 20 grammes, le troisième jour 40 à 50 grammes, le quatrième jour 50 à 60 grammes, du cinquième au trentième jour 60 à 75 grammes, le deuxième mois 90 à 105 grammes, etc. Il me semble préférable, surtout dans les premiers jours de la vie, de suivre la pratique prudente de Ssnitkin et de Morgan Rotch et d'augmenter très lentement les quantités de lait en se rapprochant, autant qu'il est possible des conditions physiologiques. Nous ne devons rien négliger pour ménager les fonctions gastriques de l'enfant allaité artificiellement, privé du sein de la mère, surtout en employant le lait stérilisé pur.

L'allaitement artificiel a fait un admirable progrès, grâce à la découverte de la stérilisation du lait. Cette découverte a une portée bien autrement étendue que celle d'un remède, puisque tous les enfants ont besoin de lait et qu'un nombre restreint seulement doivent être traités pour des maladies diverses. Mais si nous avons du lait purifié, excellent pour l'allaitement, nous devons aussi savoir le manier, nous ne devons pas, sous prétexte que ce lait

[G. VARIOT.]

est inoffensif, surcharger l'estomac des jeunes enfants, et en nous appuyant sur une étude attentive du tube digestif, nous devons nous efforcer de graduer les tétées, de proportionner la quantité des aliments à la capacité physiologique de l'organe qui doit les recevoir et les élaborer.

Les sécrétions gastriques du jeune enfant ne paraissent pas différer, tout au moins par la qualité des substances actives constituantes, des sécrétions gastriques de l'adulte. On y retrouve, comme éléments essentiels, l'acide chlorhydrique et la pepsine et, en outre, une quantité anormale d'acide lactique.

La prédominance relative de l'acide lactique est expliquée par l'action sur la lactose d'un ferment spécial, d'un prisme, lab-ferment d'Hammersten. Il résulte des expériences de Reichmann que l'apparition de la peptone est hâtée et que la digestion est plus rapide quand le lait est bouilli.

Le Dr Rodet, de Lyon, en élevant simultanément des chiens avec du lait cru et du lait stérilisé, c'est-à-dire bouilli, a remarqué que les chiens nourris au lait stérilisé croissaient d'une manière tout à fait normale. Les critiques formulées contre le lait stérilisé sont donc injustifiées. Bien plus, von Puteren, en examinant le contenu de l'estomac chez des enfants élevés au sein, n'y a trouvé que peu de bactéries, tandis qu'il a rencontré un grand nombre d'espèces différentes de microbes dans l'estomac d'enfants soumis à l'allaitement artificiel. Nouvel argument en faveur de la stérilisation du lait.

De même que l'observation du développement physiologique normal de l'estomac chez l'enfant peut nous fournir de précieuses indications pour graduer les quantités de lait qui conviennent pour les tétées, de même la connaissance de l'état de l'intestin et de ses glandes annexes à la naissance et de leur accroissement dans les mois qui suivent est fort utile pour diriger l'alimentation dans le cours de la première année.

Voyons d'abord l'aspect des divers segments de l'intestin chez l'enfant à terme. D'après des moulages de Dwight, le duodénum aurait alors une forme se rapprochant de celle d'un anneau, au lieu de la forme en fer à cheval habituelle chez l'adulte. La deuxième portion est sur un plan déclive relativement à la première et à la troisième. Cette deuxième portion constitue donc une sorte de petit réservoir dans lequel le fluide alimentaire venant de l'estomac est mêlé aux sécrétions du foie et du pancréas. Les plis ou valvules conniventes si frappants dans la muqueuse du duodénum, chez l'adulte, sont à peine marqués chez le nouveau-né. De même, d'après Morgan Rotch, les glandes de Brunner seraient très incomplètement développées. La longueur moyenne de l'intestin grêle est alors de 280 centimètres environ; les plus grandes variations de longueur observées sont d'à peu près 60 centimètres.

Le *cæcum* subit chez l'enfant une migration qui n'est terminée que vers l'âge de deux ans. Il descend, dans le cours de son développement, de la région moyenne de l'abdomen, au-dessous du foie, pour se diriger à droite vers la fosse iliaque. Cette migration du cæcum est facilitée par la laxité du repli péritonéal qui l'enveloppe entièrement. Ce n'est que vers un ou deux ans qu'il occupe sa place définitive dans la fosse iliaque droite. Sa longueur chez un enfant de 11 semaines a été trouvée de 3 pouces par Rotch.

Le *gros intestin* subit, au cours du développement embryonnaire et fœtal,

un mouvement de torsion assez compliqué pour suivre le trajet rétrograde
que nous connaissons; ces mouvements ne sont possibles que grâce à une
laxité spéciale des replis péritonéaux, d'où une mobilité particulièrement
prononcée du cæcum, du côlon ascendant et de l'S iliaque. La laxité des
replis péritonéaux serait une condition prédisposante à l'invagination de
certains segments de l'intestin relativement fréquente à cet âge. Chez le
fœtus à terme, d'après Trèves, la longueur du gros intestin est de 56 centimètres; les mensurations de cet auteur ont montré que cette longueur est
à peu près fixe et qu'elle n'est pas forcément proportionnée à la longueur de
l'intestin grêle.

Glandes salivaires. — A la naissance, la langue de l'enfant est peu
humide et blanchâtre : c'est que la sécrétion salivaire n'est pas encore bien
établie, comme l'a montré Forchheimer; l'épithélium buccal n'est donc pas
aussi rapidement balayé et renouvelé qu'il le sera plus tard. L'action sacchari-
fiante de la salive sur l'amidon est presque nulle avec des infusions de
glandes salivaires de jeunes enfants, d'après les expériences de Zweifel et
de Korowyn. Quoi qu'ait pu dire récemment Heubner pour réhabiliter
l'alimentation amylacée dans le premier âge, l'insuffisance de la sécrétion
salivaire doit être considérée comme un obstacle absolu à l'administration
précoce des bouillies féculentes.

Pancréas. — Des documents précis sont encore à désirer sur l'état des
fonctions du pancréas à la naissance. On présume, avec beaucoup de probabilité, que l'action émulsive du suc pancréatique sur la graisse, de même
que son action sur les albuminoïdes, sont déjà assez développées, mais que le
pouvoir saccharifiant de cette glande sur les amylacés est à peu près nul.

Le *foie* est encore très volumineux à la naissance bien qu'il n'ait plus la
même dimension que pendant la vie fœtale. La sécrétion biliaire, d'après
Foster, commence à s'établir dès le troisième mois de la vie intra-utérine:
elle continue de se produire pendant la vie fœtale et son accumulation dans
le gros intestin contribue principalement à former le méconium.

Examinons maintenant le développement normal de ces organes après la
naissance. On admet que, dans les deux premiers mois de la vie, l'accroissement normal en longueur de l'intestin grêle est de 60 centimètres par mois;
mais plus tard, d'après Trèves, dont les recherches sur ce sujet font autorité.
l'accroissement de l'intestin grêle est très irrégulier et sujet à de grandes
variations. Ainsi chez un enfant de 1 an l'intestin grêle mesurait 5^m,49
chez un autre de 2 ans 4^m,17, chez un enfant de 6 ans l'intestin grêle
mesurait 6^m,40, chez un autre de 11 ans 4^m,27. Ces variations de longueur
ne sont pas en rapport avec la taille, ni avec le développement normal de
l'enfant. Trèves pense que l'accroissement plus ou moins grand de l'intestin en longueur doit être attribué à la qualité et à la quantité des aliments
qui laissent des résidus plus ou moins abondants, qui séjournent plus ou
moins longtemps dans le tube digestif, etc. Cette explication a été vérifiée
par plusieurs médecins qui ont étudié les lésions intestinales chez les enfants
mal alimentés. Je pense que l'éventration, l'écartement de la ligne blanche
que l'on rencontre si souvent chez les jeunes enfants gavés de bonne heure

avec des bouillies amylacées, se rapportent à un allongement anormal de l'intestin habituellement distendu par des gaz. — L'an dernier j'ai fait reproduire photographiquement une dissection de la paroi abdominale montrant très clairement que le ventre des jeunes enfants peut être forcé comme celui des femmes grosses. (*Journ. de clin. infantile*, 1895.)

Pour ce qui concerne la structure de l'intestin grêle, on a rencontré dès les premiers jours de la naissance des follicules clos agglomérés en plaques de Peyer. Néanmoins on sait que ces parties sont relativement peu vulnérables à cette époque, et que la fièvre typhoïde est exceptionnelle dans la première année.

Gros intestin. — Trèves a observé que la longueur du gros intestin ne varie pas jusqu'à 3 ou 4 mois. A la naissance, l'S iliaque constitue environ la moitié de la longueur du gros intestin, à 4 mois l'S iliaque est arrivé à sa dimension définitive. A 1 an, Trèves donne comme longueur du gros intestin 76 centimètres: à 6 ans, 91 centimètres; à 15 ans, 1 mètre 7 centimètres.

Cæcum. — Les observateurs sont d'accord en France, en Angleterre et en Amérique pour admettre que, dans la grande majorité des cas, le cæcum a une enveloppe péritonéale complète et que ce n'est qu'exceptionnellement qu'il repose sur le tissu aréolaire de la fosse iliaque. 50 fois sur 55, chez de jeunes enfants, on a trouvé le cæcum entre la région lombaire droite et la partie inférieure de la fosse iliaque. Cinq fois le cæcum était ou dans la fosse iliaque droite ou au-dessus du bassin, et très mobile. Le côlon ascendant est très court, à cause du volume du foie et de la longueur du cæcum. — Ce côlon est assez souvent enveloppé d'un repli péritonéal lâche. Tuffier, confirmant les recherches de Trèves, a trouvé le cæcum complètement enveloppé de péritoine chez 100 sujets sur 109 individus de tout âge. Les 9 cas où le cæcum était dépourvu d'enveloppe en arrière concernaient des vieillards.

La longueur et la direction de l'appareil vermiforme sont très variables : la longueur, en moyenne, est de 6 à 8 centimètres. La direction peut être modifiée par de petits replis péritonéaux. D'après les recherches de Trèves, le cæcum aurait, chez le fœtus, la forme d'une poche pendant à la jonction du petit et du gros intestin et se continuant dans l'appendice, qui se développe symétriquement à partir du milieu. L'accroissement des parois du cæcum étant irrégulier, l'origine de l'appendice se trouve reportée vers la fin de l'iléon. L'appendice est ordinairement placé en arrière du cæcum. Le petit mésentère qui relie l'appendice au cæcum n'a que des connexions exceptionnelles avec la paroi abdominale.

Les glandes lymphatiques péri-cæcales peuvent s'enflammer, et leur situation est importante à connaitre. Tuffier a montré que les lymphatiques de la région antérieure du cæcum suivent l'artère iléo-cæcale antérieure pour se rendre dans deux glandes au niveau du repli iléo-cæcal supérieur. Ces glandes seraient constantes. Il y a d'autres glandes lymphatiques sur la paroi postérieure et interne du cæcum au-dessous du péritoine; elles forment un groupe de trois à six. — Tous ces détails d'anatomie topographique méritent l'attention, eu égard à la fréquence de l'appendicite chez l'enfant.

L'S iliaque a un repli péritonéal d'une remarquable laxité, tandis que le côlon descendant, dans la moitié des cas au moins, est directement appliqué en arrière contre la paroi de l'abdomen.

J. Ballantyne (d'Édimbourg) a recueilli, avec un remarquable sens critique, les divers travaux publiés sur le développement physiologique des glandes annexes du tube digestif. Il semble que, dès les premiers temps de la vie, le pouvoir diastasique de la salive parotidienne est déjà bien marqué, tandis qu'il manque dans les autres glandes salivaires. L'activité sécrétoire de ces glandes, très faible à la naissance, est singulièrement surexcitée à la période de la dentition et, dès lors, les diverses salives paraissent se rapprocher graduellement de la salive normale, quant à leur propriété de saccharifier l'amidon.

Pancréas. — On retrouve dans la sécrétion pancréatique de l'enfant les trois ferments bien distincts qui agissent sur les graisses, sur les albuminoïdes et sur les amylacés. Le ferment émulsif des graisses paraît avoir toute son action dès les premiers jours de la vie. Mais il en est autrement des ferments qui agissent sur les albuminoïdes et surtout sur les amylacés. Des expériences de Korowin ont démontré que l'amylopsine n'existe pour ainsi dire pas jusqu'à la fin de la première année. Quant à la trypsine, elle n'est sécrétée que peu abondamment, d'où, peut-être, la difficile digestion des laits dont le taux en albuminoïdes est trop élevé. Les médecins américains, et spécialement Morgan Rotch, effrayés outre mesure par la quantité un peu forte de la caséine dans le lait de vache, ont proposé de substituer au lait pur des mixtures compliquées dont je ne saurais approuver l'emploi.

Foie. — Le foie du nouveau-né subit de très importantes modifications, par le fait de la ligature du cordon et par la suppression de la circulation veineuse ombilicale.

L'apport du sang étant brusquement diminué dans le foie, on suppose avec beaucoup de vraisemblance que la pression baisse dans les capillaires sanguins, que les capillaires biliaires se dilatent et que l'hypersécrétion biliaire, facilement reprise par les capillaires sanguins, détermine l'ictère bénin si fréquent chez les nouveau-nés. Malgré ces changements dans le cours du sang veineux, le foie reste encore volumineux dans les premiers temps, son bord inférieur descend au-dessous des fausses côtes, et l'on admet que cet organe contient encore à lui seul le quart de la quantité totale du sang. Les fonctions du foie sont donc certainement très actives dans le jeune âge. La sécrétion biliaire notamment est abondante. D'après les analyses de Jacubowith, la bile de l'enfant serait pauvre en cholestérine, en lécithine et en graisse. Mais par contre, elle contient de fortes quantités de pigment biliaire. On y retrouve aussi les autres éléments constituants de la bile chez l'adulte, le taurocholate et le glycocholate de soude, etc.

Je bornerai là ces considérations pratiques sur le développement du tube digestif et de ses glandes annexes, après la naissance. C'est en nous appuyant sur des observations anatomiques et physiologiques précises que nous pouvons seulement poser des règles logiques, pour diriger l'alimentation dans le jeune âge.

[G. VARIOT.]

II

DENTITION

PAR M. RENÉ MILLON

Médecin des Dispensaires d'Enfants de la Société philanthropique.

Le rôle décerné à la première dentition en pathologie infantile a été, de tout temps, considérable. Depuis les âges les plus reculés, on a attribué à ce complexus physiologique une action nocive et on a fait de cette période de la vie un des passages les plus périlleux. Hippocrate l'a dit et, depuis, ils sont légion, les auteurs qui ont imputé à cette cause les accidents les plus variés et les affections les plus disparates. Aujourd'hui, l'observation plus rigoureuse des faits et le contrôle de toutes les assertions ont amené à une approximation plus exacte des phénomènes. On a détaché, des faits physiologiques, les faits pathologiques qui s'y rattachent parfois, et, ce faisant, on s'est rendu compte combien ces derniers sont minimes et peu fréquents. On a, par suite, pu éliminer de la nosographie toute cette liste innombrable d'accidents réflexes, tout ce *caput mortuum* d'une pathologie surannée, qui faisait, de la plupart des maladies de la première enfance, depuis le flux abdominal le plus anodin, jusqu'à la méningite mortelle, une conséquence de la dentition.

C'est avec énergie que la pédiatrie moderne doit suivre cette nouvelle voie et s'élever contre les anciennes conceptions. Elles sont au plus haut point dangereuses : elles travestissent l'étiologie, engendrent la négligence et paralysent l'action médicale. Combien n'en a-t-on pas vu dégénérer rapidement et, parfois, jusqu'à la mort de ces « entérites de dentition » qui n'étaient que la conséquence d'une dyspepsie par perversion de l'alimentation, ou de ces bronchites de même catégorie, qui n'étaient que des infections bronchiques banales, dégénérées rapidement, faute de soins, en broncho-pneumonie? Il faut donc résolument déblayer le terrain et renvoyer à leur véritable place tous ces « accidents de dentition » dans lesquels la dentition n'a rien à faire.

Mais si, pendant des siècles, on a attribué à la dentition, chez les enfants, une importance plus que surprenante, on peut dire que jamais on n'a fait de cette dentition même et de son évolution une étude approfondie. La question présente cependant, pour la science médicale et spécialement pour la pédiatrie, un intérêt de premier ordre. S'il faut en effet rejeter un grand nombre d'accidents, que l'on mettait à tort, autrefois, sur le compte de l'éruption des premières dents, il faut en réserver cependant quelques-uns; il faut aussi savoir ce que deviennent les dents de lait, une fois sorties, et s'inquiéter enfin du début de la dentition permanente. C'est ce que nous avons tenté dans cette étude.

La première partie se rapporte aux dents temporaires : la première dentition, sa chronologie, ses accidents, ensuite, nous nous enquérons de l'avenir réservé à cette première dentition : que deviennent ces dents passagères, quelles conséquences leur mauvaise qualité, leurs maladies, leur chute prématurée peuvent-elles avoir sur la santé générale de l'enfant ou sur sa dentition définitive? — La seconde partie de ce travail s'adresse aux dents permanentes ou, du moins, à celles qui font éruption dans l'enfance ou l'adolescence, et insiste plus spécialement sur les dents de six et de douze ans, dont l'éruption ou la carie peuvent être la cause d'accidents sérieux.

Ce sont là, il nous semble, des faits qui, au point de vue de la pédiatrie, présentent une importance indiscutable et desquels on peut tirer des règles pour l'hygiène du jeune âge. Nous les exposerons rapidement, en nous appuyant sur les documents les plus sérieux, les plus récents et, en tout cas, sur ceux, uniquement, dont nous aurons pu personnellement vérifier la valeur clinique.

DENTS TEMPORAIRES

I. — CHRONOLOGIE DENTAIRE

A. *Dentition à évolution normale, type.* — La chronologie de l'éruption de la première dentition n'est pas soumise à une règle absolue et même, chez des enfants absolument normaux, on peut rencontrer des cas exceptionnels. Mais, en faisant porter l'examen sur un grand nombre, sur des milliers d'enfants, on voit que l'on peut en déduire une règle qui se vérifie dans la presque universalité des cas. Les auteurs donnent des chiffres qui s'écartent très sensiblement les uns des autres, mais l'erreur provient, ainsi que l'a montré M. Comby, de ce que l'on n'a pas réparti les sujets en catégories variant suivant le mode d'alimentation et que, par suite, on ne les a pas examinés, les uns et les autres, dans des conditions identiques de développement. C'est la chronologie proposée par cet auteur qui nous a semblé se rapprocher le plus de la vérité, et nous l'adoptons sans réserves.

M. Comby a établi que, en considérant des enfants sains et normaux, élevés au sein et suivant toutes les règles de l'hygiène, l'éruption dentaire se fait d'une manière uniforme et avec une précision presque absolue.

Ce sont les incisives médianes inférieures qui sortent les premières, vers l'âge de six à sept mois, rarement plus tard. Elles font éruption, presque simultanément, en quinze jours de temps le plus souvent. Les incisives supérieures, médianes d'abord, latérales ensuite, ne tardent pas à suivre les incisives médianes inférieures. Au bout d'un mois, six semaines ou deux mois, quatre incisives supérieures apparaissent, bientôt suivies des incisives latérales inférieures. Les enfants allaités naturellement sont donc pourvus de six incisives à dix mois, et de huit à onze ou douze mois. Le groupe des incisives met donc six mois à se montrer, il est complet à un an. — L'ordre d'éruption de ces incisives est quelquefois légèrement interverti : on voit quelquefois les incisives latérales inférieures sortir avant les supérieures, ou bien, l'on observe que, les groupes incisif et molaire s'enchevêtrant, les incisives latérales inférieures sont devancées par les deux petites molaires supérieures.

Les molaires de lait apparaissent de un à deux ans : les premières avant les secondes et, généralement, les supérieures avant les inférieures. Mais, normalement, entre la première et la seconde molaire, vient se placer la canine. Les canines se montrent, le plus souvent, avant les dernières molaires, après les premières, les canines supérieures précédant les inférieures.

L'éruption des pièces de la première dentition se fait généralement par paires de même nom, à quelques jours d'intervalle l'une de l'autre. Entre les différents groupes se placent ordinairement des temps d'arrêt, dont le plus considérable est celui qui sépare la canine de la deuxième molaire. Cette dernière met souvent, même chez les enfants bien élevés, une certaine lenteur à sortir et l'enfant peut conserver seize dents seulement, jusque vers l'âge de deux ans et demi. Mais, d'autre part, les temps d'arrêt peuvent manquer, l'éruption se fait alors d'une manière continue, l'enfant se trouve constamment en évolution dentaire.

La chronologie de M. Comby nous a paru toujours conforme à la vérité. Elle diffère cependant notablement de celle indiquée par divers auteurs. Trousseau, par exemple, dit que c'est vers le troisième mois que sortent les premières incisives, et ne fait pas terminer la dentition avant le trentième mois. M. Magitot, de son côté, fait sortir les incisives latérales du seizième au vingtième mois, les canines, après les deuxièmes molaires, à l'âge de trente mois seulement. Mais ce qu'il faut avant tout remarquer, c'est que les chiffres posés par M. Comby et adoptés par nous se rapportent à des enfants élevés au sein et d'une manière absolument régulière. Or, il est quelquefois très difficile de savoir, d'après le dire de la nourrice, si l'enfant, même au sein, a été normalement alimenté ; il faut se livrer à une véritable enquête pour savoir si l'enfant ne buvait pas trop, pas trop souvent et surtout si, avec le sein, on ne cherchait pas à le faire manger prématurément. Là réside une grande cause d'erreur, et un statisticien pressé peut croire bien nourri un enfant qui l'a été très mal. De même, il faudrait pouvoir être renseigné sur la qualité du lait tété par l'enfant. Il est évident qu'une médiocre nourrice ne verra pas la dentition de son enfant aussi précocement que celle dont le lait est excellent.

Nous le répétons, la chronologie que nous adoptons se rapporte à des enfants normaux, bien élevés au sein et sans maladie intercurrente. En règle générale, il faut admettre qu'un nourrisson de cette catégorie doit avoir sa première dent à six mois et ses vingt dents à deux ans. Si ces conditions ne sont pas remplies, le médecin doit porter son attention et diriger son examen sur les conditions de l'élevage de l'enfant, et il est rare qu'une enquête patiente ne le mette pas sur la voie d'une erreur ou d'une négligence. A ce point de vue, l'examen de la dentition donne des renseignements d'une valeur indiscutable.

La première dentition cependant est loin de présenter, chez tous les enfants, cette régularité idéale. Elle peut être quelquefois précoce ; elle est souvent tardive.

B. *Dentition précoce.* — On considérait, jadis, le fait de voir un enfant naître avec une ou deux dents comme un événement d'une rareté absolue : des personnages célèbres ont présenté cette anomalie et leurs historiographes en ont tiré des inductions flatteuses. Le fait, cependant, n'est pas d'une extraordinaire singularité et les accoucheurs ou les anatomistes, Tarnier, Guéniot, Sappey, Giraldès, Magitot, ont eu l'occasion de le mentionner plusieurs fois. Ces phénomènes ne présentent, d'ailleurs, aucune signification et nous ne nous y arrêterons que pour signaler que ces dents, contemporaines de la naissance, sont assez souvent d'une extrême fragilité, atrophiées, conoïdes, parfois même cariées dès la naissance.

Il est plus intéressant d'étudier les dents qui se montrent dès le troisième ou quatrième mois. Cette précocité peut se limiter aux incisives premières, elle peut aussi porter sur l'ensemble de la première dentition ; celle-ci se trouve alors achevée dans les environs du dix-huitième mois.

On a formé nombre de conjectures sur la valeur pronostique de l'éruption prématurée. On a prétendu que c'était un signe de force et l'indice d'une constitution robuste ; on a dit également l'inverse, que cette évolution hâtive correspondait à une dystrophie d'évolution du squelette ; on l'a rattachée à une maladie du fœtus, on a prétendu que c'était un présage des plus défavorables pour l'avenir, on en a fait un des signes précurseurs de la phtisie.

Toutes ces suppositions ne reposent sur aucune base sérieuse. La vérité est que cette particularité se rattache à l'ensemble évolutif du sujet et qu'elle fait partie, le plus souvent, d'une disposition familiale et même héréditaire. L'anomalie ne se présente, en général, jamais isolée dans une famille. les frères et les sœurs du sujet l'ont présentée ou la présenteront ; souvent même elle s'est produite chez les ascendants directs. Pour n'en citer qu'un exemple, nous connaissons une famille dans laquelle la mère a élevé ses onze enfants, au sein, jusqu'à dix-sept, dix-huit et même vingt-six mois. Tous ces enfants ont mis leurs premières dents de bonne heure, à quatre. cinq ou six mois, jamais plus tard. L'aînée s'est mariée à dix-sept ans ; à dix-huit, elle mettait au monde un bébé, qu'elle nourrissait elle-même, avec régularité et méthode et qui, à quatre mois, perçait ses deux incisives médianes inférieures.

· C. *Dentition tardive.* — Le retard dans la chronologie dentaire apparaît à des époques variables. Il peut se manifester dès le début et porter sur l'ensemble de la première dentition. Il est léger ou prononcé. Léger, il s'observe très rarement chez des enfants nourris au sein ; il est plus fréquent, au contraire chez les sujets au biberon et surtout chez ceux dont l'allaitement n'est pas pratiqué avec l'hygiène rigoureuse nécessaire : il n'y a pas de régularité, on ajoute au biberon des décoctions vulgaires de pain, de gruau, d'orge. Il n'est pas rare que ces enfants présentent de temps à autre des troubles dyspeptiques et que leur abdomen soit déjà volumineux. Chez eux, le vice de l'alimentation est relativement léger et le retard dentaire n'est pas trop grand : la première dent apparaît à neuf, dix ou onze mois. Si le retard, plus considérable, dépasse un an, à part les cas exceptionnels que nous avons mentionnés, on peut être sûr, alors, qu'il s'agit de nourrissons confiés à des soins mercenaires, à la campagne, loin de toute surveillance, ou dans des milieux de misère et d'ignorance, nourris on ne sait comment et certainement ayant mangé de bonne heure. Ils ont les membres maigres, le ventre saillant et dur, ils marcheront tard et sont déjà, en grande partie, des candidats au rachitisme.

Il se peut, et c'est ce qui se passe dans la majorité des cas, il se peut que les premières dents soient venues à leur heure et que le retard ne se manifeste qu'à partir des incisives latérales ou des molaires. Mais, si l'on veut bien considérer les choses, c'est aussi vers cette époque que beaucoup de nourrissons changent d'alimentation et traversent le passage dangereux du sevrage partiel. On n'ose pas encore leur retirer le sein, mais on commence à les mettre à table et, au lait, aliment rationnel et encore suffisant, on substitue un contingent plus ou moins fort de soupes, panades grossières, pains, œufs et même fromages, légumes, etc. ; c'est à ce moment que, dans les campagnes, on commence à faire boire aux enfants du cidre ou de la bière; dans les villes, du vin et du café. Il se produit, à ce moment, toute une série de perversions alimentaires qui retentissent, tôt ou tard, sur la nutrition générale du sujet, mais dont un des premiers effets est d'entraver la marche de la dentition. C'est également, à ce moment, qu'engendrés par ces abus, apparaissent les phénomènes dyspeptiques, si longtemps mis sur le compte de la dentition.

C'est pour des raisons analogues que l'on observe de si grands retards dans l'évolution dentaire des enfants rachitiques. On admet aujourd'hui que la cause première du rachitisme réside dans l'allaitement artificiel, le sevrage prématuré, l'alimentation précoce et les perversions nutritives qui en résultent. Or, presque tous les rachitiques présentent un retard considérable dans leur chronologie dentaire, c'est un fait que Glisson, en 1650, avait déjà remarqué. Depuis, tous les auteurs l'ont signalé et la statisque de Fleischmann, qui porte sur 476 observations, en fournit une preuve indéniable. Mais, remarquons-le, le retard des dents coïncide avec l'apparition du vice de l'alimentation; aussi, n'est-il pas rare de voir les rachitiques avoir leurs premières dents entre six et huit mois, alors qu'ils étaient encore au sein et convenablement nourris, tandis que, pour compléter leur dentition, il leur faudra attendre jusqu'à trois ans ou trois ans et demi. C'est que chez eux la perversion alimentaire n'a commencé qu'au sevrage. Le retard de la dentition coïncide avec le début du retard de la consolidation des os, de sorte que l'anomalie dentaire n'est pas fonction du rachitisme, elle en est une manifestation parallèle et souvent un signe avant-coureur, dépendant, comme lui, d'une élaboration défectueuse des produits d'une alimentation déréglée.

Il est constant, dit Magitot, que la syphilis héréditaire et la tuberculose retardent l'évolution dentaire. Il en est de même chez les crétins et les idiots, d'après les remarques de Bourneville.

Quant à l'influence des pyrexies aiguës, survenant dans le cours des deux premières années, les opinions sont partagées. On admet généralement qu'une rougeole, qu'une pneumonie ou broncho-pneumonie, par exemple, produisent un certain retard dans la chronologie dentaire, mais le contraire est soutenu également. Fleischmann a émis une opinion mixte, en disant qu'une maladie fébrile aiguë hâte l'éruption du groupe qui est sur le point d'arriver à l'extérieur, mais qu'elle entrave la nutrition et retarde la sortie des autres. L'idée est ingénieuse, mais nous avons vainement cherché à en vérifier la valeur. Ce qui est vrai, c'est qu'une pyrexie aiguë n'entrave pas la sortie des dents : il n'est pas rare de voir, au cours d'une maladie fébrile, plusieurs dents apparaître à leur date régulière. Pour les groupes ultérieurs, la sortie n'est retardée que lorsque la convalescence est longue et lorsque l'enfant s'est cachectisé ; quand l'enfant est robuste et les suites de la maladie bénignes, la chronologie de la dentition suit son cours régulier.

II. — Accidents de la première dentition

On appelle communément accidents de dentition l'ensemble de symptômes morbides que provoque ou que semble provoquer l'éruption des dents de lait.

Nous n'insisterons pas sur l'importance attribuée si longtemps à ces phénomènes : depuis Hippocrate jusqu'à nos jours, la dentition a tenu lieu d'étiologie courante à la plupart des affections de la première enfance, des plus légères jusqu'aux plus graves. C'est en vain que, s'érigeant contre l'erreur unanime, quelques esprits impartiaux, le dentiste Bunon (1743), Serres (1847), Tomes (1859) essaient d'apporter des restrictions à l'engouement général; c'est en vain que des praticiens expérimentés, comme Bouchut, Steiner, Bednar, essaient de timides réserves, rien ne prévaut contre le sentiment général et, de nos jours encore, l'influence de la dentition sur la santé des enfants est considérée comme un facteur de premier ordre.

C'est à Politzer, en 1874, que revient l'honneur d'avoir le premier, de nos jours, énergiquement nié l'influence de la dentition sur les maladies de l'enfance et d'avoir posé en principe qu' « il y aura danger pour les enfants tant que l'idée de dentition périlleuse n'aura pas disparu de la pathologie ». Ces idées furent soutenues par Fleischmann, en 1877, et par Johann Stein, de Prague, en 1880; mais elles n'eurent qu'un retentissement restreint. En France, les opinions anciennes prévalurent longtemps. M. Magitot cependant dès 1880, par ses travaux et ceux de son élève Lévêque, avait vivement attaqué le rôle de la dentition en pathologie infantile; M. Comby, dans un mémoire très documenté, avait bien montré à quoi se restreignent les accidents de dentition. Mais, ce n'est que de la discussion à l'Académie de Médecine de Paris, en 1892, que date le mouvement général qui renversa les errements anciens. M. Magitot eut le courage de provoquer cette discussion et le talent d'y soutenir avantageusement ses opinions; il émit le vœu que « la classe des maladies de dentition fût définitivement rayée du cadre de la nosographie ». Ce vœu ne fut pas adopté, mais les idées qu'il contenait portèrent leur fruit et, à l'heure actuelle, on peut dire qu'elles sont presque universellement acceptées.

Cela ne veut pas dire qu'il faille nier absolument l'influence de la première dentition sur l'état de santé des enfants. Il y a certes là une in-

[R. MILLON.

fluence qui peut occasionner, localement, des manifestations plus ou moins intenses ou qui peut, très indirectement, déranger le fonctionnement régulier des organes; mais, c'est de près qu'il faut examiner cette influence, c'est avec une extrême prudence qu'il faut admettre ce qui est proprement causé par les phénomènes dentaires. Ce qu'il faut combattre, au contraire, c'est la tendance à englober, sous une dénomination trop vague, un nombre trop grand de faits qui lui sont manifestement étrangers; il faut démembrer le « molimen dentaire », comme l'appelait Trousseau, et n'en admettre que ce que, la physiologie d'une part, et les phénomènes viscéraux concomitants d'autre part, n'en peuvent accepter. Il faut distinguer, pour les étudier, les phénomènes morbides de la première dentition en accidents locaux et en accidents généraux ou réflexes.

A. *Accidents locaux*. — Sous cette appellation, il ne faut comprendre que les affections engendrées dans la bouche ou dans les régions annexes par le travail dentaire : ce sont les complications buccales d'un acte physiologique buccal. Chez le nourrisson, et particulièrement pour les incisives, on peut suivre pas à pas le travail du gonflement du germe dentaire et assister au travail de l'éruption de la dent. La gencive grossit et présente sur ses faces externe et interne une saillie arrondie; le bourrelet formé par le bord libre de la gencive s'efface graduellement, la muqueuse, à ce niveau, se tend, s'amincit, puis éclate, pour ainsi dire, en un point, sous l'influence de la poussée intérieure; petit à petit, la dent apparaît. Chez l'enfant sain et bien nourri, l'éruption des dents se fait, d'ordinaire, sans bruit, sans éclat et presque toujours à l'insu de l'entourage. Il n'est pas rare, cependant, de constater que, plusieurs jours auparavant, le bébé a mordillé, avec plus d'activité que d'habitude, les objets à sa portée. Chez un certain nombre, ce travail du percement de la gencive ne va pas sans une inflammation locale : au niveau des gencives, la muqueuse est rouge, violacée, même boursouflée; elle est douloureuse à la pression, chaude; l'enfant salive en abondance, il s'impatiente et l'aspect de ses gencives, joint à la versatilité de son humeur, témoigne d'un prurit dentaire plus ou moins durable.

Quelquefois, à ces symptômes d'irritation hypérémique simple se joignent des complications, et l'on voit se former des exsudats et même des ulcérations. Généralement, tout se borne à un enduit blanchâtre, léger, siégeant sur le bord et sur les faces de la gencive, en s'étendant à droite et à gauche, bien au delà du point de naissance de la dent. Cet exsudat, pultacé, mais assez adhérent, repose sur une muqueuse rouge, gonflée, non ulcérée, mais qui saigne facilement. Il y a donc là une gingivite qui se traduit fonctionnellement par du ptyalisme, de la fétidité de l'haleine, une sensibilité de la bouche suffisante pour empêcher le nourrisson de prendre le sein et quelquefois, aussi, par un état saburral des voies digestives supérieures. On peut même observer, quand il s'agit des molaires, un léger état d'engorgement des ganglions sous-maxillaires. Pour ces dernières dents, on peut quelquefois observer les phénomènes suivants : l'irritation prend comme siège le capuchon de la muqueuse qui, incomplètement perforé, est pour ainsi dire soulevé par la dent. Celui-ci prend alors l'aspect d'un clapet violacé, mamelonné et ramolli, sur lequel on constate un exsudat blanchâtre, lequel peut, d'ailleurs, s'étendre aux parties voisines.

Tout se borne généralement à des accidents de ce genre et, la dent ayant perforé la gencive et, des soins de propreté intervenant, cela met fin à l'hypérémie primitive et tout rentre dans l'ordre. Cependant, on a signalé des faits plus graves, dans lesquels les micro-organismes pathogènes de la cavité buccale entrent en virulence et déterminent des accidents plus marqués. Alors, on peut voir survenir des stomatites ulcéreuses et ulcéro-membraneuses, avec lésions disséminées, gangrène superficielle de la muqueuse, fétidité de l'haleine, ptyalisme considérable, adénopathie douloureuse, fièvre, diarrhée et même adynamie rapide. Nous avons observé également un cas où le travail de l'évolution d'une molaire de lait avait occasionné, chez un enfant de vingt mois, un véritable abcès de la gencive avec fluxion, bien que la dent, en elle-même, ait été, ainsi que l'on put le vérifier par la suite, absolument saine. Tous ces derniers faits sont éminemment rares : ce sont des complications tout à fait exceptionnelles et ils ne s'observent que chez les enfants dont la bouche, mal entretenue, réalise un milieu de choix, où les fermentations microbiennes n'attendent qu'une occasion pour se développer. Ces accidents locaux prennent d'ailleurs une large part de leur étiologie dans la manière dont l'enfant est nourri. M. Gibert, du Havre, a, par une statistique, montré que les stomatites, tout à fait exceptionnelles chez les enfants au sein, étaient, au contraire, d'une grande fréquence chez les sujets élevés au biberon.

Cela nous indique que la meilleure prophylaxie des accidents locaux de la première dentition réside dans une alimentation régulière et normale et aussi dans une propreté minutieuse et une antisepsie aussi active que possible de la cavité buccale. Le traitement des accidents infectieux procède des mêmes principes ; quant aux palliatifs apportés au prurit dentaire et à l'inflammation gingivale, ils sont très nombreux ; nous mentionnerons seulement quelques collutoires calmants : le sirop de belladone, la cocaïne, le chloroforme au centième et au cinquantième, la teinture d'opium au vingtième, le bromure de potassium au dixième, tous d'ailleurs inutiles et de peu d'action. L'incision des gencives, qui aurait des résultats si merveilleux et dont on a tant abusé, sera réservée pour les cas rebelles.

B. *Accidents généraux.* — Sous cette appellation, vague à dessein, nous groupons tous les accidents viscéraux variés et disparates que l'on rendait autrefois tributaires de la dentition. Ce sont des manifestations à distance, longtemps appelées accidents sympathiques, faute d'une pathogénie plus précise. Ces accidents généraux étaient de cinq ordres différents : hyperthermie, convulsions, manifestations cutanées, accidents respiratoires, phénomènes gastro-intestinaux.

La fièvre, pour certains auteurs, pouvait être très intense. Blachez l'aurait vue atteindre 41°9. D'autre part, Peter a affirmé avoir constaté, au moment de la percée des dents, une élévation locale parfois de deux degrés, sur la température normale. Les convulsions étaient de gravité variable, certaines aboutissaient à la mort. Cependant, du temps de Trousseau déjà, on sentait que l'on abusait dans l'étiologie de tous les accidents éclamptiques de la

[R. *MILLON.*]

raison dentition; l'illustre auteur enseignait que l'« éclampsie peut exister indépendamment de la dentition ». C'est M. Chaumier, de Tours, qui, en 1892 eut l'idée de proposer que ces accidents pouvaient bien n'être que la première manifestation d'un état pathologique du système nerveux, qu'il appela l'hystérie infantile. Ollivier, à l'Académie, adopta en partie ces idées et les défendit. Pour les affections des organes respiratoires, on signalait depuis un rhume de dentition jusqu'à des poussées asthmatiformes et congestives, survenant à chaque éruption de dent, en passant par toute la série des accidents spasmodiques : spasme de la glotte, faux croup, toux coquéluchoïde, etc. On décrivait une longue suite de dermatoses : feux de dents, érythèmes, prurigo, gourmes. L'impétigo, avec ses symptômes bien particuliers, « croûtes jaunâtres, formées par la dessiccation d'un ichore, qui suinte continuellement » (Blachez), était aussi une dermatose de dentition. On admettait même des ophtalmies, des otites de dentition. Enfin, ce qui était le plus grave, avec les convulsions, c'étaient les troubles digestifs, caractérisés par des vomissements et une diarrhée, qui, chaque année, faisaient périr des centaines de nourrissons.

Aujourd'hui, il ne reste plus rien de tout cela. On n'observe plus ni fièvre, ni diarrhée, ni bronchite, ni dermatoses de dentition, ou, du moins, dans toutes les maladies de ce genre, on ne rencontre plus, entre les troubles viscéraux et l'éruption dentaire, ce rapport étiologique, qui en a si longtemps imposé à nos devanciers. Débarrassé de ce point de vue faux, on pousse plus loin l'examen des petits malades, on approfondit le diagnostic et toujours on trouve à ces phénomènes une raison qui aurait échappé, si on s'en était tenu à l'hypothèse de l'influence de la dentition. Malgré tout le respect que nous avons pour nos prédécesseurs, nous sommes forcés d'admettre que presque tous les accidents, qu'ils mettaient sur le compte de la dentition, reposaient sur une erreur d'interprétation. En ce qui concerne les hyperthermies, la chose ne paraît plus faire de doute. La coexistence d'une éruption de dents avec une élévation considérable de la température n'était sûrement qu'une coïncidence. Quant aux manifestations pulmonaires de la dentition, ce sont elles qui ont été les premières à être abandonnées. Il y a, en effet, nous l'avons dit, des enfants qui sont continuellement en activité dentaire; si, à chaque quinte de toux, on leur regarde dans la bouche, on peut être sûr de trouver, si on veut s'en tenir à l'influence de la dentition, une explication de leurs symptômes. Mais, de là, à admettre entre la dentition et le phénomène pathologique une relation de cause à effet, il y a une distance qu'il ne nous est plus permis de franchir.

Il existe une considération sur laquelle on ne saurait appeler trop vivement l'attention, elle donne la raison de la plupart des accidents imputés faussement à la dentition, ou du moins la raison des troubles gastro-intestinaux, des convulsions et des dermatoses, c'est l'influence de la mauvaise alimentation et de l'élaboration irrégulière des substances digestives. Au premier rang figure la suralimentation, d'autant plus dangereuse qu'elle est presque générale; puis viennent toutes les perversions alimentaires : l'allaitement artificiel mal pratiqué, le sevrage précoce, l'addition prématurée d'aliments impropres, le défaut de propreté des accessoires et toutes ces mille causes qui retentissent, plus ou moins rapidement, sur le tube digestif, en y accumulant les substances nuisibles et les produits d'une digestion imparfaite. Quand on sait combien est direct le rapport qui existe entre l'alimentation et les troubles dyspeptiques, quand on admet que, neuf fois sur dix, les convulsions sont d'origine gastro-intestinale, quand on connaît tout le groupe énorme de dermatoses dues aux vices de la nutrition, on se rend compte que la plupart des accidents de dentition sont de purs phénomènes d'auto-intoxication. Voilà la véritable série étiologique des pseudo-accidents dentaires, voilà sur quoi doit porter, avant tout, l'attention médicale : au lieu de surveiller la bouche, on doit savoir ce qu'on met dans la bouche des enfants. Et, ce faisant, avec de la patience, et en rusant souvent avec les nourrices, on arrivera à se convaincre que, au début de toutes ces diarrhées, ces convulsions, ces dermatoses, qu'on serait tenté d'attribuer à la dentition, on trouve, dans l'hygiène alimentaire du sujet, un trouble, une erreur, une légèreté. Et l'inverse est vrai également, car il est exact que, chez les enfants sainement nourris, ces prétendus accidents de dentition n'existent jamais.

Et nous trouverions la preuve de ce que nous avançons dans les anciens auteurs eux-mêmes. Trousseau sentait si bien que les enfants élevés au sein exclusivement étaient à l'abri des accidents de dentition, qu'il exigeait que le sevrage ne soit pratiqué qu'après l'éruption des canines : « Déclarez, disait-il, que l'enfant doit téter jusqu'à seize dents. » Le même auteur nous fixe sur l'époque des accidents de dentition : il n'y a presque rien pour les deux premières dents, les troubles commencent avec les quatre suivantes, cependant les véritables accidents ne surviennent qu'à la fin de la première année. C'est que, dirons-nous, généralement, aux premières dents, l'enfant est encore au sein exclusivement, ce n'est qu'aux quatre suivantes que surviennent les additions prématurées au régime, et avec le sevrage coïncident les accidents sérieux et les plus grandes perturbations alimentaires. Blachez, un partisan convaincu des accidents de dentition, avait observé également l'influence de la nourriture. Mais M. Pamard, le dernier champion des théories abandonnées, l'avoue lui-même, quand il dit : « Tout enfant qui fait ses dents dans la saison chaude, est fatalement condamné, si on ne lui rend pas son alimentation naturelle, le lait ». Cet éminent auteur le sentait bien, lui aussi, que l'histoire des accidents de dentition, au fond, c'est une question d'alimentation.

Que si l'on vient nous dire, maintenant, que l'agacement, l'état d'irritation de la bouche, le nervosisme, les insomnies, empêchant l'enfant de téter régulièrement, déterminent une anomalie dans sa vie et provoquent un état d'infériorité de ses voies digestives et des troubles de l'élaboration des substances alimentaires ; qu'il s'établit, par suite, constipation, diarrhée, exaltation des ferments intestinaux, puis urticaire, strophulus, convulsions même, là nous serons tout à fait d'accord pour admettre l'influence de la dentition. « Si la dentition n'est pas la cause prochaine et directe de la diarrhée, il faut reconnaître qu'elle en est parfois la cause indirecte »

(Comby). C'est ce que M. A. Charpentier, qui fut pourtant à l'Académie un des défenseurs des accidents de dentition, a exprimé fort justement en disant : « L'enfant tétant mal, digère mal, de là ces diarrhées si fréquentes au moment de la dentition et qui constituent si bien une maladie réelle, que l'enfant peut succomber du fait seul de la diarrhée ». Ces accidents sont-ils si graves que le dit l'éminent accoucheur? Nous croyons que cela s'observait autrefois seulement alors que, abusé par le mot diarrhée de dentition, on attendait que la dentition ait passé, sans rien faire pour réparer l'erreur, ou remédier à l'écart du régime. Mais, la gravité de l'affection mise à part, nous sommes tout disposé à admettre, à ce degré, les accidents de dentition.

A quoi donc se réduit alors cette énorme question, que deviennent ces accidents généraux, ces troubles sympathiques, ces manifestations réflexes, toute cette série innombrable de méfaits, et ces coqueluches, et ces convulsions, et ces eczémas, et ces fièvres? *Dentes matribus detestatæ*, que n'a-t-on pas mis sur votre compte! mais aussi, combien n'en ont-elles pas fait mourir d'enfants, ces dents, non par les accidents qu'elles ont causés, mais par les idées fausses qu'elles ont fait naître. Vraiment, M. Magitot a raison : il est nécessaire de rayer, du cadre de la nosographie infantile, les accidents généraux de la dentition.

III. — ÉVOLUTION DE LA PREMIÈRE DENTITION

Après l'importance attribuée de tout temps à leur éruption, on est surpris de constater l'indifférence absolue que l'on a toujours professée pour les dents de lait, une fois qu'elles sont sorties de la gencive. On ne surveille pas les premières dents des enfants, et, sous prétexte qu'elles tomberont bientôt, on semble ne vouloir s'en occuper jamais. Il y a là, cependant, quelques points qui intéressent le médecin et l'hygiéniste, et nous appellerons l'attention sur l'aspect morphologique de ces dents, sur leur résistance, leurs maladies et leur mode de disparition.

Les dents de lait sont, en général, d'un volume assez considérable; leur direction n'est pas tout à fait semblable à celle des dents permanentes, elle est plus verticale; elles sont assez espacées l'une de l'autre et les deux incisives centrales, notamment, laissent, entre elles, une fente souvent assez considérable pour être la cause d'un léger vice de prononciation. Ces dents sont généralement lisses; leur bord inférieur arrondi, leur coloration assez souvent bleutée, sont l'indice de leur fragilité.

Elles portent quelquefois sur leurs faces des érosions, sur la valeur desquelles on a fait porter de sérieuses remarques. Ces accidents ne sont d'ailleurs pas spéciaux aux dents de lait, on les observe également sur les dents permanentes. Ils affectent quatre formes : en échancrure, en nappe, en escalier, en nid d'abeilles. L'érosion ne frappe jamais une seule dent; quand elle existe, elle se manifeste symétriquement sur la dent homologue du côté opposé. On a cherché à rattacher son origine à certaines affections ayant exercé leur influence pendant l'existence intrafolliculaire de la dent. On a incriminé certaines pyrexies de l'enfance (Fauchard, Mahon, Tomes, Broca), l'éclampsie (Magitot). On en a fait l'apanage de la syphilis et du rachitisme. Parrot croyait à l'influence exclusive de la syphilis, c'était une exagération manifeste; quant au rachitisme, si on veut bien examiner une série de rachitiques, aux différents âges, on se convaincra aisément qu'il est tout à fait inexact d'attribuer à cette affection une influence dystrophique sur la structure de la dent : la plupart des rachitiques ont de belles dents et, chez eux, les dents érodées ne sont pas plus fréquentes que dans la masse ordinaire des enfants.

Somme toute, il est impossible, à l'heure actuelle, de déterminer la valeur de l'érosion dentaire. Celle-ci est en rapport, évidemment, avec une altération du germe, mais l'époque à laquelle celle-ci s'est produite, et la cause qui l'engendra, ne peuvent être précisées. On avait espéré, de l'examen de ces accidents, déduire la valeur séméiologique de la première dentition; cela nous paraît impossible, les résultats fournis sont trop illusoires : la seule considération, à ce point de vue, qui ait de la valeur, c'est l'examen de la chronologie dentaire, et nous nous sommes efforcé de montrer précédemment qu'on en peut tirer d'utiles renseignements.

Les dents temporaires sont des dents fragiles, non seulement elles se brisent, mais aussi elles s'altèrent facilement. Chez bon nombre d'enfants, les dents se carient presque à la naissance; chez certains, les dents universellement cariées s'effritent de bonne heure et subsistent à l'état de chicots encastrés dans les gencives. Les raisons de cette fragilité ne peuvent être aisément déterminées; il n'est pas rare, toutefois, d'observer que, chez les ascendants, les dents étaient également de mauvaise qualité. Les dystrophies constitutionnelles, les pyrexies infectieuses, la syphilis paraissent, dans quelques cas avoir une action, mais ces rapports s'observent rarement d'une manière caractéristique. Le rachitisme, si longtemps incriminé, ne nous a pas paru avoir une influence bien nette; si certains rachitiques ont des caries précoces, chez le plus grand nombre, au contraire, les dents subsistent longtemps, sans altération.

On n'accorde, d'ordinaire, aucune attention aux caries des dents de lait. C'est un tort. Starck, de Heidelberg, a montré récemment que les dents cariées peuvent servir d'asile et de porte d'entrée aux bacilles de Koch ; il en est de même pour les autres espèces pathogènes. Les phlegmons périmaxillaires, consécutifs aux caries, sont loin d'être rares chez les enfants, et un certain nombre d'adénopathies cervicales chroniques sont, à notre avis, sous la dépendance de lésions cachées ou passées inaperçues du système dentaire. Des dentistes éminents ont appelé l'attention sur la nécessité de soigner ces caries, car elles sont curables. Leur traitement, cependant, est un peu différent de celui des dents des adultes : il ne faut pas vouloir trop bien faire. M. Henry Didsbury pense que, dès que la lésion est assez grande et sur le point de devenir pénétrante, il faut s'abstenir de la rugine et du tour, se contenter d'un à peu près, qui vide la cavité et l'aseptise. Si la carie est pénétrante, dans la crainte de voir des accidents plus graves survenir, il est souvent préférable de s'abstenir de toute obturation. Ceci montre combien il est donc utile que ces caries soient traitées de bonne

[R. MILLON.]

heure, et pour arriver à ce résultat il faut que la bouche des enfants soit visitée fréquemment.

Les dents temporaires sont expulsées progressivement vers l'âge de 6 à 12 ans; leurs racines sont le siège d'une ostéite raréfiante, à la production de laquelle la présence des dents sous-jacentes prend une certaine part. Cependant, chez quelques sujets, on note des dents temporaires qui subsistent longtemps, même pendant toute la vie. Ces dents persistantes, longtemps considérées comme un signe de vigueur, ne doivent être conservées que lorsque la dent antérieure fait défaut; autrement, elles ne font que déranger la symétrie des pièces permanentes et demandent à être enlevées, dès que la dent de remplacement fait son apparition. L'orthodontie n'est, en effet, pas uniquement une chose de luxe et d'esthétique, elle est nécessaire pour la mastication régulière des aliments, l'hygiène de la bouche et la prophylaxie des caries précoces.

Si quelques dents de lait sont persistantes, le contraire est beaucoup plus fréquent. Beaucoup d'enfants perdent leurs dents avant que la pièce correspondante ait fait éruption. Les faits de ce genre ne sont pas avantageux : une dent qui disparaît prématurément provoque un arrêt de développement du maxillaire à ce niveau et une résorption alvéolaire qui peut gêner le développement de la dent de remplacement ou qui, en tout cas, lui occasionnera une déviation plus ou moins sensible. Pour ces raisons, il ne faut pas se hâter d'extraire les dents de lait, même cariées. L'arrachement s'impose évidemment, si la dent, détruite jusqu'à la couronne, ne subsiste plus qu'à l'état de chicot et surtout si des esquilles irrégulières déchirent la gencive ou la joue. Mais, si la carie peut être soignée et surveillée, si elle n'occasionne ni douleur, ni accidents de voisinage, il vaut mieux, pour l'harmonie des dents futures, la conserver. Inversement et par l'application de principes analogues, il est nécessaire de supprimer toute dent temporaire, dès que l'on voit la dent permanente saillir dans son voisinage. M. Sauvez recommande de pratiquer l'extraction des débris de dents temporaires avec le plus grand soin et une certaine douceur, de façon à ne pas léser la dent permanente sous-jacente, dont les chapeaux de dentine et d'émail sont très fragiles à ce moment.

DENTS PERMANENTES

Les premières dents permanentes paraissent vers la sixième année : ce sont les premières grosses molaires. C'est à elles que l'on a donné le nom de dents de 6 ans. Ensuite, apparaît toute la série des dents de remplacement : les incisives médianes percent vers 6 ans, les latérales à 8, les prémolaires se montrent peu après, avant les canines; celles-ci ne sortent guère avant 11 ou 12 ans. C'est vers cette époque que font éruption également les deuxièmes grosses molaires ou dents de 12 ans. Enfin la dentition se complète par les dents de sagesse, mais celles-ci, se montrant entre 18 et 25 ans, ne rentrent plus dans le cadre de cette étude.

L'expulsion des dents de lait et leur remplacement par les pièces correspondantes se font généralement d'une façon naturelle et sans bruit. Contrairement à ce qui se passe pour la première dentition, on n'a jamais pour les dents permanentes signalé d'accidents d'éruption. Il en existe pourtant. Ce ne sont, il est vrai, que des troubles locaux : une poussée de gingivite et d'intensité minime, mais celle-ci, d'après M. Magitot, peut prendre une certaine importance, lorsque plusieurs groupes de dents font éruption simultanément. Il se produit alors une véritable gène dans les fonctions de la bouche et, de cette inaction, résulte un amas immédiat de mucosités et de tartre, dont la présence devient alors une cause nouvelle de gingivite. Cette affection pourrait être assez intense pour dégénérer en stomatite et même devenir ulcéreuse.

A part ces accidents, rares d'ailleurs, les dents de remplacement ne présentent pas, au point de vue médical, une importance particulière. Il n'en est pas de même pour les grosses molaires; leur éruption peut être la cause d'accidents graves, et, quant à la dent de 6 ans, sa structure et sa configuration la prédisposent à des lésions sur lesquelles il est nécessaire d'appeler l'attention.

La dent de 6 ans est une dent très remarquable : c'est la plus forte des grosses molaires, et celle de la mâchoire inférieure est la plus grosse de toutes les dents. Cela indique, *a priori,* que son éruption sera, dans quelques cas, difficile et propre à susciter des accidents. Ceux-ci, longtemps ignorés, ont été signalés par M. Magitot. Ce sont des lésions de la muqueuse le plus souvent, mais ils peuvent aussi envahir le périoste ou les ganglions de la région. La gingivite débute, presque toujours, par le capuchon de muqueuse qui reste appliqué sur la face triturante de la molaire et qui est le siège de contusions répétées. Le plus souvent bénigne, cette affection peut se compliquer par infection et devenir phlegmoneuse ou ulcéreuse (Frey). Quand l'inflammation s'étend au maxillaire, elle n'est souvent qu'une conséquence et une propagation des lésions de la muqueuse, mais elle peut aussi déterminer des accidents sérieux, avant même que le capuchon gingival ait été érodé et la dent mise à découvert. La périostite, qui se produit dans l'un et l'autre cas, peut aller jusqu'à l'établissement d'une collection purulente et d'une dénudation étendue de l'os. Cette affection s'accompagne alors d'adénopathie, de trismus et de symptômes généraux, de sorte que M. Cruet a pu, très justement, assimiler les accidents d'éruption de la dent de 6 ans à ceux causés par la dent de sagesse.

Ces accidents d'éruption, signalés récemment et d'une manière de plus en plus fréquente dans l'histoire des premières grosses molaires, sont beaucoup plus rares quand il s'agit des deuxièmes grosses molaires. Ils existent néanmoins avec des symptômes presque analogues.

On voit donc qu'à ce seul point de vue les dents de 6 et de 12 ans sont dignes de fixer l'attention médicale. En ce qui concerne la première, son évolution postérieure présente encore quelques particularités remarquables.

En effet, la première grosse molaire permanente joue un rôle de premier ordre dans l'architecture dentaire : c'est elle qui a le plus d'efforts à supporter, et qui, pendant la période de remplacement des dents temporaires,

[R. *MILLON.*]

maintient, presque seule, l'articulation des mâchoires (Andrieu). Malheureusement, cette dent est d'une fragilité toute particulière. Sa densité est inférieure à celle de toutes les dents permanentes (Galippe), et, d'ailleurs, sa constitution histologique et son développement tendent à montrer qu'elle est une forme de transition, se rapprochant plus des dents de lait que des dents d'adultes (Goodsiz). Aussi, Andrieu a-t-il pu établir, par une statistique considérable, que la première grosse molaire est la dent la plus sujette à la carie : à l'âge de 12 ans, la proportion des dents de 6 ans cariées atteint près de 75 pour 100. Circonstance aggravante : la carie de cette dent est rapidement envahissante et elle a une tendance déplorable à la récidive.

Les caries des grosses molaires, comme celles de toutes les dents permanentes d'ailleurs, présentent, eu égard à l'hygiène de la bouche, le même intérêt que nous signalions en parlant des pièces de première dentition. Elles peuvent devenir le point de départ d'accidents septiques : abcès alvéolaire, périostite, fistule mentonnière, adénite, et c'est ici, plus que jamais, le lieu de signaler combien est grande la part qui revient aux lésions dentaires ignorées dans l'étiologie des adénopathies cervicales persistantes de l'enfance.

Plus que toutes les autres, la dent de 6 ans est à surveiller ; non seulement sa carie est plus fréquente, mais elle est moins facilement curable. Aussi, s'appuyant sur toutes ces considérations, un certain nombre de dentistes, M. Pietkiewicz notamment, ont préconisé, en principe, l'extraction de la dent de 6 ans, pour donner de la place, dans les cas de dentition irrégulière, pour faciliter l'issue de la dent de sagesse et pour en prévenir la carie.

Enfin, M. Frey a insisté, très justement, sur la propagation des inflammations de la dent de 6 ans supérieure au sinus maxillaire. Les racines de cette dent, en effet, surtout la racine antéro-externe, sont en rapport immédiat avec le bord inférieur de l'antre d'Highmore. C'est, d'ailleurs, aussi par l'alvéole de la première grosse molaire que, dans les cas d'empyème du sinus, on donne généralement passage au pus.

Telles sont les considérations générales qui président à l'évolution de la dentition, depuis la naissance jusqu'à l'adolescence, et l'esquisse brève des accidents qu'elle peut occasionner. Sans entrer dans l'art dentaire pur, on voit qu'il y a là des connaissances qu'on ne peut négliger en médecine infantile, et des indications dont on peut bien souvent tirer d'utiles enseignements.

INDEX BIBLIOGRAPHIQUE DES AUTEURS CITÉS

Serres. *Nouvelle théorie de la dentition* (Paris, 1817). — Trousseau. *Gaz. des hôp.* (1848). — Blot. *Bull. Soc. Chir.* (1868). — Politzer. *Wien. med. Wochensch.* (1874). — Tomes. *Philos. transact. Lond.* (1865). *Manual of Dental Anatomy* (1876). — Fleischmann. *Klin. der Pædiatrik. Wien.* (1877). — Magitot. *Arch. gén. de méd.* (1880). — *Dict. Encyclop.* Art. Dentition (1882). — Blachez. *Dict. Encycl.* Art. Dentition (1882). — Lévèque. *Thèse Paris* (1881). — Parrot. La syphilis dentaire (*Congrès de Reims*, 1880). — Rattier. L'érosion dentaire (*Thèse Paris*, 1879). — Andrieu. *La dent de six ans* (1887). — Comby. *Arch. gén. Méd.* (1888). — Gibert, Chaumier, Pamard, Charpentier. *Comptes rendus Acad. Méd.* (1892). — Poinsot. *Accidents de la première dentition* (1895). — Didsbury. *Journal de méd. de Paris* (1896). — Léon Frey. *Thèse Paris* (1896). — Cruet, Pietkiewicz. *Comptes rendus Société de Stomatologie.*

III

BEC-DE-LIÈVRE

PAR LE Dʳ A. BROCA

On observe à la face des vices de développement fort variés, fort intéressants à étudier : seuls ceux qui ont un intérêt en pratique courante vont m'occuper ici. C'est dire que je vais me borner à la description des fissures labio-buccales, et que même une seule d'entre elles va comporter quelques détails.

Cette fissure banale porte en langage ordinaire le nom de *Bec-de-lièvre* : et l'usage a prévalu d'appliquer cette dénomination à toutes les fissures labiales, même quand elles ne communiquent en rien à la lèvre fendue l'aspect d'une lèvre de lièvre.

Pathogénie. Etiologie. — Les fissures faciales sont de deux ordres : les unes, rares, sont produites en des points quelconques par des brides amniotiques ; les autres sont de siège typique, et sont dues à un arrêt de développement des bourgeons faciaux.

On sait, en effet, que la face se développe aux dépens de bourgeons mésodermiques qui, partis de la base du crâne, convergent autour de la cavité bucco-nasale, puis se soudent et ne laissent béants que l'orifice buccal et les narines. De chaque côté naît, en arrière, un *arc mandibulaire* qui se subdivise en deux arcs superposés : l'arc maxillaire inférieur arrive jusqu'à la ligne médiane où, au 25ᵉ jour de la vie embryonnaire, il se soude à son congénère du côté opposé ; l'arc maxillaire supérieur, au contraire, ne va pas jusqu'à la ligne médiane, au niveau de laquelle descend un bourgeon frontal, bifurqué en bas en quatre bourgeons nasaux, deux de chaque côté. Entre les deux arcs maxillaires existe la fente intermandibulaire, dont l'orifice buccal est le reste ; de chaque côté la narine, reste de la fossette olfactive est limitée par les bourgeons nasaux, interne et externe.

C'est de la 5ᵉ à la 9ᵉ semaine que, allant de la surface vers la profondeur, a lieu la coalescence des parties constituantes de la lèvre supérieure ; plus tard, par conséquent, qu'à la lèvre inférieure, et cela nous explique pourquoi les fissures de la lèvre supérieure sont de beaucoup les plus fréquentes, au point d'être à vrai dire les seules chirurgicales : lorsqu'un arrêt de développement frappe un fœtus à l'âge où la lèvre inférieure n'est pas encore soudée, il a coutume de provoquer des lésions incompatibles avec la vie.

Il est inutile d'insister pour faire comprendre qu'entre les bourgeons non soudés on peut observer aux lèvres les fissures suivantes :

Au massif maxillaire supérieur : le bec-de-lièvre vulgaire (fissure située sous la narine); le colobome (fissure en dehors de l'aile du nez); la fissure médiane ;

A la commissure, la fissure génienne ;

Au massif maxillaire inférieur, la fissure médiane inférieure;

Cette nomenclature suffit pour faire voir que ces fissures sont dues à un arrêt de développement.

Mais quelles sont les causes de cet arrêt de développement? Nous devons négliger toutes les hypothèses émises par les auteurs anciens ; et nous devons avouer que nos connaissances étiologiques sont encore bien rudimentaires. Quelques faits, pourtant, sont acquis et, par exemple, il est des cas où l'écartement persistant des bourgeons non soudés semble bien devoir être rapporté à l'action mécanique d'une tumeur située en regard de la fente, d'une bride amniotique insérée sur cette fente ou tout près d'elle, etc.

Ces lésions, les brides amniotiques en particulier, sont la règle pour les fissures graves, profondes. Mais elles sont exceptionnellement constatées dans les cas chirurgicaux, cas légers, naturellement, pour lesquels a suffi, sans doute, une cause légère, disparue sans laisser de traces. Cette cause tient peut-être parfois à des perturbations d'ordre général : l'hérédité n'est pas rare ; il est admissible qu'un coup reçu par la mère sur le ventre, une émotion brusque puissent retentir sur le développement de l'embryon, pourvu que ces causes aient agi à une époque où les bourgeons ne sont pas encore soudés ; la syphilis héréditaire entre probablement en jeu dans certains cas.

Pourquoi le bec-de-lièvre ordinaire de la lèvre supérieure est-il plus fréquent à gauche et dans le sexe masculin? Le mieux est de constater le fait en avouant notre ignorance.

Variétés. — Je dois d'abord mentionner quelques *caractères généraux*.

Toutes ces fissures partent de l'orifice buccal : dans un premier degré elles fendent la lèvre seule ; *prolongées*, elles s'étendent plus ou moins loin, soit vers la face, soit vers le cou. Cette prolongation a souvent lieu sous forme non point de fissures, mais de lignes cicatricielles, plus ou moins saillantes, ou au contraire déprimées. Ces lignes peuvent même être, avec une légère encoche labiale, la seule marque du trouble de développement : c'est ce que l'on a désigné sous la dénomination vicieuse de *guérison intra-utérine du bec-de-lièvre*.

Je viens de parler des parties molles : d'autre part, toutes ces fissures sont capables de dépasser l'épaisseur de la lèvre et d'entamer, à une profondeur variable, le squelette sous-jacent. Le bec-de-lièvre est dit *simple* quand il ne fend que la lèvre ; il est *complexe* lorsque le squelette est atteint.

BEC-DE-LIÈVRE VULGAIRE. — Le bec-de-lièvre vulgaire est une *fente bucco-nasale*, située juste au-dessous de la narine. Cette fente siège le plus souvent à gauche. Elle occupe une hauteur variable de la lèvre, depuis la simple encoche du bord libre, jusqu'à remonter dans la narine. Les deux bords ont l'aspect des lèvres normales : une muqueuse rouge, légèrement éversée, s'y continue avec la peau en un ourlet net et régulier. Le bord interne est vertical. l'externe est oblique en bas et en dehors ; tous deux se continuent avec le bord inférieur de la partie correspondante de la lèvre par un angle arrondi, droit pour l'interne, obtus pour l'externe. Entre eux est un espace en V renversé, dû à un simple écartement et non à une perte de substance ; cet écartement augmente par le rire, les pleurs, diminue quand le sujet fait la moue ou un mouvement de succion (fig. 1).

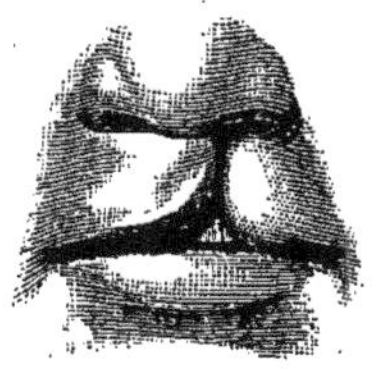 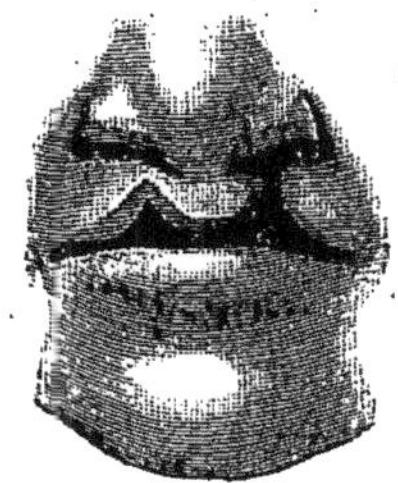 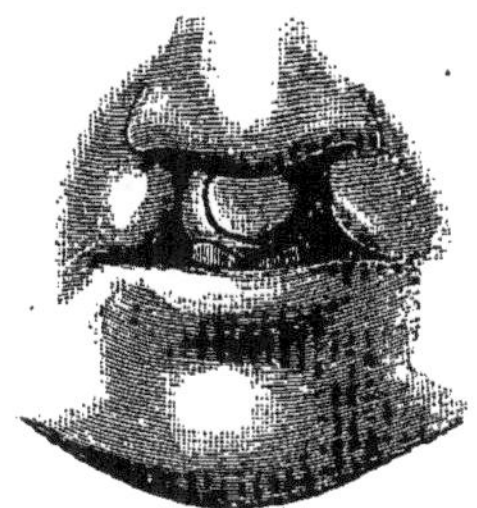

Fig. 1, 2, et 3. — Les degrés du bec-de-lièvre : simple, unilatéral ou bilatéral.

Quand la fissure est étendue, il est de règle que ses bords soient fixés à la gencive correspondante chacun par un repli muqueux, fort important au point de vue opératoire. De plus, la narine est très souvent aplatie, élargie, moins il est vrai que dans le bec-de-lièvre complexe, mais déjà suffisamment pour qu'on doive s'en préoccuper au moment de la restauration plastique.

La fissure labiale est *unilatérale* ou *bilatérale*; dans ce dernier cas, presque toujours elle est complexe. Entre les deux fentes, parfois asymétriques (fig. 2), d'un bec-de-lièvre bilatéral, existe un *tubercule charnu*, volontiers trop court pour recouvrir les dents (fig. 3).

Passons sur la rare *fissure prolongée*, qui ouvre la narine vers la joue, et signalons les *lésions du squelette* : sous la lèvre externe de la fissure, le maxillaire est d'ordinaire atrophié, d'où une encoche du rebord alvéolaire, et quelquefois la partie interne du rebord est saillante en un volumineux *promontoire*, en sorte que ce bec-de-lièvre, simple anatomiquement, devient opératoirement complexe (fig. 4).

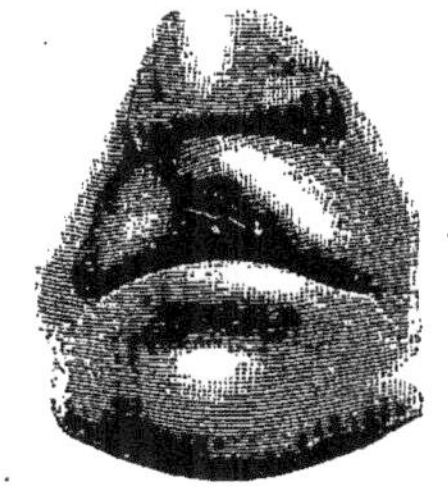

Fig. 4. — Bec-de-lièvre simple avec saillie du promontoire.

Le vrai *bec-de-lièvre complexe* est celui où la fissure divise les parties dures : au bord alvéolaire, elle est oblique en arrière et en dedans, jusqu'au trou palatin antérieur, et à partir de là elle se redresse pour longer d'arrière en avant la cloison nasale d'un seul (fissure unilatérale), ou des deux côtés (fissure bilatérale).

Pendant longtemps on a admis sans conteste, avec Gœthe, que la fissure divisait le bord alvéolaire entre l'intermaxillaire et le maxillaire, c'est-à-dire entre l'incisive latérale et la canine. Cette disposition n'est en réalité jamais observée : de chaque côté, il y a deux intermaxillaires, interne et externe.

[A. BROCA.]

porteurs chacun d'une incisive; c'est entre les deux os, entre deux incisives par conséquent, que passe la fissure. Toujours existe en dehors de cette fissure une *incisive précanine*. Ce qui prête parfois à l'erreur, c'est que presque toujours (et cela même dans le bec-de-lièvre simple) il y a une

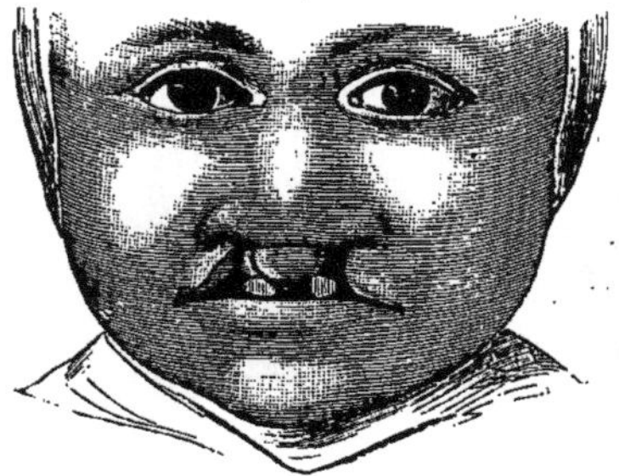

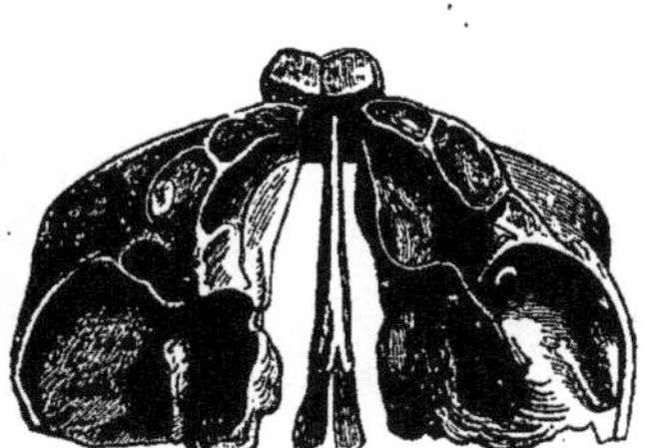

Fig. 5. — Tubercule médian à deux incisives. Fig. 6. — Dissection du rebord alvéolaire.

incisive supplémentaire, par division du germe de l'incisive latérale; c'est que, d'autre part, ces deux demi-incisives, bordant la fissure de chaque côté, sont mal développées, contenues dans des alvéoles membraneux et se flétrissent, pour ainsi dire, peu après la naissance.

Il est à remarquer qu'une fissure palatine bilatérale peut faire suite à une fente labio-alvéolaire unilatérale. Parfois la seconde fissure palatine (celle du côté de la lèvre saine) n'entame que la partie postérieure de la voûte.

Le *bec-de-lièvre complexe bilatéral* total est celui que l'on appelle *gueule-de-loup*. Il est formé de deux fentes, coudées en un angle obtus ouvert en dehors. Entre ces deux fentes est le *tubercule osseux*, porteur typiquement de deux incisives, mais souvent de trois ou quatre incisives. Ces dents surnuméraires font que ce tubercule est souvent fort large; les latérales sont en général mal rangées. De plus, ce tubercule est d'ordinaire fort proéminent, jusqu'à être presque appendu sous le lobule du nez, la sous-cloison disparaissant. Il est constitué par les deux intermaxillaires internes accolés et sa proéminence est due à l'allongement des apophyses palatines de ces intermaxillaires. Les narines sont aplaties, la face entière est élargie.

Les *fissures complexes partielles* sont *antérieures* ou *postérieures*. Les *antérieures*, qui prolongent plus ou moins loin en arrière une fente labiale, sont tout à fait exceptionnelles. Les *postérieures* entament la luette, et à partir de là se portent plus ou moins loin en avant : tous les degrés existent, de la simple encoche alvéolaire à la fissure bilatérale, allant jusqu'au trou palatin antérieur. La fissure osseuse est alors en général unilatérale, mais elle peut bien être bilatérale. Il est usuel que dans les divisions complètes du voile le bord postérieur de la voûte osseuse subisse une échancrure plus ou moins marquée. A un degré moindre, une autre lésion assez intéressante se constitue. Dans quelques cas, en effet, il y a absence des parties osseuses, les parties molles étant normales et ne présentant qu'une légère division de la luette, et un tissu fibreux revêtu de muqueuse comble le vide plus ou moins étendu, généralement triangulaire à bord postérieur, de la lame osseuse.

On peut observer la *coexistence de ces fissures* antérieure et postérieure :

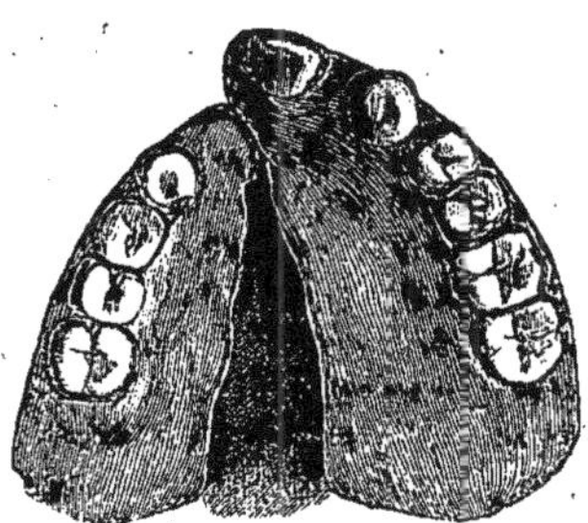
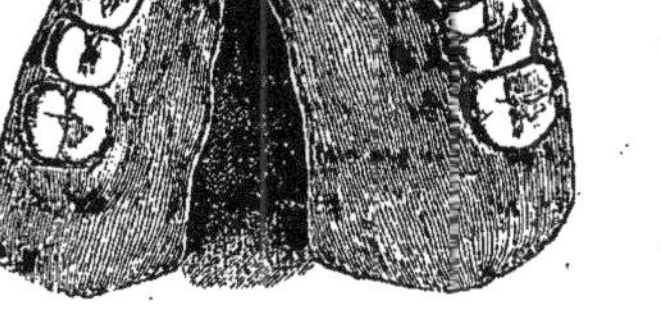

Fig. 7. — Fissure palatine unilatérale.

Fig. 8. — Fissure palatine bilatérale.

Chrétien a vu, la partie moyenne étant intacte, une fissure antérieure et une postérieure coexister avec une division de la lèvre et du voile du palais.

Les *perforations congénitales* sont assez rares pour qu'on ait pu les révoquer en doute ; cependant, j'en ai observé deux exemples, dont un chez un enfant que j'ai opéré de bec-de-lièvre.

VARIÉTÉS RARES. — Je me bornerai à mentionner : 1° Le *colobome de la lèvre supérieure*, qui divise les parties molles de façon à se prolonger en dehors de la narine, qui reste close ; il fend le squelette entre l'intermaxillaire et le maxillaire, jusque dans la gouttière lacrymale.

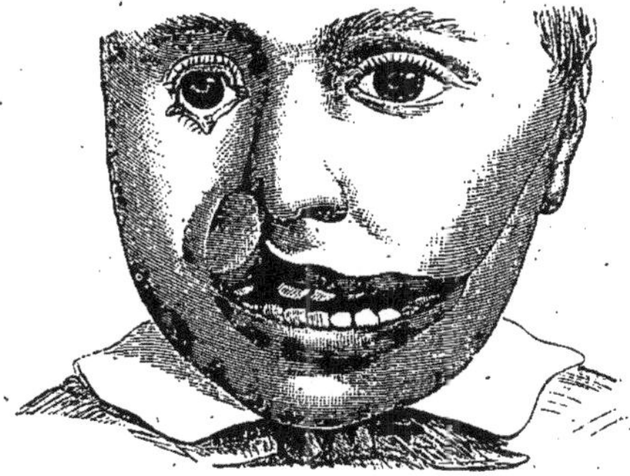
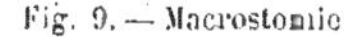
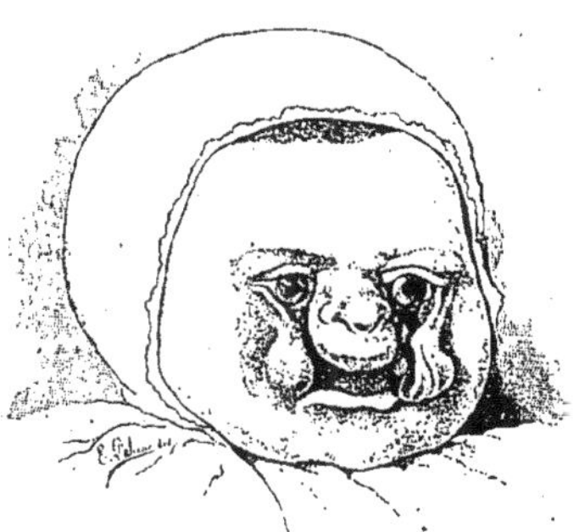

Fig. 9. — Macrostomie.

Fig. 10. — Colobome bilatéral.

2° Le *bec-de-lièvre médian supérieur*, assez exceptionnel pour qu'on l'ait nié.

3° La *macrostomie*, ou fissure commissurale, horizontale jusqu'au masséter, et de là se recourbant pour se prolonger en avant du tragus. Chez ces sujets, les malformations de l'oreille, les appendices préauriculaires semblent fréquents.

4° La *fissure médiane de la lèvre inférieure.*

5° Les *fistules congénitales* de la lèvre inférieure sont une malformation rare, à peu près constamment associée au bec-de-lièvre de la lèvre supérieure, soit chez le sujet lui-même, soit chez ses ascendants ou collatéraux.

Pronostic. — Le bec-de-lièvre simple, unilatéral, n'a en général aucune conséquence sérieuse. Il n'entrave pas la succion et l'enfant s'élève aisément au sein ou au biberon.

Il en est de même pour la fente du voile du palais seul, et de plus cette fente ne gène pas la déglutition. A titre d'exception, je signalerai les faits de Dieffenbach, d'Ad. Alt, où les deux moitiés du voile, rabattues sur les trompes d'Eustache, les ont oblitérées, d'où la surdi-mutité acquise. Mais presque toujours le seul inconvénient de ces fissures est le nasillement.

Au contraire, la fissure labio-palatine, surtout quand elle est bilatérale, est une malformation grave, qui menace souvent et rapidement l'existence. Quelquefois, lorsque la fente est unilatérale et étroite, la succion est possible; mais en général il n'en est pas ainsi, et l'on est forcé d'élever ces enfants à la cuiller. La déglutition est entravée, les fosses nasales et la bouche forment une sorte de cloaque, et les mucosités nasales, d'autant plus sécrétées qu'il y a presque toujours du coryza chronique, passent constamment dans la cavité buccale. Pour nourrir ces enfants, il faut un soin extrême; or souvent la mère ou la nourrice négligent volontiers un être monstrueux qui leur répugne, et c'est une cause de plus pour que ces enfants à fissure complexe totale fournissent une mortalité considérable.

Si le sujet survit, il restera très difforme, et de plus la mastication et la déglutition seront gênées, les actions de siffler, de souffler seront presque impossibles. Chrétien a fait voir que l'olfaction est diminuée, ce qui est sans doute en rapport avec l'existence à peu près constante d'un coryza chronique. La phonation sera rendue vicieuse par un nasillement intense, et souvent même certaines lettres, dites linguo-palatines, ne pouvant être prononcées, elle sera extrèmement indistincte, presque incompréhensible. Un fait assez remarquable est que ce nasillement existe, quelquefois même à un haut degré, chez des sujets où, avec une insignifiante bifidité de la luette, on constate un simple défaut d'ossification de la voûte palatine, la muqueuse étant intacte.

Les fissures prenant toute la largeur de la joue ou toute la hauteur de la lèvre inférieure s'accompagnent d'un symptôme spécial : l'écoulement continu de la salive, capable même d'être une cause de dépérissement.

Traitement. — Toutes ces fissures faciales ont un traitement commun : il faut aviver leurs lèvres et les rapprocher par la suture, après avoir pratiqué les libérations nécessaires pour que l'affrontement se fasse sans tension. Mais il va sans dire que si, pour toutes ces malformations, le principe chirurgical fondamental est le même, le manuel opératoire est essentiellement différent, et d'autre part, il existe, relativement à l'âge où il faut intervenir, des indications thérapeutiques toutes spéciales, selon qu'on doit restaurer les parties molles seules, le rebord alvéolaire ou la voûte palatine. Je vais envisager

successivement ces trois cas, mais en ne m'occupant qu'accessoirement du
manuel opératoire, qui ressortit aux traités spéciaux de chirurgie.

BEC-DE-LIÈVRE. — La *restauration des parties molles* est proprement
le traitement du bec-de-lièvre. On sait bien, depuis Louis, qu'il n'y a pas de
perte de substance, mais qu'il s'agit uniquement de « rafraîchir les bords de
la division pour en faire une plaie susceptible d'être unie ». L'avivement doit
se pratiquer exclusivement à l'instrument tranchant ; on lui associera, *faits
de même au bistouri*, de larges débridements des freins muqueux, pour
bien mobiliser la lèvre sous la narine et vers la branche montante. La suture
que je préconise est la suture à points séparés, aux crins de Florence, prenant 2/3 de l'épaisseur de la lèvre et consolidée par deux ou trois points à la
face muqueuse. Si on suture exactement la narine bien libérée, l'épingle de
Philips et la serrefine de Guersant sont inutiles. Comme pansement, quelques
flocons d'ouate imbibés de collodion ou de stérésol. Les fils sont coupés au
cinquième jour, l'enfant étant chloroformisé pour éviter toute traction intempestive.

Pour le manuel opératoire, je me bornerai à dire qu'il faut, si l'on veut
éviter l'encoche, employer un *procédé à lambeau* : aux fentes étroites con-

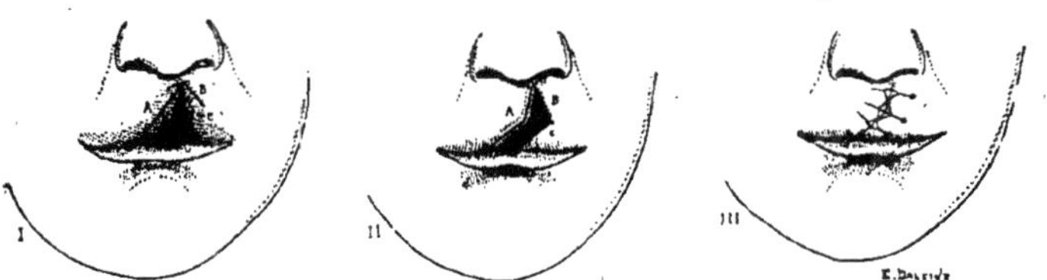

Fig. 11. — Procédé de Mirault pour restaurer la lèvre.

vient l'unique lambeau de Mirault ; aux fentes larges (mais très exceptionnellement puisque jamais je n'en ai eu besoin) le double lambeau de Clémot.
Celui-ci sert surtout pour les fissures bilatérales : on taille alors ce lambeau
sur chacune des lèvres externes et on suture tout autour du tubercule charnu
avivé. Il ne faut jamais réséquer le tubercule médian. Les figures ci-jointes
suffisent à faire comprendre ces quelques lignes.

L'opération réussit presque toujours, et même lorsque la réunion immédiate échoue, le résultat n'est généralement pas nul, car la plaie guérit par
seconde intention, par le mécanisme des plaies angulaires. Il est vrai qu'alors
il persiste une encoche disgracieuse mais facile à opérer. Les causes de
l'échec sont multiples : la désunion peut être purement mécanique, due aux
cris de l'enfant, mais cette éventualité est rare. A l'ordinaire, le défaut
d'union est dû à l'infection de la plaie, qui se met à suppurer. C'est ainsi
que l'existence d'un coryza antérieur, dont les mucosités coulent constamment sur la lèvre, est une cause d'échec, et doit dès lors faire remettre
l'opération.

Ainsi, l'opération est presque toujours efficace. En outre, elle est
presque toujours d'une bénignité extrême ; mais ici il faut établir une distinc-

tion. Les tout jeunes enfants supportent mal, en effet, les pertes de sang, et de là des discussions, fort anciennes déjà, sur l'âge où il convient d'opérer le bec-de-lièvre. Il n'est pour ainsi dire pas d'âge, de un jour à quatre ou cinq ans, qui n'ait été donné par quelque chirurgien comme l'âge d'élection. On est aujourd'hui d'accord pour admettre qu'un débat général n'a pas sa raison d'être; la conduite à tenir dépend de l'état des lésions et de la santé générale. Pour ne pas opérer un nouveau-né, les seuls arguments sont l'hémorragie et la durée de l'intervention. Or, quoi de moins sanglant et de plus rapide que la restauration de l'encoche labiale simple? On est donc parfaitement en droit d'intervenir dans ces conditions, même chez un enfant de quelques jours, même pour une fente bilatérale, pourvu toutefois que l'enfant soit bien vigoureux, bien nourri, bien soigné. Mais je me range parmi les chirurgiens qui, pour supprimer ces appréciations parfois délicates, posent comme règle d'attendre jusque vers le troisième mois, à moins que les parents ne leur forcent la main. A partir de cette date, sur un enfant solide, je répare la lèvre même quand je dois faire de larges débridements, abattre le promontoire, voire refouler le tubercule médian.

Bord alvéolaire. — Lorsqu'il n'y a pas de projection en avant du promontoire ou du tubercule osseux, il n'y a pas à s'occuper du rebord alvéolaire : on restaure simplement la lèvre, et cela fait, la fissure alvéolaire, généralement étroite dans ces circonstances, s'oblitère d'elle-même ou à peu près. Il ne restera plus qu'à opérer la fissure palatine.

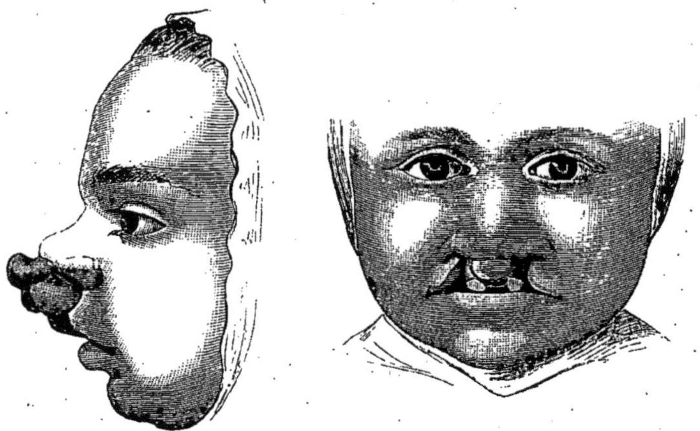

Fig. 12 et 13. — Bec-de-lièvre bilatéral complexe, avec ou sans saillie du tubercule médian.

Lorsqu'il existe une *saillie osseuse du promontoire*, on abat à la pince coupante cet angle saillant. Si avec cette saillie il y a une *fente alvéolaire*, le plus simple semble être d'agir de même : en réalité c'est une mauvaise pratique. Il faut refouler dans la fissure l'intermaxillaire interne, soit par simple pression avec les pouces s'il ne résiste pas trop, soit, chez les sujets un peu âgés, après ostéotomie du bord alvéolaire et de la cloison nasale. Dans le bec-de-lièvre bilatéral, le tubercule osseux peut quelquefois être simplement refoulé, mais presque toujours on aura d'abord pratiqué une résection triangulaire de la cloison. Promontoire ou tubercule seront fixés au bord alvéolaire postérieur par un point de suture osseuse, qui n'est d'ailleurs pas indispensable.

Je viens de dire que je n'hésite pas à soumettre à ces opérations les enfants au-dessus de 3 mois, quand ils me paraissent vigoureux.

Urano-staphylorraphie. — La restauration autoplastique du palais et du voile a pris définitivement le pas sur la prothèse. Celle-ci n'est indiquée que pour les fissures d'une largeur tout à fait exceptionnelle, avec atrophie des lames palatines; pour les fissures opérées sans succès, avec déchirure ou gangrène des lambeaux. Elle peut donner de bons résultats, mais en moyenne la phonation reste plus défectueuse qu'après l'urano-staphylorraphie.

Le seul procédé actuellement conservé d'urano-staphylorraphie est le procédé en double pont de Baizeau-Langenbeck, tel qu'il a été perfectionné par Trélat. On doit le pratiquer en une seule séance.

Les soins consécutifs ont une grande importance dans la réussite. L'opéré doit garder un silence absolu, ne se nourrir d'abord que de boissons, puis de bouillies. Mais pour obtenir un succès certain, il faudrait être en mesure d'assurer l'antisepsie buccale. Sans cela on est toujours exposé à voir la suture échouer en totalité ou en partie, ou les incisions libératrices suppurer abondamment et rester fistuleuses, ou même les lambeaux se sphacéler. La désunion partielle laisse après elle une perforation presque toujours opérable. La désunion totale laisse le champ libre à une seconde intervention, mais la gangrène oblige à recourir à la seule prothèse. Elle est rare, d'ailleurs. Les lavages avec des solutions de naphtol, d'acide borique, de chloral ne sont pas toujours maîtres de cette infection; quand apparaît l'exsudat diphthéroïde, on ne l'enraye guère en touchant la ligne blanchâtre avec un antiseptique, le naphtol camphré par exemple. Peut-être la désinfection préalable et prolongée des fosses nasales — chez ces sujets où le coryza est si fréquent — jouerait-elle un rôle important.

Le succès opératoire, qui est à peu près constant, donne aux patients un bénéfice immédiat considérable : le cloaque naso-buccal est supprimé, la déglutition, la mastication, la succion deviennent normales. Mais ce n'est pas assez pour l'opéré et pour son entourage : ils ne sont réellement satisfaits que si la phonation redevient distincte. Or, à cet égard, il ne faut pas se laisser entraîner à des promesses trop optimistes; il faut savoir que souvent la phonation reste défectueuse, que toujours même elle le restera si l'enfant ne s'astreint à une éducation post-opératoire minutieuse. La persistance du vice de prononciation provient de la conformation vicieuse de tout l'appareil de résonnance, du palais et du naso-pharynx, de la bouche et des fosses nasales. On supprime un des éléments, le principal il est vrai, la fissure palatine, mais on ne restitue pas aux cavités voisines une configuration normale. Néanmoins si, par des exercices bien dirigés, on apprend au sujet à se

[A. BROCA.]

bien servir de cet outil défectueux, on obtiendra des résultats remarquables.

On discute sur l'*âge où il convient d'opérer*. Avant l'emploi de la méthode antiseptique, à l'époque où, de plus, on ne savait pas opérer tête pendante, où l'on n'était pas habitué à bien maîtriser l'hémorragie par la compression, les enfants en bas âge succombaient très souvent — soit en quelques jours, soit par débilitation progressive — lorsqu'on les soumettait à l'urano-staphylorraphie. Aussi l'opération était-elle à peu près universellement proscrite avant l'âge de 3 ou 4 ans. Mais aujourd'hui le danger de mort n'existe plus guère, et à Berlin, par exemple, Julius Wolff recommande d'intervenir, si on a le choix, lorsque l'enfant a de 6 à 10 mois. Moins radical, Ehrmann (de Mulhouse) opère vers la troisième année. Enfin U. Trélat, dont j'imite la pratique, reculait l'acte chirurgical jusque vers 6 ou 7 ans.

L'argument principal des opérateurs précoces est le suivant. Le vice de prononciation est dû au vice de conformation du palais : laissez le sujet s'habituer à parler de la sorte, puis oblitérez la fissure palatine, et le résultat phonétique sera nul, l'habitude étant devenue comme une seconde nature. Il faut donc, au plus vite, remettre les parties en bon état. A cela Trélat répondait que l'efficacité de cette manière de procéder était possible, mais non démontrée, et qu'elle avait certains faits contre elle. Pour obtenir un très bon résultat fonctionnel, l'éducation post-opératoire est indispensable : or elle ne peut être entreprise avec quelque chance de succès que sur un enfant déjà assez raisonnable pour comprendre le bénéfice qu'il en peut tirer, c'est-à-dire sur un enfant âgé d'au moins 6 à 7 ans. Joignez à cela que c'est l'âge où l'opération est rendue aisée par les dimensions de la cavité buccale, où les soins consécutifs, l'ablation des fils sont facilités par la docilité du sujet. Enfin prenez note d'une constatation importante de M. Ehrmann : plus l'enfant est opéré jeune et plus la voûte palatine se rétrécit par la suite, ainsi qu'on s'en rend compte en mesurant sa largeur entre les canines, entre les molaires. L'intérêt de cette constatation ne saurait échapper et cette difformité définitive est sûrement une mauvaise condition pour le rétablissement d'une phonation correcte.

IV

MACROGLOSSIE

PAR LE Dr A. BROCA

Depuis bien des années, on trouve décrite dans les auteurs une lésion caractérisée par une hypertrophie, parfois énorme, de la langue qui remplit la cavité buccale, puis pend au dehors d'elle.

Sans doute, dans ces *macroglossies*, sont englobées bien des lésions disparates, les unes congénitales par exemple, les autres acquises. Quelle parité établir entre un prolapsus lingual constaté dès la naissance et un autre qui s'installe après une glossite aiguë, passée à la chronicité? Et cependant, pour la *macroglossie vraie*, celle de l'enfance, il ne semble pas qu'on puisse admettre la congénitalité comme critérium, car parfois la lésion, quoique survenue à un âge quelconque, sans cause connue, paraît semblable à la macroglossie congénitale. Serait-ce donc que dès sa naissance le sujet portait une lésion méconnue, qui s'est mise à croître sans qu'on sache pourquoi?

C'est là une des obscurités de la question qui nous occupe : ce n'est pas la seule, et cela se conçoit, car il s'agit là d'une lésion fort rare. Est-elle, comme on l'a dit, moins rare en Angleterre, en Amérique, qu'en France? Le fait est possible. Ce qui est certain, c'est que cette maladie est exceptionnelle chez nous : je n'en ai pas observé un seul cas à l'hôpital Trousseau, où, depuis novembre 1892, j'ai soigné plus de 28 000 enfants.

Anatomie pathologique. — La macroglossie ainsi comprise paraît être une lésion nettement déterminée : il s'agirait d'un *lymphangiome*, comme dans bon nombre d' « hypertrophies congénitales ». On ne saurait plus, comme autrefois, parler de glossite chronique, d'hypertrophie musculaire, d'augmentation de volume de tous les tissus ; si l'élément musculaire est anormalement développé, Virchow a fait voir qu'entre les fibres hyperplasiées existait un tissu conjonctif abondant, avec un aspect caverneux bien visible à la loupe. Dans ces espaces, il y avait des cellules lymphatiques, et au total Virchow concluait qu'il y avait une grande analogie avec l'éléphantiasis congénital. Cette opinion a été confirmée peu à peu, et c'est elle qui maintenant est classique, à la suite des travaux allemands surtout. En outre, on a démontré, par l'imprégnation argentique, que ces lacunes ont un revêtement endothélial.

Lorsque l'on examine au microscope une langue atteinte de macroglossie congénitale, on voit d'abord que la muqueuse est altérée. L'épithélium y est épaissi, les parties exposées à l'air en sont kératinisées. Les papilles, volumineuses, sont pour la plupart creusées de vacuoles contenant des cellules lymphatiques, dont quelques-unes s'agglomèrent en petits amas ; par places des globules rouges peuvent être mêlés à ces cellules. Certaines papilles sont réduites à une mince coque conjonctive doublant l'épithélium autour des lacunes. Dans la couche sous-muqueuse existent également des travées de tissu conjonctif lacunaire, et au milieu de ces lacunes irrégulières apparaissent sur les coupes des espaces circulaires, véritables troncs lymphatiques. Ce même tissu conjonctif lacunaire dissocie, dans le corps charnu de la langue, les fibres musculaires, et, contrairement à l'état normal, ces fibres musculaires sont moins abondantes que le tissu interstitiel.

Ces lésions sont celles qui, d'après Wegner, caractérisent le lymphangiome simple : c'est à elles que se rattache presque toujours la macroglossie. A un degré plus avancé, on observe le lymphangiome caverneux et même kystique.

Parfois, les kystes séreux de la langue s'accompagnent de kystes séreux multiloculaires du cou. Des auteurs anciens avaient d'ailleurs déjà noté la coïncidence possible du prolapsus lingual et d'une grenouillette congénitale. et il semble bien que ces prétendues grenouillettes n'aient souvent été que des kystes séreux du plancher buccal. Cette coexistence n'est pas faite pour surprendre, s'il est vrai que la macroglossie congénitale soit un lymphangiome, car aujourd'hui les kystes séreux multiloculaires du cou sont rattachés au lymphangiome.

Nous venons de voir les arguments qui permettent de considérer la macroglossie comme un lymphangiome. Certains auteurs pensent qu'il ne faut pas aller trop loin dans cette voie et soutiennent qu'il s'agit plutôt d'une lymphangiectasie et non d'une véritable néoplasie. La cause de l'obstruction lymphatique reste d'ailleurs inconnue.

Maintenant, ces tumeurs sont-elles toujours exclusivement lymphatiques? Ou bien certains angiomes ne peuvent-ils pas se compliquer de lymphangiectasie? ou même ne peut-il pas se constituer des kystes séreux d'origine sanguine dans des angiomes? Toutes ces questions, communes à tous les angiomes et lymphangiomes, ne peuvent être débattues ici.

Etiologie. — On a dit que la macroglossie s'associe parfois à des défectuosités cérébrales. Les causes réelles restent inconnues, et nous pouvons omettre les histoires dont fourmillent les anciens traités pour mettre en évidence le rôle des impressions maternelles.

Quelques auteurs ont prétendu que le prolapsus était initial et que la macroglossie, due à l'irritation de la portion prolabée, lui était secondaire. Il est certain, en effet, qu'une fois le prolapsus constitué, la glossite aggrave l'hypertrophie, au moment de l'éruption des dents par exemple ; mais il faut admettre que la langue sort de la bouche parce qu'elle est primitivement trop volumineuse.

Symptômes. — Ce qui a conduit à ces discussions, c'est qu'à la naissance le prolapsus net est rare ; d'où également les débats sur la congénitalité. Mais bien des observateurs ont constaté que la langue, contenue dans la bouche, était volumineuse, qu'elle sortait par moments entre les lèvres, que la salive s'écoulait volontiers au dehors, que la bouche avait tendance à rester ouverte.

A ce degré, les enfants tètent ordinairement bien. Quelquefois, cependant, la succion est légèrement entravée et, par exemple, elle s'exerce mal sur les mamelons petits et courts. Quelquefois, il faut élever l'enfant au biberon, ou à la cuiller.

Peu à peu le volume augmente, la procidence commence ou s'accentue. La partie prolabée a d'abord l'aspect d'une langue normale, mais bientôt la muqueuse exposée à l'air se sèche, s'épaissit, ses papilles s'élargissent et proéminent. Assez souvent cette aggravation progressive, mais lente, subit une poussée brusque au moment de la dentition, lorsque sortent les incisives inférieures. Ou bien cette poussée a lieu vers deux ou trois ans.

La langue arrive de la sorte à ne plus pouvoir rentrer qu'avec effort, puis le rapprochement des mâchoires est difficile, puis enfin, à la période d'état, le prolapsus est définitif. Alors, la partie intrabuccale paraît saine, mais la partie prolabée peut avoir dix fois le volume d'une langue normale. Elle est de consistance ferme, elle ne tarde pas à devenir noire, ou au moins grisâtre, rugueuse, fendillée, couverte de papilles calleuses qui peuvent avoir jusqu'au diamètre d'une lentille. Sa forme est d'ordinaire cylindroïde, plus rarement étalée en tablier, quelquefois les bords sont relevés en gouttière. En soulevant cette masse, on voit sa face postéro-inférieure souvent sillonnée de veines variqueuses sur les côtés du frein.

A la limite de la partie extrabuccale et de la partie intrabuccale, les dents exercent sur l'organe une compression fâcheuse et de là, à la face inférieure surtout, des ulcérations fréquentes et même de véritables accidents d'étranglement. Quelquefois, à la face inférieure, le frein est respecté, engagé qu'il est entre les deux incisives médianes, et il est flanqué de deux ulcérations latérales.

Par le poids de la langue s'explique la déviation en bas et en dedans des incisives déchaussées et incrustées de tartre, de la partie moyenne du maxillaire inférieur; quelquefois même l'articulation temporo-maxillaire se luxe.

Il est inutile de décrire longuement les troubles de la mastication, de la déglutition, de la phonation, quelquefois de la respiration.

La lésion peut subir un arrêt à partir de la puberté. Mais souvent son accroissement est continu, à l'occasion de poussées inflammatoires à répétitions provoquées par le froid, par une palpation trop brusque, par des morsures, ou coïncidant avec la période menstruelle. Il se fait, dans ces conditions, de véritables lymphangites aiguës, et c'est là une analogie de plus avec les éléphantiasis.

Diagnostic. — Le diagnostic du prolapsus lingual est évident. Il reste dès lors à déterminer en présence de quelle variété on se trouve. En somme, la seule question à résoudre est de savoir s'il s'agit d'une macroglossie congénitale ou d'une glossite chronique hypertrophique. On y parviendra aisément par un interrogatoire précis, en déterminant bien le début par une glossite aiguë. Les observations de Leblanc, de Humphrey, de Fréteau, par exemple, sont certainement des glossites chroniques avec prolapsus. Les faits de ce genre sont devenus tout à fait exceptionnels de nos jours, car leur cause la plus fréquente était la glossite mercurielle.

Pronostic. — Si l'on ne considère que la vie, l'affection est bénigne, quoique l'on ait observé quelquefois la mort par inanition, par suffocation.

[A. BROCA.]

Mais la guérison spontanée n'existe pas et, sauf intervention chirurgicale, les sujets sont soumis pour toute leur vie à une infirmité dégoûtante : il est vrai que cela n'a pas empêché quelques femmes de se marier. Les décès opératoires sont rendus rares par l'antisepsie, mais plusieurs fois on a vu la récidive survenir, et, d'autre part, une fois la langue enlevée, il peut persister des déformations difficilement curables du maxillaire. De là la phrase de Bouisson : « Le prolapsus de la langue n'est pas grave, disent, avec Boyer, ceux qui n'ont jamais eu l'occasion de l'observer. »

Traitement. — A la première période de la macroglossie congénitale, on a de bons résultats en élevant l'enfant au biberon ou en choisissant une nourrice à mamelons longs; en maintenant la bouche toujours fermée à l'aide d'une fronde.

Lorsque la langue est prolabée — et ici la macroglossie acquise devient à peu près semblable à la congénitale — on a tâché d'agir sur elle par des lotions astringentes, et l'on n'en a rien obtenu. Les sangsues ont aggravé certains malades.

La compression par des bandages spéciaux n'a donné de résultats que dans quelques macroglossies acquises.

Dans ces dernières années, on aurait eu des succès par l'ignipuncture profonde, par la ligature atrophiante des linguales. Mais il semble que la méthode de choix soit l'amputation de la partie exubérante. L'amputation, suivie de suture, doit se pratiquer à l'instrument tranchant.

Les résultats thérapeutiques de l'amputation sont bons. J'ai déjà dit que quelquefois il y a récidive : mais on en vient presque toujours à bout par une seconde intervention.

La langue une fois ramenée à ses proportions normales, la besogne du chirurgien n'est pas terminée : il doit s'occuper des déviations dentaires et osseuses. On redressera donc les incisives et les canines, on arrachera les molaires postérieures si elles sont trop allongées. On tentera de rectifier la direction du maxillaire inférieur en exerçant une compression constante avec une fronde passée sous le menton, ce qui aura en outre l'avantage de s'opposer à la récidive du prolapsus.

V

TUMEURS DU PLANCHER DE LA BOUCHE

PAR LE Dr A. BROCA

On observe chez l'enfant des tumeurs liquides et enkystées du plancher buccal, que les auteurs classiques ont pendant longtemps englobées sous le nom générique de grenouillettes, ensemble artificiel où l'on allait du kyste salivaire à l'angiome en passant par le kyste dermoïde. Si l'on veut étudier la question avec quelque clarté, il est nécessaire, au contraire, de bien distinguer ces diverses lésions, *qui n'ont aucune analogie anatomique ni clinique.*

I. — GRENOUILLETTES

On appelle grenouillettes les kystes salivaires du plancher buccal.

Symptômes. Variétés. — La *grenouillette sublinguale* est le type de ces tumeurs. Elle se caractérise par une tumeur latérale, pouvant empiéter sur la ligne médiane et se creuser alors, sur la partie antérieure, d'un sillon imprimé par le frein de la langue. Elle est ovoïde, à grand axe longeant la mâchoire, recouverte d'une muqueuse rosée, amincie, que sillonnent parfois de grosses veines, et qui laisse transparaître la couleur citrine du contenu. Fluctuante ou rénitente, elle peut acquérir le volume d'un œuf de poule.

Cette grenouillette est indolente, s'accroît peu à peu, en sorte que son début exact ne saurait être précisé. Volumineuse, elle donne à la voix un timbre spécial et peut arriver à gêner la déglutition, la succion, voire, chez l'enfant en bas âge, la respiration. La chose est exceptionnelle, car, avant de devenir aussi grosse, la tumeur a coutume de crever spontanément, après quoi elle récidive.

Lors de cette rupture, eu lorsqu'on opère, on constate que le *contenu* est un liquide limpide, à peine teinté en jaune, plus ou moins consistant, filant, très albumineux, ce qui le différencie de la salive normale.

Quelquefois à cette tumeur est associée une *tumeur sus-hyoïdienne,* latérale, en général assez mal limitée, ordinairement plus tardive, survenant même de préférence après plusieurs récidives de la grenouillette sublinguale, que celle ci ait été opérée ou se soit rompue spontanément. Il est possible, mais non constant, que l'on transmette la fluctuation d'une de ces tumeurs à l'autre.

La règle est que dans ces grenouillettes, avec ou sans tumeur sus-hyoïdienne, le canal de Wharton soit perméable à un stylet, qu'après cathétérisme on sent en avant et en dehors du kyste sublingual.

Pathogénie. Anatomie pathologique. — Cette dernière constatation

[A. BROCA.]

suffit à ruiner, même pour les cas où elle n'est pas faite, l'hypothèse d'une dilatation localisée du canal de Wharton. Cette pathogénie semble n'être applicable qu'à quelques rares cas de *grenouillette congénitale* par oblitération de l'ostium ombilicale. On voit alors une tumeur cylindroïde, longeant le maxillaire.

D'une manière générale, on doit considérer la grenouillette comme due non pas à une rétro-dilatation d'ordre mécanique, mais à un processus d'ordre néoplastique, comparable jusqu'à un certain point à celui d'où naissent les kystes multiloculaires de l'ovaire.

Ce processus frappe de préférence la glande sublinguale, quelquefois la sous-maxillaire. De là la grenouillette vulgaire et la grenouillette sus-hyoïdienne. Mais les autres glandes salivaires peuvent être atteintes de même, et de là, par exemple, des tumeurs semblables, au siège près qui correspond à celui des glandes de Blandin. Il est erroné de vouloir, avec quelques auteurs, attribuer la majorité des faits à cette dernière glande.

Dans ce cas spécial, la tumeur occupe la pointe de la langue : j'en ai recueilli deux observations chez l'enfant. De même, j'ai vu une petite masse polykystique située sur le bord de la langue, juste en avant du pilier antérieur, au siège des glandes de Weber. Ces kystes salivaires sont fort comparables à ceux qui occupent les glandules géniennes ou labiales.

Tous ces kystes peuvent exister chez l'enfant ; ils peuvent même être congénitaux. On commence, comme je viens de le dire, à avoir sur leur évolution quelques notions anatomiques précises. Mais leurs *causes* sont inconnues.

Traitement. — Les ponctions et incisions simples sont toujours suivies de récidive. Les injections irritantes dans la poche sont assez efficaces, mais infidèles et quelquefois dangereuses, par œdème du plancher buccal. Le vrai traitement consiste dans la *résection de la poche*, après incision de la muqueuse, qui d'ordinaire se laisse facilement décoller. Dans la profondeur, il est de règle qu'on laisse un peu de la paroi kystique, mais si, après tamponnement à la gaze iodoformée, on pratique les jours suivants quelques cautérisations au nitrate d'argent, on obtient vite une guérison complète.

II. — KYSTES DERMOÏDES

Les kystes dermoïdes du plancher buccal sont presque toujours, anatomiquement, des kystes simples, c'est-à-dire contenant seulement des poils et non point des tissus ostéoïdes et plus ou moins complexes.

Certains kystes adhérents à l'os hyoïde sont mucoïdes.

Quelquefois, dès les premiers jours de la vie, on s'aperçoit que l'enfant a le menton saillant ; mais plus souvent la tumeur n'est reconnue qu'assez tard, vers l'âge de 6 à 7 ans, ou même à la puberté seulement.

Cette tumeur est d'ordinaire médiane, mais quelquefois latérale. C'est dans ce dernier cas qu'on pourrait la prendre pour une grenouillette. Et encore l'erreur est-elle rendue bien difficile par la couleur souvent blanchâtre, la possibilité d'une mollesse qui conserve l'empreinte du doigt, l'adhérence fréquente au squelette, soit aux apophyses géni, soit à l'os hyoïde. Ces adhérences sont démontrées par des tractus fibreux sentis à la palpation, par des mouvements qui suivent ceux de l'os hyoïde pendant la déglutition.

Ces kystes se développent très lentement; mais ils peuvent à un moment donné s'enflammer, d'où des accidents sérieux ; chez le jeune enfant ils peuvent être, par leur volume, un obstacle dangereux à la succion, à la respiration.

On doit donc les opérer, et c'est à ce point de vue qu'il est utile de connaître leur siège anatomique exact, qui pour les médians est situé entre les muscles génioglosses et géniohyoïdiens, au-dessus du mylohyoïdien; c'est alors aussi qu'on a besoin de savoir si les adhérences ont lieu aux apophyses géni ou à l'os hyoïde. Dans le premier cas, en effet, le mieux est d'extirper la poche par voie buccale. Mais pour les kystes adhyoïdiens on ne peut pas arriver facilement, par cette voie, à une extirpation complète: et, d'autre part, il est dangereux d'avoir une plaie cervicale profonde et anfractueuse qui s'ouvre dans la bouche : aussi, malgré la cicatrice ultérieure, l'incision sus-hyoïdienne est-elle la méthode de choix.

VI

STOMATITES

PAR LE Dr J. COMBY

Médecin de l'hôpital des Enfants-Malades.

La bouche fourmille de parasites, Vignal n'a pas compté moins de 20 espèces; dans la salive nagent des milliers de microbes, les uns saprophytes, les autres pathogènes. Parmi ces derniers, nous devons signaler le streptocoque, le staphylocoque, le pneumocoque, le pneumo-bacille de Friedlænder, le bacterium coli. Ces divers microbes existent à l'état normal dans la salive des sujets sains; ils y végètent, dépourvus de virulence ou doués d'une virulence très atténuée, jusqu'au jour où les défenses de l'organisme viennent à faiblir.

Des microbes spécifiques peuvent être importés dans la bouche : e bacille de Lœffler, le gonocoque de Neisser, le bacille d'Eberth, etc. Tous ces microbes, sans parler des agents spécifiques connus ou inconnus des fièvres éruptives, déterminent du côté de la muqueuse buccale des réactions plus ou moins étendues, plus ou moins vives, qui constituent les stomatites Aux microbes proprement dits, il faut ajouter des organismes plus élevés, des mucédinées, qui peuvent être aussi la source de stomatites particulières.

Nous allons étudier successivement : la perlèche, les stomatites érythémateuses et pultacées, la desquamation linguale, le muguet, la subglossite diphtéroïde, les aphtes, la stomatite herpétique, la stomatite impétigineuse, la stomatite ulcéro-membraneuse, le noma.

I. — PERLÈCHE

Sous le nom de perlèche ou *bridou* (patois limousin), on a décrit une petite lésion de la commissure des lèvres, très bénigne, mais très commune, qui n'avait pas attiré l'attention des médecins avant le mémoire que lui a consacré le Dr Justin Lemaistre (Limoges, 1886). Les enfants qui en sont atteints ont l'habitude de promener incessamment la langue sur les parties malades, de se pourlécher les lèvres, d'où le nom de *perlèche*, adopté par le Dr Lemaistre. Dans les campagnes du Limousin et du Périgord, la maladie est encore désignée sous le nom de *bridou*, à cause de sa symétrie et de l'idée de bride et d'empreinte de mors qu'elle évoque.

Quoique nouvellement décrite, cette stomatite n'est pas nouvelle, et son origine remonte à une haute antiquité. Elle est limitée, elle est insidieuse, elle est bénigne, voilà pourquoi sans doute la littérature médicale n'en avait pas fait mention avant ces dernières années. Et pourtant, on va le voir, son étude n'est pas dépourvue d'intérêt.

Symptômes. — La symptomatologie de la perlèche se réduit à fort peu de chose. C'est une lésion purement objective, caractérisée par l'épaississement et l'aspect macéré de la muqueuse des commissures labiales; aspect d'autant plus saisissant qu'il s'agit de sujets jeunes et imberbes. Au lieu d'une ligne nette séparant la muqueuse de la peau, on voit une surface irrégulière et raboteuse, n'ayant ni la blancheur du tégument externe, ni la couleur rosée de la muqueuse.

Quand l'enfant ouvre la bouche, l'écartement des surfaces contiguës met en relief l'épaississement et l'altération de l'épithélium et de l'épiderme. La perlèche est en fait à cheval sur les deux téguments interne et externe empiétant un peu sur l'un et sur l'autre, mais n'allant jamais bien loin en dedans ou en dehors.

La lésion est étroitement cantonnée sur les plis commissuraux, et dans ses degrés légers, elle se cache pour ainsi dire dans le fond des commissures. Jamais on ne la voit s'étendre vers la ligne médiane; elle ne sort pas des commissures et si symétrie est parfaite, toujours les lésions sont bilatérales. Elle ne se propage pas plus en profondeur qu'en largeur; elle ne gagne ni la face interne de la bouche, ni la face cutanée.

Dans les cas légers, atténués, ébauchés, précoces, on ne voit tout d'abord qu'une légère déformation du trait commissural; le dessin est moins net que d'habitude, et voilà tout. En regardant d'un peu près, on voit la muqueuse opaline, l'épiderme épaissi, soulevé, boursouflé, mais non entamé.

Dans les cas plus intenses, l'épaississement est plus notable, et il peut être sillonné par quelques fissures transversales dues au contact incessant de la langue ou aux mouvements de la mastication. Parfois aussi, les fissures dépassent les limites de l'épiderme, gagnent le derme de la muqueuse, et laissent voir, quand la bouche est ouverte, des tranchées rouges et cruentées. Quand il y a du saignement, il est très modéré et ne s'accuse que par le dépôt de quelques croûtelles rouges ou noirâtres.

La lésion ne provoque pas de démangeaisons, pas de gène appréciable; elle est admirablement tolérée par les enfants, qui n'ont aucune tendance à y porter les doigts, à se gratter. Mais ils prennent aisément l'habitude d'y passer la langue, ce qui entretient l'humidité des surfaces malades. La parole, la mastication ne sont nullement entravées.

Jamais nous n'avons vu la perlèche se compliquer d'inflammation de voisinage, de lymphangite, d'érysipèle, d'adénites; les ganglions sous-maxi-laires sont intacts. En somme, la maladie est locale et reste toujours locale; pas de complications, pas de propagation, pas de généralisation, aussi peu de réaction inflammatoire que possible.

Il semble qu'il y ait là une sorte de callosité ou de production acciden-telle sans vitalité, comme sans tendance à la rétrocession spontanée. Les allures cliniques de la perlèche font penser à une végétation parasitaire tor-pide, indolente et sans malignité. La durée de la maladie est fort longue, la perlèche est une stomatite essentiellement et foncièrement chronique. Les enfants gardent cette lésion pendant des mois, puis elle disparaît spontanément sans laisser de traces visibles, sans cicatrice, sans déformation permanente.

[J. COMBY.]

La lésion est trop superficielle pour compromettre la régularité des traits et la plastique du visage. Le pronostic est donc des plus bénins, même quand la maladie est méconnue, même quand elle est abandonnée à elle-même sans aucun traitement.

Diagnostic. — Le diagnostic peut présenter quelques difficultés pour un médecin qui ne serait pas au courant de la nosologie contemporaine. Ou bien il passerait à côté de la perlèche sans la voir, et à cela il n'y aurait pas grand mal. Ou bien il la regarderait de trop près et la confondrait avec une maladie beaucoup plus sérieuse, la syphilis : et cette erreur serait beaucoup plus grave que la première.

Le plus souvent, les enfants ne nous sont pas conduits pour la perlèche, dont les parents se soucient peu et sur laquelle ils se gardent bien d'attirer notre attention. C'est par hasard que la maladie est découverte, et elle n'acquiert alors d'importance qu'aux yeux du médecin.

La syphilis peut bien s'accuser par des plaques muqueuses commissurales avec macération, épaississement de l'épiderme et de l'épithélium, simulant jusqu'à un certain point la perlèche. Mais outre que, dans la syphilis, les lésions commissurales ne sont pas forcément symétriques, on remarque qu'elles ne sont jamais si limitées, si étroitement cantonnées dans le pli commissural que les lésions de la perlèche. Elles soulèvent et boursouflent davantage l'épiderme, elles empiètent sur la peau, elles gagnent souvent vers la partie médiane de la bouche, elles s'accompagnent de fissures profondes, saignantes, de ganglions indurés, etc. Enfin elles se modifient et disparaissent très rapidement par le traitement spécifique (mercuriaux à l'intérieur). A ces éléments de diagnostic différentiel, il faut ajouter les renseignements fournis par l'entourage sur les antécédents de l'enfant, sur l'évolution de la maladie, sur les symptômes qui ont précédé la localisation buccale, etc. Il est bien rare que les doutes persistent après un examen minutieux et une enquête bien faite.

Étiologie et pathogénie. — La perlèche est une maladie de l'enfance, elle est très rare à l'âge adulte ; j'ai vu cependant des mères de famille atteintes après leurs enfants. C'est qu'en effet la maladie est essentiellement et directement contagieuse. Elle s'inocule par les baisers, par les mouchoirs, les serviettes, les gobelets, et généralement tous les objets qui sont habituellement portés aux lèvres ou qui ont pu accidentellement recevoir le contact des commissures malades. Dans les familles, quand un enfant a la perlèche, les autres ne tardent pas à être atteints. Dans les écoles, il en est de même, et l'on voit de véritables épidémies scolaires, non seulement dans les villages et les villes de province, mais à Paris même. Pendant les onze années qu'a duré mon service au dispensaire d'enfants de la Villette, je n'ai pas passé un seul mois sans constater de nombreux cas de perlèche chez les enfants qui fréquentaient les écoles de ce quartier. Tous les médecins inspecteurs, qui ont voulu étudier la perlèche, ont pu s'assurer de sa fréquence chez les écoliers de leur ressort (Voyez la communication du Dr P. Raymond à la Société de dermatologie, Paris, 18 mai 1895). Dans les écoles et les collèges, la transmission se fait généralement d'une façon indirecte, par des goulots de cruches, de bouteilles, par des robinets de fontaine servant à tous les enfants, par des gobelets communs, etc.

M. le D' Négrié a pu suivre, dans son service d'hôpital (1887), une épidémie de perlèche qui s'est produite dans les circonstances suivantes : un enfant de 9 ans et demi atteint de perlèche est reçu dans le service ; cet enfant a l'habitude d'embrasser ses petits camarades. L'un d'entre eux est immédiatement contagionné et développe une perlèche quinze jours après l'entrée du premier à l'hôpital. Ces deux enfants communiquent la maladie à deux de leurs voisins, soit par des baisers, soit par l'échange de leurs verres au moment des repas. Une infirmière contracte la maladie de la même façon.

Dans toutes les enquêtes que le D' J. Lemaistre a poursuivies dans les écoles de la ville de Limoges, il a pu mettre en évidence la contagion, et il a pu retrouver un organisme parasitaire, non seulement au niveau des commissures, mais dans les fontaines et les puits suspects. Le microbe pathogène, qu'il a pu isoler et cultiver, est une variété de streptocoque sous forme de longues chaînettes entrelacées les unes dans les autres (*streptococcus plicatilis*). Ce microbe serait anaérobie et ne se développerait qu'avec peine dans les plis commissuraux ; il végéterait péniblement dans les cellules épithéliales et leurs interstices, sans atteindre le derme de la muqueuse. D'après P. Raymond, on trouverait, dans la perlèche, maladie non spécifique quoique contagieuse, divers microbes, des diplocoques, des bâtonnets, des staphylocoques. Le microbe le plus habituel serait le staphylocoque.

Traitement et prophylaxie. — Le traitement de la perlèche est très simple, et, sans énumérer tous les remèdes qui ont été proposés ou employés avec plus ou moins de succès, je vais indiquer celui qui m'a toujours réussi. Après avoir essayé les attouchements au crayon de sulfate de cuivre, les badigeonnages à l'acide lactique et au perchlorure de fer, j'ai pris l'habitude de toucher toutes les commissures atteintes de perlèche avec un pinceau imbibé de *teinture d'iode* pure. Ce topique se trouve partout ; il est à la portée de tous les médecins, et il est d'une efficacité absolue. On prend un pinceau ou un écouvillon d'ouate hydrophile, on l'imbibe de quelques gouttes de teinture d'iode et on prie l'enfant d'ouvrir la bouche pour toucher les surfaces malades. Cette manœuvre, renouvelée tous les jours ou tous les deux jours, ne cause aucune douleur. Après 3 ou 4 badigeonnages iodés, la guérison est obtenue. S'il y avait rechute ou récidive, la teinture d'iode, employée suivant la même méthode, en triompherait aisément.

Quant à la prophylaxie, elle doit s'inspirer de la nature contagieuse de la maladie. Les enfants atteints seront très surveillés et devront s'abstenir d'embrasser leurs petits camarades, leurs frères et sœurs, les personnes de leur entourage. Ils auront l'usage exclusif de leurs couverts, gobelets, objets de toilette (mouchoirs, serviettes, etc.). Si l'on en croit le D' Martinez, dans les écoles publiques de Buenos-Ayres, la perlèche a disparu depuis que chaque enfant a un vase particulier pour son service[1].

---

(1) Desde que en las escuelas públicas de Buenos Aires se hace obligatorio el uso de jarritos de servicio particular para cada niño, las boqueras han completamente desaparecido. (*Las enfermedades contagiosas de los niños*, Buenos-Aires, 1896.)

[J. COMBY]

Si la maladie venait des sources ou puits contaminés, il serait nécessaire de les assainir d'une façon convenable ou de les abandonner provisoirement.

II. — STOMATITE ÉRYTHÉMATEUSE ET PULTACÉE

La stomatite érythémateuse est constituée par une rougeur plus ou moins intense, plus ou moins diffuse, avec gonflement de la muqueuse. Cette variété de stomatite s'accompagne souvent d'un enduit épithélial opalin ou blanc jaunâtre, occupant surtout les gencives, et elle mérite alors le nom de stomatite *érythémato-pultacée.*

Étiologie. — C'est la plus fréquente des stomatites chez les enfants du premier âge; c'est aussi la plus bénigne, elle accompagne ou précède souvent les autres espèces de stomatites (aphteuses, ulcéreuses, herpétiques, etc.). On doit en distinguer plusieurs variétés :

A. — On a décrit chez les nouveau-nés, dont les mères étaient atteintes de vaginite et d'uréthrite blennorragiques, une stomatite érythémato-pultacée avec salivation, causée par le gonocoque de Neisser (Rosinski). Cette stomatite est une rareté et guérit rapidement.

B. — Sous le nom de *glossite érythémateuse marginale* des nourrissons, le Dr A. Wertheimber (de Munich) a décrit une stomatite légère affectant de préférence la langue, dont la pointe devient rouge vif, dont les papilles sont plus saillantes, dont les bords se tuméfient et rougissent. La lésion resterait limitée à la pointe et aux bords de la langue dans leur tiers antérieur; elle ne gagnerait pas le dos et la partie postérieure de l'organe. Cette glossite superficielle ne se rencontrerait que chez les enfants nourris au biberon et serait due sans doute au contact de l'embout de caoutchouc et aux fermentations buccales du lait de vache. Elle n'a pas de gravité et coïncide ordinairement avec un état général satisfaisant.

C. — La sortie des premières dents, des incisives, ou des molaires et des canines, s'accompagne assez souvent d'une poussée *érythémateuse* du côté des gencives avec salivation plus ou moins abondante et quelquefois enduit pultacé. Cette stomatite érythémateuse n'est pas exclusive à la première dentition; on peut l'observer dans la seconde enfance, chez des enfants ayant les dents cariées, ou la bouche mal tenue.

D. — Dans les fièvres éruptives, rougeole, scarlatine, oreillons, on voit souvent la bouche participer au processus congestif général et présenter un énanthème buccal qui se traduit par le gonflement, la rougeur de la muqueuse, avec enduit pultacé sur les gencives.

C'est dans la rougeole que la stomatite érythémato-pultacée a surtout de l'importance. D'après les observations que j'ai recueillies à l'hôpital Trousseau, la stomatite érythémato-pultacée serait presque constante à la période d'éruption de la rougeole, et pourrait dès lors servir au diagnostic dans les cas douteux; car elle ne se voit ni dans la rubéole, ni dans les éruptions morbilliformes médicamenteuses, sérothérapiques, etc.

On voit, par ce court exposé, que la stomatite érythémateuse se présente chez les enfants avec une grande fréquence et peut reconnaître des causes multiples. Ces causes peuvent être distinguées en *locales* et *générales*.

Les causes générales sont les fièvres éruptives et maladies infectieuses diverses capables de déterminer un énanthème buccal.

Les causes locales sont très variées, comme on l'a vu : éruption des dents, dents cariées, bouche malpropre, allaitement artificiel et irritation par le biberon, par les liquides fermentés, contact de liquides trop chauds, gonocoques, etc.

Symptômes. — Les signes locaux sont les plus importants et parfois les seuls qu'on puisse invoquer. Ce qui caractérise essentiellement la stomatite érythémateuse, c'est la présence, sur la muqueuse buccale, d'une rougeur insolite avec gonflement plus ou moins notable. Au lieu de la nuance rosée habituelle, on voit les gencives et la face interne des lèvres présenter une couleur rouge intense ou violacée qui peut s'étendre à la face interne des joues, à la voûte palatine et au voile du palais. Mais c'est au niveau des gencives que la coloration est le plus manifeste. En même temps il y a du gonflement qui, si l'enfant a des dents, forme autour des couronnes dentaires un bourrelet saillant qui les encadre et les masque en partie. Gonflement et rougeur peuvent être les seuls signes évidents, mais en cherchant bien, en regardant attentivement, on voit, dans beaucoup de cas, un léger enduit opalin, analogue à la trace qu'aurait laissée la cautérisation au nitrate d'argent; cet enduit pultacé, très léger, translucide, occupe surtout les gencives, formant autour des dents de véritables festons assez réguliers. En passant la pulpe de l'index sur cet enduit, on le détache aisément sans faire saigner la muqueuse, et on voit qu'il est constitué par des débris épithéliaux, qu'il se dissocie dans l'eau, et qu'il n'a que l'apparence des fausses membranes.

Dans quelques cas, le gonflement des gencives est considérable, et, en pressant sur lui, on peut faire sortir, au niveau de la sertissure des dents, un peu de pus ou de sang. Ce phénomène ne s'observe guère que dans les stomatites d'origine dentaire; j'ai même vu une fillette de 9 ans qui, ayant des dents malpropres et mal tenues, a présenté une variété de septicémie buccale caractérisée par les symptômes suivants : état fébrile pendant 8 jours (38 degrés le matin, 38°6-39 degrés le soir), gonflement considérable des gencives, hémorragies gingivales très abondantes ayant pour origine l'espace compris entre les dents et la face interne des gencives, fétidité buccale excessive; guérison rapide avec des gargarismes antiseptiques.

Chez les enfants du premier âge, les hémorragies sont absentes, à moins qu'il ne s'agisse de ces fongosités gingivales rencontrées dans le scorbut. Encore faut-il ajouter que ces hémorragies et ces fongosités ne s'observent que chez les enfants pourvus de dents.

En même temps que la rougeur et le gonflement, les enfants présentent de la salivation; la sécheresse buccale est exceptionnelle. La bave peut être diurne ou nocturne, et elle peut déterminer de l'irritation cutanée au niveau du menton et de la surface externe des lèvres. La réaction de la salive est neutre, sauf chez les nourrissons de quelques mois, dont la salive fait souvent rougir le papier de tournesol, même à l'état physiologique.

[J. COMBY.]

Les symptômes réactionnels de la stomatite érythémateuse sont insignifiants ; la plupart des enfants ne semblent pas en souffrir, et la maladie passe inaperçue si l'on n'a pas le soin de faire ouvrir la bouche et d'examiner avec soin tous ses replis et toutes ses anfractuosités. Quelques-uns sont grognons agités, sans appétit ; ils manifestent une certaine gêne pour prendre le sein ou le biberon, le contact des corps solides paraît leur occasionner de la douleur. D'autres sont voraces et veulent téter incessamment ; il peut résulter alors de repas trop multipliés, de tétées trop rapprochées, un dérangement intestinal qui se traduit par de la diarrhée. Cette diarrhée passagère, attribuée le plus souvent à la dentition ou à la poussée fluxionnaire qui l'accompagne, n'en est pas la conséquence ; elle est due simplement au trouble apporté dans l'alimentation des enfants par l'irritation buccale.

Toutes les variétés de stomatites érythémateuses et pultacées que j'ai énumérées sont bénignes par elles-mêmes, elles guérissent rapidement et complètement quand elles sont simples.

Mais elles peuvent se compliquer ; la muqueuse buccale, étant vascularisée outre mesure et dépouillée d'épithélium par l'inflammation dont elle est le siège, peut être envahie par des microbes pathogènes, et des ulcérations plus ou moins graves pourront alors succéder à un érythème mal soigné, négligé. Avec des soins appropriés, la guérison est rapide, et la durée habituelle des stomatites érythémateuses et pultacées peut être fixée à 8 ou 10 jours.

Diagnostic. — Le diagnostic est facile, et pourtant un bon nombre de stomatites érythémato-pultacées passent inaperçues, les enfants ne souffrant pas ou ne sachant pas traduire leurs souffrances.

Il faut systématiquement examiner la bouche de tous les enfants malades ; tant que je négligeais cette exploration, je me figurais que la stomatite était rare dans la rougeole ; du jour où j'ai pris l'habitude de regarder dans la bouche de tous les enfants qui entraient au pavillon d'isolement, j'ai découvert dans tous les cas la stomatite érythémato-pultacée contemporaine de l'éruption. La rougeur, le gonflement, l'enduit pultacé de la muqueuse constatés, il s'agit d'en fixer la signification, d'en comprendre la valeur au point de vue du diagnostic.

Dans les cas d'éruptions incertaines, la manifestation buccale pourra faire pencher la balance en faveur de la rougeole. S'il y a un enduit pultacé notable, on le distinguera aisément des exsudats diphtériques ou diphtéroïdes à sa minceur, à son siège gingival, à son peu d'adhérence, à sa friabilité, à l'intégrité absolue de la muqueuse sous-jacente.

Quand l'érythème de la muqueuse buccale se rencontrera chez les enfants très jeunes, nourris au biberon, athrepsiques, quand il coïncidera avec une acidité très marquée de la salive, on devra craindre le développement ultérieur du muguet.

Traitement. — Dans tous les cas de stomatite érythémateuse avec acidité de la bouche, il faudra faire des lavages avec des liquides alcalins (borax, chlorate de potasse ou de soude, eau de chaux, eau de Vichy). Les solutions de borate ou de chlorate de soude seront à 1 pour 100 en irrigalions, à 5 pour 100 en badigeonnages. Quand il y aura de la fétidité de l'haleine, la solution de permanganate de potasse à 1 pour 1000 rendra des services. On pourra, dans le même but, employer l'eau oxygénée.

La présence de stomatite érythémato-pultacée, sans avoir de gravité par elle-même, indique un certain degré de septicité buccale qu'il faut combattre afin de prévenir les complications. On pourra se servir dans tous les cas indistinctement d'eau boriquée à 2 ou 3 pour 100, employée en larges irrigations. Diète lactée.

Pour remédier à la glossite érythémateuse marginée des nourrissons, le Dr Wertheimber conseille d'avoir recours aux tétines en caoutchouc très souple avec embout percé d'un large orifice pour diminuer les efforts de succion de l'enfant.

III. — GLOSSITE EXFOLIATRICE MARGINÉE

La stomatite érythémato-pultacée que nous venons de décrire est surtout une gingivite. Nous allons maintenant étudier une stomatite localisée à la langue, une glossite. Sous le nom de *glossite exfoliatrice marginée* (Lemonnier, Fournier), *desquamation linguale*, *desquamation en aires*, *glossite desquamative*, *langue géographique*, *eczéma en aires de la langue* (E. Besnier), on a décrit une maladie superficielle de la langue, rare chez l'adulte, très commune chez les enfants du premier âge, caractérisée essentiellement par l'épaississement de l'épithélium de la face dorsale de la langue avec desquamation consécutive.

Étiologie. — Parrot, qui avait vu fréquemment la desquamation linguale chez les hérédo-syphilitiques de l'hospice des Enfants-Assistés, n'avait pas hésité à la considérer comme un stigmate de syphilis héréditaire, et par suite à en faire une lésion spécifique. Le professeur Fournier, sans aller jusque-là, croit devoir affirmer certains liens de parenté entre la lésion linguale et la syphilis, et, sans en faire un produit direct de l'infection syphilitique, il reconnaît à cette dernière une influence indirecte qu'il traduit par le terme d'affection para-syphilitique. L. Guinon, qui a pu étudier la desquamation linguale sur le même terrain que Parrot aux Enfants-Assistés, n'a pas tardé à s'assurer qu'elle était indépendante de la syphilis (*Rev. mens. des mal. de l'enfance*, 1887). Nous-même (*ibid.*, 1888), ayant recueilli dans un dispensaire d'enfants un certain nombre d'observations de desquamation linguale, avions pu conclure que la syphilis n'était pour rien dans l'affection de la langue. Depuis cette époque, nous n'avons pas manqué de rechercher la desquamation linguale, soit à l'hôpital Trousseau, soit ailleurs, et toujours nous avons noté les particularités étiologiques qui suivent.

La maladie est extrêmement fréquente chez les enfants du premier âge, entre 6 mois et 3 ans, quand ils sont privés du sein féminin et nourris au biberon. Sans doute, elle se rencontre chez les enfants hérédo-syphilitiques; la syphilis n'assure pas contre ses atteintes, mais elle n'en est pas la cause. Nous avons pu nous assurer de son absence chez les hérédo-syphilitiques nourris au sein par leur mère, et de sa présence fréquente chez les hérédo-syphilitiques allaités artificiellement. En dehors de la syphilis, la desquamation linguale est très commune, elle manque chez les enfants nourris au sein, elle est fréquente chez ceux qui prennent le biberon.

En un mot, il semble qu'elle dépende d'une cause locale, mécanique (la succion de l'embout de caoutchouc) ou parasitaire (l'apport par le biberon de germes pathogènes, champignons, etc.).

Quoique la maladie survienne principalement à la période de la dentition, je n'ai pas besoin de dire que l'évolution dentaire ne joue aucun rôle pathogénique; on l'observe chez les enfants qui n'ont pas de dents comme chez ceux qui en sont pourvus; et enfin on la rencontre à l'âge adulte.

L'apparence de la lésion, sa configuration polycyclique, son évolution, sa durée nous portent à admettre qu'elle est parasitaire, quoique l'agent pathogène n'ait pas encore été révélé par le microscope ou par les cultures. Gubler admettait déjà cette origine. Pour M. E. Besnier, la desquamation linguale serait une espèce d'eczéma des muqueuses, pouvant être rapproché de l'eczéma séborrhéique, dont la nature parasitaire est probable, sinon démontrée. Unna y voit un trouble trophique. L. Guinon a bien trouvé des spores volumineuses et tenté l'inoculation à des sujets sains; en somme, résultat négatif.

De la desquamation linguale il convient de rapprocher une lésion parasitaire de la langue observée par Porak chez un nouveau-né (*Journ. de méd. de Paris*, 1895). Une fillette née le 10 octobre 1895 à la Charité, allaitée par sa mère, présente au 4e jour, sur le dos de la langue, de petites plaques blanchâtres au nombre d'une dizaine. Ces plaques, à bords festonnés, faisaient saillie et adhéraient fortement à la langue. Le 6e jour, on enlève la plaque la plus antérieure pour l'examiner; le 8e jour, on racle presque toutes les plaques et on fait des ensemencements sur gélose. Les plaques ne se reproduisent pas. L'examen microscopique montre : un très petit nombre de cellules épithéliales, un nombre assez considérable de filaments irréguliers entre lesquels se voient de grands éléments ronds ou ovoïdes de la grosseur d'une hématie au moins. Les cultures ont donné ces mêmes éléments. Ce sont des cellules de levure donnant naissance à des filaments mycéliens. Cette variété de stomatite parasitaire se distingue du muguet par l'étendue, la forme, l'adhérence, la fixité des plaques. Elle est constituée uniquement par une végétation cryptogamique (levure d'une espèce rare).

Il est possible que la desquamation linguale soit aussi produite par une levure plutôt que par un microbe, et les recherches ultérieures devront porter dans cette direction.

Anatomie pathologique. — Dans quelques cas examinés par Balzer (Thèse de Lemonnier), il existait une transformation cavitaire des cellules épithéliales. H. Martin, chef de laboratoire de Parrot, a signalé l'augmentation de volume des cellules de la couche cornée, et la prolifération active des cellules du corps de Malpighi. Autour des vaisseaux du derme de la muqueuse existerait aussi une accumulation de cellules lymphoïdes. Dans les raclages pratiqués par L. Guinon, il y avait des cellules déformées, granuleuses, à côté de cellules normales. Sur les coupes examinées par lui, l'épithélium n'a fait complètement défaut nulle part, il en restait toujours une mince couche, même au sommet des papilles; l'épithélium interpapillaire était à peu près intact. Il n'a rien trouvé d'anormal du côté du derme, pas de dilatation vasculaire. D'après lui, le derme serait à peu près intact contrairement à l'opinion avancée par Parrot et H. Martin : « Le derme est le siège principal de l'affection et les manifestations superficielles sont d'ordre tout à fait secondaire. » L'inflammation serait donc purement épithéliale, et, si le derme présente parfois une turgescence qui simule l'inflammation, cet aspect est dû à sa dénudation. Cette dénudation résulte de la chute des cellules gonflées, proliférées, épaissies, qui forment l'exsudation de surface.

Aucune réaction inflammatoire, ni au voisinage, ni au loin; l'affection est essentiellement locale; elle respecte la face inférieure de la langue, n'envahit pas le reste de la muqueuse buccale et n'a aucun retentissement ganglionnaire.

Symptômes. — La maladie est absolument latente, sans symptômes subjectifs, sans gêne de la succion ou de la mastication, sans réaction inflammatoire, sans augmentation ni diminution de la salive. Le papier de tournesol, promené sur la langue, donne tantôt une réaction acide, tantôt une réaction neutre. L'acidité de la salive est d'autant plus fréquente que les enfants sont plus jeunes. Elle n'a pas de signification précise. La desquamation linguale est très souvent méconnue; il faut la chercher avec soin pour la trouver. Si l'on ne fait pas ouvrir la bouche, tirer la langue, on ne peut pas se douter de son existence. Vient-on à la rechercher systématiquement, on la trouve très fréquemment chez les enfants mal nourris qui fréquentent les hôpitaux, les crèches, les dispensaires. La lésion occupe la face dorsale et les bords de la langue sans les dépasser pour se réfléchir à la face inférieure. Elle est plus ou moins étendue suivant les cas; quelquefois elle siège sur la partie postérieure, près des papilles caliciformes, et ne devient évidente que quand l'enfant ouvre largement la bouche.

Les plaques blanchâtres et épaisses qui la constituent peuvent être uniques, limitées ou multiples, diffuses, régulières ou irrégulières, souvent serpigineuses. La forme polycyclique est relevée dans plusieurs observations. On voit un liséré blanchâtre soulevé en demi-cercle, se continuant par ses bouts avec d'autres demi-cercles de rayons égaux ou différents, l'ensemble formant une carte de géographie ou rappelant certains érythèmes circinés de la peau. Dans d'autres cas la forme cerclée manque et le liséré est rectiligne ou brisé sans être régulièrement infléchi.

Au début on note un épaississement blanc grisâtre de la muqueuse, parfois opalin ou nacré; il y a un épaississement notable, une hypertrophie de la couche épithéliale; les cellules ont proliféré et sont entassées les unes sur les autres. Cette prolifération n'est pas durable et bientôt les plaques surélevées de la muqueuse disparaissent spontanément, laissant le derme dépouillé, lisse, vernissé. Peu à peu la prolifération et la desquamation s'avancent de proche en proche et finissent par dépouiller la surface entière du dos de la langue. Il est rare qu'on assiste à cette dénudation complète de l'organe, car la réparation marche en même temps que la destruction, l'envahissement est

[J. COMBY.]

successif et progressif, jamais général d'emblée : tandis qu'une surface prolifère, l'autre se dépouille, puis la réparation épithéliale se fait sur les parties atteintes les premières. De telle sorte qu'on trouve, à un moment donné, tous les degrés, toutes les phases de la maladie.

La marche est chronique et la durée indéfinie; j'ai vu des enfants garder pendant des mois et des années cette desquamation linguale qu'aucun traitement ne parvenait à enrayer. Mais si la lésion est interminable, elle n'a aucune gravité; elle ne menace jamais l'existence et elle n'entrave aucune fonction. Je n'ai pas vu que les nourrissons affectés de glossite exfoliatrice fussent moins habiles que les autres à exercer les mouvements de succion nécessaires à leur alimentation. Si leur état général laisse parfois à désirer, cela n'est pas dû à la lésion de la langue, après tout insignifiante, mais à la mauvaise hygiène alimentaire à laquelle ils sont soumis.

Le pronostic est donc réellement et absolument bénin, et cela peut nous consoler de n'avoir pas un remède prompt et efficace à opposer à la maladie.

Diagnostic. — Le diagnostic de la desquamation linguale est très facile, il suffit d'y penser. On ne la confondra pas avec les caillots de lait et les saburres plus ou moins épaisses de la langue, qui se détachent avec la plus grande facilité et n'affectent aucune distribution cerclée et régulière. Le muguet se distingue par ses houppes blanches plus saillantes, plus adhérentes, et au besoin par l'examen microscopique. La diphtérie est bien rarement localisée à la langue et c'est à peine si l'on doit envisager la possibilité d'une confusion à son sujet. L'examen bactériologique et les cultures seraient là d'ailleurs pour lever les doutes, s'il y en avait.

Restent les desquamations linguales totales qui succèdent aux fièvres éruptives, et en particulier à la scarlatine ; elles sont totales, éphémères, et laissent après elles une langue rouge, turgescente, hérissée, qu'on a comparée justement à une fraise.

La desquamation linguale ne met pas les enfants à l'abri des autres variétés de stomatites ; je l'ai vue coïncider avec la stomatite érythémateuse d'origine dentaire, avec l'herpès de la bouche; il est facile en pareil cas de faire la part des deux genres de lésions. Deux fois j'ai rencontré la desquamation linguale étendue chez des enfants atteints de cyanose congénitale.

Il est une affection de la langue, assez rare chez les enfants, mais que j'ai rencontrée chez plusieurs nourrissons, c'est la *nigritie linguale* ou *langue noire*, qu'on doit distinguer de la glossite exfoliatrice. Comme cette dernière, elle affecte pour siège exclusif la face dorsale de la langue, mais elle ne présente ni la même forme cerclée, ni la même progression serpigineuse. On constate, avec surprise, que le dos de la langue est devenu noir comme de l'encre, en même temps qu'il est épaissi et en quelque sorte squameux. Les papilles filiformes sont hypertrophiées, rugueuses et fortement pigmentées; c'est une véritable hyperkératose rappelant certaines formes d'ichtyose cutanée, et pour ma part j'en ferais volontiers une *ichtyose linguale*, si la lésion était congénitale et permanente. Cette glossite pigmentaire est chronique, elle dure plusieurs semaines, plusieurs

mois, et finit par disparaître. J'ai en ce moment sous les yeux un bébé de
11 mois, bien portant, qui en est atteint depuis 2 mois.

La syphilis buccale n'a rien qui ressemble à la glossite exfoliatrice, et
c'est bien à tort qu'on a voulu la faire intervenir dans la pathogénie de
l'affection qui nous occupe.

Traitement. — Le traitement local de la desquamation linguale est
très ingrat, les divers topiques que j'ai essayés sont restés inefficaces.
Cependant il convient, dans tous les cas, de veiller à la propreté de la
bouche, de faire des injections boriquées ou boratées (2 à 5 pour 100), de
nettoyer avec soin les téterelles des biberons, de ne faire usage que de lait
bouilli ou stérilisé. M. E. Besnier conseille d'appliquer deux fois par jour
la pommade suivante.

Chlorhydrate de cocaïne.	0^{gr},25
Baume du Pérou	} $\bar{a}\bar{a}$ 1 gramme
Acide borique	
Vaseline.	40 grammes

On peut aussi toucher matin et soir les parties malades avec le collutoire suivant :

Glycérine.	50 grammes
Hyposulfite de soude.	4 —

La prophylaxie s'inspire des données étiologiques. Sur 27 enfants âgés
de 7 mois à 6 ans, dont 9 entre 7 mois et 12 mois, 5 seulement avaient
été nourris au sein ; tous les autres étaient nourris au biberon, et un grand
nombre présentaient les signes du rachitisme. Donc il faut conseiller l'allaitement naturel, qui semble être le meilleur préservatif de la glossite
exfoliatrice.

IV. — MUGUET.

Sous le nom de *Muguet*, *Millet*, *Blanchet*, on a décrit une variété de
stomatite parasitaire, très commune chez les enfants en bas âge, et produite
par le développement d'un champignon, l'*oïdium albicans* de Robin.
Jusqu'en 1842, tous les auteurs avaient considéré le muguet comme une
stomatite pseudo-membraneuse, et la plupart le confondaient avec les
stomatites ulcéreuses ou membraneuses, que nous savons distinguer
aujourd'hui.

Mais à cette époque Berg (de Stockholm) annonça la découverte d'un
parasite végétal, confirmée ensuite par Gruby, Vogel, etc. Berg est le
premier qui ait vu des filaments et des spores dans les points blancs du
muguet, sans avoir affirmé la relation de cause à effet entre la mucédinée
et la stomatite.

Gruby eut le mérite de saisir nettement cette relation : « Comme nous
n'avons trouvé constamment, dit-il, dans la substance blanche du muguet,
que les végétaux et les cellules de l'épithélium et aucune production
d'inflammation, nous croyons être en droit de conclure que le muguet n'est

[J. COMBY.]

autre chose qu'une plante cryptogame végétant sur la membrane muqueuse vivante. » Plus tard il désigna ce parasite sous le nom d'*aphtophyte*.

En 1853 Ch. Robin publie la description micrographique du nouveau champignon, dont la présence n'est plus contestée depuis lors. Quinquaud, Grawitz, Audry, Laurent, Roux et Linossier (*Archives de médecine expérimentale*, 1890) ont complété l'étude botanique de la mucédinée de Berg; Valleix, Seux, Parrot ont éclairé la partie clinique de la question.

Grâce à tous ces travaux, l'histoire du muguet est aujourd'hui fixée d'une façon presque parfaite et définitive.

Étiologie. — Il est de règle que le muguet ne se développe que chez les organismes affaiblis, épuisés, cachectisés, dans l'enfance comme plus tard. Toutefois, la maladie étant contagieuse, on peut la voir par exception germer dans la bouche d'enfants vigoureux et bien portants. J'en ai vu quelques exemples et le Dr Rémy, de Nancy (*Revue médicale de l'Est*, 1er déc. 1889), a cité une épidémie de muguet frappant, à la Maternité de Nancy, les enfants vigoureux comme les débiles, et s'accompagnant chez ceux-là comme chez ceux-ci d'ulcérations ptérygoïdiennes. Ces faits, relativement insolites, ne sauraient prévaloir contre les observations recueillies par Parrot et de nombreux auteurs dans les maternités, les crèches, les hospices d'Enfants-Trouvés, observations montrant l'association habituelle du muguet avec l'athrepsie, les diarrhées de l'enfance, l'allaitement artificiel, etc. Sur 547 enfants entrés en un an aux Enfants-Trouvés de Marseille, Seux a compté 402 cas de muguet; et presque tous ces enfants étaient des nouveau-nés.

Cette fréquence excessive du muguet dans les hospices était due à plusieurs causes : l'encombrement favorisant la contagion atmosphérique, l'usage de biberons plus ou moins malpropres, de lait non bouilli, non stérilisé, d'aliments indigestes, etc. Aujourd'hui le muguet est devenu plus rare dans les mêmes milieux, parce que l'hygiène des nourrissons a fait des progrès. On se défend contre la contagion par l'isolement et l'antisepsie médicale, contre la gastro-entérite par le lait stérilisé et le biberon sans tube, etc. Aussi ne voit-on plus d'épidémies de muguet.

Quoi qu'il en soit, le muguet ne disparaîtra jamais, car il est la rançon de l'allaitement artificiel. Un enfant nourri exclusivement au sein n'a jamais le muguet; il ne pourrait le contracter que si sa nourrice avait donné le sein à un autre enfant atteint de la maladie. On a pu voir en pareil cas la mucédinée prendre racine sur le mamelon et envahir la bouche du nourrisson au moment de la tétée.

Chez l'adulte, le muguet ne s'observe guère qu'à la phase ultime des cachexies tuberculeuse, cancéreuse, etc. Dans la seconde enfance, il peut aussi se rencontrer à la suite de la phtisie, de la broncho-pneumonie, de la fièvre typhoïde. Mais, dans la première enfance, où il est banal, il succède presque toujours à des troubles digestifs, à une gastro-entérite, elle-même provoquée par une mauvaise alimentation. Sous l'influence de cette gastro-entérite, l'enfant dépérit, maigrit, pâlit; sa muqueuse buccale se dessèche, devient rouge; la salive est acide, et alors le germe du muguet se développe sur un terrain préparé par l'athrepsie. Plus l'enfant est jeune, plus il offre de prise au muguet; c'est dans les premiers jours, les premières semaines, les premiers mois de la vie, que le muguet présente son maximum de fréquence. Voilà pourquoi il est si commun dans les hospices d'Enfants-Trouvés qui recueillent les nouveau-nés dès le premier jour de leur vie, si rare dans les hôpitaux d'enfants qui ne reçoivent que les enfants âgés de plusieurs mois ou de plusieurs années.

Le muguet se montre plus volontiers chez les enfants atteints de faiblesse congénitale, chez les prématurés, chez ceux qui, pour une raison ou pour une autre, ont de la peine à téter le sein, à sucer le biberon, à s'alimenter en un mot.

L'influence des saisons me paraît négligeable, quoique Billard ait noté 3 fois plus de muguet en été qu'en hiver; ou du moins cette influence, attestée par les chiffres, s'explique par le fait que la diarrhée infantile, cause prédisposante, est plus fréquente pendant l'été que pendant l'hiver. En d'autres termes, si le muguet est plus fréquent en été qu'en hiver, ce n'est pas que le germe soit plus répandu ou plus virulent pendant la saison chaude que pendant la saison froide, c'est parce que les enfants allaités artificiellement, candidats au muguet, souffrent plus fréquemment de cet allaitement en été qu'en hiver.

Gubler a fait de l'acidité de la bouche la condition *sine quâ non* du développement du muguet. Sans doute, la plupart, la presque totalité des enfants atteints de muguet ont la salive acide. Mais l'acidité de la salive est commune chez les nouveau-nés, et d'autre part j'ai vu une fillette de 2 ans 1/2, assez bien portante, prenant encore le biberon la nuit, présenter du muguet avec réaction neutre de la salive. Une seconde fillette de 15 mois, reçue à l'hôpital avec du muguet et de la diarrhée, avait aussi sa salive neutre (1896). Si, au lieu d'avoir 2 ans 1/2, 15 mois, ces enfants n'avaient eu que quelques mois ou quelques semaines, la chose m'eût surpris davantage. Elle est à noter cependant, surtout rapprochée du fait expérimental que les cultures de muguet se développent mieux dans les milieux alcalins que dans les milieux acides.

En résumé, le muguet est une affection contagieuse; la contagion s'exerce surtout sur les enfants en bas âge, sur les nouveau-nés. Le contage est représenté par des spores d'oïdium albicans qui se déposent sur la muqueuse buccale et s'y développent quand cette dernière est préparée par la déchéance organique (athrepsie, etc.). Cependant le muguet peut germer accidentellement sur la bouche d'enfants sains, et Berg déjà avait obtenu 4 inoculations positives chez des sujets bien portants.

La contagion peut se faire de bouche à bouche, ou par l'intermédiaire du biberon, du mamelon; le muguet peut être communiqué au sein de la nourrice par la bouche d'un enfant malade; et, par le mamelon contaminé, il peut se transmettre à d'autres nourrissons.

La contagion peut aussi se faire par l'atmosphère, le champignon du muguet existant en suspension dans les salles hospitalières (Roux et Vallat).

Anatomie pathologique. — D'après Ch. Robin, le champignon du mu-

guet est constitué par des filaments tubuleux, larges de 3 à 4 μ et longs de
1/2 millimètre ; ces filaments sont formés par des cellules articulées bout à
bout, ils sont ramifiés. On trouve, dans l'intérieur des cellules, des granulations moléculaires et parfois aussi des corpuscules ovalaires. L'extrémité adhérente des filaments est cachée au milieu de spores isolées et de cellules épithéliales ; quand on cherche à dégager cette extrémité, on la voit se continuer avec une spore. Les spores sont sphériques et renferment des molécules
animées du mouvement brownien.

Les spores prolifèrent activement dans une solution sucrée (Gravitz). La
mucédinée peut d'ailleurs présenter du polymorphisme dans les cultures,
affectant l'aspect mycélique, l'aspect levure, l'aspect mixte, suivant le milieu
ambiant (Audry, *Revue de médecine*, 1887).

Les touffes et plaques blanches du muguet sont constituées par l'intrication des filaments tubulaires, des spores, et leur mélange avec les cellules
épithéliales de la muqueuse. Le microscope montre tous ces éléments, sans
parler des leucocytes, des microbes, du leptothrix buccal, etc. Pour Quinquaud, le muguet ne serait pas constitué par un oïdium, mais par un végétal
différent, auquel il a donné le nom de *Syringospora Robini*. La plupart des
naturalistes en font un *saccharomyces albicans*.

Troisier et Achalme (*Archives de médecine expérimentale*, 1893) ont
vu une angine cliniquement semblable au muguet·due à une levure, à un
saccharomycète vrai, ayant la forme de globules ovoïdes bourgeonnants, sans
filaments, et agissant comme un ferment alcoolique énergique.

Le siège du muguet est très superficiel, il ne franchit pas la couche épithéliale de revêtement. Cependant on a vu la maladie, dans quelques cas
exceptionnels, pousser des racines plus profondes, pénétrer dans les vaisseaux et amener la mort par une véritable infection générale (Schmorl) ; Roux
et Linossier, injectant quelques centimètres cubes de culture dans la veine de
l'oreille d'un animal, ont obtenu la mort et retrouvé le parasite dans la plupart des organes. En clinique, ce n'est pas ce que nous voyons ordinairement. Le muguet se cantonne le plus souvent dans la bouche, qu'il dépasse
peu ; il respecte le derme de la muqueuse et peut être détaché assez facilement.

Mais on peut le voir gagner le pharynx, l'œsophage, l'estomac, l'intestin,
et même les voies aériennes. En général, les muqueuses à épithélium vibra-
tile sont respectées par le muguet. C'est ainsi que, dans le larynx, le muguet
se fixera sur les cordes vocales inférieures, dont l'épithélium est pavimenteux, et non sur les autres parties de la muqueuse.

Valentin a vu le muguet se propager à l'oreille moyenne chez une fillette
atteinte d'otorrhée.

Dans ses localisations anormales, le muguet prend racine et crée des
lésions plus profondes que dans ses formes habituelles. Dans l'œsophage, le
muguet peut atteindre la couche musculaire et même la couche fibreuse. Dans
l'estomac, il envahit les culs-de-sac glandulaires et les espaces interglandulaires, et il peut déterminer des ulcérations.

Valleix, Seux ont signalé la présence du muguet dans l'intestin grêle, le cæcum, le gros intestin. On l'a vu quelquefois à l'anus, aux grandes lèvres. Zenker, au milieu du pus d'abcès encéphaliques, a trouvé des cellules d'*oïdium*. Schmorl, chez une fillette de 10 ans morte de fièvre typhoïde, a trouvé des éléments d'*oïdium* dans les abcès miliaires des reins et dans la rate. Sur 38 autopsies, Heller a trouvé l'envahissement des vaisseaux sanguins 12 fois, avec thrombose (6 fois).

Enfin on a trouvé le muguet jusque dans les alvéoles pulmonaires (Parrot) : « Un enfant de 13 jours, ayant du muguet dans toute la partie diaphragmatique du tube digestif, meurt, et voici ce que présentent les poumons. Un seul point dans le sommet droit est altéré. C'est une masse de la grosseur d'un petit noyau de cerise, de couleur jaunâtre, faisant une très légère saillie sous la plèvre, et à peine plus dure que le parenchyme voisin qui a une teinte violacée. L'aspect d'une coupe n'est nullement celui de la pneumonie et du tubercule. L'examen microscopique de quelques fragments fait voir qu'ils sont constitués par des débris du parenchyme pulmonaire, mais surtout par un nombre considérable de tubes sporifères d'oïdium et de spores. Ces dernières sont très volumineuses, et les tubes sont remarquables par l'inégalité de leur calibre, leur longueur et leur état rameux. La plèvre est absolument intacte au niveau de la partie affectée, qui tranche sur les tissus voisins, uniquement par la coloration jaune gris. » (Article *Muguet* du Dictionnaire Dechambre.) Le muguet, dans ce cas, avait évidemment pour siège le tissu pulmonaire, et, d'après Parrot, il était probable qu'une spore, venue de la bouche ou du pharynx, s'était fixée dans une vésicule pulmonaire, y avait germé et produit la masse décrite plus haut.

Birch Hirschfeld a vu le muguet dans un foyer pneumonique chez un enfant de 4 ans. Le Dr G. Guidi (*Mughetto, micologia e metastasi*, Florence, 1896) a trouvé les spores du muguet dans un ganglion caséeux et un abcès pulmonaire avec perforation d'un rameau de l'artère pulmonaire (hémoptysie foudroyante chez un enfant de 5 mois). Il a également trouvé des spores dans le pus de parotidites compliquant le muguet (enfant de 5 mois), dans le pus d'abcès encéphaliques (fillette de 3 mois). Il pense que les métastases du muguet ne sont pas rares et peuvent atteindre les reins, le foie, les muscles, le cœur, les séreuses, la moelle osseuse, les ganglions, le poumon, le cerveau, etc.

M. Brindeau a présenté à la Société obstétricale et gynécologique de Paris (16 avril 1896) une intéressante observation de muguet compliqué rappelant les cas de Guidi. Un nouveau-né, atteint de muguet et soigné à la Maternité de Paris, présente au bout de quelques jours un gonflement parotidien droit qui ne tarde pas à devenir mou et fluctuant. L'examen du liquide séro-sanguinolent retiré avec la seringue de Pravaz montre des colonies pures de muguet. Puis on incise la collection, et on trouve, avec le muguet, des staphylocoques blancs. En 15 jours le muguet buccal était guéri, et cependant une série d'abcès avec fièvre se montrent au niveau des articulations ; ces abcès contenaient du staphylocoque. A l'autopsie, abcès rétro-œsophagien, dégénérescence amyloïde du foie et des reins. Voilà un exemple fort net, et il y en a d'autres, d'infection staphylococcique provoquée par le muguet.

[J. COMBY.]

Symptômes. — Le muguet n'a pas un début soudain et imprévu ; avant le développement du parasite, un observateur attentif peut saisir quelques modifications de la muqueuse buccale, de nature à faire pressentir l'apparition de la stomatite crémeuse.

Outre le dépérissement, les cris, l'agitation, la diarrhée, les vomissements qui indiquent que l'alimentation se fait mal, que la nutrition est en souffrance, on constate une sécheresse particulière de la muqueuse des lèvres, des joues, de la langue, du palais.

Ces surfaces sont rouges, arides, érythémateuses ; elles semblent dépouillées de leur enduit épithélial. A ce moment la réaction du liquide buccal est nettement acide : le papier bleu de tournesol vire immédiatement au rouge quand il est mis en contact avec la langue. Après cette phase prémonitoire plus ou moins longue, parfois très courte, de stomatite érythémateuse, se montrent de petites houppes blanches, qu'on pourrait prendre pour des caillots de lait, n'était leur adhérence aux parties sous-jacentes. Déjà l'enfant tète mal, le contact du mamelon ou de la tétine du biberon lui est pénible ; il avale avec difficulté et vomit souvent. Les premières houppes du muguet se montrent sur la face dorsale de la langue, sous forme d'un semis blanc assez discret ; puis les points primitifs se réunissent et constituent des plaques étendues recouvrant parfois toute la langue. De la langue, le muguet gagne la face interne des lèvres, des joues, la voûte palatine, les gencives. Chez quelques enfants, on peut voir toute la surface interne de la bouche tapissée par le muguet.

De la bouche, les houppes envahissent le pharynx, les piliers, la luette, les amygdales, et descendent même dans l'œsophage où l'œil ne peut plus les suivre. En somme la maladie suit une marche extensive et progressive, que la thérapeutique seule permet d'enrayer.

Au début, les surfaces sont blanches, neigeuses, nacrées ; puis elles prennent un aspect blanc grisâtre ou jaunâtre, sale, qui indique un état avancé de la maladie. D'abord très adhérentes à la muqueuse, qui parait rouge vif et presque saignante, quand on les détache, les houppes du muguet en vieillissant se désagrègent plus aisément et cessent de faire corps avec la bouche. L'adhérence est plus forte à la langue que sur les autres parties de la bouche. Si l'on arrache avec la pince une parcelle de muguet, on constate qu'elle est très friable et s'écrase sous les doigts.

Quand le muguet est simple, la muqueuse sous-jacente ou contiguë ne semble pas lésée profondément, elle n'est ni ulcérée, ni escharifiée. Mais il n'est pas rare de constater, en même temps que le muguet, des ulcérations particulières, les unes au niveau du raphé médian (aphtes de Valleix, de Bednar), les autres sur les côtés, en arrière, au niveau des apophyses ptérygoïdes (ulcérations ptérygoïdiennes de Parrot).

Ces lésions sont contingentes, elles ne font pas partie intégrante de la symptomatologie du muguet ; elles peuvent exister sans lui, elles peuvent manquer quand il existe. Elles sont l'indice d'une nutrition défectueuse, d'une athrepsie de la bouche, et doivent être rapprochées des ulcérations des fesses, des talons qu'on observe dans tous les états cachectiques des nouveau-nés. L'érythème des fesses, la diarrhée jaune ou verte, l'œdème des extrémités, le sclérème même sont très souvent observés chez des enfants atteints de muguet; toutes ces manifestations en sont indépendantes, elles reconnaissent des causes beaucoup plus générales que la fructification d'un champignon sur la muqueuse de la bouche.

Les symptômes dépendant directement du muguet, quand il s'étend sur de grandes surfaces, quand il envahit les cavités profondes, sont les suivants : gêne très grande pour la succion et la déglutition, l'enfant refuse de téter ou de boire, il crie ou fait des grimaces à chaque tentative d'alimentation ; souvent le lait introduit dans la bouche, dans la gorge, ne parvient pas dans l'estomac, il est rejeté aussitôt. Ces régurgitations dénotent la présence du muguet dans la gorge et dans l'œsophage. En général le muguet n'est qu'un épiphénomène et sa présence n'aggrave pas beaucoup la situation misérable des enfants qui en sont atteints. Le pronostic, d'autant plus fâcheux que l'enfant est plus jeune et plus athrepsié, n'est pas lié à la présence du muguet, maladie locale et curable, mais à l'état général mauvais, à l'athrepsie qui l'a précédé. Quand le muguet apparait accidentellement chez des enfants assez vigoureux, assez résistants, on en vient très simplement à bout, et la santé se rétablit.

Le pronostic du muguet est donc subordonné aux conditions de santé générale et d'hygiène alimentaire des nouveau-nés ; par lui-même, il n'a qu'une valeur secondaire et ne joue qu'un rôle effacé. Mais sa présence est d'un mauvais augure, car elle atteste une déchéance excessive et dangereuse; le muguet n'est pas une affection primitive idiopathique ; c'est une affection parasitaire deutéropathique ne germant que sur des organismes épuisés et délabrés.

Diagnostic. — Le diagnostic du muguet est des plus faciles, non seulement par les caractères objectifs de la lésion buccale, mais encore par l'âge et l'état général du sujet. Il s'agit d'un enfant nouveau-né, d'un bébé âgé de quelques semaines ou de peu de mois, mal nourri, plus ou moins athrepsié: avant tout examen, on a pensé au muguet, et, quand on regarde dans la bouche, le diagnostic est fait. Toutefois, l'erreur est possible et on a pu prendre pour du muguet de simples *concrétions laiteuses* répandues sur la langue, les joues, etc. Ces petits amas, blancs et crémeux comme le muguet, ne sont pas adhérents à la muqueuse, ils se détachent à la moindre pression, quand ils ne flottent pas dans la bouche, spontanément ou par les mouvements de la langue. S'il y avait un doute, on prendrait une parcelle de la concrétion crémeuse, on l'étalerait sur une lame avec une goutte de glycérine et on l'examinerait au microscope; s'il s'agit de muguet, on voit tout de suite une intrication de filaments allongés et de spores arrondies absolument caractéristique.

Dans la *desquamation linguale*, que nous avons étudiée plus haut, comme dans la glossite particulière observée chez un nouveau-né par Porak, l'apparence extérieure diffère trop de celle du muguet pour donner le change. Cependant là encore l'examen microscopique triompherait des hésitations. La *diphtérie buccale* est plus rare que le muguet, plus limitée, moins

[J. COMBY.]

blanche, plus adhérente ; elle accompagne d'ailleurs d'autres localisations de la diphtérie, et sera reconnue par la culture sur sérum de bœuf solidifié.

Les stomatites *aphteuses*, *herpétiques*, *impétigineuses*, *ulcéreuses*, *ulcéro-membraneuses*, s'accompagnent toutes d'une destruction plus ou moins manifeste de la muqueuse ; il y a des ulcérations reconnaissables à leur fond déprimé, à leurs bords saillants ; des mucosités ou des débris d'aspect membraneux les recouvrent ; il n'y a pas de houppes blanches, ni de surfaces membraneuses régulières pouvant faire songer au muguet.

Quant à la stomatite *érythémato-pultacée*, avec enduit épithélial plus ou moins épais sur les gencives, on la distinguera aisément du muguet aux caractères suivants : 1° elle se rencontre chez des enfants plus âgés ; 2° elle forme des dessins assez réguliers, des festons autour des dents ; 3° l'enduit se détache au moindre effort et se dissocie tout seul ; 4° elle ne présente au microscope aucune apparence de mycélium.

Quand le muguet occupe la gorge, il est moins accessible et peut alors simuler l'*angine pultacée*, l'*angine herpétique*, l'*angine diphtérique*. La confusion a été certainement faite avant la pratique des examens bactériologiques et des cultures. MM. Guyon et Thierry (*Archives de physiologie*, 1869) ont décrit, sous le nom de *kystes épidermoïdes*, de petites productions de la voûte palatine très communes chez les nouveau-nés. Ce sont de petits grains d'un blanc laiteux, miliaires (*milium*), disséminés en nombre très discret sur la voûte et le voile du palais ; en général, ils siègent sur la ligne médiane ; mais on peut en observer quelques-uns sur les côtés, près des arcades dentaires. Ces kystes sont d'un blanc nacré, mais ils ne se détachent pas comme le muguet, ils font corps avec la muqueuse, et guérissent d'ailleurs par évacuation spontanée. On peut rapprocher ces productions des petits grains blancs du visage observés également chez les nouveau-nés, et qui sont des kystes sébacés éphémères.

On ne confondra pas le muguet avec une autre production épithéliale dont nous parlerons plus loin, la *maladie de Riga* ou *subglossite diphtéroïde*. Dans cette maladie, il y a bien une production d'apparence pseudo-membraneuse, blanchâtre comme le muguet. Mais cette production est limitée à la face inférieure de la langue, elle ne s'étend que très peu au delà du frein, elle fait corps avec la muqueuse dont on ne peut la détacher sans l'exciser, elle est formée, non par un parasite, mais par une hypertrophie traumatique de la muqueuse. Elle n'a donc avec le muguet que de bien faibles analogies, et on l'en distinguera toujours aisément.

Traitement et prophylaxie. — Le muguet est facile à détruire sur place, et les alcalins le font disparaître rapidement ; mais la récidive est habituelle quand les conditions hygiéniques qui ont provoqué la maladie persistent. A tout enfant atteint de muguet on fera boire du lait coupé d'eau de chaux ou d'eau de Vichy (Célestins, Hauterive, Saint-Yorre), à 60 grammes par litre. De plus, avec un écouvillon d'ouate hydrophile ou un pinceau de charpie taillé court, ou un pinceau de blaireau, on fera des attouchements, répétés 5 ou 6 fois par jour, avec une solution de bicarbonate de soude à 5 pour 100.

Quinquaud a préconisé les badigeonnages avec la liqueur de Van Swieten (sublimé à 1 pour 1000) qui sont en effet très efficaces (2 badigeonnages en 24 heures). Dans les cas rebelles, il employait les badigeonnages au perchlorure de fer (1 fois par jour ou même 1 fois tous les 2 jours). — *Traitement du muguet des adultes.* Le Dr Fourrier fils (de Compiègne) a employé avec succès la saccharine ; cinq badigeonnages par jour avec une cuillerée à café, dans un demi-verre d'eau, de la solution suivante :

Saccharine.	1 gramme
Alcool à 60°.	50 grammes

On peut se servir de différents collutoires à la glycérine, avec les alcalins (borate, carbonate, chlorate de soude, etc.) :

Borax.	
Bicarbonate de soude.	āā 5 à 10 grammes
Glycérine	20 à 40 —

Il est bon de faire tous ces collutoires à la glycérine et non au miel (miel rosat), comme on l'a fait souvent, les substances sucrées favorisant le développement du muguet. Les attouchements avec l'eau oxygénée, avec le permanganate de potasse (1 pour 250), le nitrate d'argent (2 pour 100), réussissent également très bien.

Tordeus préconise les solutions de benzoate de soude à 10 pour 100 (badigeonnages toutes les deux heures).

La difficulté n'est d'ailleurs pas dans le traitement du muguet lui-même, mais dans le relèvement de la nutrition générale. Pour cela, on prescrira le biberon sans tube, le lait stérilisé, l'allaitement naturel, quand il sera possible. Dans les asiles d'Enfants-Trouvés on avait l'habitude autrefois, aussitôt que les nourrissons présentaient du muguet, de les séparer de leurs nourrices pour les mettre exclusivement au biberon, et ils mouraient presque tous. L'allaitement naturel en effet n'est pas seulement le meilleur préservatif du muguet, il en est encore le meilleur agent curatif.

Dans les collectivités de nouveau-nés, quand le muguet se montrera sur un ou plusieurs enfants, on les isolera des autres, et l'on fera préventivement des lavages alcalins de la bouche chez tous les enfants indemnes. Une bonne prophylaxie exige encore la propreté absolue des locaux habités et des ustensiles à l'usage des enfants. Le lavage prophylactique de la cavité buccale des nouveau-nés pratiqué dans quelques cliniques allemandes est généralement condamné aujourd'hui. Il va souvent contre son but. Le nettoyage du mamelon avant et après la tétée est plus efficace. En un mot c'est par l'hygiène qu'il faut lutter contre le muguet.

V. — SUBGLOSSITE DIPHTÉROÏDE

Production sous-linguale, maladie de Riga, etc.

Sous le nom de *subglossite diphtéroïde*, on peut décrire une variété de stomatite très limitée, occupant la région du frein de la langue, et reconnaissant une origine traumatique.

Étiologie. — L'ulcération sublinguale, ulcération du frein de la langue, est très commune chez les jeunes enfants atteints de coqueluche. A chaque quinte violente, la langue est projetée hors de la bouche, et le frein vient buter sur le bord tranchant des incisives inférieures. Il en résulte une usure, une coupure, une plaie contuse de cette partie de la muqueuse, qui se traduit par une plaie diphtéroïde médiane, sous-jacente à la langue, et quelquefois par des hémorragies. En général, cette lésion ne s'observe que chez les enfants pourvus de dents ; exceptionnellement elle peut se rencontrer chez des bébés qui n'ont pas encore fait leurs dents, et on admet alors que le bord aigu du maxillaire est capable de blesser le frein de la langue.

Mais l'ulcération linguale peut s'observer en dehors de la coqueluche, chez des enfants ayant une toux légère (rhume ou bronchite simple), ou même en dehors de tout accès de toux, chez des bébés qui ont pris l'habitude de projeter incessamment leur langue au dehors et de frotter sa face inférieure contre les incisives. J'ai vu des exemples de toutes ces variétés. Le 13 février 1890, je communiquai, à la Société clinique de Paris (page 10 du tome XIV), l'observation d'une fillette de 11 mois, présentant une ulcération diphtéroïde du frein de la langue à la suite d'un rhume ayant duré trois jours. L'ulcération, située un peu en avant du frein, arrondie, lenticulaire, blanc jaunâtre, peu profonde, répondait exactement au bord supérieur des incisives médianes inférieures, quand l'enfant sortait la langue. Le 6 décembre 1895, je présentai à là Société médicale des Hôpitaux un cas de subglossite diphtéroïde, chez un petit garçon de 9 mois, nourri au sein, bien portant, ne toussant pas, n'ayant jamais toussé. La toux n'est donc pas nécessaire à la production de la lésion. Chez cet enfant, les deux incisives médianes inférieures étaient sorties depuis deux mois et elles offraient un bord mince et coupant. L'enfant présentait, au niveau du frein, une plaque blanche, saillante, lenticulaire, depuis quinze jours ; la lésion résultait de l'habitude qu'avait le nourrisson de sortir sa langue de la bouche et de la frotter sur ses incisives. D'autres médecins avaient vu, avant moi, cette lésion que les uns avaient attribuée à une influence générale (Riga, etc.), que les autres (F. Fede, Concetti, Brun, Letulle, etc.) ont considérée avec raison comme une production locale et purement traumatique. (*La Presse Médicale*, 26 janvier 1895.)

Anatomie pathologique — F. Fede et L. Concetti, F. Brun et Letulle ont excisé la production sous-linguale pour l'examiner au microscope. Aucun micro-organisme pathogène n'a été rencontré ; la maladie n'est pas infectieuse ni spécifique. Sur des coupes, on ne trouve, au milieu de cellules épithéliales et de leucocytes, qu'un exsudat fibrineux avec hyperplasie de la muqueuse ; c'est une sorte de papillome dont la structure n'offre rien de spécial. Au point de vue anatomique comme au point de vue clinique, je crois devoir distinguer deux variétés : 1° une véritable stomatite ulcéreuse sublinguale, telle que la produisent ordinairement les quintes de la coqueluche, en coupant violemment la muqueuse du frein ; 2° une subglossite diphtéroïde non ulcéreuse, saillante, dure, calleuse, papillomateuse, répondant aux cas de Fede, de Brun, ainsi qu'à l'observation présentée par moi à la Société des Hôpitaux. Dans cette dernière forme, le traumatisme est moins brutal, il n'y a pas ulcération véritable, mais hyperplasie de la muqueuse par irritation répétée, par frottement incessant.

Mais, dans les deux cas, la muqueuse buccale, autour de la production diphtéroïde, est peu intéressée, à peine rouge ; les lésions de voisinage sont peu marquées.

Symptômes. — La subglossite diphtéroïde ne donne pas de symptômes subjectifs ; l'enfant ne paraît pas souffrir de sa lésion, il ne semble pas gêné pour téter, pour prendre des aliments. Il y a aussi peu de douleur locale que possible. D'autre part l'inflammation est très modérée, il n'y a pas de fièvre, pas de symptômes généraux. Les auteurs italiens, qui ont voulu faire de la maladie de Riga une maladie générale grave, avec fièvre, cachexie, terminaison funeste, n'ont pas vu que la lésion buccale observée par eux n'était qu'un épiphénomène, une manifestation accidentelle au cours d'états morbides graves (athrepsie, diarrhée infantile, etc.). Qu'il s'agisse de la forme *ulcéreuse* de la coqueluche ou de la forme *papillomateuse* qui en est indépendante, la maladie n'affecte aucun caractère de gravité, et si elle prend de l'extension, on ne peut qu'accuser une infection secondaire, une complication ayant trouvé sa porte d'entrée au niveau de la lésion sublinguale. L'aspect extérieur varie suivant l'origine et la variété des cas.

Dans la coqueluche, on a sous les yeux une véritable ulcération, une perte de substance, qui saigne parfois au moment des quintes ; le fond est blanc ou jaunâtre, formé de débris pseudo-membraneux qui parfois débordent autour de l'ulcération et donnent à la maladie un aspect diphtéroïde.

L'ulcération est plus ou moins large, mais toujours médiane, avec empiètement plus ou moins étendu sur les côtés. En général il n'y a qu'une ulcération cachée au fond du sillon qui sépare la langue du plancher buccal ; parfois il y en a deux, une inférieure, profonde, et l'autre plus antérieure, se rapprochant de la pointe de la langue. En dehors de la coqueluche, la production sous-linguale est blanche, pseudo-membraneuse, plus sèche et plus dure que dans les cas qui en dépendent ; elle forme une sorte de callosité intimement unie au derme de la muqueuse dont elle ne peut être séparée sans effraction.

La durée de l'ulcération coqueluchiale dépend de la marche des quintes, elle apparaît au moment des quintes violentes et disparaît quand elles cessent.

Quand l'ulcération dépend d'un simple rhume, elle est très courte et guérit en dix ou quinze jours. Quant à la subglossite diphtéroïde non ulcéreuse, elle peut persister pendant plusieurs mois ; dans le cas qui m'est personnel, elle a duré trois mois entiers.

Diagnostic. — Le diagnostic est toujours facile, le siège seul de la lésion met sur la voie. On ne saurait penser à la *diphtérie*, dont la localisation n'est jamais aussi étroite, et dont la marche est extrêmement inquiétante. Le *muguet* n'a pas le même siège et se dissémine au contraire à la face dorsale de la langue et aux joues. Les aphtes, les ulcérations de la varicelle, de l'herpès, de l'impétigo, sont multiples et évoluent rapidement. Si

[J. COMBY.]

le bébé a la coqueluche, la cause de la lésion est évidente et le diagnostic est fait. S'il n'a pas la coqueluche, s'il ne tousse pas, on examinera avec soin l'aspect extérieur de la production, ses rapports avec les incisives, et on arrivera aisément à l'apprécier comme il convient.

Traitement. — Quoique la stomatite sublinguale soit sans gravité, il ne faut pas oublier qu'elle se trouve située dans un milieu éminemment septique et qu'elle peut servir de porte d'entrée à des microbes pathogènes. La possibilité de complications infectieuses doit inspirer des mesures de propreté, des lavages boriqués, des attouchements avec un collutoire boraté ou salicylé (glycérine 30 grammes, borax 5 grammes ou acide salicyliqué 1 gramme).

Quand il s'agit de la production sublinguale indépendante de la coqueluche, dont la marche est indolente, et dont la régression semble difficile ou impossible, on a pensé à l'extirpation chirurgicale. F. Fede, F. Brun ont excisé le papillome avec des ciseaux, en cautérisant la surface cruentée avec le thermo-cautère. Cette conduite sans doute n'offre pas de grands inconvénients. Mais je ne sais pas si cette petite lésion mérite une intervention aussi radicale.

Dans le cas qui m'est personnel, je n'ai pas voulu suivre l'exemple de mes honorables et distingués collègues. Je me suis contenté de toucher la production deux fois par semaine avec un écouvillon de ouate hydrophile trempé dans la teinture d'iode pure. L'enfant a mis, par ce procédé, trois mois à guérir, mais il a évité l'intervention sanglante. Chez des enfants si jeunes, il n'y a pas d'inconvénient à temporiser; la guérison spontanée ou par des moyens purement médicaux est possible.

VI. — APHTES

Stomatite aphteuse.

La stomatite aphteuse passait autrefois pour très commune, parce que les aphtes étaient confondus avec la diphtérie, l'herpès, le noma, le muguet, etc. Aujourd'hui elle nous semble infiniment rare, et ne se développe que dans des conditions particulières de transmission qui la classent dans les maladies infectieuses. Les aphtes observés chez les enfants répondraient à la *cocotte*, ou *fièvre aphteuse* des bovidés, et se transmettraient par le lait des vaches atteintes de cette maladie.

Quant aux aphtes de Bednar, ils n'ont rien à voir avec la stomatite aphteuse, n'étant constitués que par des lésions locales de la voûte palatine (ulcérations traumatiques ou athrepsiques, kystes épidermoïdes, etc.). Le terme d'*aphtes de Bednar* manque d'ailleurs de précision et s'applique à des érosions ou ulcérations fort diverses, dénuées de toute spécificité.

Etiologie. — La stomatite aphteuse est une maladie parasitaire, contagieuse, inoculable, elle s'observe épidémiquement chez les bovidés, les ovidés, les porcs, et peut se communiquer à l'enfant par contact direct ou plus souvent indirect. Le lait a été incriminé tout d'abord par les vétérinaires et les médecins ; puis le tour du fromage, du beurre, est venu. On a pu voir les ulcérations de la bouche gagner les mains, par auto-inoculation.

En général, chez l'enfant, la maladie reste cantonnée à la bouche, les extrémités des membres sont respectées. Il faut admettre aujourd'hui, après les travaux de David (*Archives générales de médecine*, 1887), Goubaux. Ollivier, Weissenberg, etc., que la cocotte des vaches peut se transmettre aux enfants par le lait, quand il est consommé cru, non bouilli, non stérilisé. Weissenberg rapporte le cas de son propre fils âgé de 7 ans, pris un matin de céphalée, douleurs dans les membres, démangeaisons cutanées, soif vive, diarrhée, vomissements, frissons (59 degrés de température). Langue saburrale, haleine fétide. Cet état persiste pendant 2 ou 5 jours, puis survient une éruption de vésicules blanches à la langue, aux lèvres, à la muqueuse des joues, aux bras et aux doigts. Ces vésicules étaient grandes, les unes comme des grains de millet, les autres comme des pois ; elles contenaient un liquide clair qui se troublait ensuite. La langue et les lèvres se tuméfièrent, il y eut de la salivation ; l'enfant ne pouvait prendre aucune nourriture. Au bout de deux jours, les vésicules firent place à de petites ulcérations saignantes, douloureuses au toucher. Durée de la maladie : dix jours en tout. A ce moment existait une épidémie de cocotte sur les vaches qui fournissaient le lait à Berlin, et l'auteur n'hésite pas à admettre la transmissibilité de cette maladie à son enfant par le lait cru qu'il avait consommé.

Ollivier a professé une opinion analogue au Conseil d'hygiène de la Seine. Au cours des mois de novembre et de décembre 1890, il avait observé, dans son service de l'Hôpital des Enfants, un grand nombre de stomatites aphteuses. D'une enquête qu'il avait faite à ce moment était résulté que la fièvre aphteuse sévissait sur les bêtes à cornes des environs de Paris, surtout dans la région d'où provenaient les enfants atteints. Pour lui, le lait de vaches et de chèvres atteintes de fièvre aphteuse peut produire une stomatite aphteuse chez les personnes qui le boivent.

Déjà au siècle dernier, Sagar (1765) avait fait cette remarque : toutes les vaches d'un couvent furent atteintes de la fièvre aphteuse ; or, les moines, dont l'alimentation était en grande partie lactée, furent pris de fièvre avec éruption aphteuse dans la bouche.

Hertwig, Mann, Villain, boivent du lait de vaches atteintes de cocotte, et tous trois présentent de la fièvre et des aphtes après une courte incubation. Un bébé, nourri au biberon, présente des aphtes ; M. Goubaux constate que la vache qui fournissait le lait avait la fièvre aphteuse, et que d'autres enfants ont été contaminés par son lait.

Dans un pensionnat de Lyon, les élèves boivent du lait provenant d'une ferme du voisinage ; les vaches prennent la cocotte, et la plupart des élèves, qui buvaient le lait cru de cette provenance, ont des vésicules buccales (Chauveau).

Les examens bactériologiques sont encore peu décisifs ; Fränkel a trouvé le staphylococcus citreus et l'aureus ; Klein a retiré, du liquide des vésicules et de la surface des ulcérations, un diplocoque isolé et des chaînettes rappelant le streptocoque ; mais il inocula sans succès ce microbe à des veaux, à

[J. COMBY.]

des moutons, etc. Siegel (*Deut. med. Woch.* 1891), lors d'une épidémie bovine et humaine qui sévissait dans un village des environs de Berlin, trouva un microbe ovoïde, dont les cultures inoculées aux animaux auraient donné la fièvre aphteuse au veau et au porc. Schottelius (*Centralbl. f. Bakt.*, 1892), reprenant ces expériences, n'a pas obtenu de résultats positifs. Behla (*Centralbl. f. Bakt.*, 1893), au cours d'une autre épidémie, a trouvé un hématozoaire analogue à celui de la malaria. Donc la bactériologie de la stomatite aphteuse est à faire, et le seul renseignement qu'on doive retenir au point de vue pratique, c'est la possibilité de la transmission de la cocotte des bovidés aux enfants, par l'intermédiaire du lait cru.

Symptômes. — Il y a, dans la stomatite aphteuse, des symptômes généraux et des symptômes locaux. Avant l'explosion des accidents, existe une période d'incubation plus ou moins longue, qui varierait, suivant les auteurs, entre quelques jours et 8 à 10 jours. En réalité on ne sait pas bien la durée exacte de cette incubation. Puis viennent des troubles de la santé générale : malaise, frissonnements, fièvre, anorexie, vomissements, diarrhée. S'il s'agit d'un nourrisson, il est inquiet, agité, prenant incessamment le sein ou le biberon pour le quitter aussitôt; il semble souffrir de la bouche, qui est rouge, chaude, plus sèche ou plus humide que d'habitude. Après un, deux, trois jours de cet état fébrile, on peut voir sur la muqueuse buccale, sur la langue, sur la face interne des lèvres ou des joues, sur le palais, des vésicules arrondies, opalines, discrètes et isolées, ne formant pas des groupes comme l'herpès, ne se réunissant pas en plaques comme le muguet. Ces éléments sont en général plus grands que ceux de l'herpès; ils ont le volume d'un grain de chènevis. Autour d'eux, la muqueuse est rouge, turgescente, la salive est sécrétée en abondance.

Bientôt, dès le premier jour, les vésicules crèvent et font place à des ulcérations à fond gris jaunâtre, très peu profondes, érosions plutôt qu'ulcérations véritables, sans réaction inflammatoire bien vive. L'haleine est fétide quelquefois, mais pas toujours; les ganglions sous-maxillaires ne sont pas pris. Au bout de 5 à 6 jours, l'éruption buccale est terminée, la stomatite s'éteint et l'enfant revient à la santé. Dans quelques cas, heureusement fort rares, les symptômes généraux sont très inquiétants, la fièvre est intense, les troubles gastro-intestinaux sont très accusés (diarrhée, vomissements), et la mort peut s'ensuivre.

Il est bien rare que l'éruption dépasse la cavité buccale, pour s'étendre aux membres; mais le fait a été signalé; dans quelques observations, on a vu des enfants présenter concurremment des vésicules dans la bouche et des vésicules sur la face, le tronc et les membres.

Je n'ai jamais vu cela pour ma part et je dois mettre en garde contre la possibilité d'une erreur de diagnostic. Si je voyais un enfant présenter à la fois sur la muqueuse buccale et sur le corps (face, tronc, membres), comme il est dit dans certaines observations, des vésicules, je dirais hardiment *varicelle* et je repousserais le diagnostic de fièvre aphteuse. Ceux qui connaissent les formes intenses de l'*énanthème varicellique* me comprendront certainement.

Le pronostic de la fièvre aphteuse chez les enfants est très bénin, et la terminaison mortelle n'est signalée que dans de rares épidémies.

La durée de la maladie est courte, et la guérison survient au bout de 8 à 10 jours, sans convalescence, sans complications, sans suites fâcheuses. Cette bénignité de la *fièvre aphteuse des nourrissons*, rapprochée de la gravité de la *fièvre aptheuse des bovidés*, laisse un doute sur l'identité des deux maladies.

Diagnostic. — Le diagnostic est très délicat, je me hâte de le dire. Sans doute il est facile de reconnaître la présence d'éléments vésiculeux ou d'ulcérations arrondies sur la muqueuse buccale. Mais ce qui est difficile, c'est l'interprétation de la lésion. Il y a d'abord une maladie qu'il faut éliminer avant toutes les autres parce qu'elle est très fréquente, c'est l'*herpès buccal*, la fièvre herpétique; elle donne lieu, elle aussi, à des symptômes généraux, à de la fièvre, et se termine par une éruption vésiculeuse. Mais généralement les vésicules et les ulcérations qui leur succèdent sont groupées, non isolées; chaque élément, pris à part, est minuscule, il n'a pas les dimensions des aphtes.

Mais ces nuances sont difficiles à saisir, et la confusion se fait encore tous les jours; on prend incessamment l'herpès de la bouche pour la stomatite aphteuse. Le moyen de ne pas se tromper, c'est de dire toujours *herpès*; car l'aphte est exceptionnel, d'autant plus que les enfants ne consomment que du lait bouilli ou stérilisé.

L'autre confusion que j'ai déjà signalée, c'est celle qui me paraît avoir été commise avec la varicelle, maladie à énanthème *aphtoïde*. Je suis persuadé que les cas de fièvre aphteuse accompagnés d'éruption vésiculeuse sur le corps étaient des varicelles méconnues; du moins je mets en doute ces cas jusqu'à plus ample informé. L'énanthème buccal de la varicelle ressemble absolument aux aphtes. Enfin il faut distinguer les aphtes de l'impétigo buccal, du muguet, de la stomatite ulcéreuse, de la diphtérie. On s'aidera du microscope et des cultures dans les cas douteux.

Traitement et prophylaxie. — Puisque le lait cru a pu justement être incriminé dans quelques cas, il faut exiger l'ébullition préalable ou la stérilisation du lait consommé par les enfants. Toute vache laitière atteinte de *fièvre aphteuse* devra être mise en quarantaine et la consommation de son lait sera interdite. Si un ou plusieurs cas de stomatite aphteuse se déclarent dans un asile, dans un pensionnat, dans une crèche, on séparera immédiatement les enfants atteints des enfants indemnes et on empêchera toute communication directe ou indirecte des uns aux autres. Voilà pour la prophylaxie.

Pour ce qui est du traitement, on devra conseiller des lavages soignés de la bouche (irrigations ou badigeonnages toutes les deux heures avec l'eau boriquée ou boratée — 3 à 4 pour 100). On touchera matin et soir les ulcérations avec un pinceau trempé dans une solution forte de salicylate de soude :

Salicylate de soude. . . . . 5 grammes
Eau distillée. 25   —

[J. COMBY.]

On peut encore se servir de solutions ou de collutoires boratés ou chloratés :

1° Borate de soude. . . . . } āā 5 grammes
   Chlorate de soude . . . . }
   Eau distillée   50   —

2° Chlorate de potasse.   5   —
   Glycérine   50   —

En même temps on donnera du lait stérilisé coupé d'eau de chaux ou d'eau de Vichy. Si l'enfant ne peut exercer les mouvements de succion ou de préhension, à cause de la douleur et de l'inflammation de la bouche, on le fera boire à la cuiller. S'il s'agit d'enfants sevrés, on ne leur permettra pas d'aliments solides avant la cicatrisation complète de toutes les ulcérations. Le régime lacté est le seul qui convienne dans tous les cas.

VII. — HERPÈS

Stomatite herpétique.

La stomatite herpétique est une localisation de l'herpès sur la muqueuse buccale ; c'est de beaucoup la plus commune des stomatites de l'enfance, et c'est à elle qu'il faut penser tout d'abord quand on est consulté pour une inflammation de la bouche.

Étiologie. — La fréquence de l'herpès buccal est très grande dans les premières années de la vie : fréquente chez les nourrissons, la stomatite herpétique l'est encore plus après le sevrage, après 2 ans, et jusqu'à 4 ou 5 ans. On ne peut pas dire qu'elle soit provoquée par la dentition ; car, à cet âge, les vingt premières dents sont sorties, et les dents permanentes n'ont pas encore fait leur apparition. La cause est obscure, mais il est probable qu'il s'agit d'une petite maladie infectieuse générale à détermination buccale, la *fièvre herpétique*. Cette fièvre herpétique s'accuse par une éruption vésiculeuse disséminée, qui se localise tantôt sur la bouche, tantôt sur la gorge, tantôt sur la face, tantôt sur ces diverses régions simultanément ou successivement.

Quelquefois l'éruption est unilatérale et l'on pourrait songer au zona des muqueuses ; cette assimilation de la stomatite herpétique au zona n'est pas justifiée : dans le zona, il n'y a que peu ou pas de fièvre, l'éruption est tout ; dans la fièvre herpétique, l'éruption est au second plan, elle est fugace et ne laisse rien après elle ; enfin elle n'est que très rarement limitée à un côté de l'organe.

Symptômes. — La stomatite herpétique est précédée presque toujours de symptômes généraux plus ou moins bruyants. Les enfants ont de la fièvre, la peau chaude et sèche, le sommeil agité. Anorexie, soif vive, parfois vomissements ou diarrhée. Les uns se plaignent de la gorge, les autres ont du mal de tête, de la courbature, des douleurs vagues. En somme l'état général est pris à un degré assez accusé. Après 1, 2, 3 jours au plus, la bouche commence à attirer l'attention. Il y a de la gène dans les mouvements des mâchoires, de la difficulté à prendre et à déglutir les aliments, une salivation abondante ; quelques enfants *bavent* et se plaignent vivement de leur bouche. On peut voir, en même temps, au coin des lèvres, sur le menton, au-dessous du nez, un groupe de vésicules surgir tout à coup, dénonçant clairement l'herpès. Mais il ne faut pas compter sur cette manifestation extérieure, et examiner avec soin tous les recoins de la cavité buccale.

D'ordinaire l'éruption est abondante et la réaction très vive ; toute la muqueuse est rouge, turgescente, les gencives sont gonflées, la langue est recouverte d'un enduit saburral, les joues et les lèvres sont épaissies. Sur ce fond rouge et inondé par la salive on aperçoit des éléments arrondis, les uns isolés, les autres groupés ; il ne faut pas s'attendre à rencontrer, sur une muqueuse aussi humide que celle de la bouche, des éléments vésiculeux intacts ; à peine une vésicule soit-elle qu'elle est détruite par la macération et fait place à une ulcération jaunâtre recouverte d'un enduit pultacé.

Les ulcérations de l'herpès sont petites, arrondies, grosses comme des têtes d'épingles ; le fond est d'un jaune sale, les bords sont saillants, quoique assez nets. Mais ces ulcérations sont souvent confluentes en certains points, notamment à la langue, au palais, à la face interne des joues ; par leur réunion, elles forment des surfaces irrégulières, déchiquetées, d'apparence vaguement membraneuse, qu'on a de la peine au premier coup d'œil à reconnaître pour de l'herpès. Mais à côté de ces plaques diphtéroïdes, on retrouve çà et là des éléments isolés qui font penser à l'herpès, quand on n'a pas, du côté de la face, ou sur la gorge, des manifestations de même nature. On peut voir d'ailleurs, dans la bouche, des lésions d'âges différents, et ce sont les éléments les plus récents qu'il faut consulter. Avec le simple herpès buccal, on peut avoir de la fétidité de l'haleine, de l'engorgement des ganglions sous-maxillaires, du décollement gingival avec suppuration ou saignement. En général cependant la stomatite herpétique n'a aucune gravité et se termine rapidement par une guérison complète. Voici quelle est son évolution :

Après une courte fièvre (1 à 2 jours), apparition de la stomatite, avec ou sans mal de gorge ; les ulcérations semblent prédominer à la langue, sur laquelle elles forment des points ou des plaques plus ou moins étendues. La fièvre tombe, les ulcérations se détergent, la salivation diminue, et en 8 jours, 10 jours au plus, la cicatrisation s'opère.

Le pronostic est donc des plus bénins ; mais, chez les enfants mal tenus et mal soignés, l'herpès de la bouche pourrait être le point de départ de lésions secondaires plus profondes, d'infections diverses, de phagédénisme, de gangrène ; il ne faut pas l'oublier. C'est surtout quand la stomatite herpétique est secondaire qu'elle peut présenter cette gravité inusitée. Son apparition soudaine, chez un enfant jusque-là bien portant, n'a rien d'alarmant. Mais si l'herpès se montre au décours d'une rougeole, d'une scarlatine, sur une bouche déjà malade, irritée par l'énanthème, infectée par les microbes de la salive, il présentera une plus grande intensité, et guérira plus lentement et plus difficilement. Une fillette de 12 ans entre au pavillon d'isolement (1896) pour une scarlatine normale ; elle fait sa défervescence le 5e jour. Le lendemain, nouvelle ascension thermique, violente stomatite et pharyngite ; élé-

[J. COMBY.]

ments isolés et groupés d'herpès sur la face interne des lèvres, la langue, les joues, le palais, la luette, les piliers, les amygdales, la paroi postérieure du pharynx. La cohérence de l'éruption détermine en certains points des plaques diphtéroïdes étendues. Les cultures ne donnent rien. La guérison ne fut complète qu'au bout de 5 semaines.

Diagnostic. — Le diagnostic, facile pour un médecin familiarisé avec la pratique des maladies infantiles, est assez délicat pour les autres. Beaucoup se contentent de dire *aphtes, stomatite ulcéreuse*, etc., mots vagues et imprécis qui n'indiquent pas la nature de la maladie. Quand l'herpès buccal ou guttural précède ou accompagne la stomatite, on veut bien la mettre sur le compte de l'herpès. Mais il faut savoir la reconnaître avant ou indépendamment de l'apparition de l'herpès labial et de l'angine herpétique. Aucune stomatite ne donne des éléments aussi petits et aussi nombreux que la *stomatite herpétique*. Les ulcérations de la fièvre aphteuse, de la varicelle, de l'impétigo sont plus larges et plus discrètes. Celles de la stomatite ulcéro-membraneuse sont larges, profondes, recouvertes d'un enduit sphacélo-membraneux, avec fétidité horrible et engorgement ganglionnaire notable. Quant à la diphtérie, au muguet, ce sont des stomatites non ulcéreuses, faisant saillie au-dessus de la muqueuse buccale et adhérant à sa surface. Certains médecins sont trop portés à décrire, sous le nom d'aphtes, une stomatite qui n'a rien de commun avec la cocotte des bovidés.

Les aphtes vrais sont exceptionnels chez nous et nous ne sommes pour ainsi dire plus exposés à les rencontrer grâce aux progrès de l'hygiène vétérinaire et de la police sanitaire qui rendent la cocotte de plus en plus rare, et grâce aussi aux progrès de l'hygiène alimentaire des nourrissons, le lait bouilli ou stérilisé ayant partout remplacé le lait cru. On ne devra donc pas hésiter à ranger dans la stomatite herpétique les cas décrits trop légèrement sous le nom de stomatite aphteuse. Avant de prononcer ce dernier mot, on y regardera à deux fois.

Traitement. — Le traitement de la stomatite herpétique est des plus simples et ne diffère pas du traitement général des stomatites décrites plus haut. Il faut, comme toujours, faire des lavages antiseptiques de la bouche (eau boriquée ou boratée, solutions de chlorate de potasse ou de soude à 3 ou 4 pour 100). De plus, comme il y a de la fièvre et de l'embarras gastrique, on ne manquera pas de donner un purgatif (huile de ricin, scammonée, jalap, calomel, etc.).

La contagion de la stomatite herpétique est très douteuse; aucun microbe pathogène n'a été rencontré à la surface des ulcérations, ni dans les vésicules. Il n'y a donc pas lieu de prescrire des mesures très rigoureuses de prophylaxie. Un isolement momentané du petit malade suffira pour préserver les autres enfants.

VIII. — STOMATITE IMPÉTIGINEUSE

La stomatite impétigineuse est constituée par la localisation de l'impétigo sur la muqueuse buccale. L'*impetigo contagiosa*, en effet, n'est pas une der-

matose pure; c'est une infection cutanée banale (staphylocoque ou streptocoque) qui peut s'inoculer aux muqueuses (stomatite, conjonctivite, rhinite,
vulvite), sans parler de ses localisations plus profondes (abcès sous-cutanés,
ostéomyélites, etc.).

Étiologie. — Dans un travail présenté à la Société clinique de Paris
(1887), j'avais déjà décrit la stomatite impétigineuse et je suis revenu sur
cette question l'année suivante (*Revue mensuelle des Maladies de l'Enfance*,
1888), cherchant à établir les rapports intimes de cette variété de stomatite
avec l'*impetigo contagiosa* de la face. Avant ces recherches, Zit aurait vu
plusieurs fois l'*impetigo contagiosa* des enfants se propager à la muqueuse
des lèvres et de la cavité buccale. Le Dr J. Bergeron, dans son article *Stomatite* du Dictionnaire Dechambre, montre qu'il connaissait depuis longtemps cette propagation.

« Il n'est pas rare de voir, dit-il, chez des enfants atteints d'une éruption, plutôt aiguë que chronique, d'*impetigo larvalis*, les pustules gagner
le bord libre des lèvres, puis la muqueuse elle-même et devenir le siège de
petites ulcérations superficielles. Elles peuvent avoir de 2 à 10 millimètres de
diamètre; les plus petites ressemblent beaucoup aux aphtes; comme eux,
en effet, elles sont circonscrites par un léger soulèvement d'épithélium
opalin, autour duquel la muqueuse injectée forme un mince liséré rouge; la
présence simultanée d'autres ulcérations de plus grande dimension et de
pustules d'impétigo sur les lèvres permet toujours de les distinguer des
aphtes. Dans l'immense majorité des cas, les ulcérations impétigineuses sont
plus larges : on en compte rarement plus de 7 ou 8 qui restent presque
toujours confinées dans la partie du vestibule la plus rapprochée de l'orifice
buccal; la membrane muqueuse injectée fait à leur pourtour un léger relief
et lorsqu'on déterge leur surface, on trouve, sous la mince couche de pus et
d'épithélium ramolli qui la masquait, la muqueuse dénudée, rouge et granuleuse. » Comme l'a fait remarquer M. Bergeron, la stomatite ne se rencontre
que dans la forme aiguë de l'impétigo; on ne la rencontre pas dans l'eczéma
impétigineux, dans les dermites chroniques. C'est une stomatite aiguë compliquant une dermite aiguë.

C'est à l'impétigo aigu de la face que succède d'ordinaire la stomatite
impétigineuse, et elle est le plus souvent le résultat d'une auto-inoculation
que les grattages et l'introduction des doigts dans la bouche expliquent suffisamment. MM. Sevestre et Gastou (Société médicale des Hôpitaux de Paris,
26 juin 1891), ayant rencontré cette stomatite impétigineuse chez plusieurs
enfants qui venaient d'avoir la rougeole ou la coqueluche, ont trouvé dans
tous les cas le staphylocoque doré et ils proposent le nom de *stomatite
diphtéroïde à staphylocoques*.

Chez un enfant qui venait d'avoir la rougeole, et qui présentait cette
stomatite diphtéroïde à la face interne des lèvres, mon interne, M. Bayeux,
a également trouvé, par la culture sur sérum gélatinisé, le staphylocoque
doré (1895). Il semble donc bien que ce microbe soit l'organisme pathogène de la stomatite impétigineuse, comme il est l'organisme pathogène de
l'impétigo cutané, de l'ostéomyélite, etc.

[J. COMBY.]

Il semble cependant qu'on puisse trouver aussi quelquefois le streptocoque dans ces stomatites diphtéroïdes. Chez un garçon de 5 mois qui avait
une palatite diphtéroïde et dont la mère avait un abcès aréolaire du sein,
le streptocoque a été trouvé dans la bouche de l'enfant et dans le pus de la
mère. Chez deux fillettes offrant des lésions plus diffuses, il s'agissait du
staphylocoque (Bézy et Iversenc, *Revue mensuelle des Maladies de l'Enfance*,
juin 1895.).

Symptômes. — L'impétigo buccal est généralement précédé d'impétigo
facial, et le lien entre les deux localisations apparaît nettement. On voit
quelquefois les pustules de la face gagner de proche en proche, par des
inoculations successives, et arriver, en 2 ou 5 étapes, à la muqueuse des
lèvres. J'ai vu des pustules d'impétigo à cheval sur le bord labial, empiétant
d'un côté sur la peau, et de l'autre sur la muqueuse. Du côté de la peau, on
avait une demi-circonférence sèche et croûteuse ; du côté de la muqueuse,
c'était un demi-cercle ulcéré et recouvert d'un enduit diphtéroïde.

Il ne faut pas s'attendre à saisir, dans la bouche, la phase vésiculeuse ou
pustuleuse de l'affection ; le soulèvement globulaire de l'épithélium ne se
fait pas ou s'affaisse immédiatement à cause de l'humidité des surfaces, et
la phase ulcéreuse de la maladie est seule apparente. Que voit-on alors ? Sur
la surface interne des lèvres supérieure et inférieure, dans le sillon gin-
givo-labial, plus rarement sur les gencives, sur la langue, on aperçoit des
ulcérations superficielles assez étendues, vaguement arrondies ou ovalaires,
se réunissant souvent par leurs bords. Ces ulcérations occupent surtout le
vestibule de la bouche, elles gagnent peu vers le pharynx ; la stomatite
impétigineuse est une stomatite limitée au segment antérieur de la
muqueuse. C'est une stomatite *vestibulaire*. Les éléments sont plus discrets et plus larges que ceux de la stomatite aphteuse et de la stomatite
herpétique. L'aspect des ulcérations rappelle un peu la diphtérie ; le fond
est jaunâtre, il semble tapissé par une fausse membrane adhérente à la
muqueuse et ne pouvant jamais en être détachée. Il y a parfois des saignements spontanés ou provoqués par les grattages et des croûtelles de
sang desséché peuvent se montrer sur le fond des ulcérations diphtéroïdes.

Autour des ulcérations, la muqueuse est rouge, tuméfiée, la salive est
abondante, neutre au papier de tournesol. Les mouvements des mâchoires
sont entravés et la mastication devient difficile. L'haleine peut être fétide et
les ganglions sous-maxillaires ont été souvent trouvés engorgés et douloureux à la pression. S'il est vrai que la stomatite impétigineuse est surtout
labiale, elle peut être, dans quelques cas, exclusivement linguale.

Chez un petit garçon de 4 ans, que je voyais le 6 février 1888, il existait
un impétigo aigu de la face cutanée et du bord libre des lèvres ; le surlendemain, 8 février, je constatais deux ulcérations sur la langue et une tour-
niole de l'index gauche ; n'était-ce pas la signature de la stomatite impétigineuse ?

La contamination de la langue, l'auto-inoculation par une pustule extérieure, est quelquefois mise en pleine évidence ; le 27 juillet 1888, je voyais
un petit garçon de 3 ans 1/2 qui, depuis 10 jours environ, portait un impé-

tigo aigu de la face. On rencontrait encore, sur les joues, le front, le nez, des pustules isolées, récentes, typiques. Sur la commissure labiale gauche existaient des croûtes jaunes, épaisses, qui empiétaient sur la surface muqueuse. Faisant tirer la langue de l'enfant, on apercevait une ulcération grisâtre, arrondie, lenticulaire, sur le bord gauche de cet organe, en un point qui répondait exactement, quand la langue était tirée, à l'impétigo commissural. Le contact, à chaque protraction, était si intime, qu'il n'était pas possible de mettre en doute l'auto-inoculation. Il n'y avait pas d'autres ulcérations sur la muqueuse buccale.

La stomatite impétigineuse paraît être une maladie purement locale, n'entraînant avec elle aucune réaction générale. Elle n'est pas précédée de fièvre, comme la stomatite herpétique; elle ne suit pas la marche cyclique de cette dernière. Elle a une durée généralement plus longue, quand elle n'est pas traitée convenablement. Sans doute les enfants qui en sont atteints peuvent présenter un état général plus ou moins grave, de la pâleur, de l'amaigrissement, de l'anémie, etc. Ils sont même parfois absolument cachectiques. Mais cette cachexie n'est pas le fait de l'impétigo buccal; elle est imputable à la rougeole, à la coqueluche, à la fièvre typhoïde, qui ont pu précéder la stomatite.

On doit, au point de vue du pronostic, distinguer deux variétés de stomatite impétigineuse : 1° l'une, survenant chez des enfants bien portants, mais accidentellement atteints d'*impetigo contagiosa*, c'est la stomatite impétigineuse *primitive*; 2° l'autre survenant au cours ou à la fin d'une maladie générale; c'est la forme *secondaire*, qui peut se compliquer de phagédénisme, de suppuration, de gangrène. Cette dernière forme seule présente de la gravité; la première guérit toujours et rapidement.

Rocaz (de Bordeaux) et Bézy (de Toulouse) auraient vu plusieurs fois la stomatite impétigineuse se compliquer de manifestations laryngées. On a noté de l'enrouement, de l'aphonie, un peu de tirage. L'examen bactériologique ne montrait cependant que des staphylocoques. Il s'agit probablement d'une congestion du larynx, qui est éphémère et sans gravité. Bézy a d'ailleurs pratiqué l'examen laryngologique au cours de ces accidents et n'a trouvé qu'une simple hyperémie de la muqueuse du larynx. Quoi qu'il en soit, l'apparition de manifestations laryngées au cours de la stomatite impétigineuse est de nature à compliquer le diagnostic en faisant penser à la diphtérie.

Diagnostic. — Quand l'enfant atteint de stomatite porte à la face, ou sur le reste du corps, des placards disséminés d'impétigo, il est facile de reconnaître l'origine de la maladie. La difficulté, par contre, est grande quand il n'y a, à l'extérieur, aucun élément impétigineux appréciable. J'ai vu des cas où la maladie semblait procéder de dedans en dehors, contrairement à la règle. La stomatite précédait les pustules cutanées.

Cependant il est possible aujourd'hui, d'après les caractères objectifs des lésions, de reconnaître l'impétigo buccal. La stomatite impétigineuse est bien *diphtéroïde* en ce sens que les ulcérations sont peu profondes et que la dépression de la muqueuse cutanée semble comblée par une fausse membrane d'un gris jaunâtre. Mais cette fausse membrane ne se détache pas, elle fait corps avec la muqueuse, on ne peut jamais avoir sous les yeux un fragment membraneux isolé. D'autre part l'examen bactériologique donne, non pas le bacille de Lœffler, mais le staphylocoque doré. Il est donc relativement facile de distinguer la *stomatite diphtéroïde à staphylocoques* de la diphtérie vraie. Il est bien plus difficile, dans quelques cas, de séparer nettement la stomatite impétigineuse de la *stomatite herpétique*. Celle-ci, il est vrai, est constituée par des éléments plus petits, souvent groupés, elle est accompagnée d'herpès labial ou guttural ; elle est précédée de fièvre.

Toutes ces considérations ont de la valeur quand le médecin a pu assister à l'évolution de la maladie et en saisir toutes les phases. Mais on lui présente un enfant malade depuis plusieurs jours et présentant à la fois des ulcérations buccales et des croûtes à la face. Ces ulcérations et ces croûtes peuvent être le produit de l'herpès comme de l'impétigo. Les éléments récents des deux éruptions se distinguent facilement ; les éléments vieillis et desséchés peuvent prêter à confusion. Il faudra donc, dans les cas un peu difficiles, chercher les éléments jeunes, les éléments isolés qui, proches ou éloignés des éléments défigurés par la vieillesse, par les grattages, par la macération salivaire, donneront la signature de la maladie.

Il est une affection buccale assez mal caractérisée nosologiquement, mais assez commune, qui pourrait être aisément confondue avec l'impétigo ; c'est le *phagédénisme* des lèvres observé chez les enfants du premier âge ou même plus tard, à la suite de la rougeole, de la coqueluche ou d'une autre maladie cachectisante.

La muqueuse labiale se recouvre de croûtes, de pseudo-membranes ; le derme sous-jacent se fendille, saigne ; des ulcérations se montrent çà et là, les ganglions se prennent, l'haleine devient fétide, le sphacèle semble imminent. Cette lésion, parfois terrible et dangereuse par les infections secondaires auxquelles elle ouvre la porte, s'observe chez les enfants qui se mordent les lèvres ou se les déchirent incessamment avec leurs doigts malpropres. Il faut, de bonne heure s'inquiéter de cette complication et s'opposer à ses progrès à l'aide d'un pansement antiseptique et d'un emprisonnement rationnel des mains.

Il sera toujours facile de distinguer l'impétigo buccal de la *stomatite ulcéro-membraneuse*, dont les ulcérations sont profondes, irrégulières, gingivales, et recouvertes de débris pseudo-membraneux. Le *noma* tranche par son induration profonde, sa limitation, sa fétidité.

Traitement. — On traitera la stomatite impétigineuse, comme les variétés précédentes, par des lavages antiseptiques répétés. La liqueur de Van Swieten pure ou dédoublée jouit d'une réelle efficacité à l'égard des ulcérations diphtéroïdes. Dans des cas intenses, avec cantonnement des lésions aux lèvres, je me suis bien trouvé des attouchements à la teinture d'iode pure. Je me servais d'un pinceau ou d'un écouvillon d'ouate hydrophile imbibé de teinture d'iode et promené tous les matins sur les surfaces malades.

On fera la prophylaxie de la stomatite impétigineuse en soignant les placards impétigineux de la face et du corps ; quand un enfant, dans une famille ou dans une collectivité quelconque de jeunes sujets, aura de l'*impetigo contagiosa*, on empêchera tout contact entre cet enfant et les autres jusqu'à guérison complète de sa dermite contagieuse.

IX. — STOMATITE ULCÉREUSE OU ULCÉRO-MEMBRANEUSE

La stomatite ulcéreuse, dit M. J. Bergeron (article STOMATITES du *Dictionnaire Dechambre*), est une maladie spécifique, contagieuse et caractérisée anatomiquement, à sa période d'état, par des ulcérations de forme et d'étendue variables, qui peuvent se développer sur tous les points de la cavité buccale, mais qui ont pour siège de prédilection les gencives et la face interne des joues et qu'accompagnent toujours une salivation abondante, une fétidité extrême de l'haleine et un engorgement plus ou moins marqué des ganglions sous-maxillaires. On ne l'observe guère que chez les enfants, dans les écoles et les salles d'asile et chez les soldats de terre et de mer ; elle s'est montrée exceptionnellement dans les prisons; on la rencontre plus exceptionnellement encore chez les adultes de la population civile.

Synonymie : *Stomacace, gangrène scorbutique des gencives, fégarite, érosion gangréneuse des joues, stomatite gangréneuse, stomatite couenneuse, stomatite diphtérique, stomatite ulcéro-membraneuse, scorbut de la bouche, chancre aquatique de la bouche, stomatite diphtéroïde*, etc.

Jusqu'au mémoire capital de J. Bergeron (*De la stomatite ulcéreuse des soldats et de son identité avec la stomatite ulcéro-membraneuse des enfants*, Paris, 1859), la maladie avait été confondue avec des affections très différentes. Bretonneau et, à sa suite, Guersant et Blache, ne l'avaient pas distinguée de la diphtérie. Taupin eut le mérite de l'en séparer nettement, mais il la confondit avec la gangrène (*Journal des connaissances médico-chirurgicales*, 1838-1839). Après Bergeron, la lumière est faite, mais il reste encore des incertitudes sur l'étiologie et la nature intime du processus.

Étiologie. — Quoique croyant à la spécificité de la stomatite ulcéreuse, Bergeron faisait jouer un grand rôle à l'*encombrement*. Les inoculations qu'il avait tentées ne donnèrent pas de résultats positifs et indiscutables. Pasteur voulut bien examiner le liquide sanieux pris sur un enfant atteint de stomatite ulcéreuse. Il fut frappé de la présence de nombreux *spirilles* au milieu de globules de pus et de spécimens variés de la flore buccale, et il pensa que ce microbe devait être l'agent pathogène de la maladie; il le cultiva et l'inocula à des lapins, mais sans succès.

Avec l'aide de son interne Netter, Bergeron a retrouvé ces spirilles qui rappellent ceux du typhus à rechute, mais sans pouvoir reproduire expérimentalement la stomatite chez les animaux.

Frühwald (*Jahrb. f. Kind.*, 1889) décrit un bacille spécial qui lui aurait donné des inoculations positives. Quelques observateurs disent qu'on peut trouver le streptocoque, le staphylocoque et autres microbes pathogènes ou saprophytes, dans les diverses stomatites ulcéreuses, sans qu'on soit autorisé à affirmer leur spécificité. Et, en effet, en dehors de la stomatite ulcéro-membraneuse épidémique de Bergeron, nous voyons souvent, chez les enfants, des ulcérations buccales étendues, diphtéroïdes, avec fétidité de l'haleine, adénopathie sous-maxillaire, etc., sans qu'on puisse invoquer ni contagion, ni inoculation.

Ce sont des septicémies buccales banales, dues à de mauvaises dents, à des caries négligées, à des périostites alvéolo-dentaires. J'ai vu récemment à l'hôpital Trousseau un garçon de 8 ans, dont les dents étaient très mauvaises, présenter sur la face interne des joues, sur les gencives, des ulcérations diphtéroïdes qui l'avaient fait placer au pavillon des douteux. L'ensemencement n'ayant pas montré de bacilles de Lœffler, l'enfant fut reçu dans la salle commune. Il exhalait une horrible fétidité, sa langue était recouverte d'un enduit saburral épais, il ne pouvait ni manger, ni déglutir.

Or, la cause de cette terrible stomatite ulcéro-membraneuse diffuse était purement dentaire. Il a suffi d'arracher les dents cariées, de supprimer les corps étrangers qui entretenaient la stomatite, et de laver la bouche, pour mettre fin à la maladie. Il y a donc plusieurs variétés de stomatites ulcéro-membraneuses; il y en a de banales, il y en a de spéciales, sinon de spécifiques.

Les premières sont très communes, les secondes deviennent très rares.

Il faudrait donc admettre la pluralité des stomatites ulcéreuses, sans repousser la spécificité et la contagiosité de la forme mise en relief par Bergeron. La plupart des médecins de l'armée et de la marine qui ont étudié la stomatite ulcéreuse sont contagionnistes; et Bergeron rapporte des faits concluants de transmission d'enfant à enfant ou d'enfant à adulte.

« Dans un premier fait, dit-il, la grand'mère, la mère et l'oncle d'une petite fille de 3 ans atteinte d'une stomatite ulcéreuse, type datant déjà de six semaines au moment où l'enfant m'était présentée, avaient eux-mêmes contracté la maladie; je n'ai pu voir ni la grand'mère, ni l'oncle, mais la mère portait une ulcération parfaitement caractérisée dans l'espace inter-maxillaire droit et sur la paroi buccale du même côté, avec salivation, fétidité de l'haleine et légère tuméfaction des ganglions correspondants; je prescrivis le chlorate de potasse et, huit jours après, la mère complètement guérie, ainsi que l'enfant, venait m'annoncer que les deux autres malades soumis au même traitement avaient été aussi rapidement débarrassés.

« Dans un second fait, il s'agissait d'une famille dans laquelle six enfants, de 3 à 10 ans, et la mère avaient été successivement atteints de stomatite ulcéreuse; la mère n'avait amené à la consultation que deux des enfants en me demandant de lui faire délivrer des médicaments pour les quatre autres et pour elle-même. Là encore la maladie était parfaitement caractérisée et les effets du chlorate de potasse ne furent pas moins rapides que dans le fait précédent.

« Dans ces deux cas, comme dans plusieurs autres, les premiers malades atteints étaient les plus jeunes enfants, ceux qui allaient à l'asile ou dans de petites écoles mal tenues, et il me parait bien difficile d'expliquer autrement que par la contagion le développement de la maladie chez les parents, ainsi qué chez ceux des enfants qui n'avaient pas été exposés à l'influence de l'air confiné de ces salles presque toujours encombrées. »

Comme J. Bergeron, j'ai vu, soit à la consultation de l'hôpital, soit au Dispensaire pour enfants de la Villette, quelques cas de contagion familiale qui m'ont semblé indéniables. Mais je dois dire que, dans les salles hospitalières, je n'ai pas encore pu observer un seul cas de transmission. Taupin, autrefois, avait relevé de nombreux cas intérieurs à l'hôpital des Enfants ; aujourd'hui, on n'en voit plus.

Anatomie pathologique. — Dès 1858, Bergeron avait fait examiner histologiquement la sanie de la stomatite ulcéreuse par Follin, Vidal et Luys ; globules de pus, cellules épithéliales, hématies, algues, vibrions, tels avaient été les éléments peu caractéristiques révélés par le microscope.

Ch. Robin, ayant examiné, non plus la sanie, mais un lambeau membraniforme détaché des ulcérations, formule ainsi son opinion : « Le produit lamelleux est composé de longues lanières, de fibres réunies en faisceau et formant des anses onduleuses qui circonscrivent des masses amorphes de tissu cellulaire mortifié ; ces fibres ne sont elles-mêmes que les fibres de la membrane muqueuse mortifiée, mais plus pâles et plus onduleuses qu'à l'état normal ».

Cornil et Ranvier, de leur côté, arrivent à une conclusion analogue : « La stomatite ulcéreuse est caractérisée par une infiltration diffuse des lacunes du derme par du pus et de la fibrine ; les vaisseaux capillaires de cette partie sont comprimés par l'exsudat et la circulation cesse, de sorte qu'en ce point la muqueuse est vouée à l'élimination ulcéreuse qui succède à la mortification, absolument par le même procédé que pour le phlegmon du tissu cellulaire sous-cutané. L'ulcération envahit les couches profondes, de telle sorte que les bords sont taillés à pic et que le fond de l'ulcère est gris ou gris noirâtre, sanieux, fétide et recouvert par une bouillie grise.... Si l'on déterge le fond de l'ulcère, on voit se détacher de cette surface des filaments irréguliers formés par des débris de fibres élastiques, de fibres de tissu conjonctif et par des vaisseaux qui sont modifiés et disséqués par la suppuration. »

Cette description anatomique montre les différences qui séparent la stomatite ulcéreuse de la diphtérie.

Symptômes. — Il y a une période d'incubation, mais sa durée n'a pu être déterminée d'une façon précise. L'invasion est parfois assez bruyante ; les enfants ont de la fièvre pendant 2 ou 3 jours, puis ils se plaignent de douleur vague ou de gêne dans la bouche. A ce moment, on peut constater de la rougeur, de l'érythème, puis une plaque jaunâtre qui masque une ulcération de la gencive. Les dents sont recouvertes d'un enduit sale et épais, incrustées de tartre. L'ulcération s'agrandit rapidement et la réaction inflammatoire s'accentue. La salivation est abondante, l'haleine fétide et les ganglions sous-maxillaires s'engorgent rapidement ; l'anorexie est à peu près absolue ; la fièvre est modérée, la soif vive. Les parties ulcérées sont entourées d'une zone érythémateuse très nette, en rapport avec l'acuité des lésions et leur caractère inflammatoire. La teinte va du rouge vif à la nuance violacée

[J. COMBY.]

Au début, il y aurait un soulèvement épithélial, vésiculeux ou phlycténoïde, décrit par Caffort; mais, en tout cas, cette phase de la maladie serait trop éphémère pour arrêter l'attention. S'il n'y a pas de vésiculation, de pustulation initiale, il y a certainement, avant l'ulcération, une phase d'infiltration de la muqueuse qui explique la formation de la *plaque jaune* dont parle Bergeron.

La stomatite ulcéreuse débute en général par les gencives et plus souvent à gauche qu'à droite ; sur 95 cas, les gencives étaient atteintes 67 fois, soit seules, soit en même temps que d'autres points de la cavité buccale (Bergeron). Puis viennent les ulcérations de la face interne des joues ou pariétales (56 fois), du repli intermaxillaire (34), de la voûte ou du voile du palais (9), des amygdales (7), de la face postérieure des lèvres (6), des bords de la langue (5).

La gencive inférieure est plus souvent atteinte que la supérieure, mais rarement dans tout son pourtour; les ulcérations répondent aux incisives, aux canines, aux premières molaires.

L'ulcération commence par le bord libre, donne d'abord une sécrétion louche, puis du pus sanieux; en même temps le tartre s'accumule autour des couronnes dentaires. Le mélange de pus, de tartre, de sang, forme parfois une masse caséiforme épaisse, peu adhérente, qui, une fois expulsée, laisse une ulcération irrégulière, grisâtre, livide; parfois cependant l'ulcération est recouverte par des lambeaux mortifiés membraniformes.

Malgré l'apparence horrible qu'elles offrent, les lésions se réparent très vite, et les dents, qui ont pu paraître menacées, restent en place. Les ulcérations des joues sont d'ordinaire unilatérales, elles siègent sur la ligne qui répond à l'intervalle des deux arcades dentaires, au-dessous du canal de Sténon; elles sont oblongues ou irrégulières. Leur étendue est variable : 1 à 2 centimètres, parfois 3 centimètres de long, 7 à 8 millimètres de hauteur.

Traitée, l'ulcération guérit en quelques jours; abandonnée à elle-même, elle peut durer plusieurs semaines. La cicatrisation se fait par bourgeonnement du fond de l'ulcération, qui, peu à peu, gagne le niveau de la muqueuse.

A côté de la forme ulcéreuse précédente se placent des formes plus nettement membraneuses : l'ulcération, dans ces cas, n'apparaît pas d'une façon manifeste, elle est entièrement recouverte et confondue avec une fausse membrane grisâtre, assez large, irrégulière de contours, mal délimitée. Quand cette plaque tombe, elle ne se reproduit pas, et l'ulcération suit sa marche habituelle. Ce n'est pas, en effet, une vraie fausse membrane comparable à celle de la diphtérie, c'est un produit de mortification que Bergeron rapproche du bourbillon du furoncle. La localisation sur le palais est rare, plus rare encore sur les amygdales.

Dans l'angine ulcéreuse consécutive à la stomatite ulcéreuse, la muqueuse mortifiée se détache par lambeaux multiples, et la réparation se fait promptement. Ces ulcérations un peu anormales, comme celles de la langue, de la face postérieure des lèvres, ne sont jamais isolées, elles sont précédées ou accompagnées par les ulcérations des gencives. L'engorgement des ganglions sous-maxillaires est constant, et il est proportionnel à l'étendue et à la profondeur des lésions. Il est rare que l'adénite sous-maxillaire aboutisse à la suppuration, mais sa disparition est toujours plus lente que celle de la stomatite. La salivation, la fétidité de l'haleine, la gêne, la douleur à la mastication, sont comparables à ce qu'on observe dans la stomatite mercurielle. Il y a quelquefois une légère contracture qui empêche l'ouverture des mâchoires et gêne l'exploration.

Avec des symptômes locaux aussi intenses et aussi effrayants, on constate que la fièvre est modérée, que la fréquence du pouls est à peu près normale, que les forces ne sont pas abattues. Cependant les enfants sont pâles, leur faciès est grippé, triste; ils ont parfois des nausées, des vomissements, de la diarrhée.

La stomatite ulcéreuse est une stomatite aiguë, de courte durée, quand elle est l'objet de soins convenables; en 8, 10, 15 jours au plus, on doit triompher de la maladie. Livrée à elle-même, la maladie peut durer des semaines et des mois; cette forme chronique ne se voit plus aujourd'hui.

Chez l'enfant, le pronostic n'est pas grave et la terminaison est constamment favorable. Elle ne pourrait être funeste que chez des enfants cachectiques, épuisés par une maladie antérieure. Chez eux, la stomatite pourrait se compliquer de gangrène, d'infection secondaire, gagner les parties profondes, déchausser les dents, ouvrir la porte à quelque septicémie mortelle.

Diagnostic. — Le diagnostic a une importance d'autant plus grande aujourd'hui qu'il peut conduire à une thérapeutique bonne ou mauvaise, suivant qu'il sera exact ou inexact. Avant tout il faut distinguer la stomatite ulcéreuse de la *diphtérie buccale*, et, quand les ulcérations gagnent la gorge, de l'*angine diphtérique*. Outre l'aspect extérieur des lésions, leur siège, leur nature réellement ulcéreuse, les débris sanieux et mortifiés qui les recouvrent, nous avons aujourd'hui les ensemencements sur sérum gélatinisé qui, en 24 heures, nous diront s'il y a ou s'il n'y a pas de bacilles de Lœffler. Dans le premier cas, c'est la sérumthérapie qui intervient; dans le second cas, c'est le chlorate de potasse. D'ailleurs il faut bien reconnaître que la diphtérie de la bouche est excessivement rare; la muqueuse buccale n'est pas le lieu d'élection de la pseudo-membrane diphtérique; elle est au contraire le lieu d'élection de la stomatite ulcéreuse.

La *gangrène de la bouche* ou *noma*, que nous étudierons plus loin, se distinguera aisément de la stomatite ulcéreuse; en effet, elle débute par une induration profonde de la joue, avec infiltration périphérique, formant un noyau que le sphacèle viendra bientôt détruire entièrement, pour gagner de proche en proche, vers les parties profondes, vers les os qui sont nécrosés et éliminés. En même temps l'état général est des plus inquiétants, le faciès terreux, et la mort vient trop souvent terminer cette scène lamentable. Rien de tel, rien d'approchant dans la stomatite ulcéreuse.

Le *noma* frappe des enfants cachectiques, épuisés par une maladie grave

[J. COMBY.]

(rougeole, coqueluche, fièvre typhoïde, etc.), voués d'avance aux pires complications.

La *stomatite ulcéreuse* atteint des enfants en pleine santé, soit qu'ils aient subi une contagion accidentelle, soit qu'ils portent dans la bouche des lésions dentaires qui appellent la maladie.

Sans doute, il y a bien, dans la stomatite ulcéreuse, des lésions de mortification de la muqueuse, mais cette mortification est en quelque sorte *histologique*; elle ne procède pas avec la brutalité et la violence du *noma*. Taupin avait donc eu absolument tort d'assimiler la stomatite ulcéreuse à la gangrène de la bouche.

La *stomatite impétigineuse*, le *phagédénisme des lèvres* prennent parfois un vilain aspect et semblent entraîner des ulcérations assez profondes; mais ces ulcérations sont limitées aux lèvres; elles ont débuté dans le vestibule de la bouche, et elles ne gagnent que très rarement les gencives.

Les petites ulcérations des *aphtes*, de l'*herpès*, de la *varicelle*, se distinguent aisément par leur forme nettement arrondie, par leurs petites dimensions, par leur répartition sur la langue, les joues, les lèvres, le palais, etc. Le *muguet* a pour lui ses touffes blanches, épaisses, crémeuses, sans ulcération, sans fétidité notable, sans adénopathie; il est d'ailleurs aisément reconnaissable au microscope. Quant au *scorbut*, à la *stomatite mercurielle*, à la *nécrose phosphorée*, etc., ce sont des manifestations trop exceptionnelles chez les enfants pour entrer en ligne de compte.

Il faut seulement s'appliquer à distinguer la *stomatite ulcéreuse* de Bergeron, maladie spécifique et contagieuse, des autres variétés de stomatite ulcéreuse, sans spécificité, qui peuvent se rencontrer chez les enfants ayant de mauvaises dents, la bouche malpropre, etc. Ces variétés sont plus communes qu'on ne le pense.

Traitement. — Jadis, on traitait la stomatite ulcéreuse par l'acide chlorhydrique ou le chlorure de chaux, et les résultats étaient déplorables. Bergeron a vulgarisé le traitement par le chlorate de potasse, et rendu ainsi un service signalé à la thérapeutique.

On doit donner ce médicament *intus* et *extra*, c'est-à-dire en potion et en gargarismes ou badigeonnages. En potion, il ne faut pas donner de doses trop fortes, à cause de la toxicité du remède et de son action dissolvante sur les hématies. On formulera, pour la seconde enfance, un julep gommeux de 100 ou 120 grammes, avec 2 grammes de chlorate de potasse, à prendre dans les 24 heures. En même temps, on fera des gargarismes, des lavages de la bouche, des irrigations ou des attouchements au pinceau, avec une solution de chlorate de potasse à 4 pour 100. Si les ulcérations sont rebelles, si elles se détergent mal, si la fétidité persiste, on ajoutera les gargarismes ou les irrigations à l'eau oxygénée, au permanganate de potasse (1 pour 1000).

En cas d'insuccès, on pourra toucher chaque ulcération avec un pinceau imbibé de permanganate de potasse à 1 pour 150 ou 200, de nitrate d'argent à 1 pour 50, de teinture d'iode pure ou mitigée par la glycérine (àà). Tous ces topiques sont excellents et peuvent être employés indifféremment. En même temps, si l'enfant porte dans la bouche des dents cariées, des chicots branlants, on les extirpera sans plus tarder, car ils entretiennent la septicémie buccale qu'il s'agit d'enrayer.

Il faut entretenir la liberté du ventre, et au besoin donner un purgatif qui entrainera les détritus septiques déglutis. Pas d'aliments solides; régime lacté exclusif. S'il y a de l'abattement, une potion de Todd avec extrait mou de quinquina.

Dans les asiles et salles hospitalières, si un ou plusieurs enfants sont atteints de stomatite ulcéreuse, on les isolera ou tout au moins on les soumettra à une sorte de quarantaine destinée à prévenir le transport des germes morbides de leur bouche à celle des enfants sains. Ils auront l'usage exclusif de leurs couverts, serviettes, ustensiles, etc. Les infirmières, médecins, élèves, devront se laver soigneusement les mains après les avoir examinés, avant de passer à l'examen de leurs petits camarades. Il ne semble pas que la maladie puisse se propager par l'atmosphère; mais elle pourrait être aisément transportée par les objets contaminés. Dans le doute même, il convient de prendre les précautions usitées en pareil cas.

X. — STOMATITE GANGRÉNEUSE OU NOMA

Le noma, autrefois très commun dans les hôpitaux, aujourd'hui très rare, est la gangrène de la bouche. Le terme de *noma* a été proposé par le Suédois Lund, qui en avait observé 11 cas, dont un seul terminé par la guérison (1765). En Allemagne, jusqu'au commencement de ce siècle, la maladie était confondue avec le scorbut. A.-L. Richter, dans une monographie célèbre (1827), distingue trois variétés : 1° le *cancer aqueux scorbutique*, endémique dans les hôpitaux d'enfants, et débutant par les gencives; 2° le *cancer aqueux gastrique*, plus rare, débutant par la joue ou la commissure; 3° le *cancer aqueux métastatique*, débutant par une tumeur dure, à la suite des fièvres éruptives. Dans une seconde édition (1834), Richter donne une étude d'ensemble plus rationnelle des gangrènes infantiles, qu'il divise en : 1° gangrène de la bouche, cancer aqueux ou noma; 2° gangrène de la vulve (*œdæoitis gangrenosa*); 3° gangrène de la peau, *necrosis infantilis* de Sauvage. En 1816, Baron publie son important mémoire sur *une affection gangréneuse de la bouche particulière aux enfants*, et fixe les principaux traits d'une affection qu'il avait bien vue. Pour lui, ce serait une affection spéciale, *sui generis*, précédée d'une ulcération de la muqueuse buccale, commençant à la face interne des joues et gagnant successivement de dedans en dehors; les symptômes généraux sont consécutifs; le meilleur traitement est le fer rouge. Billard, dans son *Traité des maladies des nouveau-nés* (1833), ne fait pas débuter le noma par une ulcération de la muqueuse, mais par un gonflement œdémateux, avec noyau dur central, la mortification des tissus n'étant que la conséquence de la gène circulatoire provoquée par cette induration.

Étiologie. — La gangrène de la bouche, spéciale à l'enfance, est une maladie des organismes débilités, épuisés par une affection antérieure (rougeole, coqueluche, scarlatine, fièvre typhoïde, etc.). C'est, comme on dit aujourd'hui, une *infection secondaire*, presque exclusivement nosocomiale; actuellement, même dans les hôpitaux d'enfants où l'encombrement, la malpropreté, l'incurie ont fait place à l'isolement, à l'antisepsie médicale et aux soins les plus intelligents, le noma est devenu exceptionnel (21 cas en 10 ans à l'hôpital des Enfants-Malades). Mais il existe encore, et pour ma part j'en ai vu deux cas fort nets en 1895, à l'hôpital Trousseau, consécutivement à la rougeole. C'est surtout entre 2 et 4 ans qu'on rencontre le noma; au-dessus de 5 ans, il est presque inconnu. De toutes les maladies de l'enfance, la rougeole est celle qui prédispose le plus au noma, comme à la gangrène de la vulve et à celle de la peau. Après elle viennent la coqueluche, la scarlatine, la fièvre typhoïde, quand les enfants qui en sont atteints sont mal soignés, privés d'air, de lumière, de nourriture, etc. Le noma est la maladie des pauvres, des misérables. On a dit que le noma était contagieux, mais cela n'est pas démontré; et, quand il sévit dans les hôpitaux, c'est toujours à l'état sporadique.

Le Dr Schimmelbusch, de Cologne (*Deut. med. Woch.*, 27 juin 1889), a décrit, dans le noma, un micro-organisme qui se trouverait en abondance dans la zone d'envahissement de la gangrène, et semblerait se propager par la voie lymphatique. C'est un bâtonnet court, aux extrémités arrondies, disposé souvent en diplo-bacille, plus rarement en filaments allongés, se colorant bien par le violet de gentiane. Ce microbe se cultive sur les plaques, sur la pomme de terre (à 57°), sur l'agar, la gélatine, le sérum ascitique coagulé. L'auteur, ayant fait des inoculations avec les cultures et avec des débris de noma, n'a obtenu de gangrène que chez les poules; cette gangrène expérimentale restait d'ailleurs localisée et guérissait vite. Chez le lapin, l'inoculation ne produisit que des abcès; la souris et le pigeon furent réfractaires. En 1892, Rossi a rencontré des staphylocoques, des streptocoques, des bâtonnets volumineux analogues au leptothrix. Babes et Zambilovici (*Roumanie médicale*, 1894) décrivent un bacille spécial très fin qui, cultivé dans le bouillon et inoculé au lapin, provoquerait une gangrène caractéristique. En 1896 (*Il Policlinico*), P. Guizetti a décrit des bacilles fins analogues.

Dans une leçon clinique faite sur le noma à l'hôpital des Enfants-Malades, le professeur Grancher résume ainsi l'étiologie et la pathogénie de l'affection : « La débilité générale due à la rougeole, la débilité locale due à la compression du décubitus préparent le terrain sur lequel viendra se développer soit le micro-organisme venu du dehors, soit un micro-organisme de la salive. Quant à la nature de ce microbe, quant à sa spécificité ou à sa non-spécificité, nous devons avouer notre ignorance. Mais il est un fait certain et sur lequel la médecine moderne est parfaitement d'accord avec la médecine d'il y a quarante ans, c'est que le terrain joue un rôle absolument prépondérant dans la pathogénie du noma. C'est pourquoi nous combattons cette affection avec les mêmes moyens thérapeutiques qu'on employait à cette époque, moyens thérapeutiques entièrement conformes à la clinique, et qu'avec Rilliet et Barthez nous résumerons dans ces trois mots : alimentation, aération, propreté. »

La débilité locale par compression, à laquelle fait allusion le Dr Grancher, a été mise en relief par le Dr Krasine (femme-médecin russe) : les enfants restent immobiles, couchés sur le même côté, comprimant ainsi leur joue entre l'arcade dentaire d'une part et l'oreiller de l'autre. Sous l'influence de cette pression prolongée, au point le plus comprimé, et par conséquent du côté du décubitus ordinaire, apparaîtrait la gangrène. Compression à laquelle il faut ajouter la débilité cardiaque, le ralentissement de la circulation, le tout sous l'influence de la faiblesse générale, telle serait la cause du noma.

Anatomie pathologique. — Dans le noma, toute la région qui a été le siège de la maladie est profondément altérée. La muqueuse est désorganisée, ulcérée, détruite ; elle n'existe plus, n'étant représentée que par un putrilage noirâtre, sans consistance. Le tissu cellulaire sous-cutané, les nerfs, les vaisseaux, les fibres musculaires, les os eux-mêmes sont atteints par la nécrose, éliminés ou privés de vie ; ce ne sont plus que des corps étrangers au milieu de tissus encore vivants.

Barthez et Rilliet ont vu, chez un enfant, le noma dénuder et nécroser les os de tout un côté des maxillaires, de la voûte palatine et des fosses nasales. Tantôt l'eschare est détachée, laissant une brèche énorme ; tantôt elle adhère encore aux parties voisines infiltrées de sérosité, de sanie, de leucocytes. Les vaisseaux, artères et veines, sont oblitérés, non seulement dans le foyer de gangrène, mais à son voisinage ; leurs parois épaissies et infiltrées emprisonnent du sang coagulé. On a même cru que cette oblitération vasculaire était la cause prochaine de la gangrène, ce qui peut être vrai dans quelques cas : mais généralement elle n'en est que l'effet. Les lésions ne sont pas toujours limitées à la bouche, elles peuvent gagner la gorge et pousser des colonies dans les voies respiratoires. La gangrène du poumon, la broncho-pneumonie sont des complications fréquentes du noma. On peut trouver aussi des lésions secondaires du côté de l'estomac et de l'intestin ; elles résultent sans doute de la déglutition incessante de produits putrilagineux et infectants.

Symptômes. — Le début du noma est des plus insidieux ; l'enfant, épuisé par la maladie, par l'inanition, par la misère physiologique, n'accuse aucune souffrance, ne se plaint pas, et ce n'est que par un examen attentif qu'on peut saisir les premières phases du mal. Bien souvent, ces premières phases échappent à l'observateur, et le noma ne se révèle que par un gonflement livide de la joue. On palpe cette tuméfaction et on est étonné de la trouver dure et presque pierreuse. On regarde dans la bouche et l'on voit que la muqueuse est déjà noire, escharifiée, putrilagineuse, fétide. Quand on a pu saisir l'invasion du noma, on constate une ou plusieurs phlyctènes grisâtres sur la muqueuse ; ces phlyctènes s'ulcèrent ensuite, comme des aphtes, mais elles vont s'agrandissant et se creusant avec rapidité. La salive est abondante, déjà fétide. Puis la joue tout entière devient œdémateuse, et l'on peut sentir, dans son épaisseur, un noyau dur, centre de la gangrène profonde.

Dans certains cas, l'ulcération de la muqueuse manquerait, et le noyau central serait la lésion initiale : cela est difficile à admettre, car bien évidemment la porte d'entrée est dans la bouche. Dans quelques cas même, la gan-

[J. COMBY.]

grène de la bouche a été nettement précédée par des pustules d'impétigo labial ou par le phagédénisme des lèvres étudié par M. J. Bergeron. A mesure que le noyau gangréneux de la joue se développe, le gonflement de toute la moitié correspondante de la face devient énorme. La peau, à cette période, prend une teinte marbrée, livide, au point le plus saillant de la tuméfaction ; puis la zone cutanée devient franchement noirâtre, sèche, dure ; c'est une eschare parfaitement reconnaissable et dont les limites vont se dessiner sous forme d'un sillon d'élimination.

Pendant ce temps, les lésions de la muqueuse se sont étendues en surface et en profondeur ; la joue se détruit, la muqueuse gingivale est entamée jusqu'à l'arcade alvéolaire, les lèvres sont prises à leur tour ; bientôt les dents sont atteintes, ébranlées, déchaussées ; elles tombent et s'en vont avec l'écoulement sanieux infect qui s'écoule de la bouche de l'enfant.

Au bout de 8 ou 10 jours, si le malade a survécu à l'empoisonnement, à la septicémie, les eschares se détachent peu à peu, se mobilisent, et sont expulsées, laissant un trou horrible à voir. Parfois la joue, dans sa totalité, est détruite, et l'on aperçoit la langue et les dents à travers une large perforation, dont les bords sont déchiquetés, noirâtres et saignants. Les lésions, si horribles qu'elles soient, peuvent se cicatriser, des bourgeons charnus se forment, et un tissu cicatriciel leur succède ; mais l'enfant est mutilé et défiguré pour la vie.

Nous avons exposé à grands traits l'évolution des accidents locaux.

Quant aux symptômes généraux, ils sont presque toujours très accusés et très effrayants. L'enfant est pâle, amaigri, profondément débilité et anémié. Il est sans force, et présente l'aspect d'un moribond. Au début, quelques enfants peuvent encore se soulever de leur lit pour prendre de la nourriture, ils ont de l'appétit et mangent avec plaisir. Mais la plupart ont une anorexie presque absolue, qui vient compliquer l'adynamie et la cachexie dont ils souffrent. La fièvre n'est pas toujours très marquée ; mais le pouls est petit, fréquent et misérable ; les battements du cœur sont sourds et mal frappés. S'il n'y a pas toujours de vomissements, il y a très fréquemment de la diarrhée, par suite de la déglutition des matières septiques et putrilagineuses qui s'écoulent de la plaie buccale.

La terminaison est presque toujours fatale ; si la guérison survient, ce n'est pas sans délabrements plus ou moins étendus et sans cicatrices plus ou moins gênantes ; quelquefois il persiste un trajet fistuleux difficile à oblitérer. Le pronostic est donc des plus sombres, et la guérison ne s'obtient guère que dans le cinquième ou le quart des cas.

La mort peut être précoce ; elle peut précéder le détachement des eschares, survenant dès le 8e ou le 10e jour. Généralement elle ne survient pas avant le 15e jour et peut être plus tardive encore. Elle est déterminée parfois ou hâtée par le développement d'une broncho-pneumonie secondaire ou d'une gangrène pulmonaire.

Le professeur Grancher a pu examiner une fillette de 15 ans et demi, qui avait eu dix ans auparavant une gangrène de la bouche suite de rougeole. Voici les lésions laissées par la maladie : on voyait sur la joue gauche, à deux centimètres de la commissure, une cicatrice cutanée ovalaire, déprimée, blanche, lisse, plissée à son pourtour et comme froncée. La cicatrice buccale était située plus en arrière, à l'extrémité du sillon gingivo-buccal, vers la dernière grosse molaire; à ce niveau la muqueuse était blanche, nacrée, et un tractus cicatriciel unissait la joue à la gencive; cette bride cicatricielle augmentait la dépression cutanée dans certaines circonstances, par exemple quand l'enfant riait, et comblait le sillon gingivo-buccal qui n'existait plus en ce point; il n'y avait aucune induration dans la joue, qui était au contraire amincie. Cette très légère difformité n'entraînait du reste aucune espèce de trouble fonctionnel ; il n'y avait de gêne ni de la phonation ni de la mastication. Ces guérisons du noma ne s'observent que dans les cas de lésions limitées et relativement peu profondes, quand un traitement rationnel est intervenu à temps.

Diagnostic. — Le diagnostic peut présenter des difficultés au début, avant la formation de cette induration profonde de la joue, qui est absolument caractéristique. A cette période prémonitoire, on peut penser à la *stomatite ulcéreuse* ; mais on aura égard surtout au terrain sur lequel la maladie a pris naissance, aux affections qui l'ont précédée (rougeole), à l'aspect général du sujet.

S'il y a un doute au début, il ne tardera pas à être dissipé par l'évolution ultérieure, par la formation du noyau central, par le développement de l'eschare cutanée, sans parler de la salivation et de la fétidité épouvantable exhalée par les malades.

La *pustule maligne* de la joue offre quelques analogies avec le noma ; car elle se manifeste par une eschare superficielle et une induration profonde. Mais, outre qu'elle est survenue en pleine santé, dans des conditions étiologiques particulières, on remarquera que l'eschare débute par la peau, avant de gagner les parties sous-jacentes. Sa marche est donc précisément inverse de celle du noma. Toutes les variétés communes de stomatites, l'herpès, l'impétigo, les aphtes, le muguet, etc., ont des caractères distinctifs suffisamment tranchés pour l'établissement du diagnostic. En résumé l'aspect extérieur des lésions, rapproché de l'état général de l'enfant et des conditions morbides qui ont précédé le noma, permet dans l'immense majorité des cas de le reconnaître immédiatement.

Traitement. — L'indication principale est de s'opposer aux progrès de la gangrène et de désinfecter avec soin le milieu buccal. On sait depuis longtemps que la cautérisation au fer rouge a une grande efficacité; elle était employée avec succès par Baron en 1816. Elle continue à être préconisée par tous les médecins d'enfants. On se sert généralement du *thermo-cautère* chauffé au rouge brun et enfoncé profondément au milieu de l'eschare et autour d'elle, de façon à la détruire et à stériliser tous les éléments septiques au milieu desquels elle baigne. On répétera la cautérisation tous les jours, et même deux fois par jour, si cela est nécessaire.

En même temps on fera des lavages, des irrigations désinfectantes avec la liqueur de Van Swieten dédoublée ou avec le permanganate de potasse à 1 pour 1000. Dans l'intervalle des cautérisations et irrigations, on recouvrira

[J. COMBY.]

la plaie avec de la gaze iodoformée ou salolée; elle ne sera jamais laissée au contact de l'air. On ne négligera pas l'état général de l'enfant; on le stimulera à l'aide de l'alcool et du quinquina; on l'alimentera avec le lait, les purées de viandes et de légumes, les crèmes, etc.

S'il ne peut déglutir, s'il a des vomissements, on lui donnera des lavements de peptone. En cas de défaillance du cœur, on n'hésitera pas à faire des injections sous-cutanées de caféine et d'éther.

Comme moyen prophylactique, on recommandera d'alimenter d'une façon raisonnable les enfants atteints de maladies infectieuses cachectisantes (rougeole, coqueluche, etc.). On soignera leur bouche (lavages fréquents, gargarismes boriqués, etc.) pour éviter les infections secondaires. Dans les hôpitaux, on évitera l'encombrement, la privation d'air, de lumière, et l'on procédera tous les jours à une toilette minutieuse de tout le corps. Les enfants atteints de noma devront être isolés; on pulvérisera, dans la pièce qu'ils habiteront, un liquide antiseptique (solution phéniquée faible, ou salicylée, ou boriquée).

VII

ANGINES AIGUËS

PAR LE Dr E. DUPRÉ

Ancien interne des hôpitaux de Paris.

L'histoire des angines aiguës est un des chapitres les plus intéressants de la pathologie infantile. La fréquence de ces angines, la variété de leurs origines et de leurs aspects, les relations qu'elles affectent avec la plupart des fièvres éruptives, la diversité et la gravité possible de leurs complications, les difficultés qu'elles offrent souvent au diagnostic et au pronostic, expliquent l'intérêt qui s'attache à leur étude. Cette étude est, en outre, une de celles qu'a le plus éclairées la bactériologie, dont les constatations, particulièrement nombreuses et instructives dans les angines, ont renouvelé, en pareille matière, les théories et les pratiques de l'ancienne médecine.

Histoire. Division. Classification. — Les anciens pathologistes, qui nous ont laissé des études descriptives fort détaillées sur les angines, classaient celles-ci d'après leur localisation (A. tonsillaire, pharyngée, etc.), leur aspect (A. blanches, rouges, noires), leur constitution anatomique (A. érythémateuses, catarrhales, phlegmoneuses, couenneuses, etc.), leur nature primitive ou secondaire (A. primitives; A. des pyrexies, des états gastriques, etc.). Les études bactériologiques, en révélant dans ces diverses angines l'existence de microbes différents, et surtout en découvrant dans l'angine diphtérique un bacille spécifique, diminuèrent la valeur doctrinale de ces divisions, et firent naître l'espérance de pouvoir fonder sur la microbiologie une classification rationnelle des angines. Cet espoir, fondé sur la croyance à la spécificité pathogène de chaque microbe, dut bientôt, à la suite des progrès mêmes de la bactériologie, faire place à une conception étiologique plus large des infections de la gorge; celles-ci, en effet, se montraient, en dépit de leur diversité anatomique, causées par le même microbe, ou, malgré l'identité de leurs lésions, déterminées par des bactéries très dissemblables : la notion de l'association microbienne, celle du polymorphisme anatomique des angines franchement spécifiques, comme l'angine de la diphtérie, enfin et surtout la notion du polymicrobisme normal de la gorge, semblaient, dans la pathogénie des angines, affirmer, en même temps que l'importance étiologique générale des microbes, la banalité et l'indifférence spécifiques de chacun de ceux-ci, en particulier. Il apparut alors que la cause de la plupart de ces affections devait être cherchée non pas tant dans la présence des bactéries que dans l'exaltation momentanée de la virulence de certaines d'entre elles ou dans l'adaptation transitoire de la muqueuse pharyngée au développement des propriétés pathogènes d'espèces habituellement inoffensives. Dès lors présidèrent à la classification des angines ces deux notions connexes et complémentaires : forme anatomique de la lésion, espèce microbienne en cause; l'importance relative de chacune de ces deux notions, anatomique et bactériologique, variant d'ailleurs beaucoup, suivant chaque espèce d'angine considérée.

De l'ensemble des travaux bactériologiques et cliniques, relatifs à l'étiologie des angines aiguës, se dégagent actuellement quelques conclusions générales qu'on peut résumer comme il suit.

La cavité bucco-pharyngée est normalement habitée par d'innombrables espèces bactériennes, dont beaucoup sont pathogènes. On peut appliquer à la plupart d'entre elles le mot d'Achalme[1], relatif au streptocoque : le pharynx et les cryptes tonsillaires sont leur quartier général dans l'organisme. L'exaltation accidentelle de la virulence de celles-ci suffit à créer les différentes angines communes, non spécifiques. Cette exaltation de virulence est réalisée, sous diverses influences que nous énumérerons à l'étiologie, soit par l'œuvre même des bactéries, dont l'activité nocive s'exagère temporairement, soit par le fait de la déchéance momentanée du pharynx, dans sa résistance aux attaques microbiennes. C'est presque toujours cette dernière condition (déchéance du terrain) qui détermine l'angine, c'est-à-dire la rupture de l'équilibre normal des rapports de la muqueuse bucco-pharyngée avec les couches microbiennes qui la tapissent. Aussi beaucoup d'angines ne sont-elles que des infections secondaires : telles, les angines des fièvres éruptives, des intoxications, des maladies générales, etc. : telles, nombre d'angines, en apparence primitives, qui ne sont que des localisations infectieuses, secondaires à une altération antérieure de l'état général et souvent de la muqueuse pharyngée. Lorsque l'angine est constituée, le microbe pathogène, exalté dans sa virulence, devient capable de développer, par sa transplantation dans d'autres gorges, une angine similaire, non pas toujours dans la forme de ses lésions, mais dans la nature de ses agents pathogènes, une angine *homo-microbienne*. Ainsi se constate, plutôt qu'elle ne s'explique, la *contagiosité* de la plupart des angines aiguës communes, qui constitue une sorte de spécificité inférieure, acquise et toute momentanée, dans ces infections dues aux microbes les plus vulgaires[2]. Ainsi se réalise, dans la pathologie des angines, la transmission en série, dans certaines générations de microbes indifférents, de propriétés pathogènes spécifiques, acquises, comme nous en offre des exemples analogues la pathologie de l'érysipèle, de la puerpéralité, de l'impétigo, etc. : ces affections représentent, elles aussi, des séries morbides spécifiques, contagieuses, transmises par des bactéries communes, revêtues cependant pour un temps d'une virulence bien univoque, et douées d'une activité absolument spéciale.

Outre ces angines aiguës communes, dans lesquelles la plupart des agents pathogènes connus provoquent toutes les modalités de l'inflammation des muqueuses, ces mêmes microbes, aidés des saprophytes normaux de la gorge, peuvent, dans certaines conditions de déchéance organique, déterminer la

---

[1] P. ACHALME. L'érysipèle (*Bibl. Charcot-Debove*).

[2] Lire à ce sujet une leçon de JACCOUD, sur l'étiologie dans les maladies microbiennes (*Semaine médicale*, novembre 1896), et les pages 45 et 46 de la monographie de P. ACHALME sur l'érysipèle (*Biblioth. Charcot-Debove*).

gangrène du pharynx. Enfin, à la greffe et à la prolifération, sur la muqueuse pharyngée, des microbes spécifiques, succèdent les angines de la diphtérie, de la tuberculose, de la morve, du muguet, etc., etc. L'angine diphtérique, la plus importante de toutes celles de l'enfance, peut simuler, dans ses lésions, toutes les formes anatomiques revêtues par les angines aiguës communes[1]; aussi devrai-je en rappeler les principaux caractères distinctifs, au chapitre du diagnostic général des angines aiguës.

Il existe donc des angines *spécifiques*, que je n'étudie pas ici, et des angines *communes*, inflammatoires ou gangréneuses. L'angine gangréneuse, très rare, pourrait faire l'objet d'un chapitre spécial. Les angines inflammatoires non spécifiques sont ou *primitives*, indépendantes de tout état morbide antérieur, ou *secondaires*, commandées dans leur apparition et leur évolution par une maladie générale, infectieuse ou toxique, ou la propagation d'une maladie locale (stomatite, coryza). L'étude des angines secondaires sera très brève : elle appartient, en effet, à l'histoire de l'affection causale. Quant aux angines primitives, j'en exposerai, dans un chapitre d'ensemble, à l'exemple de Bourges[2], toutes les variétés étiologiques, anatomiques et cliniques. Je ne séparerai pas ainsi, dans la description, des éléments dont l'histoire naturelle des angines nous démontre presque toujours l'association ou l'équivalence.

Étiologie. — Les angines aiguës sont une des affections les plus fréquentes de l'enfance, surtout de la seconde enfance et de l'adolescence. Le froid humide, les brusques transitions du chaud au froid, étant une de leurs causes les mieux établies, elles sévissent surtout au printemps et à l'automne, dans nos climats. On les observe principalement chez les enfants strumeux, débilités, convalescents; chez ceux qui sont affectés de stomatite, de rhinite, de sténose, acquise ou congénitale, des fosses nasales, parce qu'ils respirent presque uniquement par la bouche, et exposent ainsi directement leur muqueuse pharyngée à l'air extérieur et à ses bactéries : elles peuvent apparaître aussi à la suite des opérations pratiquées dans les fosses nasales (Ruault)[3], à la suite des traumatismes de la gorge (brûlures, inhalations irritantes, opérations). Enfin, une première angine prédispose à une seconde : ces atteintes successives constituent l'*angine aiguë à répétition*, qui ne se manifeste pas toujours d'ailleurs sous la même forme anatomique. Souvent, entre les épisodes aigus, persiste un état d'inflammation chronique avec hypertrophie des éléments lymphoïdes, notamment des amygdales palatines : ces angines chroniques prédisposent beaucoup aux angines aiguës.

La *contagion*[4] joue un rôle considérable dans l'étiologie des angines aiguës communes : de nombreuses épidémies d'angines aiguës, principale-

---

[1] DIEULAFOY. *Manuel de pathologie interne*, t. III, 1897. On trouvera dans cet auteur les exemples les plus nombreux et les plus probants du polymorphisme clinique et anatomique de l'angine diphtérique.

[2] H. BOURGES. *Manuel de médecine*, t. V, 1895. J'ai fait à cet excellent article de fréquents et précieux emprunts.

[3] A. RUAULT. Des amygdalites et des angines infectieuses consécutives aux opérations intra-nasales. (*Archives de laryngologie*, 1889, n° 7). — LERMOYEZ. *Annales des maladies de l'oreille*, 1891.

[4] MACHEL. De l'infectiosité et de la contagiosité de l'amygdalite aiguë (*Th. Paris*, 1895).

[E. DUPRÉ.]

ment d'amygdalites, en font foi. Relatées par de nombreux observateurs[1], ces épidémies témoignent de l'existence d'un contage actif, mais peu diffusible, et dont l'action se limite à l'entourage immédiat des malades. César Bœck[2] a suivi la filiation des cas de maison en maison, de rue en rue. Parfois, l'angine aiguë, transmise par contagion, succède non pas à une angine, mais à une autre affection aiguë; dont le microbe, greffé sur le pharynx du sujet contaminé, développe une infection angineuse : tels, le cas d'angine herpétique prise par un enfant, au contact de ses deux frères atteints de pneumonie (Netter), et les nombreux cas analogues cités par Cornil, Rendu, Babone : certains faits d'angines grippales prises au contact de grippes sans angine et ces cas d'angines folliculaires relatés par Sendtner[3] consécutifs, chez des infirmiers, à une série de cas mortels de septicémie puerpérale, dans un hôpital de Breslau. Inversement, certaines angines peuvent engendrer par contagion des affections non angineuses, mais dues au même microbe : tel le cas d'érysipèle facial contracté par Heubner[4] au contact d'une angine scarlatineuse. Dans la plupart de ces cas, il est fort probable que l'infection de la gorge s'est faite par la voie extérieure, buccale. Dans une autre série de cas, notamment dans celui de Frœlich[5] et de son assistant, qui contractèrent tous deux une amygdalite, après s'être blessés à l'autopsie d'une péritonite consécutive à une angine, on peut, avec Kannenberg et Bouchard[6], incriminer, dans la pathogénie de l'infection amygdalienne, la voie sanguine.

Certains auteurs[7] ont insisté sur le caractère héréditaire de la prédisposition aux angines aiguës, constaté par eux dans la proportion de 1 fois sur 12 cas (Brower), sur 7 cas (Boucsein). Sallard[8] en rapporte un exemple probant.

Les *bactéries pathogènes* constatées dans les angines aiguës sont extrêmement nombreuses : staphylocoques, streptocoques, pneumocoques, pneumobacille, coli-bacille, coccus Brisou, y ont été observés purs ou associés. Le streptocoque y est presque constant : Veillon[9] l'a constaté 22 fois sur 22 cas ; 16 fois associé au pneumocoque et 2 fois au staphylocoque. Aussi est-ce au streptocoque que Veillon attribue la presque totalité des angines aiguës non spécifiques : la forme anatomique de la lésion angineuse dépendrait, d'après

(1) LANDOUZY. *Progrès medical*, août 1885. *Gaz. des hôpitaux*, déc. 1885. — DUBOUSQUET-LABORDERIE. Bulletin gén. de thérap. (*Gaz. des hôpitaux*, 1886-1887). — FLEURY. *Loire médicale*, 1887, n° 1. — RAVEN. *Practitioner*, avril 1887. — JACQUEMART. *Loire médicale*, 15 juin 1888. — TISSIER. Contagion de l'amygdalite. (*Journal de méd. et de chir. prat.*, 1888). — DAUCHEZ. De l'amygdalite infectieuse et contagieuse (*France médicale*, 1889). — CARTAZ. *France médicale*, 26 sept. 1890. — DESCOINGS. De l'amygdalite considérée comme maladie infectieuse et contagieuse (*Th. de Paris*, 1890). — FERNET. *Soc. méd. des hôp.*, 1888. — RICHARDIÈRE. *Semaine médicale*, 2 sept. 1891. — BABONE. *Rollet. dell. mal. della gola e del naso.* Firenze, 1888.
(2) CÉSAR BŒCK. De l'angine folliculeuse (*Norsk. Magaz. f. Lægevidsk*, R. 3, Band VII).
(3) SENDTNER. De l'étiologie de l'angine folliculaire (*Münchner medizin. Wochensch.*, juin 1890).
(4) Thèses de P. ACHALME (*Le streptocoque et l'érysipèle*), Paris, 1893, et de A. BENGÉ (*Pathogénie de la scarlatine*). Paris, 1895.
(5) FRŒLICH, *Deutsch. med. Zeitung*, 1887.
(6) KANNENBERG. Ueber Nephritis bei acuten Infections Krankheiten (*Zeitsch. f. kl. Med.*, 1880, Heft, 3. Bd. 1). — BOUCHARD. *Congrès de Londres* et *Revue de médecine*, 1881.
(7) HAIG BROWN. Discussion sur l'amygdalite (*British med. Journal*, oct. 1889, p. 582-588). — BOUCSEIN. Tonsillitis (*Americ. Journ. of. med. Sc.*, oct. 1883, p. 548).
(8) SALLARD. Les amygdalites aiguës (*Th. de Paris*, 1892).
(9) VEILLON. Recherches sur l'étiologie et la pathogénie des angines aiguës non diphtériques (*Archives de Méd. expérim.*, 1er mars 1894).

lui, surtout du siège de la colonisation streptococcique : l'angine érythémateuse et catarrhale serait produite par l'infection superficielle de l'épithélium ; l'angine membraneuse, par l'infection profonde du chorion, avec œdème et exsudation fibrineuse ; l'angine phlegmoneuse, par l'infection des plans conjonctifs ou parenchymateux plus profonds, avec abcès secondaire. Ces dernières conclusions de Veillon sont d'un grand intérêt et concordent bien avec les enseignements de la clinique. Lemoine[1], Widal et Bezançon[2], dans des travaux remarquables par le nombre des examens pratiqués et la critique des résultats obtenus, arrivent à des conclusions qui, relativement au rôle pathogène du streptocoque, diffèrent de celles de Veillon. Widal et Bezançon, en effet, rappellent la présence constante de ce microbe à la surface et dans la profondeur (amygdale ponctionnée suivant le procédé de Vaillard) de la gorge saine et malade ; ils insistent sur l'impossibilité expérimentale de distinguer le streptocoque retiré de la gorge normale de celui qu'on prélève dans une gorge malade, et concluent que la présence de ce microbe sur les tubes de culture ne peut guère aider au diagnostic des angines. Les mêmes réserves d'ailleurs, et pour les mêmes raisons, doivent être formulées dans l'interprétation du rôle pathogène du staphylocoque et du coli-bacille.

On doit donc conclure, de l'ensemble de ces constatations bactériologiques, que c'est par l'exaltation de leur virulence et le siège de leur prolifération que les microbes jouent, dans la genèse des angines, un rôle étiologique, d'ailleurs soumis à la réceptivité du sujet et au mode de réaction du territoire infecté. A toutes ces causes d'infection, le pharynx oppose des conditions de résistance (tissu lymphoïde, diapédèse, phagocytose, chimiotaxie, etc.) dont la discussion, fort bien exposée dans les travaux de Metchnikoff[3], Bouchard[4], Charrin[5], Achalme[6], Jeanselme[7], Sallard[8], Hugenschmidt[9], etc., nous entraînerait trop loin.

Ce sont les variations de ces deux facteurs en présence, la virulence du microbe et la résistance du terrain, qui, une fois l'angine réalisée, en déterminent le caractère local, bénin, ou au contraire général, malin et infectant. L'angine aiguë est presque toujours, en effet, une affection qui, de ses débuts à sa terminaison, reste locale. Mais, en de certains cas, l'infection dépasse les limites du pharynx, devient *transamygdalienne*[10], et se propage soit aux ganglions lymphatiques voisins, elle peut alors engendrer ce curieux

(1) LEMOINE. Contribution à l'étude bactériologique des angines non diphtériques (*Annales de l'Institut Pasteur*, 1895, p. 877).

(2) WIDAL et BEZANÇON. Nécessité d'une revision des angines dites à streptocoques (*Soc. méd. des hôpitaux*, 6 mars 1896).

(3) METCHNIKOFF. *Annales de l'Institut Pasteur*, passim, et *Semaine médicale*, 1892 (De l'immunité dans les maladies infectieuses).

(4) BOUCHARD. Maladies infectieuses, 1889.

(5) CHARRIN. L'infection. *Traité de pathologie générale* de BOUCHARD, t. II. Paris, 1896. Ce savant article, dont presque tous les développements peuvent s'appliquer aux angines aiguës, sera lu avec profit.

(6) P. ACHALME. De l'immunité (*Biblioth. Charcot-Debove*).

(7) JEANSELME. *Gaz. des hôpitaux*, janvier 1890.

(8) SALLARD. Loc. cit.

(9) HUGENSCHMIDT. Étude expérimentale des divers procédés de défense de la cavité buccale contre l'invasion des bactéries pathogènes (*Annales de l'Institut Pasteur*, octobre 1896). Ce dernier auteur attribue aux propriétés chimiotactiques positives de la salive l'exaltation de la diapédèse locale et du phagocytisme normal défensif du pharynx, si bien mis en lumière par A. Ruffer.

(10) A. CHAUFFARD. Cours inédit de pathologie générale (*Fac. de médecine*, 1er semestre 1894).

[E. DUPRÉ.]

type d'infection dénommée *fièvre ganglionnaire*[1]; soit, par l'intermédiaire de la circulation sanguine, à la totalité de l'organisme : il se développe alors une véritable maladie générale fébrile, infectieuse, avec albuminurie et localisations viscérales diverses : c'est une *septicémie d'origine amygdalienne*.

Ces cas, dont l'histoire est inscrite dans les travaux[2] de Kannenberg, Bouchard, Landouzy, Milsonneau, Rousseau, Descoings, Dubousquet-Laborderie, Dauchez, Cartaz, Le Gendre, Richardière, Joal, Jeanselme, Sallard, peuvent être interprétés, soit comme des toxi-infections générales consécutives à la diffusion sanguine de l'infection angineuse; soit comme une septicémie primitivement générale, se traduisant par diverses localisations organiques, dont l'angine fait partie, au même titre que la néphrite (Kannenberg, Bouchard), l'ovarite, l'orchite (Joal), etc., toutes ces déterminations locales n'étant que monnaie de la même pièce (Landouzy). La filiation des phénomènes doit varier suivant les cas : mais il est probable qu'elle répond, dans la majorité des faits, à la première hypothèse (angine primitive, septicémie secondaire), conforme d'ailleurs à la succession des accidents observés à la suite de l'angine, dans les oreillons, la scarlatine et la diphtérie.

Anatomie pathologique. — Les lésions des angines aiguës varient d'aspect et de nature suivant la profondeur de l'infection. Elles n'ont d'ailleurs rien de spécial, et se réduisent à l'érythème catarrhal (infection épithéliale), à l'exsudation membraneuse (infection de toute la muqueuse) et à l'abcès (infection profonde). Toutes les modalités anatomo-pathologiques, tenant soit à la nature, soit au siège de l'angine, se ramènent à ces trois types lésionnels, qui ne méritent qu'une brève mention.

Dans l'angine *érythémateuse*, la muqueuse est rouge plus ou moins vif, luisante, semée de traînées de mucus épais; les amygdales sont grosses, turgescentes. Le catarrhe engendre les dépôts pultacés, les concrétions blanchâtres, molles, des cryptes tonsillaires; la disposition, la quantité, la couleur de ces produits peuvent varier; leur composition est toujours la même : ce sont des amas de cellules mortes desquamées, de microbes et de cristaux d'acides gras et de cholestérine. Histologiquement, la lésion est constituée par la dilatation des vaisseaux, la diapédèse des leucocytes, la multiplication et la chute des cellules épithéliales, l'infiltration embryonnaire du chorion, l'œdème de la muqueuse. Dans l'angine *membraneuse*, les lésions inflammatoires de la muqueuse recouverte par la néo-membrane sont à peu près les mêmes; il y a seulement une diapédèse et un œdème plus considérable dans le chorion : les petits vaisseaux sont comprimés alors par l'exsudat; il s'ensuit des îlots de nécrobiose[3], qui aboutissent à des ulcé-

---

(1) J. Comby. *Fièvre ganglionnaire*, t. I, de ce traité, p. 546. On trouvera dans cet article toute l'histoire étiologique et clinique d'une affection dont la relation pathogénique avec les infections pharyngées paraît bien établie.

(2) Kannenberg, Bouchard, Landouzy, Descoings, Dubousquet-Laborderie, Douchen, Cantin, Richardière, Sallard, loc. cit. — Milsonneau. De l'angine infectieuse simple primitive. *Th. de Paris*, 1885. — Rousseau. Contribution à l'étude de l'amygdalite infectieuse aiguë (*Thèse de Paris*, 1888). — Le Gendre. Infection amygdalienne prolongée (*Concours médical*, 28 mars 1891). — Joal. *Archives gén. de méd.*, 1886. — Jeanselme. De l'arrière-gorge et de l'amygdale en particulier, considérées comme portes d'entrée des infections (*Gaz. des hôpitaux*, 25 janvier 1890).

(3) Œrtel. Le poison diphtérique et son mode d'action (*Deutsch. med. Woch.*, 1890, p. 505).

rations plus ou moins profondes et étendues : tel peut être aussi le début de
la gangrène.

Au niveau des amygdales palatines, le processus phlegmasique atteint
son maximum d'acuité et de profondeur : on observe, dans le parenchyme
de l'organe, une infiltration lymphoïde abondante, un œdème considérable.
A la coupe de la glande, on voit sourdre, au niveau des follicules, par où
débute toujours la suppuration, des gouttelettes jaunâtres, origine des abcès
intra-tonsillaires, dont le volume varie de celui d'une tête d'épingle à celui
d'une noisette.

La néo-membrane[1] des angines aiguës non spécifiques a la même structure
que la membrane diphtérique (Cornil, Leloir)[2] : elle est constituée par une
accumulation de débris cellulaires, d'origine épithéliale et leucocythique, au
milieu d'un réseau de fibrine : les microbes, le plus souvent des streptocoques,
s'y observent, principalement à sa couche profonde.

Dans l'angine *phlegmoneuse,* les lésions sont plus profondes et intéressent surtout l'amygdale palatine et sa loge fibro-musculaire. J'ai indiqué les
premiers stades de la suppuration : le pus se collecte dans l'intérieur de
l'organe et s'évacue ensuite, par perforation spontanée, au dehors; sinon,
les désordres s'étendent jusqu'à la capsule externe de la glande, et il se développe, entre celle-ci et la paroi de la loge amygdalienne, un phlegmon circonscrit qui constitue la *péri-amygdalite phlegmoneuse* : la collection purulente s'évacue, dans la gorge, à travers le pilier antérieur perforé. Parfois,
cette péri-amygdalite aboutit, par la diffusion des lésions, à un *phlegmon
péripharyngien* latéral, dont l'extension peut déterminer les plus graves désordres (ulcération carotidienne, phlébite jugulaire, fusées purulentes cervicales, etc.). Dans des cas beaucoup plus rares, l'abcès est *rétro-pharyngien.*
Parfois la suppuration est étroitement circonscrite en un point de la surface
interne de l'amygdale et donne lieu, par son aspect particulier, à la variété
d'amygdalite phlegmoneuse décrite par Lasègue sous le nom d'*amygdalite
furonculeuse* : cette apparence est due à la fonte nécrobiotique du tissu
amygdalien localisée au foyer purulent, qui pointe à l'extérieur et laisse,
après son évacuation, une petite caverne à fond bourbillonneux.

Dans des cas beaucoup plus graves, la suppuration n'offre qu'une médiocre tendance à la localisation et détermine l'apparition de phénomènes
infectieux généraux rapidement mortels : c'est l'amygdalite *pyoémique*
(Sallard)[3].

Les complications à distance des angines phlegmoneuses seront étudiées
plus loin.

Symptomatologie. — Cette division des angines aiguës en érythémateuses, membraneuses et phlegmoneuses s'impose à la clinique, plus encore
qu'à l'anatomie pathologique : car les variétés de siège, d'aspect ou d'évo-

---

(1) P. Bouillochie. — Les angines à fausses membranes (*Biblioth. Charcot-Debove,* 1894). On trouvera
dans cette remarquable monographie l'étude anatomo-pathologique et pathogénique complète de la
néomembrane.

(2) Leloir: Anatomie pathologique des fausses membranes (*Arch. de physiol.* 1880). — Cornil. Consi-
dérat. histol. sur l'inflammat. diphtérique des amygdales (*Archives de physiol.,* 1887).

(3) Sallard. Les amygdalites aiguës (*Biblioth. Charcot-Debove,* 1892).

lution ne « constituent, en somme, que des nuances et ne s'opposent nullement à une description générale de la maladie[1] ».

Je ne parlerai, dans ce chapitre, que des angines aiguës dites primitives, me réservant de rappeler, au chapitre du *Diagnostic*, les grands caractères distinctifs des angines aiguës secondaires ou associées aux intoxications et aux pyrexies.

A. — *Angines érythémateuses (Angines catarrhale, pultacée).* — Cette variété d'angine est une des affections les plus fréquentes de l'enfance. Comme elle s'annonce presque toujours par l'apparition soudaine de symptômes pyrétiques et généraux intenses, il y faut toujours penser au premier malaise fébrile, et l'examen préalable de la gorge est, pour ainsi dire, une des lois pratiques de la clinique infantile.

Le début de cette angine est brusque, et s'annonce par une fièvre élevée (39°-40°), souvent accompagnée de frissons. L'état général est gravement atteint : on observe parfois de l'abattement, de la dépression; mais, beaucoup plus souvent, de l'agitation et de l'inquiétude, du délire d'idéation et d'action, et, si l'enfant est tout jeune, des convulsions. La céphalalgie est violente, la courbature très marquée, l'anorexie complète, la soif vive, le facies animé, l'œil brillant; la peau est chaude et sèche au début : plus tard, elle s'humecte de sueurs. Il survient souvent des nausées ou des vomissements : la constipation est la règle. Si, à ce moment, on examine la gorge, on n'y constate souvent qu'une rougeur diffuse, modérée, parfois inégalement répartie, et un léger gonflement d'une ou des deux amygdales, ainsi que de la luette. La palpation des régions angulo-maxillaires et sus-hyoïdienne réveille une douleur que l'enfant ne tarde pas à accuser spontanément à la déglutition. Quelques heures après, ou le lendemain, tandis que l'état général, la fièvre persistent, l'état local fournit à l'examen des notions plus précises : la gorge est d'un rouge vif, vernissée, et tapissée, à de certains endroits, d'un exsudat muqueux incolore ou blanchâtre; les amygdales et la luette sont grosses et rouges; la paroi postérieure du pharynx est semée de saillies glandulaires rouges et de traînées muco-purulentes irrégulières. La plupart du temps, la phlegmasie est circonscrite, au moins dans son maximum, à l'une des régions de la gorge : de là des *variétés topographiques*, décrites sous les noms d'angine tonsillaire (amygdalite), gutturale, pharyngée, rhinopharyngée; l'amygdalite, uni ou bilatérale, est une des variétés les plus fréquentes; la localisation des phénomènes inflammatoires à l'amygdale linguale ou pharyngée crée des espèces cliniques beaucoup plus rares, mais qu'il faut connaître, et que nous étudierons au diagnostic.

A partir du moment où l'inspection de la gorge impose le diagnostic d'angine aiguë, l'évolution des lésions locales et des symptômes généraux est rapide, et, en général, bénigne. Pendant quelques jours persistent la fièvre, qui est continue et rémittente, à exacerbations vespérales, le malaise, la courbature, l'anorexie et les phénomènes locaux, physiques et fonctionnels. Les premiers consistent dans l'apparition d'enduits pultacés blanc-

---

[1] Dieulafoy. *Manuel de path. int.*, t. III, 1897.

jaunâtre, sur la muqueuse enflammée : ces produits abondent surtout au niveau des amygdales, dans les cryptes desquelles, sous forme de concrétions molles et jaunâtres, ils s'enchatonnent, et apparaissent comme des « points blancs » disséminés dans la muqueuse rouge et œdémateuse de la tonsille turgescente (amygdalite *cryptique*); ces dépôts crémeux, blanchâtres, s'enlèvent aisément et se distinguent des exsudats membraneux par leur immédiate solubilité dans l'eau, et leur facile dissociation au simple écrasement entre deux doigts. Les signes fonctionnels, parallèles dans leur siège et leur intensité à la localisation et à l'acuité des phénomènes inflammatoires, consistent en douleurs spontanées, à la déglutition des aliments et de la salive, et provoquées à la pression du cou au niveau des amygdales et des ganglions angulo-maxillaires, dont on observe presque toujours l'engorgement; les mouvements de flexion et de rotation de la tête sont très pénibles : d'où l'attitude en torticolis qu'affectent souvent les petits malades assis dans leur lit, et la terreur que leur inspirent l'approche du médecin et l'examen de la gorge. La voix est faible et nasonnée (voix angineuse, amygdalienne), la respiration brève, l'haleine fétide; la parésie inflammatoire du voile du palais cause parfois le rejet par le nez des aliments; l'extension à la trompe d'Eustache détermine des douleurs et des bourdonnements d'oreille.

Pendant toute l'évolution de l'angine, et souvent encore quelque temps après, existe un état saburral des voies digestives, qui explique l'anorexie, les nausées et vomissements, la constipation, la fétidité de l'haleine, et dont le degré se mesure bien à l'inspection de la langue qui est large, étalée, rouge aux bords et à la pointe, et recouverte au milieu d'un enduit blanchâtre plus ou moins épais. Assez fréquemment, ces symptômes digestifs, qui sont constants dans leur forme légère, acquièrent une telle importance relative dans le tableau clinique, que l'angine passe au second plan, et que l'état gastrique ou bilieux domine le syndrome. Aussi l'ancienne médecine reconnaissait-elle l'existence d'*angines gastriques* et *bilieuses*, dont les descriptions de Stoll, de Tissot et des Frank nous ont laissé le tableau. L'apparition de ces angines semblait procéder par séries : ce qu'on expliquait par l'hypothèse d'une constitution médicale gastrique, souvent saisonnière, imprimant aux phlegmasies angineuses un cachet particulier; on cherche aujourd'hui à interpréter ces mêmes coïncidences, soit par des faits de contagion, soit par des conditions épidémiques communes aux mêmes groupes de malades (ingestion d'eaux contaminées, toxi-infections alimentaires, etc.), soit par l'origine infectieuse externe, grippale ou autre, de ces états morbides mixtes, à manifestations digestives prédominantes, qui semblent relier, par une transition continue, l'embarras gastrique à la fièvre typhoïde. On peut aussi admettre que, en particulier chez les enfants qui avalent au lieu d'expectorer les crachats, l'absorption continue des poisons d'origine angineuse qu'ils déglutissent, détermine, dans certains cas, une intoxication générale secondaire, dont les effets dominent le syndrome de l'angine primitive. Quelle que soit, d'ailleurs, la théorie de ces faits, la pratique léguée à leur égard par l'ancienne médecine demeure la bonne : l'indication des évacuants est formelle.

[E. DUPRÉ.]

Ces angines catarrhales ont presque toujours une *durée* courte et une *terminaison* heureuse. L'évolution favorable se juge en quelques jours, à la chute de la fièvre, au nettoiement de la langue et de la gorge, au retour de l'appétit, à l'amendement général de tous les symptômes : seuls, l'engorgement ganglionnaire, d'ailleurs léger, et l'atteinte de l'état général persistent quelques jours après la disparition des autres signes. Dans certains cas, la guérison est suivie, à courte échéance, d'une *rechute*; l'amygdale restée à peu près indemne s'enflamme à son tour, et la guérison définitive en est d'autant retardée. Parfois, cette rechute est suivie, à intervalles assez rapprochés, de *récidives* nouvelles, dont chacune laisse la gorge en plus mauvaise disposition, de telle sorte qu'il s'établit, par résolution incomplète des phénomènes inflammatoires, un état de phlegmasie subaiguë, avec encombrement caséeux des cryptes et hypertrophie lymphoïde du parenchyme de l'amygdale. Le Gendre[1] a insisté sur ces *infections amygdaliennes subaiguës prolongées* de l'enfance, dont il rattache les effets généraux (fièvre vespérale irrégulière, troubles digestifs, anorexie, amaigrissement, etc.) et locaux (hypertrophie tonsillaire, adénopathie angulo-maxillaire, etc.) à l'intoxication continue par les poisons microbiens sécrétés dans les cryptes de l'amygdale. Dans d'autres cas, plus fréquents, un intervalle de temps beaucoup plus long sépare les récidives angineuses; l'enfant présente alors des *angines à répétition*, à la suite desquelles s'organise souvent l'*hypertrophie chronique et définitive du tissu lymphoïde pharyngé*, particulièrement des amygdales, dont le volume devient parfois monstrueux (œuf de pigeon); l'angine passe à l'état chronique (voyez *Angines chroniques*). Ces suites s'observent surtout chez les enfants scrofuleux. Chez d'autres, les conséquences sont différentes; l'angine à répétition aboutit à la *sclérose atrophique de l'amygdale*. Ces angines aiguës récidivantes figurent aussi dans l'étiologie des *amygdalites lacunaires chroniques*, et de la *lithiase de l'amygdale*.

L'angine aiguë peut guérir en passant par deux modes de terminaison qu'il faut signaler : d'abord par la *suppuration*, que nous étudierons avec l'angine phlegmoneuse; ensuite par la *gangrène de l'amygdale*, éventualité exceptionnelle qui ne s'observe que chez les enfants très cachectiques, ou encore à la suite d'applications intempestives de topiques caustiques. Ces cas, dont des observations ont été citées par Trousseau, Hardy et Béhier, Gubler, Desnos, ne doivent pas être confondus avec l'angine gangréneuse, que nous étudierons plus loin.

Dans des cas tout à fait rares, relativement à l'extrême fréquence de l'angine aiguë pultacée, la maladie se termine par la *mort*. Ces faits, qui sortent, par la nature même des phénomènes qui les caractérisent (atteinte de l'état général, déterminations viscérales), du cadre de l'angine ordinaire, sont décrits par Sallard[2] dans un chapitre spécial, sous le vocable fort juste d'*Amygdalites anormales*. J'en exposerai l'histoire au chapitre des *Complications*. Je réserve pour le diagnostic l'étude des localisations rares de l'angine catarrhale aiguë (amygdalite pharyngée, linguale, etc.).

[1] LE GENDRE. *Loc. cit.*
[2] SALLARD. *Loc. cit.*

B. — *Angines membraneuses* [1] (*Angines pseudo-diphtériques, diphtéroïdes*). — Toutes les infections pharyngées peuvent revêtir la forme anatomique de l'angine membraneuse. L'infection diphtérique, due au bacille de Klebs-Lœffler, se manifeste ordinairement sous cette forme : mais de nombreuses observations [2] prouvent qu'elle en peut aussi revêtir d'autres, et donner lieu à des angines, diphtériques par leur nature microbienne, mais pultacées, catarrhales, herpétiques, ou même simplement érythémateuses par leurs lésions. Cette double proposition : diphtérie bacillaire sans membranes, et membranes sans diphtérie bacillaire, est actuellement démontrée et doit être inscrite en tête d'une étude sur les angines membraneuses.

La forme membraneuse de l'angine peut elle-même varier, et se manifester sous deux aspects principaux : celui de l'herpès et celui de la diphtérie.

1. — *Angine herpétique* (*angine couenneuse commune* (Bretonneau et Trousseau), *aphteuse* (auteurs anglais) *vésiculeuse*; *herpès du pharynx* (Gubler), *herpès guttural* (Desnos), *etc.*). — La connaissance de cette angine date des leçons de Trousseau et surtout du mémoire de Gubler (1858). C'est une inflammation vésiculeuse de l'arrière-gorge, donnant ultérieurement naissance à de petits disques néomembraneux, confluents ou discrets (Peter). Cette éruption pharyngée doit être considérée comme la manifestation la plus fréquente et la plus remarquable par la véhémence de son début, de sa fièvre et de ses réactions générales, de l'infection herpétique. On sait que l'éruption vésiculeuse de cette fièvre peut affecter tous les territoires du tégument cutané et muqueux, et le caractère général de la maladie se révèle souvent, au cours ou au déclin de la détermination angineuse, par l'apparition de quelques vésicules caractéristiques, en un autre point des téguments (lèvres, narines, prépuce, etc.); ce symptôme additionnel apporte alors un appoint souvent utile au diagnostic de la nature de l'angine : c'est la signature anatomique de l'affection.

L'*étiologie* de l'angine herpétique est à peu près celle des angines pultacées; le refroidissement, le surmenage, la contagion, l'épidémicité, en sont les principaux éléments. On a observé entre l'angine herpétique et la pneumonie des analogies curieuses (alternance des deux affections dans les épidémies, contagion de l'une par l'autre; similitude du cycle morbide, etc.). Le pneumocoque a, en effet, été retrouvé dans l'exsudat herpétique, mais aussi le staphylocoque et le streptocoque; il existe également une forme herpétique de l'angine diphtérique, de telle sorte que la dénomination d'herpès n'implique qu'une notion anatomique et nullement une notion spécifique ou clinique.

Le début de l'angine herpétique est soudain et bruyant, annoncé par un

---

(1) Je ne vois pas l'utilité de conserver, en pathologie angineuse, ces épithètes de *pseudo* et de *fausses*, pour désigner des membranes qui sont toujours vraies et réelles. Il vaut mieux réserver ces qualificatifs à la distinction des *vraies* et des *fausses diphtéries*; puisque ce terme de diphtérie, détourné de son sens étymologique, désigne, dans le langage universel, la toxi-infection spécifique due au bacille de Klebs-Lœffler.

(2) Dieulafoy. *Manuel de path. int.* (*Loc. cit.*). — Boissarie. *Gaz. hebd.*, 1881, nᵒˢ 20 et 21. Il est fait mention dans ce mémoire de nombreux cas de *diphtérie sans lésion anatomique*, angineuse ou autre, et ayant entraîné des accidents paralytiques graves et mortels.

frisson souvent violent, comparable à celui de la pneumonie ; la température monte à 39° et 40°, la céphalalgie est intense, gravative, et rappelle par son atrocité celle de la méningite aiguë (Lasègue) ; la courbature est extrême, l'état général profondément atteint. On observe souvent du délire et, chez les enfants très jeunes, des convulsions. Peu de temps après l'explosion de cet orage fébrile et nerveux, un peu de douleur à la déglutition, une sensation d'ardeur et de sécheresse à la gorge, dénoncent la localisation infectieuse, que confirment bientôt les progrès de la douleur brûlante accusée par les petits malades à chaque déglutition.

L'examen de la gorge, pratiqué tout à fait au début, permet, rarement d'ailleurs, de saisir le stade initial de la lésion élémentaire. On aperçoit, à un bon éclairage, sur la muqueuse rouge et tuméfiée des amygdales, des piliers, du voile, de petites vésicules miliaires, transparentes, légèrement saillantes, souvent cerclées d'un mince liséré opalin ; ces vésicules sont discrètes et rares, ou nombreuses, cohérentes, presque toujours irrégulièrement réparties des deux côtés et d'âge inégal ; l'éruption procède, en effet, par poussées successives et n'envahit parfois toute la gorge qu'en deux ou trois jours. Très rapidement, ces vésicules, dont le premier stade évolutif échappe en général à l'examen, se rompent et laissent à leur place de minuscules exulcérations, de petites érosions circulaires, qui se revêtent de plaques néomembraneuses, lenticulaires, isolées et discrètes, ou cohérentes, confluentes, et fusionnées alors en pellicules micro et polycycliques, à contours festonnés, dont l'apparence révèle bien le mode de formation et trahit l'origine herpétique. Lorsque le nombre et la confluence des vésicules sont extrêmes, l'évolution de l'exsudat aboutit à de larges plaques membraneuses blanchâtres, étalées, absolument semblables à celles des angines diphtériques, bacillaires ou cocciques, non herpétiques.

Il existe souvent un peu d'engorgement et de douleur des ganglions sous-maxillaires. Un groupe discret de vésicules d'herpès apparaît fréquemment au pourtour des narines, des lèvres, ou même des organes génitaux. Pendant toute l'évolution de l'angine, la langue est saburrale, l'haleine fétide, l'anorexie complète. La fièvre, un peu moins élevée qu'au début, se maintient et trahit souvent, par ses exacerbations, surtout vespérales, de nouvelles poussées éruptives sur la muqueuse pharyngée. Ces sortes de *rechutes* ont lieu vers le 5ᵉ ou 6ᵉ jour de la maladie, et la prolongent alors au delà de 8 à 10 jours : sinon, la terminaison de l'infection, qui se marque par une défervescence rapide, l'indolence de la gorge et l'amélioration générale, a lieu au plus au bout d'un septénaire. La forme dite *prolongée* (Ruault)[1], caractérisée par une série de quatre ou cinq éruptions successives, est exceptionnelle chez l'enfant.

Localement, les membranes se détachent et disparaissent ; il reste souvent pendant quelques jours, particulièrement sur les amygdales, des petits points blanchâtres plus adhérents, qui ne tardent pas non plus à s'effacer, mais dont la persistance ne cause plus, après la défervescence, aucune dou-

---

[1] RUAULT. *Traité de médecine Charcot-Bouchard.* Art. ANGINES, t. III, 1892. Cet article, dont j'ai mis à profit l'érudition et l'originalité, abonde en documents personnels à l'auteur.

leur appréciable : l'exsudat, dans l'angine herpétique, apparaît et disparaît plus tard que les signes fonctionnels.

La *convalescence* est, chez l'enfant, plus rapide que chez l'adulte : elle est cependant parfois trainante et marquée par un état assez tenace d'anorexie, de paresse digestive, de pâleur, de faiblesse et de langueur générales. On peut observer aussi, chez les enfants prédisposés, des troubles nerveux consécutifs (inaptitude au travail, perte de la mémoire, irritabilité, désordres hystériformes, terreurs, etc.) assez lents à disparaître.

Les complications et concomitantes morbides de l'angine herpétique seront étudiées plus loin.

2. — *Angines diphtéroïdes*[1] (*angines membraneuses pseudo-diphtériques, non lœfflériennes*). — L'existence d'angines membraneuses indépendantes de l'infection diphtérique a toujours été admise. Bretonneau et Trousseau, Gubler, Lasègue, de qui date l'épithète de diphtéroïde, G. Sée, Laboulbène, etc., ne faisaient point de doute à ce sujet. Certains auteurs cependant, tels que Valleix, Grisolle, Peter, attribuaient à la diphtérie toutes les angines à membranes. On conçoit maintenant les motifs de ces controverses et les raisons de toutes ces discussions ; le problème ne pouvait être résolu ni par la clinique ni par l'histologie pathologique, dont les données, en apparence contradictoires, démontraient à la fois la différence de nature spécifique et l'identité de structure anatomique de la lésion caractéristique, la néomembrane (Laboulbène, Cornil, Leloir[2]). Nous pouvons ajouter actuellement que l'obscurité de la question s'augmentait encore : de l'existence des angines-mixtes, dans lesquelles s'associent les infections lœfflérienne et hétéro-microbiennes ; de l'apparition d'une série de complications communes à la plupart de ces angines, quelles que fussent les caractéristiques anatomiques de celles-ci ; enfin, de l'indépendance, aujourd'hui démontrée, des lésions et des causes de l'angine (angines diphtériques non membraneuses, angines membraneuses non diphtériques).

La bactériologie, en fournissant un critérium nouveau à nos classifications, a expliqué et éclairé à la fois toute cette confusion et a renouvelé la nosologie des angines aiguës. On a pu croire un moment qu'elle allait permettre, dans la division des angines, de superposer les espèces cliniques et pronostiques aux espèces botaniques de l'affection. Mais le progrès des observations a vite démontré la complexité croissante de la question, et l'impossibilité d'un accord aussi schématique entre les données microbiologiques et cliniques. On sait aujourd'hui que tous les microbes pathogènes de la gorge peuvent, à la suite de certaines conditions étiologiques, d'ailleurs insuffisamment précisées, manifester l'exaltation d'un certain mode de leur virulence, par la formation d'exsudats membraneux ; qu'ils peuvent à cet effet s'associer entre eux ou au bacille diphtérique, et que le caractère spécifique et pronostique de l'angine est lié bien plus à la modalité virulente,

---

(1) Lasègue appliquait la qualification de *diphtéroïdes* à des angines diphtériques atténuées, qui étaient, pour lui, à la diphtérie, ce que la varioloïde est à la variole. Aujourd'hui cette épithète peut s'appliquer, au nom de l'étymologie et de la pathologie, aux angines membraneuses qui simulent la diphtérie, aux pseudo-dipthéries non bacillaires.

(2) Laboulbène. *Traité de l'affection pseudo-membraneuse*. Paris. 1864. — Cornil-Leloir. *Loc. cit.*

[E. DUPRÉ.]

qu'à la nature botanique de l'espèce microbienne en cause. Toutes ces angines sont donc susceptibles de considérations étiologiques (auto ou hétéro-infection, contagion, etc.), d'apparences symptomatiques, de complications secondaires, de variations pronostiques, d'interventions thérapeutiques à peu près communes, qui autorisent à en grouper la description d'ensemble dans un même chapitre.

L'ensemble des statistiques permet d'affirmer l'extrème fréquence de l'angine membraneuse non diphtérique. Il existe, en moyenne, une ou deux angines non lœfflériennes sur cinq angines membraneuses. Les microbes en cause sont le streptocoque[1], le staphylocoque[2], le pneumocoque de Talamon-Fränkel[3], le pneumo-bacille de Friedländer[4], le coli-bacille[5], différents coques[6], parmi lesquels le coccus Brisou est le plus fréquent, enfin exceptionnellement le champignon du muguet[7], ou un saccharomyces particulier[8]. Ces microbes sont isolés ou associés ; le plus fréquent de tous, constant dans les observations de Veillon[9], est le streptocoque ; on trouve enfin un ou plusieurs de ces microbes, surtout le streptocoque, dans les diphtéries poly-microbiennes, qui doivent à cette association[10] leur caractère plus infectieux que toxique et des accidents particuliers. Cette énumération montre que « la fausse membrane n'est que le produit banal de la réaction de la muqueuse sous l'influence d'agents pathogènes multiples, et qu'elle n'a rien de spécifique[11] ».

Les angines membraneuses sont *primitives* ou *secondaires*. J'étudierai les angines secondaires au chapitre du *Diagnostic*.

L'angine membraneuse primitive non diphtérique se traduit à peu près par les mêmes symptômes que l'angine diphtérique : les différences qu'on s'efforce de noter dans le tableau clinique des deux variétés d'angine sont négligeables. Seul, le contrôle bactériologique décide de la nature de l'infection.

---

(1) L. MARTIN. Examen clinique et bactériologique de deux cents enfants, entrés au pavillon de la diphtérie à l'hôpital des Enfants-Malades (*Annales de l'Institut Pasteur*, mai 1892). — ROUX et YERSIN. 3ᵉ mémoire (*Annales de l'Institut Pasteur*, juillet 1890). BOURGES. *Gaz. hebd. de méd. et de chirurgie*, 1892, nᵒ 15, p. 170. — BAGINSKY. *Archiv. f. Kinderheilk.*, XIV, 3-5, et *Berlin. klin. Wochenschr.*, 1892, nᵒ 9. — BARBIER. *Rev. des mal. de l'enfance*, nov. 1892. — COMBY. *Loc. cit.*

(2) MOREL. Contribution à l'étude de la diphtérie (*Th. de Paris*, 1891). — NETTER. *Bullet. et Mém. de la Soc. méd. des hôp. de Paris*, 26 juin 1891. *Semaine médicale*, 1891, p. 269. BAGINSKY. *Loc. cit.* — DIEULAFOY et RÉNON. *Gaz. des hôp.*, août 1892. — COMBY. *Loc. cit.*

(3) MÉNÉTRIER, JACCOUD. *Journal de méd. et de chir. pratiques*, 1891. *Sem. méd.*, 9 juillet 1893. — GABBI. *Lo Sperimentale*, avril 1889, — RENDU. *Soc. méd. des hôpitaux*, 7 mai 1891. — VEILLON. *Loc. cit.*

(4) A. HÉBERT. L'angine à bacille de Friedländer. *Th. de Paris*. Ce travail contient six observations d'angines à microbes de FRIEDLÄNDER. 1896. — Il est intéressant de rappeler, à ce propos, les rapprochements qu'on a voulu établir entre cette bactérie et le coli-bacille (Denys de Louvain). — Cette angine pneumo-bacillaire est subaiguë ou chronique, peu fébrile, bénigne, et ne provoque que peu de troubles fonctionnels.

(5) CHAILLOU et MARTIN. *Ann. de l'Institut Pasteur*, juillet 1895. — LERMOYEZ, HELME et BARBIER, *Soc. méd. des hôp.*, juin 1894. — HUDELO et BOURGES. Recherches bactériol. sur les fausses membranes des syphilides diphtéroïdes (*Sem. méd.*, 1895, p. 54).

(6) MARTIN, et CHAILLOU et MARTIN (mémoires cités).

(7) TEISSIER. Sur un cas d'angine pseudo-membraneuse observée chez un syphilitique, avec présence exclusive dans l'exsudat des formes levures d'un muguet (*Arch. de méd. expérim.*, mars 1895).

(8) ACHALME et TROISIER. *Arch. de méd. expérim.*, 1893.

(9) VEILLON. *Th. de Paris*, 1894.

(10) GRANCHER et BARBIER. *Arch. de méd. expérim.*, 1894. Consulter le savant article DIPHTÉRIE (1ᵉʳ volume de ce traité), par L. Martin et Sevestre.

(11) P. BOULLOCHE. Les angines à fausses membranes. Introduction, p. 3.

Le *début* est insidieux, lent, marqué par un peu de dysphagie et de fièvre, ou au contraire brusque, soudain et accompagné de fièvre et de frissons. Les néomembranes apparaissent d'abord d'un côté, puis s'étendent aux deux piliers, aux amygdales, à la luette, qu'elles engainent parfois complètement, enfin même à la paroi postérieure du pharynx. Les petites plaques blanches lenticulaires du début s'élargissent, s'agminent, se fusionnent et se reproduisent rapidement après leur ablation. Celle-ci fait souvent saigner la muqueuse, qu'on aperçoit, après nettoyage, érodée, plus rarement ulcérée, presque toujours rouge, enflammée, dans une zone assez étendue autour de l'exsudat membraneux. Celui-ci envahit parfois le pharynx supérieur et les fosses nasales, rarement le larynx : il n'est pas très extensif. L'adénopathie secondaire est ou nulle, ou légère, parfois douloureuse à la palpation. Les signes généraux, fonctionnels et fébriles sont sensiblement analogues à ceux des angines catarrhales. La fétidité de l'haleine est seulement plus marquée et plus fréquente (Bourges).

Dans la *forme bénigne*, tels sont les phénomènes, au cours d'une évolution morbide, dont la durée ne dépasse pas quelques jours. La terminaison a lieu par effacement progressif de tous les symptômes, et le malade guérit rapidement. Les *récidives* sont fréquentes.

La *forme maligne* est caractérisée par l'aspect grisâtre et sanieux des couennes, qui sont bien plus adhérentes et comme enchâssées dans la muqueuse boursouflée tout alentour, la propagation aux fosses nasales de l'exsudat (jetage sanieux et sanguinolent), l'œdème du cou et de la face, la fétidité de l'haleine, l'altération de l'état général, du visage, dont le teint est plombé et les traits abattus, l'élévation de la fièvre, qui dépasse 39°, la constance de l'albuminurie (Boulloche). Ces formes septiques de l'angine membraneuse sont d'un pronostic très grave, surtout dans la première enfance. Epstein[1] en a observé chez des nourrissons cachectiques, qui mouraient, sans fièvre ou en hypothermie, en quelques jours, avec un exsudat membraneux recouvrant tout le pharynx, l'épiglotte et parfois l'œsophage, sans intéresser le larynx. Les angines coexistent parfois avec le muguet. Dans un de ces cas, le sang contenait des streptocoques deux jours avant l'apparition de l'angine, dont les membranes renfermaient des streptocoques et des staphylocoques : Epstein attribue ces angines à une septicémie d'origine intestinale.

En général, la *mort* survient en quelques jours, par les progrès de la toxi-infection, ou par la survenue d'une complication mortelle telle qu'une broncho-pneumonie, un adéno-phlegmon étendu, etc. Parfois, l'enfant peut guérir; la *convalescence* est longue et pénible.

J'étudierai les modalités cliniques que peut imprimer à ces angines membraneuses leur étiologie microbienne, à propos du *Diagnostic*.

C. — *Angines phlegmoneuses (angines suppurées, phlegmons pharyngiens)*. — Ces angines sont déterminées par une infection de même nature que celle dont relèvent les angines érythémateuses ou catarrhales, mais plus

---

(1) EPSTEIN. *Verhandl. der Gesellschaft deutscher Naturforscher u. Ærtze*. 66 Versammlung zu Wien, 1894.

[E. DUPRÉ.]

profonde, sous-muqueuse, et aboutissant à la suppuration. Les angines phlegmoneuses sont aux angines érythémateuses ce que le phlegmon est à la lymphangite (Bourges). Les premières ne sont d'ailleurs souvent que la suite et la terminaison des secondes.

Le siège anatomique presque constant de l'angine phlegmoneuse est l'amygdale et l'atmosphère celluleuse péri-amygdalienne (Lasègue).

1. — *L'amygdalite phlegmoneuse* (phlegmon intra-tonsillaire) débute par une angine érythémateuse à réaction fébrile et générale assez marquée, et soit unilatérale, soit beaucoup plus accentuée d'un côté que de l'autre. Au bout de quelques jours, l'absence de résolution, l'accentuation du gonflement, de la tension douloureuse, et de la rougeur sur l'une des deux amygdales, les phénomènes généraux révélateurs de la suppuration (anorexie, pâleur, asthénie, fièvre vespérale), indiquent le caractère de la maladie. Le pus se collecte, pendant quelques jours, dans l'intérieur de la tonsille, où ne le dénoncent d'ailleurs que la persistance d'un peu de dysphagie, quelques douleurs lancinantes et les symptômes généraux ci-dessus indiqués : car l'examen local, à l'œil et au doigt, ne le décélerait que bien imparfaitement. Puis la fièvre tombe, et bientôt s'évacue le foyer, par un orifice qu'on aperçoit, à la surface de l'amygdale dégonflée, sous l'aspect d'un petit cratère, au fond duquel est la cavernule à parois jaunâtres de l'abcès ouvert. Le soulagement est subit, et la cicatrisation locale suit de près la disparition rapide de tous les malaises.

L'amygdalite furonculeuse, dont Sallard a bien montré l'impossibilité anatomique, mais dont Lasègue a voulu dépeindre, par cette épithète descriptive, l'aspect clinique, n'est qu'une variété de phlegmon tonsillaire, caractérisée par sa superficialité, sa limitation, et la gangrène d'un point circonscrit de la glande dans le foyer inflammatoire.

Au cours de certains états infectieux (grippe, pneumonie) se développent, parfois insidieusement, et demeurent souvent latentes jusqu'à l'autopsie, des suppurations intra-tonsillaires subaiguës, signalées par Cornil et Ruault dans quelques épidémies.

2. — *La péri-amygdalite phlegmoneuse* (phlegmon péri-tonsillaire) est plus rare chez les enfants que le phlegmon amygdalien. Cette particularité a été expliquée par Clarence Rice, qui fait remarquer que ce sont les adhérences qui existent entre le pilier antérieur et l'amygdale qui orientent la migration du pus dans la gangue celluleuse péritonsillaire; on s'explique ainsi la fréquence de ces suppurations péritonsillaires chez les adultes, dont les amygdales présentent, à cause de leurs phlegmasies antérieures, une symphyse qui, par l'oblitération des cryptes, ne permet pas l'évacuation du pus au dehors, et en détermine la fusée vers l'atmosphère conjonctive[1]. Mais, en raison de la précocité des angines, cette malformation peut être acquise de bonne heure; et, en fait, on observe dans la seconde enfance, chez les adolescents ayant déjà eu des amygdalites, le développement de phlegmons péritonsillaires.

---

[1] CLARENCE RICE. Étiologie de l'amygdalite suppurée et son traitement chirurgical (*Med. Record*, New-York, 31 juin 1891).

L'affection débute, en général, d'emblée, presque sans prodromes, au milieu d'une violente réaction fébrile et générale : la température monte à 40°, l'enfant est pris de frissons, d'agitation, de vomissements, de céphalée intense. Les troubles fonctionnels sont portés à leur maximum, la déglutition est extrêmement douloureuse, et, la dysphagie étant presque absolue, la salive s'écoule au dehors ; les malades immobilisent leur tête dans un torticolis rigide, n'articulent plus le langage, et se refusent à ouvrir la bouche. Cet état de contracture et de douleur rend l'examen fort malaisé. Lorsqu'on peut le pratiquer, on constate tout d'abord, remarque capitale pour le diagnostic, l'unilatéralité des signes objectifs. L'une des deux amygdales, tuméfiée, rouge sombre, est refoulée vers la ligne médiane ; elle est, en majeure partie, recouverte par le pilier antérieur élargi, qui bombe en avant et apparaît, ainsi que la luette et la moitié attenante du voile, fortement œdématié, et parfois recouvert d'une mince exsudation opaline, qui atténue la rougeur de la muqueuse enflammée. Au palper extérieur, la région sous-angulo-maxillaire est empâtée, douloureuse et les ganglions sont tuméfiés. L'exploration buccale de la région malade donne à ce moment peu de renseignements. L'état reste à peu près stationnaire pendant quelques jours, puis le phlegmon se termine par résolution ou suppuration : la première éventualité est exceptionnelle et répond à la *forme abortive*, qui se juge par la décroissance progressive et assez rapide de tous les symptômes, sans ouverture d'abcès. Presque toujours, au contraire, au bout de quatre ou cinq jours, une détente s'effectue dans la fièvre, le malaise général et la douleur locale ; l'exploration digitale permet parfois, à cette période, de percevoir la fluctuation à travers le pilier antérieur, à l'union de sa portion supérieure oblique et de sa portion inférieure verticale, et à 1/2 centimètre environ de son bord interne (Ruault). La collection purulente ne tarde pas à s'ouvrir à peu près à ce niveau, ou plus haut, au niveau de la fossette susamygdalienne (Lasègue), ou plus bas ; là bouche s'emplit tout à coup d'un flot de pus tiède et fétide, que le malade rejette en crachant, ou bien le liquide est avalé et vomi, ou provoque un peu de diarrhée par son passage dans l'intestin. Aussitôt après l'évacuation de l'abcès, la guérison s'établit, rapide et complète. C'est pourquoi il est indiqué, par une incision pratiquée au lieu de la fluctuation, de hâter cette évacuation et d'avancer ainsi la guérison d'un jour ou deux.

On observe parfois des *récidives*, chez certains enfants prédisposés, pendant toute l'adolescence ; ces phlegmons péritonsillaires se renouvellent ainsi, à la moindre occasion, presque tous les ans, et jusqu'à une période avancée de l'âge adulte. Il arrive aussi quelquefois, au cours de la guérison du phlegmon péritonsillaire, des *rechutes*, intéressant soit le côté malade, soit surtout l'autre côté, qui s'infecte et suppure à son tour.

Lorsque la péri-amygdalite phlegmoneuse survient *secondairement* soit à une amygdalite, catarrhale ou suppurée, soit au cours d'une maladie infectieuse grave (scarlatine, rougeole, etc.), elle est d'abord précédée des signes locaux et généraux de ces affections, et elle s'annonce par un début beaucoup moins bruyant et moins aigu. L'évolution en est subaiguë, parfois

[E. DUPRÉ.]

presque silencieuse, et la terminaison souvent funeste (gangrène, fusées purulentes cervicales, médiastines, etc.).

Dans des cas exceptionnels, la péri-amygdalite phlegmoneuse primitive peut être le point de départ d'une septicopyémie mortelle. Je mentionnerai au *Diagnostic* les localisations rares de l'angine phlegmoneuse (amygdale linguale, pharyngée, etc.).

Complications. — Si, dans la majorité des cas, les angines aiguës évoluent sans complications, elles peuvent cependant devenir l'occasion d'accidents, extrêmement variés dans leur nature, leur siège et leur gravité, dont la liste est tellement longue, qu'elle représente à elle seule une bonne partie de la pathologie infectieuse. On ne saurait s'étonner de voir essaimer de la gorge malade des maux si nombreux et si divers, lorsqu'on réfléchit que la gorge normale est considérée comme un foyer toujours suspect, d'où rayonne, au moindre appel, sur les organes et dans les milieux de l'économie, les agents figurés de l'infection, intrinsèque ou extrinsèque, et les principes solubles de l'intoxication d'origine bactérienne. Toute exaltation virulente du microbisme normal du pharynx, avec ou sans lésions angineuses, crée l'imminence de l'infection secondaire de l'organisme.

C'est pourquoi les angines peuvent déterminer non seulement, comme toutes les inflammations locales, des accidents de voisinage dus à l'extension continue des lésions, mais encore et surtout des accidents à distance, dus à la généralisation, par la voie circulatoire, des principes toxi-infectieux élaborés dans le foyer angineux.

1. *Complications locales.* — L'infection, en se propageant en haut, peut déterminer de la rhinopharyngite, de l'inflammation de l'amygdale pharyngée, et, en gagnant les fosses nasales, de la *rhinite* avec jetage muco-purulent, épistaxis, etc. On a vu aussi se développer des *érysipèles de la face*, à la suite de ces rhinites streptococciques à évolution postéro-antérieure. La complication la plus grave que puisse engendrer l'angine aiguë, par l'extension locale du processus inflammatoire, est la *salpingite*, et, à la suite de celle-ci, l'*otite moyenne* aiguë, suppurée, avec toutes ses conséquences possibles : désorganisation de la caisse, nécrose des osselets, perforation du tympan, atteinte plus ou moins profonde de l'ouïe, mastoïdite, carie du rocher, et enfin parfois, phlébite des sinus, ulcérations de la carotide interne, abcès encéphaliques ou méningite d'origine otique. Souvent l'otite est simplement catarrhale et guérit facilement. Lorsqu'elle est suppurée, elle passe souvent à l'état chronique, et cette *otorrhée* expose l'enfant non seulement à la série des graves accidents énumérés plus haut, mais encore à la *tuberculisation secondaire de l'oreille* et du rocher. Nombre de tuberculoses osseuses de cet ordre et de surdités plus ou moins complètes, reconnaissent ainsi pour origine une otite secondaire à une angine infantile.

En se propageant en bas, l'infection peut déterminer de la *laryngite*, de la *trachéo-bronchite*, de la *broncho-pneumonie*. Ces complications sont exceptionnelles, et n'apparaissent que dans les angines graves ou secondaires à la grippe, et relèvent alors plus de l'infection générale que de l'extension locale de la pharyngite. Par contre, on peut observer, au cours de l'angine phlegmoneuse, l'*œdème des replis aryténo-épiglottiques*, avec accès de suffocation et menaces d'asphyxie, qui indiquent parfois la trachéotomie.

Comby[1] a cité une série d'observations intéressantes, où des infections cocciques bénignes atteignent simultanément le nez, la gorge et le larynx, et déterminent ainsi l'apparition d'un syndrome qui simule la diphtérie : l'examen bactériologique en éclaire la nature et le pronostic.

Une autre série de complications locales est due à la suppuration des ganglions lymphatiques du cou, qui provoque, particulièrement au cours des angines suppurées, des *adéno-phlegmons* sous-maxillaires, maxillo-pharyngiens, latéro-pharyngiens et sous-sterno-mastoïdiens. Ceux-ci apparaissent, en général, de cinq à sept jours après le début de l'angine et se révèlent par l'augmentation de la fièvre et des douleurs, par le torticolis symptomatique, par la tuméfaction, l'œdème et bientôt la fluctuation de la région ganglionnaire intéressée; l'incision s'impose, et donne issue à un pus abondant, dans lequel on retrouve les bactéries de l'angine causale, le plus souvent le streptocoque. Un des plus grands dangers de ces adéno-phlegmons est l'*hémorragie artérielle*, presque toujours fatale (7 fois sur 8), secondaire à l'*ulcération de la carotide* interne, ou d'une grosse branche de l'externe, qui, au niveau de l'espace maxillo-pharyngien, traversent le foyer purulent. Il se produit alors, par épanchement du sang dans le foyer, un *anévrysme faux primitif* qu'il faut se garder d'inciser sous peine de provoquer une hémorragie foudroyante; d'autres fois, c'est après l'ouverture de l'abcès cervical, que s'effectue l'ulcération carotidienne et l'hémorragie, pour laquelle on a proposé la ligature de la carotide primitive[2]. Dans le cas de Moizard[3], une syncope, survenue après une hémorragie de 1 litre, sauva la vie du malade. Ces lésions ont fait l'objet des travaux classiques de Monod[4], de Milsonneau[5], inspiré par Siredey, de Vergely[6], de Moizard, de J.-N. Hall[7]; on en connaît environ une vingtaine d'observations. La symptomatologie est celle des anévrysmes diffus du cou, compliquant le décours d'une angine grave chez des malades en général débilités, cachectiques. Le gonflement régional est notable, et la tuméfaction est animée de battements synchrones au pouls. Lorsque l'infection, au lieu d'attaquer les artères, envahit les veines du cou, il se produit, mais seulement en des cas exceptionnellement graves, de la *phlébite jugulaire*, suivie de pyémie mortelle. Ces faits sont étudiés dans les mémoires de Breton[8], inspiré par Rigal, et de J. Trumbull[9], de New-York.

L'adénophlegmon, secondaire à l'angine aiguë, peut affecter le siège de

---

[1] J. Comby. Staphylococcies et streptococcies bénignes des premières voies chez les enfants (*La Médecine infantile*, 15 août 1895).

[2] *Mémoires de la Soc. de chirurgie*. Paris, 1879.

[3] Moizard. Hémorragie dans l'angine phlegmoneuse (*Journ. de méd. pratique*, août 1886).

[4] Ch. Monod. *Bull. de la Soc. de chir. de Paris*, 1883.

[5] Milsonneau. *Loc. cit.*

[6] Vergely. *Journal de méd. de Bordeaux*, juillet 1886.

[7] J. N. Hall. Un cas d'hémorragie tonsillaire, suite d'abcès, suivi de mort (*Boston Med. Journal*, 22 décembre 1887).

[8] Breton. Paris, 1885.

[9] J. Trumbull. *Med. Record*. New-York, 1890.

[*E. DUPRÉ.*]

l'*abcès rétro-pharyngien*. La symptomatologie est alors, sous le mode aigu, celle de cette lésion, qui s'observe le plus souvent, chronique ou subaiguë, à la suite de la tuberculose des vertèbres cervicales, ou au décours des angines des fièvres éruptives. Dyspnée, dysphagie, dysphonie; voussure arrondie, fluctuante, bombant la paroi postérieure du pharynx, perceptible à l'œil et au doigt; état général grave, tels sont les principaux éléments du diagnostic de cette complication, qui peut tuer l'enfant par suffocation et asphyxie, par syncope, par inanition, enfin par extension du phlegmon, le long de l'œsophage, et *médiastinite* mortelle. Ces *fusées purulentes cervico-médiastines*, qu'on n'observe guère chez l'enfant qu'à la suite des angines graves des fièvres éruptives, sont un danger commun à tous les adéno-phlegmons péripharyngiens.

2. — *Complications générales.* — Ces complications, dont le nombre et la variété sont extrêmes, ne sont que l'expression anatomique de la *septicémie d'origine angineuse*. Cette infection générale peut être légère et fugitive, ou au contraire grave et mortelle : entre ces deux termes extrêmes, s'échelonne toute une série de manifestations viscérales diverses, qui témoignent de la diffusion lointaine des agents, figurés ou toxiques, issus de la gorge infectée. Ces « amygdalites à symptômes généraux prédominants » (Landouzy) ont été dénommées par beaucoup d'auteurs *amygdalites infectieuses*. Sallard[1] fait de cette appellation une judicieuse critique, à laquelle je m'associe complètement, et propose le terme d'*amygdalites anormales*, dont il donne comme caractéristique la prédominance des signes généraux graves, et la survenue des accidents infectieux secondaires les plus variés. Ces épithètes d'anormales, d'infectantes, ne s'appliquent d'ailleurs qu'à des cas exceptionnels; mais l'observation clinique courante note, comme complications fréquentes des angines aiguës chez les enfants, des accidents communs, souvent peu graves, et qui dénoncent, plutôt que le caractère anormal de l'angine, l'imprégnation de l'organisme par des principes nocifs, élaborés dans le foyer angineux.

L'accident, inscrit le premier, dans l'ordre historique, au dossier de l'infection générale d'origine angineuse, fut l'*albuminurie*. Les mémoires retentissants de Kannenberg (1880) et Bouchard (1881) signalèrent ce symptôme comme la preuve de l'infectiosité de certaines angines aiguës. Les observations ultérieures, particulièrement celles de Landouzy, confirmèrent le fait; dès lors, on examina systématiquement l'urine au cours des angines, et l'on ne tarda pas à se convaincre que si, dans cette affection, rien n'est plus variable que la quantité et les allures de l'albuminurie, rien n'est plus constant que l'existence même de ce signe.

L'albuminurie, en effet, manque bien rarement dans l'angine aiguë, mais elle y est intermittente, et oscille entre des traces difficiles à déceler et plusieurs grammes par litre; il n'existe aucun rapport entre le taux de l'albumine et la gravité de l'angine; une seule condition en spécifie l'intérêt : c'est la durée. Toute albuminurie persistante, qui continue après la guérison de

---

[1] A. SALLARD. *Monographie citée.*

l'angine, signifie que le rein est altéré. Et, en effet, à ce signe ne tardent pas
à s'en ajouter d'autres, qui révèlent la lésion rénale, ce qui autorise à penser, avec Sallard, que l'albuminurie ne vaut que par les signes de néphrite
qui l'encadrent.

La *néphrite* d'origine angineuse, établie par les observations de Kannenberg, Bouchard, Landouzy, Dubousquet-Laborderie, Fernet, Leyden, Boucsein,
Fürbringer, etc., est aiguë ou subaiguë, et diffuse : elle se traduit par l'albuminurie, l'oligurie, la cylindrurie, les œdèmes, les troubles visuels, la céphalée, etc., souvent les convulsions, comme la néphrite scarlatineuse, laquelle
est fort probablement secondaire à l'angine de cette pyrexie. Elle peut, au
même titre que toutes les autres néphrites toxi-infectieuses similaires (scarlatine, érysipèle, etc.), devenir, en passant à l'état chronique, l'origine du
mal de Bright. Elle peut aussi guérir et ne laisser après elle aucune raison
de soupçonner l'intégrité du rein. Aussi est-il, pour le pronostic d'avenir,
de la plus haute importance d'examiner les urines des convalescents d'angines et de rechercher chez eux les signes révélateurs d'une néphrite en
évolution.

Un autre signe, qui marque bien le caractère septicémique des angines
graves, est la *tuméfaction de la rate*, qu'on peut apprécier chez l'enfant, à
la percussion, et dont on peut suivre ainsi l'évolution.

Toute la série des accidents si polymorphes qui caractérisent les *pseudo-
rhumatismes infectieux* peuvent compliquer les angines aiguës.

Les *arthropathies* d'origine angineuse (Bouchard, Caron, Bourcy, Gaucher,
Bourdel, Sallard) sont assez fréquentes ; elles affectent plusieurs sièges et plusieurs formes : les articulations le plus souvent prises sont le genou, le poignet, les articles des doigts ; à l'instar du rhumatisme blennorragique, l'affection, peu mobile, reste cantonnée à l'articulation intéressée. La médication salycilée n'a pas d'action sur ces accidents. On observe des *arthralgies*,
ou des arthrites à petit épanchement, de la *péri-arthrite* et même des
pyarthrites, souvent multiples, dont l'apparition indique la nature pyémique
de l'angine causale. En pareil cas, on peut noter la coïncidence d'inflammations, fréquemment suppurées, des grandes séreuses, pleurésie (Fränkel,
Hanot, Féréol, Metzner) ; endo-péricardite (Fränkel, Fürbringer, Sallard) ;
péritonite (Frœlich) ; méningite (Netter, Rendu, Fürbringer). La pleurésie
reconnaît, au cours de l'angine aiguë, plusieurs modes pathogéniques : migration descendante dans le médiastin du pus de l'adénophlegmon péripha-
ryngé ; infection collatérale de la plèvre, par un noyau broncho-pneumo-
nique contemporain de l'angine ; infection pleurale pyémique secondaire à
l'angine. La *pneumonie* (Cornil, Jaccoud, Bobone, Gabbi, Rendu, Netter), la
broncho-pneumonie sont des infections qui accompagnent plutôt qu'elles
ne compliquent l'angine aiguë. La *péritonite* d'origine angineuse est représentée par un cas de Frœlich : l'*endocardite ulcéreuse* peut reconnaître une
angine septique comme porte d'entrée. La *méningite* a été observée au cours
de l'angine pneumococcique. L'apparition de ces graves complications
dénonce presque toujours la fatalité du pronostic.

Les *érythèmes polymorphes*, scarlatiniformes, purpuriques, noueux

[E. DUPRÉ.]

(Rehner, Bœck, Sallard, Le Gendre et Claisse[1]) peuvent apparaître aussi au cours des angines et accompagnent souvent les arthropathies. Presque toujours, en pareil cas, le streptocoque est en cause, et les analogies les plus frappantes rapprochent ces faits de la scarlatine et de ses complications (Bergé).

Les *complications génitales* des angines aiguës ont été bien étudiées par Joal[2]. Elles apparaissent au déclin des amygdalites, et se traduisent par la recrudescence de la fièvre et la douleur de l'organe intéressé. Elles sont unilatérales, et se terminent par résolution, exceptionnellement par suppuration. L'*orchite* (Verneuil, Joal, Descoings) peut déterminer l'atrophie ultérieure du testicule. L'*ovarite* (James, Gray, Joal) semble plus fréquente aux environs de la période menstruelle ; ces complications ne s'observent qu'entre dix et vingt-cinq ans, jamais chez les enfants proprement dits. Elles présentent dans les lois de leur siège, de leur évolution et de leurs conséquences les analogies les plus étroites avec l'orchite et l'ovarite ourliennes.

Une complication plus rare des angines aiguës est représentée par les *paralysies angineuses.* C'est le nom que leur donnait Gubler, qui a toujours soutenu leur possibilité, à la suite des angines non diphtériques. Ces paralysies, pour cet auteur, affectaient la même allure que les paralysies diphtériques. Germain Sée était du même avis. Presque tous les auteurs cependant, avec Lasègue[3], faisaient les réserves les plus expresses sur l'existence de ces paralysies, et Landouzy[4], en 1881, se faisait l'interprète de l'opinion unanime, en soupçonnant la diphtérie à l'origine de toutes ces paralysies. L'avènement de la bactériologie porta le dernier coup à la théorie de Gubler, en démontrant la spécificité de la diphtérie et le polymorphisme de ses manifestations angineuses. Et cependant, dans une observation entourée de toutes les garanties cliniques et bactériologiques, Bourges[5] vient de démontrer la réalité de ces paralysies angineuses non diphtériques en relatant l'histoire d'une angine membraneuse dont l'examen bactériologique, pratiqué non seulement sur l'enfant, mais encore chez la mère contagionnée par l'enfant, établit la nature non diphtérique, et qui fut suivie d'accidents paralytiques, intéressant successivement les muscles oculaires, le voile du palais et les membres inférieurs, absolument semblables à ceux de la diphtérie. Ayant eu l'occasion d'examiner, en pleine période paralytique, l'enfant qui fait le sujet de l'observation de Bourges, j'ai pu constater l'identité clinique de ces paralysies et de celles de la diphtérie. Donc, ces accidents, beaucoup plus fréquents dans la diphtérie, ne sont pas le propre de cette infection, et l'on peut conclure, avec Bourges et grâce à lui, que l'opinion de Gubler se trouve ainsi rigoureusement confirmée par la bactériologie. Les paralysies sont d'ailleurs

---

(1) Le Gendre et Claisse. Purpura et érythème noueux au cours d'une amygdalite à streptocoques (*Soc. médic. des hôpitaux*, 8 janvier 1892).

(2) Joal. *Loc. cit.*

(3) Lasègue. *Traité des angines.* Paris, 1865.

(4) Landouzy. *Th. d'agrégation*, 1881.

(5) Bourges. Paralysie consécutive à une angine pseudo-membraneuse reconnue comme non diphtérique à l'examen bactériologique (*Arch. de méd. expér.*, janvier 1895).

une complication fréquente de beaucoup d'infections, streptococciques, pneumococciques, coli-bacillaires, etc., non spécifiques. Ce qui est remarquable, c'est que cette paralysie post-angineuse ait, dans la filiation de ses accidents, calqué le cycle des localisations successives de la paralysie diphtérique.

L'observation de Bourges n'est pas isolée : sans parler de celles dont l'absence de contrôle bactériologique infirme les conclusions, on peut citer le cas de Fütterer[1], où l'angine était membraneuse, et due seulement aux streptocoques et staphylocoques associés. L'ophtalmoplégie externe précéda l'apparition des membranes pharyngées, et ne disparut qu'au bout de trois mois. L'auteur incrimine l'absorption, au niveau du pharynx, de toxines cocciques paralysantes. Le fait est à rapprocher des paralysies diphtériques sans lésions pharyngées, citées par Boissarie, et montre le peu d'importance relative des lésions grossières dans la pathologie infectieuse et toxique.

J'ai réservé, pour terminer l'étude des complications, quelques lignes à l'une des plus graves, mais aussi des plus rares de toutes, *la gangrène du pharynx*. Cette lésion ne survient que dans certaines conditions spéciales : elle est toujours secondaire à une angine grave (scarlatineuse, diphtérique, rubéolique, etc.) ou au noma, dont l'étiologie est d'ailleurs similaire, n'atteint que des enfants cachectiques, mal soignés, mal nourris ; en pareil cas, la gangrène peut être contagieuse (Becquerel). La forme primitive, décrite chez l'adulte par Trousseau, n'existe pas chez l'enfant.

La gangrène est circonscrite ou diffuse (Rilliet et Barthez). Circonscrite, elle siège, en général, sur l'amygdale et n'est pas profonde. Diffuse, elle est extensive, destructive et mutilante ; elle désorganise les plans profonds, ulcère les vaisseaux, nécrose les cartilages et le squelette.

Les signes qui révèlent cette grave complication sont la fétidité repoussante de l'haleine, la sialorrhée, irritante pour les lèvres de l'enfant, l'atteinte profonde de l'état général, l'adynamie, la diarrhée. L'examen de la gorge montre des plaques gris noirâtre, arrondies, déprimées au milieu du boursoufflement énorme de la muqueuse œdématiée qui les enchâsse ; ces plaques restent limitées ou s'étendent et se confondent, suivant la forme de la gangrène. Dans le premier cas, l'affection peut guérir, après élimination des eschares et cicatrisation des pertes de substance. La mort est fatale dans la gangrène diffuse. Elle est d'ailleurs fréquente, dans la forme circonscrite, au cours de laquelle les petits malades succombent souvent à la broncho-pneumonie, à l'œdème de la glotte, à une hémorragie artérielle, etc.

Le diagnostic de cette *angine noire* de la gangrène se fait par la couleur de la lésion, sa forme, son évolution, la fétidité de l'haleine et l'altération profonde de l'état général. Certaines formes de diphtérie[2] se compliquent parfois de petites gangrènes superficielles et limitées d'un pronostic moins grave, qui peuvent faire croire à un sphacèle plus profond et plus étendu.

---

(1) FÜTTERER. Parésie des muscles oculaires consécutive à une amygdalite infectieuse et ayant précédé l'apparition de lésions visibles des amygdales (*Ann. of Ophthalm. and Otol.*, V, 3, 1896).

(2) GIRODE. Diphtérie et gangrène (*Rev. de méd.*, 1891).

[E. DUPRÉ.]

Le traitement de la gangrène du pharynx doit être énergiquement antiseptique et désinfectant. La pratique actuelle des lavages, au cours de toutes les angines aiguës, a d'ailleurs beaucoup diminué la fréquence des lésions gangréneuses de la gorge.

Diagnostic. — Les principaux éléments du diagnostic des angines aiguës secondaires ayant déjà été exposés, à propos des fièvres éruptives et de la diphtérie, dans le premier volume de ce traité, j'éviterai ici de les répéter, et me limiterai à l'indication des points essentiels du diagnostic des angines aiguës primitives.

L'examen systématique de la gorge s'impose, comme une règle absolue, chez tout enfant malade. Les angines aiguës sont, en effet, chez l'enfant, si fréquentes et si variées ; elles ont souvent des conséquences si graves et des indications thérapeutiques si pressantes pour le malade et l'entourage ; d'un autre côté, elles affectent des modes de début si différents, suivant leur nature et les constances de leur apparition, que le premier soin du médecin, appelé auprès d'un enfant, doit être de s'assurer de l'état de la gorge. Cet examen n'est pas toujours facile : l'indocilité et la résistance des petits malades, la pusillanimité et l'inexpérience de l'entourage nécessitent de la part du médecin la mise en œuvre de certaines qualités, nécessaires surtout dans la pratique infantile, et qui sont : la patience, l'autorité, la rapidité dans les manœuvres et la promptitude dans le coup d'œil de l'examen. Les règles techniques de l'inspection de la gorge sont trop bien exposées à l'article **Diphtérie**[1] pour y revenir ici.

Cette inspection donne, suivant les cas, des résultats différents, dont l'interprétation objective, combinée avec la notion des autres symptômes constatés, doit aboutir au diagnostic. Or, un premier examen de la gorge ne donne, en général, au médecin qu'un renseignement : l'angine est rouge ou blanche. Les jours suivants, cette première notion, au cours des examens successifs, se modifie et se complète d'après l'évolution de l'angine, et aussi d'après celle de l'appareil symptomatique qui l'encadre. Mais il n'en est pas moins vrai que les conditions dans lesquelles s'exerce le diagnostic impose pratiquement cette grossière division des angines en *angines rouges* et *angines blanches*.

Les angines rouges ne représentent d'ailleurs le plus souvent que le premier stade des angines blanches. Cependant, lorsqu'elles restent rouges, elles répondent à la manifestation angineuse de certaines affections déterminées (intoxications, rhumatisme, érysipèle, quelques pyrexies) qui leur assurent une valeur séméiologique positive. Les angines blanches, bien plus fréquentes, comprennent toutes les variétés de pharyngites pultacées, herpétiques, membraneuses, primitives ou secondaires, l'angine du muguet et des levures[2], beaucoup d'angines caustiques, etc. Quant à l'angine phlegmoneuse, elle est, suivant sa nature et la période à laquelle on l'examine, tantôt rouge, tantôt blanche ; ce qui la spécifie entre toutes les autres, c'est non pas sa couleur, mais son siège et sa forme : c'est une angine unilatérale, asymé-

---

[1] Sevestre et L. Martin. Article Diphtérie, partie du *Diagnostic*, p. 597.
[2] Achalme et Troisier. *Loc. cit.*

trique, et dont la tuméfaction circonscrite imprime au pharynx une déformation caractéristique.

Lorsque à un premier coup d'œil, on a constaté la couleur de l'angine, le
second temps du diagnostic cons.ste, si l'angine offre un exsudat blanchâtre,
si discret celui-ci soit-il, à s'assurer de sa nature. L'enduit est-il simplement
catarrhal, pultacé, cryptique, ou, au contraire, membraneux, la simple vue
suffit souvent à trancher la question, en montrant le caractère discret, non
cohérent, ou diffus, mais irrégulier et discontinu, ou lacunaire, de l'exsudat
catarrhal, et le caractère pelliculaire continu, le plus souvent nettement
limité, de l'exsudat membraneux. Mais la distinction, entre ces deux produits
morbides, ne sera décisive qu'après la double épreuve de la dissociation
entre les doigts et de la solubilité dans l'eau de l'exsudat, dont on prélève
des parcelles, au fond de la gorge, avec un petit tampon d'ouate monté sur
un stylet ou maintenu entre les mors d'une pince. Si l'exsudat est de nature
pultacée, il se détache facilement de la muqueuse, et se montre sur l'ouate
sous forme de petits grumeaux crémeux, friables, que la moindre pression
des doigts écrase et désagrège ; agitées dans l'eau, ces parcelles s'y dissolvent
rapidement. Au contraire, si l'exsudat est membraneux, il se détache difficilement de la muqueuse, à laquelle il adhère plus ou moins, et apparaît sur
le tampon sous forme de petits lambeaux continus, pelliculaires, plus ou
moins épais, qui ne se dissocient pas sous la pression des doigts et ne se
dissolvent pas dans l'eau. La muqueuse saigne souvent après l'ablation de la
membrane. Cet examen ne donne que la notion de la nature catarrhale ou
membraneuse de l'angine : il ne fournit pas de renseignements sur la cause
même des lésions. Cette dernière et majeure partie du diagnostic est réservée
à l'examen clinique de l'enfant, et, en dernière analyse, à l'examen bactériologique de l'exsudat.

L'examen clinique de l'enfant comprend non pas seulement l'étude objective de l'angine, mais surtout l'étude des conditions dans lesquelles cette
angine est apparue, des commémoratifs, des symptômes concomitants, et
de l'évolution morbide. Dans la majorité des cas, l'ensemble de ces notions,
joint à l'examen minutieux et répété de l'état local, suffit à établir le
diagnostic de la nature de l'affection. Maintes fois, cependant, un doute peut
subsister à cet égard ; et l'expérience de chaque jour justifie le scepticisme,
même dans les cas en apparence les moins douteux ; le polymorphisme de la
diphtérie, amplement démontré par les observations cliniques et bactériologiques contemporaines, notamment par celles du Pr Dieulafoy[1], autorise
à suspecter, derrière les masques les plus innocents, tels que ceux de l'angine pultacée, cryptique ou herpétique, cette redoutable infection. En cas
de doute, l'examen bactériologique s'impose : c'est à lui que revient le
dernier mot du diagnostic.

Le diagnostic des angines aiguës de l'enfance intéresse une grande partie
de la pathologie de cet âge. En effet, presque toutes les infections fébriles
des enfants comptent une angine, en général précoce, au nombre des

---

(1) DIEULAFOY. *Manuel de pathologie interne*, p. 70.

[E. DUPRÉ.]

signes cardinaux de leur début. La scarlatine est, à cet égard, la plus
remarquable de toutes. L'*angine scarlatineuse* peut être, par rapport à
l'évolution de cette fièvre, précoce ou tardive. Lorsqu'elle est précoce, elle
doit, par sa brusque apparition, par la vivacité et la diffusion de son coloris,
par le cortège fébrile et général qui l'accompagne, dénoncer la scarlatine.
Lorsqu'elle est tardive, elle indique une infection secondaire, presque toujours diphtérique, que le contrôle bactériologique élucidera.

L'angine du début de la scarlatine donne lieu, en raison de ses variations d'intensité et d'aspect, à de fréquentes erreurs de diagnostic. Je ne
veux pas revenir ici sur l'étude magistrale que Moizard[1] en a tracée, en
décrivant la scarlatine, et à laquelle je renvoie le lecteur. Cette angine est
d'autant plus intéressante à bien connaitre, qu'elle aurait, d'après les études
de Dowson et de A. Bergé[2], toute l'importance d'une lésion directement
causale et pathogène, vis-à-vis du syndrome de l'infection scarlatineuse.
Bergé distingue, en effet, deux éléments dans cette angine : d'abord l'amygdalite, constante d'après lui dans la scarlatine ordinaire de l'enfant; ensuite,
l'énanthème pharyngo-buccal, très précoce, mais secondaire, comme l'exan-
thème cutané, à l'amygdalite initiale. Celle-ci serait, dans la scarlatine à porte
d'entrée gutturale, la première manifestation défensive locale contre l'infection. Lorsque la porte d'entrée de la scarlatine est représentée par une plaie
(scarlatine chirurgicale) ou par les voies génitales (scarlatine puerpérale),
l'amygdalite manque, et l'on n'observe que la rougeur diffuse de la bouche
et de la gorge, qui n'est que l'expression muqueuse de l'éruption scarlatine,
consécutive probablement à l'action érythémogène des toxines sécrétées par
la bactérie spécifique, et absorbées au niveau de la porte d'entrée, utérine,
traumatique ou amygdalienne, de la scarlatine. Bergé ajoute, et donne à
l'appui de son opinion les meilleurs arguments, que le microbe scarlatin
n'est probablement autre que le streptocoque, dans une de ses modalités
virulentes; ce streptocoque revêtirait alors une spécificité analogue à celle
qu'il manifeste dans la pathogénie des infections érysipélateuses ou puer-
pérales. D'ailleurs on sait, depuis les travaux de Lenhartz, de Würtz et
Bourges, d'Espine et Marignac, etc., confirmés par ceux de Bergé et de
Lemoine, que ces angines initiales de la scarlatine sont streptococciques.
Quant à l'angine tardive, qu'on reconnaitra à la période de la scarlatine à
laquelle elle apparaît, à son caractère extensif, membraneux, adénopathique
(bubon scarlatineux) et à ses allures graves, elle est le plus souvent
strepto-diphtérique[3] et emprunte aux circonstances dans lesquelles elle se
développe, ainsi qu'à la symbiose bactérienne dont elle relève, un caractère
à peu près fatal. Dans certains cas, cette angine secondaire ne serait pas
diphtérique et relèverait du seul streptocoque[4].

L'*angine rubéolique*, dont les caractères ont été bien exposés par

---

(1) Moizard. Art. Scarlatine, t. I de ce traité.
(2) A Bergé. Pathogénie de la scarlatine (*Th. de Paris*, 1895).
(3) Sevestre et L. Martin. *Loc. cit.*
(4) Marfan et Apert. *Soc. méd. des hôpitaux*, 8 mai 1896. Dans 18 cas d'angines secondaires à la scarlatine, ces auteurs ont trouvé constamment le streptocoque, jamais le bacille de Klebs-Lœffler.

Comby[1], à l'article détaillé duquel je renvoie, se reconnaîtra à son caractère pointillé, maculeux, surtout marqué sur le voile du palais (Girard, Sevestre), à la stomatite érythémato-pultacée qui l'accompagne, et dont Comby a bien mis en lumière la valeur diagnostique dans la rougeole, enfin et surtout au syndrome fébrile, catarrhal et éruptif de la pyrexie, dont l'angine ne représente qu'un élément accessoire.

L'*angine variolique*, avec sa pustulation bucco-pharyngée, la coïncidence de l'éruption cutanée, la concomitance des autres signes de la variole, ne saurait être méconnue. L'*angine varicelleuse* est caractérisée par l'apparition de petites érosions circulaires blanc jaunâtre, limitées par une collerette rose : elle coïncide avec la stomatite varicelleuse, sur laquelle a insisté Comby[2], et avec l'éruption bulleuse de la peau. Dans la *rubéole*, l'angine est rare et légère ; en tout cas, la stomatite érythémo-pultacée fait défaut.

L'*angine ourlienne*, incontestable et incontestée (Comby), sera reconnue à l'examen complet de la cavité bucco-pharyngée des enfants atteints d'oreillons. En elle-même, elle n'offre aucune importance, exception faite de quelques cas compliqués, comme celui, cité par Comby[3], d'un enfant qui présenta, trois jours avant le début des oreillons, une angine diphtéroïde à streptocoques.

Dans la *fièvre ganglionnaire*, « il n'y a pas, à proprement parler, d'angine, et ce mot n'est prononcé qu'en désespoir de cause » (Comby). Il faut cependant y noter une légère congestion érythémateuse des piliers et des amygdales, vestige local probable d'une infection qui entre par le pharynx et s'affirme par un retentissement ganglionnaire remarquable.

L'*angine grippale* n'offre comme particularité que celle de s'accompagner des autres éléments du syndrome si varié de la grippe (courbature, céphalalgie, rachialgie, fièvre élevée, catarrhe des muqueuses, etc., etc.). La notion épidémique servira à en soupçonner les variétés frustes. On a signalé l'apparence striée de l'érythème palatin, et Faisans a insisté sur la valeur diagnostique, dans la grippe, de la langue porcelainée.

L'*angine typhique*, qui peut affecter toutes les formes anatomiques, ne nous arrêtera pas longtemps : le syndrome de la fièvre typhoïde qui l'encadre ne permettra pas l'erreur.

L'angine *ulcéreuse* et l'angine *crémeuse* (muguet) ont été particulièrement mises en lumière par les travaux de Duguet. Parfois, des angines membraneuses cocciques précèdent la dothiénentérie et peuvent alors être qualifiées d'*angines prétyphiques*. Il s'agit probablement dans ces cas d'une exaltation virulente des bactéries pharyngées, sous l'influence de l'imprégnation de l'organisme par le poison de la maladie infectieuse en incubation.

L'*angine érysipélateuse* sera suspectée si l'érythème pharyngé est d'une teinte particulièrement vive, pourprée ; si l'on constate l'apparition de phlyc-

---

(1) J. COMBY. Art. ROUGEOLE, t. I de ce traité.
(2) J. COMBY. De la stomatite varicelleuse (*Progrès médical*, 1884).
(3) J. COMBY. Art. OREILLONS, t. 1 de ce traité, p. 275.

[*E. DUPRÉ.*]

tènes sur le voile ou à l'union des deux piliers, phlyctènes fugitives qui laissent à leur suite des exulcérations jaunâtres et circulaires; si l'adénopathie sous-maxillaire est accentuée et douloureuse; si l'angine se développe au milieu des symptômes fébriles et généraux de l'invasion de l'érysipèle, dans des circonstances étiologiques où la contagion soit vraisemblable. Le diagnostic sera résolu si, comme c'est la règle presque constante, l'érysipèle sort par les narines ou les points lacrymaux pour envahir la face. Dans le cas inverse, où l'érysipèle « rentre », la nature des symptômes angineux ne fait pas de doute.

L'*angine rhumatismale* est une angine rouge, diffuse, très douloureuse, très dysphagique, qui s'accompagne souvent de torticolis et de myalgies cervicales. Elle est de plus suivie, à quelques jours d'intervalle, de polyarthrites rhumatismales, dont l'apparition impose le diagnostic rétrospectif de la nature des accidents angineux prémonitoires.

L'*angine ortiée*[1], assez rare, se reconnaitra à la soudaineté de son début, à la violence de la fluxion congestive et œdémateuse de la gorge, à la dyspnée qui l'accompagne (œdème érythémo-épiglottique), à la rapidité de son évolution, à son alternance avec d'autres déterminations cutanées de l'urticaire aiguë fébrile, enfin aux circonstances étiologiques dans lesquelles s'est développée la toxidermie, dont l'angine n'est qu'une manifestation.

Les *angines toxiques* sont en général rouges, diffuses, parfois sèches (intoxications par les solanées), plus souvent catarrhales (iode, mercure, salol), accompagnées des autres signes de l'empoisonnement causal, et, le plus souvent d'ailleurs, subaiguës ou chroniques. Certaines angines peuvent être provoquées par des intoxications alimentaires, l'ingestion de viandes gâtées (Ruault)[2].

Les *angines syphilitiques aiguës* appartiennent à toutes les périodes de la maladie. Le *chancre* débute souvent, sur l'amygdale, comme une angine aiguë, fébrile, fort douloureuse (Dieulafoy); assez rare chez l'enfant, cette angine chancreuse sera reconnue à son unilatéralité, à son induration, à son adénopathie, à son évolution. Parfois, l'ulcération chancreuse devient le siège d'une exsudation diphtéroïde, qui constitue une variété d'angine syphilitique diphtéroïde, dont la nature streptococcique et coli-bacillaire a été établie par Hudelo et Bourges[3]. La syphilis secondaire provoque deux sortes d'angine aiguë : l'*angine à syphilides érosives* confluentes, surtout amygdaliennes, qui peut aussi prendre la *forme diphtéroïde*, et dont le diagnostic, en pareille occurrence, est parfois délicat, à cause des adénopathies et des exsudats membraneux, communs à la diphtérie et à la syphilis; enfin l'*érythème pharyngé rouge vermillon*, bien étudié par Dieulafoy et son élève Benoist[4]. Enfin, la syphilis tertiaire ou héréditaire peut devenir, par ses lésions gommeuses et ulcéreuses, une cause d'appel pour l'angine aiguë chez l'enfant. Inversement, une angine aiguë récente peut. ainsi que le

(1) G. DE MUSSY. *Des endodermoses*, Paris 1879.
(2) RUAULT. Art. ANGINES du *Traité de médecine Charcot-Bouchard*, t. III.
(3) HUDELO et BOURGES. *Soc. de biol.*, 27 janvier 1894.
(4) BENOIST. Érythème syphilitique vermillon (*Th. de Paris*, 1890).

prouvent deux observations que j'ai rapportées[1], jouer, vis-à-vis de l'hérédo-syphilis, le rôle d'un facteur de gravité locale, en orientant et en favorisant les lésions spécifiques sur le pharynx.

L'*angine tuberculeuse aiguë* (Barth) se reconnaîtra à son semis de granulations jaunâtres, à la vivacité des douleurs et de la dysphagie, à l'otalgie, la sialorrhée, les adénopathies; à l'évolution fébrile et rapide, enfin à l'examen bactériologique.

L'*angine ulcéro-membraneuse*, rare d'ailleurs, s'accompagne toujours d'une stomatite de même nature : l'haleine est fétide, et, malgré le mauvais aspect et l'odeur repoussante des lésions ulcéreuses buccales et pharyngées, la fièvre est nulle et insignifiante, les adénopathies sont légères et l'état général reste bon. Ce contraste est utile à faire remarquer pour le diagnostic de l'affection.

L'*angine aphteuse* est exceptionnelle, et toujours secondaire à une stomatite de même nature, dont le diagnostic s'impose. Ces localisations pharyngées de l'affection aphteuse ont été observées, surtout en Allemagne, au cours des épidémies de fièvre aphteuse, consécutives, dans les fermes, aux épizooties qui sévissent sur les bovidés. Comme c'est l'usage du lait cru qui semble propager l'infection, les enfants en bas âge, les nourrissons, sont particulièrement atteints.

L'*angine du muguet* est très rare, et, en général, secondaire au muguet buccal. Damaschino et Duguet[2] ont signalé cependant le muguet primitif du pharynx et sa valeur pronostique au cours de la fièvre typhoïde. Cette angine se reconnaîtra aux circonstances de son apparition, à son évolution et à l'examen microscopique de l'enduit suspect.

L'*angine à levure* d'Achalme et Troisier n'a pas encore été observée chez l'enfant; la nature de ces angines parasitaires ne peut être élucidée que par l'examen microscopique. Elles ne sont probablement pas exceptionnelles.

L'*angine phlegmoneuse* constitue, parmi toutes les angines aiguës, une variété spéciale qui est, en général, assez facile à reconnaître. L'affection est, en effet, unilatérale, et caractérisée soit par la tuméfaction aiguë, rouge et douloureuse d'une amygdale qui ne tarde pas à s'ouvrir et à livrer passage à la collection purulente qu'elle renferme (phlegmon intra-tonsillaire); soit par un œdème inflammatoire unilatéral intense du voile du palais, avec voussure du pilier antérieur refoulant l'amygdale, le tout accompagné d'un léger trismus (phlegmon péritonsillaire) (Sallard).

On peut parfois confondre le phlegmon péritonsillaire avec le *phlegmon latéro-pharyngien*, localisé à l'espace maxillo-pharyngien, qui n'est pas rare chez les enfants, et survient souvent sans péritonsillite phlegmoneuse anté-rieure. On reconnaîtra la suppuration maxillo-pharyngienne à son évolution plus lente et moins fébrile que celle de la péritonsillite, à l'apparition de

---

[1] E. DUPRÉ. Triade d'Hutchinson : lésion déformante des os du nez, ulcération gommeuse mutilante du voile palatin, chez une fillette de 14 ans; scarlatine récente. Guérison par le traitement spécifique (*France médicale*, mars 1838).

[2] DAMASCHINO. *Soc. méd. des hôpit.*, 1880. — DUGUET. *Soc. méd. des hôpit.*, 1882 et 1883.

[E. **DUPRÉ**.]

troubles respiratoires (dyspnée laryngée, dysphonie par œdème glottique) et d'un gonflement externe, d'un empâtement des régions sous-maxillaire et parotidienne, déterminés par le siège du phlegmon; enfin l'affection, au lieu de se terminer par ouverture spontanée dans la gorge, subit, au contraire, à moins d'une intervention chirurgicale opportune, une aggravation et une extension progressives, par fusées suppuratives inférieures, rétrosterno-mastoïdiennes, et aboutit à des complications, qui ont été mentionnées à propos de celles de la péri-amygdalite phlegmoneuse, lorsque celle-ci se propage à l'espace maxillo-pharyngien.

Enfin, les amygdalites et péri-amygdalites phlegmoneuses peuvent être simulées par la syphilis tertiaire ou héréditaire : une gomme ulcérée de l'amygdale, un syphilome péritonsillaire[1], peuvent respectivement donner le change pour un abcès amygdalien ouvert ou pour une péri-amygdalite en voie d'abcédation; l'incision intempestive de ces syphilomes complique au lieu de terminer l'évolution régressive du foyer morbide.

Les *angines caustiques*, produites par l'ingestion de liquides corrosifs ou brûlants (thé bouillant), s'observent parfois chez les enfants. Elles revêtent différents aspects suivant l'étendue et le degré de la brûlure, et sont souvent membraneuses. L'étiologie en assure le diagnostic. Il en est de même pour les *angines membraneuses consécutives à l'amygdalotomie*, dont Chantemesse a établi la nature polymicrobienne, non diphtérique (staphylocoques, streptocoques, bacilles pseudo-diphtériques) et dont l'étiologie, le siège et l'évolution spécifient la nature. *Les ulcérations du frein*, dans la coqueluche, peuvent également devenir le siège d'exsudations membraneuses extensives, comme en témoigne une observation de A. Siredey[2], dont le point de départ éclaire l'origine.

Le *diagnostic du siège des lésions* de l'angine aiguë présente parfois certaines difficultés, dans les phlegmasies aiguës de l'amygdale linguale, de l'amygdale pharyngée. L'*amygdalite linguale* est rare chez l'enfant, mais l'*amygdalite pharyngée*, fréquente chez eux, se traduit par un catarrhe naso-pharyngien aigu, avec enchifrènement, épistaxis, otalgie et surdité passagères; la gorge est presque normale à l'examen objectif, sauf une traînée rouge, dépassant le niveau de l'arc du voile palatin; puis, plus tard, le malade rejette par le nez d'épaisses mucosités purulentes, dont la rhinoscopie postérieure révèle le point de départ.

Il nous reste maintenant à étudier le diagnostic différentiel des *angines aiguës blanches*, pultacées, herpétiques ou membraneuses avec l'*angine diphtérique*. Or, la conclusion actuelle des meilleurs cliniciens (Dieulafoy[3], Sevestre[4], Comby[5]) est à cet égard unanime; les signes cliniques (mode de début, courbe thermique, caractères de la dysphagie, des adénopathies, de l'albuminurie;

---

[1] JUHEL-RENOY. Des gommes syphilitiques de l'amygdale (*Arch. de laryng.*, juin 1889).
[2] A. SIREDEY. Cité par P. Boulloche, p. 138 de sa monographie.
[3] DIEULAFOY. *Traité de path. int.*, 1897.
[4] SEVESTRE. Art. DIPHTÉRIE, t. I de ce traité.
[5] J. COMBY. Des infections naso-pharyngo-laryngées bénignes chez les enfants; rôle joué par le staphylocoque et le streptocoque : importance diagnostique et thérapeutique de la bactériologie (*Médecine infantile*, 15 août 1895, et communication à la *British med. Associat.*, Londres, 1895).

évolution, extension et aspect objectif des membranes, etc., etc.) sont absolument insuffisants pour distinguer la diphtérie des angines pseudo-diphtériques. La diphtérie elle-même emprunte des masques assez divers (forme
fruste, érythémateuse, pultacée, herpétique, lacunaire, cryptique) en dehors
de l'exsudation membraneuse, pour justifier, par son polymorphisme, toutes
les réserves d'un diagnostic fondé uniquement sur la clinique. Celui-ci
appartient donc à l'examen bactériologique. La technique de cet examen
ayant été exposée dans le premier volume de ce Traité, à l'article Diphtérie[1],
je ne la répéterai pas ici et y renvoie le lecteur.

Cet examen bactériologique est également indispensable pour distinguer
entre elles les angines non diphtériques. La clinique est insuffisante pour
établir ce diagnostic, en dépit des signes différentiels attribués à quelques-
unes d'entre elles : tels que l'élévation de la fièvre, la brutalité du début, la
rapidité de l'évolution, la nettete et l'éclat des membranes, qui caractériseraient l'angine pneumococcique (Jaccoud); l'aspect mollasse, pultacé, gris
jaunâtre des exsudats staphylococciques; la nature violemment inflammatoire, adénopathique, de l'infection streptococcique, etc. En matière
d'angines, d'ailleurs, la réaction du malade importe beaucoup plus que la
nature de l'infection : de telle sorte que l'on peut dire que le pronostic
importe plus que le diagnostic. Or les éléments du pronostic se tirent, non
pas tant de la détermination du microbe en cause, que de l'appréciation critique des éléments et des chances de résistance de chaque malade.

Traitement. — A. *Hygiénique et prophylactique.* — Les indications
générales en sont simples, et se réduisent à deux pratiques : isolement de
l'enfant atteint d'une angine aiguë contagieuse ; antisepsie soigneuse de la
cavité bucco-pharyngée des enfants exposés à la contagion. On peut poser en
principe qu'il faut isoler, en médecine infantile, toute angine aiguë. Il n'en
existe pas, en effet, dont on puisse affirmer la non-contagiosité. Cet isolement
s'impose d'autant plus que, en l'absence ou dans l'attente des résultats de
l'examen bactériologique, le diagnostic de la nature de l'angine n'est pas
encore établi. Cet isolement d'ailleurs, dans les cas bénins, ne sera que relatif et de courte durée : il se bornera à l'éloignement des enfants de la
chambre du malade.

L'antisepsie préventive de la gorge sera faite par des lavages, chauds ou
tièdes, pratiqués avec des solutions faibles d'antiseptiques non toxiques et
non irritants (acide borique, salicylique, résorcine, chloral, etc). Il sera bon
également de supprimer les amygdales hypertrophiées, qui prédisposent aux
angines à répétition, de soigner l'état des dents, de la bouche et du nez, etc.
Enfin, contre les récidives, trouvent leurs indications les prescriptions de
l'hygiène générale relatives au froid, à l'humidité, etc., la climatothérapie,
l'hydrothérapie, le traitement des diathèses, etc.

B. *Traitement curatif.* — Il est fondé sur l'antisepsie de la gorge, qu'on
réalise en pratiquant de grands lavages chauds faiblement antiseptiques. La
chaleur des liquides employés soulage beaucoup la douleur, diminue la con-

---

[1] SEVESTRE et MARTIN. *Loc. cit.*, p. 597 et 606.

[E. DUPRÉ.]

gestion et nettoie efficacement la muqueuse, dans les angines aiguës[1]. Ces lavages devront être faits avec un irrigateur ou un bock d'une capacité de 1 à 2 litres, et on les répétera toutes les 2 ou 5 heures le jour : la nuit, on laissera dormir les petits malades.

Certaines indications accessoires se posent souvent. Le degré excessif de la douleur indique l'emploi des collutoires cocaïnés (1 pour 50), des gargarismes chauds. La prédominance des signes d'embarras gastrique, l'encombrement saburral des premières voies, surtout chez les tout jeunes enfants, qui avalent leurs mucosités, indique l'administration des vomitifs, et, au déclin de l'angine, des antiseptiques intestinaux.

L'angine phlegmoneuse sera avantageusement traitée par les pulvérisations chaudes antiseptiques, répétées, et ensuite par l'incision ou les vomitifs, selon les indications de la situation.

L'angine cryptique bénéficiera, au déclin de son évolution, de l'expression des amygdales, pratiquée avec le doigt, dont la pulpe appuie sur la glande, à travers le pilier antérieur. La discission s'indiquera après la cessation des phénomènes inflammatoires (Lubet-Barbon).

Enfin, on ne négligera pas, pendant la convalescence des angines aiguës, qui est souvent traînante et pénible, de hâter le retour de la santé, en stimulant de toutes les façons la nutrition et l'activité fonctionnelle des petits malades.

---

[1] A. JOSIAS. *Thérapeutique infantile*, t. II. Article ANGINES AIGUËS (Paris, 1896). Consulter cet auteur pour le détail des soins à donner aux enfants atteints d'angines aiguës : toute la technique pratique y est fort bien exposée.

VIII

ABCÈS RÉTRO-PHARYNGIEN

ET

ADÉNITE RÉTRO-PHARYNGIENNE

PAR LE PROFESSEUR Dr J. BÓKAY

Médecin en chef de l'Hôp tal d'enfants « STÉPHANIE » (Budapest).

HISTORIQUE

L'abcès rétro-pharyngien est encore souvent désigné par les auteurs sous les noms d' « angine phlegmoneuse » (Gautier 1869); d' « adénite sup-purée rétro-pharyngienne » (Roustan, 1869), de « phlegmon circonscrit péri-pharyngien » et d' « adéno-phlegmon rétro et latéro-pharyngien » (Ruault, 1892).

Les médecins de l'antiquité et du moyen âge (Hippocrate, Ambroise Paré) connaissaient les abcès rétro-pharyngiens. Et, bien que les médecins du commencement de notre siècle nous aient laissé un certain nombre d'obser-vations cliniques d'abcès rétro-pharyngiens, le grand mérite de les avoir étudiés d'une façon complète revient à *C. Flemming*[1] (1840), médecin à Dublin. Les travaux de *Bókay aîné*[2], qui s'est occupé à éclaircir la nature des abcès rétro-pharyngiens et qui nous a laissé une monographie très conscien-cieuse sur la symptomatologie et le traitement de cette affection, ont paru en 1858 et en 1876. Parmi les travaux qui ont été publiés sur cette ques-tion avant 1880, on peut signaler ceux de *Gillette*[3] (1867), de *Roustan*[4] (1869), de *Gautier*[5] (1869) et de *Schmitz*[6] (1874). Tous ces mémoires con-tiennent une étude bibliographique très complète de la question.

PATHOGÉNIE ET ÉTIOLOGIE

Dans la classification des abcès rétro-pharyngiens, nous distinguons les groupes suivants : *a*) les *abcès dits idiopathiques*; *b*) les *abcès secondaires* ou *par congestion* qui proviennent de l'inflammation des vertèbres cervi-cales ou de la migration du pus d'une adénite cervicale superficielle; *c*) les *abcès septiques* ou *métastatiques*, et enfin; *d*) les abcès rétro-pharyngiens *d'origine traumatique*. Tandis que les abcès idiopathiques s'observent d'une

(¹) *Dubl. Journ. of. med. Scienc.*, 1840-1820.
(²) BÓKAY SEN. *Jahrb. f. Kinderheilk.*, 1858 et 1876.
(³) GILLETTE. *Des abcès rétro-pharyngiens idiopathiques*, Paris, 1867.
(⁴) ROUSTAN. *Des abcès rétro-pharyngiens idiopath. et de l'adénite suppurée rétro-pharyng. Thèse de Paris*, 1869.
(⁵) GAUTIER. *Des abcès rétro-pharyng. idiopath. ou de l'angine phlegmoneuse*, Genève et Bâle, 1869.
(⁶) SCHMITZ. *Jahrb. f. Kinderheilk.*, 1875.

façon relativement fréquente, on peut dire des abcès secondaires qu'ils sont rares, et des abcès métastatiques ou traumatiques qu'ils sont exceptionnels.

De 1854 à 1893, c'est-à-dire dans l'espace de 39 ans, j'ai eu à soigner, à l'hôpital, 614 abcès rétro-pharyngiens en comptant les adénites. Ce nombre de 614 abcès a été observé sur un total de 289 176 enfants malades; les abcès rétro-pharyngiens, y compris l'adénite rétro-pharyngienne, s'observent donc chez 0,2 pour 100 des malades qui entrent à l'hôpital. (Dans la statistique de Neumann [1], de Berlin, les abcès rétro-pharyngiens forment 0,37 pour 100 du nombre total des malades.)

Dans l'étude que nous allons faire, nous aurons principalement en vue les *abcès* dits *idiopathiques* et l'*adénite* rétro-pharyngienne qui s'y rattache.

En 1876, *Bókay aîné* a émis l'opinion que, *dans tous les cas, l'abcès rétro-pharyngien provenait d'une adénite rétro-pharyngienne* et que par conséquent l'inflammation des ganglions lymphatiques devait être considérée comme le *stade prodromique* de l'abcès idiopathique. Cette origine des abcès idiopathiques avait déjà été admise par *Gillette, Gautier, Roustan, König* et *Schmitz*, mais, tandis que ces auteurs acceptaient le rôle de la lymphadénite pour certains cas seulement, *Bókay aîné* soutenait que cette étiologie était valable pour *tous* les cas. Les ganglions, dont la suppuration donnait, d'après lui, naissance à l'abcès rétro-pharyngien, sont désignés par les anatomistes sous le nom de « ganglions lymphatiques profonds de la face » (*gland. lymph. faciales profundæ*) et de « ganglions lymphatiques profonds supérieurs du cou » (*gland. cervicales profundæ superiores*); d'après *Henle* ces ganglions sont particulièrement volumineux chez les enfants et diminuent plus tard, avec l'âge.

L'expérience clinique nous apprend que les abcès rétro-pharyngiens sont aussi fréquents chez les garçons que chez les filles. Pour ce qui est de l'âge, l'abcès rétro-pharyngien et l'adénite rétro-pharyngienne sont particulièrement fréquents entre 2 mois et 4 ans; plus tard, ils sont tout à fait exceptionnels. Entre 2 mois et 4 ans, le plus grand nombre de cas tombent aux 4e, 5e, 6e, 7e, 8e et 12e mois. Ces abcès semblent se présenter plus souvent pendant l'hiver, le printemps et l'automne que pendant les mois de juin, de juillet et d'août, pendant lesquels on les observe d'une façon relativement rare.

Les auteurs ne sont pas d'accord sur le rôle étiologique des maladies dites constitutionnelles (scrofule, rachitisme). Tandis que *Schmitz, Henoch* [2] et, parmi les modernes, *Neumann*, ne pensent pas que les affections constitutionnelles favorisent le développement des abcès rétro-pharyngiens, *Bókay aîné, Koths* [3] et *Baginsky* [4] admettent l'existence d'un rapport causal étroit entre les maladies constitutionnelles et l'adénite ou l'abcès rétro-pharyngien idiopathique. Si je m'en rapporte aux 187 cas personnels observés à l'hôpital,

[1] *Arch. f. Kinderheilk.*, vol. XI.
[2] E. Henoch. *Vorlesungen über Kinderkrankh.* Berlin, 1892.
[3] O. Koths. *Gerhardt's Hdb. f. Kinderkrankh.*, Bd IV.
[4] A. Baginsky. *Lerhb. d. Kinderkrankh.*, Berlin, 1892.

je trouve, d'accord en cela avec *Bókay aîné*, les maladies constitutionnelles signalées dans un grand nombre de cas (32 enfants rachitiques et 45 enfants scrofuleux), sans parler déjà de ce que dans un bon nombre d'autres observations on trouve souvent noté un développement général insuffisant, un mauvais état de nutrition générale, une constitution faible, etc., si bien que le nombre de cas où l'enfant aurait un bon état de nutrition générale et un développement satisfaisant est tout à fait minime.

Je ne connais personnellement qu'un seul cas où l'on pourrait incriminer le rôle étiologique de la tuberculose. Dans ce cas, qui date de 1881, l'enfant a succombé à une méningite tuberculeuse de la base, quinze jours environ après l'ouverture d'un abcès rétro-pharyngien idiopathique. Quant à la question de savoir jusqu'à quel point le bacille tuberculeux joue d'une façon générale un rôle étiologique dans le développement des abcès rétro-pharyngiens, primitifs ou secondaires, il est difficile d'y répondre d'une façon précise avec le très petit nombre de faits que nous possédons.

Le rôle étiologique de la syphilis a été signalé encore en 1864 par *Verneuil*; *König*[1] la mentionne également parmi les causes occasionnelles. Jusqu'en 1876, *Bókay aîné* n'a pas vu un seul syphilitique parmi les cas qu'il a observés; mais, en 1881, *Alexy*[2] rapporte déjà deux cas d'origine syphilitique parmi les cas soignés à l'hôpital. Dans mes observations personnelles, je trouve 8 enfants syphilitiques traités six fois pour l'adénite inflammatoire simple, et deux fois pour l'adénite rétro-pharyngienne suppurée.

Les maladies infectieuses aiguës jouent, moins souvent qu'on ne l'admet généralement, le rôle de cause occasionnelle efficace : les faits réunis par *Gautier*, par *Schmitz*, par *Bókay aîné*, et mes cas personnels, le prouvent suffisamment. Pour montrer jusqu'à quel point il est rare de voir les maladies infectieuses aiguës, et surtout les fièvres éruptives, intervenir à titre de facteur étiologique, il me suffira de dire que, sur le nombre total de cas observés, on a noté, avant le développement de la suppuration rétro-pharyngienne, seulement quatorze fois la scarlatine, une fois la rougeole, deux fois l'érysipèle, deux fois la coqueluche et une fois les oreillons. Je tiens à ajouter, en y insistant d'une façon toute particulière, que, depuis l'existence de l'hôpital et malgré le nombre considérable de diphtéries qui y passent tous les ans, nous n'avons observé qu'un seul cas d'abcès rétro-pharyngien consécutivement à une diphtérie de la gorge : ce cas a été observé l'année passée.

Par leurs vaisseaux afférents, les ganglions lymphatiques rétro-pharyngiens se trouvent en communication avec la cavité bucco-pharyngienne, les cavités nasales, l'oreille, en un mot avec toutes les cavités du crâne, circonstance qui fait déjà comprendre comment les affections de toutes ces cavités peuvent retentir sur l'état des ganglions lymphatiques situés derrière le pharynx.

Schmitz a attribué une importance étiologique particulière au catarrhe nasal et aux inflammations du pharynx, *Weil* aux otites moyennes suppu-

(1) KÖNIG. *Pitha-Billroth Handb. d. allg. u. spec. Chir.* III Bd. I Abth, 4 Heft.
(2) ALEXY-BÓKAY sen. *Jahrb. f. Kinderheilk.*, 1880.

rées aiguës, *Lewandowsky*[1] à la rhinite. Parmi les causes étiologiques, *Bókay aîné* fait une place considérable aux affections fébriles de la bouche, du pharynx, des cavités nasales et de l'oreille moyenne. Notre expérience personnelle nous permet de confirmer la valeur étiologique de l'otite moyenne, de la stomatite, de la rhinite et de la pharyngite aiguës, et nous croyons que la fréquence des affections bucco-pharyngiennes chez les enfants explique pourquoi les abcès rétro-pharyngiens idiopathiques s'observent plus souvent chez les enfants que chez les adultes et plus souvent pendant l'automne, l'hiver et le printemps que pendant l'été.

Si nous envisageons donc l'étiologie des abcès rétro-pharyngiens, nous pouvons nous demander jusqu'à quel point on est autorisé encore aujourd'hui à les désigner sous le nom d' « idiopathiques » ? (*Kormann* s'est déjà élevé en 1877 contre ce terme.) *Bókay aîné* a conservé, en 1876, le terme d'« idiopathique », dans le but de séparer ces abcès des suppurations secondaires ; je pense donc que, sans porter atteinte à la conception de *Bókay aîné*, on peut abandonner le terme d' « idiopathique », et désigner ces abcès sous le nom d'*abcès rétro-pharyngiens par lymphadénite rétro-pharyngienne*. Cette définition aurait l'avantage de séparer ces abcès des abcès secondaires, métastatiques et traumatiques, et de comporter en même temps une notion précise d'étiologie.

Je puis être bref sur l'étiologie des abcès métastatiques et secondaires.

Les abcès traumatiques se produisent à la suite de la déglutition de corps étrangers, par action mécanique, et se présentent sous la forme d'une inflammation diffuse du tissu conjonctif. Parmi les abcès rétro-pharyngiens soignés à l'hôpital, je n'ai observé qu'un cas de ce genre. Le corps étranger avalé était, dans ce cas, une broche métallique qui, par son extrémité pointue, s'était fixée dans la partie inférieure de la paroi latérale du pharynx. Bien que le corps étranger ait pu être extrait, l'enfant succomba trois jours après l'accident.

Les auteurs, qui ont fait l'examen bactériologique du pus des abcès rétro-pharyngiens, ne sont pas nombreux. Les recherches de *H. Koplik*[2] (New-York, 1894), qui a examiné bactériologiquement un grand nombre d'abcès rétro-pharyngiens aigus, peuvent se résumer de la façon suivante : *Koplik* a trouvé, dans tous les cas, des streptocoques qui sur tous les milieux nutritifs se développaient sous forme d'une culture pure très abondante. Dans un cas seulement, le streptocoque était associé au bacillus lactis aerogenes, ce dernier venant probablement de la bouche. Parmi les streptocoques qu'il a isolés, Koplik distingue quatre espèces : deux courtes et deux longues. Le streptocoque court du pharynx α) forme des chaînettes de 6, 8, 20 cocci dont chacun mesure 0,5 μ de diamètre. Les chaînettes du streptocoque court du pharynx β) contiennent 20 à 40 cocci avec, pour chacun, un diamètre de 0,7 μ. Le streptocoque long du pharynx α) forme des chaînettes très longues composées de cocci dont le diamètre, pour chaque individu, varie entre 0,6 et 0,8 μ. Le streptocoque long du pharynx β) se présente avec des

(1) Lewandowsky. *Berlin. klin. Wochenschr.*, 1882, n° 6.
(2) *Centralbl. f. Bacteriol.*, Bd XVI, n°° 12 et 13.

chaînettes extrêmement longues, interminables; les cocci qui les composent présentent chacun un diamètre de 0,4 à 0,5 μ et semblent se diviser transversalement. Ces quatre espèces se colorent toutes bien avec le bleu de Löffler et par la méthode de Gram.

Disons encore que, dans l'adénite dite idiopathique du cou qui accompagne fréquemment les abcès rétro-pharyngiens idiopathiques, *Neumann* a constaté la présence des streptocoques pyogènes et des staphylocoques.

ANATOMIE PATHOLOGIQUE

Nous avons déjà indiqué brièvement la situation anatomique des ganglions lymphatiques rétro-pharyngiens. Les abcès idiopathiques, qui proviennent de la suppuration de ces ganglions, se développent dans la fente rétroviscérale et, suivant leur extension, rétrécissent plus ou moins l'isthme du pharynx. Quand ils sont situés profondément et présentent un volume considérable, ils peuvent repousser, en avant ou de côté, le larynx et la trachée ou même rétrécir cette dernière sous le cartilage cricoïde (sténose trachéale). Chez un nourrisson faible, *Bókay aîné* a vu l'abcès s'ouvrir dans le larynx et amener ainsi la mort de l'enfant.

Dans les abcès par congestion, le pus peut passer sous le cartilage cricoïde, suivre l'artère thyroïdienne inférieure, pénétrer dans la fente vasculaire et former, au niveau du bord externe ou interne du sterno-mastoïdien, une collection qui, abandonnée à elle-même, peut s'ouvrir au dehors. Le pus des abcès rétro-pharyngiens secondaires, consécutifs à une inflammation des vertèbres, peut filer le long du tissu conjonctif lâche qui se trouve entre l'œsophage et la colonne vertébrale, pénétrer dans le médiastin postérieur et, en passant sous la crosse de l'aorte, provoquer une suppuration dans la fente préviscérale; la suppuration peut ne pas s'arrêter là, mais envahir le péricarde ou la cavité pleurale et produire une péricardite ou une pleurésie purulentes ou ichoreuses.

Ce qui est bien plus rare, c'est de voir la collection purulente quitter la fente rétroviscérale, passer le long du bucco-pharyngien sous l'aponévrose buccale et apparaître dans la région parotidienne pour s'ouvrir au niveau de la joue ou à côté du maxillaire. *Bókay aîné* n'a vu que quelques cas où le pus de l'abcès idiopathique a suivi ce chemin.

Rare également est la formation de plusieurs abcès dans le pharynx. Parmi mes malades d'hôpital, je n'ai observé cette éventualité que dans quelques cas isolés. Les abcès par congestion, ceux en particulier qui sont consécutifs à une inflammation de la colonne vertébrale, peuvent éroder l'artère vertébrale et amener ainsi une hémorragie mortelle. En 1881, *Szekeres* a publié l'observation d'un enfant de 4 ans entré à l'hôpital d'Enfants de Budapest et qui a succombé avec les symptômes d'une inflammation pulmonaire compliquée d'hématémèse : à l'autopsie on trouva un abcès rétro-pharyngien qui avait perforé l'œsophage et la carotide primitive. Les abcès traumatiques, qui se développent à la suite de la déglutition de corps étrangers, peuvent s'accompagner d'emphysème sous-cutané étendu (*Koths*).

[J. BÓKAY.]

Dans les abcès rétro-pharyngiens qui ne sont pas ouverts, la mort survient ordinairement par suffocation, notamment par pénétration dans les voies respiratoires du pus de l'abcès érodé dans un point quelconque de ses parois. Dans quelques cas isolés la terminaison fatale est amenée directement par ischémie ou par pneumonie (pneumonie aspirative).

SYMPTOMES ET MARCHE

Le temps qu'un abcès rétro-pharyngien met à se développer est très variable. *Bókay aîné* a vu 9 abcès se former en deux jours, 7 en trois jours, 5 en quatre jours, 5 en cinq jours, 3 en six jours, 15 en huit jours et 25 entre neuf et quatorze jours. Dans 15 cas, la formation de l'abcès a duré trois semaines, dans 10 cas quatre semaines, dans 1 cas cinq semaines, dans 3 cas six semaines, dans 2 cas huit semaines, dans 1 cas plus de huit semaines. Ces chiffres justifient la division des abcès idiopathiques en aigus, subaigus et chroniques.

Le premier symptôme par lequel l'affection se manifeste et qui reste prédominant dans la suite est la *difficulté de déglutition*. Tandis que plus tard, quand l'abcès est déjà complètement ou presque complètement développé, la dysphagie s'explique par la présence d'une tumeur et est, par conséquent, d'ordre mécanique; au début de l'affection la difficulté de déglutition tient principalement à la douleur provoquée par l'inflammation. Les nourrissons tettent difficilement : ils saisissent le sein avidement; mais, après avoir pris une ou deux gorgées de lait, ils repoussent la mamelle et se mettent à pleurer. Chez les enfants plus grands, la dysphagie douloureuse se manifeste surtout quand ils avalent des aliments solides ou des boissons irritantes. A mesure que l'abcès se développe, la déglutition devient progressivement et de plus en plus douloureuse et la dysphagie atteint son maximum quand l'abcès est complètement développé. Dans les abcès très étendus à marche subaiguë ou chronique, l'enfant peut rester pendant des journées sans prendre des aliments (les liquides passent également avec la plus grande difficulté et sont en grande partie rejetés par le nez et la bouche), et tomber dans un état d'affaiblissement extrême du fait de cette inanition presque absolue. Dans quelques cas, le malade peut, en prenant certaine position, diminuer la douleur qui accompagne la déglutition; dans d'autres cas, on peut voir un abcès étendu gêner à peine la déglutition, notamment quand la collection purulente, au lieu de proéminer, est étalée et rétrécit à peine le pharynx.

Les dimensions de la cavité naso-pharyngienne variant avec l'âge, on comprend que le rétrécissement de cette cavité par l'abcès sera d'autant plus accusé et la dysphagie d'autant plus prononcée que l'enfant sera plus jeune.

A côté de la dysphagie, il faut noter, en tant que symptôme important, les modifications du côté de la voix. La voix devient nasillarde et, quand les enfants pleurent ou parlent, le timbre de la voix est couvert. Cette modification de la tonalité est tellement caractéristique que, chez les enfants chez lesquels on entend cette voix nasillarde, on doit penser tout de suite à un

processus rétro-pharyngien et procéder à l'examen du pharynx. Au début de
l'adénite rétro-pharyngienne, la voix est encore à peine modifiée, mais, à
mesure que le processus marche et que l'abcès se développe, le caractère
nasillard de la voix s'accuse de plus en plus. Quand la collection arrive à
former une saillie considérable sous la paroi postérieure du pharynx, on
trouve quelquefois, en même temps que cette tonalité particulière, un bruit
de gargouillement qui accompagne la voix.

La *respiration* est, dans l'adénite rétro-pharyngienne et l'abcès idiopathique, toujours *difficile*, et cette difficulté de respiration se présente
avec les caractères d'une sténose des voies respiratoires supérieures. L'étude
attentive de la respiration peut nous renseigner sur le siège et l'extension du
processus. Quand notamment l'adénite ou l'abcès occupe la portion supérieure du pharynx, c'est principalement la respiration nasale qui est modifiée
et souvent à tel point que l'enfant ne respire que par la bouche constamment
ouverte, ce qui n'est pas sans troubler son repos aussi bien pendant le jour
que pendant la nuit. Quand l'adénite ou l'abcès est situé plus profondément,
ou bien encore quand le processus inflammatoire est descendu jusqu'au
niveau de l'épiglotte ou encore plus bas, on trouve, malgré l'intégrité de la
respiration nasale, des troubles respiratoires très accusés dont l'intensité
peut rappeler celle de la sténose en cas de croup. Dans les abcès très volumineux, la respiration est stertoreuse et particulièrement difficile dans la
position horizontale, et c'est surtout quand l'enfant dort que sa respiration
s'arrête de temps en temps et qu'il se trouve sous la menace perpétuelle
d'une mort par suffocation. D'une façon générale, l'obstacle à la respiration
et les troubles respiratoires sont d'autant plus accusés que l'enfant est plus
jeune et la marche de l'abcès plus rapide. L'accumulation des mucosités dans
la cavité bucco-pharyngienne contribue pour sa part à rendre encore plus
difficile la respiration qui, alors, s'accompagne de gros râles et de gémissements.

Parmi les symptômes de l'adénite et de l'abcès rétro-pharyngiens, la
position pathologique de la tête mérite une attention toute particulière.
Dans les cas aigus, ce symptôme existe dès le début; dans les cas subaigus
et chroniques, il n'apparaît qu'à une période ultérieure de la maladie. L'enfant tient sa tête raide, un peu inclinée sur le côté, et si on explore attentivement la région sous-maxillaire, on trouve au niveau de l'angle du maxillaire, assez profondément, une tuméfaction ganglionnaire des dimensions
d'un haricot ou d'une noix ou de dimensions encore plus grandes. Ordinairement, cette tuméfaction ganglionnaire se trouve du même côté que l'abcès,
plus rarement elle est bilatérale. A côté de cette adénite profonde, on trouve
quelquefois une tuméfaction des ganglions cervicaux superficiels. Quelquefois les ganglions tuméfiés sont ramollis et suppurés.

A mesure que l'inflammation progresse, on voit la région sous-maxillaire
s'arrondir, se remplir, et dans certains cas la saillie qui s'y forme devient
appréciable pour l'œil le moins expérimenté. Dans ces cas, la palpation
externe nous permet déjà d'apprécier l'existence d'une fluctuation profonde.
Grâce à la saillie qui s'était formée, le cou paraît tuméfié et la tête est

gênée dans ses mouvements. A un stade avancé de la maladie, la position raide, immobile de la tête paraît encore plus frappante, et dans les cas graves, qui sont loin d'être rares, on voit l'enfant immobiliser complètement sa tête fléchie en arrière, et se garder soigneusement du moindre mouvement.

Dans l'examen local, l'inspection et l'exploration digitale du pharynx ont une importance toute particulière. Mais, tandis que l'inspection seule peut souvent se montrer insuffisante (en cas d'abcès ou d'inflammation situés profondément) pour établir un diagnostic précis, l'exploration digitale, la palpation du pharynx, permettront dans tous les cas de reconnaître la nature du processus morbide. Aussi, en tant que procédé d'exploration, la palpation a-t-elle une valeur plus grande que l'inspection, et on peut dire que ceux qui se contentent de l'inspection seule, sans avoir recours à la palpation, courent les risques de méconnaître l'existence d'une adénite ou d'un abcès rétro-pharyngiens, et d'interpréter d'une façon erronée les symptômes observés (respiration difficile).

Dans l'examen du malade, il ne faut jamais retarder l'exploration de la gorge, qui est capable de nous renseigner sur l'état des divers organes de la cavité bucco-pharyngienne. Quand le processus rétro-pharyngien occupe les parties supérieures du pharynx, on peut, en déprimant le dos de la langue, voir sur les parties latérales de la paroi postérieure du pharynx, derrière l'amygdale, une tuméfaction locale plus ou moins volumineuse, caractérisée par une coloration rouge sombre de sa surface, du fait de l'injection de la muqueuse. Quand l'abcès est formé, la surface de la tumeur que l'on aperçoit a une coloration plus pâle. A l'endroit où la paroi antérieure de l'abcès est amincie et prête à se rompre, on peut apercevoir par transparence la coloration jaunâtre du pus. Dans ces cas, l'inspection permet en même temps de fixer l'endroit où devra porter l'incision.

Chez les petits enfants, chez lesquels on est à peine gêné par la présence des dents, l'exploration digitale du pharynx ne rencontre pas de difficultés. Après avoir écarté les mâchoires de l'enfant, il est facile d'introduire l'index dans la bouche et de le pousser, en passant rapidement sur le dos de la langue, jusqu'à la paroi postérieure du pharynx. L'introduction du doigt doit être faite d'une façon aussi douce et aussi rapide que possible, car, en procédant ainsi, nous pouvons éviter à l'enfant les accès de suffocation et de vomissements. Si une seule exploration ne donnait pas de renseignements suffisamment précis, on pourrait, au bout de quelques moments, procéder à un second examen.

Chez les enfants plus grands qui ont déjà des dents, des molaires en particulier, la meilleure façon de pénétrer dans la bouche est de passer avec le doigt derrière les dents, derrière les molaires, en longeant par conséquent la face interne des joues (procédé d'*Abelin-Bókay aîné*). Lorsque, par la pression du doigt, nous arrivons à vaincre la résistance, nous n'avons qu'à déprimer la base de la langue pour forcer l'enfant à ouvrir la bouche et rendre impossible toute morsure. Pour maintenir la bouche ouverte, nous n'avons qu'à glisser à ce moment entre les dents un ouvre-bouche (modèle de Fergusson ou d'Ulrich, ou d'O'Dwyer); si l'on n'avait pas d'ouvre-bouche, on pourrait se servir du manche d'une cuiller, enveloppé dans un morceau de toile et placé de champ entre les deux rangées de dents. Dans les cas où l'on n'arriverait pas à écarter facilement les mâchoires, dans les cas notamment où les enfants serrent violemment les dents les unes contre les autres, on peut avoir recours à l'artifice préconisé par *Hueter* et *Henoch*, et qui consiste à repousser la lèvre inférieure sur les incisives inférieures : de crainte de mordre sa propre lèvre, l'enfant ouvre ordinairement la bouche. L'emploi des protecteurs digitaux en métal (*Langenbeck*) ou d'anneaux en caoutchouc ne me semble pas recommandable pour plusieurs raisons : ils empêchent d'introduire le doigt assez profondément, gènent ses mouvements et faussent la sensation que peut lui donner l'exploration du pharynx. Personnellement, je préfère pratiquer l'exploration digitale du pharynx, l'enfant étant couché, et je procède ordinairement de telle façon qu'en me plaçant derrière la tête de l'enfant, j'introduis mon doigt, la face palmaire tournée en haut, et je le pousse jusqu'à la paroi postérieure du pharynx, que j'explore ainsi avec la pulpe de mon doigt. La chloroformisation, dans le but de rendre l'examen plus facile (*Giraldès*), n'est pas nécessaire et est du reste dangereuse du fait des troubles respiratoires et des vomissements éventuels.

Si l'adénite rétro-pharyngienne n'a pas encore suppuré, l'exploration digitale nous fera sentir au niveau des bords de la paroi postérieure du pharynx une tuméfaction compacte, lisse, des dimensions d'un petit pois, d'un haricot ou d'une noix, voire même d'une prune. Dans les cas d'abcès déjà formé, on trouve une saillie lisse, élastique, rénitente; si l'abcès est très volumineux, cette saillie s'étendra de la moitié supérieure à la moitié inférieure de la cavité pharyngienne, la remplira quelquefois tout entière ou n'en occupera que le côté gauche ou le côté droit. Dans des cas exceptionnels on trouvera l'abcès situé sur la ligne médiane et s'étendant latéralement. Quand l'abcès descend très bas ou quand il siège très profondément (abcès dits rétro-œsophagiens), nous ne pouvons arriver, par la palpation ordinaire, à circonscrire l'abcès et à en préciser la limite inférieure, et, pour pratiquer un examen complet, on est obligé de pousser le doigt profondément dans le pharynx.

Du reste, la palpation ne nous sert pas seulement à diagnostiquer une inflammation rétro-pharyngienne : en même temps elle nous renseigne sur la résistance de divers points de la tumeur et donne par là quelques indications au sujet du traitement. En exerçant sur la tumeur une pression avec le doigt explorateur, nous pouvons nous rendre compte si l'abcès est complètement formé, s'il existe des endroits au niveau desquels la paroi de l'abcès est amincie et qui offrent alors une résistance moindre.

Au début, même dans les cas aigus, la fièvre est modérée; elle peut faire défaut dans les cas subaigus et chroniques. Quand la suppuration s'établit, le mouvement fébrile s'accuse et atteint un degré élevé; après l'incision ou après l'ouverture spontanée de l'abcès, la fièvre disparaît ordinairement d'une façon très rapide; mais si la cavité de l'abcès vient à se remplir à

[J. BÓKAY.]

nouveau, la fièvre peut reparaître pour persister pendant plusieurs jours et atteindre un degré plus élevé qu'avant l'évacuation de la collection.

Le pouls ne présente pas de caractères particuliers. Dans les cas où les troubles respiratoires sont très accusés et s'accompagnent de cyanose, le pouls devient accéléré, petit, mou, à peine appréciable.

Dans quelques cas isolés, on peut voir survenir des manifestations du côté du système nerveux; toutefois les symptômes nerveux n'apparaissent jamais au début de l'affection, mais seulement à une période où les troubles respiratoires et de circulation sont devenus très accusés. On observe alors ordinairement de la somnolence et de l'éclampsie. *Bókay aîné* a vu, dans 5 cas. survenir, après des abcès idiopathiques, une paralysie faciale (par compression du nerf facial au niveau du trou stylo-mastoïdien).

Les symptômes, qui viennent d'être étudiés, subissent quelques modifications dans les abcès « secondaires » (par congestion). Leur développement est ordinairement lent et la saillie qu'ils forment dans le pharynx n'est jamais aussi volumineuse ni aussi tendue que dans les abcès idiopathiques. Dans les abcès par congestion, consécutifs à une inflammation des vertèbres cervicales, l'immobilité presque absolue de la tête et les douleurs très vives de la nuque dominent les autres symptômes et font que les mouvements sont exécutés par l'enfant avec la plus grande appréhension, avec une vraie peur, le corps raide. C'est surtout dans les cas de ce genre que les symptômes de l'abcès se développent avec une lenteur extrême; dans un cas observé par *Bókay aîné* chez un garçon de 2 ans, les premiers symptômes caractéristiques n'ont paru qu'au bout d'un an; dans un autre cas, chez un garçon de 5 ans, seulement trois ans après le début de la spondylite. D'un autre côté, grâce à la propagation de la collection purulente dans les fentes voisines, ces abcès, quand ils apparaissent dans le pharynx, semblent encore plus aplatis que les abcès rétro-pharyngiens secondaires, consécutifs à la suppuration des ganglions cervicaux.

Nous n'avons rien de particulier à dire au sujet de la symptomatologie des abcès d'origine traumatique. Dans les abcès métastatiques ou septicémiques on trouve, à côté de phénomènes locaux extrêmement graves et d'une évolution très rapide, les symptômes de l'ischémie.

Les abcès rétro-pharyngiens métastatiques, survenant à la suite de la scarlatine, s'observent le plus souvent dans les angines nécrotiques étendues, compliquées de gangrène.

Dans les conditions ordinaires, l'exploration (v. plus haut) attentive du pharynx permet d'établir le *diagnostic* sans difficulté. Les diverses formes d'inflammation aiguë de la gorge (la tonsillite parenchymateuse par exemple), l'hypertrophie des amygdales, les végétations adénoïdes et les polypes du naso-pharynx avec lesquels l'adénite ou l'abcès rétro-pharyngiens peuvent être confondus, seront toujours reconnus si l'examen du malade est fait d'une façon attentive et consciencieuse. La confusion avec le croup ou une paralysie post-diphtérique est une erreur diagnostique qu'on peut à peine commettre si l'examen du malade est fait convenablement.

Le diagnostic peut présenter quelques difficultés dans des cas où l'in-

flammation rétro-pharyngienne est compliquée d'une autre affection sérieuse
de la gorge, d'une nécrose scarlatineuse par exemple; dans ces cas le diagnostic de l'inflammation ou d'abcès rétro-pharyngien est impossible sans
l'exploration digitale du pharynx.

Nous n'avons pas à revenir sur les symptômes qui permettent de faire le
diagnostic différentiel entre les abcès idiopathiques et les abcès métastatiques et secondaires : il nous suffit de renvoyer le lecteur à ce que nous
avons déjà dit au sujet de la symptomatologie de ces abcès. Nous ajouterons
seulement que quelquefois le médecin le plus exercé rencontrera des difficultés considérables pour distinguer un abcès idiopathique à marche chronique d'un abcès rétro-pharyngien secondaire.

PRONOSTIC

Si l'on considère les symptômes des abcès rétro-pharyngiens, il est manifeste que ces abcès doivent compter parmi les affections les plus graves de
l'enfance. D'une façon générale, le pronostic est d'autant plus favorable que
l'affection est reconnue de meilleure heure et le traitement opératoire correspondant établi plus tôt, car il est certain que l'abcès rétro-pharyngien
méconnu ou abandonné à lui-même se termine le plus souvent par la mort.
La mort n'arrive pas toujours lentement, causée par une asphyxie progressive, elle peut survenir brusquement, subitement. Cette mort subite paraît
due soit à un spasme de la glotte, soit « à des phénomènes inhibitoires dont
le point de départ se trouverait dans une irritation des terminaisons nerveuses de la muqueuse, ou dans une compression brusque des gros troncs
nerveux du cou ». (*Thoyer-Rozat*[1].) L'ouverture spontanée de l'abcès est en
effet une éventualité très rare, et, sur 144 cas, *Bókay aîné* n'a vu cette terminaison se produire que 19 fois.

Dans les cas aigus, le pronostic est encore assombri par l'apparition
bruyante des symptômes (dysphagie, troubles respiratoires); plus l'enfant
est jeune, plus la terminaison favorable est incertaine, car l'étroitesse
relative de l'isthme de la gorge, à cet âge, rend les symptômes locaux plus
graves et l'ouverture de l'abcès plus difficile. La migration de la collection
au loin (le long de l'œsophage par exemple), la situation profonde de l'abcès,
rendent ce dernier difficilement abordable et assombrissent aussi le pronostic.

Si, au moment de l'ouverture spontanée ou chirurgicale de l'abcès, le
pus est aspiré (abcès très volumineux ou état asphyxique au moment de l'incision de l'abcès), la pénétration d'une grande quantité de pus dans les voies
respiratoires peut provoquer des symptômes de suffocation et constituer
momentanément un danger grave pour la vie. La pénétration d'une petite
quantité de pus dans la trachée et les bronches peut occasionner une pneumonie aspirative qui certainement doit être considérée comme une complication grave.

Inutile d'ajouter qu'en formulant le pronostic, on prendra en considération

[1] *Abcès rétro-pharyngiens idiopathiques des enfants,* Thèse de Paris, 1896.

[J. BÓKAY.]

la constitution (maladies constitutionnelles), l'état de nutrition et l'état des
forces du malade.

Notre statistique d'hôpital nous fournit les renseignements suivants sur la
terminaison des abcès idiopathiques : de 1854 à 1880, sur 179 abcès idiopathiques, on a observé en tout 6 cas de mort, soit *à peine une mortalité de*
4 pour 100. De 1880 à 1888 on a noté, sur 138 abcès idiopathiques, 8 cas de
mort, soit une *mortalité de* 6 pour 100. Depuis lors, ce chiffre n'a pas
changé d'une façon appréciable.

La lymphadénite rétro-pharyngienne, dans les cas où elle ne suppure pas,
se dissipe ordinairement au bout d'un temps plus ou moins long, et cette
disparition de l'inflammation n'est nullement très rare. Parmi les cas observés
à l'hôpital, je n'en ai vu qu'un seul où l'adénite rétro-pharyngienne non
suppurée avait provoqué des troubles respiratoires tels que, pour éviter la
mort par asphyxie, il a fallu pratiquer d'urgence la trachéotomie après
l'échec de l'incision simple de la collection. L'enfant, âgé de 8 mois, guérit
en quelques jours après disparition complète de la tuméfaction du pharynx.

Le pronostic des abcès secondaires est subordonné à la variété de ces
suppurations. Les abcès par congestion, consécutifs aux inflammations du
tissu conjonctif et des ganglions cervicaux, sont moins graves que les suppurations relevant d'une lésion des vertèbres cervicales.

Le pronostic est grave dans les abcès d'origine traumatique où ordinairement il existe en même temps une inflammation diffuse du tissu conjonctif
rétro-pharyngien. Le pronostic est très mauvais dans les abcès métastatiques.

TRAITEMENT

Aussitôt qu'apparaissent les premiers signes d'une lymphadénite rétro-
pharyngienne, nous faisons mettre une vessie de glace ou des compresses
froides sur la région sous-maxillaire du côté correspondant à celui occupé par
l'adénite. Si sous l'influence de ce traitement la tuméfaction ne diminue pas
et si l'on trouve même dans la tumeur des points ramollis indiquant que la
suppuration est inévitable, nous remplaçons la glace par les compresses de
Priessnitz, puis par des cataplasmes chauds destinés à accélérer la suppuration, afin que l'abcès puisse être ouvert plus tôt.

On n'emploie plus aujourd'hui les badigeonnages de la luette et du
pharynx avec la teinture d'iode ou la solution iodée d'iodure de potassium,
préconisés par *Schmitz* (1873), comme résolutifs de l'adénite rétro-
pharyngienne.

Jusqu'en 1888, l'abcès rétro-pharyngien idiopathique était toujours
ouvert par la voie buccale, et, à part quelques modifications insignifiantes,
les médecins de tous les pays opéraient tous de la même façon. Depuis 1854
jusqu'aujourd'hui c'est ce procédé, l'incision par la voie buccale, qui est
resté en usage à l'hôpital d'enfants « Stéphanie », de Budapest.

Dans le temps, nous incisions les abcès avec un bistouri pointu et étroit
dont la lame était entourée, jusqu'à près de la pointe, de quelques bandelettes
d'emplâtre adhésif; depuis 1874 on se sert, à l'hôpital, exclusivement du

pharyngotome de *Schmitz*, qui nous semble plus commode que le pharyngotome de *Carstens*[1]. L'enfant est assis, le corps droit, sur les genoux de la
surveillante ou de la mère, de façon que sa tête et son dos soient bien
appliqués contre la poitrine de la personne qui le tient et qui, avec ses bras,
entoure le corps et les bras du petit malade, rendant ainsi inutile l'enveloppement dans un drap. Un aide placé derrière immobilise la tête de l'enfant
et avec ses doigts exerce une pression modérée sur la région sous et rétro-
maxillaire correspondante afin d'immobiliser l'abcès dans la mesure du possible et rendre son incision plus facile. La bouche étant suffisamment ouverte,
nous introduisons jusque dans le pharynx l'indicateur de la main gauche et,
en nous guidant sur notre doigt, nous introduisons dans la bouche le pharyngotome ou le bistouri caché, tenu de la main droite et, en le conduisant le
long du doigt jusqu'à la collection, nous l'enfonçons dans le point le plus
déclive de l'abcès (*Témoin*[2] propose d'évacuer les abcès volumineux en deux
temps : faire d'abord une ponction avec un trocart pour vider une partie du
pus, et agrandir ensuite l'incision au bistouri, pour évacuer toute la collection). Aussitôt l'incision faite, nous faisons fléchir la tête de l'enfant contre
sa poitrine dans le but de faciliter l'écoulement du pus par le pharynx et la
bouche. Pour obtenir une évacuation encore plus complète de la collection,
avec l'index introduit de nouveau dans le pharynx nous exerçons, de bas en
haut, une pression douce sur la partie la plus profonde de l'abcès, en même
temps que l'aide exerce de son côté une pression sur la partie correspondante
du cou. Nous tenons beaucoup à ce que la petite opération, fort simple en
elle-même, soit exécutée avec une certaine rapidité. Si par hasard on échouait
avec la première tentative d'incision, on attendra quelques instants avant de
faire un second essai.

En 1888, *H. Burckhardt*[3], médecin à Stuttgart, a publié un mémoire
dans lequel, en s'appuyant sur trois cas, il proposait d'aborder les abcès
rétro-pharyngiens non plus par la voie buccale, mais par une incision externe,
faite sur le bord interne du sterno-mastoïdien, à la hauteur du larynx,
en face de la cavité pharyngienne. L'incision externe, pratiquée pour la
première fois par *Saint-Germain* en 1872, puis par *Etienne* d'Édimbourg
en 1877, fut érigée en méthode générale de traitement des abcès rétro-pharyngiens par *Cheyne*, en 1881. *Sacchi*[4] (1892) et *Reverdin*[5] ont eu recours
avec succès à ce procédé dans plusieurs cas. *Burckhardt* pense que son
procédé est destiné à améliorer le pronostic des abcès rétro-pharyngiens et
qu'il est particulièrement indiqué chez les petits enfants en cas d'abcès
rétro-pharyngiens très étendus et profondément situés. Disons enfin que
pour cet auteur le procédé en question serait particulièrement avantageux
dans les abcès rétro-pharyngiens métastatiques et par inflammation des
vertèbres.

Les objections principales que *Burckhardt* fait à la voie buccale, c'est que

(¹) *Jahrb. f. Kinderheilk.*, 1894, p. 375.
(²) *Rev. mensuelle des mal. de l'enfance*, 1877.
(³) *Centralb. f. Chir.*, 1888, n° 4.
(⁴) Cité par Karewski. *Die chirurg. Krankh. d. Kindesalters*.
(⁵) *Rev. méd. de la Suisse romande*, XV, 2.

quand l'abcès est ouvert par la bouche, il est difficile de maintenir l'incision ouverte; que le traitement post-opératoire ne peut être conduit d'une façon antiseptique et que, par conséquent, suivant l'expression du professeur *König*, le traitement de ces abcès ne correspond pas à l'idéal moderne du traitement des abcès en général. Nous voulons bien admettre la justesse de ces remarques, mais nous tenons en même temps à ajouter que les objections faites à la voie buccale n'ont pas une importance bien grande en l'espèce. Il est vrai qu'il est difficile de maintenir l'incision ouverte et qu'au cours de la maladie on est quelquefois obligé de refaire l'incision deux, trois, voire même quatre fois; mais il est aussi certain, comme le montre déjà suffisamment la mortalité peu élevée de notre statistique, que ces interventions multiples n'influencent pas ni n'aggravent le cours de la maladie. Quant au traitement post-opératoire de l'abcès après son ouverture par la voie buccale, il peut à peine comporter autre chose que des lavages de la gorge faits de temps en temps avec de l'eau ou une solution antiseptique faible (acide borique), et l'expression systématique du contenu de l'abcès avec le doigt; et, bien que cette thérapeutique soit très éloignée de l'idéal moderne du traitement des abcès, elle n'en a pas moins donné jusqu'à présent des résultats très satisfaisants. Aussi, dans le traitement des abcès rétro-pharyngiens, l'incision externe par le procédé de *Burckhardt* ne nous semble-t-elle pas préférable à l'incision par la voie buccale, ne fût-ce que pour la raison que le procédé de *Burckhardt* est une opération délicate que tout médecin ne pourra exécuter dans *tout temps et toutes circonstances*; or, dans l'abcès rétro-pharyngien, l'indécision et le retard dans l'intervention peuvent coûter la vie au malade. Mais j'avoue volontiers que le procédé de *Burckhardt* me semble destiné à un grand avenir dans le traitement opératoire des abcès rétro-pharyngiens d'origine traumatique ou consécutifs à une inflammation des vertèbres cervicales[1].

[1] Bókai; *Henoch-Festschrift*, Berlin, 1890.

IX

HYPERTROPHIE DES AMYGDALES

PAR LE Dr H. CUVILLIER,

Ancien interne des Hôpitaux de Paris.

Étiologie. — Les lésions de l'amygdalite hypertrophique chronique chez les enfants exigent, pour se réaliser, deux ordres de conditions : la prédisposition et des poussées inflammatoires successives.

Le rôle de la *prédisposition*, en tant que cause originelle et profonde, est indéniable. Dans quelques cas même, comme ceux que l'on observe aux premiers mois de l'existence et qui sont véritablement congénitaux, elle suffit à elle seule à créer l'affection.

Il est certain que, dans nombre de familles, il existe une véritable hérédité locale; l'enfant, atteint d'hypertrophie des amygdales, est amené par des parents qui, le plus souvent, souffrent ou ont souffert eux-mêmes de la gorge, et, à côté de lui, on trouve fréquemment ses frères ou sœurs atteints du même mal. Cette hérédité locale est, d'ailleurs, sous la dépendance d'une hérédité plus générale de terrain : arthritisme ou lymphatisme surtout. Les amygdales sont des organes lymphoïdes, elles ne sauraient échapper aux processus inflammatoires qui, dans un organisme strumeux, frappent les différents éléments du système lymphatique.

Les *poussées inflammatoires* surviennent, au cours d'une inflammation catarrhale lente, sous l'action d'irritations locales, *a frigore*, ou dans l'évolution de maladies infectieuses générales à déterminations pharyngées : diphtérie, rougeole, scarlatine, grippe, fièvre typhoïde, coqueluche. Chacune de ces poussées, à résolution imparfaite, laisse l'amygdale plus volumineuse qu'auparavant; et ainsi se constitue peu à peu l'hypertrophie.

Les amygdales palatines font partie de ce que Waldeyer a décrit sous le nom d'anneau lymphatique du pharynx. Cet anneau lymphatique, situé presque verticalement, part de l'amygdale linguale, passe par les amygdales palatines et aboutit à l'amygdale pharyngée; ces différentes masses sont réunies entre elles par des traînées lymphatiques de follicules clos, qui ferment l'anneau. L'hypertrophie peut frapper ces différents segments isolément, ou bien, au contraire, porter sur l'ensemble (*pharyngite hypertrophique généralisée*).

Les statistiques sont intéressantes à consulter sur les différents modes d'association des lésions du tissu lymphoïde du pharynx; celle que nous avons recueillie à la consultation des maladies de la gorge, que M. le professeur Grancher nous a confiée dans son service de l'hôpital des Enfants-Malades, montre que, sur 885 cas, il a été trouvé 169 cas d'hypertrophie simple des amygdales palatines; 334 cas d'hypertrophie associée des amygdales palatines et pharyngée; 382 cas d'hypertrophie simple de l'amygdale pharyngée. Cette statistique, sur laquelle nous reviendrons en traitant des végétations adénoïdes, montre la prédominance très accentuée, chez les enfants, des lésions de l'amygdale pharyngée sur celles des amygdales palatines.

Anatomie pathologique. — Les caractères macroscopiques des amygdales dont on vient de faire l'ablation diffèrent assez notablement de ceux que l'on constate sur le vivant; et, comme ces derniers sont les plus intéressants pour le clinicien, nous y insisterons surtout en traitant des signes physiques de l'affection.

Le volume et le poids sont diminués par le fait de l'écoulement sanguin, l'amygdale s'affaissant sur elle-même et se dégorgeant après la section. Les poids que Chassaignac a donnés et variant de 5 à 7 grammes sont donc très approximatifs et de peu d'intérêt.

On peut mieux juger de la consistance; en prenant l'organe entre les doigts et en faisant des coupes avec le scalpel, on aura déjà à distinguer les deux formes, sous lesquelles s'hypertrophie l'amygdale : la *variété molle* et la *variété dure* (Ruault, *Union médic.*, 1887). Dans la variété molle, de beaucoup la plus fréquente chez les enfants, le tissu est diffluent, mal divisé par le scalpel, les cryptes sont aplaties et linéaires. Dans la variété dure, au contraire, la coupe est franche et régulière. Les follicules clos y apparaissent sous forme de points jaunâtres, tachetant la surface comme de grains de semoule. Les cryptes sont béantes et fréquemment distendues par des concrétions.

A l'examen histologique, ces deux variétés se distinguent nettement, selon que les lésions portent sur les éléments lymphoïdes ou sur les cloisons fibreuses. Dans la variété molle, les follicules, augmentés de nombre et de volume, sont pressés autour des lacunes dont ils diminuent concentriquement la cavité; les cellules lympathiques, renfermées dans les mailles du tissu réticulé, sont hypertrophiées; le protoplasma est granuleux et contient, avec de fines granulations graisseuses, un noyau ovoïde plus développé que normalement; très fréquemment, on observe dans ce noyau, la karyokinèse (Paulsen, *Archiv. f. micros. Anat.* vol. XXIV, 1885). La muqueuse qui recouvre la surface de l'amygdale aussi bien que celle qui pénètre dans les dépressions est normale. Le chorion muqueux est aminci, comme distendu, son réseau papillaire peu développé.

Dans la variété dure, les lésions portent de préférence sur les cloisons fibreuses. Le revêtement épithélial est encore normal; mais le chorion de la muqueuse, les espaces inter-folliculaires sont infiltrés par de nombreux et épais faisceaux de tissu conjonctif. Les follicules, enserrés entre ces travées, diminuent de volume, finissent même par s'atrophier complètement; et la glande en arrive parfois à une dureté presque cartilagineuse.

Les vaisseaux, artérioles et veinules qui sillonnent l'amygdale, subissent la même régression conjonctive. Leur tunique externe s'épaissit; leur calibre diminue. De cette disposition on a tiré deux conclusions opposées : les uns prétendent que la glande est ainsi anémiée et qu'en prenant soin d'opérer en dehors de toute poussée conjonctive, on évite plus sûrement dans cette forme un écoulement de sang abondant; les autres, au contraire, voient, dans cet épaississement fibreux de la tunique externe, un obstacle à la rétraction naturelle des artérioles après leur section; et, dans la béance de leur lumière qui en résulte, la principale cause des hémorragies signalées.

La première variété, dont les lésions sont, sauf la présence de cellules géantes, analogues à celles des ganglions strumeux (Cornil et Ranvier), est créée par la tendance naturelle aux hyperplasies qu'ont les éléments adénoïdes au début de la vie, dans certains organismes prédisposés; elle appartient à la première enfance.

La seconde variété, résultat de poussées inflammatoires successives, caractérise à vrai dire l'hypertrophie amygdalienne de l'adulte. Elle peut cependant s'observer dès l'adolescence. Il est évident aussi que les lésions de ces deux variétés, dissociées un peu schématiquement pour la clarté de la description, peuvent se mêler; que la forme scléreuse n'évolue et ne se constitue que peu à peu; et qu'au cours de la seconde enfance et de l'adolescence, les formes mixtes sont celles qu'on rencontre le plus ordinairement.

A côté de ces deux formes d'hypertrophie, par prolifération du tissu adénoïde ou du tissu conjonctif, il en est une troisième, où le rôle prédominant revient aux *lacunes* (Gampert, thèse Paris, 1891). Dans cette forme, appelée justement *pseudo-hypertrophie*, l'amygdale est creusée de vastes et nombreuses cryptes, distendues par des concrétions caséeuses; et ce n'est bien qu'une pseudo-hypertrophie; car la glande, une fois les lacunes vidées, diminue rapidement et notablement de volume.

Les cryptes s'ouvrent à l'extérieur par un orifice plus ou moins grand, où les concrétions apparaissent sous forme de masses blanc jaunâtre; ou bien elles sont closes et deviennent alors de véritables kystes. Elles sont très profondes, se prolongeant jusqu'à la surface interne de la glande, s'anastomosant les unes avec les autres. Les concrétions se moulent sur les cryptes; leur volume et leur forme sont donc essentiellement variables : sphériques, cylindriques, polyédriques, elles varient de la grosseur d'un grain de mil à celui d'un pois. La coloration en est blanc jaunâtre, la consistance pâteuse et donnant la sensation de mastic ou de fromage. Leur odeur infecte est caractéristique. Tantôt on n'en trouve que quelques-unes dans l'amygdale; tantôt, au contraire, il semble qu'elle en est absolument farcie.

Dans la composition de ces concrétions, entrent des éléments normaux : cellules épithéliales desquamées, leucocytes, acides gras, cholestérine, sels calcaires parfois prédominants au point de leur donner la dureté de la pierre et des éléments anormaux, filaments de *leptothrix buccalis*, champignon de l'actinomycose et microbes. Les variétés des microbes qu'on a trouvés dans les lacunes amygdaliennes sont nombreuses : microbes pyogènes (*staphylococcus* et *streptococcus*); *pneumococcus* de Fraenkel (Cornil et Netter); des bactéries septiques : le *bacillus crassus sputigenus*; le bacille de Koch (Dieulafoy). Mais la virulence de ces microbes est latente et ils ne sont là qu'à l'état neutre. Nous reviendrons d'ailleurs sur ce point en traitant des troubles généraux.

[H. CUVILLIER.]

L'hypertrophie lacunaire peut exister seule ou bien, dans d'autres cas fort nombreux, s'associer aux autres formes.

Symptomatologie. — Les symptômes sont *physiques* et *fonctionnels*.

Symptômes physiques. — Les signes physiques sont fournis par l'inspection et la palpation des amygdales. Quand on veut faire l'inspection, il faut mettre devant soi, en pleine lumière, l'enfant qu'on examine, la tête légèrement penchée en arrière, la bouche ouverte. On place alors l'abaisse-langue sur la langue, sans en dépasser le tiers postérieur et on la déprime par des pressions lentes, tandis que l'on recommande au malade de respirer largement et tranquillement. On brise ainsi peu à peu la résistance de ses contractions et on évite pendant l'examen tout effort de vomisssement, qui pourrait changer l'aspect de la région et faire croire, en la congestionnant, à des lésions plus considérables. A un autre moment de l'inspection, on peut, au contraire, avoir intérêt à provoquer ce réflexe. On pousse alors l'abaisse-langue profondément, en bas et en arrière de la base de la langue ; et, en l'appuyant fortement, on a ainsi l'avantage d'obliger l'enfant à rester la bouche ouverte et de découvrir l'amygdale dans toute sa hauteur. En outre, par un mouvement rotatoire ou spiroïde au moment de l'effort de vomissement (Chassaignac), sa face interne devient antérieure ou antéro-interne et se montre ainsi nettement à la vue.

Les limites précises où commence l'hypertrophie des amygdales sont assez difficiles à déterminer. Leur volume et leurs dimensions sont variables à l'état normal, selon les individus ; et, chez l'enfant, les amygdales sont toujours relativement volumineuses. Cependant, en règle générale, on peut dire qu'une amygdale est hypertrophiée quand elle fait saillie dans l'isthme du gosier ou qu'elle distend, dans le sens antéro-postérieur, la loge amygdalienne.

La *grosseur* de l'amygdale hypertrophiée ne dépasse pas celle d'une cerise ou peut atteindre celle d'un œuf de pigeon ; elle dépend de la lésion bien plutôt que de l'âge de l'enfant. L'hypertrophie est presque toujours bilatérale ; mais les deux amygdales hypertrophiées ont rarement le même volume. Au moment des inflammations paroxystiques, la glande peut atteindre un volume double de celui qu'elle présente dans l'intervalle. Pour bien apprécier l'hypertrophie, il faudra donc examiner l'organe en dehors des poussées aiguës.

Au point de vue des formes, nous acceptons la classification de Moure en trois catégories (Moure, *Hypert. amygd.*, Doin, 1892) : *pédiculées — enchatonnées — lacunaires.* Les amygdales pédiculées sont celles qui, fixées au fond de la loge amygdalienne par une base étroite ou pédicule, viennent faire hernie dans l'isthme du gosier. Le plus souvent, dans cette variété, l'amygdale présente une forme ovoïde, lisse, nettement délimitée. L'hypertrophie peut être telle que les amygdales arrivent presque au contact sur la ligne médiane ; entraînée par son poids, l'amygdale, dans d'autres cas, tombe dans le pharynx (amygdale plongeante).

Au lieu d'être pédiculée, l'amygdale peut être sessile et s'implante alors par une large base à toute la surface de la loge amygdalienne. Elle ne fait pas saillie en dehors des parois et ne rétrécit pas l'isthme du gosier ; mais distendant et rendant convexes les piliers, avec lesquels elle contracte des adhérences plus ou moins intimes, surtout en avant, elle s'hypertrophie dans le sens antéro-postérieur. C'est la forme que de Saint-Germain a très justement dénommée : amygdales enchatonnées. A une inspection superficielle, ne portant son attention que sur l'isthme du gosier qui est libre, on peut ne pas s'apercevoir de l'hypertrophie amygdalienne ; aussi est-il nécessaire, comme nous l'avons déjà dit, de toujours compléter son examen en portant l'abaisse-langue au fond de la gorge. On provoque ainsi des efforts de vomissement, et les piliers du voile, se contractant spasmodiquement, énucléent en quelque sorte le tissu qui les sépare. On juge alors facilement de l'importance de son développement. Fréquemment, dans cette variété, — sans toutefois que le fait ne puisse se produire aussi pour les amygdales pédiculées, — l'amygdale, au lieu d'être constituée par une masse unique, se divise en plusieurs segments ; elle est bi ou multi-lobée. L'un de ces lobes peut être caché derrière la base de la langue, au plan de laquelle il se trouve inférieur ; on ne peut alors le découvrir qu'en déprimant fortement la langue ou à l'examen laryngoscopique. Si ce deuxième lobe a échappé à un premier examen et qu'il se développe après l'ablation du lobe supérieur, on peut à tort croire à une récidive.

Enfin, dans la troisième catégorie, le type lacunaire, se rangent les amygdales à cryptes nombreuses et dilatées par des concrétions volumineuses. Quand les cryptes ont été vidées, l'amygdale, distendue seulement, revient sur elle-même et son volume diminue considérablement.

Il est nécessaire, surtout au point de vue du traitement à appliquer, de nettement décrire ces trois types d'hypertrophies amygdaliennes. Mais il arrive souvent que l'amygdale hypertrophiée participe de l'un et de l'autre ; enchatonnée à sa partie supérieure, elle sera pédiculée à l'extrémité inférieure ; et l'un ou l'autre segment peut lui-même être creusé de lacunes.

La *coloration*, en dehors des poussées paroxystiques où elle est naturellement rouge vif, est très variable. Tantôt elle se confond avec celle des parties voisines ; tantôt elle est plus pâle, ou gris jaunâtre, ou opaline (Lasègue).

L'*aspect de la face libre* diffère aussi. Tantôt elle est lisse, unie, vernissée ; tantôt elle est grenue et villeuse, recouverte de saillies et de dépressions. Parfois on y observe de petites excroissances en forme de polype, mais formées de tissu adénoïde (Fruhwald, *Wien. medic. Wochenschrift,* n° 44, 1879) ; Balme rapporte des cas où les piliers étaient également envahis par cette production adénoïde. Quand les lacunes sont vides, on ne voit que difficilement leur orifice ; au moment des poussées inflammatoires, il peut se liserer de rouge. Quand elles sont remplies de concrétions, elles apparaissent sous forme de points blanc jaunâtre plus ou moins nombreux qui tachettent l'amygdale. Les concrétions font saillie en dehors de la cavité et s'en laissent énucléer facilement ; dans d'autres cas, l'orifice lacunaire se ferme et les concrétions se recouvrent d'une mince enveloppe épithéliale.

Palpation. — La palpation de l'amygdale se fait avec la face palmaire de l'index, préalablement mouillé, de manière à mieux glisser sur l'organe dont

[H. CUVILLIER.]

on doit reconnaître le contour et la consistance. Il n'est guère utile de la pratiquer chez les enfants; elle leur inspire beaucoup d'appréhension; et les symptômes que fournit l'infection sont suffisants pour décider du traitement à appliquer.

Ce qu'il ne faut jamais manquer de faire, c'est la palpation de la région externe qui renseigne sur l'état des ganglions. Au niveau de la région sous-maxillaire, on trouve, dit Chassaignac, « un ganglion situé juste à la hauteur de l'amygdale, dont la direction est à peu près horizontale et qui a une relation très intime avec l'état de l'amygdale. C'est le ganglion amygdalien par excellence. » (Leç. Lariboisière. *Gaz. des hôp.*, 1854.) En même temps que l'adénite sous-maxillaire, on constate souvent de l'adénite cervicale.

Quand les caractères physiques de l'hypertrophie amygdalienne ont été minutieusement détaillés, il reste encore à se rendre compte de l'état des régions voisines. La luette est souvent plus volumineuse que normalement; déviée de sa position. Le voile du palais est déformé et remplit difficilement ses fonctions. Sur la paroi postérieure du pharynx, on peut observer une vascularisation exagérée et très souvent de nombreuses et volumineuses granulations. Enfin, on ne manquera pas de faire l'examen du rhino-pharynx pour apprécier les lésions concomitantes possibles du tissu adénoïde de la voûte.

Symptômes fonctionnels. — Les symptômes fonctionnels qui résultent de l'hypertrophie des amygdales palatines sont loin d'avoir l'importance que leur attribuaient les descriptions des anciens auteurs (Dupuytren, Robert, Lambron, etc.); et les traits les plus sombres du tableau qu'ils en avaient tracé appartiennent en réalité à l'hypertrophie concomitante de l'amygdale pharyngée. L'erreur devait durer jusqu'au jour où le progrès des méthodes laryngoscopiques permit l'examen rationnel de la cavité du rhino-pharynx; les symptômes des deux affections furent alors logiquement dissociés.

Les troubles qui appartiennent en propre à l'hypertrophie des amygdales palatines sont d'ordre *mécanique*, *réflexe* ou *inflammatoire*, et, par la situation des tonsilles au niveau de l'isthme du gosier, portent sur les fonctions digestives, la respiration, là phonation, les organes des sens.

Troubles digestifs. — La déglutition n'est réellement douloureuse qu'au moment des poussées inflammatoires et souvent avec irradiations du côté de l'oreille. D'ailleurs la souffrance soit à la déglutition, soit spontanée, n'existe guère dans l'amygdalite chronique qu'au moment des crises paroxystiques: en dehors d'elles, le malade, s'il ne fait aucun mouvement, ne se plaint — et encore rarement — que d'une sensation de gêne et de corps étranger dans la gorge. Mais, dans l'intervalle des crises, sans la rendre douloureuse, l'hypertrophie peut apporter une grande gêne à la déglutition, soit que par leur volume même les amygdales mettent obstacle au libre passage du bol alimentaire, soit que le voile du palais, gêné dans son fonctionnement, laisse refluer les liquides par le nez. L'enfant doit manger alors très lentement et avec attention pour éviter d'avaler de travers.

La présence d'amygdales hypertrophiées dans le pharynx exaspère sa sensibilité spéciale; et les malades se plaignent souvent d'avoir des nausées

continuelles. Les efforts de vomissement sont provoqués par le contact le plus
léger de l'abaisse-langue et même par le simple fait d'ouvrir largement la
bouche ; chez les très jeunes enfants, les vomituritions sont fréquentes.

Ce réflexe nauséeux est-il purement mécanique et produit par le contact
de la masse hypertrophiée avec la base de la langue ou la luette? ou bien
les terminaisons nerveuses amygdaliennes seules sont-elles irritées par
l'inflammation chronique de la tonsille, d'où production d'un réflexe qui
part des rameaux tonsillaires du glosso-pharyngien (Ruault)? Les deux
causes, à notre avis, jouent leur rôle.

Par contre, il nous paraît difficile d'admettre un réflexe à point de départ
amygdalien comme cause des troubles dyspeptiques, qu'on observe plus fré-,
quemment d'ailleurs chez les adultes que chez les enfants. Il est plus
rationnel d'y voir le résultat des sécrétions exagérées, parfois purulentes,
pharyngiennes et amygdaliennes (Chassaignac), qui viennent irriter l'estomac, ou de reconnaître aux deux ordres de lésions, hypertrophie et dyspepsie, la même influence diathésique.

Troubles respiratoires. — La dyspnée, d'ordre mécanique, ne se produit que dans des cas exceptionnels, où les amygdales sont hypertrophiées,
au point de se toucher sur la ligne médiane. Presque toujours, comme le
fait remarquer Balme, il existe entre les amygdales un espace libre, au moins
égal à la béance de la glotte et qui permet le jeu normal de la respiration ;
et c'est surtout pour les troubles respiratoires que les anciens auteurs
avaient attribué aux amygdales palatines ce qui dépend de l'hypertrophie de
l'amygdale pharyngée. Aussi, quand un enfant ronfle et suffoque la nuit, ne
faut-il jamais manquer d'examiner le rhino-pharynx. Cependant, la respiration, libre à l'état de veille, peut s'embarrasser pendant le sommeil ; les accès
de suffocation peuvent être dus uniquement à l'hypertrophie des amygdales
palatines et d'une cause purement mécanique. Nous venons d'en observer
un cas très net chez une enfant de 3 ans, opérée quelques mois auparavant de tumeurs adénoïdes et dont le naso-pharynx était complètement
libre. Les amygdales palatines s'étaient hypertrophiées secondairement dans
le sens antéro-postérieur d'une manière très accentuée. Quand l'enfant dor-
mait, couchée sur le dos, les amygdales, n'étant plus maintenues par les
parois relâchées du voile du palais, tombaient entraînées par leur propre
poids au fond du pharynx et obstruaient l'orifice laryngien. Le sommeil était
extrêmement bruyant et entrecoupé d'accès de suffocation. Si alors on chan-
geait la position de l'enfant en la couchant sur le côté et en ramenant la
tête fléchie vers la poitrine, tous les troubles disparaissaient ; l'action de la
pesanteur en effet se faisait sentir pour les amygdales en sens inverse ; elles
étaient ramenées en avant et dégageaient le larynx. Après l'ablation des
amygdales, la guérison complète fut obtenue.

La *toux* est très fréquemment observée chez les enfants porteurs
d'amygdales volumineuses, et, comme le fait remarquer West (*Traité
des maladies des Enfants*, 1875, trad. Archambault), « elle peut donner
naissance à la crainte non justifiée de la phtisie, et, dans d'autres cas,
où effectivement il y a de la tuberculisation, conduire à un pronostic plus

sombre que ne le comporte l'importance du désordre pulmonaire. » Ses caractères sont donc très importants à bien connaître et il ne faut pas manquer d'y songer, quand l'auscultation thoracique ne révèle rien.

Chez les enfants, la toux amygdalienne éclate de préférence la nuit, soit au coucher, soit au réveil, par quintes. Elle revient périodiquement, au même moment de la nuit, cesse dans l'intervalle et ne cède à aucun des traitements généraux institués contre elle. Parfois aussi, elle se produit dans la journée ; et quand l'enfant est déjà plus grand, les quintes sont remplacées par un bruit de raclement guttural presque continu.

Cette toux est bien d'origine amygdalienne ; car si le traitement général n'a aucune prise sur elle, le traitement local en amène promptement la disparition. Il faut cependant associer souvent comme cause de la pharyngite chronique.

Quelle en est la pathogénie? Dupuytren (*Clin. chirurg.*, 1859), admet un catarrhe associé des bronches; Wagner (*Ziemssen Handbuch*, t. VII, 1878), de la laryngite. Mais ces deux théories sont démenties par les résultats négatifs de l'auscultation ou de l'examen laryngoscopique; et la toux amygdalienne paraît être une toux purement réflexe, comme l'a bien établi Ruault (Phénom. névrop. réfl. d'orig. amygd., *Arch. laryng.*, avril 1888), et se produit par l'irritation inflammatoire des terminaisons nerveuses amygdaliennes. Cette toux réflexe amygdalienne, d'origine pneumogastrique, est éveillée artificiellement soit en touchant simplement la muqueuse avec l'extrémité d'un stylet, soit en cautérisant au galvanocautère. Au même ordre de phénomènes réflexes, appartiennent les cas d'asthme bronchique, que l'on a signalés coïncidant avec le développement de l'hypertrophie amygdalienne et disparaissant après l'amygdalotomie (Schmidt, Parker, Rendu). Cet asthme amygdalien est à rapprocher de l'asthme nasal.

Troubles de la phonation. — La voix est altérée dans l'hypertrophie tonsillaire; elle est sourde et empâtée; il semble que les enfants parlent en ayant de la bouillie dans la bouche. Si le voile du palais est légèrement parésié, elle prend le timbre nasonné.

L'articulation est défectueuse et indistincte, surtout pour l'*l* et l'*r*. Il est souvent difficile de comprendre les mots ainsi prononcés; et les enfants, atteints dès le bas âge d'hypertrophie des amygdales n'arrivent à parler convenablement que très tard. Si vers l'adolescence ils veulent chanter, ils ne peuvent y réussir et s'enrouent facilement, même si le larynx n'est pas touché. Le mécanisme de cet enrouement a été bien décrit par Michel (de Cologne) (*Deutsche medic. Wochens.*, 1889, n° 20). Il est dû aux adhérences que contracte avec les amygdales hypertrophiées le voile du palais et qui gênent la mobilité des piliers. Or, dans le pilier postérieur, est inclus le muscle pharyngo-staphylin, dont un faisceau, le thyro-staphylin, contribue aux mouvements d'élévation totale du larynx. Si le faisceau thyro-staphylin ne peut librement se contracter, la corde vocale n'est qu'incomplètement tendue et la voie s'enroue. Tous ces troubles disparaissent en sectionnant les adhérences et libérant le pilier.

Troubles des organes des sens. — Nous ne parlerons que pour mémoire du rapport que l'on a voulu établir entre certaines altérations de la vue (conjonctivite, kératite, blépharite, etc.) et l'hypertrophie des amygdales (Chassaignac). Il n'y a entre elles aucune relation directe; elles sont simplement toutes deux sous la dépendance d'une même cause, le lymphatisme.

Des troubles assez sérieux peuvent éclater par contre du côté de l'oreille; et nous ne parlons pas ici, bien entendu, des accidents, imputés à tort autrefois à l'inflammation tonsillaire et qui relèvent des végétations adénoïdes. De la surdité, de l'otalgie intermittente, des bourdonnements, s'observent au cours de l'hypertrophie amygdalienne, alors que le cavum pharyngé est entièrement libre. Comme l'examen tympanique ne permet. d'apprécier aucune lésion, diverses théories ont été émises pour expliquer ces accidents. La théorie qui attribue la surdité à l'occlusion directe de la trompe d'Eustache par l'amygdale elle-même (Robert, Itard, Guersant), ne saurait être admise, en se basant sur les données anatomiques. Noquet (*Bull. méd. du Nord*, 1879) admet la parésie inflammatoire du péristaphylin externe; il ne peut plus remplir son rôle physiologique qui est, dans les mouvements de déglutition, d'assurer l'ouverture de l'orifice tubaire. Ruault se rallie à l'explication réflexe, déjà proposée par Chassaignac. « L'influence exercée par l'amygdale enflammée ou hypertrophiée, dit ce dernier, sur les divisions du plexus pharyngien peut, par relation sympathique et nerveuse, influer sur la manière dont s'accomplissent les fonctions de l'oreille moyenne et par conséquent sur l'audition. » S'il est une part de vérité dans ces deux dernières théories, nous croyons néanmoins que le plus souvent c'est le catarrhe pharyngien concomitant qui doit être mis en cause (Duplay).

Troubles généraux. — L'hypertrophie des amygdales palatines n'entraîne pas par elle-même de troubles importants dans l'organisme. Cependant, si les poussées paroxystiques sont fréquentes, comme elles s'accompagnent d'une fièvre toujours assez vive, il est certain que la santé générale de l'enfant peut être atteinte et sa croissance en souffrir; et c'est d'ailleurs souvent cette cause qui amène les parents à consulter et à demander la guérison de l'affection.

Mais, dans les lésions de l'amygdalite hypertrophique chronique, existe une autre menace pour l'organisme. Il est prouvé que les enfants, porteurs de grosses amygdales chroniquement enflammées, seront plus exposés que d'autres à contracter le germe de maladies infectieuses à début guttural : scarlatine, rougeole, grippe, diphtérie. En outre, au moment des poussées aiguës, les lacunes s'enflamment; et la virulence des microbes, restée jusque-là à l'état latent au milieu des concrétions, s'exalte. Le rôle que joue l'amygdale comme porte d'entrée de maladies infectieuses à manifestations viscérales est des plus nets; il a été établi par les travaux de Bouchard, Landouzy, etc. (Jeanselme, *Gaz. Hôp.*, Rev. génér., janvier 1890) et confirmé une fois encore par la très intéressante communication du professeur Dieulafoy à l'Académie de médecine (50 avril 1895).

Le professeur Dieulafoy a inoculé à 61 cobayes des fragments d'amygdales, ayant cliniquement tous les caractères de l'hypertrophie simple ; 8 sont devenus tuberculeux, dont 6 avec le chancre comme accident initial. Il en a conclu que ces lésions, en apparence bénignes, avaient pris le masque de la vulgaire hypertrophie amygdalienne et n'étaient en réalité que des *formes larvées de tuberculose*, de *bacillose primitive* de l'amygdale.

Si séduisante que soit l'argumentation de notre maître, nous ne pouvons — d'après les seuls résultats des inoculations — admettre la réalité de l'infection tuberculeuse du tissu adénoïde. Dans les expériences en effet, les concrétions lacunaires, aussi bien que le tissu amygdalien proprement dit, ont été inoculées ; or, dans ces concrétions, nous avons dit que l'examen microscopique révélait la présence du bacille de Koch, comme celle du pneumocoque ou du streptocoque. Mais, comme eux aussi, il est là dans les lacunes, à l'état inoffensif, *externe au tissu adénoïde*, qui se trouve protégé par l'intégrité de son revêtement épithélial. Au même titre d'ailleurs on le retrouve dans le mucus des fosses nasales, sans que pour cela on soit en droit de dire qu'il y a tuberculose larvée de la pituitaire (Straus).

Mais, si sa virulence est à ce moment latente pour l'organisme, elle n'en existe pas moins, puisqu'elle est susceptible de se manifester chez les cobayes d'expérimentation ; et en cela les expériences du professeur Dieulafoy présentent un haut intérêt. Que l'inflammation vienne à rompre la barrière protectrice de l'épithélium, le bacille pénètre alors dans le parenchyme glandulaire, puis de là dans le réseau lymphatique qui fait suite aux amygdales ; « cette deuxième étape se traduit par l'apparition de ganglions à la région sous-maxillaire et à la région cervicale ; puis de ganglions en ganglions, de réseaux en réseaux par voie descendante le bacille peut finir par aborder la grande veine lymphatique ou le canal thoracique ; le voilà dès lors lancé dans la circulation veineuse, dans le cœur droit et finalement dans le poumon ; la troisième étape, la tuberculose pulmonaire est constituée. » (Dieulafoy, *Path. int.*, t. II, 1896.)

Formes. Marche. Pronostic. — Les formes que nous avons décrites à l'anatomo-pathologie se retrouvent en clinique et se distinguent par une évolution particulière. Déjà Lasègue (*Traité des angines*, 1866) distinguait deux variétés, « l'une où les amygdales sont d'un rouge livide, d'une résistance presque cartilagineuse, l'autre où elles sont molles, veloutées, dépressibles, d'une teinte opaline ». Ruault (*Union médic.*, 1887), reprenant la question, précise et délimite nettement les deux formes. La première est la forme *dure* ou *scléreuse*, plus fréquente à la fin de la seconde enfance et à la puberté ; elle est consécutive à des amygdalites aiguës ou subaiguës répétées ; elle a peu de tendance à la régression ; elle persiste chez l'adulte, et jusqu'à un âge fort avancé (cas chez des vieillards de 60 ans). « C'est par excellence, dit Sallard (*Hypertr. des amygd.*, Paris, 1892), le terrain des amygdalites aiguës à répétition qui entretiennent et activent le processus hyperplasique, laissant toujours dans leurs entr'actes un léger degré d'irritation chronique. »

La seconde forme appartient essentiellement à l'enfance ; c'est la forme *molle* que l'on peut aussi appeler *adénoïde*, puisque l'inflammation frappe surtout les follicules lymphatiques. Les paroxysmes aigus sont, dans cette forme, nuls ou très peu marqués. Il est de règle générale qu'elle se trouve associée à l'hyperplasie des autres éléments lymphoïdes du pharynx (amygdale pharyngée, amas lymphatiques de la paroi postérieure du pharynx) et elle n'est qu'un des éléments dissociés de l'affection qu'il serait logique de décrire sous le nom de *pharyngite hypertrophique généralisée* de l'enfance (Ruault). Cette forme a tendance à la régression spontanée après la puberté, vers 18 ou 20 ans, suivant la loi d'évolution des éléments lymphatiques dans l'organisme.

Ce sont là les deux formes types; mais, le plus souvent, la forme adénoïde elle-même, sous l'action de causes accidentelles, n'échappe pas aux poussées paroxystiques; et par l'inflammation des travées conjonctives se constitue une forme mixte : c'est celle qu'en réalité on observe le plus fréquemment.

A ces deux variétés on doit en ajouter une troisième : l'*amygdalite lacunaire chronique pseudo-hypertrophique*, bien mise en lumière par des travaux récents (Moritz Schmidt, *Therap. Monats.*, oct. 1889; Michel (de Cologne), *Deuts. Med. Woch.*, 1889; Gampert, thèse Paris, 1891). Dans cette forme, les traits caractéristiques sont : la fétidité de l'haleine et le mauvais goût; l'expulsion, dans des quintes de toux sèche et fatigante, de petites masses caséeuses, blanchâtres, d'odeur infecte ; la gêne de la déglutition et les nausées, plus fréquentes, ainsi que les poussées inflammatoires subaiguës, que dans les autres formes. L'amygdalite lacunaire existe rarement seule chez les enfants; elle vient se greffer sur les autres variétés d'amygdalite chronique.

Le *pronostic* de l'hypertrophie amygdalienne ressort des diverses considérations symptomatologiques que nous venons d'exposer. Si par elle-même elle ne met pas en jeu l'existence, elle crée dans l'organisme un *locus minoris resistentiæ* par où peuvent pénétrer les germes de dangereuses infections générales. « Les amygdales devront compter à l'avenir comme une des portes d'entrée les plus redoutables de la tuberculose humaine, dit Dieulafoy (*Man. Path. Int.*, t. II, Paris, 1896). »

L'affection doit donc être tenue pour sérieuse et traitée avec attention.

Diagnostic. — Le diagnostic *différentiel* de l'affection est très simple chez les enfants. L'âge permet d'éliminer les tumeurs, kystes hydatiques, fibromes, encéphaloïde, épithélioma, lymphadénome. Nous dirons quelques mots de la différenciation avec les lésions syphilitiques, qui peuvent s'accompagner d'hypertrophie de la glande. Le chancre syphilitique est unilatéral, ulcéré à sa surface, d'une dureté ligneuse à sa base; on trouve à la région sous-maxillaire un gros ganglion satellite, indolore et dur, entouré de ganglions plus petits. D'ailleurs l'évolution de la maladie ne laisse pas longtemps dans le doute. Au début de la période secondaire, en même temps que l'infection ganglionnaire, il peut se développer une hypertrophie des amygdales, parfois considérable. Cette hypertrophie est indolente, bilatérale parfois, mais plus souvent unilatérale; elle s'établit rapidement en une dizaine de jours; la muqueuse reste normale, d'aspect grisâtre. Au palper, la con-

[H. CUVILLIER]

sistance est plutôt fibreuse, avec sensation de petits noyaux durs disséminés. Cette hypertrophie précède l'apparition des plaques muqueuses ; elle disparaît ordinairement après la période secondaire (Jullien, *Mal. vénér.*, Paris, 1886). Cependant elle peut persister, avec les caractères ordinaires d'une hypertrophie inflammatoire, dont la syphilis aura été l'origine. Les antécédents, les adénopathies concomitantes multiples, l'évolution feront faire le diagnostic. Des lésions syphilitiques secondaires se greffent aussi sur une amygdale hypertrophiée préalablement, elles sont alors l'occasion d'une poussée paroxystique simple et laissant, après leur guérison, la lésion antérieure aggravée.

Dans le cas d'amygdalite lacunaire, un point intéressant de diagnostic à fixer est celui avec la pharyngomycose. Mais, dans cette affection, que nous avons très rarement observée parmi les nombreux enfants que nous avons examinés, les points blancs siègent aussi bien dans l'intervalle des cryptes : ils sont en forme de houppe ; très adhérents à la muqueuse et très tenaces, sans odeur et ne donnant lieu qu'à une réaction inflammatoire, nulle ou insignifiante. Enfin l'examen microscopique révélera dans les productions, l'accumulation de longs filaments de leptothrix buccalis. La pharyngomycose est plus fréquente à l'âge adulte.

L'amygdalite lacunaire ne sera pas non plus confondue avec la tuberculose caséeuse, dans laquelle l'ulcération, à marche progressive, aura un fond jaunâtre et sera entourée de nodules tuberculeux en évolution ; d'ailleurs, la tuberculose caséeuse amygdalienne évolue toujours avec des lésions tuberculeuses pulmonaires avancées.

Le diagnostic positif doit être minutieusement établi, quant aux différentes formes de l'affection ; car de lui dépend le traitement à adopter. Enfin, pour être complet et ne laisser place à aucune méprise ultérieure, le diagnostic portera aussi sur l'état des régions voisines ; il faudra s'assurer si l'on est en présence d'une hypertrophie des amygdales simple ou associée à des lésions du pharynx buccal ou nasal.

Traitement. — Après une première atteinte d'amygdalite aiguë, afin de prévenir autant que possible les récidives qui sont pour ainsi dire de règle, on pourra conseiller un *traitement prophylactique*. Outre les précautions hygiéniques indispensables et tendant à éviter toute cause d'irritation de l'organe, on prescrira des gargarismes et des badigeonnages astringents et antiseptiques (boriqués, phéniqués, salicylés, tannin, glycérine iodée, nitrate d'argent, alun). Mais, en dehors de ces cas, le traitement médical n'a d'intérêt qu'au point de vue général, s'il s'agit de modifier le terrain strumeux sur lequel se développe l'affection.

Le traitement local, une fois l'hypertrophie nettement constituée, *ne doit être que chirurgical*. Ce traitement chirurgical, qui seul permet de détruire radicalement les lésions, varie selon les formes d'hypertrophie que l'on a à traiter. Voici quelle est notre pratique personnelle :

1° Dans les cas *d'hypertrophie pédiculée* : il faut faire l'amygdalotomie ; et nous conseillons d'employer l'amygdalotome. L'instrument est très pratique et on peut rapidement apprendre à le manier avec habileté. On débarrasse le patient en une seule séance; et en ayant soin de n'opérer qu'une fois toute trace d'inflammation disparue complètement, nous n'avons jamais eu la moindre crainte d'accident; c'est pour nous le procédé de choix chez les jeunes enfants. Si l'on a affaire à un malade plus âgé, surtout chez les filles au moment de la puberté, on peut employer l'anse galvanique : l'opération est absolument exsargue. Cette manière de faire à cet âge est excellente; mais la difficulté que l'on éprouve à bien placer l'anse, s'il n'y a pas immobilité du sujet, la rend peu pratique chez les jeunes enfants. Il faudrait, pour l'employer, endormir; or, l'ablation des amygdales doit se faire, si l'on en a tant soit peu l'habitude, avec une rapidité telle qu'il est inutile de courir les risques de l'anesthésie.

Pour que l'amygdalotomie soit bien faite et donne un résultat définitif, il faut sectionner l'amygdale net au ras des piliers et ne laisser aucun lobe aberrant; autrement on s'exposerait à des mécomptes et on verrait reparaître l'hypertrophie, la première opération ayant été incomplète (fausse récidive).

L'amygdalotome ne permettant d'enlever que le tissu qui dépasse les piliers, si l'on se trouve en présence d'une forme mixte, où la portion pédiculée s'implante au fond de la loge par une large masse enchatonnée, il ne faudra pas manquer, une fois l'amygdalotomie faite, de traiter le moignon restant. On emploiera alors la méthode que nous allons décrire pour les amygdales enchatonnées.

2° Si l'*amygdale est enchatonnée*, et le tissu homogène, on fera en surface *des pointes de feu*, qui réduiront peu à peu le tissu. On se servira du galvano-cautère; les séances seront espacées, pour chaque amygdale, d'une huitaine de jours; mais dans la même semaine, on peut toucher les deux amygdales. Le temps que demande le traitement est forcément très variable, selon le volume de la masse à réduire; selon sa consistance, les amygdales molles fondant avec rapidité, les scléreuses cédant au contraire bien plus difficilement; enfin, selon la tolérance de l'enfant et la réaction qu'il présente pendant les 48 heures qui suivent la cautérisation; on peut évidemment, selon tel sujet, faire plus ou moins de pointes de feu dans la même séance. Nous recommandons de faire les pointes de feu disséminées à chaque séance sur la surface de l'amygdale, de manière à obtenir la rétraction parallèle sur toute l'étendue et éviter de creuser des cavités dans lesquelles, ainsi que nous l'avons vu dans des cas inhabilement traités, peut se produire de la suppuration. Afin d'obtenir un bon résultat avec le galvano-cautère, il faut continuer les cautérisations assez longtemps pour que la rétraction soit complète et le moignon devenu fibreux, de façon à éviter toute récidive. Si l'amygdale enchatonnée est très volumineuse et que l'on prévoie un nombre de séances trop considérable, on peut en faire l'*ablation par morcellement* avec des pinces appropriées. Cette méthode rendra de grands services, quand il y a des adhérences avec le voile et qu'on veut libérer les piliers.

3° Enfin, dans les cas *d'amygdales lacunaires*, on peut aussi faire l'ablation par morcellement ou bien *discisser l'amygdale*. Cette méthode a pris un grand développement depuis que l'amygdalite lacunaire et ses lésions

[H. CUVILLIER.]

sont mieux connues et a remplacé, avec avantage dans nombre de cas, la méthode anciennement employée, des pointes de feu en surface. Les cryptes sont, en effet, très profondes; si l'on ne traite que la surface, le fond reste infecté.

La discission peut se faire à froid; ou à chaud, avec un cautère recourbé qui déchire alors le tissu en le brûlant. Nous préférons ce dernier procédé qui est moins douloureux. La discission consiste à introduire la pointe de l'instrument dans un orifice lacunaire et à la faire sortir par un autre; ou bien à travers le tissu dans un point voisin; on divise alors le tissu ainsi compris dans la concavité du crochet (Gampert). On règle les séances comme pour les cautérisations simples.

Toutes ces interventions doivent se faire après cocaïnisation; et après elles, des soins particuliers seront pris pendant un nombre de jours variable selon l'importance du traumatisme.

L'hypertrophie amygdalienne, convenablement traitée, ne récidive pas.

X

PHARYNGITE CHRONIQUE

PAR LE Dr H. CUVILLIER
Ancien interne des hôpitaux de Paris.

Sous la dénomination de *pharyngite chronique,* nous réunirons, dans la même description, la pharyngite granuleuse, le catarrhe pharyngien et la pharyngite chronique diffuse. Chez les enfants, ces diverses variétés n'ont pas vis-à-vis les unes des autres de caractères suffisamment tranchés et s'associent trop fréquemment entre elles pour qu'on puisse les séparer en espèces nosologiques distinctes; ce ne sont en somme que des formes d'une même affection, l'inflammation chronique du pharynx. La pharyngite chronique n'a d'ailleurs pas, dans le jeune âge, l'importance qu'elle prend à l'âge adulte; et ses symptômes se trouvent dominés par ceux d'affections ordinairement concomitantes, l'hypertrophie des amygdales ou les végétations adénoïdes.

Anatomie pathologique. — L'inflammation porte sur les éléments lymphoïdes, les glandes mucipares ou les éléments conjonctivo-vasculaires de la muqueuse.

Les follicules clos hypertrophiés constituent ce qu'on appelle communément les *granulations* du pharynx. Si la granulation est petite, elle n'est formée que d'un seul follicule; volumineuse, elle en renferme plusieurs. Les mailles du réticulum lymphatique sont gorgées de cellules. L'épithélium de revêtement, parfois normal, est le plus souvent épaissi. L'infiltration des follicules s'accompagne presque toujours d'inflammation catarrhale de la muqueuse.

Au centre de la granulation existe un orifice (Guéneau de Mussy, Cornil et Ranvier), visible d'habitude seulement au microscope. Cet orifice correspond au conduit excréteur de la glande acineuse sous-jacente. A son niveau on trouve dans certains cas un enduit muco-purulent et la muqueuse y est superficiellement ulcérée. Le conduit excréteur, souvent distendu par les sécrétions, passe entre les follicules ou dans l'épaisseur de l'un d'eux. Les glandes acineuses peuvent être augmentées de volume; quand les lésions sont déjà anciennes, les acini ou les conduits excréteurs peuvent se dilater en cavités kystiques et contenir des granulations calcaires.

Les vaisseaux sont très nombreux et dilatés; les veines prennent les caractères variqueux (*pharyngite vasculaire*).

Les éléments conjonctifs de la muqueuse présentent les altérations classiques de l'inflammation banale : épaississement par accumulation de faisceaux fibreux épais, séparés par des couches de cellules plates et de cellules lymphatiques.

Formes. — **Étiologie.** — Aux lésions anatomiques sont liées les formes

cliniques; chez les enfants, celles qui sont de beaucoup les plus fréquentes
sont la *pharyngite granuleuse* ou *pharyngite folliculaire hypertrophique*
(Ruault, *in* Traité de Médecine Bouchard), constituée par l'hypertrophie des
follicules clos, et le *catarrhe pharyngien*, sous la dépendance des lésions
glandulaires et de l'inflammation vasculaire. La *pharyngite chronique
diffuse* est essentiellement une maladie de l'âge adulte; elle ne nous intéresse que dans les cas où elle est secondaire à l'évolution de la pharyngite
catarrhale de l'enfance et à l'hypertrophie de l'amygdale pharyngée.

La pharyngite granuleuse et le catarrhe pharyngien coexistent habituellement avec les végétations adénoïdes; fréquemment l'hypertrophie des
amygdales palatines vient se joindre à elles et ainsi se trouve constituée par
l'hypertrophie de tous les éléments lymphatiques du pharynx, la *pharyngite
hypertrophique généralisée* de l'enfance. Cette forme est souvent primitive
et s'installe d'emblée chez des enfants au tempérament strumeux. Parfois,
pharyngite granuleuse et hypertrophie des amygdales palatines s'observent
sans concomitance de végétations adénoïdes.

Secondairement, les lésions de la paroi postérieure du pharynx succèdent
à des irritations *a frigore*, comme toutes les fois où la respiration se fait
par la bouche — ou à des *maladies infectieuses à déterminations locales*
(rougeole, scarlatine, grippe, diphtérie, coqueluche, fièvre typhoïde).

Symptômes. — Les symptômes sont d'ordre physique ou fonctionnel.

Symptômes physiques. — Quand on veut inspecter la paroi postérieure
du pharynx chez un enfant, il faut le mettre devant soi, en pleine lumière,
la bouche largement ouverte. L'abaisse-langue, placé sur la langue de
manière à ne pas dépasser la réunion des 2/3 antérieurs et du 1/3 postérieur,
la déprime doucement, en la maintenant derrière l'arcade dentaire inférieure. L'enfant doit respirer largement et tranquillement; et, la première
inspection faite dans cette position, on lui demandera de prononcer la
voyelle A à haute voix et intelligiblement, sans donner de son guttural ou
de raclement. L'émission de cette voyelle amène l'élévation du voile et
permet de voir une partie de la muqueuse cachée derrière la luette. En
suivant cette méthode, on évitera les contractions spasmodiques du voile et
la production de réflexes nauséeux, qui, épaississant et congestionnant anormalement la paroi postérieure du pharynx, pourraient donner lieu à des
erreurs de diagnostic; et, seulement si la circulation de retour est normalement établie, on jugera bien des caractères objectifs.

Quand les follicules clos sont hypertrophiés, ils apparaissent sur la
paroi postérieure du pharynx comme des saillies isolées, de forme lisse,
arrondie ou ovoïde; de colorations pâle et jaunâtre, translucide et gélatiniforme. Cet aspect, observé dans la forme primitive de pharyngite hypertrophique généralisée de la première enfance, se modifie à la fin de la seconde
enfance et dans l'adolescence; après une série de poussées inflammatoires,
la granulation est devenue plus ferme, rose ou rouge sombre et elle est
entourée de veinules dilatées.

Le volume des granulations varie d'une tête d'épingle à celui d'un
gros pois.

Elles peuvent être disséminées sans ordre sur la paroi postérieure, qui devient alors mamelonnée, tomenteuse, mûriforme. Cependant, elles se localisent fréquemment en quelques points d'élection : sur les régions latérales, où, par leur cohérence en arrière et tout le long des piliers postérieurs, elles forment des bourrelets à surface irrégulière, s'étendant de l'orifice de la trompe d'Eustache à l'épiglotte et donnant l'illusion de *faux piliers* (*pharyngite latérale*); en arrière de la luette, où leur agglomération constitue un large placard ovoïde, à petite extrémité inférieure.

Derrière le voile du palais, elles tapissent le pharynx nasal et finalement se confondent avec la masse hypertrophiée de l'amygdale pharyngée. Parfois, cependant, jusqu'au sommet de la voûte, elles restent isolées les unes des autres, donnant au doigt la sensation d'un semis granuleux, au milieu duquel se détache une petite masse plus volumineuse, correspondant à l'amygdale pharyngée. Si, dans ces cas, on a affaire à la variété molle des granulations, le doigt, au lieu de la résistance dure de la muqueuse normale, rencontrera une surface tomenteuse, mollasse, se laissant pénétrer et écraser et saignant facilement. Peu épaisse d'ailleurs, bien limitée à la partie supérieure de la voûte pharyngée, *laissant les choanes entièrement libres, et devant par conséquent être nettement distinguée de la tumeur adénoïde*, cette lésion serait, il nous semble, utilement mise à part et désignée sous le nom de *pharyngite fongueuse*. Le terme de tumeur adénoïde doit être réservé pour les cas où l'hypertrophie de l'amygdale pharyngée est assez marquée pour entraîner des troubles fonctionnnels directement en rapport avec elle.

- Entre les divers amas lymphoïdes, la muqueuse apparaît lisse, unie, et, par opposition de couleur, un peu blanchâtre; parfois aussi, quand il existe du catarrhe chronique diffus, elle « se hérisse de granulations plus petites et prend une apparence chagrinée, due en partie aux saillies que le mucus transparent forme en débordant des orifices glandulaires; il suffit, en effet, de passer sur la muqueuse un tampon de coton hydrophile sec pour modifier son aspect et ramener sa surface à un état beaucoup plus lisse qu'auparavant, en même temps qu'on recueille sur le tampon un amas de mucus filant et visqueux dont souvent on n'eût pas soupçonné l'abondance. » (Ruault, *in* Traité de Méd. Bouchard.) Quand le catarrhe est intense, on voit des mucosités agglomérées, visqueuses, muco-purulentes plus ou moins adhérentes à la paroi postérieure du pharynx. Ces mucosités coulent du rhino-pharynx (*catarrhe rhino-pharyngien*); parfois, l'examen se fait au moment où, après un effort de toux, le pharynx buccal s'est dégagé : il apparaît alors absolument lisse. Mais, si en enfonçant vivement l'abaisse-langue au fond de la gorge, on provoque un mouvement de nausée, le voile, en se contractant, exprime les mucosités restées contenues dans le cavum pharyngé, et les fait sourdre derrière la luette, révélant ainsi l'existence d'un catarrhe qu'un examen incomplet et hâtif aurait laissé ignorer.

Les vaisseaux enflammés de la paroi pharyngienne se confondent dans la teinte rosée uniforme de la muqueuse; ou bien, si leurs altérations sont plus marquées, ils apparaissent autour et entre les granulations sous forme d'un lacis variqueux (*pharyngite vasculaire*). Ces varices d'un rouge sombre sont souvent très développées, et, se rompant dans un violent accès de toux, peuvent teinter de sang les crachats.

Quand on a avec soin inspecté le pharynx buccal et le pharynx nasal et bien établi les diverses lésions, il faudra, pour compléter son diagnostic, examiner les régions voisines : les amygdales palatines et linguale; le voile du palais; le larynx; les fosses nasales surtout, aux affections desquelles la pharyngite chronique est très souvent secondaire; l'imperméabilité nasale entraîne la respiration vicieuse par la bouche, et nous avons établi que c'était là une des causes de la pharyngite chronique.

Symptômes fonctionnels. — Marche. — Complications. — Dans la pharyngite hypertrophique généralisée, les symptômes fonctionnels, dus à la pharyngite chronique, sont masqués et relégués au second plan par ceux de l'hypertrophie amygdalienne et des végétations adénoïdes. Cependant il en est un qui conserve toute son importance et sur lequel il nous faut insister. c'est la *toux pharyngée*. Dans une récente communication (*Soc. Méd.*, IX⁰ arrond., Paris, 15 oct. 1896), MM. les Dʳˢ Millon et Comby en ont bien établi les caractères. On doit en distinguer deux variétés : tantôt c'est une grosse toux, procédant par quintes répétées, survenant relativement rarement, mais à certains moments que l'on peut déterminer, c'est-à-dire à ceux où le *muco-pus* collecté descend vers le larynx et éveille le réflexe de la toux (quintes du soir, du milieu de la nuit, du réveil; dans la journée quand l'enfant s'agite, crie ou pleure) ; ces quintes amènent dans la gorge des mucosités, des glaires que chez les tout petits on doit ramener avec le doigt ou le pinceau; qui, chez les plus grands, sont crachés; mais qui, le plus souvent, sont déglutis aussitôt que détachés. Quand la quinte est violente, les mucosités sont striées de sang, et elle peut s'accompagner de nausées, de vomissements même. A côté de cette variété grasse de la toux, on observe aussi fréquemment, quand l'enfant est déjà un peu âgé, une variété sèche, analogue à celle de l'adulte; c'est alors une toux presque continuelle, ne cessant guère qu'au moment des repas et pendant le sommeil, caractérisée non plus par des quintes, mais par des secousses isolées de raclement sonore (ou *hem* caractéristique), et fatigante autant pour l'entourage que pour le patient. Cette toux ne s'accompagne pas de mucosités abondantes, mais de temps en temps du rejet d'une petite boule, de la grosseur d'un grain de chènevis, de mucus grisâtre congloméré.

Les sensations de sécheresse, de picotements ou de chatouillements, de corps étranger, que provoquent dans la gorge les granulations ou les amas de mucosités, ne sont pas, à vrai dire, douloureuses; elles ne sont qu'une simple gêne. La *douleur* n'existe qu'au moment des poussées aiguës. La pharyngite chronique procède, en effet, par *poussées inflammatoires*, catarrhales, subaiguës ou aiguës, pendant lesquelles les granulations et la muqueuse intermédiaire se congestionnent. La déglutition devient alors pénible, celle de la salive et des corps liquides plus que la déglutition d'aliments solides; la douleur à caractères névralgiques peut s'irradier vers l'oreille. Pendant ces paroxysmes, tous les symptômes, d'ailleurs, s'exagèrent, les follicules augmentent de volume; la sécrétion glandulaire est plus abondante; la coloration de la paroi pharyngée devient rouge vif, la toux est plus fréquente. Ces crises se calment, en général, assez rapidement, mais en laissant après elles les lésions plus marquées qu'auparavant. De plus, elles éclatent sous l'action des causes les plus légères et les plus banales. La plus légère variation de température suffit parfois à les provoquer, et ce n'est pas un des moindres ennuis de l'affection que la nécessité où l'on se trouve de veiller constamment sur l'enfant, afin de lui éviter tout refroidissement.

Le catarrhe ne reste pas localisé à la muqueuse pharyngienne; mais très fréquemment il se propage du côté du larynx ou des oreilles. Les propagations laryngiennes, si importantes chez les adultes, le sont moins chez les enfants; il n'en est pas de même pour les propagations à la trompe d'Eustache et à l'oreille. Elles peuvent devenir la cause de surdités définitives et doivent être surveillées avec le plus grand soin; on les évitera, d'ailleurs, par le traitement rigoureux et méthodique de l'affection occasionnelle.

Diagnostic. — Le diagnostic positif est facile à faire, quand une fois on a eu l'attention attirée vers la gorge et qu'on en examine systématiquement les diverses régions. Les symptômes objectifs de l'affection ne permettent pas de confusion. Dans la *pharyngo-mycose leptothrixique*, il y a des points blanchâtres en forme de houppes ou d'aiguillons, durs et adhérents intimement à la muqueuse.

Le point délicat est plutôt de penser à chercher dans les lésions de la paroi pharyngienne la cause de troubles voisins, auriculaires ou laryngiens, que l'on s'efforcerait en vain de guérir si on ne traitait pas la lésion initiale.

De même pour la toux : nombre d'enfants qui toussent sont traités, sans le moindre résultat, pour de la bronchite ou de l'adénopathie trachéo-bronchique; ils seraient rapidement débarrassés par un traitement local qui modifierait la muqueuse pharyngée. Si donc l'auscultation ne révèle ni sibilance, ni ronflement; si la sonorité normale permet d'éliminer toute hypertrophie des ganglions trachéo-bronchiques, il faut examiner le pharynx; et on y trouvera la cause, cherchée vainement ailleurs.

Ce diagnostic de la toux pharyngée prend une importance toute particulière quand il s'agit de la coqueluche, ainsi que l'a bien établi le Dr Millon. Les quintes, nous l'avons dit, peuvent s'accompagner de vomissements; mais le diagnostic sera assez facile : au début de la coqueluche, il y a des phénomènes bronchitiques qui n'existent pas dans la pharyngite, et les accès de toux pharyngée ne s'accompagnent jamais de reprise. Mais à la fin, les lésions pharyngées, développées d'ailleurs ou augmentées par la coqueluche, ainsi qu'il a été établi à l'étiologie, entretiennent pendant longtemps des quintes violentes; ces quintes pharyngées peuvent faire croire à une persistance de la coqueluche, et, résistant à tout traitement général, ne cèdent qu'aux topiques locaux. Il ne faudra donc jamais, dans la coqueluche, manquer d'examiner et de traiter le pharynx.

Le diagnostic de la pharyngite chronique doit toujours être complété par l'examen des organes voisins et le diagnostic des causes qui entretiennent l'affection.

[H. CUVILLIER.]

Traitement. — Le traitement général n'est ici qu'un adjuvant du traitement local ; il doit avoir pour but de modifier le tempérament, lymphatique le plus souvent, du petit malade.

Le traitement local consiste, quand les lésions sont légères, en gargarismes et pulvérisations (antiseptiques, sulfureux) ; en badigeonnages (résorcine, 5 à 10 pour 100 ; nitrate d'argent, 1/50-1/100 ; chlorure de zinc, 1/100 ; glycérine iodée, 1/50). Les badigeonnages porteront non seulement sur le pharynx buccal, mais aussi sur le pharynx nasal. Contre le catarrhe rhino-pharyngien, il faudra employer les irrigations nasales tièdes boriquées ou salées, qui sont de beaucoup le meilleur moyen pour débarrasser les fosses nasales et le cavum pharyngé des mucosités qui les encombrent ; convenablement administrées, elles ne nous ont jamais donné, dans les cas très nombreux où nous les avons prescrites, le moindre mécompte. Comme moyen adjuvant ou si le jeune âge de l'enfant ne permet pas de les faire prendre facilement, on prescrira dans les narines des instillations d'huile mentholée (1/40-1/50, un demi-centimètre cube dans chaque narine) ; l'huile mentholée, après avoir très efficacement impressionné la muqueuse des fosses nasales, pénétrera jusque dans le rhino-pharynx, en prenant soin de mettre, pendant l'injection, légèrement en arrière la tête de l'enfant.

Si les granulations sont très volumineuses, les moyens purement médicaux seront insuffisants. Il faudra alors, après un grattage préalable, appliquer sur la surface mise à vif de la teinture d'iode pure, ou mieux, et d'une manière moins douloureuse, détruire au galvano-cautère les follicules hypertrophiés. Après un premier traitement, le malade doit toujours être tenu, pendant assez longtemps, en surveillance ; car, à côté des points guéris, de nouvelles granulations peuvent se produire. La médication sulfureuse ultérieure sera utile (Eaux-Bonnes, Cauterets, etc.).

Enfin, dans les cas de catarrhe rhino-pharyngien et de pharyngite fongueuse, si les irrigations et les badigeonnages ne donnent pas de guérison, on devra curetter la muqueuse.

En même temps qu'un traitement topique sera dirigé contre la pharyngite chronique, il faudra traiter les affections concomitantes ou celles qui si fréquemment tiennent les lésions pharyngées sous leur dépendance (lésions nasales).

XI

VÉGÉTATIONS ADÉNOÏDES

PAR M. H. CUVILLIER

Ancien interne des hôpitaux de Paris.

Définition. — Historique. — L'hypertrophie du tissu lymphoïde du pharynx nasal constitue ce qu'on dénomme communément « végétations ou tumeurs adénoïdes » ; et c'est en réalité sous le nom d'hypertrophie de l'amygdale pharyngée que l'affection devrait être étudiée, — aussi tout en conservant, pour nous conformer à la terminologie courante, le terme de « végétations adénoïdes », emploierons-nous indifféremment, au cours de l'article, l'une et l'autre expression.

Les symptômes, auxquels donne lieu l'hypertrophie de ce tissu lymphoïde, sont connus depuis longtemps ; et de fait, ils forment un ensemble assez saisissant pour qu'ils n'aient pu échapper à l'attention des anciens cliniciens. Mais l'imperfection des méthodes d'examen dont ils disposaient leur en avaient fait donner une interprétation erronée, et c'est à l'hypertrophie des amygdales palatines qu'avaient été rapportés les accidents dus aux végétations adénoïdes (Dupuytren, Robert). Voyant persister ces accidents après l'ablation des amygdales, les auteurs auraient certes dû chercher à en pénétrer la raison et à en découvrir la véritable cause ; ils en étaient séparés par le voile du palais et nul ne pensait à soulever ce rideau qui masquait la lésion anatomique. Il fallut attendre la découverte de nouveaux procédés d'investigation clinique que Czermak, en donnant les règles de la laryngoscopie, introduisit dans l'étude des affections des voies respiratoires supérieures. C'est lui qui, en 1860 paraît avoir vu et signalé le premier les végétations adénoïdes, en décrivant sur la voûte de la cavité pharyngienne, tout près de l'orifice de la trompe d'Eustache, « deux petites tumeurs, dont l'une ressemblait à une crête de coq ».

Le pharynx nasal devient alors l'objet d'études suivies, qui peu à peu se précisent. En 1862, Clarke en étudie une affection glandulaire, probablement l'hypertrophie de l'amygdale pharyngée ; en 1865, Valtolini ; en 1867 et 1868, Lœwenberg et de Trœltsch signalent des cas de surdité, en relation avec les lésions du tissu adénoïde du pharynx nasal.

Enfin, le travail de M. Meyer (de Copenhague) établit d'une façon définitive la symptomatologie et l'anatomie pathologique de l'affection.

Dans son étude magistrale (1868-1873-1874), basée sur 102 observations, il démontre nettement l'importance des lésions du tissu adénoïde du pharynx nasal ; et, créant l'expression de végétations adénoïdes, il établit d'une façon précise les relations de cause à effet avec des symptômes dissociés jusque-là en maladies distinctes ; il nous apprend le traitement de l'affection, nous montre sa guérison radicale et réalise, en un mot, selon l'heureuse expression de Lermoyez, « une des plus utiles synthèses de la pathologie ».

Depuis cette époque, de très nombreux mémoires ont paru sur la marche clinique, l'anatomo-pathologie, le traitement des végétations adénoïdes. Citons seulement ceux de Guye (d'Amsterdam), de Michel (de Cologne), de Lœwenberg, de Woakes, de Trautmann et les excellentes thèses de Chatellier et de Balme.

Étiologie. — L'amygdale pharyngée s'hypertrophie sous l'action de causes prédisposantes, d'ordre général, et de causes efficientes, d'ordre local.

L'influence héréditaire se place au premier rang de la prédisposition, et elle peut se manifester soit par une hérédité similaire, soit par une hérédité de terrain. Que de fois n'avons-nous pas vu un petit adénoïdien, amené à la consultation par un de ses parents, à déformations faciales caractéristiques, ou bien encore se plaignant d'avoir été, lui aussi, toujours sensible de la gorge et des amygdales, et d'avoir souffert des oreilles ! Fréquemment aussi, dans la même famille, nous trouverons plusieurs enfants porteurs de végétations adénoïdes. Mais, tandis que très développées chez l'un, elles réalisent le type complet de l'affection, avec son ensemble de troubles auriculaires et respiratoires, chez l'autre, elles ne déterminent que de l'enchifrènement, du coryza à répétition et du catarrhe rhino-pharyngien.

S'agit-il simplement d'une hérédité de terrain? L'enfant sera de souche syphilitique, tuberculeuse, lymphatique. La prédisposition ne crée plus alors la maladie ; elle favorise l'action des causes locales. Nous voyons en effet une affinité étroite entre le tempérament lymphatique et les lésions adénoïdes du pharynx. Les adénoïdiens sont des lymphatiques ; et très souvent il nous a été donné d'observer, en même temps que l'hypertrophie de l'amygdale pharyngée, le développement anormal d'autres organes du système lymphatique (adénite cervicale, adénopathie trachéo-bronchique). C'est même en se basant sur cette constitution lymphatique de l'adénoïdien, que certains auteurs ont pu soutenir la théorie de la régression des végétations adénoïdes à l'âge adulte.

Parmi les diverses manières dont se manifeste l'influence héréditaire, nous devons signaler l'opinion émise par Balme. Pour lui, on est, dans certains cas, en présence de malformations natives faisant partie d'un ensemble de difformités congénitales, de stigmates physiques, qui atteignent également les membres, le crâne et la cavité nasale, qui se retrouvent, au complet chez les dégénérés et auxquelles s'est ajoutée par surcroît l'hypertrophie du tissu de l'anneau lymphatique de Waldeyer. Ces malformations natives ont une influence pour ainsi dire primordiale sur le développement postérieur des végétations adénoïdes.

La question change donc de face : la malformation crânienne, qui, portant sur l'infériorité du diamètre transversal de la base du crâne, amène une atrésie des cavités de la face et du pharynx nasal, serait héréditaire. Les végétations adénoïdes ne se développeraient que secondairement.

A notre avis, cette théorie se trouve infirmée par les cas si nombreux où l'ablation des végétations adénoïdes, faite en temps opportun, amène la disparition des troubles du développement de la face. Les végétations adénoïdes créent la déformation faciale ; elles n'en sont pas le résultat.

Les premiers cas de végétations adénoïdes furent étudiés dans des pays humides ; aussi avait-on tout d'abord attaché une grande importance au climat et lui avait-on attribué un rôle prépondérant dans le développement de l'affection.

Depuis qu'elle est mieux connue, les travaux très nombreux, parus de tous côtés, en ont affirmé la fréquence sous toutes les latitudes. Ce serait cependant une erreur de refuser toute influence aux conditions météorologiques ou hygiéniques. Elles en ont même une fort importante, en ce sens que, favorables aux manifestations lymphatiques, elles peuvent déterminer au sein de l'amygdale pharyngée préalablement développée, des poussées d'inflammation aiguë, d'adénoïdite qui, en se répétant, finissent par en constituer l'hypertrophie chronique. Aussi les végétations adénoïdes se rencontrent-elles plus fréquemment dans les centres urbains qu'à la campagne.

Le sexe ne joue aucun rôle, garçons et filles se rencontrant en proportion égale pour les cas observés. Il n'en est pas de même de l'âge. C'est surtout pendant la seconde enfance, entre 5 et 15 ans, qu'évoluent les végétations adénoïdes et que les troubles provoqués sont les plus manifestes. Néanmoins, on les observe souvent dans la première enfance ; sur 425 cas observés à notre clinique, nous en trouvons 97 de 0 à 5 ans. Chez le nourrisson, elles y donnent lieu à une forme spéciale, dont les symptômes sont intéressants à bien fixer.

On les rencontre aussi chez l'adulte, quand elles n'ont pas subi la loi de régression qui frappe à l'époque de la puberté les organes du système lymphatique. Ainsi que nous l'avons montré par des examens histologiques, dans notre thèse (1890), on peut se trouver, même chez des vieillards, en présence d'une inflammation de l'amygdale pharyngée, à un stade entièrement actif, sans aucune trace de dégénérescence du tissu, sans lésions du système vasculaire et où le rôle des follicules clos est tout à fait prédominant. La structure histologique en est absolument semblable à celle des végétations développées chez les enfants.

Entre les causes locales, l'inflammation joue le principal rôle ; et, sauf dans les cas où l'affection est congénitale, on peut dire que l'hypertrophie de l'amygdale pharyngée est le résultat de poussées successives inflammatoires ; *d'adénoïdites*, dont la résolution imparfaite augmente, à chaque crise aiguë, le volume de la masse enflammée et finit par constituer la tumeur adénoïdienne. C'est bien établi l'importance des irritations locales *a frigore* : rhinites, rhino-pharyngites, pharyngites — et des irritations locales *d'origine infectieuse*. La grippe, la rougeole, la coqueluche, la scarlatine, la diphtérie, la fièvre typhoïde sont des maladies infectieuses à détermination rhino-pharyngienne ; et fréquemment nous entendons les parents nous signaler que c'est après l'une d'elles que les accidents se sont développés et ont attiré leur attention. Les végétations adénoïdes une fois constituées, l'inverse est vrai aussi, et les inflammations de l'amygdale pharyngée tiennent sous leur dépendance nombre de coryzas ou de pharyngites à répétitions.

[H. CUVILLIER.]

En résumé, de l'étude des causes qui président à l'évolution des tumeurs adénoïdes, résulte cette conclusion : *qu'elles se développent, sous l'influence d'irritations locales répétées, chez des individus prédisposés.*

Cette notion étiologique est très importante à établir, car elle est l'indication formelle d'un traitement prophylactique, sur lequel nous aurons à insister et qui, pour empêcher autant que faire se peut l'évolution des végétations, doit tendre à prévenir ces irritations répétées.

L'hypertrophie des amygdales palatines coexiste fréquemment, mais non toujours, avec l'hypertrophie de l'amygdale pharyngée ; la statistique varie selon qu'elle porte sur des cas observés seulement chez les enfants (0 à 16 ans) ou sur des cas mixtes d'enfants et d'adultes. C'est ainsi qu'à notre clinique, sur 625 cas de la seconde catégorie, nous avons trouvé 198 hypertrophies simples des amygdales palatines, 226 cas associés, 199 hypertrophies simples de l'amygdale pharyngée. A la consultation que M. le professeur Grancher a bien voulu nous confier dans sa policlinique de l'hôpital des Enfants-Malades (1re catégorie de cas, enfants de 0 à 16 ans), sur 885 cas relevés en 4 années, nous avons trouvé 169 cas d'hypertrophie simple des amygdales palatines, 354 cas associés et 362 cas d'hypertrophie simple de l'amygdale pharyngée. Cette double statistique est très intéressante à étudier dans ses détails ; car elle montre chez l'enfant la prédominance des lésions du tissu lymphoïde du pharynx nasal par rapport aux lésions des amygdales palatines, il justifie le rôle si important accordé dans la pathologie infantile aux végétations adénoïdes.

Anatomie pathologique. — A la partie médiane de la voûte du pharynx, entre les deux orifices des trompes d'Eustache, au point où la muqueuse adhère fortement aux os du crâne, se trouve une couche de follicules lymphatiques, assimilable en tous points à l'amygdale palatine, c'est l'amygdale pharyngée, appelée aussi amygdale de Luschka, du nom de l'auteur qui le premier en donna une description complète (1868).

De la partie la plus externe se détachent des traînées lymphatiques secondaires. Les unes se perdent dans la fossette de Rosenmuller, en lui donnant un aspect particulier d'éponge ; les autres se prolongent jusque dans la portion interne de la trompe, et forment ce qu'on a appelé, d'un nom impropre et qui n'a pas prévalu, l'amygdale tubaire. D'autres traînées lymphatiques suivent une direction différente et vont se perdre dans le voile du palais et la région postérieure du cornet inférieur. Enfin sur la paroi postérieure du pharynx, vers la région inférieure, l'amygdale se résout en follicules disséminées. Ces quelques notions d'anatomie normale étaient utiles à rappeler. Car de la disposition du tissu lymphoïde dans la muqueuse pharyngée dépendent les phénomènes anatomo-pathologiques et cliniques qui caractérisent l'affection.

La muqueuse du pharynx nasal, à l'état sain, est parfaitement lisse ; on ne doit y constater ni replis, ni saillies. L'amygdale pharyngée sera donc hypertrophiée toutes les fois où l'on constatera, au niveau de la voûte pharyngée, un épaississement. Mais cette lésion ne doit retenir l'attention au

point de vue clinique qu'en raison des symptômes appréciables qu'elle peut
déterminer.

L'hypertrophie de l'amygdale pharyngée affecte plusieurs formes. Parfois, il semble y avoir simplement infiltration de la muqueuse, uniformément doublée par une couche de tissu adénoïde. Plus fréquemment, on
observe, appendue à la voûte en forme de stalactite, une véritable tumeur,
nettement circonscrite, de masse uniforme ou bien se laissant diviser en
un certain nombre de lobules secondaires. Le volume en est variable et
s'apprécie en prenant comme point de comparaison l'espace laissé libre de
l'orifice postérieur des fosses nasales (M. Schmidt). C'est ainsi que la tumeur
peut oblitérer le 1/4, la 1/2, toute la hauteur des choanes; dans certains
cas, rares il est vrai, elle dépasse le bord libre du voile et apparaît dans
le pharynx buccal. Latéralement, elle descend au-devant de l'orifice tubaire
et l'obstrue. Cette forme circonscrite correspond nettement à l'hypertrophie
de l'amygdale pharyngée proprement dite.

Si les diverses traînées lymphatiques dont nous avons étudié plus haut
l'anatomie s'hypertrophient, elles aussi, et viennent s'adjoindre à la masse
centrale, nous aurons une autre forme, répondant à l'*hypertrophie généralisée du tissu lymphoïde du pharynx nasal* et dont la disposition justifie
le terme de *végétations adénoïdes*.

La consistance de ces masses lymphoïdes est ordinairement assez molle ;
la sensation qu'elles donnent au doigt a été comparée à celle d'un paquet de
vers de terre. Elles se laissent facilement déprimer et écraser. C'est ainsi
qu'on les observe le plus souvent chez les jeunes enfants. A-t-on affaire au
contraire à des adolescents — à plus forte raison à des adultes — le tissu
en devient plus ferme, parfois même d'une dureté scléreuse.

Sauf dans les périodes d'inflammation aiguë, d'*adénoïdite*, où elles
prennent une coloration plus vive, les végétations adénoïdes ont habituellement un aspect rosé et leur surface est recouverte de mucosités plus ou
moins abondantes, dues au catarrhe rhino-pharyngien concomitant.

L'examen histologique des masses enlevées montre qu'elles sont formées
essentiellement de tissu adénoïde de His hypertrophié, ne différant en rien
de celui des amygdales hypertrophiées (Moure). La vascularisation est en
général très abondante, surtout le long de la muqueuse et dans la couche du
tissu conjonctif sous-adénoïdien.

Les végétations adénoïdes sont fréquemment recouvertes, à leur surface
et dans l'interstice des lobes qui les constituent, de muco-pus. L'analyse
bactériologique y décèle l'existence de germes nombreux, staphylocoques
blancs ou dorés, streptocoques pyogènes, microcoques tétragènes. La présence de ces micro-organismes pyogènes donne l'indication formelle de
désinfecter la région avant d'y intervenir chirurgicalement et justifie l'antisepsie préalable du champ opératoire.

Outre ces microbes pyogènes, on peut trouver aussi à la surface des
végétations adénoïdes le microbe de Koch (Dieulafoy) ; ici, comme pour les
amygdales palatines, sa présence, à notre avis, doit être interprétée de même
manière. Car, exceptionnellement, la végétation s'infecte secondairement ; et

[*H. CUVILLIER.*]

entre les follicules lymphatiques éclosent des nodules tuberculeux caractéristiques (Lermoyez).

Symptômes. — Les symptômes sont de deux ordres : *fonctionnels* ou *physiques*.

Symptômes fonctionnels. — La cavité du pharynx nasal, nous le rappellerons, est un carrefour où viennent s'ouvrir en avant les fosses nasales, latéralement les orifices tubaires et qui, par sa partie inférieure, communique d'une part avec le larynx et les voies respiratoires inférieures ; d'autre part avec le pharynx buccal et les voies digestives. Toute affection qui s'y développe retentira donc sur ces différents organes.

De cette situation anatomique en effet résultent les symptômes fonctionnels que provoquent les végétations adénoïdes ; et leur tableau clinique synthétise nettement tous les troubles qui caractérisent la pathologie du pharynx nasal, en se réalisant par trois mécanismes : 1° comme *cause d'obstruction*, supprimant la respiration nasale, la ventilation tubo-tympanique, la résonance vocale ; 2° comme *foyer d'inflammation* qui rayonne vers le nez, vers le larynx et les bronches, vers les oreilles ; 3° comme source de *réflexes* protéiformes, éloignés parfois au point d'égarer le diagnostic plus qu'ils ne l'aident (Lermoyez).

A côté de ces divers symptômes, nous devons immédiatement signaler les troubles du développement de la face et du thorax, ainsi que les troubles de l'état général ; ces troubles sont sous la dépendance directe de la non-perméabilité des fosses nasales et de la respiration buccale vicieuse à laquelle est condamné le petit adénoïdien.

Troubles de la respiration. Troubles mécaniques. — De tous les troubles apportés au fonctionnement normal de la respiration, celui qui, dominant le tableau clinique, donne à l'affection en quelque sorte sa caractéristique propre, est la gêne de la respiration nasale et sa suppléance par la respiration buccale. Cette gêne de la respiration nasale est due à l'obstruction de l'orifice postérieur des fosses nasales par la tumeur adénoïde ; elle sera donc plus ou moins marquée et en rapport avec le volume de l'amygdale hypertrophiée. Cependant, il ne faut pas oublier qu'outre l'obstruction des choanes, peut aussi entrer en ligne de compte, pour justifier la respiration buccale, l'obstruction de la cavité de la fosse nasale elle-même, par gonflement hypertrophique de la muqueuse, et que dans certains cas une rhinite hypertrophique très intense coexiste avec des végétations adénoïdes peu développées. L'obstacle principal est alors, non en arrière, mais dans le trajet même de la fosse nasale.

Souvent, si l'on étudie l'enfant à l'état de veille et au repos, la bouche n'est que légèrement entr'ouverte et la respiration buccale est complémentaire d'une respiration nasale insuffisante. Mais au moindre effort qui exige une plus grande amplitude de mouvements respiratoires, comme de courir, de monter un escalier, l'enfant doit donner libre accès à l'air dans la poitrine, en ouvrant largement la bouche. L'essoufflement se produit rapidement et l'enfant doit renoncer à suivre dans leurs jeux ses petits camarades.

A l'auscultation, on se rend parfaitement compte des troubles apportés au rythme respiratoire. Si l'on ausculte un adénoïdien, au moment où on lui commande de respirer la bouche fermée, ce murmure vésiculaire est beaucoup plus faible que celui qu'on devrait normalement percevoir (Grancher).

Qu'elle soit peu ou très marquée à l'état de veille, la gêne de la respiration s'exagère toujours pendant le sommeil. Elle attire l'attention des parents; et il en est peu qui, en venant consulter, ne se plaignent que leur enfant dort la bouche ouverte et ronfle fortement. Le ronflement est dans ce cas lié à la respiration buccale. L'air, à chaque inspiration, soulève le voile du palais à l'état de repos, c'est-à-dire de flaccidité absolue, son bord inférieur reposant sur la base de la langue; il le soulève pour entrer dans le larynx, mais le voile retombe pour être aussitôt soulevé de nouveau; ces vibrations produisent un son inspiratoire qui est le ronflement (Chatellier). Ce ronflement peut être assez bruyant pour gêner des personnes qui reposent dans une pièce voisine.

Dans ces conditions, la respiration devient insuffisante; peu à peu le sang se charge d'un excès d'acide carbonique et à un moment donné il en résulte un véritable début d'asphyxie et des crises d'étouffement qui terrifient les parents. L'enfant, qui depuis quelques moments faisait entendre des gémissements et s'agitait dans le lit, se réveille en sursaut, le visage cyanosé, l'air hagard, en proie à une vive anxiété, couvert de sueurs froides. Il s'assied; et, après quelques larges respirations la bouche ouverte, il se calme et ne tarde pas à se rendormir tranquillement jusqu'à ce que, par la répétition des mêmes phénomènes, une autre crise se produise.

Sans être aussi marqués, les accidents, par surcharge d'acide carbonique dans le sang, s'ébauchent en n'amenant que de l'agitation, des cauchemars, des plaintes incohérentes; mais ils rendent le sommeil de l'enfant pénible, insuffisamment réparateur et, par les sueurs profuses qu'ils provoquent, contribuent encore à le débiliter. Certains cas d'incontinence nocturne d'urine seraient aussi sous la même dépendance, par action de l'acide carbonique sur la moelle (Ziem, de Dantzig).

A côté des troubles mécaniques, l'obstruction des fosses nasales entraîne, du côté des voies respiratoires inférieures, une série d'accidents infectieux. « Le nez est avant tout l'organe de défense des voies respiratoires plus profondes; c'est, selon l'heureuse expression de François Franck, la véritable sentinelle respiratoire. On peut d'abord le considérer comme un filtre destiné à arrêter dans ses cavités anfractueuses les poussières organiques et inorganiques, inanimées et vivantes, qui sont contenues, en si forte proportion, dans l'air que nous respirons. Mais là ne se borne pas son rôle : en même temps qu'il filtre et purifie dans une certaine mesure l'air inspiré, il permet à cet air de se mélanger, avant de pénétrer dans la poitrine, avec celui plus humide et plus chaud contenu dans les fosses nasales et leurs cavités accessoires » (Ruault, *Leçons inédites sur les maladies du nez*, Thèse de Balme).

Toutes les fois donc où la respiration nasale qui est la respiration normale et physiologique, sera suppléée par la respiration buccale, l'air arrivera dans la gorge, les bronches et les poumons, plus sec et plus froid, plus impur aussi que normalement : et il résultera de ce fait seul que l'adénoïdien sera exposé à contracter fréquemment des amygdalites, des pharyngites, des laryngites et des bronchites. Au moindre refroidissement de la température, l'enfant s'enrhume, disent les parents, et cependant l'auscultation des poumons n'y révèle aucune lésion qui puisse donner la raison de cette toux persistante.

Examine-t-on la gorge, on aura cette explication, qu'on cherchait vainement dans la poitrine. Le long de la paroi postérieure du pharynx, on verra descendre de la voûte des mucosités abondantes ; elles s'augmenteront encore quand, en appuyant fortement l'abaisse-langue à la base de la langue, on provoquera un mouvement de nausée et que le voile du palais, se contractant sur la tumeur adénoïdienne, exprimera du cavum pharyngé les sécrétions muco-purulentes accumulées à sa surface.

La toux essentielle des adénoïdiens — et nous la séparons ici nettement de celle qui peut être due à des lésions concomitantes de pharyngite ou d'amygdalite chronique — est liée au catarrhe rhino-pharyngien. C'est une toux grasse, quinteuse, paroxystique, qui prend facilement le caractère coqueluchoïde, mais ne se réveille pas, comme la toux de coqueluche, si on appuie sur la trachée. Elle peut éclater à tout moment de la journée, toutes les fois où les mucosités sont assez abondantes pour provoquer un réflexe « pharyngien ou laryngien ». Aussi, fréquemment, s'exaspère-t-elle pendant la nuit, par suite de la position déclive qui facilite le glissement des mucosités vers le pharynx et le larynx. Si l'enfant ne tousse pas en dormant, il aura à son réveil une quinte plus marquée ; et cette quinte se prolongera jusqu'à ce qu'il ait débarrassé son pharynx des sécrétions qui s'y sont accumulées pendant le sommeil.

La notion et les caractères de cette toux adénoïdienne doivent être bien connus de tous les praticiens. Rebelle à tous les traitements généraux, que de fois n'a-t-elle pas éveillé l'idée menaçante de la phtisie chez de malheureux enfants que l'on gorgeait vainement d'huile de foie de morue et de sirops calmants, et qui en quelques jours eussent été guéris si un diagnostic promptement et habilement fait eût conduit au traitement rationnel !

A côté de ces troubles respiratoires d'origine mécanique ou infectieuse, les végétations adénoïdes déterminent aussi des accidents réflexes. A vrai dire, ces réflexes sont d'origine nasale, plutôt que naso-pharyngienne ; et l'hypertrophie de l'amygdale pharyngée ne joue ici qu'un rôle secondaire, en comprimant les veines du pharynx nasal, afférentes de celles de la muqueuse nasale. Il en résulte une congestion passive du tissu caverneux des cornets (Trautmann) et une sensibilité exagérée de la muqueuse pituitaire chroniquement enflammée : le malade se trouve ainsi exposé à des névroses réflexes nasales. Ruault a bien mis ce fait en lumière et établi la corrélation des poussées inflammatoires de la muqueuse nasale avec la production d'accidents nerveux respiratoires.

Dans les névroses réflexes, se rangent les crises, si fréquentes chez les adénoïdiens, de laryngite striduleuse (Moure, Coupard); de spasme glottique (Ruault); des accès de dyspnée, survenant pendant la nuit et pouvant faire croire à des attaques d'asthme.

Les nombreux cas que nous-même avons observés et vus guérir après l'ablation des végétations adénoïdes, tant dans notre pratique privée qu'à la policlinique de M. le professeur Grancher, nous autorisent pleinement à confirmer sur ce point l'opinion des auteurs.

Troubles de la parole. — Les troubles de la parole observés chez des enfants porteurs de végétations adénoïdes se divisent en troubles de l'articulation et troubles de la phonation.

Les troubles de l'*articulation* sont des troubles d'ordre mécanique, dus à l'obstruction du cavum pharyngé. Deux consonnes, M et N, exigent pour leur prononciation l'occlusion de la partie antérieure de la cavité buccale (les lèvres jointes pour l'M; l'extrémité de la langue appliquée à la voûte du palais pour l'N); l'abaissement du voile du palais et l'échappement par les fosses nasales du courant d'air. Les fosses nasales sont-elles obstruées, l'enfant remplacera les consonnes qu'il ne peut plus émettre par celles qui s'en rapprochent le plus : N deviendra D; M deviendra B. Il dira par exemple : « j'ai boins bal » au lieu de « j'ai moins mal » et « dez » au lieu de « nez ».

Les troubles de la *phonation* sont pour la plupart de même ordre que les troubles de l'articulation. Si le son se produit au niveau des cordes vocales inférieures, ses harmoniques sont dues aux cavités de résonance : bouche, pharynx, nez; et ce sont les harmoniques qui donnent au son le timbre particulier. L'occlusion du rhino-pharynx et des fosses nasales par l'amygdale pharyngée hypertrophiée entraînera la disparition des sons nasaux : AN, EN, IN, ON, UN. L'enfant, au lieu de « maman », dira « mama ». C'est le contraire de ce qui arrive dans la paralysie du voile du palais, où les sons prennent le timbre nasonné : A devient AN; O devient ON.

Il est d'ailleurs évident, comme le fait remarquer Chatellier, que le trouble fonctionnel est proportionnel à la lésion somatique et que l'on trouve tantôt une simple et légère altération du timbre à peine perceptible et tantôt l'abolition des sons nasaux; entre les deux, il existe toute une série intermédiaire et autant de nuances différentes que de malades.

Non seulement le timbre de la voix est altéré; mais aussi son intensité et sa hauteur. Ces dernières modifications sont plutôt sous la dépendance des troubles secondaires qu'entraînent les végétations adénoïdes : l'arrêt de développement du larynx, du thorax; la pharyngite granulo-vasculaire; le catarrhe rhino-pharyngien. La voix est faible, sourde, *comme morte* (Meyer); souvent aiguë, par exiguïté du larynx (mue tardive). L'enfant, obligé de forcer la voix pour se faire entendre, se fatigue vite et ne peut faire une lecture prolongée à haute voix. Il s'enroue en parlant, par la chute sur les cordes vocales des mucosités pharyngiennes (*chats*, de crachats).

Est-il en âge de chanter, ces troubles s'accentuent encore s'il essaie de filer un son. Il est dans l'impossibilité de soutenir ni le crescendo ni la durée. Sa voix est peu étendue; et cette étroitesse du registre est si bien

[H. CUVILLIER.]

sous la dépendance des végétations que Meyer a vu gagner deux notes dans le registre élevé après leur ablation.

Troubles des organes des sens. — Les troubles des organes des sens sont peu importants, en dehors de ceux de l'audition. Les sensations olfactives ne se développent que si l'air inspiré vient déposer à la surface des ramifications nerveuses de la pituitaire les particules odorantes dont il est chargé. Si les fosses nasales, encombrées par l'hypertrophie de la muqueuse, ne permettent pas la libre circulation du courant d'air; si la respiration, à plus forte raison, ne se fait plus que par la bouche, le sens de l'odorat sera donc diminué ou supprimé. Le goût est intimement lié à l'odorat; peu de saveurs lui sont exclusivement propres. Si nous en exceptons le goût salé et sucré, l'acidité et l'amertume, toutes les autres sensations gustatives (bouquet des vins, fumet des aliments) ne s'exercent qu'associées à l'olfaction. La diminution ou l'abolition de l'odorat entraînera les mêmes modifications du goût.

Audition. — Les troubles de l'audition jouent un rôle extrêmement important dans l'évolution clinique des végétations adénoïdes. Très souvent associés aux troubles de la respiration, ils peuvent être, dans d'autres cas, le seul symptôme du développement de l'amygdale pharyngée.

Les diverses statistiques des auteurs montrent bien la fréquence des altérations de l'oreille moyenne dans l'affection qui nous occupe. Turnbull (*Med. News*, 1ᵉʳ nov. 1890) donne la proportion de 20 pour 100 : Hartmann 74 pour 100. Meyer, sur 175 cas de végétations adénoïdes, trouve 130 fois l'oreille malade (76 pour 100).

Dans notre statistique personnelle, sur 1 141 cas de végétations adénoïdes, nous avons relevé les troubles auditifs 378 fois, soit à peu près dans le 1/3 des cas. Mais cette statistique demande à être étudiée dans ses détails, et nous y reviendrons, quand nous décrirons les diverses formes que peut prendre la maladie. C'est d'ailleurs souvent à cause des troubles de l'audition observés chez leur enfant que les parents viennent consulter le médecin; si, fort à tort d'ailleurs, ils attachent peu d'importance aux troubles respiratoires, la surdité qu'ils remarquent ne les laisse pas indifférents et ils viennent en réclamer la guérison. *L'examen du rhino-pharynx est donc de règle absolue chez tout enfant atteint de maladie d'oreille.* Les troubles de l'audition sont d'ordre mécanique ou inflammatoire.

Les trompes d'Eustache débouchent de chaque côté de la cavité pharyngienne, et, s'ouvrant à chaque mouvement de déglutition, laissent pénétrer l'air dans la caisse de l'oreille moyenne. La pression atmosphérique s'exerce de cette manière également sur la face interne et la face externe du tympan; et l'équilibre de pression, nécessaire à son libre jeu au contact des ondes sonores, est ainsi réalisé.

Les végétations adénoïdes, se développant comme de véritables stalactites appendues à la voûte du pharynx, obstruent latéralement l'orifice des trompes et en empêchent le fonctionnement normal. L'air ne pénètre plus dans la cavité de l'oreille moyenne, et celui qui s'y trouvait préalablement contenu, ne pouvant se renouveler physiologiquement, se raréfie et se résorbe. La pression atmosphérique l'emporte alors sur la face externe ; le tympan se laisse déprimer, et à l'otoscopie, il apparaît enfoncé, le manche du marteau fortement en saillie.

L'obstruction de l'orifice de la trompe d'Eustache n'est pas toujours permanente. Elle peut être intermittente, c'est-à-dire ne se produire qu'au moment des poussées d'adénoïdite. Les végétations adénoïdes s'enflamment, et, prenant un volume plus considérable, descendent jusqu'à l'orifice tubaire qu'elles obstruent. L'inflammation se calme-t-elle, la tumeur revient sur elle-même, se rétracte et permet à nouveau le libre jeu de la trompe d'Eustache. Ainsi se produisent des alternatives de surdité et d'audition normale. Mais si ce symptôme disparaît à certains moments, la cause persiste ; et des améliorations passagères ne doivent pas faire illusion sur une guérison définitive.

Dans d'autres cas, ce n'est pas par elles-mêmes que les végétations adénoïdes obstruent l'orifice tubaire ; elles sont en effet trop peu volumineuses pour arriver jusqu'à lui. Mais l'inflammation qu'elles entretiennent dans le rhino-pharynx provoque l'extension de l'hypertrophie jusqu'aux prolongements tubaires de l'amygdale de Luschka. A ce premier stade, si l'on intervient par une ablation faite en temps opportun, tout rentre rapidement dans l'ordre normal ; et l'opération est suivie d'un succès complet et immédiat. Si au contraire on tergiverse, si on laisse la lésion durer, les accidents s'accentuent et peu à peu s'installent d'une façon définitive jusque dans l'oreille moyenne.

La trompe n'est plus seulement obstruée à son orifice ; mais l'inflammation gagne de proche en proche sur toute son étendue ; la caisse de l'oreille est envahie. Les articulations des osselets s'ankylosent ; l'étrier s'immobilise dans la fenêtre ovale ; le tympan contracte des adhérences sur sa face interne et s'immobilise ; il s'infiltre de plaques scléreuses et s'épaissit. L'otite sèche scléreuse est alors constituée, avec toutes les difficultés de son traitement ultérieur.

Les accidents souvent deviennent plus intenses et ne se bornent pas à ces troubles mécaniques. Dans une poussée d'adénoïdite, l'infection remonte par la trompe jusque dans l'oreille moyenne ; un abcès s'y développe, tantôt avec un début très douloureux, tantôt insidieusement, et c'est par hasard qu'au réveil on s'aperçoit que l'oreiller de l'enfant est taché de pus. Ce premier abcès peut se guérir par un traitement approprié. Mais quelque temps après, par le même mécanisme, la suppuration apparaît de nouveau, et, entretenus par la persistance de leur cause, les accidents, que combat insuffisamment le traitement seul de la lésion auriculaire, récidivent à intervalles plus ou moins rapprochés jusqu'à ce que la suppuration s'établisse d'une façon définitive.

Elle entraîne alors tous les désordres d'une otorrhée interminable ; le tympan, les osselets se détruisent, la caisse se vide de ses organes constitutifs, peu à peu nécrosés. De graves complications sont à redouter du côté de l'apophyse mastoïde et des méninges. Si on se décide à venir consulter, l'enfant a des lésions irrémédiables de l'oreille. L'audition est perdue ; et on ne devra demander à l'opération que l'arrêt de la suppuration.

[H. CUVILLIER.]

Si ces accidents éclatent pendant les premiers mois de l'existence, l'enfant ne pourra apprendre à parler. « Les végétations adénoïdes acquièrent ainsi de ce fait une valeur étiologique importante dans la production de certains cas de *surdi-mutité*. On voit quelles conséquences peut entraîner dans ces conditions une expectation mal entendue. D'autre part la disparition habituelle de toutes ces complications auditives, par la seule ablation des tumeurs adénoïdes, prouve combien il est indispensable de savoir sans retard découvrir la cause derrière l'effet. » (Sallard, *Hyp. des amygd.*, Rueff.)

Troubles nerveux. — Nous ne reviendrons pas sur les troubles nerveux que nous avons déjà signalés et qui sont spécialement en relation avec les troubles respiratoires : spasme glottique, laryngite striduleuse, toux réflexe, insomnie, cauchemars, incontinence d'urine, etc. Ils s'expliquent par action réflexe ou par un début d'asphyxie.

Nous insisterons ici sur les troubles cérébraux. La *céphalée*, déjà signalée par Meyer, a été observée par un grand nombre d'auteurs. Cette céphalée, surtout frontale, est parfois presque continue et rebelle aux traitements ordinaires ; elle ne cède qu'à l'ablation des tumeurs adénoïdes et aux cautérisations de la muqueuse nasale secondairement hypertrophiée. Nous avons eu dernièrement l'occasion d'en observer un cas des plus nets chez une jeune fille d'une vingtaine d'années. Ruault ne voit dans cette céphalée qu'une céphalée d'origine purement nasale ; nous croyons que la localisation doit faire penser aussi à une inflammation catarrhale des sinus frontaux.

Des auteurs ont voulu établir une relation de cause à effet, entre les lésions naso-pharyngiennes des végétations adénoïdes et le développement de la chorée (Delavan, *Americ. medic. Assoc.*, mars 1890 ; de l'Épilepsie (Thomson) ; (*The Cincin. Lancet*) ; de l'hystérie (Chaumier, *Études clin. infantile*, Tours 1895). Un certain nombre d'observations viennent à l'appui de cette opinion : Thomson cite le fait d'une famille où deux enfants, porteurs de tumeurs adénoïdes, moururent de convulsions ; un troisième frère, adénoïdien lui aussi, fut pris de convulsions qui disparurent après l'ablation définitive du tissu hypertrophié ; ce qui rend le cas assez probant, c'est que, ayant cessé après une première intervention, les convulsions avaient reparu à mesure que l'amygdale pharyngée, insuffisamment curettée, s'hypertrophiait à nouveau. Chaumier a souvent remarqué qu'en supprimant les tumeurs, on supprime les accès d'hystérie.

Quelques faits, de pratique personnelle, nous paraissent intéressants à signaler dans cet ordre d'idées : deux de nos petits malades avaient des accès de somnambulisme ; un autre avait des absences de mémoire ; un quatrième avait des attaques d'épilepsie. Ce dernier cas peut être infirmé ; car les attaques étaient nocturnes ; elles n'ont pas été observées par nous-même et peut-être ne s'agissait-il que de ces crises nerveuses d'ordre respiratoire réflexe. Chez les uns comme chez les autres les accidents ont disparu après l'opération.

Quelle interprétation devons-nous donner à ces faits? Les troubles cérébraux sont-ils sous la dépendance des végétations adénoïdes ; ou végétations adénoïdes et troubles cérébraux ne sont-ils pas tous deux les effets d'une même cause, une tare nerveuse héréditaire? Cette opinion est d'autant plus admissible que, parmi les enfants atteints d'hypertrophies lymphoïdes, un grand nombre sont des dégénérés avérés (Sallard, Bahine).

Les adénoïdiens sont souvent des enfants *arriérés*; la gêne de la phonation, les altérations de l'audition, le catarrhe rhino-pharyngien, qui entretient toujours une certaine lourdeur de tête, expliquent parfaitement l'inaptitude au travail, dont font si souvent preuve les petits malades, et l'arrêt de leur développement intellectuel. Ce sont des élèves inattentifs et indolents, sans cesse réprimandés, fort injustement d'ailleurs puisque leur paresse tient non à leur mauvais vouloir, mais à des causes d'imperfections physiques et disparaît très souvent après une intervention rationnelle et opportune (Guye).

Troubles du développement. — Le mécanisme vicieux de la respiration buccale, dans la période de développement de l'individu, entraîne à sa suite toute une série de déformations qui atteignent la *face* et le *thorax*; il a aussi comme conséquence un trouble profond de *l'état général*.

Face. — Les déformations qui frappent la face sont caractéristiques et donnent à l'adénoïdien une attitude spéciale qu'on ne peut oublier quand une fois on l'a bien observée. Elles portent sur *le nez* et ses *cavités accessoires*, sur le *maxillaire supérieur* (voûte palatine et arcades dentaires).

Nez. — Le nez, aplati transversalement, est atrophié et comme rudimentaire; tous ses diamètres sont d'ailleurs rétrécis, aussi bien au niveau des os propres où, selon l'expression fréquente des parents, il paraît *pincé*, qu'au niveau des ailes, affaissées et immobiles; ce qui contribue encore à diminuer l'orifice des narines. Il prend ainsi l'aspect de lame de couteau.

Selon Chatellier, qui a bien étudié ces altérations de la face, le profil des adénoïdiens, modifié par les déformations nasales, est variable et présente deux types : dans l'un, il est représenté par une ligne brisée dont l'angle, fortement saillant en haut et en avant, répond à l'extrémité inférieure des os propres du nez; cette saillie du nez, avec dimensions relativement considérables du profil, rappelle le nez aquilin. Dans l'autre, le profil de l'organe est réduit comme ses dimensions transversales, et, au lieu de faire une saillie anguleuse, présente une ligne légèrement concave en haut et en avant qui en fait une sorte de nez retroussé.

La peau, qui recouvre le nez ainsi que souvent celle du front, est sillonnée de veines bleuâtres dilatées. A cette apparence extérieure du nez, répond, comme il est aisé de le concevoir, une diminution des différents diamètres des cavités nasales : la cloison, qui, elle, ne concourt pas à la respiration, ne s'atrophie pas et suit son développement normal dans une cavité rétrécie. Elle s'y trouve donc à l'étroit, et, s'incurvant sur elle-même, se dévie dans le sens antéro-postérieur ou dans le sens latéral. Parfois aussi, aplatie dans son diamètre vertical, elle s'écrase en quelque sorte sur elle-même, et, au niveau de sa ligne d'insertion sur le plancher des narines, forme à droite et à gauche une saillie cartilagineuse plus ou moins considérable, comme si elle se développait transversalement.

Ces malformations de la cloison, déviations et épines cartilagineuses ou osseuses, si fréquentes chez les adénoïdiens, sont, à côté de l'hypertrophie de l'amygdale pharyngée, une cause surajoutée de la gène de la respiration nasale et nécessitent, pour en rétablir le mécanisme normal, un traitement complémentaire qui devra suivre le curettage du pharynx. En même temps que le squelette et les cavités des fosses nasales, les sinus frontaux, ethmoïdaux et maxillaires, qui n'en sont que des annexes, s'atrophient aussi; et, de cet état rudimentaire des sinus maxillaires, résulte l'affaissement des pommettes et l'aplatissement des joues.

Les paupières inférieures se continuent sans transition avec les joues flasques et pendantes; les yeux, à demi voilés et sans expression, arrivent à fleur de tête; les plis naso-géniens et naso-malaires s'effacent. La lèvre supérieure, devenue trop courte par arrêt de développement et par attitude vicieuse, ne recouvre qu'imparfaitement les incisives supérieures; son bord inférieur devient très concave et la bouche reste constamment plus ou moins largement ouverte.

Ainsi se constitue le *facies adénoïdien*, si frappant que c'est véritablement son cachet que la maladie imprime sur le visage de l'enfant.

Si l'on examine la cavité buccale, on est frappé de la hauteur de la voûte palatine. Son diamètre transversal se rétrécit; son diamètre antéro-postérieur s'augmente; et, au lieu d'être arrondie, elle prend la forme ogivale. Elle peut être surélevée au point que l'enfant a peine à en toucher le sommet avec l'extrémité de la langue. La déviation en haut des apophyses palatines contribue à donner à la voûte cette forme ogivale. Entre leurs bords internes, à la partie postérieure et sur la ligne médiane, l'extrémité inférieure du vomer, s'échappant de la cavité nasale rétrécie de haut en bas, vient faire une saillie antéro-postérieure; à la partie antérieure, la projection de l'os incisif en avant augmente encore le *prognathisme*.

Les arcades dentaires supérieures se trouvent ainsi rapprochées l'une de l'autre, et leur petit rayon de courbure entraîne toute une série de *troubles de l'évolution dentaire*, au moment de la seconde dentition. Les incisives médianes, largement découvertes par la lèvre supérieure, proéminent en avant; les dents, à l'étroit sur un bord alvéolaire rétréci, se placent très irrégulièrement, chevauchent les unes sur les autres, pointent en avant et en arrière, restent en haut (canines) et ne se développent que très imparfaitement (nanisme).

Le maxillaire inférieur se développe au contraire normalement, de telle sorte que l'ellipse qu'il décrit est à plus grand rayon que celle du maxillaire supérieur et que les dents qu'il supporte peuvent dépasser en avant les incisives supérieures. Le profil de la face rappelle celui du bull-dog (Chatellier). Assez souvent, cependant, on y observe aussi du chevauchement des dents.

Ces troubles de l'évolution dentaire, déjà signalés par David en 1885, ont été à l'heure actuelle minutieusement décrits, et la cause étiologique n'en saurait échapper à un dentiste instruit. Mais tout le temps que cette véritable cause a été méconnue, nombre d'enfants ont été martyrisés par des appareils de prothèse dentaire, qu'on leur faisait porter pendant de longs mois, sans que le résultat cherché du redressement des dents pût être atteint. Il faut d'abord traiter le pharynx et, en rétablissant la perméabilité des fosses nasales, permettre le développement normal et régulier des diverses parties constitutives de la face.

Porte-t-on son examen plus profondément, on s'aperçoit souvent que la uette est bifide, le voile du palais asymétrique, et l'isthme du gosier rétréci au point de permettre difficilement le toucher digital de la cavité rhino-pharyngienne.

Pour expliquer ces troubles de développement de la face, il faut, à notre avis, accepter la théorie *d'atrophie par défaut de fonction*; les fosses nasales, ne donnant plus libre passage à l'air, et ne remplissant plus leur fonction, s'arrêtent dans leur développement, ainsi que les apophyses palatines qui leur servent de support et les sinus (maxillaires, ethmoïdaux, frontaux), qui leur sont annexés. Même fait se passe pour la cavité orbitaire, quand on pratique dans le jeune âge l'énucléation du globe oculaire et qu'on n'a pas pris soin de faire porter constamment un œil de verre; la cavité orbitaire, ainsi que le côté de la face correspondant à l'œil opéré, s'atrophient; même fait se passe aussi quand expérimentalement on obstrue la narine d'un lapin, au moment de sa croissance : on constate à l'âge adulte une asymétrie de la face due à n'en pas douter à l'atrophie du côté bouché (Delavan). A côté de cette théorie, Balme en propose une autre, dont il prétend trouver la justification dans quelques observations prises chez les aliénés de la colonie de Vaucluse : un arrêt primitif du développement de la base du crâne amènerait la sténose nasale et provoquerait le développement ultérieur des végétations adénoïdes.

Déformations thoraciques. — Les déformations thoraciques, qu'entraîne la respiration buccale, sont depuis longtemps connues; et, s'ils ne les avaient attribuées faussement à l'hypertrophie des amygdales, nous n'aurions rien à changer à la description des auteurs anciens. Pour Robert (Mémoire sur le gonflement chronique des amygdales, *Bull. gén. de thérap.*, 1845), la poitrine, au lieu d'offrir sur ses parties latérales une surface régulière et arrondie, est au contraire déprimée, plane et même quelquefois concave, comme si, à l'époque où les côtes étaient molles et flexibles, on les avait comprimées d'un côté vers l'autre. Cette dépression est plus prononcée vers le milieu de la hauteur du thorax que près de son sommet ou de sa base. Elle est également plus marquée vers le milieu de la longueur des côtes que près de leur extrémité. Quant au sternum, ses changements se bornent à une voussure peu prononcée, en avant et vers son milieu; mais, dans les cas extrêmes, il devient le siège d'une déformation très remarquable. Le sternum est cambré en avant, plus ou moins saillant à sa partie moyenne, et déprimé au-dessous de ses deux tiers supérieurs.

Ainsi donc, pour Robert, les déformations de la poitrine se caractériseraient par une dépression latérale du thorax, marquée surtout à sa région moyenne, et par une projection en avant de la partie moyenne du sternum, tandis qu'au niveau du tiers inférieur on constaterait un véritable enfoncement (poitrine en carène). Lambron, en 1861 (*Bull. Acad. Méd.*), reprend la question, toujours au point de vue de l'hypertrophie des amygdales, et prétend établir que la déformation, au lieu d'être verticale, est transversale. Elle s'observerait à l'union du tiers supérieur et des deux tiers inférieurs de la poitrine et semblerait avoir été produite par une ceinture serrée, en ce point, autour du corps.

Ces deux types de déformation, l'un vertical (Robert), l'autre transversal (Lambron), existent bien réellement; et Phocas (*Gaz. des hôp.*, 1891) rapporte une observation où il a pu les constater chez le même sujet. Selon cet auteur, on remarque aussi l'asymétrie presque constante du thorax des adénoïdiens; cette asymétrie se retrouverait dans la scoliose que signale Redard, en rapport avec l'hypertrophie de l'amygdale pharyngée (*Gaz. méd. de Paris*, 1890).

Comment se produisent ces déformations thoraciques? Elles paraissent bien être sous la dépendance d'un *tirage chronique*; car vraiment elles se trouvent réalisées expérimentalement quand « dans une asphyxie laryngée, au moment de l'inspiration, un tirage aigu et poignant se produit, alors que le courant d'air ne trouve pas d'issue pour pénétrer dans les poumons. A ce moment, la cage thoracique, mue par toutes les forces inspiratoires, tend à se distendre; mais l'air ne pénètre pas, il se fait un vide relatif et les parois s'enfoncent au creux épigastrique, aux parties latérales de la poitrine et à la base du cou » (Chatellier). Lœwenberg a bien expliqué comment ce tirage chronique se produit dans les cas de sténose nasale. « La respiration nasale, dit-il, devient insuffisante; mais, comme le malade n'a pas encore exclusivement adopté la respiration buccale, il fermera de temps en temps involontairement la bouche et essaiera de respirer par le nez. Celui-ci, se trouvant fermé, l'élargissement de la cage thoracique ne peut se faire: »

Quand la respiration est devenue uniquement buccale, les mêmes conditions de tirage chronique se trouvent réalisées, au moins pendant le sommeil; car alors, le voile du palais, retombant inerte à l'isthme du gosier, s'oppose à l'entrée de l'air. Ce qui justifie encore cette théorie, c'est la disparition de ces déformations thoraciques après que l'ablation, faite en temps opportun, des végétations adénoïdes, a rétabli le mode respiratoire normal.

Selon Phocas, il faudrait ajouter à cette cause, toute accidentelle en somme, une cause constitutionnelle, le rachitisme. Les côtes ne se laisseraient ainsi déformer que quand elles sont primitivement atteintes de lésions histologiques d'ordre rachitique. Fréquemment, cependant, nous avons observé des déformations thoraciques chez des adénoïdiens, dont les membres ne révélaient aucun des autres stigmates du rachitisme; et de toutes manières il est hors de doute que le rôle prédominant, croyons-nous, revient à la dyspnée.

Troubles de l'état général. — Les désordres profonds, dont nous venons de tracer le tableau symptomatique, retentissent, il est aisé de le concevoir, sur l'état général; et les adénoïdiens sont presque toujours des êtres malingres et chétifs chez qui la faiblesse intellectuelle s'ajoute à la débilité physique. L'enfant peine pour respirer, et, cependant, à chaque inspiration, il n'introduit dans les poumons qu'un volume d'air inférieur au volume normal. Aussi l'hématose se fait-elle d'une manière imparfaite; et le sang, non revivifié, ne peut plus porter aux .tissus qu'une nourriture insuffisante.

La vie est atteinte dans ses sources mêmes, et l'état constant de gène de la respiration et de la nutrition empêche le développement des forces (Robert) et entrave la croissance. A cette nutrition imparfaite des tissus se joignent d'autres causes d'affaiblissement : les sueurs profuses, qui épuisent l'enfant ; l'agitation et les terreurs nocturnes qui, entravant son sommeil, l'empêchent de prendre un repos réparateur ; l'impossibilité dans laquelle ses oppressions faciles le mettent de se mêler aux jeux de ses camarades et de se livrer aux exercices physiques si utiles à son âge. L'enfant est souffreteux ; il présente des adénites multiples cervicales ou sous-maxillaires, manifestations de son état scrofuleux. Les rhumes qu'il ne cesse de prendre au moindre changement de température font craindre à ses parents de le laisser sortir ; et, maintenu dans un air confiné, il s'étiole de plus en plus, et son organisme affaibli, terrain admirablement préparé pour l'éclosion d'une maladie respiratoire aiguë ou pour le développement de la tuberculose, est incapable de résister dès que la contagion vient le frapper.

Symptômes physiques. — Les symptômes fonctionnels forment un ensemble assez net et assez saisissant pour faire préjuger d'une façon presque certaine du diagnostic. Cependant, pour l'affirmer, il est nécessaire de recourir à l'inspection de la cavité rhino-pharyngienne. Cet examen permet d'établir les *signes physiques* de l'affection. Il doit se pratiquer par : 1° la *rhinoscopie antérieure* ; 2° la *rhinoscopie postérieure* ; 5° le *toucher digital*. Il est nécessaire cliniquement de suivre cet ordre ; car le toucher digital, irritant la paroi pharyngienne et le voile du palais et les rendant intolérants, ne permettrait pas l'application ultérieure du miroir.

Rhinoscopie antérieure. — Nous n'insisterons pas sur la rhinoscopie antérieure. Les renseignements qu'on en tire sont de peu de valeur ; les irrégularités de la cloison, éperons ou déviations, l'hypertrophie de la muqueuse des cornets inférieurs, les mucosités abondantes encombrent le plus souvent le méat inférieur et empêchent le rayon visuel de pénétrer jusqu'à la paroi postérieure du pharynx.

Cependant, quand les cavités nasales sont vastes ou bien quand, par un badigeonnage préalable de solution de cocaïne (au 1/10°), on a amené la rétraction complète de la muqueuse tuméfiée et qu'on a nettoyé le méat inférieur des mucosités, il est possible parfois d'apercevoir le rhino-pharynx ; on remarque alors, obstruant l'orifice postérieur des choanes, une masse plus ou moins volumineuse ; la limite inférieure en est marquée par une ligne ondulée. « Au-dessus d'elle est une surface tachetée de points lumineux irréguliers, qui traduisent l'aspect tomenteux des végétations ; au-dessous se trouve un espace vide, dans lequel, pendant l'émission de la voyelle *i*, on voit se lever le dos du voile du palais ; et celui-ci soulève la masse adénoïdienne si elle est grosse, mouvement qui se traduit par le changement de position des points lumineux. De sorte que, non seulement le spéculum nasal fait reconnaître la présence des végétations, mais il fait même apprécier leur volume, d'après la hauteur où se voit leur limite inférieure ; cet examen est contrôlé par l'introduction du stylet nasal qui va tout au fond reconnaître les végétations et les sent molles et mobiles. » (Lermoyez.)

Si la rhinoscopie antérieure ne nous renseigne que fort imparfaitement sur l'état du cavum pharyngé, on ne doit cependant jamais manquer de la pratiquer au début de la recherche des symptômes physiques, pour être fixé sur les lésions des cavités nasales. Les notions qu'elle donnera serviront utilement au diagnostic différentiel des causes de la sténose nasale et permettront de tirer de précieuses indications pour le pronostic de l'affection qui nous occupe, et le traitement possible de ses complications.

Rhinoscopie postérieure. — En inspectant le fond de la gorge, avec le seul abaisse-langue, on ne pourra apercevoir les végétations adénoïdes que dans les cas exceptionnels où elles sont assez volumineuses pour déborder du cavum et venir en quelque sorte faire hernie dans le pharynx buccal. Ordinairement en effet, la vue en est masquée par le voile du palais et on doit, pour s'assurer de leur présence, recourir à la rhinoscopie postérieure.

La rhinoscopie postérieure, pour la technique de laquelle nous renverrons aux traités spéciaux, fait voir et diagnostiquer d'une façon certaine l'hypertrophie de l'amygdale de Luschka. Mais elle exige, outre l'habileté du médecin, de la docilité de la part du malade, et ne peut par conséquent se pratiquer, même avec beaucoup de douceur et de patience, que chez des sujets déjà adolescents. Pour permettre l'introduction et la mise en position du miroir, on peut au préalable badigeonner assez vigoureusement le voile du palais et la paroi postérieure du pharynx avec une solution forte de cocaïne (au 1/10ᵉ ou au 1/5ᵉ). La rhinoscopie postérieure sera aussi, dans certains cas, facilitée par l'emploi d'un rétracteur du voile du palais (Schnitzler, White, Moritz Schmidt).

Au lieu de la muqueuse uniforme, lisse et rosée, de l'état normal, on voit une masse plus ou moins volumineuse d'un tissu épais et rougeâtre. Cette masse peut se présenter sous différents aspects ; et ainsi se déterminent les formes anatomo-pathologiques de l'affection. Tantôt c'est la tonsille seule qui est hypertrophiée, *forme circonscrite*, et on voit appendue à la voûte par sa surface plane une petite tumeur hémisphérique bien délimitée.

Dans la *forme disséminée*, toute la muqueuse de la voûte et la muqueuse des parois latérales (orifice tubaire) se couvrent de petites tumeurs mamelonnées, plus ou moins volumineuses, tantôt petites et formant une sorte de semis, ou bien descendant, en forme de stalactite, obstruer l'orifice postérieur des fosses nasales. Dans ce cas, la tumeur offre bien l'aspect de végétations agglomérées et ainsi se justifie, quant à l'aspect clinique, la dénomination, inexacte au point de vue anatomo-pathologique, de *végétations adénoïdes*. La masse peut être assez volumineuse pour remplir complètement l'espace libre normalement du cavum pharyngé; quelquefois même, ainsi que nous l'avons déjà signalé, elle se prolonge jusqu'au-dessous du voile du palais dans la région buccale du pharynx (*forme en masse*). Quand on apprécie, dans le miroir, le volume des végétations, il ne faut pas oublier qu'elles y apparaissent en raccourci et semblent moins volumineuses qu'en réalité.

La rhinoscopie postérieure, outre le siège et le volume des végétations adénoïdes, nous donne encore un renseignement important: l'aspect et la coloration de leur surface. Des mucosités abondantes, purulentes même, les recouvrent fréquemment. Si ces mucosités enlevées, la tumeur apparaît d'un rouge vif, sanguinolente, en état d'inflammation aiguë, c'est que l'on est en présence d'une poussée momentanée d'*adénoïdite*, pendant laquelle, il ne faut pas l'oublier, le volume de la tumeur s'augmente et les symptômes auxquels elle donne lieu habituellement s'exagèrent.

Enfin, grâce à la rhinoscopie postérieure, nous pourrons examiner l'orifice pharyngé de la trompe d'Eustache et l'extrémité postérieure des cornets; établir le degré de leurs lésions et juger ainsi de la nécessité et de l'importance de leur traitement consécutif au curettage du pharynx.

Toucher digital naso-pharyngien. — Le doigt, recourbé en crochet et porté derrière le voile du palais, pénètre dans le cavum pharyngé et en explore les diverses régions. Chez les enfants en bas âge, chez les malades plus âgés mais indociles, c'est le seul mode d'examen direct possible : il est obligatoire. Même chez ceux où la rhinoscopie postérieure a été faite, nous conseillons de le pratiquer; car les deux méthodes se complètent; et par le toucher digital, après avoir mieux apprécié le volume des tumeurs qui encombrent le rhino-pharynx, on se rend compte de leur consistance. Tout praticien doit savoir le pratiquer. Aussi insisterons-nous sur les détails de sa technique.

Le toucher digital du rhino-pharynx exige, avant d'être fait, les mêmes précautions antiseptiques qu'il est d'habitude de prendre pour le toucher vaginal. Le tissu adénoïdien s'enflamme avec la plus grande facilité; il faut donc éviter d'y porter des germes pathogènes. Lermoyez cite le cas, observé dans son service hospitalier, où un toucher naso-pharyngien non aseptique fit éclater une mastoïdite aiguë chez un enfant de cinq ans, vierge de tout passé otique. On aura donc soin, après s'être lavé les mains dans une solution antiseptique, de désinfecter minutieusement le doigt qui doit servir au toucher. Le savonnage à la brosse portera particulièrement sur la rainure de l'ongle, que l'on peut ensuite, pour plus de sécurité, remplir de poudre (bismuth, acide borique, iodol ou aristol); l'ongle aura été préalablement coupé aussi ras que possible, pour éviter toute déchirure des tissus avec lesquels le doigt se trouvera en contact. Nous recommandons de ne choisir, pour les soins de désinfection, que des liquides et des poudres insipides, pour éviter de ce côté tout désagrément à l'enfant.

Afin d'éviter toute morsure quand le doigt se trouvera introduit entre les arcades dentaires, on peut entourer le doigt explorateur d'un doigtier métallique ou mieux en caoutchouc, que l'on stérilisera aussi préalablement. Les doigtiers que fournissent les fabricants d'instruments sont ordinairement trop longs et trop volumineux; ils engainent les deux premières phalanges et gênent ainsi la liberté de mouvement de la troisième. La première phalange seule se trouve au niveau des dents et peut être blessée si l'enfant ferme la bouche; il suffit donc que le doigtier protège la base du doigt, en descendant même un peu vers le métacarpien. Si l'on a au doigt quelque écorchure, on en fera l'occlusion avec une couche de collodion, de façon à éviter pour soi-même toute inoculation virulente consécutive.

Cela fait, voici comment il faut procéder au toucher : l'enfant sera assis sur la cuisse droite d'un aide, qui lui immobilise les jambes, en les serrant entre les siennes croisées en avant; il lui maintient aussi les mains. Le médecin se place alors à la droite de l'enfant; de sa main gauche il lui entoure la tête, qu'il appuie solidement contre sa poitrine ou sa hanche et, en même temps, profitant d'un moment où l'enfant ouvre la bouche, avec un doigt il déprime la joue entre les dernières molaires. Si l'enfant, cédant à la peur et à un mouvement instinctif de défense, veut serrer les dents, il se mord la joue et la douleur qu'il en ressent, plus pénible que celle du toucher, lui fait rouvrir la bouche.

Le médecin introduit alors franchement l'index de la main droite dans la bouche jusqu'à la paroi postérieure du pharynx. L'index est étendu, la face palmaire tournée vers la voûte palatine, la face dorsale, glissant sur la langue qui lui sert de guide et qu'il faut souvent maintenir déprimée pour se livrer passage. Les autres doigts, pour laisser toute liberté à l'index, sont tenus fléchis dans la paume de la main.

Arrivé à la paroi postérieure du pharynx, passant entre la luette et un des piliers du voile, on recourbe l'index pour l'engager derrière le voile du palais, et, abaissant le coude, on porte le doigt directement en haut vers la voûte pharyngienne; à l'état normal, la cavité pharyngienne est libre: ses parois sont lisses et résistantes, comme la paroi postérieure du pharynx buccal. Si les végétations sont volumineuses et remplissent la cavité du pharynx nasal, entre la paroi postérieure du pharynx et le bord postérieur du voile du palais, le doigt est immédiatement arrêté et pénètre dans une masse irrégulière, plus ou moins consistante, se laissant parfois facilement écraser et donnant la sensation d'un paquet de vers de terre (Lennox-Browne).

La tumeur est-elle moins volumineuse, le doigt, fortement recourbé, remonte derrière le dos du voile et rencontre le bord postérieur de la cloison nasale, dont la crête lui sert de point de repère. A droite et à gauche, on reconnaît l'orifice postérieur des narines; on les explore tour à tour, et se rendant compte de la situation exacte des végétations, on détermine le degré d'obstruction de chacune. Dans certains cas, on suit, sans être arrêté par la masse adénoïdienne, le bord postérieur du vomer jusqu'à sa jonction avec la voûte pharyngée; et c'est alors seulement que changeant à nouveau la position recourbée du doigt et le remettant dans l'extension forcée, pour le porter le plus profondément possible, on arrive à sentir tout à fait en haut de la cavité, dans la région qui répond à l'apophyse basilaire de l'occipital, à l'arc antérieur de l'atlas et du trousseau fibreux qui les réunit, une masse peu volumineuse constituée par l'hypertrophie nettement circonscrite de l'amygdale pharyngée. Il est nécessaire, si l'on veut faire un examen complet de la voûte pharyngée, de donner à l'index explorateur ces deux positions : 1° flexion; 2° extension forcée.

La voûte explorée, il faut se rendre compte de l'état des parois latérales. La région latérale droite s'explore assez facilement en faisant exécuter à la main un mouvement de rotation qui porte contre elle la pulpe du doigt; pour la région latérale gauche, les sensations sont moins précises, car on ne peut la reconnaître qu'avec la face unguéale de la phalangette. Pour que l'examen se complète dans tous ses détails, il peut donc être utile dans certains cas de toucher avec l'index gauche.

Chez les tout jeunes enfants, le toucher n'est pas possible avec l'index. L'espace compris entre l'arcade dentaire et la paroi postérieure du pharynx n'est pas assez long pour permettre au doigt de se recourber; en outre, l'isthme du gosier n'est pas toujours assez large pour que l'extrémité de la phalangette, en quelque sorte bridée par le voile qui forme une véritable sangle, puisse s'introduire dans le rhino-pharynx. Il faut donc pratiquer le toucher avec le petit doigt, ou mieux encore et plus pratiquement, faire en même temps le diagnostic et le traitement; on introduit immédiatement, et sans s'arrêter à des essais inutiles d'exploration, la pince dans le rhino-pharnyx, et, faisant les manœuvres opératoires, on retire, si elles existent, les végétations entre les mors de la pince. Quand l'examen est terminé, le doigt quitte la cavité pharyngienne et, seulement quand on l'a sorti de la bouche, on cesse de maintenir l'enfant dans l'immobilité.

Le doigt qu'on retire, après avoir pratiqué le toucher, ramène fréquemment des débris de végétations, preuve certaine de l'exactitude du diagnostic. Le plus souvent, il est assez abondamment teinté de sang; les végétations se laissent facilement écraser sous le contact qui les froisse; et l'écoulement de sang qui en résulte peut être assez abondant pour que l'enfant non seulement crache de la salive striée de sang, mais encore saigne du nez pendant quelques instants. Si l'on pratique l'examen devant les parents, il est bon de les prévenir de la chose et de leur expliquer que c'est un élément de plus de diagnostic : le toucher digital de la cavité naso-pharyngienne saine ne déterminant jamais d'hémorragie.

Sans être douloureux, le toucher digital est fort désagréable pour le petit malade, surtout en raison de l'appréhension vive qu'il lui cause; et, puisque c'est une nécessité de diagnostic, on doit donc s'efforcer d'acquérir assez de dextérité pour l'exécuter, avec douceur et rapidité, minutieux et complet.

Il faut aussi savoir se mettre à l'abri de quelques erreurs : c'est ainsi que, au moment d'introduire le doigt derrière le voile du palais, il faut éviter de refouler la luette devant soi; elle pourrait donner, pelotonnée sur elle-même, la sensation molle des végétations. Quand on pratique le toucher digital, la luette et le voile du palais doivent librement tomber le long de la face palmaire de l'index. Le doigt est-il introduit dans la cavité pharyngienne, une autre erreur peut se produire : les parties latérales du pharynx se contractent et se plissent; elles viennent enserrer le doigt qui croit alors sentir des excroissances adénoïdes là où il n'y a que les irrégularités artificielles de la muqueuse. Il faut, dans ce cas, prolonger quelque peu le toucher pour laisser au spasme le temps de se rompre. Ces contractions, ramenant sur elles-mêmes les végétations, peuvent, contrairement à ce que nous

[*H. CUVILLIER.*]

avons signalé pour la rhinoscopie antérieure, laisser croire que la tumeur est plus volumineuse qu'en réalité. Enfin, quand on reconnaît la paroi postérieure, il ne faut pas oublier que le tubercule antérieur de l'atlas y fait souvent une saillie dure, très appréciable, et prendre pour un état pathologique ce qui existe normalement.

Le toucher est-il pratiqué au moment d'une crise aiguë d'adénoïdite, la tumeur paraît, nous l'avons dit, plus volumineuse. Il faut donc calmer l'inflammation et retoucher les végétations quelque temps après, pour avoir la notion exacte de leur volume à l'état chronique. En résumé, le toucher digital naso-pharyngien, habilement exécuté, est de tous les moyens de diagnostic le plus parfait et le plus complet, puisque, après nous avoir permis de constater l'existence des végétations adénoïdes, il nous renseigne sur leur mode d'implantation, médian, latéral ou diffus, — sur leur volume et le degré d'obstruction des choanes et de l'orifice tubaire — sur leur consistance et les difficultés opératoires qui peuvent en résulter.

Quand, par les divers modes d'exploration du naso-pharynx, on a nettement établi l'hypertrophie de l'amygdale pharyngée, l'examen clinique du malade doit être complété par l'inspection des organes voisins. Les altérations qu'on y observe ne sont que des complications de l'affection du rhinopharynx. Il faudra donc revenir à l'examen des fosses nasales et bien préciser tous les détails des lésions, dont on n'aura vu que l'ensemble au premier examen rhinoscopique.

L'état de l'audition sera soigneusement noté; le tympan, l'oreille moyenne et l'oreille interne seront inspectés minutieusement. De leur état, dépend le pronostic des troubles auriculaires, après le curettage du pharynx.

On examinera les amygdales palatines, la luette, la paroi postérieure du pharynx buccal, l'amygdale linguale, le larynx et la trachée, soit avec l'abaisse-langue, soit avec le miroir.

On auscultera la poitrine; on se fixera sur l'état des poumons et des ganglions bronchiques; et l'on évitera ainsi de promettre la disparition d'une toux qu'entretiendrait, après l'opération et la disparition du catarrhe rhinopharyngien, une lésion thoracique plus profonde.

Enfin, dans son ensemble, la constitution du petit malade doit être l'objet d'une étude attentive; et, s'il est exempt de toute tare diathésique, il sera permis d'assurer aux parents, du fait même de l'intervention opératoire, un changement profond dans son état général et l'amélioration définitive de sa santé.

Formes. — Marche. — C'est au milieu de la seconde enfance que se trouvent réalisés les symptômes dont nous venons de tracer le tableau clinique — et c'est un adénoïdien de 6 à 12 ans que nous avons pris pour type de notre description. Au début de la première enfance, à la fin de l'adolescence et à l'âge adulte, certains traits doivent en être modifiés; et ainsi se réalisent les trois formes cliniques de l'affection : *celle du nourrisson, la forme classique, celle de l'adulte.*

Chez le nourrisson, les troubles respiratoires dominent la scène; Lubet-Barbon a donné une excellente description des troubles que provoque, à cet âge, l'obstruction du rhino-pharynx. La respiration se fait la bouche ouverte ; elle est pénible, très bruyante, et peut en imposer, chez un médecin non prévenu du fait, pour un cornage d'origine plus profonde. Cependant, l'auscultation ne révèle rien d'anormal dans la poitrine ; et si, quand on pince les ailes du nez, le bruit cesse, on peut être assuré qu'il s'agit bien de ronflement (Empis). Les ailes du nez sont animées de battements précipités, comme s'il s'agissait d'une dyspnée aiguë broncho-pulmonaire.

Pendant la nuit, la difficulté respiratoire s'exagère encore ; le ronflement augmente au point de gêner les personnes qui dorment dans la même pièce. L'enfant ne cesse de s'agiter dans le lit ; le visage devient livide, se couvre de sueur ; il se réveille fréquemment en proie à l'oppression et les parents épouvantés croient qu'il va étouffer (spasme glottique). Il a des convulsions.

Les quintes de toux, surtout nocturnes, rappellent celles de la coqueluche. Mais elles ne se produisent pas si l'on appuie sur la trachée, tandis qu'elles éclatent quand on introduit l'abaisse-langue dans la bouche de l'enfant.

Le nez ne cesse de couler ; l'orifice antérieur des narines, la lèvre supérieure s'irritent ; les éternuements sont fréquents. Les fosses nasales sont encombrées de croûtes ou de mucosités purulentes qui tombent dans l'arrière-cavité des fosses nasales et donnent lieu à du catarrhe rhino-pharyngien secondaire. Le tirage permanent auquel sont soumis les petits malades peut provoquer de l'emphysème aigu.

Dans ces conditions, la santé générale de l'enfant ne peut que péricliter ; car, à l'insuffisance respiratoire, s'ajoute l'insuffisance de l'alimentation.

Le catarrhe rhino-pharyngien empêche la respiration par la voie nasale ; l'enfant se trouve donc dans l'impossibilité de téter et de respirer en même temps, et la succion ne peut pas s'accomplir dans les conditions normales. Si l'on essaie de le faire téter, après avoir pris bruyamment quelques gorgées de lait il quitte brusquement le sein ; il se dresse en arrière, se contractant et ouvrant largement la bouche, pour inspirer l'air qui lui manque. Il avale de travers, se met à tousser et fréquemment vomit le peu de nourriture absorbée. L'alimentation est ainsi entravée ; et, loin de grossir, le nourrisson, dont la croissance était restée quelque temps stationnaire, finit par perdre de poids et s'étiole de plus en plus : ainsi se réalise l'*athrepsie adénoïdienne*. Si l'on n'intervient pas à temps par un diagnostic habilement posé et une intervention opportune, a cachexie augmente de jour en jour ; l'enfant meurt de faim. Il eût été facile, en soupçonnant la cause des accidents, de les faire disparaître presque comme par enchantement ; et le coup de pince qui, désobstruant la cavité pharyngienne, permet de reprendre l'alimentation normale, sauve la vie de l'enfant.

Quelques mois plus tard, quand il doit commencer à parler, le petit adénoïdien est exposé à un autre danger : les troubles auriculaires. Ces troubles apparaissent quelquefois de très bonne heure ; les poussées d'adénoïdite entraînent à leur suite des écoulements d'oreille ou de l'obstruction tubaire, avec développement consécutif de sclérose du tympan et de la caisse. S'ils sont bilatéraux, si la cause qui les a provoqués n'est pas supprimée

[H. CUVILLIER.]

et, bien au contraire, continue à les entretenir, ces troubles entraînent la perte totale de l'audition. L'enfant, incapable d'apprendre le langage articulé, devient ainsi *sourd-muet*.

Chez l'adulte, les symptômes qu'amène l'hypertrophie de l'amygdale pharyngée forment aussi un ensemble un peu différent de celui que nous avons décrit. Mais nous n'avons pas, dans ce traité spécial aux *Maladies de l'enfance*, à nous en occuper, sauf toutefois en ce que nous pouvons y trouver d'intéressant au sujet de la *marche* et de l'*évolution* de l'affection.

Formée d'éléments lymphatiques, la tumeur, qui remplit le cavum pharyngé, subordonne sa marche clinique à son évolution histologique. A la fin de la première enfance et pendant toute la seconde, elle est en pleine période d'activité et de développement : c'est l'âge où « on pourrait dire que le système conjonctivo-lymphatique, fonctionnant avec une sorte de suractivité au détriment du reste de l'organisme, semble constamment disposé à réagir avec excès » (Potain, art. Lymphatique, *Dict. encyclop.*) et nous trouvons ainsi l'explication des poussées si fréquentes d'inflammation, d'adénoïdite, que nous avons signalées. Puis, vers la quinzième année, au moment de la puberté, elle cesse ordinairement de s'accroître et, subissant alors la loi de régression qui entraîne dans son mouvement d'involution tout le tissu adénoïde de l'organisme, elle tend à s'atrophier. La cavité du naso-pharynx, suivant le développement de la face, s'est elle-même agrandie ; sa capacité s'est augmentée, la tumeur qu'elle contenait reste stationnaire, diminue même parfois : de toutes façons, les symptômes doivent donc s'amender. C'est en effet ce qui se produit ; et les phénomènes mécaniques d'obstruction sont beaucoup moins accentués chez l'adulte que chez l'enfant ; ce sont les phénomènes d'inflammation qui passent au premier plan.

La respiration nasale est presque toujours possible, la masse adénoïdienne n'étant plus assez volumineuse pour fermer les choanes. Si elle se trouve gênée, c'est par les lésions des fosses nasales elles-mêmes, rhinite hypertrophique, déviations et éperons de la cloison.

Le catarrhe rhino-pharyngien est ordinairement très accusé, entraînant à sa suite des troubles marqués de la voix ; c'est souvent le seul symptôme pour lequel l'adénoïdien adulte vient consulter. Fréquemment aussi il se plaint des oreilles (bourdonnements, surdité). Toutes les fois donc qu'un malade se présente avec les signes d'un catarrhe pharyngien, rebelle depuis longtemps déjà à tous les traitements ou bien avec des désordres de l'audition dont on ne peut pas trouver uniquement l'explication par l'examen de l'oreille, il faut penser que ces troubles peuvent être sous la dépendance d'une inflammation entretenue par l'hypertrophie de l'amygdale pharyngée ; et, dans ces cas, le seul moyen de faire le diagnostic positif est de pratiquer l'examen rhinoscopique postérieur et de constater, au niveau de la voûte, l'existence de tumeurs adénoïdes.

Ainsi donc, si parfois, par régression spontanée, les végétations adénoïdes disparaissent complètement, après la puberté ; si l'examen de la voûte pharyngée n'en révèle aucune trace à l'âge adulte et si leur existence antérieure pendant l'enfance ne peut être établie que par les stigmates indélébiles qu'elles ont imprimés à l'organisme, en entravant le développement de la face et du thorax, il est d'autres cas — cas fréquents ainsi que nous l'avons montré dans notre thèse (*Végét. adén. chez l'adulte*, Paris, 1891), — où ces végétations adénoïdes, développées aux premières années de l'existence, persistent après la puberté, sans même entrer en régression et sans présenter autour des follicules clos et le long des vaisseaux la production abondante de tissu fibreux qu'ont signalée Luc et Dubief. Ainsi que nous le rappelions en traitant de l'anatomie pathologique, l'examen histologique de végétations enlevées chez des malades de 60 ou 65 ans, a été de tous points semblable à celui de végétations d'enfants.

Telles sont les modifications que chez le nourrisson et chez l'adulte l'âge vient imprimer à la forme classique de l'affection. Mais cette forme classique elle-même, selon le mode d'association des divers symptômes qui la constituent et selon leur importance relative, évolue sous *trois types cliniques* :

1° Le *type respiratoire*, caractérisé par la sténose nasale ; la nécessité de la respiration par la bouche et les accidents secondaires qui s'y rattachent : rhinite chronique, catarrhe rhino-pharyngien, toux, laryngo-bronchites, troubles du développement de la face et du développement général, troubles nerveux. L'audition est normale.

2° Le *type auriculaire*, dans lequel les troubles respiratoires sont nuls et où l'oreille seule est atteinte : obstruction tubaire, catarrhe tubo-tympanique, otites sèches chroniques, ou otites purulentes. Ce type auriculaire demande à être bien connu ; aucun des signes habituels de l'obstruction du rhino-pharynx n'existe et rien, du côté de la respiration, ne peut faire soupçonner une affection du cavum pharyngé. Les fosses nasales sont libres : l'enfant respire normalement la bouche fermée ; il n'a ni toux, ni catarrhe pharyngien.

La tumeur adénoïde évolue donc d'une façon *insidieuse et latente* en quelque sorte, ne se manifestant par aucun symptôme qui frappe immédiatement le médecin et retienne l'attention sur la possibilité de son existence. Et cependant c'est bien elle qui tient sous sa dépendance tous les troubles auriculaires. Si l'on n'en fait pas l'ablation, c'est en vain qu'on essaiera de désobstruer la trompe, de tarir l'écoulement purulent. Au moment où l'on croit toucher à la guérison, la récidive se produit; et ces rechutes successives désespèrent les parents. Mieux éclairé et s'il en attaquait directement la cause, le médecin obtiendrait la guérison d'un symptôme secondaire, qu'il s'efforce en vain de combattre directement. Ce type clinique auriculaire correspond à la forme anatomo-pathologique où l'on trouve non une masse volumineuse remplissant la cavité du pharynx nasal, mais de petites végétations adénoïdes disséminées à la voûte, sur les parois latérales, au niveau de l'orifice tubaire, et déterminant des accidents, non plus mécaniquement, mais par l'inflammation de voisinage qu'elles provoquent et entretiennent.

Toutes les fois donc où un enfant souffre de l'oreille, il ne faut pas manquer de faire l'examen du rhino-pharynx

3° Le *type mixte*, dans lequel le type respiratoire et le type auriculaire associés, forment le syndrome complet et classique, à l'heure actuelle, des tumeurs adénoïdes.

Dans quelles proportions ces types cliniques se rencontrent-ils et à quel âge les observe-t-on de préférence? C'est là un dernier point intéressant qu'il nous reste à étudier. Nous avons établi deux statistiques de cas de végétations adénoïdes. Dans l'une, 425 cas composés d'enfants et d'adultes, le type respiratoire seul est noté 205 fois, le type auriculaire seul 58; le type mixte 182 fois. Dans l'autre, 716 cas recueillis à la policlinique de M. le professeur Grancher, seulement chez des enfants de 0 à 16 ans; les troubles respiratoires existent seuls 558 fois; les troubles auditifs seuls 10 fois; les troubles associés, 148 fois. Nous en conclurons donc que dans les premières années le type respiratoire prédomine en relation avec l'obstruction mécanique des choanes, facilement réalisée à cet âge dans la cavité étroite du pharynx nasal. Puis, à mesure que la tumeur se développe, elle arrive à obstruer latéralement l'orifice tubaire ou bien détermine, dans les poussées d'adénoïdite, des phénomènes d'irritation qui, par le canal de la trompe d'Eustache, se propagent à l'oreille moyenne. Ainsi s'établissent les troubles auriculaires et c'est en effet dans la seconde enfance, pendant l'adolescence et à l'âge adulte qu'ils s'observent le plus fréquemment.

Complications. — Pronostic. — Certains auteurs décrivent comme des complications les poussées inflammatoires d'adénoïdite, les déformations faciales et thoraciques, les troubles du côté de l'oreille moyenne. A notre avis, l'importance et la fréquence de ces accidents sont telles et ils s'enchaînent si étroitement avec les autres signes de l'affection qu'il n'est pas possible de les en dissocier. Nous avons donc cru être plus logique et rendre notre description plus claire, en les faisant rentrer dans le tableau symptomatique.

Comme complications de voisinage des tumeurs adénoïdes, on peut décrire la rhinite hypertrophique; l'hypertrophie des amygdales palatines et la pharyngite granulo-vasculaire chonique; les laryngo-trachéites secondaires. Nous n'avons pas à entrer ici dans l'étude détaillée de ces diverses affections, qui sont l'objet de chapitres spéciaux.

Enfin, nous insisterons à nouveau sur l'examen nécessaire de la poitrine et de l'état général, de façon à être assuré qu'aucune lésion thoracique (bronchite chronique, emphysème, adénopathie trachéo-bronchique, tuberculose) ou qu'aucune influence diathésique ne viendra contre-balancer les heureux effets habituels du traitement.

C'est en effet quand elle est abandonnée à elle-même ou qu'on se refuse à appliquer aux accidents dont souffre l'enfant une thérapeutique rationnelle, que le pronostic de l'affection est sérieux. Assurément les tumeurs adénoïdes ne menacent pas directement par elles-mêmes l'existence; mais l'importance du rôle qu'elles jouent dans la pathologie infantile s'affirme de plus en plus, à mesure que les praticiens, et surtout ceux qui s'occupent de pédiatrie, s'intéressent davantage à une étude restée jusqu'ici dans le domaine d'observation un peu restreint des spécialistes; et que les faits d'ordre général viennent s'ajouter aux faits particuliers tout d'abord observés.

Certains médecins, d'esprit prévenu et acceptant difficilement toute notion nouvelle qui modifie leurs idées acquises, ont cru pouvoir critiquer cette opinion et prétendre que, du temps où les tumeurs adénoïdes n'étaient pas traitées, la santé des enfants était aussi bonne. Ce raisonnement ne saurait être sérieusement soutenu et l'argument n'est pas valable. Car, depuis de longues années, la gravité des accidents dus à l'hypertrophie de l'amygdale pharyngée a été observée et décrite; seulement les auteurs incriminaient à tort l'hypertrophie des amygdales palatines. En 1843, Alph. Robert, dans le mémoire sur le *Gonflement chronique des amygdales chez les enfants* qu'il publie dans le *Bulletin général de thérapeutique*, n'écrit-il pas : « Chez tous, l'état constant de la gêne de la respiration et de la nutrition empêche le développement des forces et produit un état de pâleur, de maigreur et de faiblesse qui dénote le peu d'activité de l'hématose et *l'atteinte portée aux sources mêmes de la vie. Malheur à ces enfants si, à l'état habituel de dyspnée, vient se joindre une maladie accidentelle des organes respiratoires capable d'en augmenter l'intensité* ».

Ainsi donc, les accidents étaient connus; leur véritable cause seule échappait. « Victimes d'une séculaire erreur de diagnostic, dit Rangé, les malheureux adénoïdiens, errant du cabinet de l'auriste à la consultation de médecine générale, de celle du laryngologue à l'antichambre du dentiste, s'en allaient à l'aventure, quêtant secours ici ou là, suivant la phase de l'affection ou le caprice de ses multiples symptômes. Le dentiste appliquait un appareil extérieur qu'il faisait garder des années; l'auriste pratiquait des cathétérismes de la trompe qui ne produisaient pas grand'chose ou des lavages de l'oreille qui ne produisaient rien du tout; le laryngologue badigeonnait, le médecin général prescrivait de l'huile de foie de morue. Tout cela n'aggravait pas beaucoup le mal, mais le mal s'aggravait de lui-même jusqu'à ce qu'enfin de guerre lasse on suspendît tout traitement. »

Et alors des troubles irrémédiables en résultaient : arrêt de la croissance, déformations faciales et thoraciques; emphysème pulmonaire et bronchites chroniques; surdité, liée à l'inflammation tubo-tympanique ou aux otorrhées, catarrhe rhino-pharyngien, provoquant trop souvent la neurasthénie.

Heureux encore était l'adénoïdien d'avoir échappé, dans son enfance maladive, à la contagion d'infections plus graves trouvant dans son organisme, frappé de déchéance, un terrain tout préparé d'évolution : les infections secondaires des fièvres éruptives, la diphtérie ou la tuberculose.

Ainsi donc, troubles directs d'une part, moindre résistance d'autre part de l'organisme aux contagions possibles, locales de la gorge ou générales, tels sont les points dont il importe de bien peser et de faire ressortir l'importance quand il s'agit de déterminer et de faire accepter le traitement de l'affection.

Le traitement, en effet, institué logiquement et surtout en temps opportun, modifie d'une façon complète le pronostic; et, quand on a pu en observer les heureux résultats non seulement après l'opération, mais encore dans l'avenir, on doit être convaincu de sa nécessité.

[H. CUVILLIER.]

Sans revenir sur le rétablissement normal de la respiration, la disparition des troubles auditifs, des troubles nerveux et intellectuels, ainsi que des malformations faciales, nous rappellerons ici les recherches de Castex, Malherbe et M⁰ Magnus (thèse, Paris, 1895), qui ont déterminé, par des observations nombreuses, le mouvement de croissance après l'intervention. Les tableaux de croissance post-opératoire qu'ils ont dressés donnent les accroissements en poids, taille et périmètre thoracique, dont les moyennes ont été calculées au bas de chaque tableau. Prenant comme *unité de croissance*, la croissance annuelle normale, d'après les tables de Quételet pour les poids et taille, d'après celle de Pagliani pour le périmètre thoracique, M⁰ le Dr Magnus a pu établir que le mouvement de croissance augmente un peu plus d'une fois et demie dans le premier mois; de deux fois et demie au bout de deux mois; que, se ralentissant, il n'atteint plus guère qu'une fois au troisième mois et décroît ensuite progressivement et proportionnellement à 0,35 à six mois, et à 0,17 au bout d'un an. Comme l'auteur le fait à juste titre remarquer, si les adénoïdiens bénéficient surtout de l'intervention dans les premiers temps qui suivent celle-ci, le phénomène s'explique facilement : l'obstacle disparu, il y a dans les premiers mois une poussée de croissance, qui se calme ensuite. La santé générale se rétablit et les choses reprennent leurs cours normal.

Diagnostic. — Au diagnostic positif et différentiel, nous ajouterons l'étude du diagnostic des indications thérapeutiques.

Le *diagnostic positif* se fait d'après l'ensemble des symptômes fonctionnels et physiques. Quand on voit se présenter à la consultation un petit malade l'air étonné et hébété, les yeux éteints, les joues aplaties, le nez pincé, la mine allongée, la bouche entr'ouverte, la lèvre supérieure trop épaisse et ne recouvrant qu'incomplètement les incisives qui chevauchent les unes sur les autres; quand, en interrogeant les parents, on apprend qu'il respire difficilement par le nez; qu'il ronfle la nuit et qu'en proie à des cauchemars et à de l'oppression, il se réveille fréquemment dans un sommeil agité, qu'il tousse fréquemment, qu'il a une dureté de l'ouïe permanente ou intermittente: que ses oreilles suppurent, la réunion de tous ces symptômes fonctionnels caractérise le type complet de l'adénoïdien. Elle est assez nette et assez saisissante pour faire préjuger d'une façon certaine d'un diagnostic que confirmera l'examen physique : pratique-t-on l'examen rhinoscopique ou le toucher digital, on rencontrera dans le cavum pharyngé une masse molle, irrégulière, dont l'ongle détache facilement un fragment. Cette masse ne peut être que l'amygdale pharyngée hypertrophiée.

Pendant l'enfance, aucune autre variété de tumeurs n'est susceptible d'envahir le pharynx nasal; et simplement pour mémoire, nous citerons, au milieu des très nombreuses observations que nous avons réunies, le cas unique d'une enfant d'une dizaine d'années chez laquelle une grappe de polypes muqueux, à insertion choanale, obstruait le cavum pharyngé. Nous n'avions pu faire la rhinoscopie postérieure qui nous eût évité l'erreur de diagnostic; de même la rhinoscopie antérieure, dans un méat inférieur encombré par l'hypertrophie de la pituitaire n'avait pas permis à la vue d'arriver jusqu'à l'orifice postérieur des fosses nasales. Le toucher digital nous ayant donné la sensation d'une masse mollasse, nous avions conclu à des végétations adénoïdes, la pince ramena une grappe de polypes muqueux.

Au moment de l'adolescence, il faudra penser à la possibilité d'un polype fibreux naso-pharyngien. Il ne se développe guère que vers la quinzième année sans toutefois oublier les cas observés par Ruault à 8 ans et à 13 ans.

Le diagnostic est parfois délicat au début de l'évolution du fibrome et Moure en a bien fait ressortir l'importance (Soc. laryngol., 1890) : quand la tumeur a dépassé le voile du palais et envahi les cavités voisines, nez, orbites, sinus, on ne peut en effet penser aux tumeurs adénoïdes, qui ne prennent jamais un pareil développement. Au point de vue de l'examen direct, on se rappellera que le polype naso-pharyngien est lisse, poli à sa surface, de couleur rougeâtre plus ou moins foncée, sillonné de vaisseaux toujours assez volumineux ; la sensation qu'il donne au doigt est dure, cartilagineuse ; la masse est immobile, unie, à peine tomenteuse au niveau de son insertion bien limitée ; et le toucher digital provoque non plus comme dans le cas de végétations adénoïdes un suintement sanguin insignifiant, mais souvent une hémorragie véritable.

Les épistaxis répétées et très abondantes qu'on observe à la première période de développement des polypes fibreux n'ont rien d'analogue à celles qui, dans l'évolution des végétations adénoïdes, sont liées à la rhinite hypertrophique. D'ailleurs la marche rapide et envahissante du fibrome ne tarde pas à lever tous les doutes, quand ils ne le sont déjà par l'examen histologique d'une parcelle enlevée à la tumeur.

Si l'on s'en tenait aux seuls symptômes rationnels, et si l'on prétendait en déduire le diagnostic, une erreur pourrait être commise avec les autres causes de sténose nasale, siégeant dans les cavités mêmes du nez : atrésie congénitale ; déviation, et éperons de la cloison, aussi bien que rhinite hypertrophique et catarrhe rhino-pharyngien d'ordre essentiel ; polypes muqueux des fosses nasales. Aussi ne faut-il jamais manquer de joindre à l'inspection méthodique des fosses nasales le toucher digital pharyngien ; et par cet examen minutieusement fait s'impose sans erreur possible le diagnostic.

Chez le nourrisson, il faut distinguer le coryza, dû au catarrhe rhino-pharyngien entretenu par les végétations, et l'athrepsie de même origine, du coryza et de l'athrepsie syphilitiques ; le jetage séro-sanguinolent et fétide, les accidents cutanés ou muqueux concomitants, les antécédents des parents donneront la notion étiologique. La toux quinteuse adénoïdienne ne sera pas confondue avec celle de la coqueluche. La compression de la trachée ne la réveille pas. De même, si en pinçant les ailes du nez, on fait cesser le ronflement, on ne croira pas à un cornage dû à l'adénopathie trachéo-bronchique. Il faudra en outre naturellement ausculter avec soin les poumons.

En résumé, le *diagnostic différentiel* n'offrant en règle générale aucune difficulté, le seul point délicat est de bien connaître les manifestations protéiformes de l'affection et de songer à aller chercher dans le cavum pharyngé

[H. CUVILLIER.]

la cause d'accidents voisins ou éloignés. Les tumeurs adénoïdes une fois reconnues, une autre question reste à résoudre, celle des indications thérapeutiques.

Les indications thérapeutiques sont essentiellement subordonnées à l'importance des symptômes ; et il faut avant tout, pour en poser les règles, se baser sur leur pronostic. Voici quelle est dans la circonstance notre pratique personnelle : nous ne pensons point qu'il faille de parti pris, ainsi que l'ont proposé certains spécialistes (White, *Journal of the American medic. Assoc.*, 28 nov. 1889), curetter tout pharynx dont la muqueuse n'est pas absolument lisse. En somme, les tumeurs adénoïdes n'intéressent le clinicien que par les lésions qu'elles provoquent ou peuvent provoquer ; si donc on les découvre par hasard, au cours d'un examen rhinoscopique motivé par une autre recherche, et qu'elles n'entraînent ni troubles auriculaires, ni obstruction nasale, ni catarrhe pharyngé ; ou bien quand, de peu de volume, elles n'occasionnent qu'une rhinite hypertrophique légère et un catarrhe rhino-pharyngien peu accentué, on peut se dispenser d'intervenir *chirurgicalement*. On doit alors, par un traitement médical local et général approprié, maintenir en quelque sorte les végétations adénoïdes en respect jusqu'au moment où, s'étant atrophiées dans une cavité plus spacieuse, elles cessent d'être une menace. Il faut aussi se rappeler que des poussées d'adénoïdites peuvent faire croire à des végétations plus volumineuses qu'elles ne le sont habituellement et même parfois qu'après certaines poussées tout rentre dans l'ordre normal. Il y a donc lieu, avant de prendre une détermination, d'attendre la disparition de tout état aigu. Mais, par contre, si, en examinant le rhino-pharynx, on y découvre des tumeurs adénoïdes volumineuses, qui, bien que n'ayant pas encore déterminé des accidents sérieux, peuvent les faire craindre dans l'avenir ; à plus forte raison si des accidents se sont déjà établis : auriculaires, respiratoires ou nerveux, troubles du développement intellectuel ou physique, ce serait une faute de s'attarder au traitement médical, même avec des végétations petites, et l'on doit sans délai recourir au seul traitement rationnel : le traitement chirurgical.

Les considérations sont les mêmes quand il s'agit de l'âge : on opère s'il y a lieu, quel que soit l'âge de l'enfant ; et c'est ainsi que chez le nourrisson l'intervention s'impose d'urgence.

Traitement. — Le *traitement prophylactique* consistera chez les enfants prédisposés aux manifestations lymphatiques à les tonifier par un régime approprié (huile de foie de morue, pratiques hydrothérapiques, cures climatériques), et à éviter toute cause d'inflammation des cavités nasales et rhino-pharygiennes. Au cours des maladies infectieuses générales qui les menacent de déterminations secondaires (rougeole, scarlatine, grippe, fièvre typhoïde, diphtérie), elles devront être minutieusement antiseptisées.

Le *traitement médical* de l'affection est général et local. Le traitement général est antilymphatique ; le traitement local se fait par la voie nasale et la voie pharyngée : il tend à désinfecter la région et à en faire tomber l'inflammation. Par la voie nasale, on fera, dans le jeune âge, aspirer des pommades et des poudres antiseptiques (à base de menthol de préférence) ; ou pourra injecter de l'huile mentholée (1/50 à 1/20). Quand l'enfant sera plus âgé, on utilisera en outre les irrigations tièdes, salées ou boriquées. Certains auteurs ont vivement attaqué les irrigations nasales et ont prétendu les proscrire; quant à nous, nous les ordonnons dans notre pratique particulière.

Dans les cas si nombreux où les végétations adénoïdes s'accompagnent de catarrhe rhino-pharyngien, elles nous ont toujours donné d'excellents résultats et maintes fois chez des enfants où l'on avait refusé de les ordonner dans un traitement antérieur; elles débarrassent les fosses nasales et l'arrière-cavité des mucosités, si souvent purulentes, qui les encombrent et qui sont une source constante d'infection. Nous ajouterons qu'en ayant soin de formuler minutieusement aux parents les précautions qu'ils doivent prendre en les pratiquant, nous n'avons jamais observé les accidents dont on a prétendu incriminer la fréquence (pénétration de l'eau dans la trompe et l'oreille moyenne).

Par la voie pharyngée, on pratiquera, à l'aide de pinceaux recourbés, des badigeonnages directs de la région malade, ou des cautérisations au galvano-cautère. C'est à la solution de glycérine iodée (1 gramme d'iode pour 50 grammes de glycérine) que nous donnons la préférence.

Mais, au résumé, les indications de ce traitement médical sont très limitées. Il ne peut donner de résultats que si l'hypertrophie de l'amygdale pharyngée se réduit à un épaississement léger et à des fongosités — encore faut-il qu'elles soient peu marquées — de la muqueuse. Il est absolument inefficace toutes les fois où il y a véritablement *tumeur* adénoïde, et la lésion relève alors uniquement du *traitement chirurgical*.

Nous n'avons pas à analyser ici les travaux, presque innombrables, parus sur la question (Helme, *Traitement des végétations adénoïdes*, Soc. franç. de laryngologie, 1896). En réalité, si les procédés varient dans les détails, le fond en reste bien toujours le même, et il ne faut pas voir des divergences radicales dans de simples modifications de courbure d'instruments.

Ainsi donc, voici notre manière de faire ordinaire : quand l'opération est décidée, il faut, par un traitement préalable de quelques jours (irrigations boriquées, suivies d'insufflations de poudres ou d'aspirations de pommade), faire l'antisepsie du champ d'opération. Au point de vue de la technique opératoire proprement dite, nous opérons l'enfant, assis devant nous sur un aide qui lui immobilise les jambes entre les siennes; cette position est la plus favorable et est rendue possible, même quand on a recours à l'anes-thésie par l'emploi du bromure d'éthyle. Comme instrument, nous commençons par morceler la tumeur et débarrasser le cavum pharyngé avec la pince classique (Lœwenberg-Woakes); puis nous terminons en donnant quelques coups de curette, qui porteront à la racine de la cloison et dans les angles, points les plus difficiles à bien débarrasser. L'opération doit être faite en une seule fois et menée rapidement.

Ce procédé mixte a pour nous l'avantage, tout en assurant l'ablation parfaite des végétations adénoïdes au ras de la muqueuse, de ramener les masses enlevées et de se rendre compte ainsi de leur importance.

[H. CUVILLIER.]

L'opération devra être conduite avec les soins antiseptiques de règle. L'anesthésie — sauf chez les jeunes enfants — est nécessaire pour permettre de terminer l'opération promptement et radicalement; la chose est rendue sinon impossible, du moins très difficile avec un enfant qui souffre et que l'aide ne peut qu'insuffisamment maintenir. Nous conseillons comme anesthésique de choix le bromure d'éthyle; il permet d'opérer dans la position assise; et son action sur le cerveau étant pour ainsi dire instantané, il fait perdre très rapidement connaissance à l'enfant. Mais, comme tout anesthésique, il demande à être manié avec la plus grande prudence; les règles de son administration sont différentes de celles du chloroforme (administration à dose massive). Nous renvoyons pour les détails aux monographies spéciales.

Chez les nourrissons, on opère uniquement avec la pince et en plusieurs fois, pour éviter un traumatisme trop considérable et écarter tout danger d'hémorragie. L'anesthésie est utile.

L'opération terminée, l'enfant doit être maintenu au lit les premiers jours — à la chambre pendant une semaine. Le laisser sortir plus tôt est l'exposer à des complications dangereuses. Il faut, pendant tout ce temps, par des irrigations nasales et buccales méthodiquement faites, nettoyer la plaie; si ces précautions sont négligées, il peut se produire de l'infection dans cette région si facilement accessible aux germes pathogènes.

Y a-t-il des contre-indications à l'opération? Il est évident que chez un malade nettement hémophile il faudra s'abstenir; mais on doit distinguer l'hémophilie des cas où des épistaxis fréquentes sont sous la dépendance d'une stase sanguine dans la pituitaire, cette stase sanguine résultant elle-même de la compression du plexus pharyngien par les végétations. Il y a aussi les cas d'anomalies artérielles sur la paroi vertébrale du rhino-pharynx (probablement de la vertébrale), rapportés par Gellé et Moure et dans lesquels il serait plus prudent de s'abstenir. Enfin, il ne faut pas opérer en période d'adénoïdites; s'il y a des complications respiratoires aiguës ou dans un milieu épidémique (coqueluche, rougeole, grippe, scarlatine). Chez les filles déjà réglées, on n'opérera jamais au moment des époques, ni même dans les jours qui précèdent ou qui suivent.

L'opération est-elle dangereuse? Nullement, à notre avis, si elle est habilement menée et si les suites en sont prudemment et antiseptiquement surveillées. Les hémorragies sont très rares chez les enfants; on en observe parfois à l'adolescence, le plus souvent chez les filles. Si les moyens simples (glace, injections chaudes, attouchement à l'antipyrine) ne réussissent pas, on s'en rendra toujours maître avec le tamponnement de l'arrière-cavité.

Une fois les végétations enlevées, il sera bon, dans le mois qui suivra, de faire un certain nombre d'attouchements du rhino-pharynx à la glycérine iodée, pour détruire les reliquats possibles de l'ablation chirurgicale et assurer la cicatrisation parfaite de la muqueuse.

Les végétations adénoïdes complètement enlevées ne récidivent pas. Ce qu'on a observé, ce sont de fausses récidives, dues à un curettage imparfait du pharynx et à l'hypertrophie consécutive des fragments volumineux de végétations qu'on avait laissées. Aussi, est-il nécessaire, pour éviter tout mécompte, de réexaminer l'enfant quelques semaines après l'opération; on s'assurera que la voûte pharyngée est parfaitement lisse, et si l'on trouvait quelque grosse granulation, un coup de pince ou de curette suffirait à terminer définitivement le nettoyage de la cavité.

Mais, la cavité redevenue normale, il reste encore à traiter les lésions secondaires possibles des fosses nasales, des oreilles et du pharynx; les déviations dentaires, si elles existent.

Ainsi le bénéfice de l'opération se complétera, et le résultat, quand elle aura été opportunément pratiquée, en sera des plus favorables à l'enfant.

[H. CUVILLIER.]

XII

POLYPES NASO-PHARYNGIENS

PAR LE D' BROCA

Agrégé de la Faculté, Chirurgien de l'hôpital Trousseau.

On observe dans le naso-pharynx des tumeurs très spéciales par leur étiologie, par leur évolution clinique, mais dont l'histologie n'a pas encore donné une explication suffisamment nette. Il y a quelques années, on a cru qu'il s'agissait de fibromes, et l'on a tenté de substituer ce terme, de signification précise, à celui de polypes, qui éveille tout simplement l'idée de tumeur pédiculée. Mais ne sont-ils pas bien bizarres, ces fibromes coutumiers de la récidive, parfois même de l'envahissement qui caractérise les sarcomes les plus malins? Ne fallait-il donc pas parler de sarcomes naso-pharyngiens? Cela aussi serait vicieux, car, à supposer qu'il s'agisse de sarcomes, nom qui convient, en effet, aux tumeurs malignes conjonctives, parmi les tumeurs conjonctives malignes du naso-pharynx, celles-ci présentent des particularités qui légitiment une description spéciale. Histologiquement, on peut, suivant les cas, dire fibrome, fibro-sarcome, sarcome : mais il convient de former un tout avec ces polypes naso-pharyngiens, nom qui a l'avantage de ne rien préjuger sur leur nature jusqu'au jour où on aura pu superposer exactement les données de l'anatomie pathologique à celles de la clinique.

A côté de ces tumeurs spéciales, on peut rencontrer dans le naso-pharynx des polypes muqueux, dont il sera question à propos de diagnostic.

Anatomie pathologique. — Un polype naso-pharyngien est une tumeur quelquefois très volumineuse, recouverte d'une muqueuse souvent rouge, enflammée; sa consistance est ordinairement dure, sa coupe blanche rappelle celle des fibromes.

Ce qui intéresse le chirurgien, c'est avant tout le *pédicule*, car là doit être le but visé dans l'attaque opératoire. Or, il est démontré que presque toujours ce pédicule s'implante sur la voûte du naso-pharynx, c'est-à-dire sur la face inférieure du corps du sphénoïde et de l'apophyse basilaire; généralement il est médian, assez volumineux. Là, il y a continuité entre la tumeur et le tissu sous-muqueux, ici fort épais, confondu avec le périoste, et si l'on remarque l'âge auquel sont atteints les sujets, au moment de l'adolescence, on arrive à admettre, avec grande vraisemblance, que l'activité formative du périoste n'est pas étrangère au processus morbide.

Mais si l'on doit penser que cette implantation est la règle, on ne saurait plus accorder à Nélaton que cette règle soit sans exception. Certains pédicules se fixent latéralement sur le corps du sphénoïde, sur les apophyses ptérygoïdes, d'autres sur le vomer et même quelques-uns dans les fosses nasales.

De son insertion pharyngée, le polype descend, sous forme de battant de cloche, vers le pharynx buccal et se présente constitué par des masses charnues, du volume du poing et au delà, de coloration rougeâtre, de consistance ferme, irrégulièrement lobulées. La cavité du naso-pharynx est bientôt trop étroite pour contenir le polype, doué d'une grande tendance à s'accroître : aussi la tumeur envoie-t-elle un certain nombre de prolongements. Elle pousse du côté où elle trouve à s'étendre : ce sont les fosses nasales et le pharynx qui s'offrent tout d'abord. D'où, le plus souvent, l'existence de deux lobes, l'un pharyngien, l'autre nasal. Le lobe pharyngien remplit plus ou moins le naso-pharynx ; repoussé par la colonne vertébrale, il refoule en avant le voile du palais. Quant au lobe nasal, il envahit l'une des deux narines ou les deux à la fois, en écartant les os sur son passage. Une des caractéristiques de l'évolution des fibromes naso-pharyngiens est la puissance de destruction qu'ils possèdent sur les parois osseuses des cavités qui les contiennent, ils les refoulent et les amincissent, agrandissant d'autant cette cavité et ce fait a une grosse importance pratique : la voie nasale, tortueuse et étroite à l'état normal, sera rendue plus accessible du fait même du polype.

Une fois dans les fosses nasales, le fibrome, si on le laisse se développer, entre dans le sinus maxillaire, d'un seul ou des deux côtés, dans les sinus sphénoïdal et ethmoïdal, et de là il peut user et perforer la base du crâne. On peut également observer des prolongements pénétrant par la fente sphéno-maxillaire jusque dans l'orbite, ou encore suivant la fosse ptérygo-maxillaire pour atteindre la fosse temporale et s'y développer. En un mot, l'évolution périphérique des polypes se fait suivant trois ordres de prolongements : pharyngien, nasal et facial.

Je me suis déjà expliqué sur les incertitudes de l'histologie, qui nous révèle ici des tumeurs variant du fibrome le plus typique au sarcome proprement dit, sans que nous puissions déterminer à quelle structure correspond une évolution clinique spéciale, une tendance plus ou moins grande à la récidive : et après ablation d'un fibrome paraissant pur, on a pu voir une récidive de structure franchement sarcomateuse.

Certains de ces fibromes sont remarquablement vasculaires, et le microscope donne la clef d'une des particularités des polypes naso-pharyngiens ; je veux parler des hémorragies. Sur les coupes, on trouve de nombreux vaisseaux ; parfois même il existe une véritable dégénérescence caverneuse et l'on conçoit que ces tumeurs aient été parfois considérées comme des tumeurs veineuses caverneuses ou encore comme des angio-fibromes. Ce qui est certain, c'est que pendant les interventions opératoires, les tumeurs incisées fournissent une hémorragie toujours importante et souvent redoutable. Quant aux hémorragies, parfois inquiétantes, dont s'accompagne le polype en dehors de l'opération, leur cause semble devoir être plutôt recherchée dans la vascularisation de la muqueuse épaissie.

Étiologie. — Deux faits méritent d'être mis en relief : les sujets atteints sont âgés de 15 à 20 ans, rarement au-dessus ou au-dessous, jamais après 30 ans ; ils appartiennent au sexe masculin. Sans doute, on a réuni quelques observations chez la femme, et récemment Pluyette en a compté 9 : mais, par leur évolution, par l'âge des malades, ces tumeurs doivent être rapprochées des rares néoplasmes naso-pharyngiens observés également chez l'homme

[BROCA.]

adulte et différenciés au contraire de la tumeur à allures spéciales que nous étudions ici.

Symptômes. — Au point de vue clinique, les polypes naso-pharyngiens offrent une première période, souvent très longue, pouvant durer des mois, et pendant laquelle ils restent latents ; une gêne légère se traduit parce qu'assez souvent le sujet avale de travers ; et surtout la tumeur cause de l'enchifrènement tenace avec de fréquentes épistaxis. On croit à un simple coryza chronique, bien qu'une céphalalgie sourde, tenace, parfois localisée, puisse déjà éveiller l'attention du médecin. On n'aura pas de surprise désagréable si l'on pratique, comme on doit le faire, la rhinoscopie chez tous les sujets dont les fonctions nasales paraissent anormales.

A une période plus avancée, les troubles fonctionnels s'exagèrent, et au premier rang sont les troubles de la respiration nasale. L'entrée de l'air à travers les fosses nasales ne peut plus avoir lieu, d'un seul côté ou des deux en même temps, et lorsqu'on dit au malade de fermer la bouche et de souffler avec force, on constate que le rejet de l'air par les fosses nasales est devenu impossible. Si la tumeur gêne le fonctionnement du voile du palais, il en résulte des nausées, de la gêne de la déglutition, et parfois le rejet des liquides par le nez, si les fosses nasales ne sont pas envahies par les prolongements de la tumeur. Le malade a la sensation d'un corps étranger dans les fosses nasales, l'enchifrènement augmente, l'odorat et le goût sont émoussés ; un écoulement d'abord séreux puis muco-purulent a lieu par les fosses nasales.

Alors s'imposent, bien évidemment, l'examen du pharynx et des fosses nasales. Si la tumeur est encore petite, on ne la verra pas proéminer dans la gorge, mais le voile du palais sera déformé et un peu asymétrique, il n'aura plus sa concavité régulière. Grâce au spéculum *nasi* et au toucher digital, on peut constater l'existence d'une tumeur dure, non élastique, saignant au moindre contact. L'expiration forcée, la bouche étant fermée, montre que cette tumeur est le plus souvent immobile ou tout au moins fort peu mobile. Dès que le lobe pharyngien déborde le voile du palais, il devient visible par la bouche. Dans tous les cas on peut le sentir, grâce au toucher buccal. Pour pratiquer méthodiquement l'exploration digitale du naso-pharynx, on doit faire asseoir le malade sur une chaise et se placer derrière lui. L'index droit, recourbé en crochet, est introduit dans la bouche, puis insinué derrière le voile du palais ; il faut constater le volume de la tumeur, apprécier sa dureté et s'efforcer de remonter aussi haut que possible le long du pédicule. Mais on doit avouer que le doigt peut rarement atteindre le point d'implantation : il en est empêché par le volume du lobe pharyngien, qui remplit tout le naso-pharynx. Après cet examen, même pratiqué avec douceur, on peut constater que le doigt ramène un peu de sang, et que souvent même on provoque de la sorte une hémorragie abondante.

Le polype, continuant à croître, devient trop volumineux pour les cavités qui le logeaient primitivement ; alors apparaissent des modifications profondes du squelette et des parties molles de la face : c'est la troisième période ou *période des déformations*.

Les troubles de l'ouïe, du goût, de l'odorat sont très marqués ; la respiration nasale est complètement supprimée, et chacun des prolongements de la tumeur amène des déformations en rapport avec son siège. Le prolongement nasal repousse les parois osseuses des fosses nasales, d'où l'effacement des sillons naso-géniens. Le prolongement orbitaire peut causer des troubles profonds de la vision, — exophtalmie, diplopie, épiphora, cécité par compression des nerfs optiques. Cette dernière complication est rare ; lorsque la cécité existe des deux côtés, on peut l'expliquer par l'existence d'un prolongement crânien comprimant le chiasma des nerfs optiques ; le prolongement temporal produit un empâtement de la face du côté correspondant, et la force d'expansion de la tumeur est telle que l'arcade zygomatique peut être déjetée en dehors.

Dans le cas de prolongement intra-crânien, il y a rarement des troubles cérébraux graves ; l'envahissement se faisant d'une façon lente et progressive, le cerveau s'habitue à cette compression graduelle, et souvent rien ne peut à l'examen le plus attentif révéler l'existence de ce prolongement.

Diagnostic. — On fait rarement le diagnostic dès le début : les malades croient à un simple coryza et ne viennent pas consulter. Appelé à la période initiale, le chirurgien doit attacher une grande importance à la céphalalgie si tenace qui existe parfois et à l'écoulement muqueux continu, surtout lorsqu'il se fait par une seule narine.

La conclusion logique, c'est, je le répète, l'examen complet des fosses nasales et du naso-pharynx dans le cas de coryza tenace que rien ne vient expliquer.

La tumeur étant constatée, une erreur de diagnostic est à peu près impossible. On parle, classiquement, de diagnostic différentiel avec les polypes muqueux des fosses nasales ; mais, en dehors de toute différence d'aspect, il suffit de constater que le naso-pharynx est libre : on décrit divers caractères spéciaux des tumeurs du voile du palais, alors qu'il suffit du toucher pharyngien pour constater que les polypes ne font pas corps avec la face postérieure du voile.

Deux sortes de tumeurs seulement obstruent le naso-pharynx et pendent de sa voûte : les végétations adénoïdes, les polypes muqueux. Pour les végétations, le toucher tranche immédiatement la question, en constatant des masses mollasses, qui de toutes parts tapissent le pharynx, qui s'accompagnent souvent d'hypertrophie amygdalienne.

La seule difficulté consiste, en somme, à reconnaître les polypes fibro-muqueux qui, nés des fosses nasales près des choanes, descendent dans le naso-pharynx et y prennent un développement inconnu aux polypes ordinaires, à évolution nasale. Cependant, la tumeur est alors moins dure, moins rouge, moins facilement saignante ; parfois la coexistence d'un ou de plusieurs polypes muqueux bien caractérisés des fosses nasales apporte au clinicien un argument de plus. L'âge du sujet, enfin, sera pris en sérieuse considération : deux fois j'ai observé de ces gros polypes muqueux chez l'enfant, et j'ai porté le diagnostic exact en me fondant surtout sur ce que les sujets n'avaient que 8 à 10 ans.

En lui-même, le diagnostic d'un polype naso-pharyngien est donc assez facile. Mais ce qui est plus délicat — et c'est le point capital pour déterminer le choix du procédé opératoire — c'est de préciser avec soin le volume du polype, son point d'implantation, ses prolongements, l'existence d'un prolongement intra-crânien. La voie suivie par les prolongements est la notion dont l'importance pratique est la plus grande.

Les prolongements du côté de la face sont évidents quand les déformations sont considérables, mais pour les dépister au début il faut regarder le sujet bien en face, relever la moindre asymétrie de la joue ou de la tempe, examiner avec soin l'œil, la profondeur et la rougeur des culs-de-sac conjonctivaux, la dimension des fentes palpébrales, faire fermer et ouvrir les paupières à plusieurs reprises pour saisir le début de l'exophtalmie, comparer la pupille des deux côtés, déterminer l'acuité visuelle. On explorera l'olfaction, l'audition, la sensibilité et les mouvements de la face, on notera, à leurs plus légers degrés, l'effacement des sillons, l'asymétrie de la face, la tuméfaction de la région temporale. Les prolongements vers les fosses nasales sont reconnus le plus souvent à la simple inspection. Et c'est grâce au toucher buccal que l'on évaluera le volume du prolongement pharyngien tout en cherchant à préciser le siège d'implantation. Il faut reconnaître que cette dernière notion est impossible à acquérir dès que la tumeur est un peu volumineuse.

Quant à la nature intime de la tumeur, la clinique est incapable de la déterminer. Entre le fibrome pur, le fibro-sarcome et le sarcome, il y a tous es degrés, et c'est seulement l'examen histologique qui peut trancher la question.

Pronostic. — La marche des polypes naso-pharyngiens est d'autant plus rapide que le sujet est plus jeune. Outre les troubles mécaniques qui peuvent devenir graves, les hémorragies abondantes et répétées, la suppuration, la méningite possible aggravent encore le pronostic. Le pronostic est donc toujours très sérieux, les opérations sont longues et laborieuses; on est souvent obligé d'y revenir à plusieurs fois, et, même après les extirpations les plus complètes, on observe fréquemment la récidive. Il est à noter que si le malade, opéré ou non, arrive à l'âge adulte, à partir de ce moment on observe une tendance à l'état stationnaire ou même à la régression; ce fait doit être pris en sérieuse considération au point de vue thérapeutique, car plus le sujet sera éloigné de cette période favorable et plus il sera utile de se ménager la possibilité de surveiller le pédicule pour y attaquer rapidement les récidives.

Traitement. — En présence de la marche fatale de ces tumeurs, l'intervention est admise par tous, et à l'heure actuelle on ne discute plus que sur les procédés opératoires. L'intervention dans les polypes naso-pharyngiens est toujours grave et les deux principales préoccupations du chirurgien, au cours de l'opération, doivent être de combattre l'hémorragie et de pratiquer une extirpation aussi complète que possible. C'est dire que les voies naturelles doivent être absolument abandonnées, que seules les opérations avec larges voies d'accès permettront de combattre l'hémorragie et de pratiquer des extirpations radicales, que la plupart des méthodes anciennes, comme la cautérisation, la rugination, ne seront plus employées qu'après avoir créé une large brèche pour aborder la tumeur. Nous ne décrirons pas ces nombreux procédés, que l'on trouvera du reste exposés tout au long dans les traités classiques. Nous retiendrons seulement l'arrachement, la ligature, la rugination et la cautérisation, et encore pour les éliminer, au moins comme méthode opératoire.

L'*arrachement*, qui se pratique par la voie buccale au moyen de très fortes pinces, est un procédé insuffisant, car il permet rarement de tout arracher, et parfois dangereux, car il peut provoquer des hémorragies graves et difficiles à combattre.

La *ligature* est difficile à exécuter. L'anse ne se laisse pas facilement placer, l'extirpation est incomplète puisque le pédicule, étant donné la direction du naso-pharynx, ne peut être, à sa partie antérieure, sectionné qu'assez loin de l'os. La tumeur met par ce procédé un certain temps avant de tomber; aussi peut-elle amener des accidents septiques ou encore, se détachant pendant la nuit, causer l'asphyxie. La section du pédicule au serrenœud ou à l'anse galvanique ne présente pas ces derniers inconvénients, mais elle a, comme la ligature lente, le désavantage de ne pouvoir détruire radicalement le pédicule.

En réalité, ce procédé convient aux seuls polypes muqueux, et pour les vrais polypes naso-pharyngiens il faut attaquer la tumeur à travers une voie artificielle qui sera nasale, buccale ou faciale.

Voie nasale. — La voie nasale a été surtout préconisée par Dupuytren. Dans un temps préliminaire, on incise le nez, puis on extirpe la tumeur. Les procédés d'incision du nez sont nombreux : on peut inciser sur la ligne médiane ou sur les parties latérales ; on peut, pour se donner plus de jour, pratiquer, à l'exemple d'Ollier, l'*ostéotomie verticale et latérale du nez et son renversement de haut en bas*. La voie nasale conduit non pas sur le pédicule, mais sur les prolongements ; on arrache ceux-ci avec de fortes pinces, on rugine la base d'implantation et, dans un dernier temps, on suture le lambeau rabattu pour obtenir une réunion par première intention.

Elle donne un accès assez large, car les fosses nasales sont distendues par les prolongements de la tumeur.

Voie palatine ou buccale. — C'est Manne (d'Avignon), en 1717, qui utilisa l'incision du voile du palais pour arriver jusqu'au pédicule et le détruire plus facilement. Mais l'incision du voile étant insuffisante, Nélaton a ajouté la résection d'une portion de la voûte palatine osseuse. L'extirpation peut être pratiquée en une seule séance et l'on termine en restaurant le voile du palais ; ou bien on laisse la brèche palatine béante, et des cautérisations sont à plusieurs reprises pratiquées au niveau du pédicule. Ces cautérisations peuvent amener une régression favorable des prolongements de la tumeur; cette méthode lente ne saurait être employée chez les sujets affaiblis par de nombreuses hémorragies. Lorsqu'elle est possible, la méthode rapide est préférable.

Voie faciale. La voie faciale, avec résection du maxillaire supérieur, a été utilisée par Syme et Flaubert. On pratiqua d'abord la résection du maxillaire supérieur, puis, devant la déformation consécutive, on songea à employer la résection temporaire : les os, écartés pour donner une large voie, sont remis en place à la fin de l'opération. Cette résection temporaire du maxillaire peut être partielle ou totale.

Le point intéressant est de déterminer les indications de chacune de ces voies et leurs avantages respectifs.

La voie nasale ne donne qu'un jour limité, elle permet d'aborder non pas le pédicule, ce qui est cependant le point essentiel, mais seulement les prolongements ; elle ne saurait être employée que dans les cas de polypes insérés très en avant.

La voie buccale donne déjà un accès plus large que la voie nasale, elle est indiquée dans les polypes à insertion basilaire et avec un lobe pharyngien unique et petit. Son principal avantage est le peu de difformité consécutive, et d'autre part on peut laisser la brèche longtemps ouverte, pour surveiller le pédicule et le soumettre, si besoin est, à des cautérisations successives. La voie faciale donne un large accès, mais la résection du maxillaire s'accompagne d'une hémorragie grave, et d'autre part le sujet reste plus ou moins défiguré.

Arrivé sur le polype, le chirurgien possède plusieurs moyens pour le détruire. La curette tranchante est commode pour enlever rapidement, et par morceaux, la tumeur. Il se produit toujours une hémorragie notable, parfois très abondante, et la condition du succès est d'aller vite, de laisser saigner et d'attaquer le pédicule, sans perdre de temps à des tentatives d'hémostase, qui du reste seraient infructueuses. La seule précaution à prendre, c'est de mettre le malade dans la position de Rose ; certains chirurgiens pratiquent la trachéotomie préalable. Le pédicule enlevé, on pratique un tamponnement, et dès que l'hémorragie diminue, on attaque au thermo-cautère la base d'implantation et on la détruit aussi complètement que possible. Malgré ces précautions, les récidives sont fréquentes, mais elles le seront d'autant moins qu'on pratiquera des opérations plus précoces et plus larges.

XIII

MALADIES DE L'ŒSOPHAGE

PAR LE Dr J. COMBY
Médecin de l'hôpital des Enfants Malades.

L'œsophage est un canal musculo-membraneux profondément situé, qui conduit de l'arrière-bouche à l'estomac; c'est un lieu de passage pour les aliments, et ce n'est que cela, il n'a pas d'autres fonctions. Sa simplicité anatomique et fonctionnelle explique la rareté de ses maladies. Cependant il peut être le siège de malformations, de lésions congénitales, il peut être offensé par les aliments ou les corps étrangers accidentellement introduits dans sa cavité; il peut être rétréci dans son calibre, enflammé dans ses parois; il peut être envahi par des inflammations de voisinage; il peut être le siège de spasmes nerveux idiopathiques.

Ce court aperçu résume la pathologie médicale de l'œsophage dans le jeune âge. Je ne parlerai pas des corps étrangers dont l'histoire sera écrite par un chirurgien.

I. — ANOMALIES CONGÉNITALES ET VICES DE DÉVELOPPEMENT

L'œsophage peut manquer totalement; Mondière cite le cas d'un enfant du sexe masculin qui présentait des accès de suffocation, chaque fois qu'on lui faisait ingérer un peu de lait ou d'eau sucrée; il mourut le huitième jour, et on trouva à l'autopsie l'absence complète de l'œsophage; l'estomac n'avait pas d'orifice supérieur et adhérait au diaphragme, le pharynx finissait en cul-de-sac; entre les deux, rien. Cette absence de développement est exceptionnelle; mais l'œsophage peut être congénitalement cloisonné, atrésié, fissuré, dilaté, etc.

Un enfant, observé par Rossi, mourut au troisième jour, après avoir vomi tout ce qu'on lui faisait avaler. A l'autopsie, on trouve l'œsophage fermé par une cloison qui siégeait au-dessus du cardia et empêchait toute communication avec l'estomac. Tenon a vu une cloison semblable siégeant à la partie supérieure. Le cloisonnement n'est pas toujours complet, il peut laisser parfois un orifice permettant le passage des liquides.

Il peut y avoir une solution de continuité, plus ou moins étendue, dans le conduit œsophagien. Chez un fœtus à terme, Cruveilhier a vu l'œsophage se terminer en cul-de-sac, au niveau de la partie moyenne de la trachée, pour reparaître à la bifurcation des bronches. Tarnier a cité un cas analogue et en a recueilli une dizaine d'exemples dans la littérature médicale (Académie de Médecine, 17 juillet 1866). Les faits de Luschka, Annandale, Polaillon, Périer sont surtout à retenir. Un petit garçon nait le 18 novembre 1875 (Périer, Soc. de chirurgie, 1875), il est bien constitué et pèse 3 500 grammes. On le met au sein, il tette, et aussitôt il suffoque et vomit; même résultat à chaque tentative de succion. Le 22 novembre, Périer pratique le cathétérisme de l'œsophage avec une sonde uréthrale, cette sonde est arrêtée à 12 centimètres du bord gingival, l'enfant meurt le 25, après 7 jours d'existence. Il avait rendu son méconium. A l'autopsie, l'estomac est flasque et revenu sur lui-même, les intestins sont distendus ; l'œsophage se termine en cul-de-sac à 4 centimètres au-dessous de l'orifice supérieur du larynx, à 2 centimètres au-dessus de la bifurcation de la trachée, à 10 centimètres 1/2 au-dessous de l'arcade dentaire ; en poussant la sonde, on arrivait à 12 centimètres comme pendant la vie. De la bifurcation de la trachée partait un canal qui conduisait dans l'estomac. En introduisant une sonde dans le larynx, on pouvait, à volonté, pénétrer dans les bronches ou dans l'estomac.

Là encore il y avait absence d'œsophage dans une partie de son calibre; et l'on comprend l'incurabilité d'une pareille lésion. L'enfant a vécu 7 jours; dans les cas de Tarnier, Annandale, Polaillon, la survie n'avait pas excédé 2, 3, 4 jours. Une fois, grâce à des lavements de bouillon, la survie a pu durer 12 jours. Il serait indiqué de pratiquer, en pareil cas, la gastrostomie et d'alimenter l'enfant par l'estomac. Que risque-t-on?

On a noté parfois, en même temps que le vice de développement œsophagien, d'autres malformations (atrésie anale, main-bote, pied-bot, etc.). Mais il est curieux de voir que la malformation ne nuit pas au développement du fœtus et que les enfants sont d'un poids moyen ou même fort au moment de la naissance.

Les symptômes qui permettraient de soupçonner ou d'affirmer l'imperforation de l'œsophage sont les suivants : rejet immédiat de tout liquide dégluti, menaces de suffocation par pénétration dans le larynx ou par reflux de glaires venant de l'estomac et remontant jusqu'à la bifurcation de la trachée. Le vomissement n'est pas toujours immédiat, le liquide s'accumulant dans la poche ou le cul-de-sac terminal pour être rendu quelques minutes ou un quart d'heure après. Mais, ce qui permet d'affirmer la nature et le siège de la lésion, c'est le cathétérisme.

Quelquefois, on a pu voir le lait descendre dans l'estomac, en faible quantité il est vrai, par la trachée. Une fillette qui venait de naître (Porro) toussait et vomissait après chaque tettée; le cathétérisme fait reconnaître l'atrésie congénitale de l'œsophage. Elle meurt au bout de 2 jours. On trouve, à l'autopsie, que la partie supérieure de l'œsophage se terminait en cul-de-sac à 2 centimètres 1/2 au-dessous de la glotte; sa partie inférieure s'ouvrait dans la bifurcation de la trachée par un orifice de 2 millimètres. L'estomac contenait quelques caillots de lait qui avaient évidemment passé par la trachée.

Pour terminer ce qui a trait à ces curieuses atrésies œsophagiennes, nous résumerons un cas de *fissure œsophago-trachéale* observé par Tarnier (Soc. de chirurgie, 25 oct. 1875). Un enfant vient au monde le 22 septembre 1873, à 5 heures du matin; il pèse 3590 grammes, sa respiration est difficile et l'on entend à distance un ronflement trachéal. En l'examinant, on s'aperçoit qu'il n'a pas d'orifice anal; il urine du méconium à 6 heures du soir. Quand il prend le sein, il suffoque et vomit immédiatement. Face cyanosée, extrémités froides. M. Tarnier fait le diagnostic de rétrécissement de l'œsophage, et de communication entre l'intestin et la vessie. Cependant la sonde introduite par la bouche n'est pas arrêtée. On va à la recherche de l'intestin, en réséquant le coccyx, et l'on réussit à fixer le bout inférieur de ce tractus et à faire évacuer le méconium. La mort survient au bout de 36 heures. A l'autopsie, on trouve une fissure de 2 centimètres 1/2 qui partait de l'orifice sous-glottique, intéressait la partie postérieure de la trachée et la faisait communiquer avec l'œsophage. Le rectum s'abouchait avec l'urèthre près de la vessie. Le râle trachéal entendu pendant la vie s'expliquait par la fissure, le passage de la sonde de même, et enfin la suffocation qui suivait chaque déglutition de liquide.

Voici enfin une observation plus récente communiquée en 1896 à la Société de gynécologie, d'obstétrique et de pédiatrie de Bordeaux par les Drs Lefour et Fieux. Il s'agissait d'une fillette mise au monde par une primipare de 24 ans, le 28 avril 1896. Son poids était de 2800 grammes, elle semblait être à terme. Pas de cris, respiration difficile. Au bout de quelques heures, la gène respiratoire s'accroît; on met l'enfant dans une couveuse, mais elle meurt 10 heures après sa naissance. Peu de temps avant la mort, l'inspiration, très pénible, s'accompagnait de tirage, et l'on entendait, à chaque expiration, un bruit de drapeau dans la poitrine. Ce bruit ne rappelait pas celui que donne l'encombrement de la trachée et des bronches par des mucosités. L'enfant n'avait pas tetté. L'existence de ce bruit anormal, la gène respiratoire que rien n'expliquait, firent penser qu'il existait une anomalie des voies respiratoires, une communication de l'arbre aérien avec l'œsophage par exemple. L'autopsie vint justifier cette hypothèse.

Le pharynx et l'orifice supérieur du larynx sont normaux; l'œsophage se termine en cul-de-sac à 4 centimètres au-dessous de son origine. Au cul-de-sac œsophagien fait suite un cordon fibreux qui adhère à la face postérieure de la trachée, mais qui peut être séparé par la dissection. Ce cordon fibreux, dont la longueur est de 2 centimètres, va rejoindre la partie supérieure d'un canal qui s'ouvre dans l'estomac; ce canal évidemment n'est que la partie inférieure de l'œsophage, la partie moyenne de ce conduit étant transformée en cordon plein. En incisant le bout inférieur de l'œsophage, on voit que ce conduit, accolé à la trachée au-dessus de sa bifurcation, communique à ce niveau avec les voies respiratoires par une ouverture ovalaire de 12 millimètres dans son grand axe vertical. Tube digestif normal dans le reste de son étendue (*Gazette hebdomadaire des sciences médicales de Bordeaux*, n° 29, p. 340, 1896).

II. — RÉTRÉCISSEMENTS ET DILATATIONS

A côté de ces malformations incompatibles avec la vie, il en est d'autres qui ne sont pas mortelles, qui ne sont pas incurables, et qui permettent une survie parfois très longue.

Rétrécissements. — Les rétrécissements de l'œsophage sont congénitaux ou acquis; les uns et les autres ont le même siège; ils occupent les

[J. COMBY.]

points normalement plus étroits, qui font communiquer soit le pharynx avec
l'œsophage (*rétrécissement supérieur*), soit l'œsophage avec l'estomac (*rétrécissement inférieur*). Les rétrécissements congénitaux s'expliquent par un
arrêt de développement comme l'absence de l'œsophage, l'atrésie complète,
le cloisonnement, etc. Primitivement l'œsophage est représenté par une
colonne cellulaire pleine sans cavité centrale. Le calibre s'établit par la fonte
graduelle des cellules : il suffira donc que cette régression soit troublée pour
que nous ayons l'une des anomalies dont il est question (absence complète
ou incomplète, atrésie, cloisonnement, rétrécissement, etc.).

Les rétrécissements acquis sont généralement, chez l'enfant, des rétrécissements cicatriciels résultant de traumatismes par corps étrangers, de
brûlures, d'ingestion accidentelle de liquides caustiques (acides ou alcalis).
Autrefois l'abus du tartre stibié pouvait déterminer une œsophagite pustuleuse avec rétrécissement consécutif. Deux cas de rétrécissement par pustules
varioliques ont été rencontrés chez les enfants par Lanzoni et Brechtfeld.

Les symptômes sont : la dysphagie, plus prononcée pour les solides que
pour les liquides, les régurgitations, les vomissements, l'inanition progressive, etc.

Au début, les liquides sont encore avalés ; plus tard, ils ne passent plus
par suite de la rétraction progressive du tissu cicatriciel. Les enfants montrent parfois, derrière le sternum, le point où les aliments s'arrêtent. L'appétit est conservé parfois très vif, ce qui rend le spectacle de ces petits
affamés très pénible. Les petits sujets s'amaigrissent de plus en plus, leurs
traits s'effilent, le pouls se ralentit, la température centrale baisse (inanition).

Chez un garçon de 10 ans vu par Hénoch, la température était inférieure
à la normale, la peau était cyanosée, le pouls ne battait plus que 44 à la
minute.

Le diagnostic se fait surtout par le cathétérisme avec un cathéter à boules
olivaires qui permet de fixer le siège de l'obstacle, et d'en mesurer le degré.
Il peut y avoir plusieurs rétrécissements chez le même sujet.

Pour diminuer le spasme qui accompagne souvent le rétrécissement, on
prescrira de fortes doses de belladone, de bromure de potassium, d'opium.

Le traitement comprend : la dilatation progressive lente pour les rétrécissements franchissables, l'œsophagotomie externe ou interne pour ceux
qui ne le sont pas, et, si l'œsophagotomie n'est pas possible, reste la gastrostomie qui permettra d'assurer l'alimentation du malade.

Dilatations. — La dilatation de l'œsophage complique parfois le rétrécissement, mais elle peut exister seule. Elle peut être *cylindrique*, circulaire, ou diverticulaire et *sacciforme*. La dilatation est souvent congénitale.
On voit l'œsophage former une poche plus ou moins vaste, parfois comparable
à l'estomac. Les malades n'ont pas de difficulté pour avaler les solides
comme les liquides ; mais ils éprouvent immédiatement une sensation douloureuse, pénible ou gênante ; quelquefois c'est un sentiment de distension
et de compression insupportable par réplétion de la poche diverticulaire.
Cette poche se vide de plusieurs façons : tantôt par sa contractilité propre,
et par les mouvements actifs du malade, elle chasse les aliments en partie

dans l'estomac; tantôt ces aliments sont vomis, régurgités ou ruminés. Le vomissement est rarement immédiat, il peut se faire attendre plusieurs heures, plusieurs jours; on a vu des aliments rendus presque intacts après 3 jours; d'autres sont rendus putréfiés. Quand la dilatation siège à la partie supérieure, on peut sentir une poche qui se gonfle, de chaque côté du cou, quand le malade mange ou boit. On a vu des dilatations occuper le pharynx, en cas de rétrécissement de la partie initiale de l'œsophage.

Une femme, qui avait de là dysphagie depuis sa naissance, meurt à l'âge de 77 ans; on trouve, à l'autopsie, une poche formée par la dilatation de la paroi postérieure et des parties latérales du pharynx surmontant un rétrécissement de l'entrée de l'œsophage.

Quelquefois on voit un diverticulum, une ampoule partir du point situé immédiatement au-dessus du rétrécissement. Kurz (cité par Baginsky) a vu une fillette de 13 ans qui, depuis sa naissance, ne pouvait prendre que des liquides et vomissait tout aliment solide. Les matières rendues n'étaient pas acides, ni putréfiées, même après 2 ou 3 jours de séjour dans le diverticule œsophagien. Les vomissements n'étaient pas précédés de nausées. La déglutition était pénible, les côtés du cou présentaient à ce moment une ondulation évidente, et on entendait un bruit de gargouillement. Parfois, le lait arrivait directement dans l'estomac pendant 2 ou 3 jours. La sonde était arrêtée tantôt à 20, tantôt à 30 centimètres de la bouche; dans ce dernier cas, elle avait pénétré dans l'estomac. En somme cette enfant présentait les principaux traits de la dilatation sacciforme de l'œsophage : déglutition relativement facile des liquides, régurgitation des solides; perméabilité intermittente, la sonde pénétrant aujourd'hui dans l'estomac, ne dépassant pas la poche diverticulaire le lendemain, etc. Chez la malade de Kurz, le bol alimentaire passait quelquefois dans l'estomac sous l'influence de certaines positions ou de certains mouvements. C'est ainsi qu'on empêchait le vomissement en faisant rire ou pleurer la malade, en lui portant la tête en arrière et en lui faisant ouvrir la bouche.

Le traitement chirurgical n'a donné que peu de résultats; Nicoladoni a essayé l'extirpation d'un diverticule de l'œsophage chez un enfant de 4 ans; la mort dans le collapsus a été rapide.

III. — ŒSOPHAGITE

L'inflammation de l'œsophage est très rare à tous les âges; mais d'après Mondière, Billard, Steffen, le jeune âge y serait prédisposé. Mondière distingue cinq variétés d'œsophagite :

1° *Œsophagite érythémateuse*; elle serait très fréquente, d'après moi, dans les fièvres éruptives, la rougeole, la scarlatine; l'énanthème bucco-pharyngé des fièvres éruptives se propagerait à l'œsophage, et peut-être aussi à l'estomac et à l'intestin. Le tégument interne est touché comme le tégument externe, les muqueuses sont envahies comme la peau, et l'érythème externe est accompagné par un catarrhe, souvent latent, il est vrai, mais pouvant se traduire par des sensations pénibles, par de l'anorexie, par des vomissements, par des flux diarrhéiques. Dans l'athrepsie, dans la gastro-entérite des enfants du premier âge, il y a aussi certainement de l'œsophagite érythémateuse, mais cette localisation est au second plan, effacée par des manifestations autrement parlantes et autrement graves. Quand on voit un enfant présenter cette rougeur et cette sécheresse de la langue, de la bouche, du pharynx qu'on observe si communément dans la gastro-entérite, il faut être bien persuadé que cet érythème occupe aussi l'œsophage;

2° *OEsophagite folliculeuse*: cette variété est sans doute plus rare que la précédente, et la clinique n'a guère à en tenir compte;

3° *OEsophagite ulcéreuse*; les ulcérations peuvent être de causes diverses : corps étrangers, liquides caustiques, tartre stibié, brûlures, variole, etc.;

4° *OEsophagite phlegmoneuse*; cette forme, très rare, est l'analogue de l'abcès rétro-pharyngien et de la gastrite phlegmoneuse. Il s'agit d'une inflammation circonscrite ou diffuse du tissu sous-muqueux; il existe une nappe de pus soulevant la muqueuse de l'œsophage dans une plus ou moins grande étendue, et pouvant s'ouvrir soit dans le conduit œsophagien, soit dans le médiastin ou les organes creux du voisinage. La cause de ces phlegmasies est variable; on a signalé les corps étrangers ingérés, les propagations de laryngites tuberculeuses ou typhoïdes, d'abcès par congestion (mal de Pott), l'ouverture de ganglions caséeux, etc.;

5° *OEsophagite pseudo-membraneuse*; la muqueuse de l'œsophage peut se recouvrir de plaques membraneuses plus ou moins étendues, rétrécissant son calibre, et gênant ses mouvements péristaltiques. Deux maladies principales peuvent envahir l'œsophage et le recouvrir de produits membraneux : la *diphtérie* et le *muguet*. Ces deux localisations sont rares, mais incontestables. Du pharynx, le *muguet* comme la *diphtérie* peuvent se propager à l'œsophage, augmentant ainsi la dysphagie et la difficulté d'alimentation des malades. Cette propagation ne dépasse généralement pas le tiers supérieur de l'œsophage.

Symptômes. — Les symptômes de l'œsophagite aiguë, quelle qu'en soit la cause, sont vagues et incertains. C'est une douleur rétro-sternale profonde, ou une sensation de brûlure, un pyrosis persistant, ou une épigastralgie, ou une douleur au bas du pharynx, entre les deux omoplates. La douleur, faible quand l'organe est au repos, se réveille et s'exaspère au moment de la déglutition; alors il peut survenir une sensation de déchirure et de brûlure atroce qui décourage les malades et les empêche de prendre la moindre nourriture. La dysphagie est d'ailleurs notable, tant par le fait du spasme musculaire que des lésions irritatives de la muqueuse. Il y a souvent des vomissements sans effort, des régurgitations de matières alimentaires, de glaires, avec des stries de sang et parfois du pus.

Malgré l'apparition des symptômes précédents, le diagnostic de l'œsophagite ne saurait être affirmé: on ne peut que la soupçonner, d'après les commémoratifs et la coexistence de lésions de même origine dans la bouche, dans la gorge, etc. La diphtérie et le muguet de l'œsophage sont absolument latents.

Traitement. — Le traitement doit varier suivant la nature et la cause de l'œsophagite. S'il y a un corps étranger dont la présence a irrité l'œsophage, le meilleur traitement de l'œsophagite sera l'extraction du corps étranger. S'il s'agit de diphtérie, on devra employer la sérumthérapie. Si le muguet est en cause, on fera ingérer à l'enfant du lait coupé d'eau de chaux, d'eau de Vichy. En cas de brûlures, de corrosion par les alcalis caustiques ou les acides, on prescrira la diète lactée, les boissons mucilagineuses, la glace par petits fragments. Pour combattre le spasme, on recommandera au malade le silence absolu, et on donnera l'opium, le bromure de potassium, l'extrait de belladone.

IV. — ŒSOPHAGISME

L'œsophagisme, *œsophago-spasmus*, rétrécissement spasmodique de l'œsophage, est caractérisé par une constriction intermittente du conduit pharyngo-œsophagien, sans aucune lésion organique appréciable. L'œsophagisme est une névrose. A côté de cet œsophagisme *maladie*, il y a un œsophagisme *épiphénomène*, qui accompagne les lésions de l'œsophage, qui complique les ulcérations, les rétrécissements, etc. Nous en avons déjà parlé. On ne doit pas confondre non plus l'œsophagisme idiopathique avec les spasmes de la rage, du *tétanos*, du *strychnisme*; dans ces dernières maladies, l'œsophagisme n'est qu'un symptôme plus ou moins effrayant, plus ou moins douloureux, mais sans importance réelle. (Voyez Mondière, *Archives de médecine*, 1835.)

Etiologie. — L'œsophagisme s'observe surtout à l'âge adulte, chez les femmes hystériques ou hypochondriaques; mais il n'est pas inconnu dans la seconde enfance, chez les sujets de souche nerveuse ou arthritique, chez les enfants des goutteux, vésaniques, épileptiques, hystériques, alcooliques, etc. On a incriminé, outre le tempérament nerveux, les vers intestinaux, le ténia, qui agiraient comme causes provocatrices. Il en serait de même des émotions morales vives, de la frayeur, de la colère, des chagrins, etc.

Mais, chez un enfant atteint d'œsophagisme, aucun de ces agents provocateurs n'est nécessaire, et le spasme se reproduit à chaque tentative de déglutition. Certains enfants ne peuvent avaler ni cachets, ni pilules, ni capsules, si petites que soient ces dernières; à chaque tentative, le pharynx et l'œsophage se contractent, la déglutition devient impossible; il est certain que l'imagination joue un grand rôle, et que d'avance l'œsophage est fermé pour les substances présentées sous la forme pilulaire.

Symptômes. — Le spasme de l'œsophage se caractérise par les symptômes suivants : aussitôt que l'enfant mange ou boit, il éprouve une difficulté plus ou moins grande à déglutir, et il est obligé de faire des efforts inouïs pour faire parvenir le bol alimentaire dans l'estomac. Tantôt ce sont les solides seuls qui passent avec peine, les liquides ne causant aucune dysphagie; tantôt la dysphagie existe aussi bien pour les liquides que pour les solides; tantôt elle est plus prononcée pour les liquides que pour les solides.

Un jeune garçon de 14 ans, que j'ai pu étudier, a un premier accès

[J. COMBY.]

d'œsophagisme après avoir mangé de la salade, dont il était très friand. Cette fois, paraît-il, le vinaigre était plus fort que d'habitude. On crut d'abord à un rétrécissement, d'autant plus que la dysphagie s'accompagnait souvent de régurgitations. Mais la sonde passe librement; et puis ce sont surtout les liquides qui provoquent l'œsophagisme. Cet enfant était très nerveux et sujet aux terreurs nocturnes; il a une hérédité très chargée (père tuberculeux, mère nerveuse, grands parents goutteux, oncle vésanique, etc.).

Une fillette de 7 ans, que j'ai vue à l'hôpital Trousseau en 1895, et dont la mère était très nerveuse, présentait de l'œsophagisme seulement pour les aliments solides. Cette enfant avait un autre stigmate nerveux : sueurs abondantes des pieds et des mains (hypéridrose)

Le Dr Haushalter a vu une fillette de 12 ans, future hystérique, présenter de l'œsophagisme à l'occasion d'une émotion morale; le spasme de l'œsophage n'existait pas pour la salive et pour les fruits verts. Cette enfant guérit, à l'hôpital, par la suggestion.

Parfois on remarque que les liquides chauds sont déglutis avec facilité, tandis que les boissons froides ou glacées passent avec peine. La salive elle-même n'est pas toujours déglutie. On a noté des régurgitations, des vomissements. Les spasmes se reproduisent plus ou moins fréquemment suivant les cas; tantôt ils surviennent à chaque repas, l'enfant éprouvant déjà la sensation du spasme avant de se mettre à table; tantôt il y a des rémissions très accusées pendant lesquelles les sujets semblent avoir oublié leur mal. Ces rémissions peuvent être longues (plusieurs semaines, plusieurs mois). La dysphagie n'est pas franchement douloureuse; l'enfant accuse seulement une sensation constrictive, une légère brûlure, une boule, etc.

Les autopsies ont toujours été négatives. La durée de l'œsophagisme est très incertaine, et généralement fort longue; cependant on peut voir l'œsophagisme disparaître ou s'atténuer avec l'âge, quand il n'est pas remplacé par une autre manifestation de la diathèse nerveuse.

Je connais un jeune homme qui a souffert beaucoup de l'œsophagisme entre 15 et 18 ans; puis les manifestations se sont atténuées, et aujourd'hui (le sujet a 30 ans), l'œsophagisme ne revient qu'à de longs intervalles, sous l'influence d'une émotion morale. Chez ce malade, même à l'époque des accès les plus violents, l'état général était bon et la nutrition satisfaisante. Quelques sujets s'amaigrissent parfois par insuffisance alimentaire. Le pronostic de l'œsophagisme idiopathique n'est donc pas très mauvais; il n'entraîne jamais la mort par lui-même; mais il a la valeur d'un stigmate nerveux, d'une tare morbide sérieuse.

Diagnostic. — L'apparition subite de la dysphagie, sans que l'enfant ait avalé de corps étranger, de liquide caustique ou brûlant, doit faire écarter l'œsophagite, le rétrécissement de l'œsophage, la lésion organique. L'étude du tempérament du sujet, de ses antécédents héréditaires et personnels, confirmera le diagnostic d'*hystérie viscérale*, de névrose œsophagienne. Mais c'est surtout le cathétérisme qui permettra d'affirmer l'absence de rétrécissement. Dans l'œsophagisme, la sonde passe toujours; le rétrécissement organique arrête la boule olivaire, le rétrécissement spasmodique se laisse traverser avec la plus grande facilité. On prendra toujours une grosse boule, pour éviter toute fausse route et arriver d'emblée au diagnostic.

Traitement. — On doit traiter l'œsophagisme par des moyens locaux et des moyens généraux : le traitement local consiste dans l'emploi du cathéter à boule qui permet de vaincre le spasme aussi souvent qu'on le veut et de fatiguer la contractilité musculaire de l'œsophage. Le traitement général a pour but de fortifier le système nerveux des jeunes sujets (douches froides, massage, frictions cutanées), de les changer d'air, de leur créer des diversions (exercices physiques, équitation, bicyclette, etc.), et de calmer leur excitabilité nerveuse par le bromure de potassium, la belladone, l'opium, donnés à dose suffisante. La suggestion pourra-être employée dans quelques cas, soit à l'état de veille, soit dans l'hypnose.

[J. COMBY.]

XIV

MALADIES DE L'ESTOMAC ET DE L'INTESTIN DANS LA SECONDE ENFANCE

PAR LE Dr J. COMBY
Médecin de l'Hôpital des Enfants Malades.

I. — EMBARRAS GASTRIQUE
SEPTICÉMIE GASTRO-INTESTINALE AIGUË BÉNIGNE

Sous le nom d'embarras gastrique, de catarrhe aigu de l'estomac, de gastrite catarrhale aiguë, on décrit un état morbide passager ou peu durable, quelquefois assez prolongé, et caractérisé par l'anorexie, l'état saburral de la langue, la constipation plus souvent que la diarrhée, la fièvre modérée ou forte, mais avec rémissions matinales très accusées. Dans quelques cas l'état général est grave et l'enfant semble atteint d'une septicémie gastro-intestinale aiguë. Mais, il faut bien le dire, dans l'embarras gastrique, les lésions de la muqueuse sont peu profondes et il y a plutôt un trouble fonctionnel, un appauvrissement, une diminution du suc gastrique, avec production exagérée de glaires et de mucosités qui entravent son action. C'est cette perturbation fonctionnelle qu'on a voulu désigner par le terme de *catarrhe*.

Étiologie. — Tantôt l'embarras gastrique est secondaire, subordonné à une maladie générale infectieuse, dont il est le prélude et l'accompagnement obligatoire. C'est ainsi qu'on le rencontre dans la grippe, dans la fièvre typhoïde, dans la pneumonie, dans les fièvres éruptives, dans le rhumatisme, etc. Tantôt il est primitif et se présente isolément à l'observation du clinicien. C'est cette forme que nous aurons surtout en vue. Mais dans les cas où l'embarras gastrique semble primitif et indépendant, il est permis, par un examen attentif et par un interrogatoire minutieux, de voir que l'enfant n'était pas toujours indemne de toute maladie antérieure.

Il est à remarquer que les enfants sujets à l'embarras gastrique sont généralement des dyspeptiques habituels, plus ou moins latents, qui, à l'improviste ou sous l'influence d'un écart de régime, d'une fatigue, d'un refroidissement, font aisément une poussée catarrhale aiguë du côté de l'estomac et de l'intestin. Et souvent, il n'y a pas seulement embarras gastrique, mais en même temps embarras ou catarrhe intestinal; les glandes annexes participent aussi au processus inflammatoire, le foie se congestionne, la bile est sécrétée en plus grande abondance, parfois résorbée, et une teinte subictérique ou franchement ictérique vient compliquer l'embarras gastrique. En somme, tant au point de vue de l'étiologie que de la symptomatologie, les frontières de l'embarras gastrique sont indécises et mal fixées.

Quoi qu'il en soit, l'embarras gastrique est un syndrome fréquemment rencontré en clinique infantile, plus fréquemment toutefois dans la seconde que dans la première enfance. Les tout petits enfants font aisément du catarrhe intestinal, de la diarrhée, des coliques, sans état saburral, sans catarrhe gastrique; les enfants grandets, les adolescents surtout, sont au contraire prédisposés à l'embarras gastrique proprement dit.

L'embarras gastrique est plus fréquent chez les garçons que chez les filles; cela s'explique, non par une influence sexuelle, mais par les occupations et les fatigues auxquelles le sexe masculin est particulièrement exposé. J'ai vu pour ma part, assez souvent, l'embarras gastrique succéder au surmenage, chez des enfants de 14 à 15 ans, apprentis, obligés de fournir un travail exagéré pour leur âge, occupés à de longues courses dans Paris, sans avoir une nourriture suffisante en qualité et en quantité. La fatigue, à laquelle il faut joindre les intempéries, le refroidissement après le repas ou l'excès de chaleur, me paraît, dans beaucoup de cas, conduire à l'embarras gastrique. Les collégiens qui préparent des examens ou des concours, qui se surmènent cérébralement, sans compenser la tension intellectuelle par l'exercice physique, sont, comme les jeunes apprentis dont j'ai parlé plus haut, prédisposés à l'embarras gastrique.

Mais l'embarras gastrique résulte bien plus souvent du surmenage de l'estomac, des écarts alimentaires, de l'abus des boissons, des liqueurs alcooliques, des mets indigestes ou trop épicés, etc. Enfin on pourrait réserver une petite place aux irritations de l'estomac déterminées par l'abus thérapeutique (potions alcoolisées, antimoniées, vin de quinquina, quinine, arsenic, antiseptiques intestinaux', etc., etc. Pour éviter la gastrite médicamenteuse, que nous reprochent un certain nombre de médecins, il suffira de prescrire les médicaments actifs à un état de fractionnement et de dilution suffisants, et de les faire prendre pendant ou immédiatement après le repas. Quand je prescris une poudre médicamenteuse, j'ai toujours soin de faire boire immédiatement après une tasse de tisane ou de lait qui, diluant le remède dans l'estomac, prévient les offenses de la muqueuse gastrique.

En réalité, la cause habituelle de l'embarras gastrique n'est pas là. Elle est d'une part dans la dyspepsie ancienne, d'autre part dans les excès alimentaires, auxquels les enfants ne sont que trop exposés.

Symptômes. — Le début est soudain ou annoncé par des prodromes vagues tels que : céphalalgie, courbature, anorexie, insomnie, pâleur de la face, malaise général assez difficile à caractériser. Quand les prodromes manquent, on voit tout à coup l'enfant présenter une fièvre vive qui peut monter à 40°, et s'accompagner de vomissements alimentaires ou bilieux. En même temps il se plaint de la tête, il ne peut se tenir debout sans avoir des éblouissements et des vertiges. La diarrhée est rare, et il y a ordinairement une constipation opiniâtre. Ce qui domine, ce sont les symptômes de gastricité. La langue est large, étalée, recouverte d'un enduit blanc jaunâtre épais. L'haleine est forte ou fétide. L'enfant a non seulement de l'anorexie, mais du dégoût pour les aliments, il accuse de l'amertume ou un goût métallique dans la bouche. Le ventre est sensible à la pression, surtout au niveau de l'épigastre, en regard de la face antérieure de l'estomac. Les douleurs abdominales spontanées ne sont pas constantes et en tout cas très légères; il y a une sensation de gène et de tension pénible plutôt qu'une véritable douleur. La sécrétion salivaire est diminuée, la bouche pâteuse et les malades ont une soif assez vive. Ils recherchent les boissons fraiches, acidules. Les liquides fades ou chauds provoquent souvent des nausées ou des vomissements.

Les matières vomies sont souvent bilieuses ou glaireuses. L'enfant est pâle, avec une teinte jaune autour du nez et dans les points où la peau est mince. Quelquefois même les conjonctives deviennent ictériques. C'est la forme bilieuse de l'embarras gastrique.

Les sécrétions urinaires et intestinales sont diminuées comme la sécrétion salivaire. Il y a de la constipation ; les urines sont rouges ou boueuses, chargées d'urates, très acides.

La peau est sèche; mais, à la fin, on peut observer des sueurs critiques ou une éruption de sudamina. Quelquefois il y a des épistaxis. Dans l'embarras gastrique, la courbe fébrile n'a rien de régulier ni de cyclique. On voit des enfants qui n'ont qu'un mouvement fébrile très éphémère, ou une fièvre à peine accusée; le thermomètre marque 37°,5, 38° au plus. D'autres montent à 40° les premiers jours, puis oscillent autour de 39°; le matin la température tombe à 37°,5 ou à 37°; il y a des rémissions matinales beaucoup plus accusées que dans la fièvre typhoïde. Au bout de 4, 5, 8 jours, la fièvre cesse définitivement pour ne plus revenir. Dans quelques cas d'embarras gastrique prolongé, on voit la courbe thermique durer 10, 15 jours et davantage. Quelquefois, après une période d'apyrexie complète, il y a une rechute survenant spontanément ou sous l'influence d'un retour prématuré aux aliments solides, d'un refroidissement accidentel, etc.

Dans l'embarras gastrique, il y a toujours des symptômes nerveux plus ou moins accusés; douleurs de tète, parfois délire, insomnie, agitation, cauchemars. Chez les enfants très nerveux, on pourra noter de la somnolence, de l'abattement, quelquefois de l'arythmie du pouls. Ces symptômes, rapprochés de la constipation et des vomissements, pourraient faire craindre la méningite.

La marche de l'embarras gastrique est rapide, quoique soumise à de grandes irrégularités; l'embarras gastrique est essentiellement une maladie aiguë. La durée varie dans des limites assez étroites ; elle peut être courte (2 à 3 jours), longue (8 à 10 jours), prolongée (15 jours et plus).

On ne peut pas dire que la maladie soit grave, elle guérit toujours, et assez rapidement, après une convalescence quelquefois pénible : anorexie prolongée, affaiblissement général, anémie. Mais il y a des cas graves d'embarras gastrique qui révèlent une septicémie gastro-intestinale à grand fracas : anorexie absolue, vomissements incessants, amaigrissement profond, ventre en bateau, troubles de la respiration et du cœur. Cette forme, assez rare d'ailleurs, guérit comme les autres, mais plus lentement.

Diagnostic. — Il est facile assurément de reconnaître un embarras gastrique ; l'état de la langue le dénonce clairement. Mais cet embarras gastrique est-il simple, primitif, n'est-il pas symptomatique de quelque maladie infectieuse plus ou moins grave? On sait, et nous l'avons déjà dit, que la plupart des maladies aiguës s'annoncent par un embarras gastrique. S'il s'agit d'éliminer les fièvres éruptives, comme leur invasion est en somme assez courte, le diagnostic ne restera pas longtemps en suspens. Si la fièvre ourlienne est en cause, on n'attendra pas longtemps non plus le gonflement parotidien. Mais pour ce qui est de la *fièvre typhoïde, de la grippe*, de certaines formes de *méningite tuberculeuse*, comment ne pas hésiter? La fièvre typhoïde débute par des maux de tête, de l'insomnie, de l'anorexie, de l'embarras gastrique; jusqu'à l'apparition des taches rosées, on est dans l'embarras. On remarquera que, dans l'embarras gastrique, les épistaxis sont très rares, que les rémissions matinales de la fièvre sont beaucoup plus accusées que dans la dothiénentérie. Et cependant nous voyons souvent des fièvres typhoïdes atténuées, avortées, des typhoïdettes, comme on les a appelées, qui ne sauraient être distinguées de l'embarras gastrique fébrile autrement que par l'examen bactériologique positif (bacilles d'Eberth dans les selles ou dans le sang de la rate retiré par ponction). Aujourd'hui les doutes peuvent être dissipés par le *séro-diagnostic* (Widal).

La grippe, dans sa forme gastrique, se présente à nous sous les traits de l'embarras gastrique; nous l'en distinguerons nettement quand son début aura été marqué par du coryza, des éternuements, du catarrhe des premières voies respiratoires.

La méningite tuberculeuse, dans quelques cas à début traînant et insidieux, peut prendre le masque de l'embarras gastrique et parfois la difficulté sera grande, si l'enfant est nerveux, s'il a une constipation opiniâtre, des vomissements incessants, une céphalalgie prononcée, des irrégularités du pouls. Dans tous ces cas, la thérapeutique évacuante pourra servir de pierre de touche.

Traitement. — Avant tout il faut condamner les enfants au repos au lit, et les priver d'aliments solides. Vouloir nourrir de pain, de viande, de légumes, un enfant qui a de l'embarras gastrique, c'est vouloir augmenter tous les symptômes pénibles qu'il éprouve, sans aucune compensation. Vous croyez le soutenir en lui donnant des aliments; or ces aliments ne sont pas assimilés, ils excitent l'estomac comme des corps étrangers, et sont évacués par des vomissements ou par les selles lientériques que présentent quelquefois les petits malades. On ne donnera pas d'aliments solides, mais des boissons, pour apaiser la soif, pour favoriser la sécrétion urinaire et l'élimination des toxines : le lait coupé d'eau de Vichy, les tisanes, la limonade, un grog léger, peuvent rendre à ce point de vue de réels services. L'indication thérapeutique à remplir, c'est l'évacuation, le nettoyage du tube digestif. L'ipéca, à la dose de 50 centigrammes, 1 gramme, en une fois, le matin à jeun, provoquera sûrement des vomissements et videra l'estomac de son contenu. On peut donner en même temps le jalap, la scammonée (50 centigrammes associés à 50 centigrammes d'ipéca), dans un peu de lait ou d'eau sucrée, en faisant boire par-dessus une tasse de tisane, de thé léger. On aura alors des évacuations par en haut et par en bas.

Après avoir débuté par un vomitif, par un éméto-cathartique comme celui que je viens d'indiquer, on pourra le lendemain ou le surlendemain

[J. COMBY.]

donner 10 à 15 grammes d'huile de ricin, ou un verre d'eau purgative (Montmirail par exemple). On complétera ainsi l'action évacuante du premier jour.
Si l'embarras gastrique persiste, je donne volontiers le calomel, à la fois
purgatif et antiseptique (5 centigrammes par année d'âge le matin à jeun
dans une cuillerée de lait).

Dans les formes traînantes et prolongées, on prescrira des doses modérées d'antiseptiques intestinaux, par exemple quatre ou cinq paquets par
jour contenant chacun :

Bicarbonate de soude.	
Salicylate de magnésie	āā 0ᵍʳ,20
Benzo-naphtol	
Sucre en poudre.	0ᵍʳ,50

S'il y a des vomissements incessants, avec rejet de toutes les boissons
ingérées, on donnera la potion de Rivière, des fragments de glace, au besoin
un peu de champagne frappé. Quand les phénomènes aigus seront apaisés,
l'enfant sera mis à la diète lactée jusqu'à ce que la convalescence soit terminée. Le repos au grand air, à la campagne, complétera la cure.

II. — INDIGESTION. — DYSPEPSIE AIGUË

Nous n'avons pas à nous occuper ici de l'indigestion dans la première
enfance : elle sera décrite plus bas. Nous n'avons en vue que les troubles
fonctionnels aigus de la digestion qui s'observent chez les enfants sevrés,
mangeant de tout, usant et abusant des aliments qui conviennent à l'homme
fait. L'*indigestion* est plutôt un accident qu'une maladie ; cependant, quand
elle se répète avec fréquence, elle peut être l'indice d'une dyspepsie chronique, et sa cause n'est pas purement fortuite et accidentelle. On peut la
définir un arrêt brusque dans le travail de la digestion, avec sensations plus
ou moins pénibles, parfois douleurs atroces, qui se terminent par des évacuations abondantes (vomissements et diarrhée).

Étiologie. — L'indigestion est le plus souvent le résultat d'un écart de
régime : les enfants déjà grands se laissent très facilement aller à manger
avec excès les aliments qui flattent leur goût, les pâtisseries sucrées, les
fruits verts, les crudités de toute sorte. D'autrefois ce sont des liquides qui
ont été ingérés en trop grande abondance, de l'eau, du vin, de la bière, du
cidre, etc. Dans quelques cas, l'enfant ne semble pas avoir trop mangé,
mais, soit sous l'influence d'un exercice trop violent après le repas, soit par
suite de la trop grande chaleur ou d'un refroidissement qu'il a éprouvés, le
travail de la digestion est entravé, l'indigestion se déclare. L'indigestion
résulte souvent de ce que les enfants mangent avec gloutonnerie, sans
prendre le temps de mâcher leurs aliments, ou bien de ce qu'ils font des
repas trop multipliés, introduisant dans l'estomac des aliments nouveaux
avant que les précédents n'aient eu le temps d'être digérés.

La surcharge alimentaire, l'abus des aliments durs, indigestes, des
sauces épicées, des fruits crus, des œufs durs, des crustacés, etc., se trou-

vent presque toujours à l'origine des indigestions de la seconde enfance. Ces abus auront d'autant plus de chance d'être suivis d'effets fâcheux que les enfants qui les auront commis seront plus délicats, plus faibles du côté de l'estomac. C'est ainsi que les indigestions sont fréquentes chez les enfants qui ont été nourris au biberon, qui ont marché tard, qui ont eu un gros ventre, qui ont souffert en un mot de la dyspepsie gastro-intestinale des nourrissons.

Ce sont précisément ces sujets dont l'appétit est irrégulier, dont l'alimentation est déréglée, dont le goût est dépravé, dont l'estomac est le plus capricieux. Chez ces enfants l'indigestion est en quelque sorte prévue ; elle peut se montrer en dehors de tout excès alimentaire. On peut dire qu'ils sont toujours en imminence d'indigestion, leurs digestions n'étant jamais parfaites, et pouvant se troubler tout à coup sous l'influence du moindre incident.

Les enfants doués d'un bon estomac, au contraire, commettent parfois impunément de véritables excès ; ils digéreraient des cailloux, comme on dit. Mais il ne faut pas s'y fier ; et à la longue ils pourraient bien payer en gros les dettes qu'ils n'ont pas acquittées en détail. Retenons que l'indigestion est plus commune dans l'enfance qu'à tout autre âge de la vie ; la cause principale en est dans le peu de discernement et de modération des jeunes sujets, incapables de se rationner et de résister aux attraits de la gourmandise.

L'indigestion n'est pas toujours le fait d'une surcharge alimentaire ; elle peut dériver de l'introduction dans l'estomac d'aliments avariés, de gibiers trop faisandés, de viandes gâtées, de charcuterie suspecte, de moules toxiques, etc. En pareil cas, il y a plus que de l'indigestion, il y a une véritable intoxication, un empoisonnement qui peut avoir, dans quelques cas, des conséquences très graves. Il faut d'ailleurs s'abstenir, chez les enfants, de tous ces mets échauffants et suspects qui ne conviennent pas à la délicatesse de leur estomac.

Symptômes. — L'enfant vient de manger autant ou plus que d'habitude ; il s'est couché bien portant, aussi gai, aussi dispos que les jours précédents. Puis, deux, trois, quatre heures après le repas, il commence à souffrir de douleurs à l'épigastre ; ces douleurs sont continuelles, elles s'accompagnent d'angoisse, de hoquets, de nausées, de sueurs froides sur le visage. Cet état extrêmement pénible dure un temps plus ou moins long suivant les cas. Tantôt il se termine assez vite par un ou plusieurs vomissements, qui sont suivis d'une détente manifeste. Tantôt il se prolonge ; aux douleurs épigastriques succèdent des coliques intestinales, les vomissements ne peuvent être obtenus, l'enfant n'a que des nausées avec quelques pituites d'un goût aigre et désagréable. L'évacuation se fait par en bas avec un retard plus ou moins grand et l'indigestion est prolongée.

D'autres fois, tout se borne à des douleurs et à une sensation désagréable ; la digestion n'est pas normale, elle est pénible, mais elle s'achève. En somme on trouve, dans l'indigestion, tous les degrés, depuis la simple difficulté et le retard dans l'élaboration des aliments jusqu'à leur rejet brutal après une période de souffrance terrible.

[J. COMBY.]

Plus les enfants sont grands, plus le tableau de l'indigestion est complet, plus les symptômes subjectifs sont pénibles. Il y a parfois un état syncopal, avec pâleur extrême, petitesse du pouls, refroidissement des extrémités; l'enfant sent que la vie lui échappe et il devient indifférent à tout ce qui se passe autour de lui. On a sous les yeux le tableau du *mal de mer*, dans ses formes les plus accusées.

Chez les enfants très nerveux, on doit craindre les accidents convulsifs, qui ne sont pas très rares et qui même, dans quelques cas, peuvent dominer la scène morbide et traduire, presque à eux seuls, une indigestion latente. Outre les convulsions, on a signalé les douleurs de tête, le délire, les terreurs nocturnes.

Chez d'autres il y a une tendance à la somnolence, au coma, et, quand les évacuations ont été abondantes, on voit les yeux s'excaver, se cercler de noir, la voix s'éteindre, comme dans l'algidité cholérique.

Enfin l'indigestion peut se traduire par des troubles respiratoires inquiétants, par de la dyspnée, de la cyanose, de la petitesse du pouls, des menaces d'asystolie; c'est l'asthme dyspeptique observé par Hénoch, asthme qui cède instantanément au vomitif.

L'indigestion a une durée courte; elle peut céder en quelques heures, ne laissant à sa suite qu'une légère courbature. Dans quelques cas, ses suites sont prolongées, il persiste un état saburral manifeste, avec langue épaisse et recouverte d'un enduit jaunâtre, avec anorexie, dégoût pour les aliments solides. Quelquefois on constate de la fièvre, et pendant plusieurs jours il existe un état d'embarras gastrique, ou même un aspect typhoïdique, qui peut donner des inquiétudes.

Le grand symptôme de l'indigestion, c'est le vomissement; il existe souvent seul, mais il est souvent accompagné de diarrhée et cette dernière peut lui survivre plusieurs jours, témoignant d'une irritation marquée de la muqueuse intestinale. Toute indigestion grave entraîne avec elle un certain degré de gastro-entérite catarrhale aiguë.

Dans les matières vomies, comme dans les garde-robes, on trouve souvent des débris alimentaires reconnaissables, à peine attaqués par les sucs digestifs (morceaux de viande, tendons, pépins ou noyaux de fruits, etc.), le tout mêlé de glaires, de bile et quelquefois d'un peu de sang. Parfois aussi, au cours d'une indigestion, les enfants rendent des lombrics, soit par en haut, soit par en bas, et l'on peut se demander si ces parasites n'ont pas joué un rôle dans le trouble de la digestion.

Somme toute, le pronostic de l'indigestion est assez bénin; mais la répétition de l'accident peut avoir des conséquences funestes. L'estomac n'est pas impunément le théâtre de ces surcharges alimentaires et des fermentations anormales qui en résultent; il s'altère, il se dilate et la dyspepsie chronique succède aux accès de dyspepsie aiguë, ou est aggravée par eux, quand elle les a précédés.

Diagnostic. — Il n'est pas toujours facile de reconnaître une indigestion; et il y a un grand intérêt à faire un diagnostic exact. On est appelé près d'un enfant qui souffre du ventre, qui vomit, qui a la diarrhée. Si ces accidents sont survenus à l'improviste, au milieu de la santé la plus parfaite, quelques heures après un repas plus ou moins copieux, on doit penser de prime abord à l'indigestion. Mais il ne faut pas oublier qu'un certain nombre de maladies aiguës (la variole, la pneumonie, la scarlatine, la grippe, etc.) s'annoncent souvent brutalement par des vomissements et par les symptômes d'une indigestion.

L'indigestion *apparente* marque l'invasion de plusieurs maladies infectieuses ; mais, outre les vomissements, qui d'ailleurs ne se continuent pas et ne sont pas douloureux, il existe dans ces maladies, une fièvre vive que le thermomètre révèle, des symptômes objectifs ou subjectifs que l'examen du corps, que l'auscultation mettent en relief, etc. Et quand l'indigestion se continue sous forme d'embarras gastrique, de septicémie gastro-intestinale, il est important de ne pas prendre le change, et de ne pas voir une fièvre typhoïde, une méningite, là où n'existe qu'un léger catarrhe accidentel et passager du tractus gastro-intestinal. De même s'il y a du délire, des convulsions, de la céphalalgie, on ne se hâtera pas de prononcer le nom d'une grave maladie cérébrale, et on s'enquerra avec soin des circonstances qui ont précédé ces symptômes bruyants. Il est rare qu'un interrogatoire bien fait, auprès de parents attentifs et intelligents, ne conduise pas le médecin à une appréciation exacte de la situation. On ne manquera pas d'insister sur l'heure du dernier repas, sur la quantité et la qualité des aliments pris par l'enfant, etc., etc.

L'indigestion ne se traduit parfois que par un mouvement fébrile soudain et passager. Nous voyons souvent dans les hôpitaux, le lendemain des visites, des convalescents monter tout à coup à 39 ou 40°, alors que leur température était depuis plusieurs jours à 37°. Ce sont des enfants que leurs parents ont gorgés de gâteaux, de fruits, etc. Ces ascensions brusques des jours de fête traduisent une indigestion, généralement sans gravité, quelquefois suivie de rechute de la maladie aiguë dont l'enfant était convalescent.

Traitement. — L'indigestion, au point de vue thérapeutique, doit être considérée comme une sorte d'empoisonnement. C'est dire qu'il faut hâter l'évacuation de l'estomac et de l'intestin. La nature déjà s'est chargée de ce soin en provoquant des contractions libératrices de ces organes. On l'aidera par une thérapeutique appropriée, par un vomitif, quand les vomissements ne se feront pas aisément, par un purgatif quand on aura des raisons de croire que l'estomac s'est vidé dans l'intestin (coliques, etc.).

L'ingestion d'eau chaude, de thé très léger, suffit quelquefois à provoquer le vomissement ; l'ipéca (50 centigrammes dans un quart de verre d'eau peu sucrée) agit plus sûrement. Comme purgatif, on donnera une cuillerée à soupe d'huile de ricin, pure ou délayée dans un peu de café ou de lait.

Si l'indigestion n'est qu'ébauchée, s'il y a simplement de la douleur de ventre, avec ballonnement, éructations, nausées, on cherchera à faciliter, à activer la digestion par des frictions douces sur l'abdomen avec des linges chauds, avec de l'huile de camomille ; on appliquera un cataplasme de graines de lin. On réchauffera l'enfant à l'aide de boules d'eau chaude et de bottes d'ouate.

[J. COMBY.]

En même temps on fera boire un peu de thé au rhum ou au cognac, une infusion de tilleul ou de camomille, un grog, etc.

L'infusion suivante est à recommander :

Fleurs de tilleul. . . . . } āā 1 gramme
Feuilles d'oranger. . . . . }
Eau bouillante . . . .   150 grammés
Passez et ajoutez sirop d'anis   30   —

A prendre tiède par gorgées en 5 ou 4 fois.

Les jours suivants, quand il y a de la fétidité des selles, des signes d'embarras gastro-intestinal, on fera prendre quelques paquets eupeptiques et antiseptiques :

Bicarbonate de soude. . . . .)
Salicylate de bismuth. . . . . } āā 0ᵍʳ,20
Benzo-naphtol . . . .)
Poudre de noix vomique . . . .   1 centigramme

Pour un paquet. En prendre 5 par jour dans une cuillerée de lait

Les enfants voraces, sujets aux indigestions, seront rationnés et surveillés avec soin au moment des repas. On leur choisira leurs aliments parmi les plus tendres et les plus faciles à assimiler. Au besoin on réduira tous ces aliments en purée. On leur refusera les crudités, les fruits crus, les mets épicés, les viandes faisandées. Au lieu de vin, on leur donnera du lait ou de l'eau minérale alcaline, et on leur mesurera la quantité des liquides (500 grammes par jour en moyenne). C'est ainsi que l'on fera la prophylaxie de l'indigestion.

III. — DYSPEPSIE CHRONIQUE. — DILATATION DE L'ESTOMAC

Il n'y a pas 20 ans que la dilatation de l'estomac est étudiée chez les enfants. Le Dʳ Thiébault (Thèse de Nancy, 1882) soutenait que la maladie était exceptionnelle avant l'âge de 20 ans. L'année suivante, en même temps que M. le professeur Bouchard proclamait sa fréquence chez les adultes (*Société médicale des hôpitaux*, 1883), le Dʳ Moncorvo publiait, à Rio-de-Janeiro, un mémoire sur la dilatation de l'estomac chez les nourrissons. Mais il semblait, dans ce travail basé sur 9 observations, subordonner l'ectasie gastrique à la syphilis héréditaire. Dans un travail publié dans les *Archives générales de médecine* (Paris, 1884), je me suis efforcé de mettre en relief, non seulement les signes physiques et les symptômes fonctionnels de la dilatation stomacale des enfants, mais aussi la fréquence de cette lésion et son origine alimentaire. J'ai montré ses relations étroites avec le rachitisme et j'ai eu le plaisir de voir ces idées pénétrer dans le public médical et y prendre faveur. Bientôt les autopsies venaient confirmer les aperçus de la clinique et aujourd'hui on peut répéter, sans crainte de se tromper, que la dilatation de l'estomac est au moins aussi fréquente chez l'enfant que chez l'adulte, et qu'elle est presque constamment le substratum anatomique de la dyspepsie dans la seconde enfance.

Dès cette époque je considérais la dilatation de l'estomac infantile comme durable ; j'avais pu suivre assez longtemps des enfants dyspeptiques pour me faire une idée exacte de la permanence des accidents, et, chez un certain nombre d'adultes dyspeptiques et dilatés, j'avais pu établir, par les commémoratifs, que la maladie remontait à la première enfance. Sans doute toutes les dyspepsies atoniques de l'âge adulte ne datent pas des premières années de la vie ; mais le plus grand nombre relèvent de l'alimentation vicieuse du premier âge.

Dans cette question très vaste et très générale de la dyspepsie, il ne faut pas tenir compte seulement de l'estomac, mais aussi de l'intestin et des glandes annexes du tube digestif, qui souffrent également des infractions hygiéniques commises à l'égard de l'enfance. Mais l'exploration physique de ces organes est moins parlante que celle de l'estomac ; et voilà pourquoi nous mettons ce dernier au premier plan.

Étiologie. — Quand on rencontre un enfant dyspeptique avec dilatation de l'estomac, on peut être assuré que, 9 fois sur 10, cet enfant a été nourri au biberon, sevré trop tôt, alimenté prématurément avec des solides, en un mot *mal nourri*.

L'enfant allaité artificiellement avec du lait de vache, soit au biberon, soit autrement, reçoit une quantité de liquide double ou triple de celle qu'il recevrait s'il était au sein. Et cela est en quelque sorte fatal, même avec le lait stérilisé, même avec le lait décaséiné, centrifugé, humanisé. Jamais ce lait ne se digère aussi parfaitement que le lait de femme ; il laisse des déchets plus abondants ; il détermine des troubles digestifs plus ou moins manifestes, il n'est pas utilisé en totalité comme le lait féminin ; l'enfant n'est jamais rassasié ; au lieu d'un litre, il lui en faut 2, 2 1/2, 3 parfois. Comment l'estomac résisterait-il à une pareille surcharge, à une telle distension répétée pendant des mois ? Tout se dilate, l'estomac, l'intestin grêle, le gros intestin ; le ventre devient énorme, la dyspepsie gastro-intestinale est constituée pour des années, peut-être pour toute la vie. D'après Marfan, l'intestin ne serait pas seulement dilaté, mais allongé ; de nombreuses mensurations qu'il a faites, dans les cas de *gros ventre* chez les nourrissons, ont mis ce point hors de doute.

L'enfant peut avoir été nourri au sein pendant les premiers mois ; s'il est sevré trop tôt, trop brutalement, s'il reçoit prématurément des aliments solides, il deviendra également dyspeptique.

Dans l'allaitement mixte bien réglé, la dilatation de l'estomac peut être évitée, mais moins sûrement que dans l'allaitement naturel exclusif. Dans ce dernier cas on peut dire que la dyspepsie survient exceptionnellement. Cependant elle existe, et je vais montrer comment elle peut se produire.

Voici, à ce propos, une observation très instructive qui montre la destinée variable des enfants d'une même mère de famille, suivant qu'ils ont été plus ou moins bien allaités. Le 17 février 1896, je vois, à la consultation de l'hôpital Trousseau, une femme de 28 ans avec ses trois enfants (garçons de 8 et 6 ans, fille de 4 ans). L'aîné des garçons a été nourri au biberon, à la campagne, il n'a eu sa première dent qu'à 17 mois, n'a marché qu'à

22 mois, a eu un gros ventre, les membres tordus, a été opéré pour un genu valgum, etc. Cet enfant n'est pas plus grand que son cadet qui a 2 ans de moins. Il est dyspeptique et porte une grande dilatation de l'estomac. L'alimentation artificielle explique tout cela. Son frère âgé de 6 ans est robuste, a marché à 11 mois, a eu sa première dent à 5 mois, n'a jamais souffert de l'estomac; il a été nourri au sein par sa mère jusqu'à 17 mois; il mange bien, n'est pas buveur. La fillette de 4 ans a bien été nourrie au sein par sa mère, qui est une nourrice hors ligne; elle a marché à 10 mois, a eu sa première dent à 4 mois, n'a jamais été rachitique. Cependant elle est dyspeptique et présente les signes de la dilatation de l'estomac. Pourquoi? Cette enfant a été nourrie au sein *exclusivement* jusqu'à 22 mois; elle a été bien portante jusqu'à ce moment, quoiqu'elle ne reçût aucune nourriture complémentaire. J'en conclus que le lait de sa mère lui suffisait, que partant il était très abondant (au moins 2 litres par jour dans les derniers mois). L'estomac a commencé à se dilater la seconde année. Arrive le sevrage. l'enfant boit du lait de vache, du bouillon, de l'eau rougie, des tisanes. Elle en prend des quantités énormes; elle est toujours polydipsique depuis cette époque, elle a des douleurs de ventre, des vomissements, des sueurs, de la constipation, etc. On pourrait donc voir la dyspepsie succéder à un *allaitement naturel trop prolongé*, si cet allaitement était exclusif de toute autre alimentation. Mais le fait est exceptionnel.

Beaucoup de dilatations de l'estomac ne commencent à se développer qu'au moment du sevrage, quand les enfants partagent la table commune, quand ils veulent manger et boire de tout, comme leurs parents. Alors se développent chez eux les habitudes vicieuses, la boulimie, la polydipsie par imitation, et, après une série d'indigestions, on voit la dyspepsie s'installer à demeure. Plus tard, à la pension, au collège, dans les internats de filles, de garçons, la dilatation de l'estomac s'accusera ou se développera sous l'influence combinée d'un mauvais régime et d'une mastication incomplète. A ces enfants, déjà grands, turbulents et joueurs, on sert des mets souvent grossiers, mal apprêtés, mal cuits, des viandes dures, des légumes secs et des farineux peu appétissants, etc. Les collégiens mangent vite, ne prennent pas le temps de mâcher, boivent à la hâte, et fatiguent incessamment leur estomac. Joignez à cela la claustration, la sédentarité, le surmenage cérébral au moment des examens, et vous aurez l'explication d'un certain nombre de dyspepsies scolaires.

Parfois le mauvais état des dents explique l'insuffisance de la mastication, et contribue, pour sa part, à l'étiologie de la dyspepsie. A côté de ces influences d'ordre hygiénique, qui sont les principales, il faut placer les influences d'ordre pathologique, les maladies aiguës débilitantes, la fièvre typhoïde en particulier, qui atteignent profondément le tube digestif et le mettent pour longtemps dans un état précaire. Enfin on peut discuter la question de l'hérédité; il y a des familles de dyspeptiques dans lesquelles la dilatation de l'estomac se transmet de génération en génération.

La prédisposition organique héréditaire existe sans doute, mais ce qui se transmet surtout ce sont les mêmes habitudes hygiéniques, les mêmes goûts.

les mêmes tendances à abuser d'un organe qui est la source de jouissances très vives, quoique d'un ordre inférieur.

Dans ces familles, qui sont avant tout des familles d'arthritiques, on mange beaucoup, on boit beaucoup; les excès de table expliquent la dyspepsie chronique ou l'entretiennent quand elle a été provoquée par une cause accidentelle.

Pour les causes prochaines de la dilatation de l'estomac, il faut distinguer entre l'abus des aliments solides et l'abus des liquides. Le premier est moins fréquent et moins important que le second. Sans doute on trouve la polyphagie à l'origine de beaucoup de dyspepsies : mais bien plus fréquente est la polydipsie; les enfants boivent à tout propos et contractent avec une déplorable facilité l'habitude d'introduire dans leur estomac, sans nécessité, des quantités énormes de liquides. L'abus des liquides est donc, à tous les âges, le grand facteur de la dyspepsie atonique.

Anatomie pathologique. — A l'autopsie de beaucoup d'enfants ayant succombé à des maladies aiguës ou chroniques, on trouve la poche stomacale descendant à l'ombilic ou même au-dessous. Les parois de l'estomac ne semblent pas gravement altérées à l'œil nu; quelquefois cependant elles sont ramollies (gastromalacie) et se déchirent facilement. La surface interne présente une muqueuse en apparence saine, parsemée quelquefois de légères érosions ou de suffusions hémorragiques punctiformes, linéaires. Il est possible que ces lésions soient, en partie du moins, cadavériques. Les lésions histologiques elles-mêmes ne sont pas concluantes; la *gastrite* n'est pas évidente, car la muqueuse s'altère trop promptement après la mort pour permettre des examens concluants. Mais, ce qui est évident, c'est l'augmentation de capacité de l'estomac. La grande tubérosité soulève le diaphragme, remplit l'hypochondre gauche; le pylore est abaissé, la face antérieure de l'organe répond à la paroi abdominale antérieure, quand elle n'est pas cachée par le côlon transverse. Souvent le foie est gros, congestionné, et le rein abaissé en conséquence.

En même temps que l'estomac, l'intestin est souvent dilaté; ces deux organes sont solidaires, et la surcharge imposée à l'un retentit fatalement sur l'autre. La dilatation peut être compliquée de déplacement, de *ptose* (Glénard). Il y a de la gastroptose, de l'entéroptose, la grande courbure de l'estomac est abaissée, le côlon transverse l'est également. Il y a un relâchement de la musculature des organes et des liens suspenseurs qui les fixent dans la cavité abdominale.

La dilatation de l'estomac fait subir au suc gastrique des modifications importantes, et nous devons dire quelques mots du *chimisme stomacal* si bien étudié par Hayem et Winter, Mathieu, etc. (Voir l'article ESTOMAC du *Traité de médecine.*) Chez l'enfant, comme chez l'adulte, la dyspepsie fait varier la teneur en acide chlorhydrique de la sécrétion gastrique; il peut y avoir hyperchlorhydrie, hypochlorhydrie, anachlorhydrie. Le Dr Moncorvo, dans une série d'examens du suc gastrique pratiqués chez des enfants de tout âge, atteints de dyspepsie et d'ectasie gastrique, a noté les particularités suivantes : au-dessous de 2 ans, on trouve presque toujours l'ana- ou l'hypochlorhydrie; dans la seconde enfance, c'est encore l'hypochlorhydrie qui domine, mais il y a parfois aussi de l'hyperchlorhydrie.

J'ai pu, grâce à la collaboration de mon interne en pharmacie, M. Mignard, très expert dans ce genre de recherches, examiner le suc gastrique d'un certain nombre d'enfants dyspeptiques de mon service, et voici les résultats que j'ai observés, en retirant avec le tube Faucher le contenu de l'estomac une heure après un repas d'épreuve ainsi composé : pain blanc, 60 grammes, eau pure, 200 grammes. (Voir la thèse de M. A. Magnaud, *du Chimisme stomacal dans la dyspepsie de la deuxième enfance*, Paris, février 1897).

(Obs. I). — Charles F...., âgé de 11 ans 1/2, entre, le 11 mai 1896, à l'hôpital Trousseau pour une dyspepsie chronique. Il a été nourri au biberon, a marché tard, est devenu rachitique. Il n'a pas d'appétit et boit continuellement; de la polydipsie résultent la céphalalgie dont il se plaint, les sueurs et terreurs nocturnes, la constipation. Il a des vomissements plusieurs heures après les repas et dans lesquels on reconnaît les aliments qu'il a ingérés. La sonorité gastrique est très étendue et le bruit de clapotage descend au-dessous de l'ombilic. Le 11 mai, l'enfant est soumis au *repas d'épreuve* à 8 heures du matin, et son contenu gastrique est retiré avec le tube Faucher à 9 heures. L'analyse montre que le chlore total est un peu augmenté, que l'augmentation porte principalement sur le chlore organique, que l'acide chlorhydrique libre existe en proportion à peu près normale et que l'acidité est accrue. Ce cas répond à l'*hyperpepsie quantitative* de Hayem et Winter.

(Obs. II). — Louis B...., âgé de 11 ans, entre à l'hôpital Trousseau le 14 mai 1896. Nourri au biberon à la campagne, il a marché tard, a eu la rougeole à 2 ans 1/2, la coqueluche à 5 ans, des poussées d'urticaire à trois reprises. Le 2 mai, il a eu un peu de fièvre, de la céphalalgie, et une poussée d'urticaire généralisée qui persiste encore. C'est un enfant très buveur, qui se dilate incessamment l'estomac en absorbant de grandes quantités de liquide tant en dehors qu'au moment des repas.

L'examen du suc gastrique, fait le 16 mai, a montré que les proportions de chlore total, de chlore organique, d'acide chlorhydrique libre, comparées à celles de l'adulte, étaient normales. Mais l'acidité totale était très diminuée.

(Obs. III). — Louise R...., âgée de 10 ans, entre, le 18 mai 1896, à l'hôpital Trousseau, pour une dyspepsie de date ancienne. Cette enfant a été nourrie au biberon avec du lait de chèvre. Depuis deux ans, elle est pâle, maigre, et dépérit de jour en jour. Pas d'appétit, nausées, vomissements. Les vomissements sont tantôt immédiats, tantôt séparés des repas par des intervalles de 2 à 5 heures. Constipation opiniâtre. Le 20 mai, repas d'épreuve et premier examen du suc gastrique; chlore total et chlore organique augmentés, acide chlorhydrique libre très diminué, acidité totale un peu augmentée. C'est l'*hyperpepsie* légère de Hayem et Winter.

Le 30 mai, après dix jours de repos, nouvel examen : chlore total diminué, chlore organique augmenté, acide chlorhydrique diminué, acidité totale diminuée, peptones abondantes. Cette seconde analyse montre qu'il y a hypopepsie légère sans fermentation acide. L'enfant sort très améliorée le 31 mai.

(Obs. IV). — Alphonsine B...., âgée de 5 ans, entre à l'hôpital Trousseau le 4 mai 1896. Elle a marché tard (rachitisme). Le 20 février dernier, elle a eu la rougeole compliquée de bronchite. Son ventre est gros, tympanisé. Le 7 mai, on fait une analyse du suc gastrique qui montre une diminution considérable du chlore total et du chlore organique, de l'acidité totale, avec acide chlorhydrique en quantité peu inférieure à la normale.

(Obs. V). — Louise M...., âgée de 12 ans, entre à l'hôpital Trousseau, le 1er juin 1896. Elle a été nourrie au biberon. Rougeole à l'âge de 8 ans. Elle souffre de l'estomac depuis un an ; les douleurs sont paroxystiques, elles reviennent deux ou trois fois par jour aussi bien avant qu'après le repas. Au moment de ces crises, l'enfant a de l'hypersécrétion salivaire, sa bouche se remplit d'une sorte de pituite. Pyrosis. La pression au niveau du creux épigastrique est douloureuse. Il y a un mois, l'enfant aurait eu des garde-robes noirâtres (mélæna?). Nous pensons à un ulcère de l'estomac ou à une dyspepsie avec hyperchlorhydrie et gastro-sucorrhée. Mais à peine la malade a-t-elle gardé le repos au lit, que les douleurs disparaissent. Le 4 juin, repas d'épreuve et première analyse : Le chlore total est en quantité normale, le chlore organique est diminué, l'acide chlorhydrique libre est très diminué ainsi que l'acidité totale. Les peptones sont peu abondantes. Cette analyse répond à l'hypopepsie du premier degré avec fermentation acide. Le 12 juin, une deuxième analyse montre la même proportion de chlore total, une augmentation de chlore organique, une diminution moindre d'acide chlorhydrique libre et une acidité totale très augmentée. Les peptones sont assez abondantes. Cette analyse indique l'hypopepsie atténuée sans fermentation acide, au lieu de l'hypopepsie avec fermentation acide de la première analyse. L'enfant est sortie guérie le 15 juin.

(Obs. VI). — Anna V....., âgée de 11 ans, entre à l'hôpital Trousseau, le 6 juin 1896, pour un état dyspeptique de date ancienne. Elle a été nourrie au biberon et n'a marché qu'à 5 ans; elle a fait un long séjour à Berck-sur-Mer à cause de son rachitisme. Elle en revient à 6 ans, améliorée, mais peu développée pour son âge. Elle a toujours beaucoup mangé et beaucoup bu. Depuis six semaines, l'appétit a disparu; mais la soif est toujours vive. L'enfant accuse des douleurs gastriques survenant à jeun: elle a eu plusieurs fois des vomissements. Le 8 juin, repas d'épreuve et première analyse du contenu gastrique : chlore total diminué, chlore organique normal, acide chlorhydrique fait totalement défaut, acidité totale diminuée. Peptones abondantes.

L'enfant est donc à ce moment anachlorhydrique. Une deuxième analyse, faite le 15 juin, donne les résultats suivants : chlore total diminué, chlore organique normal, acide chlorhydrique libre présent quoique diminué, acidité totale diminuée.

En somme, peu de modifications, quoique l'enfant se trouve mieux ; elle était anachlorhydrique, elle n'est plus qu'hypochlorhydrique.

(Obs. VII). — Victor D...., âgé de 10 ans 1/2, entre à l'hôpital Trousseau, le 2 juillet 1896, pour un état dyspeptique déjà ancien. Nourri au sein par sa mère jusqu'à 14 mois, il a commencé à manger dès l'âge de 8 mois,

[J. COMBY.]

et a présenté de bonne heure un gros ventre sans déformations rachitiques des membres ; il a marché à 1 an. Rougeole à 18 mois, plus tard fièvre typhoïde. Appétit diminué et souvent nul ; soif exagérée ; l'enfant boit de l'eau, du vin, de la bière ; il a des sueurs et des terreurs nocturnes ; céphalées fréquentes ; pas de vomissements ; alternatives de diarrhée et de constipation, langue saburrale. L'examen physique de l'abdomen ne permet pas d'entendre le bruit de clapotage, mais la percussion montre que l'estomac tympanisé descend jusqu'à l'ombilic. En somme, ectasie gastrique notable.

Le 9 juillet l'enfant est soumis au repas d'épreuve (un verre d'eau, 60 grammes de mie de pain). Une heure après, on retire par la sonde un liquide blanc laiteux qui a été analysé par M. Mignard et dans lequel le chlore total et le chlore organique ont été trouvés en excès, l'acide chlorhydrique libre en diminution, l'acidité totale normale. L'enfant est donc à ce moment hypochlorhydrique. Le 21 juillet, une nouvelle analyse montre que l'acidité totale est supérieure à la normale, le chlore total et le chlore organique restant en excès, l'acide chlorhydrique libre étant toujours diminué. Cependant le malade va mieux.

(Obs. VIII). — Eugène D...., 10 ans 1/2, entre à l'hôpital Trousseau, le 2 juillet 1896, pour des troubles dyspeptiques. Il a été nourri au biberon et tousse depuis l'âge de 10 mois ; il est maigre et pâle ; il vomit de temps à autre et se plaint de la tête. Nombreux râles sonores dans la poitrine. Constipation habituelle, soif vive, abus des liquides. Après un intervalle de 15 jours, on soumet l'enfant au repas d'épreuve et on retire un mélange semi-liquide, rosé, qui, après filtration, devient parfaitement incolore. L'analyse chimique montre que l'acidité totale est en excès ainsi que le chlore organique, que le chlore total est normal comme l'acide chlorhydrique libre. Peptones abondantes.

(Obs. IX). — Thérèse C...., 7 ans, entre à l'hôpital, le 16 juillet 1896, avec des symptômes d'embarras gastrique fébrile. C'est une enfant dont le père est alcoolique et la mère tuberculeuse. Elle est venue à terme, elle a été nourrie au sein jusqu'à 15 mois, mais avec adjonction précoce d'aliments plus ou moins indigestes. Coqueluche à 2 ans, puis rougeole et varicelle. Depuis longtemps l'appétit laisse à désirer, la soif est toujours vive ; l'enfant boit beaucoup aux repas et dans leur intervalle ; sueurs et terreurs nocturnes, céphalalgies fréquentes, constipation. Après guérison de l'embarras gastrique, repas d'épreuve le 28 juillet et analyse du suc gastrique. On trouve l'acidité totale et le chlore organique augmentés, le chlore total et l'acide chlorhydrique libre à l'état normal ; peptones abondantes.

(Obs. X). — Virginie L...., 10 ans, entre à l'hôpital, le 16 juillet 1896, pour de la dyspepsie ; élevée au biberon, elle n'a marché qu'à 2 ans ; rougeole, variole, coqueluche. Il y a 5 mois, vomissements alimentaires, anorexie, céphalées, constipation, épigastralgie, nausées, puis lipothymies, toux sèche. La soif est continuelle. L'examen physique montre une grande dilatation de l'estomac. Le 21 juillet, examen du suc gastrique après repas d'épreuve : Acidité totale et acide chlorhydrique libre en excès ; chlore total et chlore organique normaux ; peptones assez abondantes. Le 28 juillet, nouvelle analyse : hyperchlorhydrie confirmée, avec diminution de l'acidité totale, du chlore total et du chlore organique.

Sauf ce dernier cas et quelques autres assez rares, on peut dire que, dans la dyspepsie atonique de la seconde enfance, l'hypochlorhydrie est habituelle. Mais l'hyperchlorhydrie peut se rencontrer comme chez l'adulte.

Quels que soient les renseignements que pourrait donner l'examen chimique du contenu gastrique, le premier rôle revient à la dilatation mécanique et à l'atonie musculaire de la poche stomacale. Quand l'estomac ne se vide pas rapidement de son contenu, quand les aliments et les boissons font un séjour trop prolongé dans cet organe de passage, il en résulte une série de fermentations et de putréfactions qui empoisonnent l'économie tout entière. Ce n'est donc pas tant par l'insuffisance ou l'excès d'acidité du suc gastrique que la dilatation agit défavorablement sur la nutrition générale et sur les fonctions des différents appareils organiques, que par l'abaissement ou la perte plus ou moins complète de son pouvoir contractile.

Sans doute l'élaboration chimique du bol alimentaire est profondément troublée, aussi bien dans l'intestin que dans l'estomac, mais elle est troublée surtout par l'impuissance mécanique du ventricule, qui ne se vide plus en temps opportun, qui garde trop longtemps les substances ingérées, qui n'absorbe plus les liquides, qui ne joue plus d'autre rôle que celui d'un corps étranger encombrant et septique. Voilà pourquoi l'estomac, qui peut être suppléé dans la digestion par l'intestin (l'expérimentation le prouve), qui n'a pas le premier rôle dans l'assimilation, est vraiment l'organe malade, l'organe responsable dans la dyspepsie.

Symptômes. — Les symptômes de la dyspepsie chronique, de la dilatation de l'estomac, dans la seconde enfance, sont rarement bruyants et manifestes. On peut passer aisément à côté de la maladie, sans la voir si l'on n'est pas prévenu et si l'on n'a pas une grande habitude de ce genre de malades. Je vais étudier successivement les troubles *digestifs*, les troubles *nerveux*, les troubles *respiratoires et circulatoires*, les manifestations *cutanées*, les symptômes *généraux*, etc.

1° *Symptômes du côté de l'appareil digestif.* — En dehors des épisodes aigus qui peuvent se greffer sur l'ectasie gastrique, indigestion, embarras gastrique, etc., la langue est nette, humide, sans enduit saburral.

L'enfant n'accuse aucune amertume, aucun goût désagréable dans la bouche. Cependant, de temps à autre, le jour et de préférence la nuit, le matin au réveil, il accuse une sécheresse de la bouche, un empâtement pénible avec soif plus ou moins marquée. L'appétit est cependant diminué dans la plupart des cas ; l'enfant se met à table sans faim, il ne mange que contraint et forcé, il n'a de goût que pour les aliments épicés, pour les fruits, pour les gâteaux et les sucreries ; il repousse la viande, les ragoûts, etc. Sans doute on voit bien des enfants, au début de la maladie, avoir un appétit exagéré ; ces petits sujets mangent avec avidité, aux repas, en dehors des repas ; ils sont polyphagiques, on ne peut les rassasier. Mais cette polyphagie, souvent accompagnée d'indigestions, de vomissements, n'a qu'un temps ;

elle cède bientôt devant les progrès de l'atonie gastrique, et la polydipsie, qui avait pu l'accompagner, persiste seule.

.. Presque tous les petits dyspeptiques sont de grands buveurs; ils ont commencé par l'abus des liquides, et ils continuent pendant des années, sans trêve et sans mesure. Outre une quantité excessive de liquide (eau rougie, tisanes) prise au moment des repas, ces enfants boivent dans l'intervalle des repas, ils boivent la nuit, quand ils se réveillent, ils boivent toujours et la soif nous apparaît comme le plus commun et le plus important des symptômes de la dyspepsie des enfants.

Cette polydipsie s'accompagne de polyurie et surtout de sueurs abondantes, pendant la veille comme pendant le sommeil. Les sueurs occupent principalement la tête et le cou ; elles sont souvent profuses.

J'ai vu quelques enfants, très dyspeptiques, qui n'avaient ni polydipsie, ni polyphagie ; on ne pouvait incriminer chez eux l'excès des liquides. Ils se laissaient rationner sans protestation, car ils n'avaient pas une soif exagérée ni invincible. Il est à remarquer que les enfants boivent d'autant plus que les liquides qu'on leur présente sont plus aqueux (eau pure, eau rougie, tisanes, etc.). Vient-on à les mettre au régime lacté, leur soif diminue. Il faut retenir cela pour le régime à instituer.

La dyspepsie se manifeste bientôt par des symptômes plus décisifs, les renvois gazeux, les pituites, les vomissements. Le développement des gaz est toujours considérable dans l'estomac dilaté; ces gaz s'échappent par en bas et par en haut. Ils donnent lieu à des éructations tantôt inodores, tantôt fétides; quelquefois l'enfant accuse une sensation d'œuf pourri, ou bien c'est un goût acide, aigre, qui se répand dans sa bouche. Rarement il y a quelque sensation de brûlure, de pyrosis, le long de l'œsophage. Le vomissement n'est pas fréquent, et il ne se présente que de loin en loin. Il est tantôt alimentaire, tantôt bilieux, tantôt pituiteux. Il se produit sans effort, sans douleur, après le repas, ou après l'ingestion d'une trop grande quantité de liquide. Il ne se présente avec quelque fréquence que dans la minorité des cas.

Il est rare que les malades accusent de véritables douleurs abdominales : la pression même de l'épigastre n'est pas sensible. Cependant on voit quelquefois des enfants se plaindre d'un gonflement pénible après le repas, de gastralgie, d'entéralgie, de coliques plus ou moins marquées. D'autres ont un point douloureux au côté gauche, au niveau de la grosse tubérosité de l'estomac. Quelques-uns accusent une sensation de poids qui persiste longtemps après les repas et qui siège à l'épigastre. Cette pesanteur semble traduire l'arrêt des aliments dans le ventricule. La plupart ne souffrent nullement d'une maladie pour eux absolument latente.

S'ils ont rarement de vraies douleurs, les enfants éprouvent presque toujours, après le repas, une sensation de gêne épigastrique ; la digestion se fait lentement, péniblement. Ils ont des bouffées de chaleur à la face, qui devient rouge; le soir, ils éprouvent comme un petit mouvement fébrile terminé par des sueurs plus ou moins abondantes (*fièvre de digestion* de Charrin). Chez un petit garçon dyspeptique, très buveur, l'intermittence de la fièvre de digestion était frappante. Tous les soirs, vers 7 heures, au moment du coucher, épiphora, turgescence de la face, frissons, sueurs; pendant là nuit, cauchemars, agitation ; la température, au plus fort de ces accès, ne dépassait pas 38°-38°,5 dans le rectum. On se trouvait en présence d'accès vespéraux intermittents d'origine dyspeptique. Le régime les fit disparaître.

Les troubles intestinaux sont très fréquents, on peut même dire que les fonctions intestinales ne s'exécutent jamais d'une façon normale. La constipation est habituelle ; elle est souvent très opiniâtre et ne cède qu'à des purgatifs ou à des lavements. Les matières sont dures, sèches et forment des billes qui s'accumulent dans le gros intestin. On peut les sentir dans la fosse iliaque et dans le flanc gauches, par la palpation abdominale.

Cette constipation, qui est habituelle, n'est pas permanente ; elle est assez souvent interrompue par des flux diarrhéiques plus ou moins sérieux. Tantôt la diarrhée est lientérique, les aliments sont rendus imparfaitement digérés et reconnaissables dans les matières fécales. Tantôt elle est bilieuse, aqueuse; tantôt elle est accompagnée de glaires, de débris muco-membraneux, de stries sanguines. Plusieurs malades ont présenté des accidents dysentériformes, avec selles répétées, peu abondantes, mêlées de sang, accompagnées d'épreintes et de ténesme. Quelques-uns ont eu du prolapsus rectal.

Enfin je dois signaler des accidents infectieux d'origine intestinale, des septicémies avec fièvre irrégulière, arythmie du pouls, aspect méningitique, etc. Ces épiphénomènes ne sont pas communs, mais ils existent et l'on ne doit pas les méconnaître. On doit prévoir aussi des diarrhées cholériformes qui, dans la saison chaude, peuvent compliquer tout à coup la dyspepsie et menacer la vie du malade

2° *Symptômes nerveux.* — Les accidents du côté du système nerveux sont très communs et très variables comme forme et comme intensité. J'ai déjà eu l'occasion de parler de points douloureux assez vagues du côté de l'hypochondre gauche; chez les enfants un peu grands, chez les filles nerveuses principalement, on pourra voir apparaître déjà la névralgie intercostale, simple ou double, accompagnée parfois de *zona*, complication névritique que j'ai eu l'occasion de signaler dans un travail paru en 1888 (Le zona chez les enfants, *Revue mensuelle des maladies de l'enfance*).

Plus fréquentes que les névralgies proprement dites sont les douleurs diffuses dans les membres. Les enfants se plaignent de souffrir en marchant, sans pouvoir préciser le siège de leurs souffrances ; ils éprouvent en même temps de la lassitude, une fatigue à la moindre marche, au moindre exercice ; ils sont paresseux et inertes. On croit souvent à des douleurs de croissance ; ces phénomènes ne dépendent que de la dyspepsie.

Chez deux garçons de 12 à 13 ans qui m'étaient présentés comme souffrant de douleurs de croissance ou de rhumatisme, qui marchaient difficilement, qui boitaient, j'ai pu m'assurer de l'existence d'une véritable névralgie sciatique double, en relation avec une dyspepsie ancienne (abus des liquides, dilatation de l'estomac). Ces jeunes sujets se plaignaient en même temps de la tête.

[J. COMBY.]

Il a suffi de rationner les liquides, de faire l'antisepsie gastro-intestinale, pour voir les accidents disparaître assez rapidement. Il faut donc penser aux manifestations névralgiformes de la dyspepsie chronique ; communes chez les adultes, elles sont rares, mais indéniables, chez les enfants.

La céphalalgie figure parmi les accidents les plus fréquents : elle se montre surtout vers l'âge de 10 à 12 ans, chez les écoliers et les collégiens, mais elle peut être beaucoup plus précoce. Elle n'est pas hémicrânique ; elle occupe toute la calotte crânienne, ou se dénonce par des points douloureux aux tempes, au front, à l'occiput. Elle n'est pas paroxystique et réglée comme la migraine, elle ne s'accompagne pas comme elle de vomissements ni de nausées. Elle s'exaspère souvent après le repas et revient presque tous les jours.

Tantôt elle tourmente les enfants au moment des classes et des études, tantôt elle se déclare à l'occasion des sorties, des promenades, sous l'influence du grand air. Il n'est pas douteux pour moi que beaucoup d'enfants, considérés comme atteints de céphalées de croissance, ne sont que des dyspeptiques.

Quelques enfants ont des vertiges, des éblouissements, des défaillances subites, presque des syncopes, sans cause occasionnelle, au moment de la digestion.

Le sommeil est toujours agité et pénible : les enfants dyspeptiques ne s'endorment pas immédiatement après le coucher comme les enfants dont l'estomac est sain. Le sommeil ne vient pas tout de suite, il se fait attendre. Il est souvent interrompu par des rêves, par des cauchemars, par des terreurs nocturnes. Cet accident, assez effrayant, est sous la dépendance des troubles digestifs, et je le trouve noté dans presque toutes les observations de dilatation de l'estomac que j'ai prises ; ce sont surtout les grands buveurs qui y sont exposés. J'admets bien la prédisposition nerveuse, mais je crois qu'elle n'est pas tout et qu'il faut invoquer la dyspepsie pour expliquer ces manifestations nerveuses.

J'en dirai autant d'accidents plus rares et plus graves qu'on observe encore dans la dyspepsie atonique, des convulsions éclamptiques, de la tétanie.

Tous ces troubles nerveux, qu'on a considérés comme réflexes, sont bien plutôt d'ordre toxique et dépendent des fermentations anormales qui se passent dans l'estomac et l'intestin des enfants atteints de dilatation de l'estomac.

5° *Symptômes circulatoires*. — Les enfants dyspeptiques sont généralement pâles, mais sujets à des poussées congestives qui leur font rougir momentanément les pommettes, et leur donnent une mine changeante. Ces bouffées de chaleur s'observent à la suite des repas, sous l'influence de la réplétion de l'estomac.

En même temps il n'est pas rare de constater un sentiment de gêne et d'angoisse précordiale qui tient au refoulement du diaphragme par l'estomac gonflé et tympanisé. Des palpitations se montrent assez fréquemment par crises plus ou moins fortes, et j'ai noté, dans plusieurs cas de dilatation de l'estomac, des irrégularités manifestes du pouls, une arythmie bien nette, quoique passagère. En présence de tous ces troubles vaso-moteurs, il ne faudra pas se hâter d'admettre l'anémie simple, y eût-il des souffles vasculaires ; l'examen de l'estomac donnera souvent la clef de tous les accidents.

4° *Symptômes respiratoires.* — Les enfants atteints de dilatation de l'estomac sont quelquefois dyspnéiques. Leur respiration est courte, ils ne peuvent courir un peu sans être essoufflés ; ils manquent de souffle. Outre cet état latent de dyspnée, ils sont sujets, dans les cas graves, à des manifestations asthmatiformes, à des accès de dyspnée intense, qui font penser aux accès d'asthme vrai, quoiqu'ils soient beaucoup plus répétés que ces derniers. C'est l'*asthme dyspeptique*, dont j'ai rencontré de nombreux exemples et que le Dr Henoch avait déjà signalé explicitement.

Outre l'asthme dyspeptique, on observe très souvent des poussées de bronchites sibilantes, qui reviennent à des intervalles assez rapprochés, et qui souvent même se continuent sous forme chronique. On a alors des bronchites à répétition ou des bronchites chroniques d'origine dyspeptique. A l'auscultation, on entend, dans toute la poitrine, des râles sonores disséminés sans râles sous-crépitants, sans souffle, sans modification de la sonorité thoracique. Il est bon d'être prévenu sur l'existence de ces bronchites particulières des enfants à *gros ventre et à estomac dilaté.*

Chez une enfant de 2 ans 1/2, j'ai vu, en même temps qu'une congestion hépatique, une congestion pulmonaire latente de la base gauche (submatité, souffle doux), sans fièvre, sans réaction générale. L'enfant avait simplement de la toux. Outre le souffle de la base gauche, il y avait, à droite, au niveau du hile, une respiration soufflante manifeste. Prescription : 5 centigrammes de calomel tous les matins pendant 8 jours, badigeonnages iodés, régime sec.

A côté des poussées asthmatiformes et bronchitiques, on pourrait donc rencontrer des congestions pulmonaires torpides, passives, insidieuses, apyrétiques, en relation avec la dilatation de l'estomac.

5° *Symptômes cutanés.* — Les manifestations de la dyspepsie sur la peau sont communes ; elles sont de divers ordres. L'acné de la face, du front, du menton, ne s'observe que chez les enfants les plus grands, chez les jeunes filles surtout, aux approches de la puberté. De même les furoncles, dont on peut voir des poussées étendues chez les grands dyspeptiques. Ce qui est banal, c'est l'*urticaire* et les éruptions prurigineuses voisines de cette forme dermatologique (strophulus, prurigo, lichen agrius). L'urticaire peut être aiguë et fébrile (fièvre ortiée), elle peut être apyrétique sans cesser d'être aiguë. Mais elle est souvent répétée, à poussées successives, et elle peut devenir chronique, en laissant sur la peau des pigmentations durables. Enfin le *prurigo de Hébra* peut terminer les poussées d'urticaire.

Outre les dermatoses prurigineuses, qui sont essentiellement des toxidermies, révélant le passage par la peau des toxines élaborées dans le tube digestif, les enfants dyspeptiques présentent quelquefois des poussées pityriasiques à la face, du *pityriasis capitis*, de l'eczéma sec ou suintant du visage, du cou, du tronc, des membres. Quand un enfant a de l'eczéma chronique, il faut toujours examiner son tube digestif et chercher la dilatation de l'estomac.

6° *Appareil locomoteur*. — On peut trouver, chez les enfants dyspeptiques, des stigmates osseux plus ou moins marqués, des déviations osseuses indiquant le rachitisme : l'incurvation des tibias, le thorax porté en avant ou enfoncé en entonnoir, les côtes déprimées latéralement, le front bombé, etc. Toutes ces déformations sont révélatrices d'un rachitisme très accusé.

Mais les enfants peuvent avoir été rachitiques sans présenter d'une façon définitive des déformations que la croissance fait généralement disparaître ; et il ne faut pas compter sur ces manifestations osseuses. Dans le rachitisme, la dyspepsie chronique ne se révèle bien que quand les manifestations osseuses ont disparu.

Quant aux nodosités des phalanges décrites par M. Bouchard chez les adultes, elles n'appartiennent pas à la dyspepsie infantile. Cependant j'ai vu un adolescent, dyspeptique de longue date avec dilatation énorme de l'estomac, qui présentait des nodosités très marquées à toutes ses phalanges digitales, et principalement aux deuxièmes phalanges (nodosités de Bouchard).

7° *État général*. — Les enfants dyspeptiques ont mauvaise mine, ils sont pâles, jaunes ou terreux; leurs traits sont effilés, leurs yeux souvent cerclés de noir ; ils ont le facies anémique. Et l'anémie est en effet la conséquence directe de la dyspepsie; des digestions pénibles et imparfaites ne pouvant pas faire un sang riche et un teint coloré. Cette anémie, évidente à la vue, n'est généralement pas caractérisée par ces grands souffles qu'on voit dans la chlorose.

Elle porte le cachet des anémies symptomatiques, des anémies d'épuisement, de déchéance organique; elle suit la marche de la maladie causale, présentant les mêmes variations d'intensité que cette dernière. Quand l'*anémie dyspeptique* est très prononcée, les muqueuses sont décolorées comme la peau, et on peut entendre un souffle systolique dans les vaisseaux du cou.

En même temps, les enfants sont maigres, chétifs, et se développent mal; ils sont plus petits que les autres enfants du même âge, et surtout ils ont beaucoup moins d'embonpoint, la graisse est absente, les muscles sont grêles, les os partout font des saillies exagérées.

Les enfants ne sont pas seulement pâles, maigres, languissants, inertes physiquement, ils ont perdu leur entrain et leur gaieté, ils sont tristes et n'ont de goût pour rien. Cependant ils ne présentent pas de fièvre et ce symptôme négatif est de nature à rassurer l'entourage sur la cause de ces troubles généraux vagues dont on saisit mal l'origine et l'évolution, quand on manque du fil conducteur.

On peut rencontrer, chez quelques enfants dyspeptiques, une albuminurie légère, intermittente ou durable, sans symptômes qui la dénoncent en dehors de l'examen chimique des urines. Cette albuminurie disparaît par le régime et par le traitement de la dilatation de l'estomac. Elle est purement dyscrasique et ne relève pas d'une lésion rénale primitive, d'une néphrite, d'un mal de Bright plus ou moins latent.

Cependant, parfois, sous l'influence d'une infection intestinale surajoutée.

on peut noter une albuminurie passagère, avec douleurs lombaires, urines rouges et rares ; dans un cas de ce genre, le D' Angelo Roghi (*La Pediatria*, mars 1896) a trouvé le *bacterium coli commune* dans les urines en même temps que dans les garde-robes.

Tous les symptômes à distance que je viens d'exposer aussi succinctement, mais aussi complètement que possible, ne sont que rarement réunis chez le même sujet ; tel n'aura que des manifestations nerveuses, tel aura des accidents cutanés, tel autre des troubles respiratoires, etc. Mais tous présenteront les signes physiques que je vais maintenant décrire.

Signes physiques ou locaux. — L'examen du ventre va nous donner des signes précis nous permettant de comprendre l'enchaînement des phénomènes disparates exposés plus haut. L'abdomen n'est pas toujours amplifié et développé outre mesure ; il l'est assurément dans la première enfance, au moment de la *formation* de la dyspepsie ; les enfants ont alors ce gros ventre souple et indolore, ce ventre de batracien sur lequel j'ai insisté depuis longtemps, dans mon Mémoire sur la dilatation de l'estomac et dans mes travaux sur le rachitisme. Mais, à mesure que l'enfant se développe, qu'il évolue, il perd son ventre, le gonflement permanent disparaît, et l'on est étonné de trouver, à quelques années de distance, une transformation complète dans l'apparence de l'abdomen. Le ventre, qui était gros et proéminent, est excavé, aplati, ou modérément gonflé. Mais il est toujours souple et d'une exploration facile, quand les enfants ne se débattent pas et ne crient pas.

La palpation n'est pas douloureuse, elle permet de sentir quelquefois un chapelet dur dans la fosse iliaque gauche, indice de la constipation, de la coprostase. La percussion révèle une sonorité exagérée, d'un timbre particulier, remontant vers la région précordiale, atteignant le mamelon gauche, et descendant en bas jusqu'à l'ombilic. Cette sonorité creuse n'est pas semblable à celle que donne l'intestin, et on se rend bien compte des différences en percutant plusieurs points de la paroi abdominale. Par la percussion médiate, on peut se rendre compte aussi que le foie est souvent augmenté de volume et dépasse les fausses côtes.

Mais c'est la percussion immédiate qui va nous montrer les limites de la dilatation stomacale. L'enfant doit être à jeun, couché sur le dos, les cuisses fléchies, la tête un peu basse, les bras étendus le long du corps, la bouche ouverte, respirant naturellement, ne se raidissant pas, ne faisant aucun effort. On le rassure par de bonnes paroles pour obtenir qu'il ne contracte pas les muscles droits de l'abdomen. Alors, avec les doigts de la main droite, on exerce des succussions rapides et répétées sur la région épigastrique, de manière à faire entendre le clapotage, le bruit de *glouglou*, qui révèle la dilatation gastrique. Il est nécessaire parfois de frapper assez fort, l'estomac étant profondément situé ou caché par une anse intestinale.

J'ai vu une fille de 14 ans, très buveuse (2 litres d'eau par jour au moins) chez laquelle le bruit de clapotage était perçu, sans succussion, à chaque mouvement respiratoire ; on le sentait également à la main, il cessait quand elle parlait. L'estomac était très dilaté, et son bord inférieur dépassait l'ombilic.

[J. COMBY.]

Quand le bruit de clapotage ne se produit pas, on fait boire à l'enfant un demi-verre d'eau ou de lait et on obtient alors aisément un signe que l'état de vacuité de l'estomac ne permettait pas de mettre en relief. Il n'est pas rare de voir le bruit de clapotage descendre à l'ombilic et même au-dessous. Plus sa limite est inférieure, plus la dilatation de l'estomac est grande. On a dit que ce bruit était souvent produit dans le gros intestin, dans le côlon transverse; la confusion est facile à éviter. Outre la différence de tonalité des deux bruits, on remarque que l'ingestion de liquide se révèle immédiatement par la perception du bruit de clapotage, et qu'il est inadmissible que ce liquide, à peine dégluti, ait pu passer dans l'intestin.

En réalité, les aliments et les boissons font un séjour prolongé dans l'estomac dilaté; cet organe a perdu son ressort, sa contractilité, il ne peut ni absorber, ni chasser rapidement les liquides qu'il reçoit et voilà pourquoi il clapote encore plusieurs heures après le repas.

Le clapotage est donc un signe de grande valeur, et l'on aurait tort de le négliger. Quand il est obtenu à jeun, après ingestion d'un peu de liquide, et quand sa limite inférieure dépasse le milieu d'une ligne tirée des fausses côtes gauches à l'ombilic (Bouchard), on peut dire que l'estomac est dilaté. Quand un enfant a de la diarrhée, la recherche du bruit de clapotage n'a pas la même valeur, les bruits intestinaux pouvant être confondus avec ceux qui se passent dans l'estomac.

La succussion du tronc est beaucoup moins décisive que la percussion directe de la région épigastrique; souvent elle est négative, même dans les dilatations étendues, et, quand elle donne un bruit de glouglou, nous ne savons pas dans quelles limites se produit ce bruit, et nous ne pouvons pas mesurer en quelque sorte, comme nous le faisons par la percussion, la dilatation stomacale.

Au point de vue clinique, on peut distinguer plusieurs formes, suivant la prédominance de tels ou tels symptômes, en rapport direct ou éloigné avec la dyspepsie. Généralement les enfants dyspeptiques n'attirent pas l'attention du côté de leur estomac; ils ne s'en plaignent pas. Les formes douloureuses, gastralgiques, sont exceptionnelles; les renvois nidoreux, le pyrosis, les vomissements sont, en somme, assez rares. La constipation est bien plus fréquente et l'on peut mettre à part les enfants qui, en conséquence d'une dyspepsie plus ou moins ancienne, présentent de la paresse intestinale.

Quelques-uns ont la forme *dysentérique*. D'autres ont la forme qu'on pourrait appeler *hépatique*; leur foie est gros, dépasse les fausses côtes; il est sensible à la pression. Leur teint est jaune, bilieux. Quelquefois il y a de véritables poussées d'ictère catarrhal, *ictère infectieux bénin*, venant compliquer la dyspepsie habituelle. J'ai vu une fillette de 10 ans, opérée à 5 ans par le Dʳ Jalaguier pour un rein mobile droit (néphropexie), dont le foie était très gros et n'avait sans doute pas peu contribué à chasser le rein de sa place. Cette enfant, nourrie au biberon, avait une grande dilatation de l'estomac.

Les formes nerveuses de la dyspepsie sont communes, et journellement

on rencontre des enfants qui souffrent de la tête, qui ont de l'insomnie,
de l'agitation, des terreurs nocturnes et autres symptômes nerveux, provoqués par une dyspepsie latente. Parfois les douleurs de tête sont tellement
prédominantes qu'on pourrait décrire une *forme céphalalgique* de la dyspepsie. D'autres enfants n'ont en apparence que des réactions cutanées
(urticaire, eczéma, etc.), et l'on a de la tendance à en faire des herpétiques,
des diathésiques. D'autres ont la forme pulmonaire et asthmatique. La forme
anémique de la dyspepsie est encore plus commune et les troubles généraux
de la nutrition sont étroitement liés à la dyspepsie.

Quelle que soit la diversité des symptômes qui la traduisent, la dyspepsie
de la seconde enfance est une maladie essentiellement chronique. Elle parle
plus ou moins suivant les circonstances, elle garde souvent le silence pendant d'assez longues périodes, mais elle est toujours là, poursuivant sa
marche insidieuse et continue dans l'enfance, dans l'adolescence, dans l'âge
mûr. Sa durée est indéfinie, rien ne permet d'en prévoir le terme, et les
rémissions qu'on observe sont ordinairement trompeuses. Cette durée
toujours très longue, quoi qu'on fasse, cette permanence de la dilatation
stomacale, cette imminence continuelle des épisodes aigus (indigestions,
vomissements, diarrhées), tout rend le pronostic de la dyspepsie chronique
des plus sérieux.

La vie n'est pas directement menacée, mais la santé est ébranlée, les
sujets sont plus vulnérables, ils sont plus aisément que d'autres la proie des
maladies infectieuses, de la tuberculose, de la fièvre typhoïde, etc. Le
mauvais estomac qu'ils se sont fait ou qu'on leur a fait dans la première
enfance ne saurait leur rendre, en toute occasion, les mêmes services qu'un
organe sain et normalement développé. Ils ne sont pas toujours malades,
ils ont quelquefois toutes les apparences de la santé, mais leur dyspepsie
n'est que momentanément endormie ; elle se réveillera au moindre accident,
au moindre excès, au moindre surmenage de l'organe.

Cependant la dyspepsie des enfants est plus accessible que celle des
adultes et des vieillards à l'hygiène et à la thérapeutique, et l'on peut
espérer, grâce à l'évolution et à la croissance, voir rétrocéder des lésions
qui, chez les organismes achevés ou décadents, sont définitivement acquises
et incapables de rétrocession. Cette considération est de nature à atténuer la
gravité du pronostic, quoique la guérison complète soit problématique.

Diagnostic. — Le diagnostic de la dyspepsie et de la dilatation de
l'estomac est facile pour celui qui est au courant des manifestations multiples et diverses qui peuvent la traduire. Il est délicat, malaisé pour ceux qui
se livrent à la première impression et négligent d'aller au fond des choses.
J'ai vu souvent de purs dyspeptiques qui avaient été pris pour des nerveux,
pour des anémiques, pour des tuberculeux, pour des cardiaques, etc. *Nerveux*, les enfants dyspeptiques semblent l'être ; ils sont difficiles de caractère, impatients, chagrins, ils dorment mal, ils se plaignent de la tête, ils
ont de fausses migraines, de fausses névralgies, etc., etc. Mais ce nervosisme est purement symptomatique et l'on s'en rend compte en examinant
l'estomac et en étudiant le fonctionnement de l'appareil digestif. *Anémiques*,

[J. COMBY.]

les dyspeptiques le sont tous à un degré plus ou moins accusé; ils sont pâles, décolorés, amaigris, sans force; mais cette anémie est secondaire; elle est due à l'insuffisance de l'assimilation, sa source est dans le tube digestif. Il ne faudra donc pas la traiter par les toniques, par le fer, par le quinquina, mais par un régime alimentaire approprié.

Certains enfants dyspeptiques sont si maigres, si décharnés, qu'on les considère comme *tuberculeux*; s'ils ont un peu de toux, ce qui n'est pas rare, la crainte de la phtisie devient obsédante. Mais l'auscultation ne la justifie pas et l'examen des organes de la digestion révèle la source du mal. Quant à ceux qui ont des poussées de bronchite sibilante, des accès asthmatiformes, on les classera dans les dyspeptiques, quand on verra ces accès durer plus longtemps que l'asthme vrai, coïncider avec des troubles digestifs évidents, et s'améliorer avec eux.

Certains enfants ont des palpitations, de l'essoufflement pendant la marche, des points douloureux du côté du cœur; on serait porté à penser que cet organe est malade, si l'auscultation n'en démontrait pas l'intégrité et si les anomalies digestives ne rendaient pas compte de ces troubles circulatoires réflexes ou toxiques dont la fréquence est très grande.

Les parents sont très disposés à mettre sur le compte de la *croissance* toutes les manifestations morbides que j'ai citées : la céphalalgie, les douleurs vagues, les palpitations, l'anémie, l'amaigrissement, etc.

Sans doute une croissance rapide, comme celle qui succède à une grande maladie aiguë, à la fièvre typhoïde, pourra bien causer quelques perturbations dans la santé générale: mais ces perturbations sont rares après tout chez les enfants bien portants et ne se montrent réellement que chez ceux dont l'estomac est relâché et incapable de faire face aux besoins impérieux de l'organisme en évolution.

Les enfants pourvus d'un bon estomac ont beau grandir vite, ils mangent en conséquence, ils digèrent parfaitement et ils pourvoient d'une manière convenable aux exigences du corps. On devra donc toujours s'assurer, en pareil cas, des dimensions de l'estomac et de son fonctionnement. Je ne reviendrai pas sur les signes physiques qui permettent d'affirmer le diagnostic.

Quand un enfant se présente à nous avec de l'*urticaire aiguë*, de l'urticaire à répétition, de l'urticaire chronique, ne nous hâtons pas d'en faire un *herpétique*, c'est-à-dire un sujet voué aux maladies de peau, aux dermatoses constitutionnelles. Examinons son estomac, et nous verrons que dans cet organe gît la cause primitive de la plupart des dermatoses prurigineuses.

Traitement. — Avant d'exposer le traitement qui convient à la généralité des cas de dilatation de l'estomac chez les enfants, je dirai un mot de la prophylaxie de cette maladie. Comme on l'a vu plus haut, c'est ordinairement dans la première enfance que la lésion se prépare, que la maladie se forme. L'estomac, surchargé d'aliments indigestes ou surabondants, se distend outre mesure et finit par rester dilaté. Cette dilatation ne se rencontre qu'exceptionnellement chez les enfants nourris au sein, sevrés tard, et alimentés conformément aux données de l'hygiène. Elle est l'apanage des enfants allaités artificiellement, sevrés brutalement ou trop tôt, alimentés prématurément, etc. On devra donc, pour éviter la dyspepsie chronique de la seconde enfance avec toutes ses conséquences, conseiller l'allaitement naturel bien réglé, le sevrage tardif et gradué, l'alimentation solide sagement progressive, etc. Plus tard, après le sevrage, on rationnera les aliments, on réduira à 4 le nombre des repas, on restreindra le taux des boissons, on luttera contre la polydipsie, etc. Une hygiène alimentaire bien réglée, bien proportionnée aux différents âges, telle est la prophylaxie de la dyspepsie chronique de l'enfance et de l'âge adulte.

La maladie étant établie, il faut s'opposer à ses progrès, atténuer ses manifestations pénibles, remonter l'état général, etc. Là encore l'hygiène alimentaire prime tout. Il faut veiller à la quantité et à la qualité des aliments, tant solides que liquides. L'enfant ne fera que quatre repas par jour, dont deux légers (à 8 heures du matin et 4 heures du soir) et deux plus substantiels (à midi et à 7 heures du soir). S'il n'a pas de répugnance invincible pour le lait, ce liquide lui sera donné à discrétion, et on lui refusera toute autre boisson. Il sera peu disposé à en abuser. Si le lait n'est pas toléré, on donnera l'eau pure, l'eau d'Alet, l'eau d'Évian, ou la bière, le vin blanc étendus d'eau. La quantité sera d'un verre par repas (400 grammes pour les deux principaux repas). En dehors des repas, rien à boire. Comme aliments solides, on conseillera le pain grillé ou la croûte de pain, la biscotte de blé ou de légumine, le pain de Graham (surtout s'il y a constipation); les soupes, panades, potages épais; les œufs, œufs au lait, crèmes; les poissons frais bouillis, les viandes cuites, très tendres ou réduites en purée, les cervelles, ris de veau ou d'agneau; les purées de légumes secs (haricots, flageolets, pois, lentilles), les purées de pommes de terre au lait, les légumes verts très cuits quand il y a de la constipation (haricots verts, chicorée, épinards); les fromages frais, les gâteaux secs, les fruits cuits (pruneaux, marmelades); les fruits crus bien mûrs et dépouillés de leur peau et de leurs pépins (raisin, prunes de Reine-Claude, pêches, fraises, bananes). On interdira : les viandes noires faisandées, la charcuterie, les conserves, les sauces épicées ou trop grasses, les fritures, les crustacés (homards, langoustes, moules, etc.), les crudités (salades, radis, etc.), les sucreries et pâtisseries, les truffes, le vin pur, les liqueurs, le café, etc. On recommandera à l'enfant de manger lentement et de mâcher avec soin; s'il ne veut pas le faire, tous ses aliments devront être en purée. S'il est empêché par l'état de ses dents, on les fera visiter et soigner par un homme de l'art. Après chaque repas, l'enfant devra faire une petite promenade ou un petit exercice de 15 à 20 minutes, qui facilitera sa digestion.

Pour combattre l'atonie générale, on conseillera les bains salés, les bains sulfureux, les douches froides, suivant les cas, les milieux et les saisons.

Dans tous les cas, on se trouvera bien des frictions sèches faites matin et soir, sur tout le corps, avec le gant de crin. Le massage général est à mettre sur le même rang; le massage local convient à certains enfants, à ceux particulièrement dont la constipation est opiniâtre. Il faut absolument triompher de cette constipation. Si le régime des légumes verts et des fruits

[J. COMBY.]

cuits ne suffit pas, on ajoutera quelques grammes (2 à 4) de follicules de séné à la compote de pruneaux. Si cela échoue, on agira par des suppositoires creux à la glycérine contenant chacun 1 gramme de glycérine neutre par suppositoire. Au besoin on ajoutera de l'aloès et de l'extrait de belladone à la glycérine :

    Beurre de cacao. . . . .   q. s.
    Glycérine . . . .   1 gramme
    Aloès. 0gr,10
    Extrait de belladone. 0gr,01

F. S. A. Pour un suppositoire creux. En introduire un tous les matins ou tous les soirs pour avoir une selle immédiate.

Aux dyspeptiques constipés, j'ai pour habitude de prescrire les cachets ou paquets suivants :

    Bicarbonate de soude. . . . . ⎫ āā 0gr,25
    Magnésie calcinée. . . . .   ⎬
    Poudre de noix vomique. . . . .   ⎭   0gr,02

Pour un paquet. En prendre deux par jour avant le repas, pendant 10 jours de suite. Au bout de ce temps on suspend pendant une semaine et l'on recommence. On peut augmenter la dose de la noix vomique suivant l'âge de l'enfant et la porter, vers 10 ou 12 ans, jusqu'à 10 centigrammes par jour. On peut ajouter le benzo-naphtol (20 à 30 centigrammes par paquet), la pepsine (10 centigrammes). Si l'enfant a de la diarrhée, je remplace la magnésie calcinée par le salicylate de bismuth. Quand il y a du ballonnement, des gaz en abondance, je formule les paquets ou cachets suivants :

    Bicarbonate de soude. . . . .   ⎫
    Craie préparée. . . . .   ⎬ 0gr,25
    Carbonate de magnésie. . . . .   ⎭

Pour un paquet. En prendre 2 par jour avant le repas.

Dans tous les cas, je crois que le bicarbonate de soude est excellent, et les enfants de tout âge peuvent en prendre, pendant des semaines, des doses modérées comme celles que nous avons l'habitude de prescrire (50 centigrammes à 1 gramme par jour). Je préfère de beaucoup les poudres aux liquides et notamment à l'eau de Vichy qui, par sa masse et les gaz qu'elle contient, pourrait accroître la distension de l'estomac. Je crois qu'il faut s'abstenir des vins fortifiants, des élixirs de pepsine, etc., préparations néfastes par l'alcool qu'elles contiennent. Il vaut mieux donner, comme le veut J. Simon, l'extrait de malt (1 petit verre après le repas, par exemple).

Chez quelques enfants dyspeptiques, l'acide chlorhydrique, donné après le repas, peut être favorable :

    Eau distillée. . . . .   100 grammes
    Acide chlorhydrique dilué   1   —

Une cuillerée à café dans 1/4 de verre d'eau sucrée immédiatement après le repas.

La cure thermale, dans la dyspepsie chronique de la seconde enfance, est rarement indiquée. Cependant les enfants dyspeptiques et constipés se trouveront bien des bains de Châtel-Guyon, qui ont une action révulsive puissante et salutaire. Tous bénéficieront du grand air, de la campagne, de la mer, des bains salés, dont l'action tonique générale est à rechercher en pareil cas. Ils devront vivre au grand air le plus possible ; pour eux la sédentarité scolaire, l'application cérébrale trop soutenue, la respiration dans un air confiné et ruminé, sont funestes. Il faut que le travail cérébral soit coupé par de nombreuses récréations et que l'organisme soit refait par de longues vacances.

Reste la question du *lavage de l'estomac* qui, il y a quelques années, tenait une large place dans les préoccupations thérapeutiques des médecins. Il faut bien reconnaître que le lavage de l'estomac n'a pas tenu ses promesses ; il est aujourd'hui un peu délaissé et avec quelque raison. Chez les enfants déjà grands, il est d'une application très difficile, bien plus difficile assurément que chez les nourrissons et les nouveau-nés. Il doit être réservé aux cas les plus graves, dans lesquels les autres méthodes thérapeutiques auront échoué. Quand donc on se trouvera en présence d'une dyspepsie atonique, flatulente, avec putréfactions gastriques, renvois nidoreux, digestions très lentes, quand on aura la certitude que les aliments séjournent trop longtemps dans l'estomac, et que ce séjour prolongé est la cause d'accidents inquiétants, on pourra évacuer l'organe avec la sonde et le nettoyer avec l'eau de Vichy tiède ou l'eau bouillie. Quoi qu'il en soit, le lavage de l'estomac restera toujours une exception dans la thérapeutique infantile.

IV. — ULCÈRE DE L'ESTOMAC ET GASTRITES CORROSIVES

L'ulcère simple de l'estomac, l'*ulcère rond* de Cruveilhier, est excessivement rare dans l'enfance. C'est une maladie primitive dont les symptômes cardinaux sont : l'hématémèse ou vomissement de sang et la gastralgie. Celle-ci peut manquer, l'ulcère étant absolument latent jusqu'à l'apparition inopinée d'une hémorragie formidable ou d'une péritonite par perforation. A côté de cette gastrite ulcéreuse spéciale, il en est d'autres plus banales dues à l'action de substances corrosives ingérées accidentellement ou dans un but thérapeutique.

Étiologie. — Si l'on fait abstraction des ulcérations rencontrées à l'autopsie de nouveau-nés morts de mélæna, ulcérations qui peuvent affecter l'estomac, le duodénum, on peut dire que l'ulcère rond est exceptionnel dans la première enfance ; cependant les cas de Donné, Reimer, Chvosteck se rapportent à des enfants de 5 ans, 3 ans 1/2 et 4 ans. Ce n'est guère que dans la seconde enfance et après 10 ans que l'ulcère de l'estomac commence à devenir relativement fréquent. Il est plus commun chez les jeunes filles que chez les garçons et se rencontre surtout dans l'anémie, la chlorose, au moment de la puberté.

La pathogénie de l'ulcère simple, quel que soit l'âge des sujets qui en

[J. COMBY.]

sont atteints, n'est pas encore fixée. Nous ne savons pas s'il faut faire intervenir l'embolie artérielle (Virchow) ou la thrombose, le spasme vasculaire (Klebs) ou la stase veineuse (Rokitansky), la nécrose par pression (Rasmussen) ou par traumatisme ; toutes ces théories peuvent expliquer les cas particuliers qui leur ont donné naissance ; mais la théorie de la *gastrite*, soutenue par Cruveilhier, après une éclipse assez longue, a repris faveur auprès des cliniciens et des anatomo-pathologistes. Galliard a trouvé nettement, dans deux cas, des lésions inflammatoires de la muqueuse, de la couche musculeuse et de la tunique celluleuse.

Les rapports de l'ulcère de l'estomac avec la chlorose et l'anémie sont très diversement interprétés, les uns faisant dépendre la chlorose de l'ulcère, les autres subordonnant l'ulcère à la dyscrasie anémique.

Chez deux sujets de 15 et 16 ans, Silbermann a trouvé la diminution de l'alcalinité du sang, la dissolution de l'hémoglobine, l'altération des globules rouges (pâleur, diversité de forme, diminution de nombre et de volume). Il y avait nettement hémoglobinhémie, sans hémoglobinurie.

Partant de ce fait que le suc gastrique est très acide dans les cas d'ulcère, Jaworski et Korczinski ont soutenu que l'hyperchlorhydrie et la gastrite précédaient l'ulcère. Letulle (Soc. méd. des hôpitaux, 1888) a fait dépendre l'ulcère de l'estomac de maladies infectieuses, telles que fièvre typhoïde, septicémie puerpérale, etc. MM. Debove et Renault (Ulcère de l'estomac, *Bibliothèque médicale* Charcot-Debove, 1892), concluent ainsi : « Dans l'état actuel des choses, tout en considérant l'ulcère de l'estomac comme une maladie spécifique, nous sommes obligés d'avouer que l'agent de cette spécificité nous est inconnu ».

Quant aux ulcérations banales résultant de brûlures, de corrosions par des poisons ou des médicaments ingérés, elles sont souvent précédées et toujours accompagnées de gastrite. Autrefois la *gastrite médicamenteuse* était assez fréquente ; elle est presque inconnue aujourd'hui, du moins dans ses formes aiguës et destructives. Barthez et Sanné ont vu la potion stibiée répétée plusieurs jours déterminer une phlegmasie gastro-intestinale ; les doses d'émétique étaient de 10, 20, 30 ou 40 centigrammes par jour. Ces doses nous semblent actuellement trop fortes et les médecins d'enfants y ont presque tous renoncé. Le kermès, employé à doses croissantes, depuis 10 centigrammes jusqu'à 50 centigrammes, a pu déterminer la gastrite. « Chez un garçon de 9 ans, la gastrite débuta au 5ᵉ jour de la potion kermétisée, et lorsque la dose était portée à 50 centigrammes ; on poussa nonobstant jusqu'à celle de 75 centigrammes. » L'huile de croton a pu produire de semblables méfaits. Dans tous ces cas, on aurait vu des gastrites catarrhales, pseudo-membraneuses, pustuleuses, ulcéreuses, etc.

Enfin les ulcérations résultent quelquefois de l'ingestion accidentelle d'acides ou d'alcalis caustiques (potasse, acide sulfurique, acide nitrique, acide chlorhydrique, etc.).

Anatomie pathologique. — Chez une fille de 15 ans morte de péritonite par perforation, Barthez et Rilliet ont trouvé un ulcère perforant de deux pouces de largeur sur la petite courbure. Les bords de l'ulcération étaient arrondis, épais; la membrane muqueuse était repliée et roulée sur elle-même. Le fond portait sur la séreuse épaissie et noirâtre; le reste de l'estomac était sain; pas de tubercules. Donné. chez une fillette de 5 ans, ayant eu des hématémèses, a trouvé une lésion de l'estomac qu'il croit pouvoir considérer comme une cicatrisation d'ulcère : près de l'orifice supérieur, au sein d'une surface rouge et enflammée, siégeait un point de la grandeur d'une pièce de dix sous, plus foncé, avec des rayons partant du centre pour diverger à la périphérie; à l'extérieur le point correspondant était froncé et le tissu fibreux épaissi. Dans les cas de gastrite médicamenteuse, stibiée par exemple, on a trouvé des pustules dans l'estomac et dans l'intestin. Quand il s'agit d'un agent caustique énergique dégluti par l'enfant, la muqueuse de l'estomac est nécrosée et réduite en bouillie, noirâtre par places, couverte d'exsudats membraniformes, etc.

L'étude histologique des lésions est rendue très incertaine par les altérations cadavériques de la muqueuse. Voilà pourquoi on a discuté sur la nature inflammatoire des ulcérations et sur leur origine.

Symptômes. — L'ulcère de l'estomac peut rester latent pendant très longtemps, et il est impossible d'en fixer le début. On voit alors un enfant, qui semblait bien portant, présenter tout à coup une hématémèse ou une péritonite, qui peuvent entraîner la mort.

Une fille de 13 ans (Barthez et Rilliet), qui n'avait présenté que des troubles assez légers du côté des voies digestives, des digestions pénibles, des vomissements, de la difficulté à endurer le corset (en un mot des symptômes de dyspepsie) fut prise tout à coup de péritonite et succomba. A l'autopsie, ulcère de l'estomac avec ouverture dans le péritoine.

L'hématémèse, c'est-à-dire le rejet par la bouche d'un sang rouge ou noir suivant qu'il a été vomi rapidement ou tardivement après sa sortie des vaisseaux, est le symptôme habituel, prévu et attendu dans l'ulcère de l'estomac. Elle est en quelque sorte la signature de la maladie. Le mélæna n'est pas rare et peut lui succéder. L'hémorragie a été souvent précédée de douleurs à l'épigastre, douleurs atroces, s'irradiant à la région dorsale (douleurs en broche), et survenant de préférence après les repas.

En même temps, les digestions se font mal, l'appétit se perd et les jeunes sujets deviennent anémiques par insuffisance alimentaire, quand ils ne le sont devenus sous l'influence des pertes de sang. La palpation de l'abdomen est douloureuse, surtout à la région épigastrique.

Nous n'insisterons pas davantage sur tous les symptômes et sur toutes les complications de l'ulcère de l'estomac, qui intéressent peu le médecin d'enfants, à cause de la rareté de la maladie chez les jeunes sujets. Pour ce qui est des symptômes de la *gastrite corrosive*, ils sont également très variables; s'il s'agit d'émétique, de kermès; la gastrite peut être latente; d'autres fois elle se traduit par des vomissements et de la diarrhée.

Les acides et alcalis caustiques provoquent de violentes douleurs à l'épigastre; l'enfant est angoissé, pâle, dans un état demi-syncopal. Il vomit incessamment ou fait des efforts de vomissements non suivis d'effet; quelquefois il rejette des glaires sanglantes. Le pouls devient petit et incomptable, et la mort peut succéder au collapsus, à une perforation, à la péritonite qui en résulte.

Le pronostic est très grave, tant pour l'ulcère de l'estomac que pour les gastrites ulcéreuses d'ordre chimique. Cependant la guérison de l'ulcère de l'estomac est peut-être plus fréquente qu'on ne le croit, si l'on veut tenir compte des cas latents, qui évoluent sans bruit et aboutissent naturellement à la cicatrisation. Même dans les cas avérés, on doit compter au moins 50 pour 100 de succès. Ces succès sont longs à obtenir, la maladie est essentiellement chronique, c'est par mois et par années que se compte son évolution. La mort est le fait de la cachexie progressive, de l'hémorragie, de la perforation.

Diagnostic. — Quand manquent les symptômes révélateurs, l'hématémèse, la douleur, impossible de reconnaître un ulcère de l'estomac. En présence de troubles digestifs variés, de vomissements fréquents, alimentaires ou bilieux, d'anémie marquée, on devra songer à l'ulcère de l'estomac, mais on ne saurait affirmer sa présence. Les gastrites corrosives se reconnaîtront surtout d'après les commémoratifs; encore ne pourra-t-on savoir ni l'étendue, ni le degré des lésions. La présence de sang dans les matières vomies ou dans les garde-robes fera penser aux lésions destructives de la muqueuse. Dans tous les cas, qu'il s'agisse de gastrite spontanée, ou de gastrite provoquée, on examinera avec le plus grand soin les vomissements et les selles, qui nous éclaireront plus que tous les autres symptômes sur l'état de la muqueuse gastrique.

Traitement. — Le repos au lit, la diète lactée, les alcalins, voilà le traitement qui convient à tous les cas d'ulcère de l'estomac. Il faut prescrire le repos, pour relâcher tous les muscles, prévenir tous les efforts, éviter tous les chocs de nature à amener une hémorragie, une perforation. Ne fallût-il que combattre le processus inflammatoire, la gastrite que nous avons lieu d'incriminer le plus souvent sinon toujours, le repos serait encore parfaitement indiqué.

Le lait est le seul aliment qui convienne, parce qu'il est le plus facile à digérer et le moins irritant pour la muqueuse enflammée et ulcérée. Il a donné d'excellents résultats à tous les médecins qui l'ont préconisé, depuis Cruveilhier jusqu'à nos jours. Il ne sera pas pris en masse, mais par fractions, par tasses toutes les 2 heures, pour éviter la surcharge et la dilatation de l'estomac. Les alcalins sont indiqués pour neutraliser l'acidité du suc gastrique, et empêcher son action irritante sur la muqueuse. On prescrit le bicarbonate de soude, l'eau de Vichy, l'eau de chaux coupée de lait. Pour permettre à l'estomac de se reposer complètement, certains auteurs ont donné des lavements nutritifs; Debove conseille des doses considérables de bicarbonate de soude empêchant toute action digestive de l'estomac. les aliments devant être digérés par l'intestin.

Quand il y a de vives douleurs, on donnera l'opium, l'eau chloroformée. S'il y a des hémorragies, les malades prendront de la glace en fragments, du perchlorure de fer (XX gouttes par jour), des injections sous-cutanées d'ergotine. On pourra également appliquer une vessie de glace sur le ventre.

Dans les gastrites corrosives (empoisonnements aigus), on cherchera à neutraliser le poison : on donnera des alcalins, de l'eau de chaux, de la craie, de l'eau de Vichy, du bicarbonate de soude, de l'eau savonneuse, de la magnésie s'il s'agit d'un acide ; on donnera du jus d'orange, du jus de citron, du vinaigre, s'il s'agit d'un alcali.

Si l'on est appelé assez tôt, on fera le lavage de l'estomac avec la sonde ou l'on cherchera à faire vomir le patient. Pour calmer les douleurs épigas-triques, on appliquera un cataplasme laudanisé sur le ventre, et l'on fera une injection de morphine.

V. — ENTÉRITES DE LA SECONDE ENFANCE

L'intestin, dans la seconde enfance, est moins exposé aux inflammations graves que dans la première, et les gastro-entérites des nourrissons offrent beaucoup plus d'intérêt pratique que celles des enfants déjà grands. Cependant ces dernières ne doivent pas être négligées et il convient de les décrire brièvement. Nous distinguerons trois variétés : 1° les entérites simples aiguës, subaiguës, chroniques, à répétition, qu'on observe très fréquemment ; 2° les entérites infectieuses, les diarrhées cholériformes qu'on rencontre de temps à autre ; 3° les entérites muco-membraneuses qui sont l'apanage de certains tempéraments morbides et qui présentent une individualité propre. L'entérite tuberculeuse sera décrite à part.

A. — DIARRHÉE SIMPLE, ENTÉRITE SIMPLE

On dit qu'il y a diarrhée simple, quand les selles sont plus fréquentes, plus abondantes, plus liquides, sans que l'enfant présente des signes d'infection notable.

Etiologie. — La diarrhée est très commune chez certains enfants, très rare chez d'autres : les premiers y sont prédisposés, les autres non. D'où vient la prédisposition ? Elle peut être héréditaire, certaines familles ayant une tendance au relâchement comme d'autres au resserrement de l'intestin. Mais le plus souvent la prédisposition est acquise et semble liée à la dyspepsie.

Les enfants exposés à la diarrhée sont ceux qui mangent mal, qui souffrent de l'estomac, qui ont un appétit irrégulier, qui avalent gloutonnement, sans mâcher leurs aliments, qui abusent des liquides, etc. Chez eux le tube digestif tout entier est fatigué, ses fonctions périclitent, l'estomac est souvent dilaté et inerte, le bol alimentaire n'est pas élaboré comme il devrait l'être, et, vienne une cause occasionnelle, la diarrhée apparaîtra.

La cause occasionnelle peut varier. Tantôt c'est un repas trop copieux, qui détermine une indigestion suivie d'évacuations abondantes et persistantes ; tantôt ce sont des aliments de qualité défectueuse, des fruits pas mûrs ou pris avec excès, des viandes faisandées, des poissons ou des crustacés d'une conservation et d'une fraîcheur imparfaites, des boissons prises avec avidité, trop froides, glacées ou impures ; tantôt ce sont des crudités, des légumes indigestes, d'une cuisson insuffisante; tantôt c'est un simple refroidissement, ou une émotion (diarrhée réflexe).

Tel enfant aura de la diarrhée chaque fois qu'il boira du lait, du vin, de la bière; tel autre quand il mangera du poisson, du veau, des légumes verts. Mais, quelle que soit la cause, chimique, toxique, nerveuse, elle aboutit toujours à une exagération de la sécrétion intestinale, à un afflux de bile, de sérosité, de sucs intestinaux qui constitue la diarrhée. Cette diarrhée n'est pas infectieuse, ou, si l'infection existe, elle est banale et ne se traduit par aucun symptôme frappant. C'est le catarrhe intestinal dans toute sa simplicité. Mais sur ce catarrhe habituel peuvent se greffer de temps à autre des poussées aiguës nettement infectieuses que nous étudierons plus bas.

Symptômes. — L'enfant est pris d'envies fréquentes d'aller à la garde-robe; si la diarrhée est accidentelle, aiguë, si elle fait suite à une indigestion, à une intoxication alimentaire, elle s'accompagne de douleurs de ventre, de coliques parfois atroces, avec ou sans nausées et vomissements. Si la diarrhée est habituelle, elle est torpide, indolente, et la seule fluidité des matières caractérise la maladie. De temps à autre, l'enfant rend des matières dures, ou molles, mais moulées sur l'intestin; puis ce sont des amas semi-liquides, grumeleux, mal liés, tantôt colorés en vert par la bile, tantôt jaunâtres, ocreux, ou presque incolores.

Souvent les aliments fragmentés, mal digérés, sont reconnus au milieu des garde-robes; on peut trouver des débris de viandes, des légumes, des pois, non attaqués par les sucs digestifs. Cette diarrhée lientérique est très commune. Elle traduit un appauvrissement du suc gastrique, une atonie de l'estomac, habituels dans la dyspepsie chronique. Il y a souvent des mucosités, des glaires, des liquides mousseux, une sérosité grisâtre ou verdâtre sécrétés en abondance. Toutes ces garde-robes exhalent une horrible fétidité; leur réaction est généralement neutre au papier de tournesol. Quand on examine le ventre, on constate qu'il est souple, peu sensible à la palpation et on provoque aisément du gargouillement intestinal.

Quand l'entérite est intense, quand la diarrhée est abondante, l'état général est bientôt affecté. L'enfant perd rapidement ses forces; il pâlit, il maigrit, il tombe dans un état de langueur très marqué. Cependant il n'a pas de fièvre, pas de sueurs vespérales ou nocturnes, symptômes négatifs rassurants.

La diarrhée peut être aiguë, durant deux jours, trois jours, une semaine; ou subaiguë, se prolongeant plusieurs semaines, alternant quelquefois avec des périodes de constipation; ou chronique, ne cessant pour ainsi dire jamais, ou se répétant obstinément après de courtes rémissions.

Voici quelques exemples de ces diarrhées chroniques :

1° Garçon de 5 ans 1/2 (15 avril 1896); nourri au biberon à la campagne, a marché tard, a été rachitique; diarrhée dès les premiers mois de la vie; enfant maigre, pâle, chétif, délicat; il ne se plaint pas, il a conservé l'appétit, il mange vite, sans prendre le temps de mâcher. Il a continuellement la diarrhée; 8 ou 10 selles par jour, matières jaunes, grises, bilieuses, grumeaux d'aliments non digérés, fragments reconnaissables des substances déglutics (lientérie); mucosités glaireuses, liquides mousseux, pas de sang, aucune douleur abdominale; ventre souple, pas de coliques, d'épreintes, ni de ténesme; le foie ne dépasse pas les fausses côtes. Diagnostic porté : *entérite chronique simple*. Traitement prescrit : frictions sèches, bains salés; lait comme boisson, tous les aliments en purée, paquets de bicarbonate de soude, bismuth, noix vomique. Amélioration rapide, suspension de la diarrhée.

2° Autre enfant de 5 ans 1/2, venu à terme, nourri au biberon avec du lait de vache non bouilli; n'a marché qu'à 18 mois; a eu de l'ictère à 2 mois 1/2, et n'a cessé d'avoir la diarrhée depuis cette époque jusqu'à l'âge de 5 ans; fièvre typhoïde il y a un an. La diarrhée n'a pas cessé pendant cinq ans, la mère insiste sur ce point; à deux reprises, prolapsus du rectum : les garde-robes n'ont jamais présenté de sang ni de débris membraneux. Sommeil agité, cauchemars, terreurs nocturnes; pas de sueurs, pas de céphalalgie. L'enfant avait une poussée d'urticaire chaque fois qu'il mangeait du poisson; pas de vomissements. Signes de dilatation de l'estomac, clapotage à l'ombilic. Ventre souple, non douloureux à la pression, foie normal, rien au cœur ni aux poumons. Même traitement que dans le cas précédent, même succès. Le traitement est commencé le 15 avril 1896; l'enfant revient le 12 mai, moins d'un mois après, il n'a plus de diarrhée, l'appétit est bon, l'état général est meilleur, le changement est frappant.

3° Garçon de 6 ans (11 avril 1896), né de parents bien portants, très fort, très bien développé pour son âge. Il y a six mois, cet enfant a fait, à la campagne où il était, de nombreux excès alimentaires, prenant une nourriture grossière et indigeste, n'étant pas réglé pour les heures de repas, etc. Il en est résulté une longue période de diarrhée, sans douleurs, sans coliques intestinales; les selles sont grumeleuses avec une mousse jaune ou verdâtre. Presque tous les aliments sont mal tolérés; un seul régime semble favorable, il est composé de crèmes, de viande crue, d'eau minérale alcaline. La diarrhée n'est pas continuelle, mais à répétitions incessantes. Pas de fièvre, pâleur de la face, amaigrissement notable. Quand on palpe le ventre avec force, on ne provoque pas de douleur, sauf une légère sensibilité dans la fosse iliaque gauche. Foie normal.

On prescrit le calomel à petites doses (1 centigramme tous les jours); on continue les crèmes et les purées de viande, on remplace l'eau de Vals par l'eau d'Alet à cause d'un certain degré de tympanisme présenté par l'enfant. Amélioration rapide.

4° Garçon de 14 ans, grand, vigoureux, bien constitué (11 juin 1896), souffre d'une diarrhée presque continuelle depuis le sevrage.

Cet enfant a été nourri par sa mère jusqu'à 4 mois, puis confié à une nourrice mercenaire jusqu'à 11 mois; dès les premières semaines, on lui a donné à manger, il a été toujours mal nourri et suralimenté; il en est résulté une voracité habituelle avec polydipsie, et un certain degré de rachitisme. La diarrhée n'est pas absolument continue, elle cesse pendant quelques jours, de temps à autre, pour reprendre plus forte que jamais; les matières sont liquides et mêlées de débris alimentaires non digérés. Pas de fièvre, pas de douleurs, pas d'épreintes, pas de mélæna. Plusieurs fois l'enfant a eu des

[*J. COMBY.*]

poussées aiguës, fébriles, entées sur sa diarrhée chronique apyrétique ; à l'âge de 22 mois, il a failli mourir de gastro-entérite aiguë ; son estomac est très dilaté. Nous le mettons à la ration des liquides (un verre de lait par repas), aux purées de légumes, aux crèmes ; nous lui donnons du bismuth, bicarbonate de soude et noix vomique, des bains salés. En quelques semaines sa diarrhée est maîtrisée, mais les rechutes sont à craindre.

Tous ces faits, comme on le voit, semblent calqués sur le même modèle. Toujours, dans ces diarrhées chroniques ou à répétition, l'hygiène alimentaire doit être incriminée. C'est à la suite d'abus répétés commis généralement dans le premier âge, que la diarrhée s'installe à demeure, en permanence, ou présente des retours offensifs répétés jusque dans la seconde enfance et même plus tard.

Quelquefois un élément infectieux vient s'ajouter à la diarrhée, les vomissements se montrent, la langue devient saburrale, la fièvre s'allume, et l'on a sous les yeux le tableau d'une septicémie gastro-intestinale plus ou moins prolongée, sans symptômes éclatants, mais avec un affaiblissement général qui ne laisse pas de donner des inquiétudes.

J'ai vu, à la suite de la rougeole, à la suite de la diphtérie, des cas de cet ordre. Une fillette de 6 ans notamment, guérie depuis quelques semaines d'une diphtérie bénigne, présentait de la diarrhée, de l'intolérance gastrique, avec poussées fébriles qui avaient fait penser à une tuberculose viscérale ; l'enfant maigrissait rapidement. Cependant elle a guéri par les antiseptiques intestinaux et un bon régime.

Pronostic. — Quelles que soient sa forme, sa marche, ses allures ; qu'elle soit aiguë, subaiguë, chronique ou à répétition, la diarrhée simple n'est pas grave et elle guérit bien par un régime approprié. Mais elle constitue une menace, elle indique un point faible sur lequel il faut veiller avec le plus grand soin pour éviter des complications fâcheuses. Le pronostic est donné à la fois par les caractères de la diarrhée et par l'âge de l'enfant ; chez le nouveau-né et le nourrisson, toute diarrhée peut être ou devenir grave ; dans la seconde enfance, la diarrhée est moins redoutable et sa mortalité est faible ; on peut dire que la gravité du pronostic est en raison inverse de l'âge.

Diagnostic. — Reconnaître la diarrhée est facile, il suffit de savoir que l'enfant va fréquemment à la selle, que les matières rendues sont liquides ou moins solides qu'à l'état normal. On dira que la diarrhée est simple, quand elle sera modérée comme abondance et comme fréquence, quand l'état général sera satisfaisant, quand il n'y aura que peu ou pas de fièvre, quand les garde-robes seront composées de sérosité, de bile, d'aliments non digérés, etc.

Traitement. — Le traitement sera avant tout hygiénique ; la diarrhée a été causée par des infractions hygiéniques ; elle guérira par le retour à une hygiène alimentaire convenable. Si l'enfant boit trop, on rationnera ses boissons ; on remplacera le vin, le cidre, la bière qu'il pouvait prendre par le lait bouilli ou stérilisé. Les repas seront réglés comme nombre et comme heures (3 ou 4 suivant l'âge) ; rien en dehors des repas. Aliments toujours stérilisés par la cuisson et réduits en purée : soupes et panades épaisses, œufs, viandes hachées, purées de légumes secs, poissons frais, crèmes.

gâteaux de riz. Pas de crudités, pas de salade, de charcuterie, de viandes faisandées, de pâtisseries et confiseries.

L'alimentation étant bien reglée une fois pour toutes, on fera fonctionner la peau à l'aide des frictions sèches, des bains salés ou sulfureux et l'on donnera avant chaque repas, dans une cuillerée de lait, une poudre composée de bicarbonate de soude, de salicylate ou sous-nitrate de bismuth, craie ou carbonate de magnésie (ââ 25 à 30 centigrammes), pepsine (10 à 15 centigrammes), noix vomique (1 centigramme par année d'âge).

On continue ces poudres pendant dix jours de suite, on suspend pendant une semaine, et on recommence au besoin. Si la diarrhée persiste, malgré ces remèdes, on conseillera une saison à Plombières.

B. — DIARRHÉE INFECTIEUSE, CHOLÉRA NOSTRAS, GASTRO-ENTÉRITE CHOLÉRIFORME DE LA SECONDE ENFANCE

Que l'enfant ait souffert ou non au préalable de diarrhée simple, il peut présenter tout à coup des accidents cholériformes très inquiétants, une entérite infectieuse aiguë venant se greffer sur une entérite simple et sans gravité.

Étiologie. — Autant la gastro-entérite cholériforme, le choléra infantile est commun dans les premiers mois, dans la première année de la vie, chez les enfants allaités artificiellement, sevrés au moment des chaleurs de l'été, etc., autant cette infection intestinale est rare chez les enfants déjà grands. Cependant elle se rencontre quelquefois, j'en ai vu des exemples, et elle revêt alors des caractères de la plus haute gravité.

La cause prédisposante, comme toujours, est dans un état plus ou moins défectueux de l'appareil digestif; les enfants prédisposés sont des dyspeptiques de vieille date, d'anciens rachitiques, qui digèrent mal depuis longtemps, qui ont un appétit irrégulier, qui boivent trop, etc.

Tantôt ces enfants sont sujets à la diarrhée, tantôt au contraire ils sont habituellement constipés. Quelquefois ils n'en sont pas à leur première atteinte d'entérite infectieuse, ils en ont eu une, deux, ou plusieurs, conjurées avec peine, et dont l'entourage a gardé le souvenir. Il est rare que des accidents cholériformes se montrent chez des enfants vigoureux et pourvus d'un tube digestif parfait.

La cause occasionnelle sera : un abus alimentaire, l'ingestion de quelque substance avariée, de moules, de poisson conservé, de charcuterie, de fruits crus; ou bien c'est de l'eau que l'enfant a bue d'une façon immodérée. La maladie se montre plus souvent en été qu'en hiver, et cela tient en partie aux fermentations que la chaleur peut faire subir aux aliments, et en partie à la soif excessive que la température élevée fait naître. Dans quelques cas, on ne trouve pas de cause à incriminer.

Parfois on peut invoquer l'ingestion de quelque poison ou microbe pathogène souillant les aliments ou l'eau de boisson; mais souvent ces éléments n'interviennent que pour exalter la virulence du bacterium coli commune, qui semble bien être l'agent responsable de l'entérite cholériforme.

Symptômes. — Le début est soudain et semble annoncer une indigestion ; l'enfant est pris, dans la nuit, ou dans le jour, quelques heures après le repas, de coliques, de vomissements, il va à la garde-robe et les·accidents se précipitent. Dans cette forme d'entérite, les vomissements sont presque constants et ils se répètent avec une fréquence et une abondance inquiétantes. L'enfant rend d'abord des aliments plus ou moins reconnaissables, puis de la bile, des glaires, des mucosités verdâtres ou grisâtres. Il vomit sans effort, sans douleur, qu'il soit couché, qu'il soit debout, qu'il boive ou qu'il soit à jeun.

Les selles ne sont pas moins nombreuses que les vomissements, elles se font également sans douleur et elles se répètent coup sur coup, alimentaires, bilieuses, séreuses, parfois incolores, mousseuses. Elles exhalent une horrible fétidité.

Rapidement l'enfant épuisé, desséché par ces pertes incessantes qu'il ne peut réparer, tombe dans l'adynamie la plus inquiétante et fond littéralement. Ses yeux s'excavent, son nez s'effile, ses muscles se flétrissent, sa peau devient trop grande pour les parties qu'elle enveloppe. En 24, 48 heures, le facies du malade a complètement changé. Dans les cas très graves, on a le tableau du choléra avec l'algidité, la voix éteinte, le pouls petit et incomptable, les marbrures cutanées, le refroidissement des extrémités. Le plus souvent il y a de la fièvre, la température centrale reste élevée. En quelques jours l'enfant est emporté par une *septicémie gastro-intestinale foudroyante*.

Voici un des exemples récents de cette forme morbide : le 24 mai 1896, je suis appelé à voir, dans la clientèle du Dr Poussard, un petit garçon de 5 ans, pris depuis la veille de vomissements incoercibles avec amaigrissement profond et adynamie très marquée.

Le pouls est à 150°, la température à 39°. Tous les liquides ingérés sont vomis ; la potion de Rivière, les boissons gazeuses ne sont pas tolérées. Le lendemain l'état s'aggrave et devient cholériforme, les selles sont d'une horrible fétidité. L'enfant a succombé, malgré les injections de sérum artificiel, la diète hydrique, les lavages de l'estomac et de l'intestin. Le dernier jour, on notait des hoquets continuels, le pouls marquait 160°, le regard était terne, il y avait de la somnolence avec subdélire et hallucinations. Cependant le ventre était souple, non douloureux à la pression, non ballonné.

Un autre enfant, que j'ai vu avec le Dr Conzette, est mort aussi rapidement, avec des symptômes absolument identiques. Ces deux enfants étaient délicats, faibles d'estomac, avaient souffert en nourrice, et portaient des stigmates de rachitisme. J'ai été appelé à voir deux autres cas identiques dans la clientèle de mes amis, les Drs G. Guinon et Capitan (Voir l'article que j'ai consacré à cette forme morbide dans la *Médecine moderne* du 11 novembre 1896).

L'entérite cholériforme est la plus haute expression de la septicémie gastro-intestinale des enfants ; elle est d'autant plus grave qu'elle procède avec une rapidité foudroyante qui déconcerte et ne donne pas le temps

d'agir. Quoique la guérison soit possible dans les formes de moyenne intensité, le pronostic est des plus sombres et la maladie ne laisse que peu
d'espoir.

Diagnostic. — L'entérite infectieuse aiguë est suffisamment caractérisée
par sa marche rapide, par ses évacuations profuses, fétides, par le facies
cholériforme qu'elle imprime aux enfants. La facilité et la fréquence des
vomissements pourraient faire songer à une méningite, mais cette dernière
maladie procède avec une lenteur relative, et, si l'hésitation est permise au
début, elle ne le sera plus quand, aux vomissements, on verra s'ajouter la
diarrhée et le facies abdominal. Les vomissements incoercibles pourraient
être attribués à une occlusion intestinale ; mais le ventre est souple, non ballonné, et le cours des matières intestinales n'est pas interrompu, au contraire. Toute la difficulté est de savoir où finit et où commence la diarrhée
infectieuse aiguë, car il y a des formes de passage, des états de transition qui
mettent un peu dans l'embarras. On tiendra compte à la fois de la nature des
vomissements et des garde-robes, du facies du malade, de son état général.
S'il y avait une épidémie de choléra asiatique, j'avoue qu'il serait impossible
de faire un diagnostic différentiel, d'après les seuls symptômes cliniques,
sans recours à la bactériologie. Cependant le choléra asiatique a une marche
plus rapide, il s'accompagne d'une algidité plus prononcée, il provoque des
selles riziformes particulières. L'intoxication par le tartre stibié (choléra
stibié), par le sublimé, par l'arsenic, peut donner des symptômes analogues,
qui, en l'absence de renseignements, pourraient causer des méprises.

Traitement. — Il faut traiter l'entérite cholériforme des grands enfants,
comme celle des petits, par la diète hydrique, par les lavages de l'intestin et
de l'estomac, c'est-à-dire : empêcher l'introduction de nouveaux poisons, et
éliminer le plus possible ceux qui sont contenus dans les parties accessibles
du tube digestif. Il faut ensuite suppléer aux pertes aqueuses subies par l'enfant, à l'aide des injections de sérum artificiel (eau bouillie 1000 grammes,
sulfate de soude 10 grammes, sel marin 5 grammes, ou bien : eau bouillie
1000 grammes, chlorure de sodium 7 grammes). On fera, sous la peau du
ventre, 3 ou 4 fois par jour, une injection de 50 à 60 centimètres cubes de
sérum chauffé à 38°. Au besoin, on ferait des injections intra-veineuses,
comme dans le choléra asiatique.

On réchauffera l'enfant, on le frictionnera, on l'alimentera par le rectum (lavements avec peptone et jaune d'œuf). Injections de caféine et de
strychnine, inhalations d'oxygène, bains sinapisés.

VI. — ENTÉRO-COLITES MUCO-MEMBRANEUSES

L'entérite muco-membraneuse, exceptionnelle dans la première enfance,
commence à se montrer dans la seconde, pour devenir plus fréquente dans
l'adolescence et l'âge adulte. Cette espèce morbide, très distincte des autres
variétés d'entérite, est caractérisée par l'expulsion d'éléments muqueux
ou membraneux qui ne se retrouvent pas dans les diarrhées ordinaires.

[J. COMBY.]

Étiologie. — Outre l'étiologie banale, que nous avons indiquée à propos des entérites aiguës et chroniques simples, à savoir la dyspepsie habituelle dérivant de la mauvaise alimentation du premier âge, de la suralimentation, de l'abus des liquides, il faut relever ici l'influence héréditaire souvent constatée. Les familles arthritiques et nerveuses sont particulièrement prédisposées et l'entérite muco-membraneuse nous apparaît, dans bien des cas, comme une manifestation diathésique. Souvent la maladie a été précédée d'une longue période de constipation ou d'alternatives de diarrhée et de constipation. Les excès de table, l'abus des mets épicés, des boissons fermentées, peuvent provoquer la maladie. Le froid joue quelquefois un rôle appréciable. Relativement à l'âge des malades, Bottentuit, sur un total de 460 cas, a observé 60 enfants entre 4 et 15 ans (*Catarrhal enteritis*, *British medical journal*, 16 avril 1892).

Tous ces enfants sont plus ou moins nerveux, excitables; quelques-uns ont eu des convulsions dans le premier âge; d'autres ont souffert d'éruptions eczémateuses, urticariennes, prurigineuses; quelques-uns ont présenté des hémorrhoïdes.

Chez les ascendants, on retrouve l'herpétisme, l'arthritisme, le nervosisme.

Chez un petit garçon de 8 ans, dont la mère avait eu des coliques néphrétiques, j'ai constaté, en même temps que l'entérite membraneuse (expulsion de lambeaux rubanés, de sang), des hémorrhoïdes et la gravelle: on trouvait du sable rouge dans ses urines. Ce petit malade était d'ailleurs très buveur.

On observe aussi l'entérite muco-membraneuse dans la première enfance, à la fin de la seconde ou même de la première année, au moment du sevrage. Ce type répond à l'*entérite folliculaire* des auteurs allemands, parfois très grave. Pour Baginsky, les lésions de la maladie siégeraient dans l'intestin grêle, autour et dans les follicules isolés et les plaques de Peyer; mais nous croyons que le gros intestin seul est en cause; car tous les symptômes dénotent la participation exclusive ou presque exclusive de cet organe. Le terme d'*entérite folliculaire*, d'ailleurs, est trop peu compréhensif, et nous devons lui préférer la dénomination d'*entéro-colite muco-membraneuse*, usitée en France.

Symptômes. — La maladie se caractérise par l'expulsion, de temps à autre, de débris membraneux ressemblant soit à des fragments de ténia, soit à des filaments analogues aux ascarides lombricoïdes, soit à des blancs d'œuf cuits ou crus. La diversité des aspects présentés par les garde-robes explique la diversité des appellations employées par les auteurs : diarrhée glutineuse (Van Swieten), diarrhée tubulaire (Good), affection muqueuse de l'intestin (Whitehead), entérite glaireuse (Nonat), entérite catarrhale (Bottentuit), entérite membraneuse, etc.

L'apparence membraneuse est évidente dans beaucoup de cas, et les enfants rendent des lambeaux blanchâtres irréguliers, rubanés, cylindriques ou tubulaires, représentant la conformation du tractus intestinal.

Plus souvent les garde robes sont glaireuses, amorphes, ressemblant à du blanc d'œuf cru, ou à des crachats mousseux parfois striés de sang.

Le mélæna n'accompagne pas fatalement la diarrhée muco-membraneuse, mais on est exposé à le rencontrer de temps à autre, soit isolément, soit avec les matières glutineuses habituelles.

Tous ces débris sont formés par la desquamation de la muqueuse intestinale, par la sécrétion des glandes de l'intestin, par les leucocytes et les hématies issues des vaisseaux, par d'innombrables bactéries, etc.

Tous les malades, Bottentuit en avait déjà fait la remarque à Plombières, souffrent plus ou moins de la digestion; ce sont des dyspeptiques.

Les digestions sont pénibles, lentes, accompagnées de ballonnement, de tympanisme stomacal soit immédiatement après le repas, soit quelques heures après, quand le bol alimentaire chemine dans l'intestin. La digestion intestinale est défectueuse comme la digestion stomacale, et l'on constate souvent des coliques, des douleurs assez vives, des besoins sans objet, parfois de véritables épreintes et du ténesme.

Au début, il y a souvent de la constipation, puis des alternatives de diarrhée et de constipation. Cependant le ventre est souple, il se laisse déprimer, palper, explorer sans réaction douloureuse. L'entérite est sourde, chronique, et ne se révèle par aucun symptôme d'acuité. Ce qui domine, c'est l'atonie gastro-intestinale. Voici quelques observations succinctes qui donneront une idée de la maladie.

1° Garçon de 5 ans (26 mars 1896), nourri au sein jusqu'à l'âge de 14 mois, a marché à 13 mois, sevré brutalement. A partir du sevrage il a maigri, a présenté de la faiblesse, a cessé de marcher, a souffert de l'estomac. En un mot il est devenu rachitique. Il offrait des alternatives de diarrhée et de constipation; ses aliments se retrouvaient non digérés dans ses garde-robes (lientérie). L'enfant, dyspeptique à partir du sevrage, avait un appétit et une soif exagérés, il a toujours eu un sommeil agité, interrompu par des frayeurs nocturnes. Depuis quelque temps, l'appétit a diminué, la soif reste toujours excessive. L'enfant est en retard, petit pour son âge. Depuis 8 jours, il a une attaque d'entérite glaireuse; il fait des glaires et du sang, sans matières moulées, avec des coliques assez fortes.

2° Garçon de 5 ans (20 avril 1896), nourri au biberon à la campagne, avec du lait de chèvre, n'a marché qu'à 20 mois et a toujours eu un gros ventre. Dans les premiers mois, il a eu du muguet, de l'ictère. En somme il a beaucoup et longtemps souffert du tube digestif. Il a toujours été très vorace, et très buveur; il a de la desquamation linguale. Son ventre est gros et flasque, un peu douloureux. Vomissements parfois. Depuis plusieurs mois, il a des selles très fréquentes, presque toutes les heures; et il rend des matières analogues à des crachats, sans mélæna, sans épreintes ni ténesme.

5° Garçon de 6 ans (13 juin 1896), jumeau, par suite allaité dans des conditions défectueuses, a marché à 16 mois (rachitisme). Il a toujours été vorace, mangeant très vite, buvant beaucoup. L'estomac est dilaté, il y a du clapotage jusqu'à l'ombilic. Depuis un mois, il a la diarrhée, il rend du sang, des caillots, des glaires, des débris membraneux qu'on a pris pour des fragments de ténia. Quelques coliques, mais sans épreintes; chaleur à l'anus, légère saillie de la muqueuse au moment des garde-robes. On prescrit : lait

[J. COMBY.]

comme boisson, lavements quotidiens avec l'eau tiède boratée (1 gramme de borate de soude pour 500), aliments réduits en purée, paquets de bicarbonate de soude, craie, salicylate de bismuth, pepsine et noix vomique.

4° Garçon de 8 ans (26 mars 1896), nourri au sein, a marché à 13 mois, a eu des troubles digestifs, vomissant constamment pendant l'allaitement. Cet enfant a une otorrhée gauche chronique; varicelle, rougeole, oreillons. A l'âge de 3 ans, il a eu du mélæna et il a souffert d'une entérite grave pendant 10 jours. A 6 ans, nouvelle entérite avec mélæna. Actuellement troisième atteinte grave d'entérite. L'enfant, depuis 8 jours, rend des matières muqueuses et membraneuses mêlées de sang. Le toucher rectal n'indique rien. La palpation du ventre n'est pas douloureuse. Amélioration rapide par le repos au lit, les lavements et la diète lactée. Enfant pâle, nerveux, irritable.

Le Dr John Thompson (*Archives of Pediatrics*, janvier 1894) rapporte le cas suivant : une fillette de 28 mois rend des membranes dans ses garde-robes pour la seconde fois. La première fois, elle devient pâle, perd l'appétit, grince des dents; on examine ses matières et on trouve des débris membraneux qu'on prend pour des vers; on donne du séné, l'enfant rend du sang, la santé se rétablit pour quelques mois. Puis la mère retrouve des membranes dans les selles, l'enfant accuse de faux besoins, est agitée, dort mal. Les membranes rendues avaient l'apparence de celles du croup, les plus épaisses semblaient formées de deux couches, quelques-unes étaient tubulaires et engainaient le bol fécal. Au microscope, on trouvait des cellules épithéliales, des leucocytes, des microbes, de la fibrine. Traitement par un mélange de noix vomique, gentiane, bicarbonate de soude, rhubarbe; amélioration.

On a cité quelques cas de complications nerveuses graves (Cautru, *La Médecine moderne*, 12 janvier 1895). Deux fillettes de 12 et 14 ans, sans stigmates hystériques, sont prises la nuit d'accès épileptiformes; elles rendent des fausses membranes dans leurs garde-robes. L'eau de Châtel-Guyon alternant avec l'eau de Hombourg (Lécorché) amène la guérison. Un petit garçon de 10 ans, sujet aux débâcles intestinales, avec céphalée et vomissements, avait eu des attaques épileptiformes, il a guéri par les eaux de Châtel-Guyon. Une fillette de 11 ans, ayant des débâcles avec glaires et fausses membranes, présente les symptômes de la chorée. On lui donne le traitement suivant qui a amené la guérison : viande crue râpée, œufs, poissons bouillis, purées, lait coupé d'eau de Châtel-Guyon, huile de ricin à petite dose le matin.

L'entérite muco-membraneuse a une marche irrégulière et intermittente; elle n'est en somme qu'un épisode aigu de la dyspepsie chronique. Sans être menaçante pour la vie, elle a une certaine gravité, en tant qu'elle indique une inflammation intense de la muqueuse intestinale, une entérite vraie.

Dans quelques cas, elle se présente avec un cortège symptomatique inquiétant : hyperthermie (39°,5, 40°), état typhoïde, abattement, tendance au refroidissement des extrémités et au collapsus. Chez un enfant de 5 ans, que j'ai vu avec mon collègue et ami Galliard, outre la fièvre, la prostration, les selles muco-purulentes et membraneuses, le ténesme vésical, il y avait une éruption morbilliforme généralisée, mêlée de larges placards érythémateux, qui pouvait faire songer à une fièvre éruptive. Chez un autre enfant, plus jeune (28 mois), que j'ai observé avec le D' Roustan (de Grasse), l'état général avait inspiré les plus vives inquiétudes : amaigrissement rapide, pâleur, refroidissement des pieds et des mains, prostration, etc.

En général, ces manifestations alarmantes ne durent pas, et les enfants se relèvent assez vite ; mais les rechutes sont fréquentes.

Diagnostic. — Des alternatives de diarrhée et de constipation, la présence au milieu des matières fécales, ou en dehors d'elles, de débris muqueux, glaireux, membraneux, filamenteux, font immédiatement penser à l'entérite muco-membraneuse. On la distinguera, avec un peu d'attention, des vers intestinaux, qui ont des formes plus régulières, cylindriques, ou rubanées, qui présentent des mouvements dans beaucoup de cas, et qui, lorsqu'on les brûle, répandent une odeur particulière.

La dysenterie présente des symptômes graves. Les selles sont peu abondantes, mais incessantes, avec épreintes, ténesme ; le sang est toujours rendu en abondance ; l'état général est mauvais, la maladie a une marche rapide.

Les autres variétés de diarrhée et d'entérite se distinguent toutes aisément par l'absence de ces produits muqueux ou membraneux et par la présence de sérosité, de bile, de matières jaunes, ocreuses, etc.

Traitement. — Dans le traitement de l'entérite muco-membraneuse, le régime alimentaire a une grande importance. On réduira le taux des boissons, on remplacera les liqueurs alcooliques (vin, bière, cidre) par le lait ; on ne permettra rien en dehors des repas, qui devront toujours être pris à la même heure. Dans les cas aigus, graves, le régime lacté absolu sera de rigueur.

Dans les cas de moyenne intensité, on se contentera de prescrire des aliments en purée ; panades ou soupes épaisses, viandes hachées ou pulpées, crèmes, œufs, poissons bouillis, purées de légumes, fruits cuits, compotes. Pas de crudités, pas de viandes faisandées, pas de sauces épicées.

J'ai pour habitude de prescrire simultanément avant chaque repas, dans une cuillerée de lait, un paquet contenant :

Bicarbonate de soude. . . . . }	āā 0ᵍʳ,25
Magnésie. . . . . }	
Pepsine . . . . :	0ᵍʳ,10
Noix vomique.	0ᵍʳ,02 à 0ᵍʳ,05

Prendre 2 paquets par jour pendant 10 jours consécutifs ; suspendre 8 jours, et recommencer si le besoin s'en fait sentir.

Les purgatifs peuvent rendre des services, à condition qu'ils soient doux et employés à petite dose : une cuillerée à café d'huile de ricin, quelques centigrammes de calomel, un peu de magnésie. Il faut leur préférer les lavements ou les irrigations intestinales avec la décoction de guimauve, l'eau amidonnée, l'eau boriquée ou boratée à titre faible (1 pour 500). Les eaux minérales qui conviennent en pareil cas sont : Plombières, Châtel-Guyon, Hombourg, Kissingen. L'eau de Châtel-Guyon (source Gubler) peut être

[J. COMBY.]

prise à domicile avec succès; mais la cure sur place est préférable. De même pour Plombières; dans cette dernière station, outre les bains et l'eau en boisson, on donne des douches ascendantes qui mettent l'eau minérale en contact avec la muqueuse malade et agissent localement avec une réelle efficacité.

Dans les exacerbations aiguës de la maladie, quand il y a de la fièvre, on se trouvera bien des bains tièdes ou modérément refroidis (30°, 25°) donnés 3 ou 4 fois par jour pendant 10 à 15 minutes. S'il n'y a que peu ou pas de fièvre, on donnera des bains plus chauds (34°, 35°) et plus prolongés (20 à 30 minutes).

XV

INFECTIONS ET INTOXICATIONS DIGESTIVES
CHEZ LE NOURRISSON
(GASTRO-ENTÉRITES)

PAR LESAGE

Médecin des Hôpitaux de Paris.

HISTORIQUE

Parmi les maladies de l'appareil digestif spéciales à la première enfance, les affections intestinales tiennent la première place. Elles dominent toute la pathologie infantile par leur fréquence et leur gravité, à tel point qu'elles sont la cause de la moitié de la mortalité infantile avant le sevrage. Lagneau[1] montre qu'en 1892 il y a eu une mortalité de 135 618 nourrissons, ce qui équivaut au 1/6e de la mortalité générale pour la France.

Les affections de l'estomac ne sont le plus souvent que le prélude des troubles dont l'intestin sera le siège. Chez le nourrisson, la digestion intestinale est le phénomène physiologique de beaucoup le plus important. Aussi est-il du plus grand intérêt de bien connaître les maladies de l'intestin et les troubles qu'elles peuvent apporter dans le phénomène de la digestion et de la nutrition.

On a beaucoup écrit sur ce groupe d'affections. Pour la clarté de cet exposé, nous croyons bon de décrire en quelques lignes les diverses étapes suivies par les nombreux savants qui ont étudié cette question. Jusqu'en 1880 environ, la clinique et l'étude des lésions ont occupé l'attention des observateurs. Les notions étiologiques restèrent assez vagues et confuses jusqu'au jour où la doctrine pastorienne démontra l'origine infectieuse de ces affections digestives. La révolution que fit Pasteur dans les diverses branches de la médecine fut également suivie de résultats heureux dans l'étude des faits particuliers que nous étudions. Plus loin, quand nous étudierons en détail la cause de ces maladies, nous verrons que le changement des idées impliqué par Pasteur a provoqué des recherches nombreuses dont le résultat pratique fut immédiatement obtenu. L'art de l'allaitement artificiel a subi une véritable révolution, dont les résultats obtenus sont excellents. Étudions donc, en premier lieu, dans cet historique, l'évolution des notions cliniques et anatomopathologiques des infections gastro-intestinales du nourrisson.

Évolution des idées sur la clinique et l'anatomie pathologique de ces infections. — Les travaux des auteurs du commencement de ce siècle sont difficiles à classer, car on y trouve confondues dans la même étude : la dyspepsie, les diarrhées de toute nature, la fièvre typhoïde, etc. (Abercrom-

[1] *Acad. médecine*, 14 janvier 1896

bie [1], Henke [2], Meissner [3], Lesser [4], Naumann [5], Heyfelder [6]). Cependant, de 1820 à 1835, l'étude des infections intestinales commence à être ébauchée, avec les travaux de Leclerc [7], Napper [8], Billard [9], Valleix [10]. Ces divers auteurs, imbus des idées de Broussais, font de la diarrhée un synonyme d'inflammation, d'entérite. Là où la diarrhée existe, il y a toujours entérite, la sécrétion est le résultat de l'inflammation. Ces auteurs séparent la diarrhée des fièvres du groupe des diarrhées simples et primitives. Ils étudient principalement les diarrhées légères.

Cependant, déjà, en 1826, Parrish [11] étudie, le premier, une forme grave de la maladie digestive, le choléra infantile : l'enfant meurt en pleine algidité. D'autre part, à la même époque, Dewees décrit une autre forme de cette même maladie, caractérisée par de la fièvre et des troubles digestifs : l'enfant meurt en pleine fièvre. Jusqu'en 1840, les auteurs admettent que toutes ces variétés de diarrhées sont dues à la même cause : l'inflammation, dont l'intensité est variable suivant les cas. L'unité causale est créée.

Mais bientôt les idées médicales changent. Une réaction contre les théories de Broussais surgit qui eut son contre-coup dans l'étude de ces faits. On distingua bientôt le catarrhe de l'inflammation, la diarrhée catarrhale de la diarrhée de l'entérite. Catarrhe intestinal et entérite aiguë furent séparés comme deux maladies différentes. On s'évertue dès lors à trouver entre elles des différences cliniques et anatomo-pathologiques.

En clinique on est peu heureux, car, si l'on compare les descriptions données par les auteurs, on est très embarrassé pour distinguer et bien délimiter les signes du catarrhe de ceux de l'inflammation. La diarrhée inflammatoire, dit-on, succède souvent à la diarrhée catarrhale quand l'inflammation vient se greffer sur le catarrhe. Cependant la distinction est faite et persiste. On cherche, d'autre part, à établir des différences dans l'étude des lésions. On s'appuye sur la rougeur de l'intestin, sur la psorentérie, etc., et on voit éclore les termes de catarrhe aigu, d'entérite aiguë, de gastrite aiguë, de dyspepsie aiguë, d'entérite aiguë folliculaire, etc. Autant de maladies distinctes, dont la symptomatologie, malgré de nombreuses descriptions, reste obscure et satisfait peu l'esprit.

Cette période de dualisme entre les catarrhes, les dyspepsies et les inflammations, commence en 1840 et vient s'éteindre près de nous, à la suite des recherches récentes d'histologie pathologique et de bactériologie. Durant cette période, longue est la liste des auteurs qui ont étudié les affections digestives. Signalons les principaux : Legendre [12], Rilliet et Barthez [13],

[1] ABERCROMBIE. *Edinburgh med. and surg. Journal*, 1825.
[2] HENKE. *Handbuch für Kinderh.*, t. II, p. 59.
[3] MEISSNER. *Die Krankheiten*, etc., t. II, p. 74.
[4] LESSER. *Die Entzündung und Verschwärung*, etc. Berlin, 1850, p. 506-509.
[5] NAUMANN. Die Darmentzündung der Kinder. (*Handbuch der medicin Klinik*, IX heft. S. 58).
[6] HEYFELDER. *Studien im Gebiete der Heilwissenschaft*, p. 173.
[7] LECLERC. De la gastro-entérite des enfants (*Thèse de Paris*, 1821).
[8] NAPPER. De l'entérite chronique des enfants (*Thèse de Paris*, 1825).
[9] BILLARD. *Traité des maladies de l'enfance.*
[10] VALLEIX. *Clinique des nouveau-nés.* Paris, 1838.
[11] PARRISH. *The South American medical and surgical Journal*, 1826.
[12] LEGENDRE. *Recherches sur les maladies des enfants.* Paris, 1846.
[13] RILLIET et BARTHEZ. *Traité des maladies de l'enfance.* Paris, 1855.

Bouchut[1], Bednar[2], Eichstedt[3], Schwartze[4], Le Barillier[5], Müller[6], Smith[7], Meiggs et Pepper[8], Jacobi[9], Henoch[10]. Widerhofer[11], Soltmann[12], Descroizilles[13], Picot et d'Espine[14], Barthez et Sanné[15], Vogel[16], Steiner[17], West[18], Roger[19], Comby. (*Traité des maladies de l'enfance*, 1893-1895).

Pendant cette période cependant, nous voyons émerger trois travaux de premier ordre, qui font date dans l'histoire des infections digestives. Nous avons nommé ceux de Trousseau, de Parrot et de Sevestre.

Trousseau[20], en 1868, dans sa clinique mémorable, est l'auteur qui a contribué le plus à faire entrer dans le cadre nosologique l'expression de « choléra infantile ». Il montre que, dans le groupement général des diarrhées infantiles, l'une d'elles est tout à fait spéciale et a comme symptômes propres : le début soudain, la marche rapide, l'intensité de la diarrhée et des vomissements, la mort fréquente et rapide. Il a imprimé à cette maladie son cachet propre et en a laissé une description magistrale, à laquelle on n'a rien ajouté et qui est devenue classique.

Les travaux de Parrot sur l'Athrepsie visent un tout autre ordre de faits. Ce maître étudie principalement la cachexie des nourrissons, dont la cause principale est l'infection digestive. Il décrit la cachexie aiguë ou athrepsie aiguë, dont l'évolution est rapide ; et la cachexie lente, dont la marche chronique aboutit presque fatalement à la mort. L'athrepsie est l'aboutissant de toutes les maladies du nourrisson, aussi trouve-t-on, dans la description magistrale de Parrot, toutes les causes que nous connaissons mieux maintenant : l'infection digestive aiguë ou chronique, la tuberculose infantile, l'ictère des nouveau-nés, l'hémoglobinurie infantile, etc.

Enfin les travaux de Sevestre[21] ont trait à une forme particulière et grave des diarrhées infantiles, différant au point de vue clinique du choléra infantile de Trousseau : c'est l'entérite infectieuse des enfants du premier âge. La fièvre, l'état d'infection, les caractères particuliers des troubles digestifs, en sont les signes essentiels. Le mémoire de Sevestre est de la plus haute importance. Notre maître, le premier, dégage, dans l'étiologie des diarrhées infantiles, l'idée d'infection et montre l'importance des fermentations intes-

[1] Bouchut. *Traité pratique des maladies du nouveau-né*, 1878.
[2] Bednar. *Die Krankheiten der neugebornen und Saüglinge*. Wien, 1850.
[3] Eichstedt. *Ueber den Durchfall der Kinder*. Greifswald, 1852.
[4] Schwartze. Pathol. anat. du choléra infantum (in *Journal für Kinderkrank.*, 1859, XXXII, p. 329).
[5] Le Barillier. *Journal de médecine de Bordeaux*, août et septembre 1860.
[6] Müller. Der Durchfall der Kinder mit besonderer Beruksichtigung der Therapie (*Journ. f. Kinderkrank.*, 1868, t. L.)
[7] Smith. *On the Wasting diseases of children*. London, 1870.
[8] Meiggs et Pepper. *A practical treatise on the diseases of children*.
[9] Jacobi, in Gerhardt, *Handbuch der Kinderkrankheiten*, t. II, 1877.
[10] Henoch. *Traité des maladies de l'enfance*, 1881. Traduction.
[11] Widerhofer, in Gerhardt. *Hantb. der Kinderkrankheiten*.
[12] Soltmann. *Uber die Behandlung der wichtigsten magendarm*, etc. Tübingen, 1881.
[13] Descroizilles. *Pathologie infantile*. Paris, 1883.
[14] Picot et d'Espine. *Pathologie infantile*. Paris, 1884.
[15] Barthez et Sanné. *Traité des maladies de l'enfance*, 1887.
[16] Vogel. *Traité des maladies de l'enfance*. Berlin, 1872.
[17] Steiner. *Compendium des maladies des enfants*, 1880.
[18] West. *Traité des maladies de l'enfance*, 1881.
[19] Roger. *Maladies de l'enfance*, 1872.
[20] Trousseau. *Clinique médicale*.
[21] Sevestre. *Société méd. des hôpitaux*, 1887.

tinales à l'origine des maladies digestives. Le travail de Sevestre est le point de départ d'un grand nombre de travaux sur l'origine infectieuse des troubles digestifs chez les nourrissons. Les recherches de Baginsky, d'Escherich, de Lübbert, de Marfan ont fait faire de grands progrès à cette question.

Dans nos recherches avec Thiercelin[1] nous établissons l'unité de la cause infectieuse et la pluralité des symptômes cliniques. Nous montrons que, depuis la simple diarrhée jusqu'aux formes graves de la maladie, il n'y a qu'une seule et même cause : l'infection digestive. Nous montrons de plus, d'après les recherches de Baginsky, qu'il y a toujours lésion de la muqueuse et qu'il n'existe aucune différence anatomique entre la dyspepsie, le catarrhe et l'inflammation. Nous revenons aux idées simples et synthétiques du début de ce siècle. Nous admettons qu'il existe une maladie aiguë du tube digestif, une infection de tout le tractus intestinal, qui tantôt (et c'est là la seule division qui nous paraisse acceptable) affecte cliniquement les allures des maladies cholériques et s'appelait encore il y a quelques années le choléra infantile; tantôt, au contraire, se présente avec tout le cortège des maladies infectieuses fébriles et paraît totalement différente de la première. Établissons, en effet, un court parallèle entre ces deux formes.

1° *Forme algide.* — Dans cette variété, l'enfant est pris subitement de diarrhée séreuse très abondante et quelquefois de vomissements. Les tissus se dessèchent avec rapidité, la peau devient flasque et ridée, le corps se vide et perd en quelques heures jusqu'à 500 grammes de son poids : la face est méconnaissable, les traits sont tirés, le nez pincé, les membres ont perdu une partie de leur volume, le ventre est en bateau. La température axillaire marque 35°-36° et les urines sont supprimées : on a au complet le tableau clinique du choléra. La mort est presque fatale et survient rapidement, quelquefois en quelques heures.

2° *Forme pyrétique.* — Le début est plus bruyant, la fièvre s'allume en quelques heures et atteint vite 39°,5-40°; l'enfant est agité, remuant ; la face est rouge, les vomissements sont fréquents et abondants, la diarrhée fétide. Le ventre est ballonné, l'estomac est sonore et rempli de gaz. Cette forme dure quelques jours ; elle se termine souvent par la mort, souvent aussi elle guérit. Les rechutes sont fréquentes; elle peut se transformer en forme algide, montrant ainsi l'unité de cause sous des aspects cliniques différents. Souvent elle passe à l'état chronique qui aboutit à la cachexie lente, à l'athrepsie lente de Parrot.

Toutes ces formes de l'infection aiguë, qui semblent différentes, ont une origine commune : l'infection et l'intoxication digestives. La variabilité clinique tient à l'intensité variable de cette infection. Nous reviendrons sur ces faits en étudiant la bactériologie.

Après avoir étudié ainsi les formes graves de l'infection digestive aiguë, nous montrons que les diarrhées simples ne sont que des formes *atténuées*, des infections moins graves. Si, quittant la clinique, nous étudions les faits

____

[1] *Revue des maladies de l'enfance*, novembre 1894. — THIERCELIN. *Thèse de Paris*, 1894.

anatomiques, nous voyons que les formes basées sur les lésions sont illusoires. On s'appuyait, pour les distinguer, principalement sur l'aspect des lésions constatées à l'autopsie d'une part, et d'autre part sur une sorte de localisation presque exclusive qu'affecterait, dans certains cas, la maladie digestive aiguë. Dans le premier cas, la présence des saillies folliculaires a eu auprès de certains auteurs une importance telle que l'on a dit : « entérite aiguë simple », « entérite aignë folliculaire ». Or, si nous examinons attentivement les faits, nous trouvons que la présence des follicules hypertrophiés, la psorentérie, est liée plutôt à l'individu qu'à la maladie.

Il y a en effet des enfants qui, vis-à-vis de l'infection aiguë digestive, réagissent fortement avec une poussée lymphatique; d'autres, au contraire, qui n'ont pas besoin de cette réaction ou ne la font pas. C'est là un élément extrêmement variable et qui ne peut servir véritablement de base à une division précise. La psorentérie peut être très marquée, très légère, ou totalement absente. Si, au lit du malade, devant un enfant atteint d'infection gastro-intestinale, nous essayons (le livre en main) d'établir le diagnostic entre l'entérite aiguë simple et l'entérite aiguë folliculaire, nous sommes très embarrassés, tant les signes cliniques sont identiques dans les deux cas. Cette division, que l'on a établie sur les aspects macroscopiques des lésions, ne peut servir de base à des distinctions en clinique. Celle-ci n'a aucun rapport avec telle ou telle forme anatomique. De même on a voulu distinguer le catarrhe intestinal aigu de l'entérite aiguë. La clinique est également insuffisante pour différencier ces deux formes d'une même infection et, devant un nourrisson malade, il est impossible de dire : « Celui-ci a un catarrhe aigu de l'intestin; celui-là une entérite aiguë. »

D'ailleurs, dans tous les cas, il y a lésion, il y a entérite infectieuse. » Quant à la localisation en tel ou tel point de l'intestin, cela tient à ce que l'élément de desquamation est variable suivant les endroits. Là où il est le plus fort, la rougeur est moins nette, si bien que l'endroit le plus rouge est l'endroit le moins malade. Il y a, dans l'infection digestive aiguë, à compter avec deux éléments : la rougeur apparente et la desquamation. La lésion maximum est là où est la desquamation; quant à la rougeur, elle est généralisée à tout le tractus intestinal, plus marquée là où il n'y a qu'une desquamation légère. Si bien que si l'on se fie à ce signe, on prendra l'endroit le moins malade pour le plus atteint. La localisation n'existe ni au point de vue bactériologique, ni au point de vue anatomique; ce que l'on peut dire seulement, c'est que le maximum des lésions a pour siège l'intestin grêle; c'est là en effet l'organe le plus sensible chez l'enfant à cet âge.

Les modifications, subies par nos idées sur la nature infectieuse des maladies aiguës du tube digestif, ont également eu prise sur les maladies chroniques. Les récentes études anatomiques de Baginsky, de Marfan, montrent que, dans ces dernières, il y a toujours lésion de la muqueuse (gastrite ou entérite). Les termes de dyspepsie chronique, de catarrhe chronique de l'estomac, de gastrite chronique, de dyspepsie intestinale chronique, de catarrhe chronique de l'intestin, d'entérite chronique, disparaissent pour faire place à la conception d'une infection lente, à rechute, dont les lésions seront d'autant plus intenses que la durée de la maladie aura été plus longue et dont les symptômes seront identiques dans tous les cas. Telle est l'évolution des idées au sujet de la clinique et de l'anatomo-pathologie des infections digestives aiguës et chroniques.

Évolution des idées étiologiques. — Depuis longtemps on a remarqué que les enfants nourris au sein étaient peu sujets aux maladies de l'appareil digestif. Cette observation banale a été faite par tout le monde et dans tous les pays. Au contraire, l'allaitement artificiel engendre fréquemment une infection digestive aiguë, qui enlève chaque année un nombre considérable d'enfants. Cette question a préoccupé de tout temps tous les médecins pédiatres et, à chaque période de l'évolution de la médecine, s'est présentée sous un aspect différent, suivant la tendance des recherches. Aussi nous parait-il utile de montrer, en un tableau succinct, les principaux traits de cette évolution.

Tout le monde, depuis longtemps, a remarqué que les enfants élevés artificiellement étaient presque exclusivement atteints par l'infection digestive aiguë. Aussi tous les observateurs ont-ils recherché dans le lait la cause primordiale des accidents. Les uns, et ce sont les plus nombreux, s'appuyant sur l'analyse du lait, cherchent dans sa constitution chimique la cause des accidents. Le lait de vache est très chargé en caséine. Cet excès de caséine surcharge l'appareil digestif et provoque une série d'indigestions. D'autres accusent, non pas l'excès de caséine, mais l'excès de beurre.

En un mot la maladie digestive était attribuée exclusivement à la teneur élevée du lait de vache, soit en caséine, soit en beurre. Cette opinion a régné en souveraine maîtresse jusque dans ces dernières années, à l'avènement des recherches microbiologiques. De ces recherches étiologiques est résultée une pratique particulière de l'allaitement artificiel et de la thérapeutique.

L'excès de caséine et de beurre étant la cause de la maladie, les uns ont dilué ce lait trop chargé et ont essayé d'éviter la surcharge digestive à l'aide du *coupage*; d'autres se sont adressés à des animaux dont le lait ne présente pas cette teneur élevée en caséine et en beurre et se rapproche beaucoup du lait de femme; de là l'emploi du lait d'ânesse, de chèvre. Mais immédiatement a surgi une grande difficulté pratique : le lait d'ânesse est d'un prix trop élevé. Aussi, malgré toute l'opinion favorable que l'on avait de ces divers laits, on fut forcé, dans la pratique courante, de continuer l'emploi du lait de vache et de réserver le lait d'ânesse aux cas de débilité organique, soit congénitale, soit acquise. Nous arrivons ainsi à la seconde étape de l'évolution des notions étiologiques. A l'avènement des recherches bactériologiques, on vit bientôt que la constitution chimique du lait n'est pas tout et qu'il faut faire intervenir un facteur de la plus haute importance, *la fermentation du lait.*

Les recherches de Pasteur sur la fermentation lactique du lait ont été le point de départ d'une série de travaux nombreux sur l'étiologie des infections digestives, travaux dont les conclusions ont été la cause d'une véritable révolution dans la pratique de l'allaitement artificiel. Peu à peu, grâce à ces recherches de Pasteur, l'idée de lait « trop fort, trop chargé », perdit du terrain, pour faire place à la doctrine de la fermentation. L'expérience primordiale est nette. Du lait de vache, recueilli avec précaution, ne contient aucun élément de fermentation. Au contraire, si les précautions ne sont pas prises, si le lait reste exposé à l'air, ce liquide subit diverses fermentations, qui sont cause des infections digestives aiguës.

On démontrait, d'autre part, que la chaleur tuait les germes de cette fermentation, et qu'un lait chauffé et mis à l'abri de l'air restait intact. De là est né le principe de la stérilisation du lait. La pratique de l'emploi du lait stérilisé a démontré victorieusement combien l'on était fondé à attribuer à la fermentation du lait une importance considérable dans l'étiologie de l'infection digestive. Le nombre de ces infections diminua rapidement, à tel point qu'à ce jour les seuls cas que l'on observe sont ceux où cette pratique n'a pas été mise en œuvre. Là, au contraire, où le lait stérilisé est employé, la maladie digestive est rare ou manque totalement. Voici quelques chiffres à l'appui de cette assertion. En 1882, la mortalité des enfants élevés au biberon était de 40 pour 100, et celle des enfants sevrés prématurément de 80 pour 100. Depuis l'emploi des laits stérilisés, la mortalité est tombée à 12 pour 100 (1894).

Dans le cours de ce travail, nous étudierons les infections et les intoxications aiguës et chroniques. M. Marfan leur donne le nom de maladie « toxi-infectieuse » de l'appareil digestif. Nous verrons que les intoxications, au sens précis du mot, sont rares et que les infections sont au contraire fréquentes; aussi, pour la commodité de la description, emploierons-nous le plus souvent le terme général de : *Infections digestives*.

ÉTIOLOGIE ET PATHOGÉNIE

Faits généraux. — Le sexe n'a aucune influence sur la genèse des infections digestives. Ainsi, dans le relevé fait par Ollivier, nous trouvons, sur 84 cas, 42 filles et 42 garçons.

La maladie peut être observée à tout âge, depuis un jour jusqu'à un an et demi. Cependant, d'après Ollivier et Widerhofer, elle sévit surtout durant les trois premiers mois de la vie. On observe également une augmentation de fréquence vers les 8ᵉ et 9ᵉ mois, au moment du sevrage prématuré. Il n'existe aucune prédisposition à contracter la maladie; cependant les enfants mal nourris, placés dans des conditions hygiéniques défavorables, élevés au milieu de privations, sont un bon terrain pour l'évolution des accidents. Il faut de plus compter avec l'influence héréditaire : bien des enfants présentent, dès leur naissance, ou une faiblesse particulière de l'appareil digestif, ou une flore microbienne intestinale de mauvais aloi.

Influence des saisons. — Les infections digestives peuvent être observées en tout temps et en toute saison, mais de l'avis de tous (Cruveilhier, Bourgeois, Sven von Hoften, Clarke, Miller, Turner, Meisner, Bernard, Cross, Baginsky, Ollivier), elles acquièrent leur maximum de fréquence durant l'été; de là le nom de « summer's disease », de « Maladie d'été ». Les cas sporadiques existent pendant toute l'année, mais dès l'apparition de la saison chaude le nombre des cas augmente et on constate une véritable épidémie annuelle en juillet, août, septembre. Les deux tableaux suivants, empruntés à Ollivier, d'après la statistique de la Ville de Paris, montrent bien ce fait. Tous ces tableaux annuels se ressemblent, nous en publions seulement deux, l'un de 1884, où l'épidémie fut forte, l'autre de 1885, où le nombre des cas fut moins élevé.

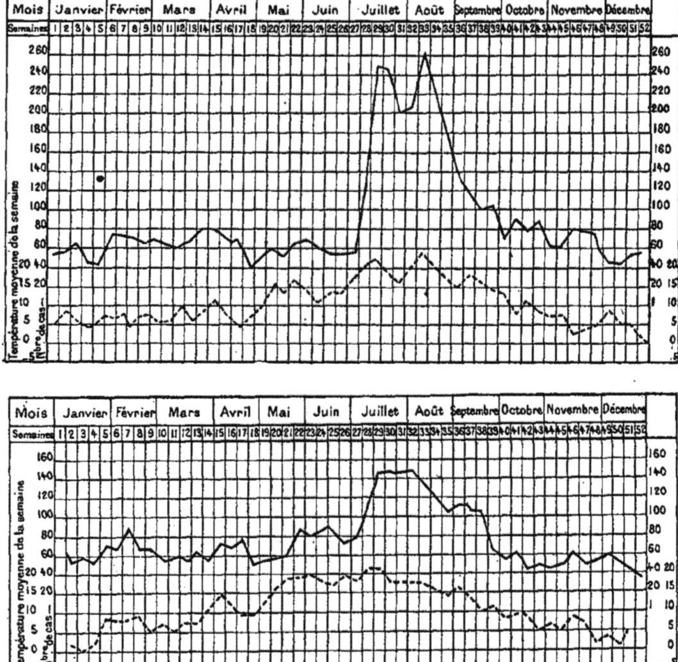

Plus la chaleur persiste, et plus la maladie revêt une allure épidémique. La baisse de la température est suivie d'une diminution du nombre des accidents. Ainsi, d'après Turner, la température estivale élève à 33,7 pour 1000 la mortalité des nourrissons, la baisse au contraire ramène ce chiffre à 5,3 pour 1000 (chiffre normal). L'augmentation des infections digestives, pendant l'été, tient à ce que leur principale cause réside dans l'altération du lait, comme nous le verrons plus loin. Or, cette fermentation est d'autant plus rapide que la température dépasse 25 degrés. Ce fait permet également d'expliquer les petites épidémies de crèches observées pendant l'hiver. Il arrive souvent en effet que, dans cette saison, on conserve le lait à une température favorable à sa fermentation.

Nous allons étudier maintenant en détail les diverses conditions étiologiques qui président à l'éclosion des infections digestives aiguës, et à ce sujet il y a lieu de diviser cette étude en trois parties : 1) Les infections digestives chez l'enfant nourri au sein. 2) Les infections digestives chez le nourrisson soumis à l'allaitement artificiel. 3) Les infections digestives chez l'enfant soumis à une alimentation vicieuse, soit par la qualité, soit par la quantité des aliments.

I. — DES INFECTIONS DIGESTIVES AIGUËS CHEZ LES ENFANTS NOURRIS AU SEIN

Meissner avait émis cette idée que les enfants au sein étaient indemnes de toute infection digestive. Cette opinion est infirmée par les faits. Cependant nous nous hâtons d'ajouter que les maladies de ce genre sont rares. Citons quelques chiffres.

Ballard[1] montre qu'à Leicester, sur 541 enfants malades de l'appareil digestif, 2 pour 100 seulement étaient allaités au sein. Morison dit que si l'on prend en masse les nourrissons atteints de troubles digestifs, un tiers sont des enfants élevés au sein. Ce chiffre nous paraît élevé. La statistique d'Ollivier nous semble, dans l'état actuel des choses, se rapprocher beaucoup plus de la vérité. Ainsi, sur 76 enfants atteints de diarrhées infantiles, 70 étaient soumis à l'allaitement artificiel et 6 au sein. Nous avons étudié 546 cas de diarrhées infantiles depuis 10 ans, nous relevons seulement le chiffre de 63 enfants élevés au sein. Ainsi donc un enfant au sein peut être atteint d'infection digestive, mais *beaucoup moins fréquemment que* tout enfant soumis à l'allaitement artificiel.

Bien plus, si on étudie attentivement les faits, on remarque que la maladie digestive est légère, guérit le plus souvent et n'affecte qu'exceptionnellement les allures graves qu'elle revêt trop souvent chez l'enfant nourri artificiellement. Examinons en détail les faits observés. En premier lieu, le nourrisson gavé, qui absorbe une trop grande quantité de lait, peut présenter des signes de surcharge intestinale. En ce cas on se trouve en présence d'une faute d'hygiène. Nous étudierons ces faits à notre article « Surcharge alimentaire ». Nous ne faisons ici que signaler ce fait, car il n'est pas spécial à l'enfant élevé au sein. Le nourrisson élevé au lait stérilisé peut également présenter cette surcharge. En second lieu, avant d'incriminer le lait de la mère, comme cause efficiente de la maladie digestive, il est bon de se défier de la cause d'erreur suivante. L'enfant puise dans le sein la base même de son alimentation, cependant, *de temps en temps* (car on croit toujours que le nourrisson meurt de faim), on lui donne quelques suppléments en lait de vache. Si le lait est stérilisé, le résultat n'est pas fâcheux. Mais si le lait a subi la fermentation (ce qui n'est que trop fréquent), l'enfant devient malade, non pas parce que le lait de la nourrice a des qualités nocives, mais parce que l'enfant a absorbé du lait fermenté. De plus, bien souvent, on donne à l'enfant des aliments qu'il ne peut digérer (soupes, farines, gâteaux). Cette

[1] *British med. association*, août 1883.

cause d'erreur est journalière et il faut y penser avant d'accuser le lait de la nourrice.

Cependant, ces causes d'erreurs écartées, on observe assez fréquemment des troubles digestifs dont la cause *réside uniquement dans des qualités nocives du lait de la nourrice.* — Ce sont des faits analogues aux suivants. On sait (Budin[1]) que des nourrissons peuvent ne pas augmenter de poids à la suite d'émotions vives ou de chagrins éprouvés par la nourrice. On sait d'autre part que diverses substances peuvent s'éliminer par le lait. Il est de notoriété commune (Vallin[2]) qu'une nourrice, qui boit un litre de vin, donne souvent des accidents nerveux à son nourrisson. Heureux encore si ce litre de vin n'est pas suivi de quelques petits verres. Il suffit de supprimer toute boisson alcoolique pour voir cesser les symptômes. Des accidents analogues peuvent être observés, si la nourrice fume ou prise, ou même « chique ». En ce cas le nourrisson présente des spasmes glottiques, des convulsions, du trismus, du myosis et de la sécheresse de la bouche. Certaines nourrices ont un lait mauvais par lui-même qui provoque durant toute la lactation l'apparition de la diarrhée chez l'enfant. Cela a été noté par Parrot[3], Bouchut[4].

La pratique montre que telle nourrice ne peut convenir à tel enfant, et cela en dépit des apparences les plus favorables. Si l'on vient à changer la nourrice, l'enfant reprend, les signes digestifs disparaissent, quoique à l'analyse on ne trouve aucune différence dans la composition des éléments du lait. « Le réactif individuel, dit Parrot, est ici indispensable et nulle règle ne peut être posée. » Ces faits sont fréquemment observés chez des nourrices arthritiques ou goutteuses ayant de la tendance à l'obésité et soumises à un gavage trop fréquent dans les familles aisées. L'enfant, qui prend leur lait, a, pendant toute la durée de l'allaitement, 2 à 3 selles diarrhéiques par jour, vertes, bilieuses, acides. Rien n'agit sur cette diarrhée. L'enfant augmente néanmoins régulièrement de poids.

Cependant, on peut faire cesser cet inconvénient soit en changeant la nourrice, soit en la soumettant à une alimentation moins copieuse, en lui donnant de l'eau d'Evian, de l'eau de Vichy (Grande-Grille chauffée ou Célestins) et en supprimant toute liqueur alcoolique. Nous avons observé 6 cas de ce genre. Nous avons recherché la cause dans le lait sans la trouver. Il semble que certains organismes de femme produisent continuellement des substances d'une toxicité variable, qui agissent sur l'intestin de l'enfant.

La toxicité normale de certains organismes est souvent apparente au moment des règles, pendant lesquelles des faits identiques ont été signalés depuis longtemps. Dans ce cas, la toxicité du lait est passagère et semble due à l'intoxication mensuelle que subit la femme. On tend, en effet, de plus en plus, à montrer qu'il faut voir dans les règles une crise venant terminer heureusement une auto-intoxication qui se fait progressivement durant tout

[1] Budin. *Société obstétricale de France*, 9 avril 1896.
[2] Vallin. *Acad. de méd.*, 20 octobre 1896.
[3] Parrot. *Loc. citato.*
[4] Bouchut. *Hygiène de la première enfance*, Paris, 1874.

le mois. Biagini [1] attribue les troubles digestifs à cette période à une augmentation de la graisse et des autres éléments du lait.

Le lait de certaines nourrices au moment des règles provoque, en effet, chez l'enfant, des vomissements et de la diarrhée accompagnés d'urticaire ou d'érythèmes. Ces accidents cessent avec les règles.

On sait que la majorité des nourrices ne sont plus réglées. Cependant, régulièrement à chaque période supposée, à la date fixée, l'enfant souffre d'accidents digestifs identiques et de courte durée. Nous avons observé un enfant qui tous les mois (règles de la nourrice) présentait, durant quelques jours, jusqu'à 8 selles diarrhéiques dans les 24 heures. Pendant 6 mois, ce fait s'est reproduit régulièrement. Bien souvent à la diarrhée se joint du myosis et de la somnolence dont le citrate de caféine vient facilement à bout.

Le taux élevé du chlorure de sodium à 8 pour 100 dans le lait de la nourrice peut être également la cause de troubles digestifs chez le nourrisson. Des faits analogues sont souvent relatés dans le cours des intoxications alimentaires aiguës de la nourrice, à la suite de libations trop copieuses.

Siebert [2] observa chez une nourrice une diarrhée très forte, à la suite de l'absorption en grande quantité d'une bière de mauvaise qualité : le nourrisson présenta immédiatement les mêmes accidents.

Aux Enfants-Assistés [3], il n'était pas rare, à l'époque où nous étions l'interne de M. Sevestre, de voir plusieurs nourrices atteintes d'infection digestive aiguë à la suite d'un repas dont le chou était le plat de résistance. [×] En quelques heures, les nourrissons payaient leur tribut à la maladie.

Ces faits ne sont observés qu'en cas d'infection digestive très aiguë. Ils n'existent pas, par exemple, dans le cours de la dothiénentérie. La nourrice, atteinte de cette dernière maladie, peut allaiter son nourrisson sans crainte de lui procurer des troubles digestifs. Nous avons observé 21 cas de ce genre.

Il en est de même du choléra. Le lait ne possède aucune propriété toxique. Pendant l'épidémie de 1893 [4], nous avons pu étudier 6 nourrices atteintes de cette affection. Les nourrissons qui ont continué à prendre le sein sont restés indemnes de toute maladie digestive. Dans tous ces faits, le terme « intoxication digestive » paraît être préférable à celui d' « infection ».

Étudions maintenant un autre point de la question du retentissement de la nourrice sur le nourrisson. On sait que parfois l'on observe de la galactophorite due à la présence de staphylocoques ou de streptocoques virulents. Ces faits ont été rassemblés dans la thèse de Damourette [5]. Or, si ces microbes peuvent contagionner l'enfant et donner naissance à des abcès multiples de la bouche et de la peau, nous devons nous demander s'ils peuvent pénétrer avec le lait dans les voies digestives et provoquer une infection à staphylocoque, à streptocoque. M. Damourette l'admet et dit même que l'on peut observer toutes les formes cliniques de l'infection digestive. Or, en étudiant, plus bas, la bactériologie des infections digestives, nous verrons que ces

(1) Biagini. *Gaz. med. di Torino*, 19 et 20, 1893.
(2) Siebert. *Jahrb. für Kinderheilk.*, 1887, tome XXVI, fasc. 3 et 4.
(3) *Revue de médecine*, 1887-1888.
(4) Le choléra, Paris, 1894. *Encyclopédie Léauté*.
(5) Damourette. *Thèse de Paris*, 1893.

× toxicité des liquides arrêtés après l'ingestion de choux — (travail de Toulouse) [LESAGE.]

microbes n'ont pas été retrouvés jusqu'à ce jour dans l'intestin des enfants prenant du lait de nourrice atteinte de galactophorite. Ce sujet demande de nouvelles recherches. Il est évident qu'ici nous ne parlons exclusivement que des staphylocoques actifs de la galactophorite, car on sait que normalement, à chaque tétée, dans les premières gouttes de lait, on rencontre le gros staphylocoque de la peau qui est inactif et inoffensif. C'est un microbe normal du tégument externe. (Cohn et Neumann, Falleske, Honigmann, Lehrmann, Ringel, Knochenstiern, Genoud. Charrin.)

II. — DES INFECTIONS DIGESTIVES DUES A LA MAUVAISE QUALITÉ DU LAIT
(LAIT DE VACHE).

Des fermentations du lait. — Depuis longtemps, on sait que le lait altéré, fermenté, est l'origine de la majorité des cas d'infection digestive. On sait que cet aliment stagnant dans un biberon malpropre y subit cette fermentation : de là le nom de « feeding-bottle's disease », de « maladie du biberon » donné à la maladie. C'est là un fait d'observation journalière, dont il est puéril de parler. Le nourrisson soumis à l'allaitement artificiel, à l'aide d'un lait fermenté, est presque toujours victime de ce mode d'alimentation. Tous les enfants ne sont pas frappés au même degré, mais tous payent leur tribut à la maladie, depuis le léger flux intestinal jusqu'à la diarrhée colliquative et cholérique. Il est donc de la plus haute importance de bien étudier la fermentation du lait et ses diverses modalités.

Le lait est un milieu dans lequel les microbes poussent avec une très grande facilité, surtout si la température est convenable. 30° à 35° sont les températures optima que l'on observe fréquemment pendant l'été et même en hiver dans la pratique journalière. On sait, en effet, que bien des mères ignorantes conservent le lait (exposé à l'air) dans un endroit chaud. La rapidité de la culture des microbes dans le lait a été étudiée numériquement par Miquel[1]. Ainsi, 2 heures après la traite, on compte :

A l'arrivée au laboratoire	9 000 bactéries par c. c.	
1 heure après.	21 750	—
2 heures après	36 250	—
7 —	60 000	---
9 —	120 000	—
25 —	5 600 000	- -

Les numérations suivantes montrent bien l'influence de la chaleur sur la pullulation des germes. Ainsi, un lait, à la quinzième heure après la traite, contient :

A 15 degrés	100 000 bactéries par c. c.	
25 —	72 000 000	—
35 —	165 000 000	—

Ces microbes sont nombreux, mais on peut les diviser en trois grandes classes. Pasteur a découvert deux modes fondamentaux de fermentation du

[1] *Annales de micrographie*, 1890.

lait, la *fermentation lactique* d'une part et la *fermentation butyrique* de l'autre. Depuis ces recherches fondamentales de Pasteur, une troisième modalité a été découverte par M. le professeur Duclaux, c'est la *fermentation de la caséine*.

Cette division en 3 parties : 1) Fermentation lactique ; 2) Fermentation de la caséine ; 3) Fermentation butyrique ; a été adoptée par tout le monde, par Hueppe[1], Flügge[2], Baginsky[3], Sterling[4].

D'où viennent ces divers microbes de fermentation? L'air, d'après M. le professeur Duclaux, doit être peu incriminé. Cette opinion est confirmée par les recherches de Feer, Seiffert, Huebner, Longermann[5]. On sait, en effet, que le lait stérilisé exposé à l'air peut, si on n'y a introduit aucune souillure, rester pendant de longues heures sans être infecté. M. le professeur Duclaux accuse principalement la souillure du lait par la malpropreté des mains du fermier, du pis de la vache, qui est recouvert de matières fécales et de débris de foin ou de paille. Dans ces cas, Soxhlet[6] a centrifugé le lait et a obtenu dans ce dépôt des matières fécales, le bacillus coli de ces dernières, le bacillus mesentericus, le bacillus subtilis et diverses autres bactéries.

I. — **De la fermentation lactique.** — Pasteur a démontré cette fermentation à type acide. Le microbe, agent de la modification du lait, agit sur le sucre du lait ou lactose, le décompose et produit de l'acide lactique. La mise en liberté de cet acide donne l'acidité au lait fermenté, qui rougit le papier bleu de tournesol et la phtaléine de phénol. Le résultat est le suivant : dès que le taux d'acide produit atteint 7 à 8 pour 100, la caséine du lait se coagule à son contact, si bien que l'on constate la séparation en 2 parties : le coagulum de caséine et le petit-lait.

Le taux d'acide lactique nécessaire à la coagulation de la caséine est moins élevé, si on chauffe le lait. Si la température est peu élevée, la fermentation est peu active, et, de ce fait, la quantité d'acide lactique mis en liberté est légère. Mais si on vient alors à chauffer, le lait se coagule.

D'après M. le docteur Pottevin (communication écrite), les ferments lactiques sont de diverses sortes. « Parmi les microbes qui, aux dépens des sucres, fabriquent de l'acide lactique, il y a lieu de distinguer : 1° Ceux qui, comme le ferment de Pasteur (bacillus lacticus), transforment intégralement le sucre en acide lactique (ferments lactiques vrais); 2° Ceux qui, comme le bacillus coli, laissent une quantité d'acide représentant à peine quelques centièmes du sucre consommé. Ces deux genres de ferments dédoublent le sucre conformément à l'équation :

$$C^6 H^{12} O^6 \quad = \quad 2 C^3 H^6 O^3.$$
Glucose.   Acide lactique.

« Les ferments du second genre, vigoureux, peuvent consommer et brûler l'acide produit ; les premiers, au contraire, sont à peu près incapables

---

[1] HUEPPE. *Berlin. Klin. Woch.*, 1887.
[2] FLÜGGE. *Deutsch. Viertelj. f. öff. Gesund*, t. XXVI, p. 674, 1894.
[3] BAGINSKY. *Berlin. Klin., Woch.*, n° 43 et n° 44, 1894.
[4] STERLING. *Medycyna*, janvier et février 1895.
[5] *Jahrb. für Kinderheilk.*, 1893, p. 88.
[6] SOXHLET. *Münch. med. Woch.*, p. 51, 1891.

d'y toucher. En un mot, les ferments lactiques vrais présentent des caractères nets de débilité fonctionnelle : ils perdent facilement leur pouvoir de ferment ; les fermentations qu'ils déterminent sont le plus souvent traînantes et s'arrêtent dès que les conditions de la culture deviennent tant soit peu défavorables. Les microbes du type coli donnent, au contraire, des fermentations plus actives et moins fragiles. Il serait surprenant, dans ces conditions, de voir le lait abandonné au hasard se peupler surtout de ferments lactiques vrais. En fait, j'ai eu l'occasion d'examiner une cinquantaine d'échantillons de laits altérés d'origine différente, j'y cherchais des ferments vrais et ce sont à peu près exclusivement des espèces coliformes que j'y ai rencontrées. »

Les microbes producteurs de cette fermentation sont donc nombreux ; mais nous n'étudierons ici que les agents que l'on rencontre toujours et journellement dans le lait. Le plus important, *non pas par sa puissance de fermentation lactique*, mais par *son extrême fréquence*, puisqu'on le rencontre dans *tous les laits infectés*[1], est le bacillus coli, avec ses diverses variétés biologiques (caractères sur cultures et morphologiques, puissance d'acidification, etc.).

La fermentation lactique est variable, suivant que l'acide lactique produit est *dextrogyre* ou *lævogyre*, suivant que tout le lactose est décomposé en acide lactique ou qu'une partie de cette décomposition fournit de l'acide formique, de l'acide acétique, de l'acétone, de l'alcool ou de l'acide butyrique (Baginsky-Grotenfeld). Ce sont là des variétés de fermentation lactique.

Microbes rares. — Nous les trouvons cités dans le travail de Freudenreich[2]. Citons le bacillus lacticus de Pasteur qui peut se rencontrer dans le lait, mais *rarement*. On sait que Pasteur l'obtenait en laissant fermenter du jus d'oignon. Ce ferment, mis expérimentalement dans le lait, produit la fermentation, comme bien d'autres microbes. Mais, pratiquement, dans les laits fermentés, sa présence est loin d'être constante. On sait que MM. Wurtz et Leudet ont identifié le bacillus lactis ærogenes avec le bacillus lacticus ou bacillus acidi lactici. (*Soc. de Biologie.* 20 mai 1895.) Citons encore les micrococcus lactis I et II de Hueppe, le micrococcus acidi lactici de Marpmann, celui de Krueger. Ces trois micrococci semblent appartenir à la même famille.

Citons le streptococcus acidi lactici de Marpmann, celui de Grotenfeld. Ces deux streptocoques paraissent appartenir au groupe général du streptocoque. Citons encore le staphylococcus, le pneumocoque, le bacille virgule, le microbe de la mammite contagieuse de la vache de Nocard et Mollereau, et celui de la mammite gangréneuse de la brebis (Nocard), le micrococcus prodigiosus.

II. — Fermentation de la caséine. — Les microbes, agents de cette fermentation, sécrètent des ferments ou diastases, qui agissent directement sur la caséine (sans agir sur la lactose et sans acidifier le lait) (Duclaux). Cette fermentation est le plus souvent alcaline. Elle s'accomplit en plusieurs stades : 1) Dans un premier stade, le microbe sécrète un ferment qui

---

[1] Lesage. *Soc. méd. des hôp.*, 1892. — Abba, *Lo Sperimentale*, 1892. — Gilbert, *Soc. de biologie*, 1894.
[2] Freudenreich, *Les microbes et la laiterie.* Paris, 1894.

coagule la caséine, comme le fait la présure dans l'estomac. 2) Dans le deuxième stade, le microbe, continuant son action, sécrète un second ferment, une diastase *qui peptonise* la caséine coagulée, la digère et la liquéfie. Cette diastase est dite caséase (Duclaux). Ces deux ferments provoquent dans le lait l'apparition de la réaction alcaline. Le premier stade n'est pas nécessaire et un certain nombre de ces ferments peptonisent la caséine sans la coaguler. D'après Sterling, la peptonisation est plus facilement produite dans le lait stérilisé que dans le lait cru. 3) Le troisième stade est la *digestion* de ces peptones de caséine et leur décomposition en divers corps : leucine, tyrosine, urée, carbonate d'ammoniaque, acides de la série grasse (formique, acétique, propionique, butyrique, valérique), ammoniaques, eau, acide carbonique, gaz hydrocarbonés, azote, hydrogène. Tous ces corps sont plus ou moins combinés ou associés suivant chaque variété microbienne. Les microbes constants de cette fermentation sont : les tyrothrix (Duclaux) et leur congénère le leptothrix buccalis, le groupe des subtilis et mesentericus. On peut encore rencontrer les bacilles I, II, III, IV de Loeffler, le bacille gommeux de Loeffler ou lioderme de Flügge, le bacille blanc de Loeffler, le bacille noir de Gorini, le bacille butyrique de Bütkin (ce dernier a la propriété de produire dans cette fermentation une notable quantité d'acide butyrique), le bacille thermophile de Gorini, la bactéridie charbonneuse, le streptocoque.

III. — Fermentation butyrique. — La fermentation butyrique est secondaire à la fermentation lactique. Le lait, rendu aigre, acide, du fait de cette dernière, prend une odeur de beurre rance. Cela est dû à la production d'acide butyrique par le bacillus butyricus (Pasteur[1]), qui est un microbe anaérobie ; ce bacille vit aux dépens de l'acide lactique produit et donne naissance à de l'acide butyrique. Il existe déjà dans le lait avant la fermentation lactique, mais il reste latent et n'entre en scène que quand cette dernière est terminée.

Le bacille butyrique est le véritable agent principal de cette fermentation.

Cependant on peut encore observer une production légère d'acide butyrique, dans les fermentations de la caséine, que nous venons d'étudier.

IV. — Altérations diverses du lait. — *Laits colorés.* Certains microbes peuvent se développer dans le lait et lui donner une couleur particulière. Le bacillus cyanogenus donne le lait bleu, dont la coloration apparaît dès que le lait est acide. Le bacillus prodigiosus, la sarcina rosea, le saccharomyces ruber donnent le lait rouge. Le bacillus synjanthus donne le lait jaune.

Lait amer. Le bacille de Weigmann, le micrococcus de Conn, le tyrothrix geniculatus de Duclaux, donnent au lait une certaine amertume.

Lait visqueux. Le lait peut devenir visqueux si certains microbes s'y développent (le micrococque de Mühleim, l'actinobacter (Duclaux), le bacillus lactis pituitosi de Loeffler, le bacillus lactis viscosus de Adametz,

---

[1] Le *Bacillus amylobacter* de Trécul et Van Tieghem, le *Clostridium butyricum* de Prasmowski ont été identifiés avec le bacille butyrique.

le streptococcus hollandicus de Weigmann, le microcoque de Freudenreich, le bacille de Guillebeau).

Laits alcoolisés. Certaines levures peuvent produire de l'alcool aux dépens du lactose. Ainsi la levure lactique ou saccharomyces lactis (Duclaux-Grotenfeld, Kayser, Adametz, Weigmann, Mix), la levure du képhyr ou dipsora caucasica, l'actinobacter polymorphus (Duclaux).

Telles sont les diverses fermentations du lait. On les accuse d'être la cause des infections digestives chez le nourrisson. La pratique démontre en effet l'extrême fréquence de ces infections à la suite de l'absorption de ces laits fermentés et d'autre part leur rareté de plus en plus grande depuis l'emploi des laits stérilisés.

Mais immédiatement se pose cette question. Ces microbes de fermentation produisent-ils l'infection digestive par eux-mêmes, par leur pénétration dans l'appareil digestif? Ou cette infection est-elle due aux diverses substances produites *in vitro* en dehors de l'organisme, pendant ces fermentations? Baginsky admet que les divers microbes de ces fermentations pénètrent en masse dans l'appareil digestif avec le lait absorbé, y continuent leur travail de décomposition des éléments qu'ils poussent à l'extrême et donnent naissance à des ammoniaques. D'après cet auteur, à la suite de cette infection, il y a intoxication par ces substances ammoniacales. Il n'y a pas de microbe spécifique : tous contribuent à la production de la maladie en produisant les mêmes substances toxiques. M. Rodet (de Lyon) [1] est d'avis que la maladie est due à la masse de ces divers microbes qui pénètrent dans l'appareil digestif. En un mot, d'après ces deux auteurs, il y a une véritable infection digestive microbienne. Mais cette opinion ne satisfait pas l'esprit, d'autant que, comme nous le verrons plus bas, l'examen du contenu intestinal dans beaucoup de cas montre non pas la pluralité des microbes infectants, mais l'unité de l'agent infectieux. Devant ces faits, et étant donnée l'obscurité qui règne encore sur la question, on est en droit de se demander s'il n'y a pas, dans beaucoup de cas, un de ces agents de la fermentation, qui prend le dessus et qui présente de la virulence, les autres microbes ne jouant qu'un rôle accessoire. L'expérimentation seule peut résoudre la question : or, à ce sujet, les travaux sont peu nombreux.

Dans une première série de mémoires à ce sujet, les auteurs, tels que Lübbert [2], n'ont en vue que les infections digestives résultant de l'absorption de lait stérilisé à 100° (méthode de Soxhlet-Budin), lait qui, abandonné quelque temps à lui-même, subit une fermentation secondaire. On sait, en effet, qu'une température de 100° tue les ferments acidifiants du lait (bacillus coli, etc.), et les ferments *adultes* de la caséine, mais respecte les *spores* de ces derniers. Or, si du lait, préalablement stérilisé à 100°, est laissé à une température convenable pendant quelques heures, *ces spores inoffensives* se développent, se transforment en bacilles adultes, qui agissent sur la caséine et en provoquent la fermentation. Or, Lübbert, Marfan [3] ont signalé

(1) *Lyon médical*, 1895.
(2) Lübbert. *Zeitsch. f. hyg. und infections Kr.*, t. XXII, p. 1.
(3) Marfan. *Soc. méd. des hôp.*, 26 juillet 1896.

des infections digestives, à la suite de l'absorption de ces laits stérilisés à 100°, mais abandonnés à eux-mêmes à une température convenable. Lübbert a rencontré, dans ces cas de fermentation secondaire (après stérilisation à 100°), les divers ferments de la caséine que nous connaissons. Mais il limite son étude à l'un d'eux, le bacille I de Flügge.

Il cultive ce microbe dans du lait stérilisé à 115° et fait ingérer la culture, qui est pure, à des animaux jeunes (chiens, lapins, etc.). Vers le 5e ou 7e jour, ces animaux succombent, avec des accidents diarrhéiques. A l'autopsie de ces animaux, l'intestin grêle était injecté, la muqueuse tuméfiée. On trouvait dans le canal intestinal les nombreuses bactéries ingérées, mais il n'en existait point dans les différents viscères, ni dans le sang : il ne semble donc pas qu'il se soit agi d'un processus septique à proprement parler et la preuve, c'est que l'inoculation sous-cutanée ou intra-péritonéale de petites quantités de cultures pures faite à des cobayes resta sans résultat. On avait donc très probablement affaire à une intoxication secondaire à cette infection, mais quel était le principe toxique ? De ses recherches, Lübbert conclut que le principe toxique se trouve dans le corps même de ces bactéries ; il fallait, en effet, pour provoquer des accidents mortels, injecter à l'animal une quantité de culture contenant approximativement le même nombre de bacilles que la quantité de lait minima donnant lieu aux mêmes accidents. Quant à savoir quelle est la nature chimique du principe toxique, c'est là une question qui n'a pu être résolue. Ainsi donc ce travail de Lübbert, qui est très bien conduit et très important, montre :

1) Que parmi les microbes du lait stérilisé à 100° (mais altéré secondairement), capables de produire une infection digestive, le bacille dit de Flügge est important. 2) Que le lait altéré par ce microbe produit une infection digestive. 3) Que c'est le microbe lui-même qui entre dans l'appareil digestif et produit l'infection de cet appareil. 4) Que c'est un poison sécrété par le microbe qui est la cause des accidents, car il n'y a pas de septicémie.

Ce travail montre d'une façon évidente que, si le lait altéré produit une infection digestive, ce ne sont pas les toxines produites *in vitro* avant l'absorption qui sont la cause de la maladie, mais les microbes eux-mêmes, qui se développent dans l'appareil digestif. Il y a infection primitive par le lait et non intoxication primitive : celle-ci est secondaire à la culture du microbe dans l'appareil digestif.

Nous avons étudié cette question de pathogénie depuis quelques années et voici le résultat de nos recherches. Nous avons eu pour but d'étudier les laits *non stérilisés* altérés par les ferments acidifiants. Or, ces ferments sont la cause de la majorité des cas d'infection digestive. Le plus important de ces ferments est le bacillus coli. Un des points les plus importants dans cette question expérimentale, dont nous ne donnons ici que les conclusions, est d'expérimenter sur des cobayes jeunes, d'un poids maximum de 300 grammes. Avec un poids plus élevé et à un âge plus avancé, l'expérimentation ne donne aucun résultat. Nous avons pris 100 échantillons de lait fermenté, acide (fermentation lactique). Sur ces 100 échantillons, 28 nous ont donné des résultats sur les petits cobayes de 100 à 300 grammes.

[LESAGE.]

Voici comment nous procédions pour chaque échantillon :

Le lait contenant des grumeaux de caséine coagulée, du fait de l'acidification, est filtré sur du papier Berzélius. La caséine coagulée reste sur le filtre, le petit-lait passe. Nous inoculons dans le péritoine d'un cobaye 2/3 de centimètre cube de ce petit-lait, contenant microbes et toxines. En 10, 12, 14 heures, le cobaye est mort et on trouve (à la culture) les organes envahis par les microbes de la fermentation. Sur ces 28 cas, 24 fois l'infection péritonéale et générale était due au bacillus coli seul, 4 fois le bacillus mesentericus était rencontré associé au précédent.

Continuons notre expérience. Il y a infection des animaux par le microbe, cela est net; mais nous devons nous demander si ce lait fermenté, privé de ses microbes par la filtration, est toxique. Il est déjà infectant, est-il toxique?

Nous filtrons le petit-lait sur le filtre à porcelaine et nous suivons la même voie d'inoculation, la voie péritonéale. La dose de 2 c. c. de ce lait filtré est nécessaire. Au-dessous de cette dose, on n'obtient aucun résultat. Avec 2 c. c., l'animal meurt en 12 heures, empoisonné par ce petit-lait filtré. Donc chaque échantillon de ces laits contenait un microbe septique virulent et des toxines produites par cette fermentation.

Continuons notre expérience. Nous isolons de chacun de ces échantillons, 24 fois le bacillus coli actif seul et 4 fois en plus le bacillus mesentericus. Nous les cultivons sur gélose et bouillon ordinaire. Après 24 heures d'étuve à 37°, nous expérimentons les bacillus coli retirés des 24 échantillons actifs. La culture sur gélose recouvre toute la surface du tube. Nous ajoutons 10 c. c. de bouillon stérilisé. Nous grattons la surface de façon à faire une émulsion fine. La dose de 1 c. c. de cette émulsion (à 10 c. c. pour un tube de gélose) est *nécessaire* pour tuer le petit cobaye en 12 à 24 heures (voie péritonéale). On retrouve ce microbe dans tous les viscères qui sont infectés. Au-dessous de 1 c. c., on n'obtient aucun résultat.

Nous expérimentons de même avec le bouillon de culture (24 heures à l'étuve à 37°), au lieu d'employer la gélose. Ici 2/3 de centimètre cube suffisent à produire les mêmes accidents dans le même laps de temps. Donc le bacillus coli, isolé de ces laits actifs, est *virulent* et tue les petits cobayes par la voie péritonéale en 12 à 24 heures.

Nous continuons nos recherches. Il s'agit de savoir si ces bacillus coli isolés produisent des toxines. A cet effet, nous filtrons les bouillons de culture sur porcelaine et nous suivons le même mode expérimental. La dose de 2 c. c. de bouillon filtré est nécessaire pour produire les mêmes accidents. En un mot, il faut, pour obtenir les accidents en 12 à 24 heures, soit 2/3 de centimètre cube de bouillon contenant le bacille, soit 1 c.c. de l'émulsion de gélose à 10 c.c. contenant également le bacille, soit 2 c.c. du bouillon filtré.

Or, si nous comparons ces doses à celles que nous avons obtenues en étudiant le lait, nous voyons qu'elles sont identiques, c'est-à-dire 2/3 de centimètre cube de lait non filtré sur porcelaine ou 2 c.c. du même lait filtré sur porcelaine. En un mot, dans ces 24 échantillons, nous voyons que l'agent infectieux et toxique est le bacillus coli virulent, qui, cultivé dans le lait ou dans du bouillon, donne, aux mêmes doses, les mêmes accidents dans le même laps de temps. En effet, nous prenons ce bacillus coli virulent isolé, nous ensemençons du lait stérilisé à 115° et, après 24 heures à 37°, nous étudions à nouveau le petit-lait obtenu.

Par la voie péritonéale, les mêmes doses sont nécessaires pour obtenir les mêmes résultats. Ainsi 2/3 de centimètre cube de petit-lait non filtré et 2 c. c. de petit-lait filtré. Dans ce mode expérimental, nous prenons une voie anormale, la voie péritonéale, qui nous démontre l'activité nocive du lait et du bacillus coli de ce lait. En est-il de même dans la voie digestive *sans aucune préparation*? A cet effet, nous avons soumis ces 24 échantillons à *l'épreuve* du tube digestif. Voici comment nous avons procédé.

Nous injectons dans l'estomac d'un petit cobaye, 2/3 de centimètre cube de lait actif non filtré sur porcelaine, c'est-à-dire contenant germe et toxine, ou 2 c.c. du même lait filtré sur porcelaine. De même avec 2/3 de centimètre cube de bouillon du bacillus coli isolé non filtré ou 2 c. c. du même bouillon filtré. Le résultat fut nul dans les 24 cas.

Nous avons élevé la dose à 5 c.c. de lait ou de bouillon non filtré et à 10 c. c. du même lait ou du même bouillon mais filtré. Sur les 24 échantillons, nous avons obtenu 5 résultats positifs, 19 fois nous n'avons obtenu aucune infection digestive. Dans les 5 cas positifs, les petits cobayes, après une période variant de 48 heures à 3 jours, présentaient de la diarrhée et mouraient. On isolait des viscères (rate et intestin) le bacillus coli, dont l'activité était identique à la précédente (2/3 de centimètre cube de bouillon non filtré et 2 c.c. de bouillon filtré). On voit donc que ces 24 échantillons ont donné des résultats expérimentaux variables suivant la voie suivie.

La voie péritonéale est sûre, stable, mais n'est pas naturelle. Elle nous donne la note de virulence du lait et du microbe actif, et c'est tout. Quant à la voie digestive, qui est naturelle, elle est instable et variable. Les insuccès obtenus tiennent probablement à la flore intestinale des cobayes sur lesquels on a expérimenté. Il est probable qu'il se passe ici les mêmes phénomènes que notre maître, M. Metchnikoff, a observés avec le bacille virgule. On sait que ce microbe, injecté dans l'estomac d'un petit lapin non préparé, donne parfois une infection digestive d'emblée sans aucun adjuvant, mais que, dans la majorité des cas, cette infection n'a lieu que s'il existe dans l'intestin une flore de microbes favorisants, dont M. Metchnikoff a démontré l'existence.

Il y a là tout un sujet de recherches identiques à propos du bacillus coli des laits fermentés. Nous ajouterons que, dans les 24 échantillons de lait, à bacillus coli actif, le bacillus mesentericus et les autres microbes du lait fermenté ne nous ont *donné aucun résultat expérimental* en suivant le même mode d'expérimentation (essai du lait filtré ou non, essai des cultures filtrées ou non). Nous avons inoculé des doses énormes de 15 c.c. et 30 c.c. de ces cultures dans le péritoine, sans obtenir de résultat. Dans ces 24 échantillons, le bacillus coli seul s'est montré virulent. Etudions maintenant les 4 échantillons où bacillus coli et bacillus mesentericus étaient actifs.

Le lait non-filtré sur porcelaine, à la dose de 2/3 de centimètre cube par la voie péritonéale, donne les mêmes résultats que les précédents. Mais on isole des organes et le bacillus coli et le bacillus mesentericus.

[LESAGE.]

A la dose de 2 c.c.. le lait filtré sur porcelaine donne également les mêmes résultats. De ces deux laits, nous isolons le bacillus coli et le bacillus mesentericus. Nous étudions chacun d'eux, suivant le mode précédent. L'activité du bacillus coli est identique à celle que nous avons obtenue dans les 24 échantillons précédents. Quant au bacillus mesentericus isolé, voici, de son côté, les résultats obtenus.

Culture sur gélose. — (A l'étuve à 37° pendant 24 heures). Émulsion à 10 c. c. de bouillon. La dose de 2 c. c. de cette émulsion est nécessaire pour obtenir l'infection péritonéale et la mort de l'animal en 24 heures.

Culture sur bouillon ou lait stérilisé à 115°. —(A l'étuve à 37° pendant 24 heures). La dose de 2 c.c. est également nécessaire.

Bouillon de culture filtré sur porcelaine; la dose de 4 c. c. est nécessaire.

Ainsi donc, dans ces 4 échantillons, on observe deux raisons de l'activité du lait : le bacillus coli et le bacillus mesentericus. Mais si on compare le degré de virulence du second par rapport à celui du premier, on observe des différences très marquées. L'activité du bacillus mesentericus est légère, eu égard à celle du bacillus coli.

Ainsi, sur 100 échantillons de lait fermenté, acide, on a trouvé le lait actif dans 28 cas et inactif dans 72, en suivant les mêmes procédés d'examen et d'expérimentation. Dans ces 72 cas, le bacillus coli, le bacillus mesentericus et les autres microbes isolés n'ont *donné aucun résultat expérimental*.

La conclusion à tirer de ces faits est importante. C'est que, dans l'étude des propriétés nocives du lait fermenté, il faut tenir compte de la *virulence* des microbes qui produisent la fermentation lactique.

Celle-ci est identique à elle-même au point de vue de la production d'acide lactique, de la coagulation de la caséine, etc., mais est variable au point de vue de l'action nocive sur l'organisme. La virulence de ces agents de fermentation nous paraît être la cause des infections digestives. Pourquoi (et c'est la question qui se pose maintenant) tel lait en fermentation acide contient-il des microbes virulents, alors qu'un autre lait subissant la même fermentation possède les mêmes microbes, mais inoffensifs? Cela nous paraît tenir à la provenance de ces microbes. Tous les bacillus coli de l'air, des poussières, des mains, etc., ne sont pas identiques à cet égard. Les uns sont virulents, d'autres ne le sont pas. Tout dépend de leur origine.

Dans les 28 échantillons de lait qui nous ont donné des résultats positifs, il s'agissait toujours de laits exposés à l'intérieur des crèches, dans des vases souillés par les mains des infirmières, qui changent les linges des enfants. En un mot, ils provenaient de salles où étaient traités des nourrissons atteints de diarrhée. Or, comme nous le verrons plus loin, en étudiant la bactériologie des diarrhées, le microbe virulent le plus fréquemment rencontré est certes le bacillus coli. Nous reviendrons sur ce point important.

Contagion et épidémicité. — Ce fait que parfois le bacillus coli du lait fermenté est doué de propriétés virulentes, nous conduit à examiner la question de la contagion des infections digestives et de leur épidémicité.

Les épidémies sont souvent observées, pendant l'été, dans les crèches et les agglomérations d'enfants (Commission de Boston[1], Baginsky[2], Epstein[3], Henoch, Widerhofer, Emerson). Il n'est pas rare, à la suite de l'entrée dans une salle d'un enfant atteint d'affection digestive, de voir apparaître une petite épidémie.

Comment se fait la contagion? Nous avons montré[4] que, dans ce cas, le lait stérilisé que l'on donnait à boire était laissé à l'air dans la salle infectée, que ce lait (bien stérilisé avant que la bouteille fût débouchée) s'infectait bientôt de bacillus coli après quelques heures de séjour dans la salle. Or, l'expérience nous a montré que ce microbe était virulent aux doses que nous avons citées plus haut. Il est probable que ce lait s'infectait secondairement par le contact des linges, les mains des infirmières, les poussières et peut-être par le contact de l'air, car l'étude de l'air de ces salles nous a permis de retrouver ce microbe doué de la même virulence.

Il semble, de plus, que quand il existe un réensemencement du lait stérilisé à 115°, le bacillus coli, étant seul, conserve sa virulence au même degré, plus longtemps que s'il existe dans le lait d'autres microbes. Cela démontre, de plus, que, dans l'appréciation de la valeur d'un lait stérilisé même à 115°, il faut éviter cette cause d'erreur, la réinfection du lait après exposition à l'air. Les épidémies d'infections digestives que nous avons pu observer étaient dues au bacillus coli virulent soit simple, soit pigmentaire vert.

A propos de ces faits épidémiques et de contagion, certains auteurs ont pensé qu'il existait un microbe *spécifique* de l'infection digestive, qui, trouvant dans l'humidité du sol un terrain propice, pullulerait et serait cause de la maladie épidémique. Buck, Francklin, Fair, Johnston, Edgard et Waïrer, Ballard (au congrès de Liverpool, 1883) sont de cet avis ; mais, jusqu'à ce jour, on n'a pas trouvé d'agent spécifique. Dans tous ces cas, notre conclusion est la suivante : l'infection digestive peut être contagieuse et épidémique ; ses agents producteurs peuvent, par défaut d'hygiène, infecter le lait que boivent les enfants voisins et reproduire la maladie chez ces derniers. Il est à remarquer, à l'appui de cette assertion, que depuis l'application des nouvelles règles de l'hygiène et du lait stérilisé, les épidémies des crèches et des hôpitaux deviennent de plus en plus rares.

Nous devons également nous demander si, *d'emblée*, les microbes de fermentation du lait peuvent acquérir de la virulence, soit par la constitution même du lait, soit à la faveur des associations microbiennes dans ce liquide. Nous sommes, à ce sujet, dans une ignorance complète. Quant à l'action nocive des ferments dits butyriques, nous ne savons absolument rien.

Nos connaissances, au sujet des autres altérations du lait, sont également vagues. Nous citerons les recherches de Mossler et Zundel, qui portent à penser que les laits dits *colorés* peuvent occasionner des infections digestives. Mais ces faits sont rares dans la pratique, car on ne donnerait pas à boire aux enfants des laits dont la couleur serait modifiée.

<hr>

(1) *The report of medical commission.* Boston, p. 155, 1875.
(2) *Jahrb. f. Kinderheilk.*, t. VIII, p. 519, 1875.
(3) *Prag. med. Woch*, n° 33, 1881.
(4) *Soc. méd. des hôpitaux*, 1892.

[LESAGE.]

Certains auteurs ont cherché à pénétrer plus intimement le problème de la nocuité des laits fermentés. Ainsi, Vaughan aurait isolé des laits fermentés une substance chimique qui, absorbée, produirait une intoxication digestive. Il donne à cette substance le nom de Tyrotoxicon. Ce sont des aiguilles cristallines, solubles dans l'eau, l'éther, le chloroforme, l'alcool; elles seraient dues à l'action de l'acide butyrique sur la caséine. L'ingestion d'une parcelle de ces dernières détermine une sensation de brûlure et de constriction à la gorge. Puis apparaissent des nausées, des vomissements et un peu de diarrhée. Le signe principal de cette intoxication est le vomissement. Quand la dose est suffisamment élevée (et cet agent est très toxique), on voit apparaître des vomissements intenses, une diarrhée légère et des signes d'algidité, dont la cause ne paraît pas être la spoliation sanguine, qui n'existe pas, mais directement la substance soluble. Bien des auteurs ont recherché cette substance sans la trouver. Quant à l'action nocive de l'acide lactique produit dans la fermentation, elle n'existe pas. Quelle est, maintenant, la part de nocuité qui revient au beurre dans les laits fermentés? Nous l'ignorons complètement.

De certaines altérations du lait. — On peut observer pour le lait de vache ce que nous avons déjà remarqué pour le lait de femme. Par lui-même, à la sortie de la glande mammaire, sans avoir subi de fermentation, le lait de vache peut avoir des qualités particulières qui lui donnent la propriété de provoquer des troubles digestifs chez le nourrisson.

Ainsi, le simple changement de nourriture peut modifier le lait dans ce sens. Quand nous étions l'interne de M. Sevestre aux Enfants-Assistés, nous avons souvent remarqué que les ânesses mises « au vert » donnaient un lait qui provoquait des troubles digestifs chez le nourrisson. Alt[1] a observé une épidémie d'entérite chez des enfants soumis au lait de vache. Après avoir éliminé les causes d'infection secondaire du lait, l'auteur attribue ces accidents à ce fait que les vaches étaient nourries avec du trèfle envahi par deux champignons, le thoma trifolii et le pseudopeziza trifolii. Il pense que ces champignons, dans l'intestin de ces animaux, donnent des toxines qui agiraient sur les enfants.

Roskam[2] a observé des faits identiques quand l'animal est nourri avec des drèches de brasserie et de distillerie. Le lait, dès l'émission, est acide, de mauvaise odeur et se coagule spontanément. L'enfant présente, après 2 à 3 jours, des troubles digestifs. Les selles sont plus fréquentes, 3 ou 4 par jour, blanchâtres, un peu glaireuses; des rougeurs apparaissent aux fesses. Les enfants sont tourmentés par une envie fréquente de boire suivie d'un sommeil immédiat et profond. Bientôt surviennent des vomissements fréquents, immédiatement après chaque tétée, suivis d'une accélération des mouvements respiratoires (60 à 70) et de palpitations violentes. Cette accélération durait 5 minutes; elle était accompagnée de pâleur de la face et suivie d'un sommeil profond. Les urines deviennent concentrées, tachent le linge et dégagent une mauvaise odeur.

(1) ALT. *Deutsch. med. Wochens.*, n° 5, 1896.
(2) ROSKAM. *Soc. méd. chir. de Liège*, n° 4, p. 159, avril 1895.

L'enfant maigrit, ses chairs deviennent flasques. Il n'y a pas de fièvre.

Si à ce moment on change le lait, du jour au lendemain les troubles digestifs cessent et tout rentre dans l'ordre. Roskam attribue cette maladie à l'alimentation des vaches par les drèches de brasserie.

On a signalé des faits identiques causés par le lait de vaches nourries avec des euphorbes, des renoncules, du colchique, de l'aconit. Nous sommes en présence, dans ces faits, d'une véritable intoxication analogue à celle que nous avons étudiée plus haut, chez les enfants nourris au sein.

III. — DES INFECTIONS DIGESTIVES
CHEZ LES ENFANTS SOUMIS A UNE ALIMENTATION VICIEUSE

L'alimentation vicieuse est due soit à ce que l'enfant prend trop de lait, soit à ce qu'il absorbe des aliments qui ne peuvent être digérés.

Dans la première éventualité, il y a surcharge de l'appareil digestif, que le lait ingéré vienne du sein ou soit stérilisé, ou fermenté. Cette surcharge aboutit à des fermentations que nous étudierons en détail à propos des infections lentes, car elle produit moins fréquemment des accidents aigus. Dans la deuxième éventualité, les accidents sont tout autres, toujours aigus et fréquemment mortels. En effet, avant le sevrage, l'estomac et l'intestin ne sont *pas aptes à digérer des aliments autres que le lait*. La raison en est dans l'absence de dents et de ferments nécessaires à la digestion de ces aliments (Baginsky). Si l'enfant prend des aliments autres que le lait (pain, farines, viandes, légumes), ceux-ci ne sont pas digérés, fermentent dans l'appareil digestif et produisent une véritable infection à marche rapide (infection à type pyrétique), dont la cause est endogène (Escherich, Thiercelin). Ici point de microbes virulents qui proviennent du dehors ; ce sont les microbes normaux de l'intestin, qui trouvent en ces aliments non digérés un terrain de culture favorable. Ils les décomposent et donnent naissance à des poisons, à une véritable intoxication alimentaire. Notre maître, M. Sevestre, a bien mis en lumière l'existence de cette infection endogène dans l'épidémie des Enfants-Assistés. En 2 jours (du 10 au 12 novembre 1886), il observa 8 cas de ce genre dus à une alimentation vicieuse par la qualité.

IV. — INFLUENCE DU FROID ET DE LA DENTITION

Le froid peut occasionner l'apparition d'une diarrhée légère chez le nourrisson. Ce dernier est, en effet, très sensible aux variations de température, surtout s'il est déchu et débilité. Tous les médecins pédiatres ont depuis longtemps insisté sur cette très grande susceptibilité au froid. Cette diarrhée *a frigore*, réflexe, est simple, apyrétique et de courte durée. On la rencontre le plus fréquemment à l'automne. Elle coexiste parfois avec des accès de congestion pulmonaire *a frigore*.

On a beaucoup discuté sur l'influence de la dentition. Les uns disent que la diarrhée dite de dentition n'est pas due à la poussée dentaire, mais à une modification dans le régime alimentaire. D'autres admettent une influence réelle du travail de la dentition.

Il est certain que, fréquemment, à chaque poussée dentaire, des enfants sont atteints les uns de diarrhée, les autres de congestion pulmonaire, etc,, et cette coïncidence n'est pas sans faire penser à une relation de cause à effet. Cette diarrhée de la poussée dentaire est séreuse, abondante, de courte durée, au même titre que la congestion pulmonaire ou les convulsions. Ces deux variétés de diarrhée (*a frigore*, de la dentition) ne nous paraissent pas ressortir à une infection microbienne.

Conclusion. — Si nous réunissons en un tableau rapide ces diverses conditions étiologiques, nous verrons que les causes sont variables et multiples, mais peuvent se résumer en 3 chapitres :

1° Intoxications par des substances contenues dans le lait, ce lait n'étant pas fermenté. Ce sont les accidents digestifs que l'on observe chez certains nourrissons, ou avec certaines vaches, dont la nourriture est particulière.

Le résultat de cette intoxication sera variable comme effet. Cependant, elle est en général légère. Nous nous trouvons principalement en présence de la forme légère, que nous étudierons dans la symptomatologie. Elle sera courte ou tenace, suivant que la qualité toxique du lait sera passagère ou permanente. Même quand la durée est longue, les troubles digestifs seront la plupart légers, — exceptionnellement nous aurons affaire aux formes graves (infection à forme algide ou pyrétique).

2° Infection par les laits fermentés. Quel que soit le microbe agent de la fermentation, le résultat est le même : il y a infection des voies digestives par ce microbe. Suivant la virulence, la forme clinique variera : forme légère, forme avec fièvre, forme avec algidité. Parmi les affections digestives du nourrisson, ce sont certes les plus fréquentes. La cause est exogène.

3° Fermentations intestinales des aliments que l'enfant n'est pas apte à digérer, produites par les microbes de l'intestin (cause endogène). L'intoxication est secondaire. Le plus souvent, c'est la forme pyrétique qui est observée. La surcharge de l'intestin par un excès de lait ingéré peut produire des fermentations analogues, mais ces dernières sont légères et n'acquièrent pas l'intensité des précédentes. C'est la forme légère que l'on observe principalement.

ANATOMIE PATHOLOGIQUE ET BACTÉRIOLOGIE

L'infection digestive se caractérise anatomiquement par des lésions variables, suivant l'intensité et surtout suivant la durée du processus infectieux. Il faut, en effet, que la maladie ait une certaine durée pour que l'on trouve des lésions visibles à l'œil nu. Aussi est-il bon d'étudier les lésions suivant la rapidité de l'évolution.

Cas à marche rapide. — Dans ces cas où l'enfant a été sidéré, a «tourné », suivant l'expression populaire, on note à l'œil nu les modifications suivantes. Tous les organes abdominaux (foie, rate, reins) dont le volume est normal présentent une teinte cyanique, asphyxique. La distension du système veineux est constante durant les premiers mois de la vie (Hutinel). La section de ces viscères donne un écoulement de sang veineux abondant. La vésicule biliaire est distendue par une bile abondante, très verte, acide, très chargée en biliverdine. Cette production biliaire abondante est d'autant plus nette que l'enfant est plus jeune. Cela tient à ce que, dans les premiers mois de la vie, le foie est d'une très grande susceptibilité et est le véritable organe éliminateur des toxines. Aussi chaque poussée infectieuse ou toxique est-elle accompagnée d'une poussée biliaire éliminatrice.

Dans certains cas, on peut observer une modalité plus intense de la réaction hépatique. La congestion toxique du foie peut aller jusqu'à la production d'une bile rosée hémorragique. — On peut déceler dans cette bile la présence de globules rouges, de l'hémoglobine et de l'urobiline avec leurs raies caractéristiques. On peut observer, en un mot, les mêmes faits que dans l'hémoglobinurie.

Continuons notre examen macroscopique. L'intestin est, au contraire, pâle à la surface. La paroi interne est légèrement rosée, ou présente une véritable teinte hortensia, comme dans le choléra asiatique. Les autres viscères sont cyanosés (cerveau — méninges). Il y a de l'hypostase pulmonaire. On ne trouve en général aucune trace d'urine dans la vessie ou le bassin et, cependant parfois, on peut y trouver un ou deux centimètres cubes d'urine dont nous avons déjà donné les caractères.

Cas à évolution moins rapide (3, 4, 5, 6 jours de durée). L'examen à l'œil nu diffère. Tous les organes ont perdu leur teinte cyanique. Le foie est pâle, anémié souvent par zones, ne donnant à la coupe que très peu de sang. Cependant la vésicule biliaire est encore distendue par la même bile verte, que nous venons de signaler. Il y a un contraste net et évident entre la pâleur de l'organe hépatique et la distension de la vésicule biliaire. Cependant quand la durée de la maladie a été un peu longue, la teinte verte diminue de plus en plus, pour faire place à une teinte pâle, à de l'acholie pigmentaire. On observe, en un mot, suivant la durée de l'affection, toute la gamme de la décoloration de la bile, comme dans le choléra asiatique [1]. Les reins sont normaux en volume, anémiés souvent par zones, donnant peu de sang à la coupe.

Souvent, dans les premiers mois de la vie, on observe des stries jaunes d'or, dans les pyramides. Ce sont les infarctus uratiques de Parrot. Ces infarctus sont formés par des cristaux uratiques, qui se sont précipités dans les tubuli du rein.

La rate est normale, non ramollie, sèche à la coupe, présentant des zones brunes très foncées. On n'y trouve aucune trace de dégénérescence amyloïde. Si la durée de l'infection a été plus longue, cet organe devient de plus en plus pâle et subit un certain degré d'atrophie, ou du moins de rétraction de ses éléments, car il s'anémie à mesure que l'infection persiste et s'invétère. On peut comparer cette rétraction ou atrophie de la rate dans les infections

---

(¹) LESAGE. Le choléra. *Enc. Léauté*, 1894.

d'une certaine durée, à cette atrophie que l'on obtient expérimentalement chez l'animal à l'aide d'une variété de bacterium coli dit cachectisant[1] (Macaigne) ; Vallée[2] a observé également des faits analogues.

Cependant, dans certaines infections, surtout dans les formes sérieuses et pyrétiques, cet organe peut présenter les caractères attribués à la rate infectieuse : elle est *hypertrophiée et ramollie*. Cette variabilité dans le volume de ce viscère paraît tenir aux qualités de virulence du bacterium coli. Tantôt en effet ce microbe envahit pendant la maladie tous les organes et y colonise : on trouve dans ces rates hypertrophiées des colonies de bacterium coli, visibles au microscope. Tantôt, au contraire, quand la rate est normale, à l'examen microscopique on reconnaît difficilement la présence de quelques rares bactéries. Cependant la culture dans les deux cas permet d'isoler ce microbe.

L'estomac est le plus souvent distendu par des gaz (Marfan). La surface externe de cet organe et de l'intestin est normale ou un peu pâle. La muqueuse de l'estomac et de l'intestin est lavée, anémiée ou présente un piqueté congestif, parfois hémorragique, siégeant au sommet des plis, des villosités et des valvules : en un mot dans les parties saillantes qui plongent dans le milieu de la cavité digestive. Entre les plis et dans les parties profondes la muqueuse est pâle. De plus les plis normaux de la muqueuse sont beaucoup plus prononcés. D'après Heubner[3], ces variations (anémie ou congestion) tiendraient à la contracture de l'intestin qui, survenant dans les dernières heures de la vie, chasserait le sang du plexus veineux. Si on gratte avec un scalpel la surface de la muqueuse, on note un état de desquamation dont l'intensité est variable suivant les cas. Si ce processus est peu intense, toute la muqueuse intestinale est congestionnée, mais s'il est prononcé (comme le maximum de la lésion siège dans l'intestin grêle), il s'ensuit que la muqueuse du gros intestin est congestionnée alors que celle de l'intestin grêle l'est peu. Ce fait est dû à l'élément desquamatif qui masque la congestion. Dans cette éventualité, le gros intestin semble à l'œil nu plus malade que l'intestin grêle, contrairement à ce qui existe en réalité. Cette cause d'erreur a fait donner souvent le nom de colite à la maladie digestive : on se fiait pour établir cette dénomination sur l'élément congestif.

Suivant les cas, et on ne peut à ce sujet qu'invoquer les prédispositions individuelles, les follicules clos et les plaques de Peyer sont normaux ou hypertrophiés (exceptionnellement, dans un cas de Sevestre, ils étaient érodés). La présence ou l'absence de cette hypertrophie folliculaire dépend de la réaction lymphatique de l'enfant plutôt que de la maladie digestive. On l'observe dans les infections légères, moyennes ou graves, elle manque également dans les mêmes variétés d'infection. Il ne semble y avoir aucune relation entre la présence de cette lésion et la virulence de la maladie.

On ne peut se baser sur cette lésion pour établir une classification et une séparation entre l'entérite aiguë simple et l'entérite aiguë folliculaire.

(1) MACAIGNE. Le bacterium coli. *Th. de Paris*, 1894.
(2) VALLÉE, *Th. de Paris*, 1892.
(3) HEUBNER. *Société médic. de Berlin*, 17 déc. 1894.

Le contenu de l'intestin est variable : nous l'étudierons plus loin, en décrivant les caractères des selles. En général l'intestin contient peu de liquide diarrhéique, qui est éliminé rapidement dès sa production. L'abondance des gaz est variable.

Les ganglions mésentériques sont un peu augmentés de volume et congestionnés. On peut noter à la coupe un piqueté hémorragique.

La réaction de tous les organes est acide comme dans le choléra asiatique[1]. L'infection digestive soustrait les bases à l'organisme qui devient acide.

Lésions histologiques. — La lésion congestive de la muqueuse de l'estomac et de l'intestin est caractérisée par la réplétion des vaisseaux. Les altérations de l'épithélium sont variables : on note une desquamation avec prolifération variable des cellules épithéliales. D'après Heubner, ces cellules peuvent être nécrosées ou avoir subi la dégénérescence muqueuse. D'après Baginsky[2], la véritable lésion siège plutôt dans les glandes et entre les glandes que dans les cellules superficielles. Il a observé en effet la tuméfaction des cellules des glandes, leur dégénérescence transparente et vitreuse où leur dégénérescence muqueuse, lésion qui a été également rencontrée par Heubner. Cette dernière dégénérescence aboutit à la production de mucus en boules que l'on trouve dans les selles; elle peut être parfois très intense, de là le nom d'entérite muqueuse donné à certaines variétés d'infections digestives. Cette production muqueuse est plus marquée dans les glandes du gros intestin que dans celles de l'intestin grêle. Parfois les glandes sont distendues par ces boules de mucus. Le deuxième élément important est l'infiltration des villosités (qui sont accolées en une masse uniforme), des espaces interglandulaires et de la musculaire muqueuse par des lymphocytes plus ou moins nombreux. Les espaces lymphatiques profonds en sont également bondés.

En un mot dans toute infection digestive aiguë on trouve les lésions précédentes et il faut une infection suraiguë, une véritable intoxication foudroyante, pour ne pas observer ces lésions. Il y a toujours entérite et inflammation : la dyspepsie aiguë, le catarrhe aigu n'existent pas.

Lésion du foie. — Dans les cas à marche rapide (cyanose et congestion du foie), on note au microscope une réplétion des vaisseaux par une très grande quantité de globules rouges. Les cellules sont normales en volume, mais sont très chargées en granulations pigmentaires, qui obscurcissent son protoplasma. Il n'y a ni phlébite, ni infiltration du tissu conjonctif par des lymphocytes. Dans deux cas, nous avons noté une véritable distension des vaisseaux avec destruction de la sériation des *travées cellulaires*; lésion que Hanot a étudiée dans certains cas d'infection hépatique.

Dans les faits où l'évolution a été moins rapide (pâleur de l'organe), les vaisseaux contiennent peu de globules rouges, il y a anémie de l'organe. Les cellules sont normales et contiennent peu de granulations. Quand l'infection a duré plus longtemps, on note la dégénérescence graisseuse siégeant surtout dans les cellules à la périphérie du lobule (Sevestre, Simon, Renard,

(1) Le choléra. *Encyclopédie Léauté*, 189..
(2) *Traité des maladies de l'enfance.*

Gastou[1]). Gastou, dans sa thèse, a pu observer quelques cas où la lésion était plus intense. On observait en plus une véritable infiltration du tissu conjonctif par des lymphocytes, une véritable hépatite diffuse avec foyers de nécrose cellulaire, endartérite, endophlébite et angéiocholite, en un mot une véritable hépatite diffuse.

Dans la majorité des cas, on ne trouve aucune lésion cellulaire du rein.

Nous étudierons, au chapitre Complications, la néphrite, qui peut être observée. Malgré l'absence de lésions des viscères en dehors des phénomènes congestifs ou anémiques, qui forment la base anatomique des lésions dans les infections digestives, on observe toujours une infection des viscères par des microbes, surtout par le bacterium coli. Marfan[2] a insisté avec juste raison sur cette absence de lésions, malgré la septicémie.

Bactériologie des infections intestinales aiguës. — Comme le disent avec juste raison Escherich, Baginsky, il est impossible, dans beaucoup de cas, de pouvoir admettre l'existence d'un microbe unique dans la production des accidents digestifs, tant la flore bactérienne est nombreuse, variée et abondante. On y trouve tous les microbes (bacterium coli, streptocoque, bacillus mesentericus, tyrothrix, bacille pyocyanique, staphylococcus, proteus, pour ne citer que les principaux). En ce cas il est difficile de s'y reconnaître.

Baginsky admet qu'au contact des aliments, cette flore nombreuse produit un dégagement de dérivés ammoniacaux, qui provoquent une intoxication. Cependant, même dans ces cas, la virulence fréquente du bacterium coli et du streptocoque, l'infection des viscères pendant la vie par l'un ou ces deux microbes tendent à montrer que ces deux bactéries jouent un grand rôle dans la pathogénie des accidents. L'hypothèse de Baginsky, qui nous paraît exacte dans les fermentations intestinales, dites endogènes (voir les infections chroniques), est sujette à revision dans les faits d'infection aiguë due à l'absorption de lait fermenté. L'étude des selles est plus aisée, car les microbes sont peu nombreux et réduits souvent à une seule race microbienne.

Infections à bacterium coli. — Nous avons vu, en étudiant l'étiologie, que dans les faits où, expérimentalement, le lait fermenté était actif, on trouvait comme agent le bacterium coli, dans 24 cas à l'état isolé et dans 4 cas uni au bacillus mesentericus également actif. Or ces divers laits avaient provoqué des infections digestives chez les nourrissons. Nous avons étudié cette nouvelle série des 28 infections digestives, et voici le résultat que nous avons obtenu. Les selles des enfants ont été examinées.

Examen sur lamelles. — 18 fois le bacterium coli était *presque* à l'état de pureté. On trouvait quelques *rares* streptocoques et bacillus mesentericus. 6 fois, le bacterium coli formait les deux tiers de la flore et l'autre tiers était représenté par le bacillus mesentericus, le bacillus lacticus, le streptocoque. 4 fois, le bacterium coli formait la moitié de la flore. L'autre moitié était formée par les microbes précédents.

<hr>

(1) Gastou. *Le foie infectieux.* Paris, 1894.
(2) Marfan. *Rev. des mal. de l'enfance*, 1892, p. 301.

Étude des cultures. — En dehors du bactérium coli, les microbes divers que nous avons isolés ont été inactifs chez les animaux. Seul, dans ces 28 cas, le bacterium coli était virulent et cette virulence était identique à celle que possédait ce microbe dans le lait fermenté (voir l'étiologie).

Voici les chiffres de la dose. Deux tiers de centimètre cube de bouillon ordinaire de culture de 24 heures à 37 degrés. 1 c. c. de l'émulsion d'un tube de gélose faite avec 10 c. c. de bouillon (culture sur gélose de 24 heures à 37 degrés). L'activité dans ce cas est au 1/10ᵉ.

Nous avons suivi la même voie que dans l'étude des faits signalés à l'étiologie, nous avons obtenu les mêmes faits, c'est-à-dire l'identité des deux bacterium coli (celui du lait et celui de l'intestin). Nous insistons sur ce fait qu'il faut employer des cobayes inférieurs à 200 grammes. Le cobaye adulte est un mauvais réactif.

Dans ces 28 cas d'infections digestives, le bacterium coli joue un rôle important. Cette série nouvelle (étude de laits fermentés et des infections chez l'enfant) vient confirmer les faits que nous avons publiés à la Société médicale des hôpitaux [1], ceux que nous avons étudiés avec Thiercelin [2]. C'est la conclusion de nos recherches poursuivies depuis dix ans, qu'il n'y a pas un microbe unique de l'infection digestive aiguë, mais plusieurs espèces bactériennes. Le bacterium coli virulent est certes le plus souvent rencontré. Les autres sont moins fréquemment observés.

Ce bacterium coli virulent est-il différent du bacterium coli normal du nourrisson? On sait en effet, depuis les recherches de M. Perré, que le bacterium coli normal à cet âge est dextrogyre, alors que celui de l'adulte est lévogyre. M. Perré montre en outre que l'on peut modifier ce microbe et que si le bacterium coli du nourrisson est dextrogyre, cela tient à l'alimentation lactée. Qu'est à ce point de vue le bacterium coli virulent? Nous l'ignorons. Dans un travail récent, Finkelstein [3] arrive aux mêmes conclusions que les nôtres (pour l'examen de beaucoup de diarrhées) et montre que l'on trouve un bacille particulier. D'après cet auteur, ce microbe n'est pas le bacterium coli, car il coagule très vite le lait, donne un dégagement de bulles de gaz sur la pomme de terre. Finkelstein en fait un microbe spécial. De l'étude des caractères attribués à ce microbe par cet auteur, on peut admettre, comme l'a dit Baginsky, qu'il s'agit du bacterium coli.

Nous n'étudierons pas ici le bacterium coli et nous renvoyons le lecteur à la thèse de Macaigne [4]. Nous signalerons seulement les particularités qu'il présente chez l'enfant atteint d'infection digestive.

Étude des matières fécales. — L'examen sur lamelle peut déjà démontrer l'importance de ce microbe. A l'état normal, les langes de l'enfant contiennent des microbes décolorés par la méthode de Gram, le bacterium coli, le bacille pyocyanique, et des microbes colorés par cette méthode : le bacillus mesentericus, le bacillus lacticus, des microcoques, le streptocoque à gros

---

(1) LESAGE. Entérites à bacterium coli, 1895. *Société méd. des hôpitaux.*
(2) LESAGE et THIERCELIN. *Revue des maladies de l'enfance,* 1894.
(3) FINKELSTEIN. *Soc. méd. interne,* 13 juillet 1896.
(4) MACAIGNE. *Thèse de Paris,* 1895.

grains, le bacillus fluorescens liquéfiant ou non, le tyrothrix, le proteus. Ce sont là les microbes les plus fréquemment rencontrés. Or, quand on fait une lamelle des matières fécales d'un enfant atteint d'infection digestive, on voit que, dans la majorité des cas, le nombre des microbes (colorés au Gram) diminue alors que le bacterium coli augmente, à tel point que, dans les infections sérieuses, le bacterium coli peut exister presque à l'état de pureté dans les matières fécales. Il semble qu'il existe une relation entre l'augmentation du bacterium coli dans l'intestin, la diminution des autres microbes et l'intensité de l'infection digestive. Ainsi, dans les petites infections, les selles paraissent être une simple dilution des matières fécales normales. Dans les infections plus sérieuses, les microbes autres que le bacterium coli diminuent et disparaissent. Le bacterium coli virulent empêche les autres microbes de se développer.

L'examen sur lamelles est donc important. Ce bacterium coli virulent peut présenter toutes les formes et toutes les variétés de culture qui ont été étudiées par Macaigne, Gilbert, Debord, Renaut (forme coccienne, forme bacterium, forme bacillaire, forme filament, forme streptococcique), action variable sur la lactose (coagulation plus ou moins rapide du lait, production ou non de bulles de gaz sur pomme de terre). Ce qui nous importe, ce n'est pas la morphologie ni la biologie de ce microbe, dans le cas particulier, mais *sa virulence*. Dans les selles normales de l'enfant, de même que dans beaucoup de laits fermentés (72 pour 100), le bacterium coli est inoffensif, pourvu que la dose expérimentale ne soit pas trop élevée.

Le meilleur critérium pour le bacterium coli du nourrisson est l'injection de deux tiers de centimètre cube de bouillon de 24 heures à 37 degrés, ou de 1 c. c. d'une émulsion de culture sur tube de gélose (24 heures à 37 degrés), tube dans lequel on a ajouté 10 c. c. de bouillon. Et cela en inoculation dans le péritoine d'un cobaye inférieur à 200 grammes. On peut encore prendre comme base 1 c. c. de bouillon injecté dans l'oreille du lapin. Le bacterium coli normal ne donne aucun résultat à cette dose. Le bacterium coli des infections digestives donne au contraire une septicémie qui tue en 12 heures. Dans les infections que nous étudions ici, le bacterium coli a présenté constamment cette virulence. Les autres microbes isolés *des selles n'ont donné que des résultats négatifs au point de vue expérimental* (bacillus mesentericus, proteus, streptocoque, staphylocoque, pyocyanique, tyrothrix). Tout nous porte donc à croire que le bacterium coli joue un rôle important dans l'infection digestive, surtout si on réunit les examens des laits fermentés et les examens des selles des enfants contagionnés par ces laits altérés (voir l'étiologie).

Septicémie secondaire. — Le bacterium coli peut durant ces infections franchir la barrière intestinale et donner naissance à une septicémie durant la vie de l'enfant. Pour admettre cette assertion il faut trouver ce microbe dans les viscères *au moment de la mort*. On sait en effet, maintenant, depuis les recherches de Wurtz, Hermann, Ménétrier, Lesage et Macaigne, etc. (voir la thèse de Macaigne), que dans tout cadavre normal, à mesure que la putréfaction s'établit, le bacterium coli peut, partant de son foyer, le tube digestif, envahir à la faveur de sa mobilité les différents organes de l'économie : il y a dans ce cas envahissement cadavérique avec lequel il faut compter, surtout s'il y a maladie intestinale (Marfan). De ce fait, en effet, que l'on trouve le microbe dans la rate, dans le sang du cœur 10, 15, 24 heures après la mort, il serait téméraire de conclure que le bacille a envahi tout le corps pendant la vie et qu'il a joué un rôle dans la mort de l'enfant par le fait de cet envahissement. Il s'agit simplement là d'un fait normal. Si, au contraire, on constate, quelques instants après la mort, que tous les organes sont infectés par ce microbe, on admettra que, pendant la vie, il y a eu envahissement du sang et alors on peut penser que cet état septique secondaire a pu jouer un rôle dans la production des accidents. Cette septicémie secondaire est-elle constante? A quel moment de l'évolution de la maladie se produit-elle? Il y a là un point difficile à préciser.

La culture du sang ne donne aucun résultat. Cependant, au moment de la mort, dans les autopsies immédiates, on trouve, dans ces faits d'infections, le bacterium coli *virulent* dans tous les organes, à l'aide de la culture.

On objectera qu'il s'agit là d'une septicémie agonique, terminale. Cependant les faits suivants tendent à montrer que la septicémie secondaire durant la vie peut jouer un rôle important : 1° Les complications pulmonaires étudiées par Sevestre, Lesage, Renard. 2° Les complications méningées (Sevestre et Gastou). 3° L'existence d'une hypertrophie splénique dans certains cas d'infections, avec présence (en coupe) de foyers de colonies de bacterium coli, colorables par les méthodes classiques. Il est évident que, dans ces spléno-mégalies, on a éliminé toute idée de fièvre typhoïde. Et ce fait est à signaler, car cette dernière maladie, chez l'enfant, présente comme, seul signe l'hypertrophie de la rate, les ulcérations des plaques de Peyer étant exceptionnelles et la psorentérie étant observée également et dans l'infection digestive et dans la fièvre typhoïde. Ces spléno-mégalies dans les septicémies à bacterium coli sont souvent rencontrées. Nous en avons observé dans la convalescence du choléra (*Convalescence du choléra. Arch. de méd.*, 1895). Ces faits plaident en faveur d'une septicémie durant la vie. Si on examine les viscères en coupe, pour la recherche des colonies de bacterium coli, on trouve *quelques bacilles isolés, séparés, sans ordre.*

Les colonies ne se rencontrent que dans les infections où la rate est grosse, ou quand la maladie a duré un certain temps. Dans ce dernier cas le bacterium coli retiré des viscères présente souvent les caractères de dégénérescence étudiés par Renaut[1]. Ces formes dégénérées semblent résulter de la lutte prolongée entre le microbe et la cellule vivante.

Nous n'étudierons pas ici le mode d'action du bacterium coli virulent. Le lecteur trouvera dans un autre mémoire[2] le résumé des recherches d'Escherich, Gilbert, Roger, Brion. Nous ne voulons retenir que ce fait : l'intoxication par les toxines sécrétées par le bacterium coli donne, outre la

(1) Renaut. *Thèse de Paris*, 1895.
(2) Lesage et Thiercelin. *Revue des maladies de l'enfance*, 1894.

diarrhée, de la fièvre ou de l'algidité. Boix[1] a étudié cette action hypother-
misante. Quand la dose de toxine est forte, après la période fébrile plus ou
moins longue, surviennent l'algidité et la mort de l'animal; au contraire,
quand la dose est faible, la fièvre est seule observée et la période algide
manque ou est passagère.

De ces expériences on peut tirer cette conclusion que, quand le bacterium
coli sécrète une grande quantité de poison, il donne naissance à des phénomènes algides. La forme pyrétique est due à une intoxication moins forte.
Les faits cliniques de l'infection digestive viennent concorder avec ces résultats expérimentaux. Parmi les microbes qui peuvent jouer un rôle important
dans la production des infections digestives, le bacterium coli virulent est
certes le plus important. Les infections dues à ce microbe peuvent présenter
cliniquement les trois formes que nous étudierons plus loin.

1) **Infections moins fréquemment observées. Infections avec tyrothrix.**
— En étudiant l'étiologie, nous avons montré que le tyrothrix était quelquefois actif dans le lait. Nous avons observé six cas d'infections digestives
où le bacterium coli était normal dans les selles, et où existait en grande quantité le tyrothrix, doué de propriétés septiques analogues à celles que présente
le bacterium coli. Le diagnostic était simple. On trouvait sur les lamelles une
grande quantité de *grands filaments*, colorés par la méthode de Gram. La
culture donna facilement ce microbe à l'état de pureté. Nous ferons remarquer que cette virulence du tyrothrix était peu stable et n'avait pas la constance de la virulence du bacterium coli. Après deux ou trois passages, ce
microbe redevenait inoffensif. Je renvoie le lecteur, pour l'étude détaillée de
ce microbe, à un mémoire antérieur[2]. Y avait-il septicémie secondaire à
tyrothrix? Nous l'ignorons. Les enfants ont guéri. Cliniquement ces infections avec tyrothrix peuvent revêtir les trois formes que nous étudierons
plus loin. L'expérimentation vient nous montrer que le tyrothrix produit
une toxine, que M. Winter et moi avons isolée[3], toxine qui, inoculée à faible
dose, produit de la diarrhée et de la fièvre, et, à forte dose, de l'algidité.
Les réflexions que nous venons de faire à propos du bacterium coli, nous
pouvons les renouveler pour le tyrothrix. Il y a identité dans l'action de leurs
toxines à faible ou à forte dose; la toxine seule diffère. Nous renvoyons le
lecteur à l'étude détaillée de ces faits.

2) **Infection avec bacille pyocyanique.** — L'infection digestive avec
bacille pyocyanique peut être observée, présentant les mêmes caractères que
l'infection avec bacterium coli. Ce microbe réside dans l'intestin, où il est
virulent, puis, à une date plus ou moins longue avant la mort, il peut se faire
une septicémie secondaire. En un mot, nous nous trouvons en présence du
même tableau que nous avons étudié plus haut. L'examen sur lamelles est
identique, car ce microbe se décolore également par la méthode de Gram,
comme le bacterium coli. Il faut donc la culture pour affirmer la présence

(1) Boix. *Société de biologie*, juin 1895.
(2) Lesage et Thiercelin. *Revue des maladies de l'enfance*, 1894.
(3) *Académie de médecine*. 1890. *Bulletin médical*, 1890. *Revue des maladies de l'enfance*, 1891. *Thèse
de* Thiercelin, 1894.

de ce microbe. Il peut exister en telle abondance dans l'intestin, qu'il y est à l'état pur. Il joue dans ces cas dans l'intestin le même rôle que le bacterium coli virulent vis-à-vis des autres microbes, c'est-à-dire qu'il tend à y être seul. On trouve ce microbe dans les divers viscères par la culture. On ne le trouve pas dans les coupes, car il ne forme pas de foyer de multiplication microbienne.

Dans ces cas le bacille était virulent pour les animaux, comme dans les recherches de M. Charrin. Nous renvoyons pour l'étude détaillée de ces faits à la thèse de M. Ardoin (Paris 1896-97).

3) **Des infections à bacterium coli à pigment vert.** — En 1886[1], nous avons étudié un microbe chromogène vert qui peut donner la teinte verte des selles : de là le nom de diarrhée verte microbienne par opposition à la diarrhée bilieuse, que nous étudierons plus loin. Depuis, les recherches que nous avons poursuivies avec Thiercelin nous ont montré que ce microbe était une race particulière de bacterium coli, dont la caractéristique est de produire du pigment. Nous renvoyons le lecteur à l'étude détaillée[2] que nous en avons donnée. L'examen sur lamelles ne peut le distinguer du bacterium coli. La culture seule l'en différencie. Il produit du pigment vert sur gélatine qu'il ne liquéfie pas. La décoloration par la méthode de Gram le sépare des autres bactéries pigmentaires non liquéfiantes. Il joue également vis-à-vis des autres microbes de l'intestin le même rôle que le bacterium coli virulent : il les chasse de l'intestin. Ce microbe a tous les autres caractères de biologie et de virulence du bacterium coli non pigmentaire. Il peut produire également la septicémie durant la vie. Cliniquement, ce microbe peut produire les trois formes classiques, comme le fait le bacterium coli non pigmentaire.

4) **Infections dues au bacillus mesentericus.** — Elles sont rares. Nous en avons observé un cas très évident. Les selles contiennent quelques rares bacterium coli et presque exclusivement du bacillus mesentericus. Ce microbe ne possède pas la virulence du bacterium coli : il tue les animaux (suivant le procédé que nous avons étudié plus haut) en cinq à six jours, à la dose susindiquée. De plus cette virulence peu intense s'éteint très vite et le microbe n'a plus d'action. En cela le bacillus mesentericus peut être rapproché du tyrothrix. Le bacterium coli était inactif.

Cliniquement, le bacillus mesentericus a été rencontré dans un cas d'infection digestive accompagnée d'une diarrhée *très forte à type cholérique pendant plusieurs jours*, et cela sans production de la moindre algidité (l'observation est dans la thèse d'Ardoin[3], à laquelle nous renvoyons le lecteur).

5) **Des infections dues au streptocoque et au staphylocoque.** — Füschl[4] a observé un cas de diarrhée infectieuse à streptocoque. On sait que l'on a accusé le lait contenant le streptocoque de provoquer l'apparition de

(1) *Acad. de méd. et Arch. de physiologie.*
(2) *Revue des mal. de l'enfance*, 1894.
(3) Ardoin. *Thèse de Paris*, 1896-1897.
(4) Füschl. *Münch. Med. Woch.*, 1895.

la scarlatine, d'aphtes, d'infections générales. Quels sont dans ces cas les caractères des selles de l'enfant? On l'ignore.

On sait d'autre part que certains auteurs (Karlinsky, Burns, Damourette[1]) admettent qu'une galactophorite suppurée peut provoquer l'apparition d'une infection digestive chez le nourrisson qui prend le lait. Cependant l'examen des selles n'a pas été pratiqué dans tous les cas. D'après Escherich et Longard, on n'y trouve pas ces microbes pyogènes. La question n'est donc pas résolue.

6) **Infections dues au proteus.** — Heubner (*loc. cit.*) en cite un cas. Nous en avons également observé un fait évident[2]. Il s'agissait d'une infection digestive à type algide. Existe-t-il des infections avec le *bacillus lacticus*, avec le *bacille I* de Flügge, avec les autres microbes du lait? on n'en connaît pas de cas étudiés jusqu'à ce jour.

Conclusion. — Ainsi donc l'infection gastro-intestinale peut être produite par bien des organismes différents. Si l'agent causal varie, les résultats obtenus sont les mêmes et les mêmes symptômes cliniques seront observés : l'infection légère, l'infection à type pyrétique, l'infection à type algide. La variabilité dans l'action ou la quantité des toxines microbiennes explique ces diverses modalités cliniques. Dans tous ces différents faits, nous pouvons remarquer que les microbes précédents se rencontrent également dans le lait et que ces diverses infections ressortissent à l'absorption de laits altérés et fermentés. Si nous comparons les résultats obtenus par l'étude des selles avec ceux que donne l'étude des fermentations du lait, on y voit facilement une relation de cause à effet, d'autant que le même microbe, avec la même virulence, se rencontre dans le lait que boit l'enfant, et dans les selles qu'il émet.

SYMPTOMATOLOGIE

Les infections digestives aiguës, si variables par leur mode étiologique, se ressemblent toutes au point de vue symptomatique, à part quelques nuances, et dans les manifestations digestives et dans les signes généraux. Chez toutes, la cause est unique : l'infection de l'appareil digestif.

Cependant chaque signe peut présenter des particularités suivant les cas. Les vomissements et la diarrhée sont d'intensité variable; l'état général est ou non atteint suivant le degré de l'infection. De telle sorte que, depuis la simple infection ou diarrhée légère jusqu'aux formes sérieuses, pyrétiques ou algides, nous trouvons toute une gamme dans les degrés de l'infection.

Nous étudierons d'abord les troubles digestifs et leurs variétés, puis nous passerons en revue les divers caractères de la prise de l'état général.

Vomissements. — Le vomissement se produit un temps variable après la tétée. Le lait est caillé, formé de grumeaux blanc grisâtre nageant dans un liquide incolore, d'odeur aigrelette assez prononcée. Parfois, rarement à la vérité, la coloration peut être jaune ou verte. Le vomissement est toujours

[1] Damourette. *Thèse de Paris*, 1893.
[2] Ardoin. *Thèse de Paris*, 1896-1897.

acide. Le suc gastrique est normal et ne présente pas ces altérations que nous observerons dans les infections chroniques. Le vomissement est augmenté par l'ingestion du lait : de là la pratique de la diète. Il se produit habituellement sans effort et sans douleur ; cependant la douleur peut être intense et éveiller des cris au point que l'estomac ne peut supporter même de très petites quantités de lait qu'il rejette immédiatement. L'organe est irritable et intolérant. Le vomissement, peu abondant dans les infections légères ou pyrétiques, acquiert une très grande intensité dans la forme algide.

Diarrhée. — La diarrhée est variable suivant le degré de l'infection. Peu intense dans les cas légers et pyrétiques, elle devient abondante, fréquente, d'une extrême fluidité dans les formes algides. Dans ce cas elle est profuse, si bien que les langes sont toujours souillés. Elle est alors aqueuse, séreuse, incolore ou jaunâtre. Jamais on ne trouve les grumeaux riziformes caractéristiques du choléra, mais parfois des flocons blanc jaune, dont la nature épithéliale est démontrée par le microscope. Dans la diarrhée à type cholérique, l'odeur n'existe pas ou est ammoniacale. Dans les diarrhées avec fièvre (infection pyrétique), les selles sont très fétides (Sevestre) et peuvent contenir des débris d'aliments non digérés.

On peut observer dans les selles des filaments de mucus, qui proviennent du gros intestin. La diarrhée, quelle que soit son abondance, est presque toujours acide. Elle devient neutre ou alcaline dans les cas sérieux. Et l'on peut à ce sujet établir un parallèle entre la réaction neutre ou alcaline et le degré d'infection. L'acidité augmente quand il y a une poussée biliaire et quand les selles deviennent vertes. Dans ces cas d'acidité des selles, non seulement l'intestin présente cette réaction, mais encore le foie, la bile et tous les viscères. On peut rapprocher cet état d'acidité du corps du fait analogue, observé dans le choléra asiatique [1]. Cependant, parfois, l'acidification des viscères et de l'intestin grêle n'existe pas. Ce dernier est neutre ou alcalin et le gros intestin seul est acide. C'est à leur passage dans cette partie de l'intestin que les selles puisent alors leur acidité. Cette acidité du gros intestin est due à des fermentations localisées.

Des poussées biliaires et de la teinte verte des selles. — Quelle que soit la variété de diarrhée, légère ou cholérique, inodore ou fétide ; que l'infection soit pyrétique ou algide ; en un mot, quelle que soit la variété clinique de l'infection digestive aiguë, les selles peuvent devenir vertes. Tantôt la poussée est légère : 1 à 2 selles vertes, puis la diarrhée redevient jaune : tantôt, au contraire, la poussée biliaire persiste, devient tenace et les selles restent toujours vertes. On peut ainsi observer, dans le cours de l'infection aiguë, toute une série de poussées biliaires. Dans la forme algide, on voit souvent, avant l'apparition de la diarrhée caractéristique, une poussée biliaire prodromique, qui correspond à ce qui se passe chez l'adulte dans le choléra dit bilieux. A la fin de l'infection, on peut voir survenir une poussée biliaire terminale, qui fait office de crise et juge la maladie. Il s'agit bien d'une suractivité du foie, car cet organe est congestionné et donne à la

[1] Lesage. Le choléra. *Encycl. Léauté*, 1894.

coupe une notable quantité de bile ; de plus, la vésicule biliaire est remplie d'une grande quantité de ce liquide très vert.

La coloration est due à la biliverdine : on obtient, en effet, toutes les réactions des pigments biliaires (réactions chimiques, spectroscopiques, etc.). La simple adjonction d'une goutte d'acide nitrique sur le lange provoque l'augmentation de la teinte verte suivie de l'apparition de la teinte violette et rose caractéristique. Toute augmentation dans le degré de l'infection est suivie d'une acidification plus marquée de tous les organes et d'un flux biliaire éliminateur qui augmente l'acidité des selles. Aussi est-il fréquent d'observer des selles jaunes d'une acidité légère suivies de selles vertes très acides. Étalées en lame mince, comme pour l'examen microscopique, les selles forment une couche verdâtre par transparence. Au microscope on y trouve des cristaux biliaires et de la cholestérine.

La diarrhée bilieuse est surtout observée pendant les trois premiers mois de la vie. La suractivité du foie, qui est caractéristique de la vie fœtale, persiste quelques mois après la naissance. Plus l'enfant avance en âge, plus cette activité diminue et moins la bile est sécrétée. Toute l'activité organique est alors concentrée dans ce viscère, si bien qu'à la moindre infection le foie est le seul viscère capable d'éliminer les poisons et de réagir contre ces derniers. Plus tard, une part de ce travail sera dévolue au rein.

De la surcharge hépatique. — Dans les faits précédents le fonctionnement exagéré du foie est dû à l'infection. Cependant il est des cas où on ne peut faire entrer en ligne de compte aucune trace d'infection. La surcharge de l'organe semble exister seule. En étudiant les diverses conditions étiologiques des affections intestinales, nous avons, en effet, montré que, même avec un allaitement au sein parfait, on pouvait observer de la diarrhée bilieuse tenace, qui dure pendant toute la période de l'allaitement. On attribue à des qualités spéciales (lait dit trop chargé) la production de ces troubles hépatiques. Toute thérapeutique échoue et la diarrhée bilieuse cesse avec le changement de nourrice. Cette variété de diarrhée due au lait de la nourrice est tenace et n'est accompagnée ni de phénomènes généraux, ni de fièvre, ni d'algidité, ni de baisse de poids. On est en présence d'une suractivité fonctionnelle de l'organe hépatique.

De la susceptibilité hépatique. — Dans certains cas de diarrhée bilieuse, le lait de la nourrice ne peut même pas être incriminé et il y a lieu de penser à une susceptibilité particulière du foie, qui possède alors des qualités remarquables de sécrétion abondante. Ainsi, une nourrice, qui a du bon lait et a fait ses preuves en allaitant un autre enfant dont la santé n'a jamais été altérée, nourrit un enfant, qui, malgré toutes les règles de l'hygiène, présente continuellement de la diarrhée bilieuse. On change de nourrice et les phénomènes morbides continuent. Même fait dans ce qui suit : deux enfants nourris par une seule nourrice réagissent d'une façon différente ; l'un d'eux présente continuellement de la diarrhée verte biliaire alors que son partenaire a des selles normales. On peut attribuer la maladie du premier à l'insuffisance alimentaire ; mais l'augmentation de poids régulière de ces deux enfants vient à l'encontre de cette idée.

Ici point d'infection, point de qualités particulières du lait de la nourrice, toute la cause semble résider dans une susceptibilité du foie qui sécrète beaucoup. D'ailleurs, comme dans le cas précédent, l'état général ne se ressent nullement de ce trouble digestif : l'augmentation de poids est régulière.

De la teinte verte non biliaire des selles. — La teinte verte n'est pas toujours due aux pigments biliaires, comme Parrot, Frank, Robin, l'ont déjà signalé. Il est des cas où on ne trouve ni avec l'acide azotique, ni avec le spectroscope, ni avec tous les autres moyens chimiques, la réaction caractéristique de la bile. En ce cas, les recherches de Damaschino et Clado, les nôtres propres (voir *Bactériologie*), ont montré qu'il existait dans les selles un microbe chromogène vert, dont le pigment procurait la teinte verdâtre des selles. Des recherches plus récentes que nous avons poursuivies avec Thiercelin ont montré que ce microbe était une variété de bac. coli.

Absence de réaction biliaire, décoloration par les acides, présence du bac. coli pigmentaire, sont les signes essentiels de cette variété de diarrhée, qui peut présenter tous les degrés d'intensité et peut réagir sur l'état général, comme toutes les autres diarrhées de toute autre origine microbienne (bac. coli ordinaire, streptocoque, bac. pyocyanique, tyrothrix).

Des selles sanglantes. — On peut observer dans le cours des diarrhées infectieuses l'apparition de sang dans les selles. Ce sang est rouge, n'est pas mélangé aux matières fécales et paraît venir du rectum. D'ailleurs le prolapsus rectal peut être souvent mis en cause. Ces selles sanglantes, comme le dit M. J. Simon [1], sont improprement rattachées à la dysenterie, qui est d'une certaine rareté chez le nourrisson. Il n'existe, en effet, ni ténesme, ni épreintes et les selles ne sont ni glaireuses, ni rosées, ni couleur lavure de chair.

Du tympanisme abdominal. — Dans le cours des infections digestives aiguës, le tympanisme aigu est fréquemment observé. Il est attribué aux fermentations intestinales : aussi, celles-ci étant variables, ce signe peut manquer. L'abdomen est tendu, ferme, résistant : c'est le tympanisme dur, qui élargit la base du thorax, en refoulant les côtes, et donne au ventre cet aspect de ventre de batracien. En se dilatant, les côlons masquent l'estomac, dont il est difficile dans ces cas de pratiquer l'examen.

Le tympanisme peut être localisé à l'estomac, c'est-à-dire à l'épigastre, le reste de l'abdomen étant mou; tantôt, au contraire, au gros intestin (régions sus-ombilicale et latérales), tantôt à l'intestin grêle (régions ombilicale et sous-ombilicale). La distance de l'ombilic à la symphyse pubienne est, en effet, petite chez le nourrisson ; elle augmente avec l'âge, de sorte que toute la portion sus-ombilicale est occupée par le côlon transverse distendu, et la portion sous-ombilicale (très petite avant six mois) par l'intestin grêle.

Il existe souvent une ligne de démarcation nette entre le côlon transverse et l'intestin grêle, à peu près au niveau de l'ombilic. Au-dessous, la percussion dénote une sonorité faible, souvent même de la submatité, par refoulement des anses intestinales : là le ventre est mou et dépressible, si

(1) J. Simon. *Progrès médical*, 1885.

l'intestin grêle n'est pas tympanisé. Si le tympanisme est intense, il provoque de la gêne de la respiration en refoulant le diaphragme et les organes thoraciques. Le tympanisme est léger dans les infections digestives aiguës de peu d'intensité, très marqué dans les infections sérieuses (type pyrétique). Il manque totalement dans la forme cholérique ou algide.

Douleurs abdominales. — Les coliques sont variables : elles sont très intenses durant la période de début de la diarrhée, plus tard elles semblent diminuer d'intensité. L'enfant qui a des coliques crie comme l'enfant qui a de la gastralgie ; la coïncidence du cri avec l'expulsion des matières fécales semble indiquer qu'il y a entéralgie. Les jambes sont rétractées et pelotonnées sur le ventre. Ces coliques paraissent intermittentes et présentent des exacerbations surtout avant l'émission des selles ; elles diminuent après cette émission. La pression sur le ventre les augmente. Parfois l'infection digestive est localisée à l'estomac (ce qui est rare) et se manifeste par une douleur à l'épigastre.

Thermométrie locale. — Ce mode d'investigation peut rendre quelques services dans l'étude des diarrhées. D'après Moncorvo [1], alors qu'il n'y a ni réaction générale, ni fièvre, on peut déceler la présence d'un certain degré d'entérite par la température locale. Ainsi normalement la température de la paroi abdominale est de 35°, 35°,5. En cas de diarrhée, cette température monte à 36°, 36°,5, d'un degré en moyenne.

Caractères de l'urine. — L'observation précise n'est pas aisée, car il est difficile d'obtenir la quantité exacte d'urine émise en 24 heures.

L'urine est foncée, safranée, de densité 1010 (au lieu de 1005). Si la diarrhée est un peu forte, ou s'il existe de la fièvre ou de l'algidité, l'urine devient *concentrée, opalescente, sédimenteuse*, laissant déposer des dérivés uratiques (infarctus uratiques dans le rein) qui tachent le linge. Elle contient de l'indican, s'il y a de la diarrhée, d'après Hochsinger [2]. Il n'y a pas d'urobiline [3]. On peut y trouver du sucre (Robin, Thiercelin). L'acidité est très forte. M. Robin a trouvé 8 grammes d'urée (au lieu de 2 grammes, état normal), une augmentation de l'acide urique et des urates.

Caractères du sang. — Dès que la diarrhée devient un peu forte, on observe des altérations du sang étudiées par Parrot [4], Poggiale [5], Robin [6], Lépine [7]. Le sang devient concentré, épais et visqueux, comme dans le choléra de l'adulte. Cette viscosité anormale du sang permet d'expliquer la stase générale, qui existe dans le système nerveux.

DES FORMES CLINIQUES DE L'INFECTION AIGUË

1) De l'infection légère. — Au chapitre étiologique, nous en avons étudié les causes. Toute la symptomatologie se réduit aux vomissements et

---

(1) Moncorvo. *Revue des maladies de l'enfance*, octobre 1885.
(2) Ueber indicanurie im Sauglingsalter. 65ᵉ *Congrès des médecins allemands*, 1890.
(3) Giarré. *Lo. Sperimentale*, fasc. 1, mai 1895.
(4) Parrot. *Athrepsie*, 1877.
(5) Poggiale. *Acad. des sciences*, 1847.
(6) Robin. *Traité des humeurs*, 1867.
(7) Lépine. *Société de Biologie*, 1876.

à la diarrhée, que nous venons d'étudier. Toutes les variantes précédemment décrites peuvent être observées (vomissements légers ou tenaces, indolores ou douloureux, diarrhée légère ou intense, jaune ou panachée, avec ou sans poussées biliaires, etc.). Tout est variable et comme aspect et comme intensité. La caractéristique de cette infection au petit pied est l'absence de réaction de ces troubles digestifs sur l'état général. Elle est toute localisée à l'appareil digestif. L'enfant est simplement un peu souffrant; la température est normale, ainsi que le pouls; parfois cependant on peut observer des accès de fièvre très légers et de durée courte (à 38°). Tous les termes de passage entre cette infection minima et les infections sérieuses, que nous allons étudier, peuvent être observés.

Dans ces formes légères, le seul retentissement sur l'état général est marqué par le poids de l'enfant. L'enfant n'augmente pas de poids et maigrit. A ce sujet il est bon de dire que parfois il n'y a aucune relation entre l'intensité de la diarrhée et la prise de l'état général. Ainsi on peut observer des diarrhées à type cholérique, ne retentir en aucune façon sur l'organisme, sauf par l'amaigrissement qu'elles produisent. Il n'y a ni fièvre, ni algidité. Il semble que dans certains cas la virulence des microbes est toute particulière et ne provoque que de la diarrhée intense. Peut-être il y a lieu de penser, dans ces faits, à une toxine purement active sur la sécrétion de l'intestin, poison qui n'est pas absorbé par la muqueuse. Le pronostic n'est pas grave.

2) **De l'infection grave à type pyrétique.** — Cette forme particulière a été bien mise en lumière par le mémoire de mon maitre, M. Sevestre[1]. Dans la suite, elle a fait l'objet de recherches de MM. Macé et Simon[2]. Nous avons essayé, Thiercelin et moi[3], puis Thiercelin[4], d'approfondir cette étude.

M. Marfan donne à cette variété clinique le nom de toxi-infectieuse fébrile. Les manifestations digestives sont identiques à celles que nous avons décrites plus haut; cependant on rencontre le plus fréquemment dans cette variété, *la fétidité des selles* et *le tympanisme* beaucoup plus marqués que dans les formes légères. Dans la majorité des faits il y a vomissements et diarrhée. Cependant parfois le foyer d'infection parait localisé à l'estomac. Il n'existe pas de diarrhée et les vomissements sont les seuls signes de localisation, accompagnés d'une certaine voussure à l'épigastre (Siebert[5]). L'état général est atteint et c'est l'altération des fonctions générales qui indique la gravité de l'infection.

L'enfant est agité au début, crie fréquemment; la peau est chaude, sèche, la face pâle, les yeux excavés, les pupilles dilatées. La soif est vive, la langue est revêtue d'un léger enduit saburral au milieu et rouge sur les bords. Puis l'infection se prononce : la langue se sèche, devient rouge sur les bords et à la pointe, pendant le temps que la légère couche saburrale devient brune et desséchée.

(1) *Loc. cit.*
(2) *Loc. cit.*
(3) *Loc. cit.*
(4) *Loc. cit.*
(5) Siebert. *Jahr. f. Kinderheilk.*, 1887, t. XXVI, fasc. 3 et 4.

L'enfant est calme, assoupi et abattu ; rarement il présente le facies typhique complet. La fièvre existe, oscille entre 38° et 40°, et dans le rectum et dans l'aisselle ; le pouls est à 90, 100 et 110; la peau est chaude et
brûlante. Il suffit de comparer la courbe suivante avec celle que nous donnons

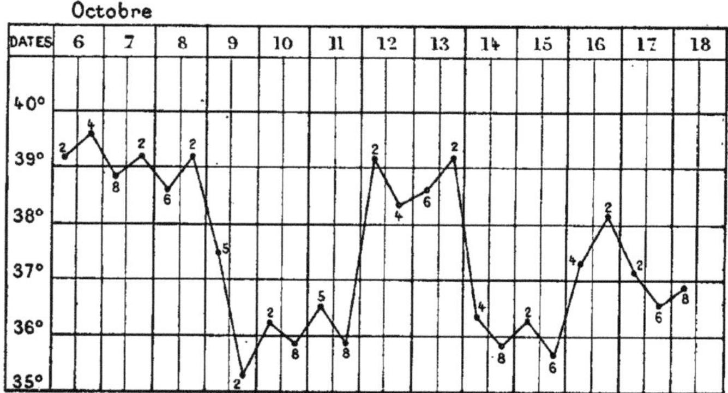

plus loin à propos de la forme algide, pour se
convaincre des différences.

L'examen des viscères permet de reconnaître parfois l'augmentation de volume de
la rate et du foie et l'existence de complications
pulmonaires, que nous étudierons plus loin.
La baisse de poids est continue.

Marche. — La maladie dure 4, 5, 6 jours,
pendant lesquels les troubles digestifs persistent. Les signes d'infection augmentent peu à
peu et l'enfant meurt avec des températures de 40°, 41° parfois. Il meurt à
la manière d'un typhique et non d'un cholérique. Cependant la mort n'est
pas fatale; l'enfant peut guérir et guérit souvent; les signes s'amendent
et peu à peu les fonctions normales se rétablissent. Parfois le passage de la
maladie à la santé se fait tout d'un coup par une crise diarrhéique, souvent
verte biliaire.

Forme à reprises. — Parfois tous les signes s'amendent, la fièvre
tombe ; on croit à la guérison, quand, après 2 ou 3 jours d'apyrexie, les phénomènes morbides apparaissent de nouveau. Renard a étudié, dans sa thèse,
ces infections à reprises, dont voici un tracé thermique :

Chacune de ces poussées pyrétiques coïncide avec une augmentation
des phénomènes généraux d'infection.

Forme de passage au type algide. — Il n'est pas rare d'observer le
passage de cette forme pyrétique d'infection à la forme algide. Après quelques jours de durée, l'aspect clinique change, l'enfant se refroidit et prend
le type algide, que nous allons étudier. D'ailleurs, dans les lignes qui suivent,
nous montrons que, bien souvent au début de la forme algide, il existe une

période pyrétique courte. Ces faits de passage ont été vus par M. Sevestre, Thiercelin et nous-même. Nous donnons ci-joint une courbe caractéristique de cette transformation de l'état général, d'après Thiercelin.

3) Infection digestive à forme algide. — 1re *période.* — Le début varie. Tantôt l'enfant est pris en pleine santé, brusquement, de troubles digestifs à type cholérique et de phénomènes d'algidité. — Tantôt, au contraire, le nourrisson présente déjà depuis quelques jours des troubles digestifs simples avec conservation parfaite de l'état général, quand brusquement la diarrhée augmente et l'algidité apparaît. Cependant ce dernier syndrome peut apparaître brusquement sans augmentation des troubles digestifs, comme dans le choléra sec. Les vomissements sont inconstants et peuvent manquer, si bien que la diarrhée est le symptôme prédominant et cause à elle seule le collapsus et l'algidité,

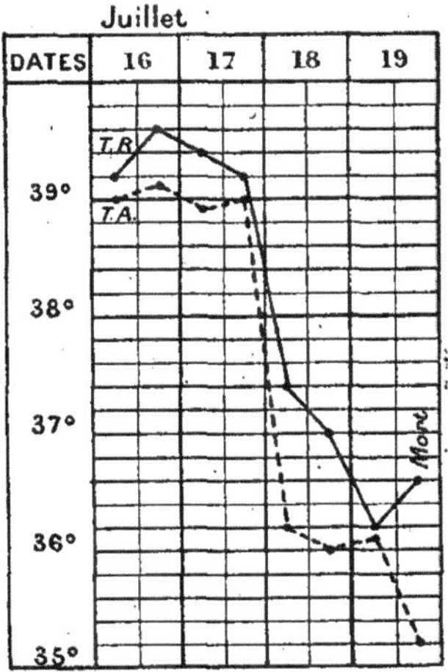

d'où le nom d'entérite cholériforme donné à cette maladie. — Dans d'autres cas, les vomissements sont intenses et la diarrhée légère. Enfin, diarrhée et vomissements peuvent marcher de pair comme intensité. Dans cette forme d'infection, ce qui est caractéristique est l'abondance et la fluidité des pertes aqueuses intestinales, signe que nous avons étudié plus haut.

Au début, la langue présente un léger enduit saburral, puis, à mesure que les troubles digestifs augmentent, sa surface se dessèche, devient rugueuse et râpeuse. La succion est difficile et la soif très marquée.

L'abdomen, dès les premières heures, présente un léger degré de météorisme : il est ferme, rénitent à la palpation et sonore à la percussion. Mais rapidement, à mesure que les troubles digestifs acquièrent de l'intensité, l'abdomen devient mou, affaissé, flasque et « se laisse pincer comme du linge », suivant l'expression de Rilliet et Barthez. La paroi abdominale est en quelque sorte collée contre l'intestin, vide de tout gaz. — L'absence de tympanisme a la même valeur pour le diagnostic de cette forme d'infection, que sa présence pour la forme pyrétique.

L'enfant prend la position en chien de fusil. Il se frotte les talons sur les langes et les malléoles les unes sur les autres, si bien que ces frottements répétés peuvent engendrer des ulcérations.

Les coliques sont de courte durée et en quelques heures la pression ne réveille plus de douleurs, qui s'atténuent de plus en plus à mesure que l'algidité augmente. Durant cette période, le ventre paraît insensible.

L'état général est d'abord peu atteint; l'enfant présente plutôt de l'agitation, surtout à certains moments. L'enfant crie, remue ses bras, a des mouvements de latéralité du cou avec frottements de l'occiput sur l'oreiller.

Le cri, normal au début, perd de plus en plus de son timbre et la voix devient enrouée, avec l'apparition de l'algidité.

Cette période d'agitation est courte; bientôt l'enfant devient calme et tombe dans un état de collapsus, que nous étudierons plus loin.

Nous avons noté, dans les auteurs, qu'à cette période d'agitation on pouvait observer quelques convulsions légères, soit des yeux, soit des extrémités. Dans le premier cas, les yeux sont portés en haut et semblent se cacher sous la paupière supérieure. Dans le second cas, les mains sont fermées, le pouce est plié dans la paume de la main et recouvert par les autres doigts. A ce moment on ne note pas de convulsions généralisées.

Durant cette première période, on note une élévation de la température centrale, alors que la température périphérique est à 37° ou à 38°. Dans certains cas, surtout quand les vomissements sont intenses et qu'il existe peu de diarrhée, la température centrale n'est pas élevée, l'infection cholérique est alors apyrétique. Cette élévation de la température centrale est en général légère et ne dépasse pas 39°. La température périphérique est à ce moment à 37°, 37°,5.

2ᵉ période. — Algidité cholérique. — La diarrhée et les vomissements provoquent rapidement, par suite de leur intensité, l'apparition d'un état spécial de l'organisme, l'algidité qui aboutit plus ou moins vite à la terminaison fatale. On admet généralement, comme dans le choléra de l'adulte, que l'algidité est due, d'une part, à la spoliation sanguine, du fait même de la diarrhée et des vomissements; d'autre part, à l'intoxication générale due au poison cholérique. En effet, parfois l'algidité paraît ressortir à l'infection cholérique seule, car les troubles digestifs sont peu marqués. — D'autre part, on peut observer des diarrhées intenses, colliquatives, sans trace d'algidité.

Examinons donc en quoi consiste l'algidité. L'expression du visage se modifie rapidement : elle prend l'allure du facies abdominal. Les yeux s'excavent, semblent se retirer au fond de l'orbite; la cornée perd son éclat, devient terne, louche et l'on remarque à sa surface l'impression faite sur elle par les paupières, qui ont perdu de leur mobilité. Les paupières suivent le mouvement de retrait de l'œil : elles sont cyanosées, si bien que l'œil est entouré d'un cercle bistré, bleuâtre, qui ne trompe pas le clinicien. La conjonctive oculaire et palpébrale est injectée et recouverte de mucus, qui présente une certaine viscosité et se concrète à l'angle des paupières. Le visage est amaigri, pâle, et on note seulement une légère teinte cyanique des oreilles et des lèvres.

Le nez est effilé, la bouche enfoncée. Les lèvres sont sèches, cyanosées, tendues; les commissures sont tirées en dehors, si bien que le facies de l'enfant présente un certain caractère de souffrance et d'angoisse. La peau devient froide en tous ses points et cyanosée principalement aux extrémités. L'abaissement de la température axillaire, nettement perceptible au toucher, est, avec la cyanose des extrémités, le signe essentiel de l'algidité. Cependant le choléra infantile semble différer des maladies cholériques de l'adulte par le peu d'intensité de la cyanose, qui est localisée aux ongles, aux lèvres et aux paupières. La forme choléra bleu de l'adulte n'est pas observée chez l'enfant. Le principal fait qui domine est la décoloration considérable de la peau du corps et de la figure, qui devient pâle, plombée ou d'un jaune de cire. Le refroidissement général existe et à la peau et à la respiration.

Le palper indique nettement l'abaissement périphérique. Il débute par les extrémités et s'étend ensuite sur tout le corps, à mesure que l'algidité augmente. Le thermomètre nous renseigne exactement sur l'état de cette température. D'une façon générale, il existe un abaissement moyen d'un degré : 36°. Cependant des chiffres plus bas ont été notés : ainsi Parrot, dans son athrepsie, déclare avoir rencontré : 34°, 33°. La courbe ci-jointe montre un exemple net d'abaissement thermique périphérique alors que la température centrale est au-dessus de la normale.

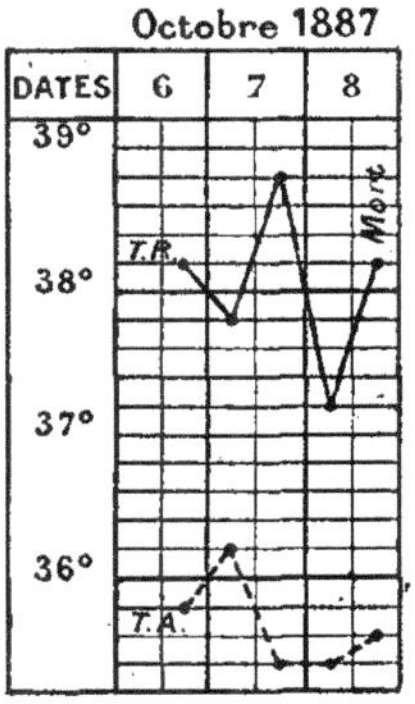

L'abaissement thermique de la respiration est observé en plaçant la main devant la bouche de l'enfant : le souffle est froid. Un thermomètre, mis dans la bouche, donne les chiffres suivants : 36°,8, 37°.

Au début de l'algidité, alors que la température périphérique est déjà en période de décroissance et qu'il exsite de l'hypothermie, la température centrale ou rectale est supérieure à la normale comme dans la première période. Mais à mesure que l'algidité se prononce la disjonction entre les deux températures (périphérique et centrale) tend à disparaître. La température centrale, qui est fébrile, baisse et tend de plus en plus à se mettre à l'unisson avec la température périphérique. Mais, quel que soit cet abaissement, il n'acquiert jamais le degré de l'hypothermie périphérique et la température centrale ne descend pas au-dessous de la normale. Bien plus, quelques heures avant la mort, la température centrale, au lieu de baisser, augmente et atteint un fastigium élevé à 38°,5-39°, tandis que la température périphérique persiste à 36°. Cette élévation thermique centrale *ante mortem* a été rencontrée dans d'autres variétés d'entérites infectieuses.

Ainsi donc le caractère essentiel de l'algidité cholérique est l'hypothermie périphérique, et l'élévation ou l'état normal de la température centrale. Cette disjonction entre les deux températures n'est pas spéciale au choléra infantile ; elle a été rencontrée dans le choléra de l'adulte.

L'algidité caractérisée par le refroidissement et la cyanose n'est pas le seul symptôme essentiel de la seconde période du choléra infantile. Elle est accompagnée de collapsus. L'enfant est somnolent, ne bouge plus, reste fixé dans son lit, la bouche et les yeux à demi ouverts. Les membres sont agités de petits tremblements fibrillaires, les doigts exécutent des mouvements inconscients : il existe de la carphologie. A ce moment les membres présentent encore une certaine souplesse, mais bientôt ils deviennent en état de flexion et présentent une certaine raideur. La tête et le cou se prennent, si bien que l'enfant est étendu, en opisthotonos, le visage regardant en haut. Cette raideur, débutant par les extrémités, envahit peu à peu les membres,

[LESAGE.]

Octobre 1887

DATES	6	7	8
39°			
38°			
37°			
36°			

puis le bassin, le dos, le ventre, la tête et la poitrine, si bien que, en suspendant l'enfant, on remarque qu'il est entièrement soudé.

Dans l'état algide de l'enfant, il est un symptôme fréquent qui frappe par son intensité, c'est la dyspnée. La respiration est irrégulière, difficile. Les mouvements du thorax sont pénibles, le diaphragme se contracte avec énergie, si bien qu'à chaque respiration l'épigastre est le siège d'une certaine dépression analogue au tirage sous-sternal de la diphtérie laryngée. Cette dyspnée ne relève d'aucune lésion ; on ne trouve, en effet, ni obstacle à la pénétration de l'air, ni lésion pulmonaire (Bednar). D'après Gerhardt, cette dyspnée est due à l'anémie bulbaire ; pour d'autres, à l'intoxication secondaire à l'infection. Si on examine de près cette dyspnée, on remarque, fait sur lequel a insisté Parrot, que les respirations se font moins librement qu'à l'état normal, mais que leur nombre n'est pas accru. Contrastant avec la vigueur des mouvements respiratoires, on remarque qu'avec l'algidité et le refroidissement le cœur perd de sa force et de sa fréquence.

La palpation de l'aire cardiaque ne permet que difficilement de sentir le choc précordial, tant ce dernier est faible et tant les mouvements respiratoires sont énergiques. Le pouls, à mesure que l'algidité augmente, perd de plus en plus de sa force et devient filiforme. Cependant il est exceptionnel de le percevoir à l'état de simple ondulation : perdant de sa force, il a également moins de fréquence. Après la légère accélération qu'il présentait à la première période (90 à 120), le pouls tombe à 60, 40. 30 pulsations.

Durant l'algidité, l'enfant cholérique diffère de l'adulte dans la même situation ; ce dernier sort, en effet, de sa somnolence et émet quelques plaintes, quelques cris à l'occasion des crampes. Le nourrisson paraît peu souffrir de ces crampes (Fernet). On ne trouve pas, en effet, le relief dur de la contraction musculaire qui est le signe apparent de la crampe. Cependant, d'après Bednar, les crampes provoquent des accès de douleur qui arrachent à l'enfant un cri pénible, prolongé, plaintif et traînant.

Pendant la période d'algidité, les vomissements et la diarrhée persistent avec leur intensité et leurs caractères que nous avons étudiés dans la première période. La langue est sèche, froide, recouverte de mucus desséché ou filant, visqueux comme du blanc d'œuf. On peut à ce moment observer la présence du muguet.

L'enfant en algidité diffère essentiellement de l'adulte à cette période : ce dernier présente un amaigrissement rapide et il est facile de faire un pli persistant à la peau. L'enfant, au contraire, ne maigrit que peu ou du moins cet amaigrissement est peu visible. Cela tient à ce que le panicule adipeux, normalement bien fourni, devient comme figé ; la peau présente une certaine rudesse au toucher, elle est comme gelée et donne la sensation du cuir. Par le fait de la spoliation sanguine apparaît un durcissement de la peau et du tissu conjonctif sous-cutané : en un mot il survient du sclérème dur, analogue au sclérème que l'on peut observer dans le cours de la débilité congénitale, dans l'algidité progressive de Hervieux.

Cependant dans l'infection digestive l'étiologie est spéciale : la graisse se fige par soustraction de l'élément aqueux et baisse de la température

(Bouchut, Rilliet et Barthez, Löschner, Widerhofer, Rigal et Clémentowsky, Parrot). La face interne de la cuisse, le mollet est comme gelé, la peau est jaune de cire, presque blanche, colorée en bleu aux parties périphériques (mains, pieds). On ne peut pratiquer de pli à la peau tant cette dernière est adhérente au tissu conjonctif sous-cutané. L'impression du doigt peut se faire, mais persiste. Si on vient, en effet, à examiner au point de vue anatomique le panicule adipeux, on voit qu'il est épais, blanc, anémique au plus haut point, tel qu'il est difficile d'en tirer une goutte de liquide par expression, contrairement à ce qui a lieu dans le sclérème mou. Le sclérème de l'infection algide apparaît rapidement comme l'algidité; en 24 à 48 heures il est déjà formé. Il est d'autant plus marqué que l'enfant est plus gras, plus potelé. L'enfant cependant maigrit et d'une façon très notable, Parrot a pu noter jusqu'à 100 grammes de diminution de poids journalière, dans les cas intenses; dans les cas moyens ordinaires la diminution serait de 6 grammes pour 1000 par jour.

Le sclérème, l'algidité, la cyanose ne sont pas les seuls signes apparents de la diminution de l'élément aqueux. Les os du crâne n'étant pas soudés, les fontanelles se dépriment, surtout la fontanelle antérieure, et s'enfoncent, les os chevauchent les uns sur les autres, principalement le pariétal au-dessus du frontal ou de l'occiput. Telle est la période d'algidité.

Marche de l'infection algide. — La maladie présente une marche rapidement progressive: La première période dure de 6 à 5 jours; cependant, dans quelques cas, le collapsus et l'algidité s'établissent rapidement alors que les troubles digestifs sont peu marqués ou peuvent manquer. Henoch et Widerhofer ont observé des cas de choléra sec. L'algidité et le collapsus apparaissent peu à peu, en l'espace de quelques heures, et augmentent de plus en plus d'intensité pour aboutir à la mort.

La durée totale de la maladie est courte, de 8 heures à 4 ou 5 jours. La mort survient, en général, entre 2 et 5 jours. Le refroidissement augmente de plus en plus : la température baisse et dans le rectum et dans l'aisselle. (T. R = 37° — T. A = 35' 8, 35°,5.) Cependant, dans quelques cas, on a pu observer, quelques heures avant la mort, alors que la température axillaire était à 36°, la température centrale monter à 59°,5-40°. Cette dernière peut persister après la mort, comme dans le choléra chez l'adulte.

Dans les derniers moments, on peut observer quelques mouvements cloniques dans les muscles des yeux. Les muscles des membres sont plutôt atteints de raideur tétanique, le cou est en opisthotonos. Les pupilles, qui ont été dilatées durant toute la maladie, persistent à cet état de dilatation jusqu'à la mort.

On peut observer, quelques heures avant la mort, l'apparition d'un léger degré de tympanisme qui semble indiquer le début des fermentations intestinales de la mort. Celle-ci passe inaperçue tant le tableau vivant se rapproche de l'enfant mort. La dyspnée diminue et s'éteint progressivement, le pouls devient de plus en plus imperceptible.

Dans les cas heureux, où la guérison survient, l'enfant présente une réaction légère. La chaleur revient progressivement, le pouls s'élève, le

regard devient vif et mobile. Les troubles digestifs cessent, l'urine réap-
paraît, et l'enfant revient rapidement à la santé. A cette période de réaction,
la diarrhée peut changer de nature et devenir verte : c'est une crise biliaire
qui juge la maladie.

Pronostic. — L'infection algide est sérieuse, car les 3/4 des enfants
(Rilliet et Barthez), la 1/2 (Widerhofer), sont voués à la mort. La mortalité
est beaucoup plus forte de 1 à 3 mois et pendant l'été. L'apparition du
collapsus et de l'algidité, du sclérème, est un signe de mauvais augure.

COMPLICATIONS DES INFECTIONS DIGESTIVES AIGUËS

Le foyer initial de l'infection siège dans le tube digestif. Des complications, dues soit à des infections secondaires, soit à l'absorption de toxines
intestinales, peuvent être observées dans le poumon, le système nerveux, etc.

Complications pulmonaires. — Nous ne parlons pas de la dyspnée *sine
materia*, qui fait partie de la symptomatologie de la forme algide de l'infection. Cette dyspnée est purement toxique. Dans les formes pyrétiques principalement, on peut, au contraire, observer de véritables complications, dont
l'existence a été démontrée par notre maître, M. Sevestre[1]. Depuis, Macé et
Simon[2], Renard[3] les ont étudiées à nouveau. Nous avons essayé d'élucider
leur pathogénie[4]. L'enfant présente tous les signes de l'infection à type
pyrétique, que nous avons décrits plus haut, lorsque vers le 3e, 4e ou 5e jour,
on voit apparaître de la dyspnée, de la toux et de l'augmentation de la température. Cette dernière peut même précéder l'apparition des phénomènes
pulmonaires. A ce moment (Renard), on peut observer une diminution de la
diarrhée comme au début des complications méningées.

La fièvre monte à 39° et 40°, le pouls à 120 et 140 pulsations régulières.
L'état général se ressent de cette augmentation thermique : il est plus
atteint. Pendant la durée de cette complication, la courbe thermique peut
être très irrégulière. La température peut présenter le type inverse ; elle
peut, après avoir oscillé pendant 2 jours entre 39° et 40°, tomber tout d'un
coup à la normale. Le lendemain, ou 2 à 3 jours après, le thermomètre
marque de nouveau 40°. Cette marche de la complication, par poussées irrégulières, se voit surtout quand la maladie traîne en longueur. La courbe
suivante (p. 583), empruntée à la thèse de Renard, en est un exemple évident.

Quand la complication guérit, la température baisse, en général, progressivement pour atteindre la normale. La défervescence brusque n'est pas
observée. La toux est tantôt légère et rare, tantôt fréquente et donnant lieu, par
son intensité, à des vomissements répétés. La dyspnée est modérée (20 à 40
respirations) ; dans quelques cas, elle est intense (60 à 80 respirations) et
accompagnée de battements des ailes du nez et même de symptômes asphy-
xiques.

(1) Sevestre. *Soc. méd. des hôpitaux*, 14 janvier 1887.
(2) Macé et Simon. *Revue générale de clinique et thérapeutique*, 1892.
(3) Renard. *Thèse de Paris*, 1892.
(4) Lesage. *Revue de médecine*, décembre 1887 et janvier 1888.

A l'auscultation, on trouve soit simplement de la rudesse de la respiration avec diminution du murmure vésiculaire, soit des râles sibilants ou
crépitants fins, soit un souffle léger, perçu principalement à l'expiration.

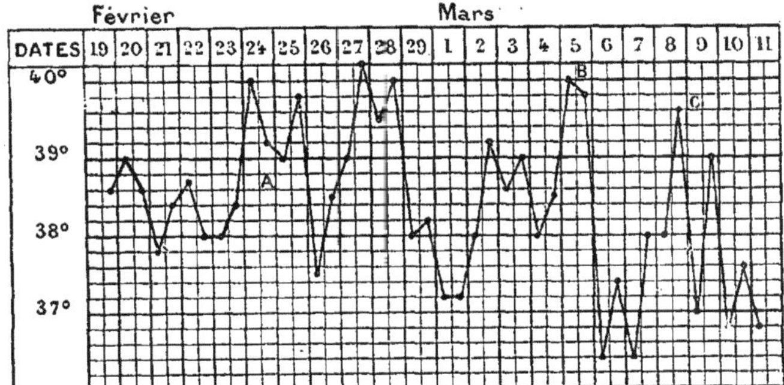

Ces signes correspondent à des bouffées de *congestion* plus ou moins intense.
Ils sont variables d'un jour à l'autre ; perçus à la base, ils disparaissent pour
apparaître dans l'aisselle ou dans l'autre poumon. Il est tout à fait rare d'observer un foyer de souffle stable, qui permette de penser à l'existence d'un
noyau de broncho-pneumonie. En un mot, les signes pulmonaires *manquent
de stabilité*. D'ailleurs, la percussion montre simplement au niveau des foyers
congestionnés de la submatité ou de l'obscurité du son. Il n'y a pas matité.

La marche de ces complications pulmonaires est variable. Tantôt la dyspnée
et les signes d'infection augmentent, le coma survient et l'enfant meurt vers
le 8°, 10° jour, emporté autant par les signes généraux d'infection que par les
lésions pulmonaires, qui sont légères le plus souvent.

A l'approche de la mort, la fièvre persiste à un degré élevé. Dans les cas
heureux, la fièvre tombe après 3 à 4 jours, la diarrhée diminue progressivement, les signes pulmonaires s'améliorent de jour en jour et la guérison
devient complète vers le 7°, 8° jour de la maladie.

La durée peut être longue (Renard) et la complication mettre plusieurs
semaines pour subir son évolution. En ces cas, la diarrhée présente des
alternatives de fréquence et de diminution ; les signes pulmonaires varient
d'un jour à l'autre et la courbe thermique présente des irrégularités très
marquées. Cependant, la guérison peut encore survenir. On peut observer
de véritables récidives. Après une rémission d'une durée variable, l'enfant
est repris de diarrhée, la température s'élève à nouveau et les signes pulmonaires réapparaissent (Renard).

Lésions observées. — On observe, dans la plupart des cas, de la *congestion pulmonaire*, localisée aux bases ou généralisée à tout ou partie d'un
poumon. La zone congestionnée est rouge brique, résistante au toucher. Si on
en jette un morceau dans l'eau, celui-ci flotte entre deux eaux, puis remonte à la
surface au bout de quelques heures, après avoir abandonné le sang à l'eau,
qui devient rouge. Au microscope, on trouve de la réplétion des vaisseaux et

de la desquamation. Fischl[1] a observé un cas où, en plus, il y avait infiltration de la paroi alvéolaire par des lymphocytes. Marfan et Nanu[2] ont observé un cas de bronchite capillaire. Rarement (Sevestre) on observe de véritables noyaux de broncho-pneumonie, sous la forme de lamelles indurées corticales ne s'enfonçant que de quelques millimètres dans le poumon et recouvertes d'un riche réseau lymphatique. Il est tout à fait exceptionnel d'observer de gros noyaux de broncho-pneumonie (Renard). Nous partageons entièrement cette manière de voir. Dans un cas rare, Lubarsh et Tsutsui[3] ont observé de la pleurésie purulente et une adénopathie trachéo-bronchique caractérisée par de gros ganglions congestionnés avec points hémorragiques.

La bactériologie de ces complications a été étudiée dans un travail que nous avons présenté à la Société médicale des hôpitaux[4], puis par Renard[5], Gastou et Renard[6], Netter[7], Marfan et Marot[8], Thiercelin[9]. La conclusion est la suivante : On trouve le plus souvent le bacterium coli *seul* ou uni soit au streptocoque, soit au pneumocoque. Cependant, ces derniers microbes sont observés quand il y a véritable lésion pulmonaire. Le bacterium coli *seul* est surtout rencontré dans les cas où la congestion pulmonaire est mobile et superficielle. On a beaucoup discuté sur la nature de cette complication pulmonaire. Quand on trouve seulement le bacterium coli, on peut penser que ce microbe, partant du foyer initial intestinal, a envahi l'organisme et est venu coloniser dans le poumon. Nous avons vu, en étudiant l'anatomie pathologique, que ce microbe existe dans tous les viscères, souvent pendant la vie. Ce qui vient donner du poids à cette idée, c'est que, pendant la vie, on peut retirer des points congestionnés du poumon le bacterium coli (Renard, Marfan). L'origine aérienne peut encore être soutenue. Elle est beaucoup plus vraisemblable quand il s'agit du streptocoque ou du pneumocoque, comme dans la rougeole.

Cependant, dans bon nombre de cas, la ponction du poumon ne donne aucune culture microbienne. Cette absence de microbes durant la vie vient confirmer l'idée de notre maître, M. Sevestre, que l'on est en présence d'une congestion pulmonaire toxique liée à l'infection intestinale. Notre maître s'appuie encore, pour étayer cette idée, sur ce fait que la lésion pulmonaire est liée à l'infection intestinale, augmentant et diminuant avec elle. La rechute de l'infection, suivie d'une rechute de la complication, vient encore le démontrer. D'autre part, M. Sevestre avait remarqué justement qu'un purgatif pouvait faire céder la complication pulmonaire en diminuant l'infection intestinale.

Apoplexie pulmonaire et thrombose de l'artère pulmonaire. — Parrot

(1) Fischl. Congrès de Nuremberg. *Munch. med. Wochens.*, 1895.
(2) Marfan et Nanu. *Revue des mal. de l'enfance*, 1892.
(3) Lubarsh et Tsutsui. *Virchow's Arch.*, janvier 1881.
(4) *Société médicale des hôpitaux*, 1892.
(5) Renard. *Loc. cit.*
(6) Gastou et Renard. *Revue des mal. de l'enfance*, mai 1892.
(7) Netter. Art. Broncho-pneumonie in *Traité de Charcot et Bouchard*.
(8) Marfan et Marot. *Revue des mal. de l'enfance*, 1895.
(9) Thiercelin. *Loc. cit.*

et Hutinel ont signalé des thromboses de l'artère pulmonaire avec des foyers
d'apoplexie. L'origine de ces thromboses est actuellement considérée comme
relevant d'une cause infectieuse. Quel est le microbe causal? On l'ignore.
Cliniquement, ce sont tous les signes pulmonaires que nous avons décrits,
sauf l'*absence de fièvre*. On note un foyer de râles et de souffle, et c'est tout.
A l'autopsie, on trouve un noyau plus ou moins volumineux d'apoplexie
pulmonaire.

Complications cérébrales. — Liées ou non aux complications pulmonaires, on peut observer, dans le cours des infections digestives aiguës, des
symptômes cérébraux. Le délire, les convulsions et le coma en sont les signes
essentiels, greffés sur l'état général d'infection. Ces faits ont été décrits par
Rilliet et Barthez sous le nom de « forme méningitique de la diarrhée », de
« méningisme » par Dupré[1].

L'enfant crie, se plaint, est impressionnable à la lumière: il a des
alternatives d'agitation et d'assoupissement, entrecoupées d'accès de convulsions localisées aux yeux ou généralisées. Parfois ces accès de convulsions
sont remplacés par des attaques de tétanie. On peut observer du strabisme
et de l'inégalité pupillaire. La respiration a des accès d'inégalité, pendant
lesquels elle devient irrégulière et suspirieuse. Le pouls accéléré peut présenter des périodes d'irrégularité.

On voit que, au premier abord, le tableau clinique présente les allures
de la méningite tuberculeuse, d'autant que souvent, dans cette forme, la
diarrhée est légère. Cependant on peut établir le diagnostic d'après la
marche des accidents.

Dans les infections digestives, les signes cérébraux viennent tout d'un
coup, présentent une très grande variabilité et une très grande mobilité,
surviennent et disparaissent avec la même rapidité sans laisser de traces.
Bien souvent ils cessent, à la suite d'un purgatif. Dans la méningite tuberculeuse au contraire, les signes apparaissent lentement, se complètent peu
à peu et sont stables. La maladie suit son cours invariable et n'obéit pas aux
purgatifs.

Des paralysies presque complètes, des paraplégies peuvent être également
observées (Bezy)[2]. M. Hutinel (*in* thèse de Thiercelin) a vu survenir immédiatement, après l'apparition de la fièvre et de la diarrhée, une paralysie complète de tout le corps, telle que l'enfant dut être mis sur une sorte de claie
pour être soutenu. Cette paralysie a disparu avec les accidents gastro-
intestinaux. A la suite de ces complications cérébrales, il n'est pas rare
de voir les enfants qui en ont été atteints, présenter une lenteur très marquée
dans le développement des fonctions intellectuelles.

Les lésions, que l'on observe dans ces diverses complications nerveuses,
sont variables. Dans la forme méningitique de la diarrhée, on observe simplement une *congestion* intense des méninges et des circonvolutions, dont
l'origine toxique paraît évidente. Nous n'y avons pas trouvé de microbes[3];

[1] Dupré. *Semaine médicale*, 1894.
[2] Bezy. *Soc. méd. des hôpitaux*, 1895.
[3] *Revue de médecine*, 1887.

Thiercelin[1] n'a pas été plus heureux. Dans ces faits Epstein admet l'existence d'une encéphalite superficielle.

A quoi sont dues les paralysies que nous avons signalées? A des foyers de myélite infectieuse, à des névrites infectieuses? On l'ignore.

Dans le cours de la forme méningitique de la diarrhée, on peut observer parfois l'existence d'abcès cérébraux à bacterium coli (Sevestre et Gastou), de thrombose des sinus[2] qui a été bien mise en lumière par M. Hutinel. Nous connaissons l'état du sang dans le cours de ces infections aiguës, nous savons que, dès qu'il y a une déperdition aqueuse un peu forte par la diarrhée, le cœur éprouve de la difficulté à faire circuler ce sang épaissi, de là de la stase dans le système veineux. C'est cette dernière qui prédispose aux coagulations intra-veineuses, et dans le cas particulier à la thrombose des sinus. On sait maintenant que la stase ne suffit plus pour expliquer une coagulation veineuse (Vaquez), et qu'il est nécessaire d'admettre la pénétration d'un microbe dans le système veineux. Or, dans le cours des infections aiguës, le bacterium coli, le streptocoque pourront passer dans la circulation et venir provoquer de la thrombose des sinus. Dans sa thèse, Thiercelin en relate trois faits dans lesquels il a rencontré le streptocoque, deux fois à l'état de pureté et une fois uni au bacterium coli. Nous sommes en présence d'une infection veineuse secondaire à l'infection intestinale.

Cette thrombose des sinus ne se manifeste par aucun signe particulier, qui puisse la distinguer dans la symptomatologie de la forme méningitique. C'est une trouvaille d'autopsie. Tantôt la congestion de la pie-mère existe seule avec sa teinte rouge brique, tantôt au contraire les sinus sont le siège d'une thrombose et on notera des ecchymoses et des foyers hémorragiques sur la pie-mère. L'oblitération veineuse produit rarement de l'œdème cérébral ou de l'hydrocéphalie, car l'existence des diarrhées provoque une spoliation sanguine. La thrombose des sinus indique un état d'infection grave et l'enfant meurt en quelques jours.

Cependant Marfan[3] relate le cas d'un enfant qui, dans le cours d'une infection aiguë intestinale, fut pris de convulsions et de rigidité des membres. Puis les signes digestifs s'atténuèrent, mais des symptômes cérébraux persistèrent. Peu à peu la tête augmenta de volume, devint hydrocéphalique et l'œil droit s'atrophia. L'autopsie permit de constater une hydrocéphalie ventriculaire due à une thrombose des sinus (pressoir d'Hérophile, du sinus latéral droit et du sinus caverneux du même côté). On peut ajouter que l'organisation de la thrombose des sinus est exceptionnelle et que toujours l'enfant est enlevé en quelques jours par l'infection générale.

Complications hépatiques. — On peut parfois, surtout dans le premier mois de la vie, observer, dans le cours de l'infection digestive aiguë, de l'*ictère biliaire* avec présence de pigments biliaires dans les urines. La teinte jaune de la peau est caractéristique. L'infection hépatique est caractérisée par l'apparition de la teinte jaune au cours de l'infection à forme fébrile.

---

(1) Thiercelin. *Loc. cit.*
(2) Hutinel. *Thèse de Paris*, 1877.
(3) Marfan. *Société médicale des hôpitaux*, 18 juillet 1896, et *Revue des maladies de l'enfance*, août 1896.

Dans ces cas la diarrhée est verdâtre et alcaline. Pour l'étude détaillée de cette complication nous renvoyons le lecteur au travail que nous publions avec Demelin dans la *Revue de médecine* 1897.

Complications rénales. — Nous connaissons les caractères des urines dans le cours des infections aiguës. Parfois on peut observer des complications rénales, une véritable néphrite infectieuse d'origine intestinale dans 60 pour 100 des cas, d'après Bernhardt. La présence de l'albumine et des cylindres en est l'indice. Cette néphrite a été observée par Baginsky[1], Simon et Macé, Chiari, Bernhardt[2], Epstein[3]. Cette complication rénale, surtout s'il y a des troubles digestifs intenses et s'il y a des dépôts uratiques, peut aboutir à l'anurie. On peut voir survenir alors des accidents urémiques, caractérisés par des convulsions ou du coma sans fièvre. Cette absence de fièvre peut servir à diagnostiquer cette complication urémique des accidents cérébraux, dits méningés. Bien souvent la dyspnée *sine materia* des nourrissons, atteints d'infection algide, ressortit à la présence de l'urémie.

A l'autopsie, on trouve dans ces cas une explication suffisante de l'apparition de ces phénomènes. On observe en effet dans les tubuli contorti toutes les lésions des néphrites infectieuses (altérations de couleur, altérations des cellules épithéliales). Quant à la présence des infarctus uratiques pendant les trois premiers mois de la vie, sa signification n'a aucune importance, car presque tous les nourrissons présentent, à l'autopsie, de ces infarctus uratiques. C'est dans ces faits de complications rénales que Parrot et M. Hutinel ont observé des thromboses des veines rénales qui siègent soit dans le tronc de ces dernières, soit dans leurs branches. Ces veines sont remplies par un caillot.

Le rein présente dans ce cas les lésions suivantes. Teinte cyanique, apoplectique même des pyramides, conservation de la coloration normale de la couche corticale. Au microscope : réplétion énorme des veines dans les pyramides par une très grande abondance de globules rouges, hémorragies interstitielles, compression des tubes. Dans la couche corticale, lésions de néphrite infectieuse. Dans un cas, M. Hutinel a observé une véritable suppuration diffuse du rein. Tout, dans ces complications rénales, vient nous indiquer la nature infectieuse : la néphrite, et les thromboses, dont l'origine microbienne est maintenant bien établie. S'agit-il d'une néphrite de thromboses à bacterium coli, à streptocoque? On l'ignore.

De l'asthme infectieux. — Dans le cours des infections digestives aiguës on peut observer des accès d'asthme, avec intégrité parfaite des organes thoraciques. L'enfant a des accès de dyspnée (R = 70) avec cyanose et petitesse du pouls (130 à 140). Tous ces signes parfois alarmants cessent avec la maladie : ils sont un des signes de l'infection totale. On donne encore à cet asthme le nom d'asthme dyspeptique (Henoch-Silbermann[4]). De même, on peut rencontrer des accès de toux, qui ont l'aspect des

[1] BAGINSKY. *Traité des maladies de l'enfance*, Paris 1892. Traduction GUINON.
[2] BERNHARDT. *Soc. méd. de Berlin*, 5 février 1894.
[3] EPSTEIN. *Jahr. für Kinderheilk.*, 1891, t. XXXVIII, p. 125.
[4] SILBERMANN. *Berlin. Klin. Woch.*, 1882, n° 22.

quintes de coqueluche et qui cessent avec l'infection (D'Espine et Picot[1]).

Complications cutanées. — On peut observer dans le cours des infections digestives aiguës des éruptions de diverse nature. Nous étudierons, aux infections lentes, les éruptions fessières.

Pemphigus. — Sevestre signale l'existence d'une éruption bulleuse caractérisée par des phlyctènes analogues à celles du pemphigus. Ces bulles crèvent et laissent à nu une surface exulcérée ou simplement rouge. Elles peuvent coïncider avec une éruption érythémateuse. Gastou a rencontré dans ces bulles le staphylococcus. Cette éruption n'est pas fréquente.

Érythème infectieux. — Beaucoup plus souvent (Parrot, Sevestre), on observe un érythème à type scarlatiniforme ou rubéoliforme survenant par poussées. Cet érythème, dont la nature infectieuse est évidente, a pour siège de prédilection le dos, le ventre et les fesses. Cet érythème rentre dans le groupe des érythèmes infectieux décrits par Hutinel et Mussy[2].

Suppurations et gangrènes. — Les suppurations de la peau sont peu observées dans les infections aiguës. Elles sont au contraire assez fréquentes dans les infections lentes et chroniques. Cependant parfois (d'après Widerhofer), on voit survenir de véritables phlegmons, à marche extensive rapide, accompagnés de peu de réaction générale et locale et ayant une tendance à se terminer par le sphacèle. La gangrène de la peau peut également survenir spontanément, à la suite de la pression ou du frottement répété sur un point quelconque de la peau, surtout au niveau des malléoles, des talons et des trochanters. On peut observer encore de la gangrène de l'ombilic, qui apparaît et s'étend avec une très grande rapidité. Cette marche envahissante est tellement rapide, qu'en peu d'heures elle atteint les dimensions d'une pièce de 2 francs et envahit ensuite la paroi abdominale. Cette gangrène de l'ombilic survient principalement chez les enfants qui présentaient déjà une affection de cette région (érythème, eczéma). Le pronostic de cette gangrène est très grave et la mort en est la terminaison habituelle.

DES INFECTIONS DIGESTIVES A RÉPÉTITIONS

(Infections lentes ou chroniques)[3].

Les éléments que nous allons rencontrer dans l'étude des infections digestives chroniques ne siègent pas tous dans l'appareil digestif. Cet état chronique est souvent accompagné d'infections secondaires qui se sont développées à la faveur de l'altération du milieu gastro-intestinal. Le processus infectieux est multiple et il est souvent difficile de faire la part de ce qui revient à l'infection intestinale et aux infections secondaires. L'infection chronique peut succéder à l'infection aiguë, que nous venons de décrire.

Il n'est pas rare, en effet, de voir le nourrisson rester infecté pendant

(1) D'Espine et Picot. *Traité des maladies de l'enfance.*
(2) Mussy. *Thèse de Paris*, 1892.
(3) Dyspepsie des nourrissons de Henoch, — Gastro-entérite chronique de Rilliet et Barthez, de Marfan.

quelque temps après la cessation des phénomènes aigus. L'organisme a été profondément intoxiqué et les fonctions des différents appareils, surtout celles de l'appareil digestif, se rétablissent difficilement. Les aliments sont imparfaitement digérés et donnent encore naissance à des accidents moins bruyants que ceux de l'infection aiguë, mais capables par leur longue durée d'entraîner la mort de l'enfant. L'altération des organes a été si profonde que l'enfant ne peut revenir à la santé.

L'infection chronique peut au contraire s'établir d'emblée, lentement et insidieusement sans avoir été précédée des accidents aigus. C'est elle que nous aurons en vue dans notre description. Cette infection est tout aussi sérieuse que la variante aiguë, car trop souvent la thérapeutique a peu d'action sur elle. C'est surtout dans les services hospitaliers qu'elle fait des victimes, car les enfants, débilités et anémiés par cette lenteur de l'infection, y deviennent facilement la proie des germes de tout genre, qui vivent dans les salles d'hôpital.

Étiologie. — La cause de ces infections lentes, chroniques, à répétition, n'est pas une.

1) Chez le nourrisson, qui ne prend que du lait, la principale cause est l'*excès*.

L'ingestion de lait. — L'enfant doit prendre, en pleine santé, une certaine quantité de lait à des heures déterminées, il doit être réglé. Si l'enfant, au contraire, boit du lait à toute minute en quantité trop abondante, s'il est gavé en un mot, la digestion de chacune de ces prises de liquide n'aura pas le temps de se faire et il restera toujours dans l'estomac et l'intestin une quantité de lait *non digéré, non modifié,* qui *surcharge* continuellement les voies digestives. Ce lait est alors un bon milieu de culture pour les microbes de l'intestin, qui y pulluleront et donneront naissance à des fermentations. Le tube digestif, subissant le contact de ces dernières, s'altérera à la longue.

Sur ce fond de surcharge et de fermentations continuelles, mais peu actives et peu toxiques, on verra survenir des périodes d'acuité, qui présenteront tous les signes des infections aiguës. Puis tout se calmera et la fermentation lente continuera comme par le passé. — A quoi sont dues ces poussées? — Est-ce une infection aiguë d'origine externe, exogène, après absorption de lait altéré? Cela est fréquent. Est-ce au contraire une poussée plus forte dans la fermentation? Est-ce un changement dans cette dernière? Il est difficile de l'affirmer. En tout cas, ce sont ces fermentations anormales, qui produisent un état infectieux continu auquel Escherich[1], Thiercelin[2] ont donné avec juste raison le nom d'infection *endogène*, pour bien l'opposer aux accidents aigus dont l'origine exogène est nette. L'infection lente, à rechutes, est la maladie de la surcharge digestive et de l'excès d'alimentation.

Marfan donne comme une cause fréquente de cette surcharge l'absorption de lait de vache *non coupé.* L'adjonction d'eau, en diluant la caséine, diminue beaucoup ces inconvénients du lait pur. Cependant cette cause, que l'on observe surtout chez les enfants élevés au biberon, existe moins chez les nourrissons élevés au sein, qui cependant subissent le gavage continu (absence de réglage,

<hr>

[1] ESCHERICH. *Congrès d'Heidelberg,* 1889.
[2] THIERCELIN. *Thèse de Paris,* 1891.

excès d'ingestion). Cependant chez ces derniers la même surcharge existe. Il semble que cette dernière cause ne produit son maximum d'effet que si le milieu intestinal présente une flore bactérienne abondante et variée. Or les enfants au sein ont dans l'intestin beaucoup moins de variétés microbiennes que les nourrissons élevés au biberon (Van Puteren, Seiffert). La surcharge des voies digestives et une flore microbienne abondante comme espèces différentes nous paraissent être les véritables causes de l'infection lente. La surcharge ne peut pas tout expliquer : il suffit en effet d'observer des nourrissons au sein très gavés — et ils sont légion — pour se convaincre que l'excès d'alimentation ne suffit pas. C'est un facteur important, mais il n'est pas le seul et il y a à compter avec le substratum bactériologique.

De plus, comme le dit Baginsky[1] avec beaucoup de justesse, on ne peut nier que la prédisposition héréditaire ne joue ici un certain rôle, car très souvent on rencontre des familles où, malgré toute hygiène alimentaire, l'infection lente existe. Ce sont des enfants qui ont une mauvaise flore intestinale. A côté d'eux, on voit des enfants faire toutes les fautes d'hygiène alimentaire et ne présenter aucune altération du tube digestif.

2) Une deuxième cause est l'alimentation du nourrisson avec des substances que le tube digestif n'est pas apte à digérer (abus des soupes, des farines, des bouillies, etc.). Cette cause, unie à l'absence de réglage et au gavage, aboutit au même résultat : à la fermentation lente. Le résultat de tous ces faits est que des gaz se forment, distendent le tube digestif et peuvent aboutir avec la surcharge à la dilatation, soit de l'estomac, soit du côlon transverse. Ces fermentations continues provoquent des lésions de l'estomac et de l'intestin, des troubles des sécrétions et toute une série d'accidents généraux que nous allons étudier.

SYMPTOMATOLOGIE

Les vomissements, la diarrhée et l'état général sont les trois signes cardinaux à étudier.

Vomissements. — Le vomissement ne doit pas être confondu avec la régurgitation. Celle-ci est due au rejet immédiat du lait trop abondant que l'estomac trop petit ne peut contenir : le lait est liquide, non coagulé, non digéré. Le vomissement survient, au contraire, quelques minutes, un quart d'heure ou une heure après l'absorption du lait. Le lait rejeté dans ces conditions se présente sous forme de grumeaux caillés nageant dans un liquide blanchâtre ou petit-lait (HCl libre, acide lactique et acides de fermentation). Au début les vomissements sont peu abondants, mais bientôt l'enfant rejette tout ce qu'il prend. Fatigué par ces efforts, l'enfant refuse bientôt toute nourriture ; l'inappétence survient, il prend encore le sein ou le biberon, mais il le repousse presque aussitôt dès qu'il a absorbé quelques gouttes de lait. L'enfant souffre, crie, a du hoquet et des coliques. L'estomac se ballonne, et à la longue peut se dilater.

---

(1) BAGINSKY. *Traité des maladies des enfants.*

Il est important d'étudier l'état de l'estomac dans le cours de ces infections chroniques. Normalement[1], pendant les premiers mois de la vie, le foie qui est généralement gros recouvre complètement l'estomac, à tel point que l'on voit seulement une partie de l'extrémité pylorique de la grande courbure. Vers le 3e et 4e mois, l'estomac s'abaisse légèrement, sa capacité augmente, sa direction se modifie légèrement, il devient plus visible et moins recouvert par le foie et le côlon transverse.

Au début, la direction est verticale et le grand cul-de-sac n'existe pas encore. Peu à peu, vers l'âge de 2 mois, le cul-de-sac pylorique se forme et l'estomac tend à devenir horizontal avec une légère obliquité de haut en bas et de gauche à droite. Les courbures participent à ce mouvement de redressement ; à mesure que l'estomac subit sa distension normale, ces courbures s'allongent progressivement. Zuccarelli donne les chiffres suivants : à la naissance, la grande courbure est de 9 à 10 centimètres, la petite courbure de 5 centimètres. Pendant le premier mois, la grande courbure est de 14 centimètres, la petite courbure de 3 cent. 1/2. De 2 mois à 2 ans, la grande courbure est de 15 à 22 centimètres ; la petite courbure de 4 à 7 centimètres.

La capacité de l'estomac est d'autant moindre que l'individu est plus jeune, elle augmente progressivement avec l'âge et d'autant plus que l'enfant absorbera une plus grande quantité de lait.

A la naissance, d'après Benecke, Fleischmann, Zuccarelli, la capacité normale de l'estomac chez un enfant nourri au sein est de 35 à 40 c.c. On peut trouver des chiffres inférieurs et des chiffres supérieurs, car il y a un rapport direct entre cette capacité, la longueur et le poids du corps. Ainsi Zuccarelli donne comme exemple de ce rapport les observations suivantes :

N° 1. — Capacité . . . . 16 centimètres cubes.
   Poids . . . . 1 500 grammes.
   Longueur. . . . . 41 centimètres.
N° 2. — Capacité . . . . 90 centimètres cubes.
   Poids. . . . . 2 680 grammes.
   Longueur. . . . . 49 centimètres.

Au 15e jour de la vie, la moyenne de la capacité est de 65 c.c. (le minimum est de 35 c.c., le maximum de 120 c.c.). A cette date, on trouve le rapport que nous venons de citer. Mais bientôt, dès le 15e jour et la fin du 1er mois, l'augmentation de la capacité suit surtout l'abondance de l'alimentation, qui aura une grande influence sur la capacité de l'estomac. En effet, la capacité est moindre chez l'enfant qui a eu une nourrice que chez celui qui a été élevé au biberon. Ainsi, au 30e jour de la vie, nous trouvons une moyenne de 72 c.c. (minimum 45 c.c., maximum 160) chez l'enfant nourri au sein ; au contraire une moyenne de 80 à 90 c.c., chez l'enfant nourri au biberon.

De 2 à 3 mois on trouve une moyenne de 140 c.c. (minimum 80 c.c., maximum 200 c.c.). De 3 à 6 mois, une moyenne de 260 c.c. De 6 à 12 mois, une moyenne de 364 c.c. De 1 an à 2 ans, une moyenne de 440 c.c. Telles sont les capacités approximatives de l'estomac chez le nourrisson. Dans les infec-

______

[1] ZUCCARELLI. *Thèse de Paris*, 1894. Le lecteur trouvera dans ce mémoire tous les renseignements anatomiques au sujet de l'estomac chez le nourrisson.

tions chroniques, on peut observer des signes de dilatation de l'estomac, si la durée de la maladie a été assez longue,

La dilatation progressive a été signalée par Moncorvo[1], Bouchard[2], Comby[3], Henoch[4], Demme[5], Fleischmann[6], Malibran[7], Marfan[8], Machon[9], Zuccarelli[10]. Nous avons nous-même donné quelques faits de dilatation[11] et insisté sur certaines causes d'erreur. La dilatation est caractérisée anatomiquement par l'augmentation de la capacité de l'estomac. Ainsi, dans la thèse de Zuccarelli, nous trouvons les chiffres suivants : Un enfant de 20 jours avec un estomac de 160 c.c. 3 enfants de 1 à 5 mois, qui ont respectivement 175, 169 et 204 c.c. Un enfant de 9 mois avec 600 c.c. M. Comby cite le cas de Huguenin, qui a trouvé chez une fille rachitique de 10 mois et demi un estomac d'une capacité de 650 c.c.; un enfant cité par Zuccarelli, de 1 à 2 ans, avec un estomac de 750.

Cependant il faut se défier d'une cause d'erreur signalée par Malibran[12], nous-même et Zuccarelli, due à l'existence du clapotage dans le côlon transverse gonflé de gaz et de liquides. Ces bruits coliques peuvent simuler le clapotage stomacal, avec ses variantes, suivant certaines conditions physiques. Nous avons rencontré[13] une disposition anatomique qui permet d'expliquer l'existence de ce gargouillement colique.

A l'union du côlon transverse et des côlons ascendant et descendant existe fréquemment un pli du côlon sur lui-même, pli dont la convexité est dirigée en bas et en arrière. A ce niveau le gros intestin est peu volumineux, comme pincé. Entre ces deux étranglements le côlon transverse est distendu et transformé en une poche fermée aux deux extrémités, ou un second estomac placé au-devant de l'estomac normal. Nous avons observé fréquemment cette disposition anatomique (16 fois sur 28). S'il existe du tympanisme léger et de la diarrhée, les conditions du clapotage existeront.

L'affirmation de la dilatation de l'estomac est donc difficile. Nous l'avons observée (3 fois sur 96 enfants), elle demande un certain temps pour se produire (6, 8, 12, 15 mois). Le gros ventre n'est donc pas dû à l'estomac, qui est bien souvent normal, mais aux côlons distendus qui masquent cet organe. Celui-ci ne présente que peu de rapports avec la paroi abdominale, dont il est séparé par le côlon transverse et n'est que peu accessible à la percussion et à la palpation. Quand la dilatation existe, le tympanisme est léger, le ventre rénitent, les côlons peu ou non distendus et l'estomac est en rapport direct avec la paroi abdominale.

(1) Moncorvo. *Da dilataçao do estomago nas creanças e seu tratamento.* Rio-de-Janeiro, 1885.
(2) Bouchard. *Soc. méd. des hôp.*, 1884.
(3) Comby. (*Arch. méd.*, 1884, p. 148. *Revue des mal. de l'enfance*, 1888.)
(4) Henoch. *Traité des mal. de l'enfance*, p. 98.
(5) Demme. *Correspondenz-Blatt. f. Schweizer Aerzte*, 15 août 1886.
(6) Fleischmann. *Ueber Ernghrung und Kierferer des Neugebor.*, 1887.
(7) Malibran. *Thèse de Paris*, 1885.
(8) Marfan. *Mercredi médical*, 1894.
(9) Machon, *Revue de la Suisse romande*, 1888.
(10) Zuccarelli. *Thèse de Paris*, 1894.
(11) *Revue de médecine*, 1887.
(12) Malibran. *Thèse de Paris*, 1885.
(13) *Revue de médecine* 1887.

Le meilleur moyen de reconnaître cette dilatation est de percuter la région à l'aide du procédé de M. le professeur Bouchard.

Chimisme stomacal. — La digestion de l'enfant nouveau-né commence dans l'estomac, mais, d'après Trauhé et Escherich, le rôle de cet organe serait plutôt celui d'un réservoir et la digestion stomacale serait peu importante par rapport à la digestion intestinale. Cependant, comme le dit Thiercelin, le suc gastrique peut se modifier dans l'état de maladie et cette modification joue un grand rôle dans la production des accidents de l'infection gastro-intestinale chronique. La digestion normale du lait se compose de deux parties :

Le lait introduit dans l'estomac s'y coagule sous l'influence du labferment, découvert par Hammarsten, étudié par Grutzner et Heidenheim, Boas, Klemperer, Ewald, Escherich, Arthus et Pagès, van Puteren, Leo, Raudnitz. Ce labferment, d'après Szydlowsky[1], existe dans tout estomac, même chez l'enfant né avant terme. Le labferment coagule le lait en grumeaux compacts, s'il s'agit de lait de vache, et en flocons mous et menus s'il s'agit du lait de femme. Dans ce dernier cas, il est plus facilement attaquable par le suc gastrique. Le petit-lait qui résulte de cette coagulation est en partie absorbé dans l'estomac. La caséine est alors divisée en deux parties : l'une passe telle quelle dans l'intestin, l'autre subit l'action du suc gastrique et la transformation en peptones absorbables. Étudions maintenant cette sécrétion du suc gastrique et cette production de peptones de caséine.

Les véritables études sur le chimisme stomacal datent de Leo[2]. Depuis, les recherches de MM. Hayem et Winter[3], de Clopatt[4], de Thiercelin[5] nous ont fourni des renseignements très précieux dont voici les résultats.

L'intérêt dans la digestion stomacale ne réside pas dans l'étude de l'HCl libre, mais dans l'étude de l'HCl combiné. « Les matières albuminoïdes, disent MM. Hayem et Winter, pour passer à l'état de peptone, subissent cette transformation en revêtant d'abord l'état de combinaisons chlorhydriques. L'HCl, au lieu d'être déversé directement dans le milieu en digestion, résulte ici d'une réaction sur place. » Donc une digestion normale peut se faire sans dégagement d'HCl libre. Tout est dans les combinaisons de la sécrétion chlorurée avec les albuminoïdes. Dans cette combinaison, il y a ou non dégagement d'HCl libre. Chez un enfant soumis au lait maternel, après une heure de digestion, on trouve les chiffres suivants : L'acidité totale est de 0,020 à 0,080 pour 100. Les chlorures fixes sont constants et varient entre 0,050 et 0,060 pour 100 (exprimés en HCl). Les chlorures combinés (éléments acides) aux éléments du lait surpassent l'acidité totale et par suite une partie de ces chlorures est alcaline ou neutre.

Dans cette combinaison des éléments chlorés de la sécrétion avec les albuminoïdes, il ne se dégage pas d'HCl libre. Toute l'acidité est due aux chlorures fixes et combinés. En un mot, tous les éléments chlorés de la sécré-

---

[1] *Prag. medic. Wochens.*, 1892, n° 52, p. 565.
[2] Leo. *Berlin. Klin. Woch.*, 1888, n° 49.
[3] Hayem et Winter. *Du chimisme stomacai*, Paris, 1891. — Hayem. *Thérapeutique*, t. IV, p. 517.
[4] Clopatt. *Revue de médecine*, avril 1892.
[5] Thiercelin, Thèse de Paris. 1894.

tion sont occupés à la digestion du lait. Aucune part n'est perdue à la production de l'HCl libre, qui ne sert à rien. Au contraire, chez un enfant nourri artificiellement, la digestion est pervertie ou du moins elle présente un état d'*excitation particulière*. Aussi l'acidité totale est à 0,100 pour 100. Les chlorures fixes sont constants de 0,050 à 0,060 pour 100. Les chlorures combinés aux éléments du lait (éléments acides) sont inférieurs à l'acidité totale, de sorte que la différence entre l'acidité de ces chlorures et l'acidité totale est due, soit à de l'HCl libre, car une partie de la sécrétion chlorée dans ce cas ne se combine pas et donne de l'HCl libre, soit à des acides de fermentation (lactique, acétique).

Ainsi donc ces analyses confirment le fait bien connu que le lait de femme est supérieur au lait de vache, car ce lait de femme est transformé par l'estomac avec moins de travail et sans production d'éléments inutiles : les acides libres. D'après Thiercelin, la digestion est toujours terminée après une heure et demie ; on ne trouve, en effet, à cette date, que fort peu de liquide dans l'estomac. S'il en est ainsi, chez l'enfant au biberon, il existe toujours des fermentations dues à cette perversion du chimisme. Cependant, d'après Cohn[1], le suc gastrique normal *modère* les fermentations microbiennes dans l'estomac, surtout s'il y a de l'HCl libre. Une partie de l'HCl sécrété transforme en chlorures les phosphates nécessaires au développement du ferment lactique et arrête ainsi la fermentation lactique.

Cependant les abus d'ingestion de lait du biberon (lait altéré) provoquent des troubles du côté de l'estomac et une modification du chimisme. « Chez des enfants, dit Thiercelin, ayant souffert dès le début de leur existence, on peut rencontrer des lésions de gastrite quelquefois assez prononcées. La fonction stomacale, dans ces cas, est troublée ; on peut rencontrer alors une dilatation de l'estomac. Le lait peut y séjourner longtemps, jusqu'à 6 à 7 heures après la tétée, les gaz s'y développent d'une façon anormale et l'analyse du suc gastrique peut, dans quelques cas, y démontrer la présence d'HCl libre et toujours la présence de produits de fermentation. Quant aux chlorures, nous les avons trouvés généralement diminués, il y a hypopepsie le plus souvent et l'hyperchlorhydrie, quand elle existe, est secondaire et due à l'irritation produite par les fermentations. » Dans ces cas, l'acidité devient intense et cet excès d'acidité est dû à l'HCl libre et à des acides de fermentation. C'est cet excès d'acidité qui est la note véritable de l'infection lente des voies digestives et en particulier de l'estomac.

Diarrhée. — Au début la diarrhée peut être blanche. D'après M. Hutinel, cette lientérie est souvent le prélude de l'infection. Parfois, au contraire, une constipation légère ouvre la scène. On pourra dans la suite observer des crises de constipation. Bientôt les selles deviennent diarrhéiques. La gravité ne réside pas dans leur nombre, mais dans leur ténacité et leur persistance. Les selles diarrhéiques sont acides le plus souvent, mais, d'après Marfan et Renault, elles peuvent présenter des périodes où elles deviennent neutres ou alcalines. Elles sont jaunes avec ou sans grumeaux de lait et panachées.

---

[1] CONZ. *Jahr. f. Kinderheilk.*, 1890, t. 51, p. 187.

Mais, par accès, elles deviennent vertes biliaires. Chaque poussée biliaire,
comme nous l'avons déjà vu, correspond à un accès d'infection. Elles
peuvent présenter de la fétidité. Souvent on y trouve du mucus en abondance.

Forme lientérique. — Parfois la diarrhée est blanche, mais légère
comme intensité ; les selles ont la consistance du mastic. Cette teinte blanche
est due à l'excès de graisse, à la suralimentation, car il y a autant de bile
(Gillet, Marfan) qu'à l'état normal : il n'y a pas hypocholie ou acholie. On
obtient, en effet, la réaction des pigments biliaires avec l'acide nitrique ; et
c'est cette petite quantité de bile qui donne cet aspect vert-de-gris que l'on
remarque à la surface des selles exposées à l'air. Les selles lientériques ont
une odeur très forte de fermentation (Parrot) qui, dans quelques cas, ressemble à l'odeur de la macération anatomique. La diminution d'ingestion
de lait est suivie de la diminution de la teinte des selles, qui reprennent
leur coloration normale.

Examen de l'abdomen. — Au début, par suite des fermentations
intestinales et la production de gaz, le ventre devient *dur*, tympanisé. Mais,
à mesure que les infections intestinales persistent, le tympanisme diminue,
le ventre reste *gros*, mais perd de sa fermeté et devient flasque.

L'abdomen devient large, étalé, volumineux, dépressible et mou, présentant 2 bosses latérales (ventre de batracien) et formant au creux épigastrique un angle presque droit avec la cage thoracique. Ce développement
anormal de l'abdomen peut refouler en arrière la colonne vertébrale, qui
forme une véritable scoliose. Si le ventre est mou et s'il y a de la diarrhée,
on peut percevoir du gargouillement. La paroi musculaire est flasque, peu
résistante, si bien que la ligne blanche s'élargit et que l'on voit se produire
à son niveau une hernie de l'intestin au moment des efforts. Les orifices
normaux sont élargis, de là la fréquence des hernies inguinale et ombilicale,
Cette ptose générale des viscères abdominaux est une cause, d'après
M. Comby, du prolapsus rectal. Ce développement anormal du ventre est
permanent, mais on remarque des accès de tympanisme pendant lesquels le
ventre devient dur et tendu.

État général. — L'enfant présente des accès de fièvre légers à 38°,5,
qui durent 1, 2, 3, 4 jours. Ces accès de fièvre correspondent à des poussées
d'infection, puis la température revient à la normale. L'enfant a continuellement soif et a de la boulimie, la langue est chargée, souvent couverte
d'aphtes, l'haleine est fétide. Très souvent on observe des rêves et des
cauchemars. Les urines sont moins abondantes qu'à l'état normal, contiennent de l'indican et de l'urobiline. L'enfant maigrit de plus en plus et perd
chaque jour de 20, 40, 50 et 100 grammes en 24 heures. Si l'enfant est
jeune, a moins de 3 mois (Marfan), il prend le type du vieillard, de l'athrepsie
(voir ce chapitre). A un âge plus avancé, l'enfant maigrit, se cachectise, la
dentition est retardée et irrégulière, la taille cesse de croître, les sueurs
sont fréquentes, accompagnées d'éruptions miliaires. Peu à peu on voit
apparaître les signes du rachitisme. Dans certains cas (cachexie grasse de
Marfan), l'amaigrissement est masqué par une légère bouffissure...

[LESAGE.]

On note à l'examen du sang une diminution des globules rouges et des hématoblastes, une augmentation des globules blancs, une diminution de la fibrine. Assez souvent on note la présence de globules rouges à noyau. Par suite de cet état anémique, le sang devient aqueux, peu foncé et fluide.

L'infection lente des voies digestives ne suit pas une marche uniforme, elle présente des périodes d'acuité où les phénomènes infectieux augmentent, que ceux-ci relèvent des poussées d'infection digestive, ou d'infections secondaires, qui sont si fréquentes.

La mort survient lentement, sans secousses, ou est due à une complication. Quelquefois le moment du passage de la vie à la mort est insaisissable, la respiration est si faible, les inspirations sont si rares, les pulsations si difficiles à percevoir que l'enfant a pu être considéré comme mort alors qu'il ne l'était pas encore. La température centrale pendant les dernières heures de la vie peut descendre à 35°, 33°. Le pronostic est fatal avant 3 mois. Quand l'enfant présente le type de l'athrepsie accompli, rien ne fait contre cette cachexie et la mort est le plus souvent observée. Après cet âge, le pronostic est moins grave ; l'enfant peut guérir et revenir à la santé, s'il est soumis à une hygiène rigoureuse. Souvent, si cette dernière éventualité se produit, on pourra observer des signes de rachitisme.

Complications. — Infections secondaires. — La cachexie n'est pas toujours due à l'infection digestive seule ; elle peut ressortir également à des infections surajoutées dues soit au bacillus coli, soit au streptocoque, soit au staphylocoque. Ce sont souvent ces infections secondaires qui sont la cause des phénomènes d'acuité passagers ou des complications.

1) **Érythèmes.** — On observe des érythèmes qui sont dus à l'irritation de la peau par l'urine et le liquide diarrhéique. Ils siègent le plus ordinairement aux fesses et à la partie postérieure des membres inférieurs. C'est l'érythème simple, qui peut aboutir à la chute de l'épiderme, de là l'aspect vernissé de la peau. On peut observer également l'érythème vésiculeux de Jacquet, caractérisé par l'apparition sur le fond érythémateux de vésicules, qui se rompent et laissent à leur place de petites exulcérations. Celles-ci peuvent devenir saillantes et simuler une éruption spécifique. On note assez souvent l'apparition d'une variété d'eczéma sec : l'eczéma à placard.

2) **Purpura.** — Citons encore l'apparition du purpura sur la peau ou sur les muqueuses et surtout la muqueuse digestive. On note, dans ce dernier cas, quelques filets de sang dans les selles. Quant à de véritables hémorragies de la bouche, du vagin, de l'urèthre ou de l'intestin, elles sont d'une rareté absolue.

3) **Abcès multiples.** — (Escherich, Macé et Simon.) On voit souvent des furoncles, de petits abcès disséminés sur toute la surface du corps. Ces suppurations cutanées sont dues au staphylococcus ou au bacillus coli. Leur origine intestinale est évidente : plus les phénomènes digestifs s'améliorent et plus ils disparaissent. Chaque poussée d'abcès est l'indice d'une poussée d'infection intestinale. L'antisepsie de la peau est le plus souvent impuissante à faire disparaître ces infections secondaires ; le traitement de

l'infection digestive est le seul moyen de les combattre. Rarement ces petites suppurations de la peau aboutissent au phlegmon. ·

4) Ces infections microbiennes peuvent également donner des conjonctivites, de l'otite moyenne (Epstein).

5) La diminution de vitalité des tissus est la cause fréquente de petits sphacèles de la peau ou des muqueuses, là où il y a des pressions ou des frottements : ainsi, les petites ulcérations des malléoles et des talons, celles du frein de la lèvre inférieure, du frein de la langue, de la muqueuse de la voûte palatine (plaques ptérygoïdiennes) ou des rebords alvéolaires (aphtes de Bednar).

6) **Complications viscérales.** — L'organisme épuisé peut être la proie d'infections généralisées dues soit au streptocoque, soit au bacillus coli. Ces microbes envahissent le corps, tantôt sans produire de lésions localisées, tantôt en occasionnant des broncho-pneumonies, des thromboses infectieuses des veines, des adénites généralisées.

L'infection générale sans localisation peut être apyrétique ou pyrétique, et cela avec le même microbe (streptocoque ou bacillus coli). Cependant, d'après Marfan et Marot, les infections secondaires à streptocoque sont le plus souvent accompagnées de fièvre ; les infections à bacille coli ont

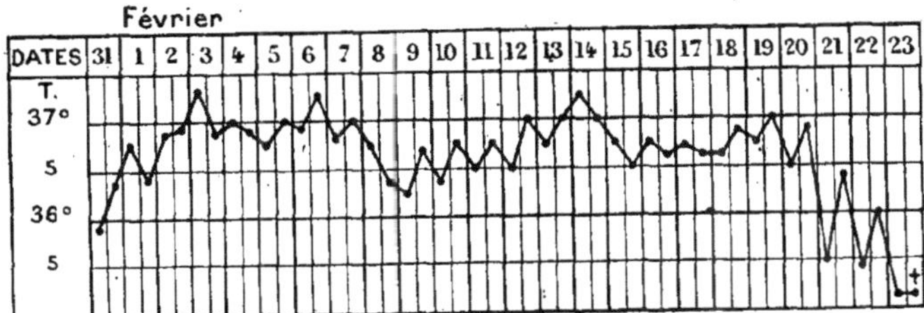
Infection à streptocoques chez une fillette de 1 mois (températures rectales).

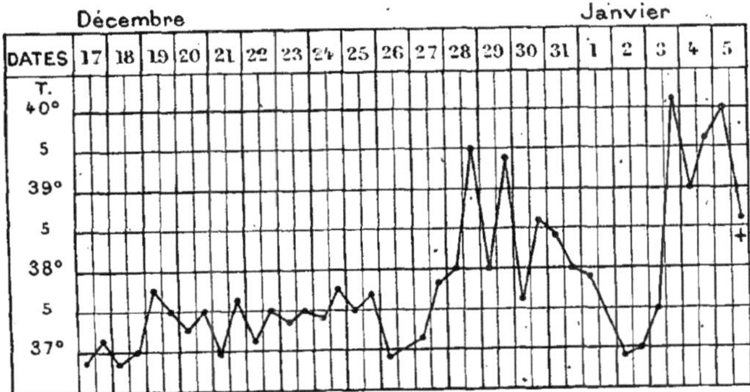
Infection à streptocoques chez une fillette de 8 mois (températures rectales).

plutôt une tendance à l'hypothermie. Voici deux courbes empruntées au mémoire de Marfan et Marot. Toutes deux ont trait à une infection streptococcique, l'une est apyrétique et l'autre pyrétique. Parfois, ces infections secondaires se localisent au poumon et provoquent l'apparition d'une broncho-pneumonie. Celle-ci vient souvent terminer la scène pathologique. Étudiées par Roger[1], Balzer[2], Parrot[3], Picot[4], elles ont fait le sujet de recherches de Marfan et Marot[5], de Thiercelin[6]. Ces derniers auteurs ont montré que cette complication était due à une localisation de l'infection par le streptocoque ou le bacille coli, isolés ou réunis.

L'analogie entre cette broncho-pneumonie des infections lentes et les complications pulmonaires que nous avons étudiées dans le cours des infections aiguës est frappante. L'origine intestinale est souvent nette, d'autant que l'intestin dans ce cas contient en grande quantité des microbes virulents ; cependant, quand il existe des éruptions cutanées, les fissures qu'elles provoquent peuvent servir de porte d'entrée à ces microbes.

La broncho-pneumonie peut passer inaperçue et ne se trouver qu'à l'autopsie. Parfois (Parrot) l'absence du murmure vésiculaire physiologique, en un point, en est le seul signe. Parfois cette complication a des signes évidents : la dyspnée, le battement des ailes du nez, etc. L'examen du thorax permet de reconnaître la lésion.

7) **Adénites généralisées.** — L'infection secondaire peut être accompagnée d'une polyadénite généralisée[7], qu'il ne faut pas confondre avec la polyadénite tuberculeuse.

8) **Thromboses veineuses.** — Nous les avons signalées dans le cours des infections aiguës. On les rencontre moins souvent dans les infections lentes (Hutinel), et dans ces cas il s'agit d'une poussée aiguë dans le cours de la maladie lente. Les symptômes et les lésions sont identiques à ceux que nous avons décrits plus haut. Les thromboses veineuses des reins, du cerveau peuvent, d'après Marfan[8], occasionner de l'hydrocéphalie, de la méningo-encéphalite chronique, ou du ramollissement blanc de zones plus ou moins étendues du cerveau (stéatose de Parrot). On peut également observer des hémorragies méningées.

9) **Rachitisme.** — Les relations du rachitisme et des infections lentes digestives ont surtout été bien mises en évidence par MM. Comby[9] et Marfan[10]. On trouve fréquemment dans le cours de ces infections les stigmates du rachitisme, qui augmenterait à mesure que les accidents intestinaux persistent. Parfois même, ces signes peuvent être accompagnés d'œdème des membres, de purpura, d'hémorragies des gencives, en un mot des symptômes de la maladie de Barlow. M. Marfan, avec juste raison, pense à l'origine infectieuse intestinale de cette modalité hémorragique du

(1) ROGER. Broncho-pneumonie, *Dict. Dechambre*.
(2) BALZER. Broncho-pneumonie, *Dict. Jaccoud*.
(3) PARROT. *De l'athrepsie*.
(4) PICOT. *Traité des maladies des enfants*.
(5) MARFAN et MAROT. *Revue des maladies de l'enfance*, août et septembre 1895.
(6) THIERCELIN. *Thèse de Paris*, 1894.
(7) POTIER. *Thèse de Paris*, 1894. — PASCAL. *Thèse de Paris*, 1892.
(8) MARFAN. *Semaine médicale*, 10 juin 1896.
(9) COMBY. Le rachitisme. *Bibliothèque Charcot-Debove*.
(10) MARFAN. *Bulletin médical*, 25 janvier 1895.

rachitisme. Nous sommes absolument de son avis, d'autant que, dans un cas d'infection lente accompagné de signes de rachitisme et d'hémorragies des gencives et de purpura, nous avons noté l'infection streptococcique de tous les viscères. Dans ce cas, la flore intestinale contenait en très grande quantité ce dernier microbe, doué de propriétés virulentes.

10) **Muguet.** — Il est fréquent d'observer le muguet sur la muqueuse buccale. On connaît de plus en plus les propriétés infectantes de ce champignon. Peut-être, dans certains cas, y a-t-il lieu de compter avec lui dans la production des phénomènes morbides de la cachexie et de l'amaigrissement. Telles sont les diverses complications que l'on peut voir survenir dans le cours des infections lentes digestives. Elles contribuent, pour leur part, à assombrir le pronostic.

ANATOMIE PATHOLOGIQUE

Des lésions de l'estomac. — Étudions d'abord les lésions de l'estomac. La muqueuse stomacale présente, dès la naissance, la même structure que celle de l'adulte; on y constate, comme chez celui-ci, une seule sorte de cellules, les cellules principales dans les culs-de-sac glandulaires de la région pylorique et deux sortes de cellules dans les glandes de la région peptique (cardia et grand cul-de-sac) : les cellules de revêtement et les cellules principales. La couche musculaire est très mince et la sous-muqueuse très lâche.

Les villosités duodénales sont très serrées, les glandes de Lieberkühn ont un développement beaucoup plus marqué que les glandes de Brünner (Rotch[1]). Le système lymphatique est très fourni dans l'estomac et l'intestin, fait qui permet d'expliquer le grand pouvoir d'absorption du tractus digestif à cet âge. D'après Baginsky[2], l'appareil glandulaire de l'intestin est moins développé que celui de l'estomac et n'acquiert son développement véritable que dans le courant de la première année, de sorte que l'action chimique des sécrétions intestinales est peu prononcée chez les nourrissons et l'enfant ne peut assimiler les substances qui exigent une transformation par les sucs intestinaux. Partant de ces connaissances anatomiques normales, nous pourrons étudier avec fruit les lésions observées dans les infections lentes.

L'estomac est le plus souvent rétracté et contracté chez les enfants morts avant 3 mois, en état d'athrepsie. A un âge plus avancé, il est normal en volume, ou tympanisé, ou véritablement dilaté. Les lésions de la muqueuse ont été étudiées récemment par Marfan[3] et Mlle Kalopothakès[4].

La muqueuse est épaissie, mamelonnée, présentant des stries de congestion au niveau des parties saillantes des plis de la muqueuse, ou même des points hémorragiques dus à la rupture des capillaires du fait même de l'infiltration embryonnaire de leurs parois. Ces petits foyers hémorragiques

---

[1] Rotch. *Arch. of Pediatr.*, 1891, vol. VIII, p. 481.
[2] Baginsky. *Virchow's Arch.*, 1882. B. c. 89, p. 64.
[3] Marfan. *Mercredi médical*, août 1894.
[4] Kalopothakès. *Thèse de Paris*, juillet 1894.

sont souvent le point de départ d'érosions hémorragiques décrites par Parrot : la perte de substance est due à l'action corrosive du suc gastrique sur ces points altérés. 1) L'épithélium de recouvrement est normal ou tuméfié : la cellule contient un gros noyau, des vacuoles et des grosses boules de mucus qui s'en échappent. 2) Entre les glandes on trouve dans tout l'estomac les lésions de la gastrite interstitielle (infiltration du tissu interglandulaire par des lymphocytes). 3) Parfois quelques glandes sont disparues et remplacées par des amas de cellules lymphoïdes. Ce sont des érosions microscopiques de la muqueuse. 4) *Les glandes peptiques* présentent les altérations suivantes : a) les cellules bordantes sont très volumineuses, vitreuses et ont souvent 3 à 4 noyaux avec des vacuoles. b) Les cellules principales sont en voie de multiplication : elles se transforment en éléments plus petits, cuboïdes ou ronds, à noyau très net et souvent multiple, à protoplasma plus foncé et plus granuleux. Ces éléments prennent par places l'apparence des cellules lymphoïdes : ce sont des cellules atypiques dérivées des cellules principales. 5) *Les glandes pyloriques* sont également altérées. Les cellules sont transformées en éléments atypiques comme les précédents. On y rencontre, en plus, des cellules bordantes de néoformation, de telle sorte que les glandes pyloriques prennent le type des glandes peptiques. 6) *Altérations kystiques.* — Surtout dans la région pylorique, les cellules glandulaires peuvent subir la transformation muqueuse, si bien que la glande se dilate, devient kystique. On y trouve un épithélium cylindrique clair ressemblant à celui de la surface et des boules hyalines provenant des vacuoles cellulaires.

Des lésions à un stade plus avancé. — Les lésions sont celles de l'atrophie scléreuse. a) L'épithélium de la surface disparaît. b) La muqueuse est transformée en une bande de tissu fibroïde dans lequel sont des lymphocytes, des débris de glandes altérées. c) Cette sclérose est généralisée à tout l'estomac. d) Les autres tuniques sont saines.

On voit donc que les lésions sont caractérisées par une excitation anormale des cellules bordantes dans les glandes peptiques et leur apparition dans les glandes pyloriques. En un mot, ce sont, d'après M. le professeur Hayem, les lésions de l'hyperpepsie. A la longue, avec la sclérose et la disparition des glandes, apparaît l'hypopepsie.

Des lésions de l'intestin. — Ces lésions portent à l'œil nu principalement sur la longueur de l'intestin, qui est augmentée dans les cas de gros ventre mou et flasque (Marfan)[1]. A l'état normal et pour un même âge, il existe un rapport constant entre la longueur de l'intestin et la longueur de la taille. A la naissance[2], l'intestin grêle a 5 fois la taille du sujet, le gros intestin en a la longueur. Le total est donc 6 fois la taille. A partir de la naissance, le rapport de la longueur de l'intestin à la longueur de la taille s'accroît et atteint, après le 2e mois, un maximum qui se maintient jusqu'à la 3e année. Puis ce rapport décroît peu à peu pour arriver aux chiffres de l'âge adulte où la longueur est de 5 fois 1/2. De sorte que, chez le nourrisson

---

[1] MARFAN. *Revue des maladies de l'enfance*, 1895.
[2] ANGERANT. *Thèse de Paris*, 1894. Le lecteur y trouvera d'excellents renseignements.

au sein, l'intestin grêle est de 3 fois la taille; le gros intestin, la longueur de la taille et quelques centimètres. Au total l'intestin a 7 à 8 fois la hauteur du corps.

Chez le nourrisson, avant 2 mois, atteint d'infection lente des voies digestives, la longueur totale de l'intestin est de 7 fois 1/2 (sans gros ventre) et 8 à 10 fois (avec gros ventre) la longueur de la taille. Après 2 mois, la longueur de l'intestin malade est de 8 à 9 fois la taille (sans gros ventre) et de 9 à 12 fois (avec gros ventre). Donc la caractéristique à l'œil nu de l'altération de l'intestin est l'allongement, qui porte et sur l'intestin grêle et sur le gros intestin. Cet allongement existe, dès que l'intestin est malade, et augmente à mesure que la maladie s'invétère, c'est-à-dire que le ventre devient plus gros. Il ne faut pas le confondre avec l'allongement du gros intestin dans la constipation congénitale de Jacobi et Hirschsprung. On observe assez souvent des dispositions anatomiques de l'intestin, qu'il est bon de connaître et que nous avons signalées dans la thèse de Angerant[1].

1ᵉʳ type. Distension du gros intestin. — Quand on ouvre l'abdomen, on est frappé de ce fait que tout ce qui se présente de suite à la section est le gros intestin qui occupe le plan antérieur de la cavité abdominale. A peine un peu d'intestin grêle apparaît-il en bas, au-dessus du pubis, au-devant de la vessie. Le côlon transverse masque tout : foie et estomac. Tantôt il est rectiligne, extrêmement distendu, formant une véritable poche abdominale due à un pli du gros intestin avec rétrécissement apparent de son calibre, pli qui ferme le côlon transverse à ses deux extrémités, et cela d'autant plus que la distension est plus accentuée sur cette portion du gros intestin. Ce pli est dirigé de haut en bas et d'avant en arrière, si bien que le côlon ascendant et le côlon descendant y aboutissent en arrière. Généralement le côlon ascendant est distendu au-dessous de ce pli et vient faire une saillie manifeste qui occupe le flanc droit.

Quant au côlon descendant, il reste caché en arrière dans sa partie antérieure; au contraire, sa partie inférieure tend à faire saillie en avant, à devenir antérieure. Cette disposition tient à ce que le côlon descendant présente souvent une distension partielle sur son trajet. Mais il n'en est pas toujours ainsi, et bien des enfants présentent un rétrécissement apparent de tout le côlon descendant, alors que le côlon transverse et le côlon ascendant sont distendus. Dans ce cas, tout le côlon descendant est entièrement caché dans la profondeur du flanc gauche. Ce fait est évident quand on étale tout le gros intestin dépourvu de toute attache péritonéale. On remarque alors qu'il est énorme, très distendu dans ses deux premières portions, tandis que sa portion descendante est réduite à l'état d'un petit canal. Tantôt ce faible développement du côlon descendant est dû à de la contracture de sa paroi, qui est épaisse et résistante ; en ce cas l'insufflation vient à bout de ce spasme et permet de donner au gros intestin son développement primitif. Tantôt, au contraire, ce développement imparfait tient à un arrêt dans l'évolution du côlon, qui reste étroit et résiste à l'effet de l'insufflation, bien

[1] ANGERANT. *Thèse de Paris*, 1894, p. 4.

que sa paroi soit peu épaisse. En ce cas, on peut parfois difficilement pénétrer dans l'intérieur de sa cavité et le lavement a peine à s'y frayer un chemin. Cette absence de cavité dans le côlon descendant est assez fréquente chez l'enfant et est un obstacle parfois insurmontable à tout lavage de l'intestin.

On peut ainsi observer toute une série de cas intermédiaires où le rétrécissement du côlon descendant remonte plus ou moins haut vers le côlon transverse; le point où ce retrécissement est toujours le plus marqué est la partie inférieure ou anale ; il remonte plus ou moins haut.

Le gros intestin, ainsi distendu et remplissant toute la cavité abdominale antérieure, peut, tout en étant dilaté, présenter des plis multiples sur son trajet, surtout dans sa portion transverse, si bien que le côlon, trop long, s'incurve en formant une sorte d'S, qui descend plus ou moins bas vers le pubis au-devant de la masse de l'intestin grêle. Dans cette variété de distension du gros intestin, seule cette partie se présente à l'ouverture de l'abdomen; l'intestin grêle est masqué et caché profondément.

2e *Type : Intestin grêle distendu.* — On peut observer le type inverse de dilatation intestinale. Cette dernière porte sur l'intestin grêle (le gros intestin étant rétracté ou peu développé). En ce cas, tout ce qui se présente à l'incision abdominale est la masse de l'intestin grêle distendue ; on n'aperçoit aucune partie du gros intestin.

Les anses de l'intestin grêle sont dilatées d'une façon variable; on les voit parfois atteindre le développement de l'intestin de l'adulte.

Le gros intestin est caché derrière cette masse qu'il faut soulever pour l'apercevoir; il est petit, non distendu, présentant un calibre égal ou inférieur à celui de l'intestin grêle; c'est, on le voit, le contraire de ce qui a lieu normalement. Tantôt il est régulier; tantôt il est rétracté en tous ses points, si bien qu'il est réduit à un canal dur, musculeux, présentant en plusieurs points de petites dilatations ampullaires, surtout sur le trajet du côlon ascendant et du côlon transverse. Dans sa portion descendante, ces dilatations font défaut. La rétraction du gros intestin, qui est plus ou moins marquée, est d'autant plus appréciable qu'on considère une région plus voisine de l'anus. Il semble que le gros intestin se développe du cæcum vers l'anus, car la distension suit cette marche.

Lésions histologiques. — Elles ont été étudiées par Baginsky[1]. La muqueuse est pâle et boursoufflée; les replis sont plus volumineux qu'à l'état normal. Au point de vue histologique, on note toutes les altérations des cellules glandulaires, que nous avons étudiées dans les infections aiguës. Cependant nous trouvons fréquemment, vu la chronicité de la maladie, des lésions anciennes des glandes, c'est-à-dire des productions kystiques, comme dans la muqueuse de l'estomac. Nous trouvons de plus les glandes du côlon remplies par des boules de mucus : de là la fréquence des selles muqueuses dans les infections lentes. Cette dégénérescence muqueuse des cellules glandulaires est beaucoup plus intense dans le gros intestin que dans l'intestin

---

[1] BAGINSKY. *Maladies de l'enfance.*

grêle. Les follicules lymphatiques sont ou non augmentés de volume (infiltration abondante par des lymphocytes). Ces follicules sont pâles. Les ganglions du mésentère sont gros, durs et secs à la coupe (infiltration par des lymphocytes). La musculaire muqueuse est beaucoup plus large qu'à l'état normal.

Bactériologie. — Nous connaissons l'état bactériologique de l'intestin dans le cours des infections aiguës ; est-il le même dans les infections lentes que nous étudions ? Nous ne trouvons pas ici cette pureté du milieu bactériologique que l'on observe dans le premier cas. La flore est toujours nombreuse et variée (Van Puteren, Seiffert). Cette richesse microbienne est la note bactériologique de l'intestin dans les infections lentes. Le bacillus coli et le streptocoque dominent avec leurs variations de virulence. Il nous a semblé que la présence constante du streptocoque, en notable quantité dans les selles, était presque caractéristique de la chronicité. Existe-t-il des infections ressortissant à la présence de tel ou tel microbe ? Le milieu bactériologique est-il toujours le même pendant toute la durée de la maladie ? Ses périodes d'acuité sont-elles dues à des infections microbiennes autres que celle qui préexiste ? N'y a-t-il pas à compter avec la virulence de ces microbes ? Ne sait-on pas qu'il existe une variété de bacillus coli cachectisant (Macaigne)[1] qui produit un amaigrissement lent et un état cachectique analogue à celui de l'athrepsie ? Ce bacillus coli particulier joue-t-il un rôle important ? Ce sont là autant de questions qui ne sont pas résolues.

TRAITEMENT

Doit-on alimenter un enfant présentant les symptômes de l'infection digestive aiguë ? — La réponse est positive. — *L'enfant ne doit pas prendre de lait pendant toute la durée de la maladie.* (même s'il est au sein). — Tous les médecins pédiatres sont de cet avis (Luton, Henoch, Coutaret, Epstein, Hutinel, Comby, Escherich, Guéniot, Grancher, Blot, Vaughan, Baginsky, Saint-Philippe, Trousseau, Schtein, Olivier, Saint-Remy, Gross, Arnstein, Seibert, Reiner, Thiercelin, Marfan, Thoizon, Nattu). Dans nos diverses publications, nous avons toujours soutenu cette opinion. Les microbes producteurs des infections digestives trouvent en effet, dans le lait, tous les éléments nécessaires à leur pullulation. Le lait est pour eux un excellent milieu de culture. L'absorption de ce liquide entretient l'infection.

Que donner dans ce cas ? — La diète hydrique s'impose ; elle donne un répit à l'organisme, diminue l'infection et favorise le repos des voies digestives. L'enfant supporte bien cette diète. On sait, d'après Baginsky[2], que, dans les infections intestinales aiguës, les pertes d'eau peuvent aller jusqu'à 750 à 1500 grammes par jour. La diète hydrique contre-balance l'effet de ces déperditions aqueuses, calme la soif, augmente la diurèse et l'élimination des poisons. Elle élève la pression sanguine, active les contractions du cœur et relève la force du pouls. Les selles perdent leur coloration verte

(1) MACAIGNE. *Thèse de Paris*, 1895.
(2) BAGINSKY. *Soc. méd. int.* Berlin, 5 février 1894.

et leur fétidité : elles deviennent jaunes, moins fréquentes et moins abondantes.

L'eau ne doit pas être administrée trop froide, car elle provoque des contractions intestinales vives, souvent douloureuses, qui sont préjudiciables au repos des voies digestives. « La quantité d'eau doit remplacer, dit Marfan, la quantité de lait qu'on ne donne pas. » Elle sera d'un litre à un litre et demi par jour. On donnera l'eau par petites gorgées toutes les demi-heures, et toutes les fois que le nourrisson a soif. « La soif, dit Henoch, est tellement vive, que les enfants épuisés entr'ouvrent avidement leurs lèvres desséchées en voyant briller la cuiller. » La diète hydrique, dit Luton, répond « à l'instinct même du malade ».

Quelle est la valeur des diverses décoctions de gruau d'avoine, de guimauve, d'eau panée, etc.? Leur usage se restreint de plus en plus. Deux décoctions cependant ont la faveur des médecins pédiatres. Ce sont les décoctions d'orge et de riz (Heubner, Marfan [1]). « La décoction d'orge, dit Marfan, se prépare de la manière suivante : On fait bouillir une demi-heure deux cuillers à café d'*orge perlé* dans un demi-litre d'eau; puis on passe au tamis. Le liquide renferme surtout de l'amidon, puis du mucilage, enfin une petite quantité de matière azotée. Pour préparer l'eau de riz, on jette 60 grammes de farine de riz dans un demi-litre d'eau froide, on ajoute un demi-litre d'eau bouillante, puis on fait bouillir le mélange; on passe ensuite dans une étamine claire. Cette décoction ne renferme guère que de l'amidon. »

On donnera à l'enfant ou de l'eau pure et bouillie, ou une eau minérale (Vals, Alet, Soultzmatt), ou une décoction d'orge ou de riz. L'eau albumineuse est recommandée par Henoch et Epstein, — elle contient un blanc d'œuf par litre, — cependant Marfan rejette complètement son emploi, car elle favoriserait, d'après lui, les fermentations digestives.

La diète hydrique sera continuée 1 à 2 jours, pendant l'application du traitement. Certains auteurs donnent à l'enfant, en outre de la diète hydrique, 100 à 200 grammes de bouillon toutes les 3 heures, en guise de tétée. Le meilleur bouillon, d'après Baratier, est fait avec un kilogramme d'os, deux litres d'eau et une pincée de sel, que l'on fait bouillir pendant 24 heures jusqu'à réduction de moitié. Ce bouillon dégraissé et froid est additionné de glycérine (100 grammes pour 1 litre de bouillon).

Quand doit-on recommencer toute alimentation ? — Dès la disparition de tous les signes digestifs, on pourra recommencer l'alimentation par le lait, suivant les règles de l'hygiène alimentaire, décrites dans le 1er volume de ce Traité (laits stérilisés, réglage des tétées, etc.).

Cependant la quantité de lait pendant quelques jours sera inférieure à la quantité normale. Si l'enfant est au sein, on reprendra la série des tétées.

Traitement symptomatique des troubles digestifs. — Dans toutes les infections légères, bien souvent la diète hydrique pendant un jour suffit pour rétablir le cours normal de la digestion. Parfois même le réglage des tétées, l'emploi d'un lait stérilisé, peuvent suffire. Mais, dès que l'infection

---

[1] MARFAN. *De l'allaitement artificiel*, 1896.

est un peu forte, on est obligé d'essayer une des médications suivantes. Celles-ci sont nombreuses, car aucune d'elles n'est spécifique : chacune réussit parfois, échoue souvent. Les indications de ce traitement sont nombreuses : 1) La maladie étant une infection des voies digestives, on a cherché à annihiler la puissance nocive des germes contenus dans le tube digestif en s'adressant aux médicaments dits antiseptiques. 2) On peut diminuer les pertes aqueuses intestinales en ayant recours à des médicaments astringents. 3) Depuis quelques années, on fait usage des lavages de l'estomac et de l'intestin, qui éliminent mécaniquement et microbes et toxines.

Médication antiseptique. — Chez le nourrisson, le meilleur moyen de pratiquer l'antisepsie de l'appareil digestif est de faire usage de purgatifs.

Les recherches récentes de Gilbert et Dominici[1], Clopatt, ont démontré ce fait à l'aide de la bactériologie.

Purgatifs. — Plusieurs purgatifs sont journellement employés, mais le meilleur sans contredit et le plus actif est *le calomel.* 1) *Calomel.* — On peut l'administrer de deux façons, ou à doses purgatives ou à doses filées. *Doses purgatives.*

$$
\begin{cases}
0{,}05 \text{ centigrammes pendant les 5 premiers mois.} \\
0{,}10 \quad\quad — \quad\quad \text{de 3 à 12 mois.} \\
0{,}20 \quad\quad — \quad\quad \text{après 12 mois.}
\end{cases}
$$

On le donne uni avec du sucre, en 1 ou 2 paquets, dans du lait ou de l'eau. On se rappellera qu'il est insoluble et qu'il provoque une diarrhée légère et verdâtre. Il sera bon de prévenir la mère de ce fait. *Doses filées.* — $0^{gr},01$ de calomel toutes les 2 heures, en paquet, pendant 12 heures. L'effet n'est pas purgatif.

Quelles sont les indications de ces deux méthodes? Si l'enfant a du tympanisme, de la diarrhée peu abondante, *fétide*, de la fièvre, le mieux est de faire usage des doses purgatives. Si le ventre est mou, si la diarrhée est forte, *aqueuse*, s'il y a de la tendance à l'algidité, le mieux est d'avoir recours aux doses filées.

Gross (de New-York) dit obtenir de meilleurs résultats en unissant le salol au calomel de la façon suivante :

Calomel.	0,01 centigramme.
Salol.	0,15 centigrammes.
Sucre.	0,20 —

Pour un paquet. — 5 par jour.

2) *Huile de ricin.* — (Filatow, Picot et d'Espine, Blache), à la dose de 10 grammes d'huile pure ou émulsionnée avec de la gomme arabique. 3) *Rhubarbe.* — A la dose de $0^{gr},05$ par jour. 4) *Magnésie.* — 1 à 3 grammes suivant l'âge. Ces trois derniers purgatifs sont de moins en moins employés, car leurs effets n'ont pas la précision des résultats obtenus avec le calomel.

5) *Lavements purgatifs.* — Il arrive parfois que des vomissements

[1] *Société de biologie*, décembre 1895.

intenses empêchent toute administration de purgatif par la voie buccale. On peut dans ce cas employer le lavement purgatif suivant :

Feuilles de séné. . . . .   2 grammes.
Miel de mercuriale   25   —

Ce lavement donne d'excellents résultats dans les infections pyrétiques (tympanisme, selles fétides, fièvre). Son emploi doit être rejeté, si le ventre est mou, si la diarrhée est abondante et aqueuse, s'il y a de la tendance à l'algidité (infection algide).

Antiseptiques. — Les médicaments antiseptiques employés sont peu nombreux, car, d'une façon générale, ils ne donnent que *peu de résultats*, sauf peut-être dans les infections traînantes, chroniques. Et encore, dans ce cas, leurs effets sont très contestables. Le seul mis en usage est le benzo-naphtol, qui, d'après Gilbert et Legendre, est le véritable antiseptique intestinal d'une toxicité faible[1].

Le benzo-naphtol est employé de la façon suivante avant un an :

Benzo-naphtol. $0^{gr},50$
Salicylate de bismuth. . . . . · . . . .   1 gr.

En 3 paquets, à prendre à jeun dans les 24 heures. Après un an on élève la dose à 1 gramme de benzo-naphtol et à $1^{gr},50$ de salicylate de bismuth.

Chaumier, Fischer font usage de l'orphol ou naphtolate de bismuth, dans les cas où les vomissements manquent et où la diarrhée existe seule. 1 à 4 grammes par jour dans du sirop ou du miel (à donner en 3 prises avant les tétées). Abeles recommandé les lavements antiseptiques à la créoline : 1 à 2 lavements par jour (100 grammes d'eau chaude contenant 2 gouttes de créoline pure).

Astringents. — Les médicaments de cette classe sont nombreux. Citons l'acide lactique, le phosphate de bismuth, le tannigène, l'antipyrine.

Acide lactique. — Son action a été étudiée par M. le professeur Hayem et par nous en 1886. L'acide lactique n'est pas toxique. Nous avons pu faire absorber à des nourrissons 15 et 20 grammes par jour sans aucun accident. Il est bien toléré, pourvu que sa solution soit sucrée et soit prise à doses filées. Dans ce cas il passe facilement et rapidement dans l'intestin, car on ne le trouve plus dans l'estomac une heure après la prise de 1 gramme (Jaworski). La démonstration de ce passage nous est fournie par l'expérimentation. Le tyrothrix tenuis, découvert par M. le professeur Duclaux dans le lait, sécrète un poison qui provoque (après inoculation sous la peau de l'animal) une *desquamation intestinale intense* avec diarrhée très abondante. En un mot, un véritable choléra intestinal très évident dans tout l'intestin grêle, depuis le duodénum. Si, après avoir ainsi inoculé le cobaye, on attend 3 à 4 heures, et si on injecte dans l'estomac, à l'aide d'une sonde, une solution lactique à 3 et

---

(¹) Les antiseptiques suivants, dont on ne peut administrer que de faibles doses vu leur toxicité, n'ont produit aucun résultat. Leur inutilité est démontrée. La résorcine (Jacobi, Caillé, Concho) — le thymol (Martin) — le benzoate de soude (Caillé, Rothe, Baginsky, Weissner) — l'iodoforme (Cadet de Gassicourt) — le salicylate de bismuth (Cadet) — le salol — la naphtaline et l'acide salicylique (Weissner) — le chlorure de potassium (Moncorvo) — le pyrophosphate de fer (Butler) — le biiodure d'hydrargyre.

4 grammes pour 100 d'eau (10 grammes toutes les demi-heures) et si on *tue*
l'animal après 4 ou 5 injections, on observe le résultat suivant : la première
moitié de l'intestin grêle est *acide*, contient de l'acide lactique en nature et
présente une véritable dessiccation de la muqueuse. Il n'y a pas trace de diarrhée et les produits épithéliaux de desquamation sont desséchés, formant une
véritable pulpe sèche. Au contraire, dans la dernière partie de l'intestin grêle,
l'acide n'a pas encore pénétré, le contenu est alcalin, la cavité est distendue
par du liquide diarrhéique séreux dans lequel nagent des flocons épithéliaux
abondants (grains riziformes).

On note ainsi et d'une façon évidente l'action astringente de ce médicament. L'acide lactique jouit en outre de propriétés antiseptiques évidentes. Il ne possède aucune action nuisible sur le pouvoir digestif de
l'estomac (Riel). D'après Jaworski, il augmenterait même la sécrétion de la
pepsine.

Mode d'administration. — Pendant une demi-journée ou une journée,
outre la cessation de tout aliment, on ne donne que l'acide lactique et la diète
hydrique. Toutes les demi-heures une cuillerée à café avant 1 an et une
cuillerée à soupe après 1 an de la solution suivante *glacée* :

Acide lactique.	5 grammes.
Sirop de coings.	25 —
Eau distillée	100 —

Cette dose peut être employée quel que soit l'âge de l'enfant. On peut
ajouter un peu de sucre à chaque cuillerée. Il est souvent utile quelques
minutes après de faire boire à l'enfant un peu d'eau. Après 6 prises identiques, c'est-à-dire après 3 heures, on espace les doses à chaque heure au lieu
de chaque demi-heure. Et cela pendant 8 à 10 heures, après quoi on recommence l'alimentation, d'abord avec du bouillon, puis du lait de la mère ou
du lait stérilisé. Nous ne croyons pas utile de continuer l'acide lactique lors
de la reprise de l'alimentation. Il est à noter que l'action de ce médicament
est *bien diminuée*, si on continue concurremment l'alimentation qui *doit
être supprimée.*

Phosphate de bismuth. — Dörfler (de Weissensee) a recommandé
l'action astringente du phosphate soluble de bismuth, dont voici la formule :

Phosphate soluble de bismuth	2 grammes.
Eau distillée	90 —
Sirop simple	10 —

Une cuillerée à café d'heure en heure. Il est nécessaire de continuer ce
médicament 1 à 2 jours après la cessation de la diarrhée. Il est bon d'avertir
la mère que les selles deviendront noires.

Tannigène. — Ce nouvel astringent est employé depuis peu de temps.
Ses bons effets astringents ont été relatés par Meyer, Escherich, Drews, Buck,
Strauss, Lwoff, Winands. Outre son action astringente, ces auteurs lui attribuent une action antiseptique par suite de ses combinaisons insolubles avec
les toxines et les alcaloïdes. Le tannigène est une poudre insoluble dans l'eau
(on le mélange avec du sucre, comme pour le calomel), sans odeur, sans

goût et bien supportée par les enfants. On donne avant 1 an 4 à 6 fois par
·our à jeun un de ces paquets mélangé avec du sucre.

> Tannigène . . . . 0,25 centigrammes
> Pour un paquet.

Après 1 an, la dose de 0^{gr},50 est nécessaire. On continuera le médicament plusieurs jours après la cessation de la diarrhée, car les récidives
sont fréquentes. L'emploi du tannigène est réservé aux entérites traînantes
et chroniques.

.*Antipyrine*. — Ce médicament présente, outre une action astringente sur
la sécrétion intestinale, des effets sédatifs sur les coliques et les spasmes
intestinaux. Son mode d'emploi a été indiqué par Clemente Ferreira et de
Saint-Philippe et réservé aux cas de diarrhées simples, non infectieuses,
accompagnées de cris, de douleurs de dentition. On doit éviter de l'employer
dans les entérites infectieuses (pyrétique ou algide).

On donne *avant* chaque tétée une cuillerée à café de la solution.

> Antipyrine. . . . . 0^{gr},50
> Sirop simple. . . . .) ãã 50 gr.
> Eau distillée de tilleul. . . . .)

Après un an, on élève la dose à 1 gramme. Tels sont les astringents, qui
donnent les meilleurs résultats[1].

Opiacés. — On sait que l'opium et ses dérivés ont une action heureuse
sur la diarrhée. Tous les pédiatres sont d'accord que, chez le nourrisson, leur
emploi doit être rejeté. A cet âge, l'enfant est d'une très grande susceptibilité
vis-à-vis de ce médicament. La dose que l'on peut employer est tellement
faible (laudanum, élixir parégorique). qu'il vaut mieux abandonner complètement ce médicament dangereux. Cependant, à partir du 13e-14e mois, on
peut déjà faire usage de l'élixir de la façon suivante : 5 à 15 gouttes dans
75 grammes d'eau sucrée (Simon), une cuillerée à café toutes les heures.
Cesser au moment de la tétée, dès le sommeil et la disparition de la diarrhée.

Lavages de l'estomac et de l'intestin. — Ces lavages ont pour but
d'enlever mécaniquement de la cavité du tube digestif les microbes et les
toxines qui y sont contenus.

Estomac. — Le lavage de l'estomac a été pratiqué par Epstein. Il fut
vite adopté en Allemagne par Escherich, Leo, Baginsky, Biedert, Demme,
Lorey, Henoch, Bœlli (60e congrès des médecins allemands à Wiesbaden,
1887); en France, par MM. Grancher, Hutinel, Sevestre, Legroux, Comby.
On se sert pour ce lavage d'une petite sonde œsophagienne ou d'une sonde
uréthrale (n° 30 de la filière Charrière). Cette sonde est enfoncée dans l'estomac de l'enfant avec une grande facilité, beaucoup plus facilement que
chez l'adulte : on met un entonnoir à l'extrémité libre et on verse 100 grammes
du liquide de lavage. L'enfant rejettera le plus souvent par un effort de
vomissement cette eau ainsi introduite, qui contiendra des débris alimentaires, des caillots de lait, etc. On recommence à verser de l'eau à plusieurs

---

[1] Quant aux autres astringents : le sous-nitrate de bismuth, l'extrait de ratanhia, le nitrate d'argent, l'acide tannique, le tannate de quinine, leur action est nulle.

reprises, jusqu'à ce qu'elle revienne claire. On retire le tube. C'est, en un mot, la pratique générale des lavages de l'estomac.

Le lavage de l'estomac ne donne *aucun résultat* s'il y a hypothermie, d'après Baginsky et Escherich. Nous avons pu pleinement confirmer leur opinion. D'après Troïtzky, Epstein, Leo, le lavage augmente la sécrétion acide de l'estomac.

Intestin. — Monti, le premier, pratiqua les lavages de l'intestin chez l'enfant, à l'exemple de Cantani, qui créa cette méthode chez l'adulte. Depuis, ces lavages ont été employés par Baginsky, Damlow, Escherich, Hutinel, Dauriac et nous-même, etc. Actuellement, la plupart des médecins en font usage. Monti avait remarqué qu'il pouvait faire pénétrer dans l'intestin jusqu'à 2 litres de liquide et pensait, avec juste raison, qu'une grande partie de ce liquide franchissait la valvule iléo-cæcale. Nous avons fourni, Dauriac et moi, la preuve de ce passage. Nous avons pu montrer, en effet, qu'un liquide pénétrant *lentement et sous faible pression* dans le rectum, pouvait peu à peu remplir le gros intestin, puis l'intestin grêle et même refluer dans l'estomac.

Voici d'ailleurs le mode opératoire employé : on se sert d'un bock à injection d'une contenance d'un à deux litres, muni d'un long tube en caoutchouc et d'une sonde en caoutchouc de 20 à 30 centimètres, du calibre n° 25 de la filière Charrière. On commence par remplir le bock de la solution qu'on veut injecter. On fait placer le malade horizontalement, légèrement couché sur le côté droit, de façon à mettre le cæcum dans une situation déclive. On introduit ensuite dans le rectum la sonde qu'on enfonce à une profondeur de 15 à 20 centimètres environ ; on ferme hermétiquement l'anus avec les doigts et on laisse circuler l'eau, le bock élevé de 10 à 20 centimètres seulement au-dessus du plan du malade. L'eau s'écoule peu à peu, doucement, sous une faible pression. Quand toute la quantité d'eau a pénétré dans l'intestin, on retire la sonde et on laisse écouler le liquide.

Des renseignements utiles sur le lavage de l'intestin par ce mode opératoire sont relatés dans le mémoire de Thiercelin, et dans l'excellente thèse d'Angerant, où le lecteur trouvera un exposé très bien fait de la question des lavages de l'intestin. Nous ne pouvons mieux faire que d'engager le lecteur à lire ce travail très consciencieux.

Du liquide à employer pour pratiquer le lavage de l'estomac ou de l'intestin. — Pour l'estomac, la quantité sera de 100 à 150 grammes ; pour l'intestin, de 1 à 2 litres. On fera usage ou d'eau bouillie, ou d'eau salée à 7 pour 1000. Blech y ajoute une cuillerée à soupe d'eau oxygénée. Ce qui est important, c'est la température de l'eau de lavage, qui sera *froide* s'il y a de la fièvre, *chaude* à 38° s'il y a de l'hypothermie. Ainsi que l'a montré Lorain, le lavage froid abaisse la température autant qu'un bain froid. Chaud à 38°, au contraire, dans les cas algides, il peut la relever d'un demi-degré.

Le résultat du lavage de l'estomac est de faire cesser rapidement les vomissements. L'irrigation intestinale calme la soif des petits malades, élève la tension vasculaire, car une partie de l'eau de lavage est absorbée; le pouls se ralentit en effet et prend de la force.

Compresse mouillée. — Dans toute infection digestive aiguë ou chronique, l'application permanente sur le ventre d'un linge mouillé avec de l'eau (à la température de la chambre) et recouvert d'une lame de taffetas gommé, produit de bons résultats. La compresse calme les coliques et les mouvements de l'intestin.

Traitement des phénomènes généraux. — On peut modifier l'état général de diverses façons : a) par les médicaments; b) par la balnéation; c) par les injections de sérum artificiel.

I. **Médicaments.** — L'éther, soit en inhalations, soit en piqûres, peut être mis en usage pour lutter contre l'infection et le collapsus cardiaque; mais, chez le nourrisson, l'éther peut provoquer de petits points de sphacèle à l'endroit de la piqûre. A ce point de vue, la caféine lui est bien supérieure. L'action de ce médicament est connue. Il n'y a pas lieu d'y insister.

On injectera 2 gouttes avant 1 an et 4 gouttes après 1 an de la solution suivante :

Citrate de caféine. . . . .   2 grammes.
Benzoate de soude   2   —
Eau distillée.   10   —

On pourra pratiquer par jour 2 ou 3 injections.

L'alcool (10 à 20 grammes par jour) sera des plus utiles dans les infections digestives sérieuses. On l'ajoutera à l'eau de boisson (grogs). On frictionnera l'enfant avec de la flanelle soit sèche, soit imbibée d'alcool. Le café noir ou le café vert chaud peuvent également, à la même dose, donner de très bons résultats.

II. **Balnéation.** — Les bains seront froids ou chauds, suivant l'état de fièvre ou d'algidité. a) *Bains froids.* — Pour lutter contre la fièvre, si celle-ci dépasse 38°,5, on plongera toutes les 3 heures l'enfant dans un bain à 27° pendant 5 minutes. Si la température est à 40°-41°, le bain sera à 25°-22°. Si l'enfant a du délire ou des convulsions, on peut pratiquer, dans ce bain, des affusions froides sur la tête. On cesse les bains dès que la température du soir est au-dessous de 38°,5. Le résultat de l'application de ces bains froids est de faire baisser pendant quelques heures la température de 1° à 2°. S'il n'y a aucune modification thermométrique après le bain, le pronostic est sérieux. b) *Bains chauds.* — Si l'enfant présente des signes d'algidité et d'hypothermie, le bain chaud, comme chez les cholériques, est tout indiqué. On plongera l'enfant, pendant 5 minutes, dans un bain à 38°. Il est bon, dans la dernière minute du bain, d'ajouter de la farine de moutarde (50 grammes de farine dans un bain de 25 litres) et de transformer le bain simple en bain sinapisé. Au sortir du bain, on lavera l'enfant et on lui fera une friction.

A propos des bains sinapisés, il faut éviter (fait sur lequel insiste avec juste raison M. J. Simon) de faire des excès et de produire une excitation trop énergique. Cette dernière serait suivie d'une dépression qui serait préjudiciable à l'enfant. Si ce dernier ne présente aucun signe de réaction (retour de la chaleur de la peau, rougeur des téguments, sueur, etc.), le pronostic est grave. Outre leur action sur la température et l'état général, les bains provoquent fréquemment une émission d'urine.

I. Injections de sérum artificiel. — a) *Injections à doses massives.* — Les injections hypodermiques de sérum artificiel provoquent des résultats bien différents, suivant la quantité de liquide injecté.

Dans une première série de faits, on cherche, comme Cantani le fit le premier en 1885 pour le choléra, à faire pénétrer dans le torrent circulatoire, par la voie sous-cutanée, une masse de liquide capable de remplacer le sérum exsudé par les déperditions intestinales. (On sait que M. le professeur Hayem obtient des résultats excellents, dans les mêmes cas, en injectant le liquide directement dans les veines.)

Dans l'hypodermoclyse de Cantani, la quantité de sérum artificiel à injecter dans le tissu conjonctif est de 4 à 6 litres pour un adulte. Cette méthode a depuis été appliquée à d'autres maladies (hémorragies graves, infections, éclampsie). Devant les résultats obtenus dans le choléra, on comprend que l'on ait tenté l'application de ces injections sous-cutanées au traitement des diarrhées *séreuses* du nourrisson, caractérisées par la déperdition aqueuse très forte (infection à type algide ou choléra infantile). C'est Luton, de Reims[1], qui, en 1884, appliqua le premier ces injections au traitement du choléra infantile. Il écrivit alors : « Nous avons injecté à ces malheureux petits êtres, voués à la mort par avance, cette solution saline à la dose de 5 grammes et nous avons eu la satisfaction de les sauver, en dépit des pronostics les plus fâcheux ». En 1888, Weiss reprit ce traitement et injecta une plus forte dose de 30 à 50 grammes. Il obtint la guérison rapide de quelques cas de choléra infantile qu'il put soigner. En 1890, Sahli (de Berne) recommande ces injections. En 1892, Wild, de Heilbronn[2], fit à son propre enfant, âgé de 7 mois, sur le point de succomber à une attaque de choléra infantile, 6 injections de 25 grammes chacune. L'enfant guérit. Demiéville[3] relate l'observation d'un enfant de 4 mois 1/2 atteint de choléra infantile et véritablement ressuscité grâce aux injections hypodermiques de sérum artificiel. Il injecta 120 à 150 grammes. Bientôt l'enfant parut mieux, et, rapidement, en 2 jours, la guérison survint après cessation des troubles digestifs. Pendant les années 1890 à 1895, M. Hutinel a étudié ces injections de sérum. Des faits probants sont consignés dans les travaux de ses élèves Thiercelin et Marois[4]. Récemment M. Picot[5] a relaté une observation de diarrhée infantile avec collapsus guérie par les injections de sérum.

Depuis ces travaux, ces injections sont entrées dans la pratique journalière, nous les pratiquons couramment depuis quelques années et nous avons obtenu bien souvent des résultats merveilleux et inespérés. A ce jour elles nous paraissent être le meilleur traitement des diarrhées intenses, laissant loin derrière elles, comme efficacité, les médications intestinales. Aussi,

[1] LUTON. De la transfusion hypodermique, *Arch. de médecine*, 1884.
[2] WILD. *Wien. méd.*, n° 3, 1892.
[3] DEMIÉVILLE. *Revue méd. Suisse romande*, tome XII, 1892.
[4] MAROIS. *Thèse de Paris*, 1895. — THIERCELIN. *Thèse de Paris*. 1894.
[5] PICOT. *Revue médicale de la Suisse romande*, février 1896.

depuis quelques années, nous n'avons eu qu'à nous louer de la pratique suivante. Dès qu'un enfant est atteint d'une diarrhée *abondante, aqueuse*, avec de la *tendance* au refroidissement, nous n'attendons pas l'apparition du collapsus algide, et nous pratiquons tout de suite une injection de sérum, en même temps que nous supprimons toute alimentation.

Les médicaments intestinaux viennent après. Nous croyons qu'il est de la plus haute importance de ne pas attendre l'apparition de l'algidité. Le collapsus algide établi, les résultats seront encore bons, mais il faudra renouveler ces injections alors que dans la première éventualité une seule injection suffit souvent. En un mot, la temporisation ne peut être admise. On peut employer une de ces deux solutions :

a) Chlorure de sodium. . . . .   7 grammes.
     Eau distillée stérilisée. . . . .   1 litre.

Sérum artificiel de M. le professeur Hayem :

b) Eau distillée stérilisée. . . . .   1 litre.
     Sulfate de soude . . . .   10 grammes.
     Chlorure de sodium   5   —

Les injections se font dans le tissu sous-cutané à la peau du ventre ou à la fesse, suivant la pratique antiseptique des injections sous-cutanées. On peut encore injecter plus profondément, dans les masses musculaires. On massera ensuite la région pendant quelques minutes pour aider à la résorption du liquide. On pratique 3 à 6 *injections par jour* de 30 centimètres cubes chacune.

Le but de ces injections sous-cutanées de sérum artificiel ou d'eau salée est de faire pénétrer dans la circulation une grande quantité de liquide pour parer aux inconvénients des déperditions intestinales. De plus il est bon de noter que la circulation reprend de l'activité, que l'effet stimulant est évident. Telles sont les injections sous-cutanées à dose massive. Leur indication est l'infection à type algide avec déperditions aqueuses abondantes.

b) Des injections à petites doses. — A côté de ces cas où la quantité de sérum artificiel doit être élevée, il en est d'autres où les injections sont faites à *petites doses* (de 5 cent. cubes). Le but visé est alors tout différent. Ces doses *faibles*, mais *répétées*, fait sur lequel a insisté Chéron[1], ont pour résultat de relever la tension sanguine, de stimuler l'organisme (on sait que les injections de cette nature ont été employées avec succès chez l'adulte, dans la neurasthénie, les convalescences longues, le choc post-opératoire). MM. Chéron[2] et Debove[3], outre cette action stimulante, ont observé une élévation thermique passagère (en dehors de toute infection).

D'après Cohnheim, Grützner, le sérum artificiel active les sécrétions des glandes à pepsine et salivaires. M. Hutinel[4], qui a étudié les effets de ces

---

[1] Chéron. *Introduction à l'étude des lois générales de l'hypodermie*, 1893.
[2] Chéron. *Loc. cit.*
[3] Debove. *Soc. méd. des hôp.*, mars 1895.
[4] Hutinel. *Soc. méd. des hôp.*, mars 1895.

injections, a observé « une augmentation de la tension vasculaire et des sécrétions; un accroissement notable du chiffre des hématoblastes sans modification de celui des leucocytes et l'augmentation de l'excrétion de l'urée ».

L'indication de ces injections à doses faibles, stimulantes, est : *l'amaigrissement*, la *cachexie*, *l'atrophie du nourrisson*, avec *diarrhée traînante, chronique*. Dans ces cas où on veut relever l'énergie de l'organisme, la densité du liquide a plus d'importance que sa quantité. Thiercelin[1] a obtenu de bons résultats en faisant usage de ces injections.

On pratique une à deux fois par jour des injections sous-cutanées de 5 grammes de la solution salée ou du sérum de M. Hayem, ou encore (et cette solution est spéciale pour ces injections faibles) la solution de Chéron.

Acide phénique	
Chlorure de sodium	
Phosphate de soude	1 gramme.
Sulfate de soude	
Eau distillée.	100 grammes.

Les effets physiologiques produits par ces injections devront être surveillés de près, car, après avoir obtenu une excitation de bonne nature on pourrait, en continuant, dépasser le but et produire chez l'enfant un énervement que la suppression des injections sous-cutanées fera cesser.

Thiercelin[2] a bien noté cette excitation. « Nous avons vu, dit-il, souvent des petits enfants débiles qui, grâce à l'excitation des injections sous-cutanées, ont rapidement augmenté de poids, mais chez qui, en continuant celles-ci, on produisait un état d'excitation inquiétant avec cris et insomnie, qui disparaissait dès que les injections étaient supprimées : on produisait ainsi un véritable surmenage. » On cessera ces injections dès que les fonctions s'accompliront normalement (digestions, augmentation de poids).

Nous avons pu observer depuis un an des faits très évidents de ce surmenage lymphatique, de cette stimulation de l'organisme, portée à l'excès. Si on poursuit trop longtemps ces injections, l'enfant devient pâle et blafard, présente un léger œdème des extrémités et des paupières. Il prend un état cachectique, qui ressemble au mal de Bright. Cependant l'examen de l'urine ne permet pas de reconnaître d'altération de ce liquide. Cette cachexie de surmenage lymphatique peut être accompagnée d'une augmentation de volume des divers ganglions du corps, qui deviennent *gros* et *mous*. Cette hypertrophie fonctionnelle du système lymphatique ne nous paraît pas un réveil de tuberculose, comme nous en relaterons des faits plus bas, car ces ganglions diminuent de volume avec la cessation des injections.

La conclusion est donc la suivante : On ne doit pratiquer ces injections qu'en petit nombre. Dès que l'effet suffisant est obtenu, il est bon de cesser,

---

(1) THIERCELIN. *Loc. cit.*
(2) THIERCELIN. *Médecine moderne*, n° 46, 6 juin 1896.

pour ne pas arriver à la période d'excitation de l'organisme et du surmenage lymphatique. De plus, ces injections peuvent, chez les enfants en puissance de tuberculose, être suivies d'un réveil de la maladie latente. C'est ce que nous allons maintenant étudier.

Des inconvénients de ces injections à doses légères mais répétées. — M. Hutinel[1] a constaté l'action pyrétogène du sérum injecté sous la peau des enfants en puissance de tuberculose confirmée ou latente. Chez un enfant sain ces injections ne modifient pas la courbe thermique ou provoquent seulement une élévation de 3 à 4 dixièmes de degré. Au contraire, chez les enfants tuberculeux, elles provoquent une ascension rapide de la température de 1° à 2°,5. La montée commence vers la sixième heure, et généralement le fastigium est atteint au bout de douze heures. La température se maintient au même niveau pendant trois ou quatre heures, puis la courbe revient à la normale. Cette réaction fébrile est presque identique à celle de la tuberculine. En dehors de leur action pyrétogène, ces injections, dans certains cas, provoquent des fluxions pérituberculeuses, appréciables surtout dans les cas de tuberculoses externes (osseuse, ganglionnaire ou cutanée), mais probables aussi dans les tuberculoses viscérales. M. Hutinel base son étude sur l'observation de 176 enfants et arrive aux conclusions suivantes :

« Que si les injections sous-cutanées de sérum ou d'eau salée faites en proportion suffisante peuvent occasionner de la fièvre chez les sujets sains, elles provoquent, à des doses moindres, des réactions fébriles autrement intenses chez des tuberculeux ; que ces réactions fébriles s'accompagnent parfois de poussées fluxionnaires pérituberculeuses qui ne sont pas toujours sans danger. Que l'intensité de ces réactions peut faire soupçonner l'existence de certaines tuberculoses latentes sans cependant constituer un signe pathognomonique de la tuberculose. »

Nous avons fait usage des injections sous-cutanées de sérum artificiel chez 14 enfants cachectiques atteints de lésions pulmonaires bacillaires. Chez tous, nous avons produit en un jour une aggravation de l'état local, qui a persisté. Aussi n'avons-nous pas hésité à rejeter complètement toute injection de sérum artificiel dans le traitement de la cachexie infantile, s'il existe des lésions pulmonaires.

En est-il de même dans les cas de tuberculose latente, quand l'enfant ne présente aucun signe d'altération viscérale? La question est difficile à résoudre. En premier lieu, l'enfant est cachectique, présente un peu de diarrhée, les viscères sont sains, mais il existe des petits ganglions dans les aines ou les aisselles : quelle conduite tenir? On sait que bien souvent (Legroux) ces polyadénites simples sont tuberculeuses. Nous avons inoculé 5 enfants répondant à ce type clinique, avec des injections faibles, mais répétées, de sérum artificiel. Chez 4 d'entre eux, après la 3e et 4e injection, nous avons vu apparaître des lésions pulmonaires qui nous ont obligé à cesser toute intervention. Nous croyons que, dans ces cas, il existait des foyers

---

(1) HUTINEL. *Semaine médicale*, 16 mars 1895.

latents de tuberculose, qui ont été en quelque sorte réveillés par le sérum artificiel. Si l'enfant ne présente aucune trace de polyadénite, les injections sont indiquées.

En un mot, on voit que toute injection de sérum artificiel ou d'eau salée est capable d'aggraver une tuberculose existante (en provoquant une congestion pérituberculeuse), et de déceler une tuberculose jusqu'alors latente. Aussi la meilleure ligne de conduite est, croyons-nous, la suivante : ces injections à faible dose sont indiquées chez tout enfant cachectique, pourvu que les viscères soient sains et que les ganglions lymphatiques soient normaux. Toute lésion, quelque minime qu'elle soit, pulmonaire ou lymphatique, est une contre-indication à ces injections de sérum.

II. **Des injections de sérum sanguin.** — Le Ray[1], Reinach[2], au lieu de faire usage du sérum artificiel, emploient le sérum d'un cheval non préparé, en un mot le sérum sanguin normal. Ils en injectent par jour sous la peau du nourrisson malade, 10 à 20 c. c. Ce sérum a absolument la même propriété de « relèvement » que le sérum artificiel. Il est également une « stimuline » du système lymphatique, comme le dit mon maître, M. Metchnikoff. Reinach dit que ce sérum est supérieur au sérum artificiel, car il possède en plus des propriétés nutritives. En effet, l'albumine du sang nourrit l'enfant. On sait, d'après les recherches de Landois, que les injections de sérum sanguin augmentent les échanges des matières albuminoïdes et le taux de formation de l'urée. D'après Hoppe-Seyler, 20 c. c. de sérum contiennent 1^{gr},5 d'albumine, ce qui correspond à 50 grammes de lait de vache et à 150 grammes de lait maternel.

Ainsi le but des injections, soit de sérum artificiel, soit de sérum sanguin normal, est de gagner du temps, de stimuler l'organisme et lui permettre de réagir contre l'infection digestive. Mais ne peut-on obtenir un sérum sanguin, doué de propriétés stimulantes analogues, unies à une qualité spécifique? En un mot peut-on obtenir un *sérum spécifique* des diarrhées infantiles, analogue à celui de la diphtérie? Nous avons cherché dans cette voie et nous avons obtenu des résultats des plus encourageants et des plus heureux. Mais, au premier abord, nous devons chercher le moyen d'obtenir ce sérum spécifique.

Dans un autre travail nous montrons les faits suivants : 1°) Dans le lait qui fermente, presque toujours, l'agent de fermentation est le bacillus coli ; 2°) Dans 28 sur 100 échantillons de lait fermenté, ce bacillus coli était doué de propriétés de virulence actives ; 3°) Ces laits ainsi actifs tuent les petits cobayes (au-dessous de 300 grammes) à la dose de 1 c. c. de petit-lait. L'agent actif est le bacillus coli ; 4°) Ce bacille virulent isolé de ce lait, tue d'une façon constante en 12 heures le cobaye à la dose de 2/3 de c. c. de bouillon (24 heures à 37°) (Septicémie péritonéale) ; 5°) Aucun des autres microbes, qui se trouvent dans ces laits actifs, ne possède isolé la moindre virulence et tous sont inoffensifs, même à forte dose ; 6°) Le lait fermenté (72 pour 100 des échantillons) qui contient le bacillus coli normal, non

(1) Le Ray. *Écho médical de Toulouse*, 1892.
(2) Reinach. *Münch. med. Woch.*, 1896, n° 18.

virulent, ne tue pas ces petits cobayes même à des doses énormes (10,
15 c. c.), alors que le lait subissant la même fermentation, mais contenant
le bacillus coli virulent, tue à la dose de 1 c. c. et même 2/3 de c. c.;
7°) Ces 28 laits actifs avaient provoqué des infections digestives chez des
nourrissons. Or on a isolé de la diarrhée le bacillus coli possédant la même
virulence que le bacillus coli du lait; 8°) Dans ces diarrhées, aucun des autres
microbes ne possédait de virulence.

On est autorisé à penser à l'action nocive du bacillus coli dans ces laits.
De là à chercher à produire avec ce bacillus coli particulier un sérum anticolique, il n'y avait qu'un pas. Sans entrer dans le détail des recherches bactériologiques sur le sérum anticolique que d'autres ont déjà étudié (Grabbi, etc.),
nous dirons qu'avec le bacillus coli isolé de ce lait virulent et de la
diarrhée du nourrisson, on peut obtenir par préparation de l'animal (âne)
un sérum qui possède des qualités particulières de spécificité, que n'a
pas le sérum sanguin normal. Nous n'avons pas obtenu les mêmes résultats, en immunisant l'animal avec des cultures de bacillus coli virulent
de l'adulte et de bacillus coli normal du nourrisson. Pour étudier sur les
animaux l'action de ce sérum, il faut prendre des petits cobayes d'un
poids inférieur à 300 grammes. Les cobayes d'un poids plus élevé ne donnent aucun résultat, car ils sont réfractaires à ce bacillus coli virulent du
nourrisson.

Si on inocule dans le péritoine 2/3 de c. c. d'un bouillon de culture de ce
bacillus coli (24 heures à 37°), l'animal meurt en 12 heures d'une façon
constante, emporté par une septicémie due à ce microbe. Si, parallèlement à
cet animal témoin, on injecte un autre cobaye de même poids, de la même
façon, et si on injecte sous la peau, dans l'heure qui suit la première injection, 1/3 de c. c. de ce sérum anticolique, l'animal ne meurt pas. Dans la
moitié des cas il guérit, dans l'autre moitié il vit 10 et 15 jours. Dans ce
dernier cas, il y a un ralentissement très notable de l'infection (de 12 heures
à 10 et 15 jours).

Si au lieu de faire usage de sérum anticolique, on emploie le sérum
sanguin normal ou le sérum artificiel, l'animal meurt comme le témoin. Il semble donc exister dans le sérum préparé avec ce bacillus coli
particulier une action d'arrêt ou de ralentissement de l'infection à bacillus coli.

Le même résultat est obtenu si, au lieu d'employer le bacille isolé du
lait, on fait usage du lait. Le sérum empêche l'action nocive de ce lait, qui
tue également en 12 heures par la même septicémie à bacillus coli. Malgré
que la voie péritonéale ne soit qu'un mode d'expérimentation, elle nous
donne des renseignements évidents, stables, qu'est loin d'offrir la voie
digestive.

Nous avons étudié avec Legrain l'action de ce sérum sur 52 enfants
atteints de diarrhées infantiles sérieuses, sans aucun autre traitement. Chez
ces enfants, nous avons isolé des selles le même bacillus coli virulent. La
dose d'injection a été de 5 c. c., recommencée ou non le lendemain. Les résultats obtenus ont été les suivants : 26 fois les phénomènes morbides ont

cessé en 48 heures. 14 fois, nous avons obtenu une diminution nette des signes d'infection et de la diarrhée, et après 5 à 6 jours, l'enfant est revenu à la santé. 12 fois, le résultat fut nul.

Dans tous les cas où la diarrhée était verte, acide, biliaire, l'injection a *immédiatement* fait disparaître cette teinte. Ce fait est important, car il montre une action évidente de ce sérum sur le foie. On sait, en effet, que chaque poussée d'infection intestinale est accompagnée d'une suractivité du foie et d'une production de bile très abondante.

Comme on peut le voir, d'après ce tableau, ce sérum anticolique a une action évidente. Certes il est loin d'être parfait et de donner constamment des résultats heureux, mais il permet d'augurer beaucoup de l'avenir. On peut espérer, par l'étude, obtenir un sérum plus actif et de ce fait de plus en plus spécifique. Nous n'avons voulu, dans cet article, que signaler le fait et les résultats obtenus à ce jour, nous réservant de publier, ultérieurement, et les faits bactériologiques et les faits cliniques.

Traitement des infections lentes. — Lorsque l'on se trouve en présence d'une infection lente, le mieux est de suivre les indications thérapeutiques suivantes : 1°) Si l'enfant est au biberon, le mieux sera de lui donner une nourrice. Le lait de femme est le meilleur médicament; 2°) Si cette dernière éventualité n'est pas possible, on soumettra l'enfant à l'un des divers laits stérilisés, suivant les règles de l'hygiène alimentaire énoncées dans le 1ᵉʳ volume de ce Traité. Cependant on donnera à l'enfant une quantité de lait inférieure à la quantité normale pour son âge. Il sera ainsi en diète relative. Le réglage des tétées, l'administration d'un lait de bonne qualité, suffisent le plus souvent pour enrayer la maladie. Si l'enfant a de la lienterie et un peu de constipation, on coupera le lait, on y ajoutera un peu de sel (Bouchut, Jacobi) et on donnera à l'enfant le matin à jeun un verre d'eau d'Évian ou de Contrexéville; 3°) Si ce retour à l'hygiène alimentaire ne produit aucun résultat ou un résultat incomplet, le mieux est de suivre la pratique suivante : a) Ou remplacer le lait par le képhyr. Au lieu de prendre une tétée de lait ordinaire, l'enfant boit la même quantité de képhyr (Hutinel, Thiercelin). Nous obtenons continuellement de très bons effets à l'aide de ce lait fermenté, à condition qu'il soit préparé suivant des règles scientifiques. (Dans la pratique courante, il est malheureusement souvent mal préparé par des personnes ignorantes.) Quand l'enfant a soif, on lui donne à boire de l'eau (comme dans les infections aiguës); b) Ou soumettre l'enfant aux laits stérilisés, mais avec adjonction de viande crue (Weiss, Trousseau, Hutinel). On la donne pure et hachée, mélangée à du sucre, à des confitures. On peut encore l'administrer sous la forme de conserve de Damas (mélange de poudre de viande, de sucre et de conserve de roses). Cette préparation est bien supportée par l'enfant. On donnera le 1ᵉʳ jour 10 grammes, le 2ᵉ jour 20 grammes, le 3ᵉ, 30 grammes, jusqu'à 100 grammes. On cesse quand les selles deviennent trop fétides; c) Ou donner à l'enfant, en dehors des laits stérilisés, soit *après la tétée*, 1 goutte d'HCl dans une cuillerée d'eau, ou encore une cuillerée à café de la solution suivante (Henoch) : HCl X gouttes; décoction de racines de guimauve 60 grammes; soit *avant la tétée*, un peu de bicarbonate de soude (5 centigr.), ou une cuillerée à café d'eau de Pougues ou de Vichy (Célestins, Saint-Yorre).

Soit encore le benzo-naphtol, le salicylate de bismuth, le tannigène (voir plus haut) avant la tétée.

Pendant ce traitement, on administrera tous les 5 ou 6 jours un des purgatifs susnommés. Enfin le traitement par de faibles doses de sérum artificiel est indiqué.

M. Hutinel recommande l'emploi de l'air comprimé.

Si, durant l'évolution lente de la maladie, apparaît une poussée aiguë d'infection, on fera suivre au nourrisson le traitement que nous avons étudié plus haut (diète hydrique, sérum artificiel, etc.).

XVI

DYSENTERIE

PAR LE Dr A. SANNÉ
Ancien interne des Hôpitaux de Paris.

Pour les anciens, pour l'école anatomique, la dysenterie était l'inflammation de la partie inférieure du gros intestin. Cette définition n'est plus de mise actuellement. La dysenterie peut être définie : maladie infectieuse, contagieuse, dont la détermination anatomique principale est l'inflammation ulcéreuse du gros intestin, et dont le symptôme capital est la production de selles sanguinolentes précédées de coliques spéciales qui ont reçu le nom d'épreintes.

ÉTIOLOGIE

Sans prétendre à donner, dans leur détail, les causes de la dysenterie, lesquelles sont les mêmes que pour l'adulte, je rappellerai à quel point la science est arrivée sur cette question.

Je dirai, d'abord, que la dysenterie peut être *sporadique* ou *épidémique*, *primitive* ou *secondaire*, c'est-à-dire qu'elle atteint, dans ce dernier cas, des sujets en puissance déjà d'une autre maladie.

Causes prédisposantes. — 1º **Age.** — L'enfance et surtout la première enfance sont sujettes à la dysenterie, aussi a-t-on pu dire que cette maladie avait causé la ruine de plusieurs colonies des pays chauds par la mortalité des enfants en bas âge. Cela indique une fréquence ainsi qu'une gravité très grandes dans l'enfance et dans les pays chauds. Seulement, comme les auteurs ont rarement divisé leurs statistiques selon l'âge; comme Lombard lui-même, dans son traité, pourtant si complet, est passible du même reproche; comme enfin, il m'est interdit de parler des jeunes soldats qui fournissent un appoint si terrible à la dysenterie, je ne saurais traiter cette question d'une façon aussi complète qu'elle le mériterait. Tout ce qu'il m'est permis de dire, c'est que la première et la dernière enfance sont plus éprouvées que l'enfance moyenne. Dans une statistique que j'ai faite avec Barthez, sur 84 malades, nous en avons trouvé 26 de deux à trois ans, 15 de quatre à cinq ans, 18 de six à dix ans, 21 de onze à quatorze ans, et 4 dont l'âge demeure inconnu. On remarquera que cette statistique, faite à l'hôpital, justifie ce que j'avançais, en ce sens que les deux périodes extrêmes de la jeunesse sont les plus prises, et que la première le serait probablement plus encore, si les admissions dans les hôpitaux se faisaient plus tôt.

Meigs et Pepper sont arrivés à un résultat à peu près semblable; à leur avis la dysenterie atteindrait, le plus souvent, les enfants âgés de moins de cinq ans et principalement ceux de deux ans ; ces observateurs l'ont notée, à cet âge, 7 fois sur 39 cas.

Dans les pays chauds, les enfants des blancs sont plus fréquemment atteints que les négrillons.

2° Sexe. — Le sexe masculin semble présenter quelque prédisposition : sur les 84 malades dont je viens de parler, 51 sont des garçons, 33 sont des filles. Et cela ne me paraît pas entraîner la conviction quant à l'influence de la cause déterminante sur le sexe, attendu que les filles, dans nos climats du moins, restent plus à la maison, sont plus surveillées et conséquemment moins exposées.

3° Saisons. — C'est surtout pendant la saison chaude, pendant les mois de juillet, août, septembre et octobre, que sévit la dysenterie. Barthez fut témoin d'une petite épidémie pendant le siège de Paris en 1870, laquelle eut lieu au mois d'octobre. Mais si la maladie présente son maximum de fréquence pendant les mois que j'indique, il ne faut pas croire que ce soit seulement à ces époques qu'elle se produise ; il n'est en somme presque aucun mois qui en soit complètement exempt.

4° Climats. — Bien qu'elle prenne sa plus grande fréquence dans les pays chauds, la zone tempérée n'en est pas exempte ; en somme la dysenterie s'observe sous tous les climats. Mais, il n'en va pas de même selon qu'elle est sporadique ou épidémique. Sporadique, elle est plus ou moins commune, modérément pourtant, dans toutes les régions froides et tempérées, les épidémies se montrant exceptionnelles en ces endroits ; tandis que dans les régions chaudes de la zone tempérée et dans les pays tropicaux, la forme épidémique occupe le premier ou le second rang, comme fréquence et comme gravité (Lombard). Cette proposition, qui se vérifie dans tous les cas, me dispensera de l'énumération fastidieuse des différents pays.

Presque partout, la malaria complique ou précède la dysenterie. Il est toutefois des exceptions à cette règle : à Rome, à la Vera-Cruz, où la malaria règne avec une si remarquable intensité, il existe une certaine immunité pour la dysenterie ; de même à la Guadeloupe et à la Guyane. Ces exceptions viennent contredire l'opinion de ceux qui voulaient, comme Torti, Morton, Cambay et Dutrouleau, que la dysenterie eût son origine dans le miasme palustre. Mais ce qui est bien certain, c'est que la dysenterie frappe volontiers, avec une grande rigueur, les sujets atteints déjà par les manifestations de ce dernier, en particulier ceux qui souffrent d'anémie palustre, et qu'elle se développe aussi à l'embouchure des rivières, au voisinage des marais, sur le bord des lacs, à la suite du curage d'un étang, etc.

5° Constitution, Régime. — Dans les pays chauds, les sujets vigoureux payent souvent un tribut onéreux à la dysenterie ; mais il n'en va pas de même dans nos climats où, bien fréquemment, la misère physiologique est un des facteurs les plus importants.

Nous venons de voir que la maladie s'abat volontiers sur les sujets atteints d'anémie palustre ; mais l'anémie, la déchéance organique, quelle qu'en soit la cause, tout ce qui déprime, en un mot, apparaît à l'origine des épidémies. Aussi, la misère, les famines, les sièges, le séjour dans les prisons, sont-ils les causes classiques par excellence. L'épidémie survenue pendant le siège de Paris, dont il était question il n'y qu'un moment, est un de ces faits.

6° **Récidives.** — Une première atteinte préserve-t-elle à jamais, ou, tout au moins, les attaques subséquentes sont-elles de moins en moins sévères? Une longue résidence dans les pays où sévit la maladie confère-t-elle l'immunité? Il me faut répondre négativement à ces diverses propositions. Une première atteinte, loin d'exempter d'une seconde, y prédispose, et, trop souvent, la gravité en augmente avec leur nombre. Il n'est pas d'acclimatement pour la dysenterie.

Causes occasionnelles. — 1° **Hygiène.** — Une hygiène défectueuse et, surtout, une alimentation vicieuse possèdent, principalement chez les plus jeunes enfants, une influence indubitable. Tels sont : l'usage de fruits verts, de lait acide ou d'aliments grossiers mal appropriés à la capacité digestive de l'enfant, de viandes salées prises exclusivement ou trop fréquemment, d'aliments gras ou féculents consommés avec excès. Bien souvent la dysenterie est entretenue ou ses rechutes sont provoquées par des écarts de régime. L'usage d'une eau polluée semble être d'une grande importance dans la genèse de la maladie. Cela se voit surtout dans les pays chauds; des cours d'eau ont été accusés, avec raison, d'être des causes permanentes de contagion, au point que l'on pouvait faire disparaître celle-ci par la cessation de l'usage établi depuis longtemps de ces eaux. Et cette cessation se produisait par l'adduction d'une eau plus pure ou même par l'établissement de citernes emmagasinant l'eau de pluie, dans les endroits où la mauvaise qualité des eaux de rivière ne permettait pas la substitution d'une eau courante non contaminée.

La diffusion dans l'air des émanations fécales, les linges souillés, les latrines ayant servi à des sujets infectés, les bassins malpropres et même des canules à lavement mal entretenues peuvent compter parmi les principales causes occasionnelles.

2° **Contagion. Épidémies.** — La dysenterie est une maladie éminemment contagieuse. L'agent propagateur n'est pas toujours facile à discerner, surtout quand la maladie prend naissance dans une population non déprimée et vivant dans les conditions habituelles. Mais il en est toujours ainsi en fait de maladie contagieuse : les faits sont souvent faciles, parfois difficiles à interpréter, et il en sera de même tant que le germe contagieux ne sera pas aisé à reconnaître. Toujours est-il que, pour la dysenterie, il faut se pénétrer de la maxime suivante : le climat, la misère, l'alimentation vicieuse peuvent favoriser la mise en activité du germe, mais que, pour la production d'une épidémie, il est nécessaire que le germe en ait été apporté. Et comment cet apport se produit-il? Par les selles, par leur diffusion dans l'eau, dans l'air, et même par l'introduction directe dans le rectum de parcelles impondérables de matières fécales.

La dysenterie sévit donc par épidémies en certains endroits où elle a été importée; puis, le germe ne trouvant pas à vivre au delà d'un certain temps, il périt et les choses reviennent à l'état normal. Il est d'autres endroits où la maladie, soit après plusieurs épidémies, soit d'emblée, — le germe pouvant

[A. SANNÉ.]

pulluler à loisir, — prend l'état endémique avec ou sans aggravations temporaires. Les premières conditions se réalisent plutôt dans les climats froids ou tempérés, les secondes dans les pays chauds Des exceptions ont lieu dans les deux cas.

3° **Infection. Microbiologie de la dysenterie.** — L'agent infectieux spécifique de la dysenterie n'est pas encore complètement connu, ou, tout au moins, les auteurs ont donné à leurs recherches des conclusions différentes. Trois parasites, en effet, se disputent ce titre. Quelques mots sur chacun d'eux suffiront, attendu que mon intention n'est pas de faire la microbiologie complète de la dysenterie, renvoyant le lecteur, pour des renseignements plus circonstanciés, aux traités de pathologie de l'âge adulte où cette matière est envisagée avec les développements qu'elle comporte et qui sont d'ailleurs les mêmes.

Bacille de Chantemesse et Widal. — Dans 5 cas de dysenterie des pays chauds, ces auteurs ont trouvé un bacille spécial dans les déjections des malades et, après leur mort, dans les parois de l'intestin, dans les ganglions mésentériques et dans la rate. Il est court, de 4 à 5 μ de long, peu mobile, à extrémités arrondies. Très fin, dans l'organisme, il devient un peu plus épais par la culture; ses caractères ne peuvent être d'ailleurs précisés que par ce procédé et par l'inoculation. Les auteurs sont arrivés à le cultiver sur la gélatine à la température ordinaire, dans le bouillon, sur la gélose, etc. Si l'on inocule le produit des cultures dans l'intestin, même après la laparotomie, on trouve, au bout de huit jours, la première partie du gros intestin remplie d'une diarrhée renfermant le microbe. Malheureusement, aucun observateur n'a retrouvé le bacille en question.

Anguillule de Normand et Bavay. — C'est un ver fusiforme, analogue à la filaire du sang humain de Wuncherer et Lewis, un peu aminci en avant, se profilant en pointe en arrière, mesurant 1 millimètre de long et 30 à 40 μ de large. Il a reçu le nom d'*Anguillula stercoralis.* Mais il est loin de se trouver dans tous les cas, ce qui fait que Talamon (*Médecine moderne,* 1891) a battu en brèche cette hypothèse. Il est vrai que l'anguillula stercoralis peut produire des selles muqueuses sanglantes et graisseuses, comme la filaire détermine l'hématurie chyleuse, et le *distoma hæmatobium* des lésions du gros intestin décrites par Damaschino et Zancarol (*Soc. méd. des hôpitaux,* 1885), mais cela ne suffit pas à reproduire une maladie telle que la dysenterie.

Amœba coli. — Un parasite qui a été rendu responsable aussi des lésions de la dysenterie, c'est *l'amœba coli,* amibe du côlon, découverte par Lœsch en 1875. C'est un protozoaire apparaissant sous la forme d'une masse protoplasmique de 20 à 50 μ, et pouvant atteindre, à son maximum d'allongement, jusqu'à 60 μ. Cette masse peut s'étirer, s'allonger et envoyer des prolongements en différentes directions. Koch en 1888, Osler (*John Hopkin's Hosp. Bulletin,* 1890), Dock (*Medical Record,* 1891), Vasse (*Semaine médicale,* 1891), retrouvèrent ce parasite, le premier dans l'intestin, les autres dans des abcès du foie chez des dysentériques. Kartulis, après un premier travail publié en 1885, en fit un second quelques années

plus tard, venant confirmer le premier, c'est-à-dire cherchant à établir que
ces parasites étaient en quelque sorte spécifiques de la dysenterie. Non seulement il ne l'observait dans aucune autre maladie, mais, après être arrivé à
l'ensemencer dans une décoction de paille fraîche dans l'eau, après avoir
maintenu, à l'étuve, à la température de 50 à 58 degrés pendant un jour ou
deux, ladite décoction, préalablement ensemencée avec du mucus dysentérique, il voyait se former une pellicule semblable à une toile d'araignée dans
laquelle se trouvaient en grand nombre ces amibes. Injectées dans le rectum
de chats, elles produisaient de la diarrhée avec selles muqueuses et sanglantes; mais ces résultats ne sont pas constants. Remarquons aussi que,
mêlées aux amibes, se trouvent diverses bactéries, ce qui fait qu'il y a double
incertitude sur l'action des amibes.

Cette courte revue bactériologique montre que le microbe de la dysenterie n'est pas encore trouvé. Même en admettant que le pronostic soit
modifié par diverses associations microbiennes qui le simplifient ou le compliquent, — comme certains bacilles qui cohabitent avec le bacille de Koch
entrent tout à coup en scène et rendent son action beaucoup plus intense,
comme d'autres bacilles viennent aggraver l'action du bacille d'Eberth dans
la fièvre typhoïde ainsi que l'ont montré MM. Chantemesse et Widal (*Annales
de l'Institut Pasteur*, 1896), — même en admettant, dis-je, l'existence de
ces bacilles auxiliaires dans la dysenterie, il n'en est pas moins vrai que le
microbe lui-même de la dysenterie n'est pas encore connu.

SYMPTÔMES

Plusieurs modes de début s'observent dans la dysenterie. En premier
lieu, la maladie débute d'emblée par ses symptômes habituels; en second
lieu, ces symptômes sont précédés, plusieurs jours durant, par de la diarrhée;
en troisième lieu, elle commence par des symptômes généraux accompagnés
ou non de phénomènes abdominaux; en quatrième lieu enfin, une longue
diarrhée, durant de un à plusieurs mois, précède l'explosion des symptômes
dysentériques proprement dits. La seconde et la troisième manière peuvent
se réunir.

Quoi qu'il en soit, si le premier mode de début a lieu, après quelques
garde-robes en diarrhée bilieuse se produisant presque coup sur coup, les
selles caractéristiques apparaissent, souvent répétées : 10, 20, 40 jusqu'à
50 dans les 24 heures. Elles conservent cette fréquence plusieurs jours et
diminuent ensuite. Lorsque la maladie est légère, elles peuvent ne pas
dépasser 4 ou 5 par jour.

Formées tout d'abord, comme je le disais, de matières fécales, elles ne
tardent pas à se composer uniquement d'une petite quantité de mucus
d'abord transparent, puis opaque. Ce mucus, quelquefois mêlé de matières
vertes, soit au début, soit après l'administration du calomel, est en général
intimement brassé avec du sang qui lui donne, suivant les cas, la teinte
rose, rouillée, brune, des crachats pneumoniques. D'autres fois, le sang n'est
plus incorporé avec le mucus, il est pur et forme des stries, des gouttes plus

[A. SANNÉ.]

ou moins nombreuses qui se superposent au mucus, ou encore, et dans des cas beaucoup plus rares, c'est uniquement du sang, variable d'abondance, qui passe par l'anus.

Tel est l'aspect des selles au début. A une époque plus avancée, elles se réduisent à des débris opaques, tomenteux, d'un gris rosé, ou bien à des pelotes, des rubans, etc., le tout connu sous les noms de lavure de chair, de raclure de boyau, etc., et qui sont le produit de la desquamation épithéliale de l'intestin. Elles peuvent renfermer encore des fausses membranes. Exceptionnellement, j'ai vu de la sérosité délayer les mucosités sanglantes; il semblait qu'il y eût en même temps de l'entérite.

Quand la maladie tend vers une terminaison fatale ou lorsqu'elle passe à l'état chronique, le pus domine dans les selles et finit souvent par constituer un véritable flux purulent que l'on voit sourdre par l'anus. Lorsque, au contraire, la guérison commence à se dessiner, on voit des matières bilieuses se joindre d'abord aux matières sanguinolentes ou purulentes et finir par s'y substituer.

Ce passage se fait presque toujours graduellement; les selles muqueuses diminuent progressivement de quantité, puis disparaissent définitivement, souvent après une reprise momentanée. Cependant, il arrive que l'irritation du rectum persistant encore, l'excrétion du mucus subsiste un certain temps après que les selles sont redevenues normales, et que le bol fécal reste entouré de matières glaireuses, épaisses et transparentes. analogues à du blanc d'œuf.

Les garde-robes sont précédées ou accompagnées de coliques plus ou moins vives, d'épreintes, c'est-à-dire de faux besoins d'évacuer, de ténesme, parfois assez violents pour arracher aux malades des cris chaque fois qu'il leur faut aller sur le bassin.

Les épreintes présentent leur maximum d'intensité au début; elles diminuent lorsque la maladie tend vers la guérison ou que sa durée a rendu les malades presque insensibles. De même pour le ténesme, qui prend sa plus grande acuité lorsque les selles sont très fréquentes, et se continue entre elles. A ce moment, l'anus est douloureux au toucher, resserré, comme contracturé; la peau qui l'entoure est rouge et douloureuse aussi. Mais, plus tard, la contracture diminue, soit que la maladie aille déclinant, soit que, continuant son œuvre, elle affaiblisse le sphincter comme le reste de l'économie. L'orifice demeure alors largement ouvert, ses plis effacés, et peut atteindre jusqu'à un centimètre de diamètre; il reste béant et laisse échapper les matières d'une façon continue. Ce phénomène est ultime et s'accompagne des symptômes généraux les plus graves.

Aux signes locaux, on peut encore ajouter la chute du rectum et le ténesme vésical, lequel rend toute miction pénible.

Le ventre est douloureux à la palpation au niveau du côlon, mais surtout dans sa partie inférieure, quelquefois dans sa totalité; dans des cas rares, il se développe dans une certaine mesure.

A côté de ces symptômes locaux, je placerai les vomissements, l'anorexie, la soif. La langue est le plus souvent normale; plus rarement, elle offre à sa surface un enduit saburral, ou un aspect sec, rouge, grillé.

Parmi les symptômes généraux, je dois nommer, en première ligne, la fièvre. Elle n'est pourtant pas aussi intense ni constante qu'on le pourrait supposer. Ainsi, elle manque parfois ; exceptionnellement elle est intense; en général, elle est modérée. Le pouls gravite entre 60 et 120 pulsations; mais il est petit et misérable, surtout en s'éloignant du début. La température est généralement médiocrement élevée; elle peut monter cependant à 40° et 40°,5.

Le faciès s'altère bientôt, le trait nasal se creuse, les yeux se cernent, les joues se décolorent. La peau devient sèche, terreuse, rugueuse, principalement dans les formes chroniques. La dépression des forces arrive plus ou moins vite, sauf chez certains enfants dont la résistance est plus grande. Les malades maigrissent rapidement et profondément dans les cas graves ; souvent l'amaigrissement est dissimulé par de l'œdème de la face et des membres, lorsque la maladie touche à une issue fatale, lorsqu'elle est aiguë et violente, ou bien encore lorsqu'elle passe à l'état chronique ou qu'elle se transforme en une entérite chronique. Dans ce dernier cas, l'infiltration n'indique pas toujours une cachexie incurable et rapidement fatale; elle peut encore guérir.

En somme, la dysenterie est essentiellement constituée par la trilogie suivante : selles muco-sanguinolentes, épreintes, ténesme. D'ailleurs, toutes les variétés d'intensité s'y observent, depuis l'atténuation assez fruste pour suffire à peine au diagnostic, jusqu'à la violence que comporte une maladie grave. Ces considérations vont me servir pour différencier entre elles les diverses formes de la dysenterie.

Terminaison. — Plusieurs terminaisons se peuvent présenter en cas de dysenterie. C'est d'abord la mort, en général assez rapide ; en second lieu, c'est le passage à l'état chronique, et en troisième lieu, le retour à l'entéro-colite simple qui l'avait précédée, et à la santé. Pour ce qui est de cette dernière terminaison, je ferai observer que la guérison se produit rarement d'emblée, c'est-à-dire par la réapparition brusque de l'état normal ; presque toujours, au contraire, aux symptômes dysentériques proprement dits, succède une diarrhée séro-bilieuse d'abord mêlée à la diarrhée muqueuse, puis régnant seule, très variable d'intensité et de durée et se terminant d'ordinaire par la guérison, mais capable néanmoins d'entraîner la mort.

Rechutes. Récidives. — Quoi qu'il en soit, il n'est pas rare, quand la maladie commence à décroître et que la convalescence est encore chancelante, que, sous l'influence le plus souvent d'un écart de régime, la dysenterie recommence, autrement dit, qu'il se produise une rechute caractérisée par la revenue des selles muco-sanguinolentes. Ces rechutes peuvent avoir lieu à plusieurs reprises et, portant chaque fois sur un terrain de plus en plus ravagé, sont fort graves et cela d'autant plus qu'elles se répètent davantage.

Les récidives, surtout dans les climats chauds, sont très communes.

FORMES CLINIQUES DE LA DYSENTERIE

On peut assigner de nombreuses formes à la dysenterie, selon que prédomine un symptôme ou un groupe de symptômes. Les auteurs se sont montrés prodigues sous ce rapport; mais nous devons nous souvenir qu'il ne saurait être question ici que de ce qui s'observe communément, non exceptionnellement, dans l'enfance. J'établirai donc une forme aiguë, avec ses subdivisions de bénigne ou de grave, puis j'énumérerai les diverses formes signalées par les auteurs; enfin, je décrirai une forme chronique avec les mêmes subdivisions que pour la forme aiguë.

Forme aiguë. — La dysenterie aiguë peut débuter d'emblée; mais elle commence beaucoup plus souvent par une diarrhée bilieuse ou séro-bilieuse qui dure de un à plusieurs jours et qui prend peu à peu les caractères que j'ai indiqués plus haut. Il existe, généralement, un mouvement fébrile de médiocre intensité, de l'embarras gastrique, etc., et tous les symptômes d'une maladie aiguë.

Dans la *variété grave*, les garde-robes deviennent très nombreuses, le facies s'altère promptement, les yeux se creusent, le trait nasal se prononce, l'enfant maigrit et s'affaiblit rapidement, et la mort arrive sans grande modification des symptômes abdominaux. Quand la guérison peut être obtenue, elle arrive d'autant plus lentement que les symptômes ont été plus graves.

Quant à la *variété bénigne*, elle se distingue de la précédente par la moindre intensité des symptômes et peut-être aussi par la durée plus courte de la période d'état.

D'ailleurs, que la dysenterie soit grave ou légère, le déclin de la maladie et la marche vers la guérison sont annoncés, inversement à ce qui avait lieu pour la marche en avant de la maladie, par le passage dans les garde-robes de matières séro-bilieuses qui se mêlent d'abord aux selles muco-sanguinolentes pour les remplacer complètement et finir par disparaître elles-mêmes.

La *dysenterie épidémique* est commune dans certaines régions, mais rare à Paris. Pendant le siège de cette ville, en 1870, Barthez vit la maladie prendre plus de fréquence que d'ordinaire sans que les faits, pris en eux-mêmes, offrissent une allure spéciale. Barthez et Rilliet en ont observé quelques cas qu'ils ont relatés. Constant a fait le récit d'une épidémie de dysenterie secondaire qui a régné à l'Hôpital des Enfants (*Gazette médicale* 1855, p. 101). En somme, ces faits offrent peu de différence entre eux, et avec la dysenterie sporadique, au moins dans nos climats.

Viennent maintenant les formes plus rares.

Forme inflammatoire. — Elle est caractérisée par une fièvre ardente, par des sueurs profuses, parfois abondantes, et par des douleurs abdominales quelquefois très violentes.

Forme bilieuse. — C'est dans cette forme que la diarrhée bilieuse qui précède les selles caractéristiques de la dysenterie est le plus marquée; la langue est saburrale, la bouche amère, l'appétit nul; il y a des nausées et parfois des vomissements bilieux. Dans des cas rares, les conjonctives prennent une teinte jaunâtre. La fièvre est médiocrement intense.

Forme rhumatismale. — Bien que rare chez l'enfant, elle a été cependant observée à cet âge; c'est ce qui m'engage à en dire quelques mots. Et d'abord, c'est plutôt une suite qu'une complication proprement dite, car il est insolite que la poussée sur les articulations se fasse pendant la maladie elle-même; c'est plutôt pendant les premiers jours de la convalescence, plus tard même. Quelquefois son apparition a coïncidé avec la brusque cessation des phénomènes abdominaux. Plus rarement, c'est à la forme polyarthrique que l'on a affaire, manifestation presque indéterminée, d'une marche assez rapide et sans retentissement bien intense sur les séreuses. Plus souvent, il s'agit d'un rhumatisme monoarthrique ou mieux d'une arthropathie; les genoux sont, en général, seuls pris; l'articulation est gonflée, contenant du liquide, recouverte d'un œdème d'apparence non inflammatoire; le tout sans réaction générale, comme aussi sans lésions cardiaques, sans suppuration. La guérison est la terminaison régulière; mais elle se fait attendre longtemps : 30 à 45 jours. En l'état actuel de la science, il est clair que le mot « rhumatismal » est ici mal appliqué, car il implique une foule de causes, de symptômes, de localisations qui ne sont pas de mise dans l'espèce. Il n'y a même pas réveil d'une diathèse rhumatismale par la dysenterie, attendu qu'il a été constaté que ceux qui étaient atteints de ces accidents articulaires n'avaient eu, pour la plupart, aucune manifestation rhumatismale antérieure, et que, pour les autres, la dysenterie n'avait pas fait reparaître le rhumatisme. En somme, il s'agit, dans ce cas, d'un pseudo-rhumatisme infectieux ou, pour mieux dire, d'accidents articulaires qui paraissent analogues à ceux qui viennent compliquer le cours de la blennorragie, de la variole, de la scarlatine. Mais cette discussion m'entraînerait trop loin et je m'arrête, me contentant d'avoir soulevé la question.

Forme intermittente. — Je renouvelle à cette place la séparation formulée déjà au chapitre de l'étiologie, sur l'agent infectieux de la dysenterie et celui de la malaria. Mais il n'en est pas moins vrai que les deux états pathologiques se peuvent associer et donner lieu à une forme intermittente de la dysenterie. A côté de cela, les deux maladies s'actionnent réciproquement et de la façon la plus variée. Tantôt elles s'aggravent, tantôt au contraire, et cela est bien rare, elles paraissent s'entraver ou du moins les accès fébriles paraissent avoir une heureuse influence sur la dysenterie. Parfois, au contraire, les deux maladies évoluent indépendamment l'une de l'autre. Mais tous ces cas sont exceptionnels: ce qui est réel, en fin de compte, c'est que les fiévreux, quand ils sont frappés de dysenterie, le sont très fortement.

Faut-il parler encore de la *forme typhoïde* ou *maligne*, des *formes gangréneuse*, *cholériforme*, etc. ? J'ai dit que ce sont des formes exceptionnelles surtout dans l'enfance; je ne ferai donc que les signaler en passant.

Forme chronique. — La dysenterie est rarement chronique d'emblée; c'est surtout chez les sujets cachectiques, misérables, minés par la malaria, qu'elle se voit. Mais c'est l'exception; dans la grande majorité des cas, l'état chronique succède à l'état aigu et particulièrement aux *rechutes* de

[A. SANNÉ.]

celui-ci. En effet, après s'être atténuée quelque peu ou après avoir éprouvé un amendement réel, mais suivi d'une rechute, la dysenterie demeure stationnaire et se prolonge indéfiniment. L'état local s'améliore, à vrai dire, mais l'état général ne le suit pas dans cette voie. L'enfant continue à maigrir; sa peau devient jaune, sèche, terreuse. Les matières fécales ne sont plus mêlées dans le mucus sanglant, mais elles baignent dans une suppuration plus ou moins abondante; le ténesme et les épreintes demeurent, quoique à un moindre degré; quelquefois même apparaissent la paralysie et par suite la dilatation, l'immobilité du sphincter de l'anus, d'où écoulement involontaire et presque continu des matières contenues dans le rectum. L'affaiblissement extrême, le marasme, arrivent, et, avec eux, l'œdème des membres inférieurs et de la face; la déformation hippocratique des ongles se produit et la mort arrive dans le collapsus comme dans la forme chronique de la tuberculose pulmonaire.

Telle est la forme chronique dans toute sa gravité. Dans un certain nombre de cas, on voit la suppuration cesser, la diarrhée séro-bilieuse s'établir, les forces revenir graduellement, l'état général s'amender peu à peu, lentement, et la guérison arriver au bout d'un temps quelquefois très long.

Il est quelquefois assez difficile de saisir le passage à l'état chronique; la durée de la maladie n'est pas, en effet, seule à évaluer en pareil cas, attendu que l'état aigu est souvent suivi de diarrhées séro-bilieuses fort longues. Il ne faudrait pas, par exemple, considérer comme chronique une dysenterie durant, il est vrai, depuis plus de 2 mois, mais dans laquelle une diarrhée séro-bilieuse, médiocrement abondante, se serait substituée depuis un certain temps aux selles muco-sanglantes, et cela, pendant que l'appétit reviendrait, que l'amaigrissement et l'affaiblissement s'arrêteraient, que l'état général en un mot reprendrait. En effet, les selles séro-bilieuses sont le fait, non plus de la dysenterie, mais de l'entéro-colite catarrhale consécutive; il faudrait, pour taxer la maladie de chronique, tenir compte de la composition muco-purulente des selles et de la cachexie progressive.

DURÉE

Tout ce qui a été dit jusqu'à présent montre combien est variable la durée de la dysenterie. Si, dans les pays chauds et dans la forme épidémique qui sévit dans ces contrées, la mort peut arriver dans l'espace de 1 à 3 jours, la maladie peut, surtout, dans nos climats, se prolonger infiniment plus, que la terminaison soit heureuse ou fatale.

Entrons un peu dans le particulier. Je ne comprends pas, par exemple, dans la durée de la maladie, les diarrhées qui la peuvent précéder de plusieurs semaines, voire de plusieurs mois, et qui sont plutôt des maladies primitives. Je crois donc opportun de rechercher, tout d'abord, la durée de la partie essentielle de la dysenterie; je veux parler de la période des selles muco-sanguinolentes. Cette période n'est pas toujours aisée à mesurer, et il faut être prévenu de ce fait que, vers la fin de la maladie, les matières bilieuses se mêlant au mucus dans une proportion qui augmente chaque jour, masquent ce dernier et font assigner à la maladie une durée trop courte. L'erreur se décèle lorsque, la partie bilieuse venant à diminuer pour une cause ou pour une autre, ou bien, l'investigation étant plus attentive, on constate, soit mêlée aux fèces, soit enrobée par ceux-ci, une petite quantité de mucus sanguinolent. Cette réserve posée, reproduisant ici les recherches par moi faites en d'autres circonstances (*Traité clinique et pratique des maladies des enfants*, par Barthez et Sanné, t. II, p. 485), je dirai que la durée la plus habituelle de la période dysentérique proprement dite est de 11 à 20 jours; il n'est pas rare qu'elle se limite à 6 ou 10 jours, mais elle peut s'élever à 1 mois et plus dans la forme chronique; dans un cas, elle s'étendit jusqu'à près de 7 mois. Quant à la durée totale de la maladie, l'écart est, cela va de soi, aussi prononcé; les limites extrêmes sont le sixième jour et le septième mois.

Que si l'on veut détailler, on saura que l'intervalle de quelques heures et celui de 6 jours ne se sont présentés qu'une fois; celui de 8 à 15 jours 15 fois; celui de 16 à 21 jours 10 fois; celui de 22 à 31 jours 20 fois; celui de 1 à 2 mois 20 fois; celui de 2 à 5 mois 8 fois; et enfin celui de 5 à 7 mois 6 fois: le tout sur 79 cas.

Quelques mots sur la durée de quelques heures qui peut paraître insolite et qui, d'ailleurs, ne s'est présentée qu'une fois. Il s'agit d'une dysenterie secondaire survenue à la période de dessiccation d'une variole légère et discrète et qui se traduisit un beau jour par une diarrhée muqueuse et sanglante avec épreintes et ténesme. Un lavement additionné de 6 gouttes de laudanum, donné peu d'heures après le début des accidents, les arrêta net.

Étudions, maintenant, la durée dans ses rapports avec l'intensité de la maladie. Le terme le plus court n'appartient pas toujours à la forme bénigne; si elle a pu ne demander que quelques heures, elle ne se tient guère au-dessous de 1 ou 2 septénaires et se place plus volontiers entre le troisième et le quatrième; il est rare qu'elle aille jusqu'à la fin du deuxième mois.

La forme aiguë amène la mort ou la guérison dans des délais qui varient de 8 à 40 jours.

Dans la forme chronique, la mort ou la guérison peuvent arriver dans l'intervalle de 40 jours à 5 mois: dans un cas même, cette dernière ne fut parachevée qu'après 7 mois de durée.

SUITES

Le malade guérissant, la convalescence persistera d'autant plus que la dysenterie aura été plus grave et aura plus duré; encore les rechutes et les récidives sont-elles longtemps à redouter. Quant aux suites coutumières de la maladie, celle-ci peut laisser après elle de l'entérite chronique, du rétrécissement de l'intestin produit par la rétraction des cicatrices qui ont réparé les ulcères, par la formation de brides cicatricielles. Des paralysies des membres ont même été signalées. Perret (*Lyon médical*, décembre 1889, p. 491) a été témoin d'une paralysie radiculaire supérieure du plexus brachial survenue au déclin d'une dysenterie grave chez une fille de 15 ans et dont la guérison eut lieu 10 jours après.

[A. SANNÉ.]

PRONOSTIC

A part les formes épidémiques des pays chauds, lesquelles sont promptement mortelles, il est certain que, dans nos climats, la dysenterie est assez rarement grave chez l'enfant, surtout quand elle est sporadique et primitive.

La dysenterie aiguë légère est de beaucoup la plus commune : elle se fait remarquer par sa brièveté relative, par sa curabilité et aussi par l'intensité moindre des périodes de dysenterie proprement dite et d'entérite consécutive.

La dysenterie aiguë grave se termine le plus fréquemment par la mort au bout de deux à cinq semaines. Quand elle prend pour terme la guérison, elle le fait en un temps plus long que la forme bénigne. Cependant, chez un malade, elle n'a pas demandé plus de neuf jours.

La dysenterie chronique n'a pas forcément la gravité qu'elle paraît admettre ; elle guérit, dans nos climats du moins, malgré sa durée, quand ses symptômes ont été modérés, parfois même quoiqu'ils se soient montrés très tenaces. Moins meurtrière que la forme aiguë grave, elle est plus commune que cette dernière, mais plus rare que la forme aiguë légère.

La dysenterie épidémique et les formes secondaires sont particulièrement redoutables ; ces dernières surtout quand elles atteignent des enfants épuisés par des maladies antérieures. Constant a vu succomber la moitié de ses malades dans l'épidémie dont il a été témoin à l'Hôpital des Enfants.

En résumé, les symptômes fâcheux pour le pronostic sont : la violence des signes de l'état aigu, la persistance du caractère dysentérique des selles, le passage de l'état aigu à l'état chronique, le dépérissement profond et prolongé, le caractère secondaire de la maladie, la petitesse du pouls, l'altération des traits, le refroidissement général ou partiel, l'extrême fréquence des garde-robes, la paralysie du sphincter de l'anus et l'odeur cadavérique des déjections.

Par contre, les symptômes favorables pour le pronostic sont : l'atténuation du caractère dysentérique des selles et la diminution de leur fréquence aussi bien que de leur abondance, l'apparition de matières bilieuses dans les évacuations, l'arrêt du dépérissement, le retour des forces et de l'appétit, etc.

DIAGNOSTIC

Dans les formes aiguës, le diagnostic de la dysenterie ne présente pas de difficulté. La nature des déjections, le ténesme et les épreintes sont pathognomoniques.

La *chute du rectum* et les *polypes du rectum* qui sont loin d'être rares dans l'enfance produisent aussi parfois du ténesme et des garde-robes sanglantes. Mais le sang, ordinairement pur, ne se montre qu'à intervalles irréguliers et ne donne pas aux selles l'aspect de crachats pneumoniques ; de plus, les symptômes généraux sont absents.

Dans les formes chroniques, le diagnostic est certainement plus malaisé.

Le praticien est exposé, surtout quand il n'a pas assisté au début, à les prendre pour de l'entéro-colite chronique. Cependant, ce début par de la dysenterie aiguë, la suppuration sortant par l'anus dilaté, un reste d'épreinte ou de ténesme, la peau sèche, terreuse, rugueuse, d'un gris jaune, l'apparence de la phtisie, sont les caractères différentiels de la dysenterie ; ceux, au contraire, de l'entéro-colite chronique sont les suivants : début par de l'entérite aiguë, selles bilieuses ou séreuses, ou muqueuses, accompagnées ou non de quelques stries sanguines, mais jamais de sang intimement mêlé au mucus comme dans les crachats pneumoniques ; ni épreintes ni ténesme ; ventre développé, tendu et douloureux ou flasque et indolore ; peau colorée en blanc mat ; aspect de la cachexie.

. Toutefois, il est bon de se souvenir que les caractères différentiels n'existent pas, tant s'en faut, dans tous les cas, et surtout ne sont pas aussi accusés qu'il vient d'être représenté ; aussi le diagnostic est-il, parfois, fort épineux.

ANATOMIE PATHOLOGIQUE

Je serai bref sur ce chapitre ; les lésions anatomiques étant exactement les mêmes que chez l'adulte, il me suffira de les rappeler en quelques mots.

Les lésions prédominent dans le gros intestin. La muqueuse revêt une coloration rouge foncé allant parfois au brun ; l'épithélium s'est exfolié par places, ce qui donne à la membrane une apparence inégale, rugueuse ; elle est épaissie, boursouflée, ramollie, quelquefois indurée ; les tissus peuvent être changés vers l'anus en une couche dure, lardacée ; les follicules clos sont volumineux et font saillie à la surface de l'intestin. Disséminées sur la muqueuse se trouvent des ulcérations variables quant au nombre, à l'étendue et à la profondeur : les unes minces, arrondies, comme taillées à l'emporte-pièce et paraissant formées par l'orifice élargi des follicules ; les autres, amples et enduites, selon les cas, de pus, de fausses membranes, de débris gangrenés ; parfois superficielles, elles se bornent à la muqueuse ; parfois profondes, elles s'emparent de plusieurs tuniques et peuvent pousser leur pouvoir destructeur jusqu'à la perforation. Sur la muqueuse et dans le tissu sous-muqueux se trouvent aussi des ecchymoses.

Les différentes parties du gros intestin, depuis la valvule iléo-cæcale jusqu'à l'anus, peuvent servir de siège à ces lésions ; mais elles présentent ceci de spécial que, se portant de préférence sur toute la surface du gros intestin, à l'exception cependant du côlon transverse, elles voient leur maximum de fréquence, d'étendue et de profondeur porter sur le rectum et augmenter en allant vers l'anus.

Toutefois, il convient de rappeler que les lésions intestinales n'offrent pas un type uniforme, invariable et toujours conforme à l'ensemble dont je viens de donner une idée. Cet ensemble peut être simplifié de diverses façons. Il peut arriver, par exemple, que les ulcérations fassent défaut et qu'il n'existe pour toute lésion que de l'inflammation catarrhale avec psorentérie. Mais cela est insolite ; la dysenterie, contrairement aux autres maladies intes-

tinales, se distingue par l'immuabilité et l'importance des lésions anatomiques qu'elle provoque.

Le tissu sous-muqueux peut être le siège d'infiltrations sanguines, d'indurations dans les anciennes dysenteries, et même d'ulcérations qui parfois
le dépassent.

Le gros intestin contient du mucus mêlé de sang, des débris d'épithélium en grand nombre, quand le sujet a succombé de bonne heure ; plus
tard, du pus, des lambeaux de fausses membranes et des fragments de
muqueuse gangrenés.

En vertu de la solidarité si remarquable qui existe chez l'enfant entre les
diverses parties du tube digestif, les lésions de la dysenterie offrent beaucoup plus d'extensibilité à cet âge. Loin de se limiter au rectum, les lésions
occupent, ainsi que je viens de le dire, la plus grande partie du gros intestin et, bien souvent même, la partie inférieure de l'intestin grêle. Il n'est pas
rare de trouver, en ce point, de la rougeur ; les plaques de Peyer sont tuméfiées ; dans certains cas même, la muqueuse est ramollie, boursouflée près
de la valvule iléo-cæcale. D'ailleurs cette expansibilité des lésions explique
comment la diarrhée séro-bilieuse précède et suit, ainsi qu'on a pu le voir
à plusieurs reprises, les symptômes de la dysenterie proprement dite.

Les ganglions mésentériques sont gros et congestionnés. Le foie est
souvent altéré ; il est fréquemment augmenté de volume, plus rarement
stéatosé. Cette dernière lésion n'est pas seulement le fait des cas anciens :
elle se retrouve même dans des faits relativement récents : je l'ai constatée
sur un enfant mort le quinzième jour de la maladie. Les abcès du foie et la
thrombose des veines mésaraïques ont été décrits chez les malades ayant
succombé dans les climats chauds, mais ne se voient pas, du moins je n'en
ai pas connaissance, dans les régions tempérées. La dégénérescence graisseuse du rein se montre parfois aussi.

TRAITEMENT

Hygiène. — S'agit-il des pays chauds où la dysenterie est si fréquente?
s'agit-il des climats tempérés alors qu'une épidémie a éclaté? la ligne de
conduite à tenir est la même.

L'eau étant un véhicule puissant de transmission, il faut la filtrer sur la
porcelaine et mieux encore la faire bouillir. En été dans nos pays, en toute
saison dans les climats chauds, il faut se rappeler qu'un simple refroidissement peut ouvrir la porte à la maladie et, par conséquent, mettre en garde
les sujets bien portants contre cette cause d'infection.

Les malades devront être disséminés autant que possible afin que des
foyers morbides ne se créent pas.

Il est extrêmement important, pour arriver au même but, que l'infection
par le sol et les matières fécales soit évitée, autrement dit, que ces matières
ne soient ni répandues sur le sol, ni jetées dans des fosses, ni enfouies dans
la terre, avant d'avoir été désinfectées par les solutions de sulfate de cuivre
à 50 grammes par litre, ou de chlorure de zinc. Les bassins, les canules à

lavement, les linges souillés devront être désinfectés de même ; les mains de ceux qui les auront maniés seront lavées avec une solution de sulfate de cuivre à 12 grammes par litre d'eau.

Hygiène alimentaire. — Le lait et les œufs feront les frais du régime alimentaire, et ce n'est que très lentement et avec de grandes précautions. en ayant toujours devant les yeux la facilité des rechutes, qu'on le rendra plus substantiel. Aussi ne permettra-t-on d'abord que du lait coupé par tiers d'eau de Vichy ou d'eau de chaux. Plus tard, on pourra autoriser l'usage du lait pur de vache ou d'ânesse. Le régime lacté rend aussi de grands services dans les formes chroniques.

Quand la maladie commencera à céder, on adjoindra au lait des œufs peu cuits ou bien de la viande crue râpée.

Traitement curatif. — L'*opium* doit être donné au début et dans les cas légers ; il est précieux, en particulier pour combattre le ténesme. On l'emploie sous toutes les formes, — potions diacodées ou laudanisées. extrait thébaïque en pilules ou en potion, — mais le mode le plus efficace est certainement le laudanum administré dans un quart de lavement amidonné. Employé dès le début de a maladie, il suffit souvent à l'enrayer lorsqu'elle est peu intense.

Le *calomel*, dont on n'utilise pas seulement les propriétés purgatives, mais aussi les vertus antiseptiques, se prescrit, soit en une seule prise, à la dose de 20 à 30 centigrammes, soit à dose fractionnée — 5 centigrammes divisés en 5 prises que l'on fait absorber à deux heures d'intervalle chacune. Il peut encore se donner à dose croissante, soit 1 centigramme matin et soir pour débuter, et en augmentant matin et soir de 1 centigramme par jour jusqu'à 7 centigrammes chaque fois, c'est-à-dire 14 centigrammes par jour.

L'*ipécacuanha* peut s'employer comme vomitif aux doses ordinaires, mais il peut être considéré comme un spécifique de la dysenterie, lorsqu'on le prescrit, selon la méthode brésilienne, comme modificateur des sécrétions intestinales. C'est à la dose de 1 à 2 grammes, traités par infusion dans 200 grammes d'eau, et donnés comme une potion par cuillerée toutes les heures, qu'il s'administre. Ainsi appliqué pendant 1 à 4 jours, il donne d'excellents résultats pendant la période la plus aiguë de la maladie.

Tels sont les trois médicaments qui peuvent être considérés comme formant le traitement par excellence de la dysenterie. Ils peuvent se succéder comme emploi ou s'associer.

Le calomel étant, comme l'ipécacuanha en potion, un bon modificateur des sécrétions intestinales et agissant efficacement sur le gros intestin, peut remplacer ce médicament lorsqu'on croit devoir en cesser l'emploi. Leur usage peut suivre aussi celui de l'opium, conseillé immédiatement au début.

D'autre part, ai-je dit, ces médicaments peuvent s'associer fructueusement. La poudre de Dower doit une partie de ses avantages au mélange de l'ipécacuanha et de l'opium. On peut aussi réunir le calomel et l'ipécacuanha : ipéca 20 centigrammes, calomel 1 à 5 centigrammes; mêler et diviser en 4 doses à donner à une heure de distance. Le mélange peut être additionné de 5 à 10 centigrammes de rhubarbe pulvérisée. Inversement, on

[A. SANNÉ.]

allie le calomel et l'opium : calomel 10 centigrammes, extrait thébaïque 1 centigramme, mêler et diviser en 5 doses, que l'on fait prendre en espaçant d'une heure. Enfin, on ajoute l'ipéca au calomel et à l'opium : ipéca 5 centigrammes, calomel 5 centigrammes, extrait thébaïque 1 centigramme, mêler et diviser en 5 doses que l'on dispense à une heure d'intervalle.

Ces associations médicamenteuses sont d'un effet énergique ; celle qui offre les meilleurs résultats est celle du calomel et de l'opium. Elle peut être donnée seule ou avec l'ipéca en potion.

A défaut du calomel, on aura recours aux purgatifs salins. Ils se donnent à petite dose, soit au début de la maladie, soit à la fin de la période muco-sanguine, pour favoriser la réapparition des selles bilieuses.

Les *astringents* trouvent leur place dans le traitement de la dysenterie et rendent de réels services quand on les emploie à une époque plus éloignée du début, surtout vers la fin de la maladie, quand la diarrhée terminale persiste plus qu'il ne convient ou demeure trop copieuse ; ils excellent à précipiter la guérison. Les plus avantageusement employés sont : le ratanhia en potion ou en lavement à la dose de 1 à 4 grammes ; le tannin, comme le précédent, à la dose de 25 centigrammes à 1 gramme, seul ou associé à l'opium ; le diascordium à celle de 2 à 4 grammes ; l'extrait de bois de Campêche, le colombo aux mêmes doses ; l'azotate d'argent en potion ou en pilules, à celle de 1 à 5 centigrammes par jour, mais beaucoup plus souvent, en lavement à la dose de 20 centigrammes pour 100 grammes d'eau distillée et que l'on répète deux fois par jour tout le temps qu'il convient. Les lavements d'azotate d'argent sont surtout valables dans la dysenterie chronique et, par cette raison surtout, que les lésions, accumulées vers la partie inférieure du gros intestin, sont particulièrement justiciables de ce mode de traitement. Aussi doit-on recommander de les donner à l'aide d'une seringue munie d'une très longue canule, afin de porter la solution aussi haut que possible ; de façon que le liquide, suivant sa pente naturelle vers l'anus, baigne toutes les parties malades.

Les *antiseptiques* sont indiqués également. La plus populaire des formules est celle de Bouchard, qui est ainsi conçue : salicylate de bismuth 7^{gr},50 et naphtol (β.) 15 grammes, mêlez et divisez en 30 cachets dont on prendra 3 à 12 par 24 heures selon l'âge de l'enfant. Puis viennent les lavages intestinaux avec les solutions boriquées, naphtolées, salolées ; les lavements à l'azotate d'argent déjà cités, mais qui trouvent leur place ici à cause de leurs propriétés antiseptiques ; les lavements huileux avec un cinquantième de naphtaline préconisés par Comby, etc., etc.

Absorbants. Le phosphate de chaux et surtout le sous-azotate de bismuth conviennent pour arrêter la diarrhée au déclin de la maladie.

Toniques, stimulants. Le quinquina, l'eau-de-vie, le rhum sont utiles quand les vomissements sont fréquents et lorsqu'il y a dépression des forces et refroidissement.

Il est bien entendu que les cataplasmes, les bains, les sinapismes et même les applications d'huile de croton sur le ventre peuvent avoir leur opportunité.

XVII

TUBERCULOSE DE L'ESTOMAC, DE L'INTESTIN

ET

DES GANGLIONS MÉSENTÉRIQUES

PAR LE Dr A.-B. MARFAN
Agrégé, médecin des hôpitaux.

I. — TUBERCULOSE DE L'ESTOMAC ET DE L'INTESTIN

La tuberculose de l'estomac est au moins aussi rare chez l'enfant que chez l'adulte; chez l'un et chez l'autre, il n'existe qu'un très petit nombre de cas à l'abri de la critique. Parmi les 21 cités par Rilliet et Barthez, il en est 14 qui se rapportent à des ulcères ayant seulement l'apparence tuberculeuse, sans trace de matière tuberculeuse proprement dite. C'est donc à bon droit que Parrot contestait ces observations, lui qui, malgré sa longue expérience, ne connaissait que 1 seul cas d'ulcère véritablement tuberculeux de l'estomac chez l'enfant. Les 8 cas cités par Steiner sont passibles d'objections analogues. Il ne reste guère comme authentiques que les 3 faits de Bignon[1] (garçon de 6 ans 1/2), de Talamon[2] (fillette de 4 ans 1/2), de Cazin[3] (fillette de 12 ans 1/2). La tuberculose de l'estomac coexiste toujours avec la tuberculose intestinale; elle reconnaît la même étiologie et les mêmes formes anatomiques que celle-ci; on peut par suite fondre sa description avec celle de la tuberculose intestinale.

Au contraire de la tuberculose gastrique, la tuberculose de l'intestin est assez commune. Mais elle est surtout fréquente après 2 ans. Sur 101 cas de tuberculose intestinale chez l'enfant, relevés par Widerhofer, 6 seulement concernent des sujets au-dessous de 2 ans; la statistique de cet auteur a été faite d'après l'autopsie de 418 enfants atteints de tuberculoses diverses, dont 76 au-dessous de 2 ans. Il en résulte que, sur 100 tuberculeux de moins de 2 ans, on trouve seulement 8 fois des tubercules de l'intestin, tandis que de 2 à 15 ans on en trouve 28 pour 100.

Le bacille de la tuberculose peut atteindre les parois de l'estomac et de l'intestin par trois voies : 1° par la voie circulatoire; 2° par propagation d'un foyer tuberculeux voisin; 3° par ingestion de produits tuberculeux. Il en résulte trois formes assez distinctes pour qu'on soit autorisé à les décrire séparément.

[1] Bignon. *Bull. de la Soc. anat.*, 1855, et *Thèse de Paris*, 1854.
[2] Talamon. Phtisie locale; ulcération tub. de l'estomac et de l'intestin. Carreau. — *Bull. de la Soc. anat.*, 28 juin 1888.
[3] Cazin (de Berck). *Soc. méd. des hôp.*, 1881.

I. Tuberculose hématogène (*granulie intestinale*). — Lorsque les bacilles de la tuberculose, d'abord cantonnés dans un foyer quelconque, pénètrent en grande quantité à la fois dans la circulation sanguine, il en résulte ordinairement une maladie aiguë, presque toujours mortelle, qui est la tuberculose miliaire aiguë; et, à l'autopsie, on trouve la plupart des organes parsemés de granulations miliaires. Sur l'intestin, cette éruption est assez rare, aussi bien chez l'enfant que chez l'adulte; j'en ai observé seulement 2 cas, chez des nourrissons qui avaient succombé à une granulie à forme méningée: la muqueuse intestinale, depuis le duodénum jusqu'à la fin du côlon, était couverte de granulations grises transparentes, si petites qu'il fallait regarder de très près pour les bien apercevoir; elles se distinguaient très nettement des saillies folliculaires qui constituent la psorentérie par leur transparence grisâtre, par leur dureté et par leur extrème dissémination sur toute la longueur de l'intestin. Dans ces 2 cas, on trouva une dégénérescence caséeuse des ganglions du médiastin; c'est de là qu'était partie l'infection. Les ganglions du mésentère ne renfermaient que des tubercules miliaires d'origine récente.

Dans la tuberculose miliaire de l'enfant, il est d'ailleurs plus fréquent de trouver des granulations tuberculeuses dans les ganglions du mésentère que dans l'intestin; ces ganglions sont alors rouges, un peu plus volumineux qu'à l'état normal, et, à la coupe, on y trouve des granulations grises ou jaunes dont le volume n'excède pas celui d'une lentille. Cette lésion est aussi d'origine hématogène; elle est indépendante de la tuberculose intestinale.

Au point de vue clinique, l'histoire de ces altérations se confond avec celle de la granulie; elles ne se trahissent que par une diarrhée sans caractères spéciaux et parfois par un tympanisme plus ou moins accentué; ces symptômes passent souvent inaperçus, éléments peu importants d'un complexus symptomatique qui, au-dessous de 6 ans, revêt d'ordinaire la forme de la méningite, et, au-dessus de cet âge, simule une fièvre typhoïde.

Il est possible que, dans certains cas, le nombre des bacilles qui pénètrent dans la circulation soit très petit, qu'il en résulte alors, au lieu d'une éruption confluente, des foyers tuberculeux limités de la muqueuse intestinale ou des ganglions mésentériques, et que ces foyers aient une longue évolution et aboutissent à l'ulcération vulgaire de la muqueuse ou à la dégénérescence caséeuse des ganglions. Mais l'existence de faits de cet ordre n'est pas démontrée.

II. Tuberculose par propagation. — Un foyer tuberculeux abdominal — péritonite tuberculeuse, dégénérescence caséeuse des ganglions mésentériques ou épiploïques — peut, en se propageant, envahir les parois gastriques ou intestinales de dehors en dedans et infecter ainsi la muqueuse en donnant naissance à un foyer local, qui souvent ne se trahira que par des signes très vagues, perdus dans l'ensemble symptomatique de la maladie première; toutefois, c'est surtout dans ces cas qu'on a noté l'hématémèse ou le mélæna et la perforation de l'estomac ou de l'intestin.

III. Tuberculose par ingestion. — Chauveau a démontré, en 1868, la possibilité de provoquer la tuberculose par ingestion de produits virulents.

Son expérience, répétée depuis avec succès par beaucoup d'auteurs et tout récemment par Cadéac et par Straus, consiste à faire ingérer à des animaux des matières tuberculeuses; les animaux soumis à l'expérience meurent de tuberculose dans la plupart des cas, après un laps de temps plus ou moins long; l'inoculation peut se faire d'abord par la muqueuse bucco-pharyngienne, surtout par les cryptes de l'amygdale, et il arrive souvent que les ganglions sous-maxillaires sont touchés les premiers; mais le foyer principal de la tuberculose ainsi provoquée se trouve dans l'abdomen, au niveau de la muqueuse intestinale et surtout des ganglions mésentériques[1]. Il est d'ailleurs assez rare que les lésions restent limitées au tube digestif. Très souvent, elles sont généralisées.

La réceptivité pour la tuberculose d'ingestion varie avec les espèces animales[2]; elle est beaucoup plus grande pour les ruminants et les rongeurs que pour les carnassiers. Dans les séries d'expériences faites sur une même espèce, beaucoup de cas sont négatifs; cela tient à des conditions diverses; l'infection est d'autant plus certaine que les bacilles ingérés sont plus nombreux; elle est plus facile chez les animaux jeunes que chez les sujets âgés. L'action destructive du suc gastrique sur le bacille, affirmée par quelques auteurs, n'est rien moins que certaine (Falk, Wesener, Straus, Wurtz, Cadéac et Bournay).

Dans les expériences d'ingestion de virus tuberculeux qui sont suivies d'infection, les ulcérations intestinales sont loin d'être constantes; assez souvent la muqueuse de l'intestin paraît saine, alors que l'infection se traduit cependant par la présence de tubercules dans les ganglions mésentériques. Le bacille de la tuberculose semble donc pouvoir traverser la muqueuse intestinale sans la léser d'une manière appréciable. C'est, en effet, ce que Weigert et Dobroklonski ont vérifié dans leurs expériences.

M. Straus a eu l'idée de rechercher les bacilles dans les excréments des cobayes qui avaient reçu dans l'estomac des cultures de tuberculose humaine. « Les bacilles de la tuberculose peuvent être décelés dans les frottis des excréments dans les huit à dix jours qui suivent l'ingestion de la culture; très abondants d'abord, ils se montrent de plus en plus rares et disparaissent généralement vers le huitième jour. Pendant un mois environ, ils continuent à faire défaut; puis ils apparaissent de nouveau, de plus en plus abondants, non plus isolés comme au début, mais d'ordinaire groupés en touffes, en véritables buissons, jusqu'au moment de la mort. Les bacilles que l'on trouve dans les excréments dans les premiers jours qui suivent l'ingestion de la culture ne sont évidemment autres que les bacilles introduits et évacués au dehors avec les fèces. Ceux qui apparaissent plus tard, que l'on rencontre jusqu'au moment de la mort et qui offrent souvent un groupement spécial

[1] Pour les indications bibliographiques, voyez le livre de M. Straus, si bien documenté en ce qui concerne la bactériologie et l'expérimentation de la tuberculose (STRAUS : *La tuberculose et son bacille*, Paris, 1895).

[2] Les notions exposées dans ce chapitre concernent des expériences faites avec le bacille de la tuberculose humaine et non avec celui de la tuberculose aviaire. Straus a montré dans un mémoire récent que les résultats sont différents suivant qu'on emploie l'un ou l'autre bacille, tout au moins chez le cobaye et chez la poule. (Voy. STRAUS. *Arch. de méd. exp.*, nov. 1896.)

[A.-B. MARFAN.]

en amas et en touffes, proviennent au contraire des ulcérations tuberculeuses développées sur le tube digestif[1]. »

Tels sont les résultats des recherches de laboratoire.

Examinons maintenant ce que nous apprend la pathologie humaine.

La tuberculose gastro-intestinale par ingestion peut survenir de deux manières : soit par ingestion de produits virulents issus de l'organisme même (déglutition des crachats), soit par ingestion d'aliments bacillifères (lait ou viande d'animaux tuberculeux).

1° *Forme secondaire.* — La déglutition des crachats bacillifères provenant du poumon tuberculeux est une cause certaine et fréquente, la plus fréquente à coup sûr, de la tuberculose gastro-intestinale. En outre, j'ai cherché à montrer, dans un travail antérieur[2], que la déglutition des crachats prenait part à la genèse des lésions de gastrite et d'entérite vulgaires qui accompagnent toujours les lésions spécifiques et peuvent, d'ailleurs, exister sans elles, ce qui est la règle pour l'estomac et l'exception pour l'intestin.

La tuberculose intestinale et les lésions non spécifiques engendrées par l'ingestion de crachats sont extrêmement rares au-dessous de 2 ans; je ne les ai rencontrées qu'une fois à cette période de la vie (enfant de 15 mois). La raison de cette rareté est facile à saisir; chez les nourrissons, la tuberculose ulcéreuse et suppurative du poumon est absolument exceptionnelle: il n'y a donc pas déglutition de crachats. Après 2 ans, la phtisie ulcéreuse commence à s'observer et sa fréquence s'accroît avec l'âge; alors la tuberculose intestinale se rencontre avec une fréquence proportionnelle à celle de la phtisie; il n'est guère d'autopsie de phtisique, enfant ou adulte, où on ne la rencontre plus ou moins développée. Dans ces cas, les lésions principales de l'intestin consistent en ulcérations tuberculeuses, dont les caractères ne diffèrent en rien aux diverses périodes de la vie. Elles ont été très bien décrites par Girode[3].

Les crachats ne sont pas les seuls produits bacillaires provenant de l'organisme qui peuvent être déglutis et engendrer la tuberculose intestinale. J'ai rapporté, avec M. Apert[4], un cas de tuberculose de la bouche, des ganglions du cou et de l'intestin chez une fillette de 16 mois; les sécrétions de l'ulcération buccale, constamment dégluties, nous ont paru être l'origine de la tuberculose intestinale; celle-ci était représentée par des ulcérations nombreuses, étendues, profondes, semblables de tous points à celles qu'on rencontre chez l'adulte phtisique. Notons aussi, dans cette observation, un notable raccourcissement de l'intestin, caractère noté par Grisolle dans la péritonite tuberculeuse et par Girode dans la tuberculose intestinale de l'adulte.

Dans la tuberculose par ingestion de sécrétions virulentes issues de l'organisme, la lésion principale de l'intestin consiste donc d'ordinaire en

---

(1) I. Straus. Contribution à l'étude expérimentale de la tuberculose par ingestion. (*Arch. de méd. expérim.*, nov. 1896.)

(2) Marfan. Troubles et lésions gastriques dans la phtisie pulmonaire. *Thèse de Paris*, 1887.

(3) Girode. Contribution à l'étude de l'intestin des tuberculeux. *Thèse de Paris*, 1888.

(4) Marfan et Apert. Sur un cas de tuberculose par ingestion chez une fillette de 16 mois (Tuberculose de la bouche, des ganglions du cou et de l'intestin).. *Revue mens. des mal. de l'enfance*, juin 1896.

ulcérations. Dans un seul cas, j'ai observé, chez un enfant phtisique qui
déglutissait ses crachats, quatre ou cinq petits tubercules enkystés solitaires
sans autre altération. C'est que, dans la phtisie pulmonaire, comme dans les
expériences de laboratoire, la tuberculose intestinale est engendrée par l'ingestion répétée de produits très virulents. Nous verrons que les conditions
sont tout autres dans la tuberculose d'origine alimentaire.

Les ulcérations tuberculeuses coexistent d'ordinaire avec des tubercules
gris ou jaunes plus ou moins nombreux qui en représentent les premières
phases. Elles se compliquent presque toujours de lymphangite tuberculeuse;
sous la séreuse péritonéale, on aperçoit, au niveau des foyers tuberculeux de
la muqueuse intestinale, des cordons blancs, noueux ou cylindroïdes, qui se
dirigent vers les ganglions mésentériques. On comprend pourquoi la dégénérescence caséeuse de ceux-ci est la règle en pareil cas. Le bacille pénètre
aussi d'ordinaire dans les radicules de la veine porte et chemine jusqu'au
foie où il s'arrête dans les capillaires; il y provoque la formation de tubercules,
d'ordinaire avec dégénérescence graisseuse, parfois avec cirrhose.

Le symptôme essentiel de la tuberculose ulcéreuse de l'intestin est la
diarrhée chronique. L'intensité et les caractères de celle-ci varient avec le
nombre, l'étendue, la profondeur des ulcères et avec le degré de l'entérite
concomitante. D'ordinaire, les déjections liquides sont brunâtres ou jaunâtres, avec une certaine quantité de mucus et quelques stries sanglantes. Ce
sont surtout les circonstances qui accompagnent cette diarrhée qui en facili-
tent le diagnostic ou en rendent la signification obscure.

A cet égard, le tableau clinique est assez différent suivant qu'il s'agit
d'un enfant un peu âgé, atteint de phtisie vulgaire, ou d'un nourrisson qui
ne présente pas de lésions pulmonaires appréciables.

Dans le premier cas, les choses se passent exactement comme chez
l'adulte, et quand on voit un enfant, atteint de tuberculose ulcéreuse du
poumon, présenter à un certain moment une diarrhée, tantôt continue,
tantôt intermittente, toujours tenace, fréquemment indolente, avec expulsion
de matières striées de sang ou présentant parfois la couleur noire du mélæna,
il n'y a aucun doute; il existe sûrement des ulcérations tuberculeuses de
l'intestin. Du reste, au-dessus de deux ans, une diarrhée chronique avec
amaigrissement et poussées fébriles doit toujours faire penser à cette
affection.

Chez le nourrisson, les lésions ulcéreuses du poumon sont rares, et
quand, en leur absence, survient une diarrhée chronique liée à la tuberculose
intestinale, comme dans le cas d'entérite bacillaire consécutive à une ulcération de la bouche que j'ai cité plus haut, il y a peu de chances qu'on en
soupçonne la nature, d'autant qu'il s'agit là de faits extrêmement rares.
A l'occasion, on pourra se guider d'après les propositions suivantes. Toute
diarrhée du nourrisson qui dure plus de trois semaines sans interruption
aucune, sans cesser de temps à autre pour faire place à la constipation ou à
des évacuations normales, surtout quand elle est accompagnée d'un météorisme également persistant, continu, doit faire penser à l'existence d'ulcérations intestinales. Les ulcérations intestinales les plus communes chez le

nourrisson sont les petites pertes de substance du côlon, qu'on rencontre dans la variété de la gastro-entérite nommée colite folliculaire. Puis viennent, infiniment plus rares, les ulcérations de la tuberculose, de la fièvre typhoïde, de la dysenterie; mais ces deux dernières maladies ont des caractères propres; et l'ensemble de l'histoire de l'enfant, ses antécédents, la coexistence d'autres lésions tuberculeuses (adénopathies du cou, par exemple), permettront de soupçonner qu'il s'agit d'ulcérations tuberculeuses.

Dans tous les cas où on conserve des doutes, l'examen microscopique des matières fécales permet d'ordinaire d'établir le diagnostic : cet examen décèle la *présence du bacille de la tuberculose*, au milieu d'hématies et de leucocytes.

Le diagnostic établi, on en peut déduire presque toujours un pronostic fatal à brève échéance; les lésions intestinales hâtent d'une manière notable les progrès de la consomption finale. Toutefois, Parrot pensait que, chez l'enfant, la tuberculose intestinale était susceptible de guérir par cicatrisation des ulcères et rétrécissement fibreux consécutif.

La tuberculose ulcéreuse de l'intestin peut se compliquer, plus souvent chez l'enfant que chez l'adulte, d'une colite pseudo-membraneuse ou dysentériforme, ou gangréneuse, qui est d'ordinaire rapidement mortelle, et qui raccourcit encore la durée de la maladie.

Lorsqu'elle se localise au cæcum ou à l'appendice, la tuberculose peut engendrer des accidents de typhlite ou d'appendicite qui seront décrits avec cette affection.

La tuberculose gastrique, qui accompagne quelquefois la tuberculose intestinale, peut ne se trahir par aucun symptôme; ailleurs elle détermine des vomissements fréquents de matières alimentaires mêlées de stries de sang et des douleurs épigastriques (Steiner). Des hématémèses abondantes (Cazin) ou foudroyantes (Bignon) ont été aussi observées.

2° *Forme primitive ou alimentaire*. — Dès qu'il fut prouvé que la tuberculose des bovidés est fréquente et identique à celle de l'homme, on se demanda si la viande et le lait des animaux atteints de pommelière ne seraient pas capables d'infecter l'homme qui les consomme.

Si l'on considère que les viscères, les poumons en particulier, d'animaux atteints des lésions tuberculeuses, pour peu que les lésions soient prononcées, n'entrent presque jamais dans l'alimentation, surtout sans cuisson suffisante, la question qui se pose est celle-ci : La viande (c'est-à-dire le tissu musculaire) d'un bovidé phtisique peut-elle renfermer le virus tuberculeux? Après des expériences et des discussions nombreuses, on tend à admettre que la viande des bovidés tuberculeux ne peut être dangereuse que si la tuberculose est généralisée ou si l'animal meurt avec une cachexie profonde, si bien qu'au point de vue pratique, on accepte les conclusions de Nocard. « La viande des animaux tuberculeux peut, dans certains cas, offrir quelques dangers; mais c'est très exceptionnellement qu'elle est dangereuse et dans ce cas elle l'est toujours à un faible degré. » Et même ce danger disparaîtrait si l'on n'avait pris la coutume de manger des viandes saignantes; une cuisson suffisante pour porter toutes les parties de la viande à 70 degrés pendant une demi-heure ou à 85 degrés pendant cinq minutes détruit le virus tuberculeux. En tout cas, M. Straus fait remarquer qu'il n'y a pas de fait bien probant de tuberculose contractée par l'ingestion de viandes tuberculeuses. Il n'en est pas de même pour le lait.

Bien que la contagion par le lait paraisse assez rare, son existence n'en est pas moins établie d'une manière indiscutable. Le lait étant l'aliment essentiel du premier âge, les sujets jeunes ayant une réceptivité beaucoup plus grande pour la tuberculose par ingestion, il nous importe de connaître ce mode de contagion.

Il est certain que le lait des vaches phtisiques peut rendre tuberculeux les animaux de laboratoire auxq uels on le fait ingérer (Gerlach), ou auxquels on l'inocule sous la peau (H. Martin), et partant, il est certain qu'il peut renfermer le virus. Mais, d'accord sur le fait, les auteurs sont loin de s'entendre sur sa fréquence et ses conditions. Bollinger, Nocard et Galtier avancent que le lait d'une vache n'est sûrement virulent que lorsque le pis est atteint par la tuberculose; si la tuberculose est limitée au poumon par exemple, le lait n'est pas virulent. Nocard affirme que la tuberculose mammaire est rare; Dégive et Van Hersten, Bang la croient assez fréquente. D'autre part, Bang, Csokor, Ernst, Hirschberger, Koubassoff ont trouvé le lait virulent alors même que les animaux dont il provenait ne présentaient point de tuberculose mammaire. Il est vrai qu'on s'accorde à reconnaître que le diagnostic de la mammite tuberculeuse au début est très difficile. Quoi qu'il en soit, il reste avéré que le lait d'une vache phtisique peut être virulent. Ajoutons que la virulence se conserve dans les produits du lait dans le fromage (Galtier); dans le beurre (Heim, Gasperini).

D'autre part, il existe un certain nombre de faits cliniques prouvant que l'usage du lait de vaches phtisiques peut déterminer la tuberculose, particulièrement chez l'enfant. Nous en citerons quelques-uns.

Stang a rapporté le fait suivant. Un médecin est appelé pour donner ses soins à un garçon de 5 ans, bien constitué en apparence, né de parents sains, dont les familles du côté du père et de la mère étaient exemptes de toute maladie héréditaire; l'enfant succomba quelques semaines plus tard à une tuberculose miliaire des poumons avec hypertrophie énorme des ganglions mésentériques. On apprit que, peu de temps auparavant, les parents avaient fait abattre une vache que le vétérinaire de l'abattoir avait reconnue atteinte de phtisie. Cette vache était bonne laitière et, pendant longtemps, l'enfant avait bu de son lait aussitôt après la traite.

M. Brouardel a raconté que dans une grande institution de jeunes filles, cinq pensionnaires, de 14 à 17 ans, moururent tuberculeuses dans un espace de deux années. Elles ne présentaient aucune tare héréditaire; le médecin connaissait les familles dans lesquelles n'existait aucun tuberculeux. Il ne savait à quelle cause attribuer ces décès, lorsque le vétérinaire de l'abattoir eut à examiner, avant qu'elle ne fût livrée à la consommation, la vache appartenant à cette institution. L'animal avait une mammite tuberculeuse.

Ollivier et Boulay ont relaté une histoire analogue : dans un pensionnat, 6 cas de tuberculose se développèrent durant le séjour d'une vache laitière tuberculeuse dans l'étable de la maison.

Bang a relaté plusieurs observations d'infection par le lait. Nous lui empruntons la suivante. Un marchand dont les deux filles étaient atteintes de chlorose voulut leur faire boire du lait fraîchement recueilli du pis; il se procura une bonne vache et la nourrit abondamment. Elle devint néanmoins tuberculeuse et il dut la faire abattre. Une autre vache, qui prit la place de la première, contracta la pommelière à son tour, avec des lésions (probablement tuberculeuses) de la mamelle. Les deux filles moururent tuberculeuses à l'âge de 16 et 18 ans. Deux enfants plus jeunes de ces mêmes parents ont actuellement 20 et 24 ans et sont en bonne santé.

Pruemers[1] voit, dans une même famille, trois enfants succomber à la tuberculose, à l'âge de 5 ans, bien que leurs parents et leurs grands parents fussent en bonne santé. Ces enfants avaient été nourris avec le lait d'une vache qu'on croyait absolument saine et à qui on donnait une alimentation spéciale. Après l'abatage, on reconnut que cette bête était profondément tuberculeuse.

Bang a fait des expériences d'inoculation avec du lait provenant de 8 femmes phtisiques. Quoique toutes ces femmes fussent atteintes d'une tuberculose avancée, il n'a jamais trouvé leur lait virulent. M. A. Moussous a obtenu des résultats analogues. Mais ces recherches ne doivent pas faire fléchir la règle qui veut qu'on interdise à toute femme tuberculeuse d'allaiter; d'abord parce que dix expériences négatives ne prouvent pas que la onzième n'eût été positive et ensuite parce qu'une femme phtisique est d'ordinaire incapable de mener à bien l'allaitement

Citons, pour terminer, des faits de tuberculose alimentaire d'une origine très spéciale et sans doute absolument exceptionnels. Ces faits ont été racontés par Demme.

Trois petits enfants, confiés à une nourrice sèche, et sans antécédents héréditaires, succombèrent, dans le cours de leur première année, à une tuberculose intestinale primitive constatée à l'autopsie. Un quatrième enfant, placé dans les mêmes conditions chez la nourrice sèche, mourut également; et à l'autopsie, on constata des ulcérations tuberculeuses de l'intestin grêle, avec dégénérescence caséeuse des ganglions mésentériques; les autres organes étaient sains. L'examen de la nourrice sèche révéla l'existence d'une affection tuberculeuse de la mâchoire droite avec fistule communiquant avec la cavité buccale. Cette femme avait l'habitude de prendre préalablement dans sa bouche la bouillie qu'elle faisait avaler aux enfants pour en apprécier la température; il est probable que l'infection tuberculeuse des enfants provenait de cette contamination de la bouillie par la salive chargée de bacilles de cette femme.

La tuberculose par ingestion est à coup sûr beaucoup plus rare que la tuberculose par inhalation. Mais on se tromperait si on jugeait de sa fréquence d'après celle de la tuberculose intestinale. Nous avons vu que le bacille ingéré peut traverser la muqueuse sans la léser d'une manière appréciable et se développer seulement dans les ganglions mésentériques. On est donc autorisé à compter comme faits de tuberculose alimentaire ceux dans lesquels, à l'autopsie, on trouve des lésions tuberculeuses de ces ganglions manifestement plus anciennes que toutes les autres, même quand il n'y a pas de lésions de la muqueuse intestinale. De cette manière, on constate que la tuberculose alimentaire se rencontre surtout de 1 à 5 ans

____

(1) *Hyg. Rundsch.*, t. II, n° 7, p. 325. 1er avril 1895.

et qu'elle comprend environ 8 pour 100 des cas de tuberculose observés dans cette période de la vie ; ce sont les chiffres donnés par Fadyean et Woodhead[1] ; ils concordent avec ce que j'ai observé moi-même.

La rareté de la contagion par le lait tient à diverses causes. Sans compter que l'ébullition et la stérilisation détruisent sûrement le virus, il ne suffit pas qu'un lait soit virulent pour qu'il transmette la tuberculose. Imlach, Gallavardin, Bollinger, Wurzburg, Nocard ont réuni des observations d'animaux ou d'enfants ayant pris longtemps du lait de vache phtisique, sans qu'ils soient devenus tuberculeux.

Dans les expériences, on fait ingérer aux animaux, en grande quantité, d'une manière répétée, des produits très virulents. Ce n'est pas ainsi que les choses se passent dans la pratique ; des bacilles très rares, très dilués, comme ils le sont d'ordinaire dans le lait, peuvent traverser le tube digestif sans produire l'infection. Ou bien, dans les laboratoires, on a recours pour déceler la virulence du lait, à l'inoculation sous-cutanée ou intra-péritonéale infiniment plus dangereuse que l'ingestion du lait tuberculeux. Il est très vraisemblable qu'un épithélium intestinal préalablement altéré par des lésions vulgaires, est susceptible de laisser passer plus facilement le bacille de la tuberculose. Enfin, il faut tenir compte de l'état plus ou moins réfractaire de l'organisme.

Le chauffage du lait à 70 degrés pendant une demi-heure, à 80 degrés pendant 10 minutes, à 85 degrés pendant 5 minutes, et une ébullition de 2 ou 3 minutes, détruisent sûrement le bacille de la tuberculose. Puisque les vaches sont fréquemment phtisiques, puisque, lorsqu'elles le sont, leur lait est assez souvent virulent pour qu'en pratique on doive le regarder comme toujours dangereux, il faut bouillir ou stériliser le lait destiné à l'alimentation, surtout chez les très jeunes enfants.

Mais quand on a détruit le bacille de la tuberculose par la chaleur, a-t-on enlevé au lait qui le renfermait toutes ses propriétés nuisibles ?

Pasquale de Michele[2], dans des recherches exécutées au laboratoire de Maffucci, a rapporté des faits qui, s'ils étaient vérifiés, auraient une grande importance. Ayant rendu des femelles tuberculeuses après le part, il a constaté que leur lait ne renfermait pas de bacilles, mais que cependant les petits qui les tétaient mouraient de cachexie : cette cachexie était due aux toxines tuberculeuses, mais non au virus lui-même. Il en résulterait que les toxines s'éliminent par la mamelle et qu'elles peuvent créer chez les êtres nourris du lait qui les renferme une cachexie toxique, sans infection bacillaire. Les toxines tuberculeuses paraissent avoir une influence favorisante sur le bacille de la tuberculose : leur absorption ne pourra-t-elle préparer un organisme à le laisser germer ou aggraver une lésion bacillaire préexistante ? Les faits avancés par P. de Michele appellent une vérification. S'ils se confirment, il en faudra conclure qu'il ne suffit pas de soumettre le lait à l'action de la chaleur, mais qu'il faut interdire l'usage du lait provenant d'un animal tuberculeux. On ne doit pas se fier à l'aspect extérieur pour supposer

<hr>

(1) *Congrès international d'hygiène*, 1891.
(2) *La Pediatria*, août 1894.

[A. B. MARFAN.]

qu'une bête est saine ; des vaches primées dans les concours n'en étaient pas moins tuberculeuses. Mais l'usage de la tuberculine permet de déceler sûrement la pommelière. Il faudrait donc ne faire servir à l'alimentation que le lait des animaux qui ont subi l'épreuve de cette substance.

Tels sont les faits qui concernent l'étiologie de la tuberculose alimentaire. Examinons maintenant les lésions, les symptômes et l'évolution de celle-ci.

Dans la tuberculose alimentaire, comme dans la tuberculose par ingestion de crachats, les lésions se développent d'abord sur l'intestin, puis dans les ganglions mésentériques ; mais cependant, dans le premier âge, le bacille pouvant traverser la muqueuse intestinale sans la léser et ne végéter que dans les ganglions, surtout lorsqu'il ne s'agit pas d'inoculations répétées et massives, les lésions sont parfois absentes ou minimes dans l'intestin, tandis que, dans les ganglions mésentériques, elles sont constantes et prédominantes.

Parrot a observé un nourrisson de 7 mois qui mourut avec des ulcérations tuberculeuses de l'intestin accompagnées d'engorgement des ganglions mésentériques correspondants, alors que tous les autres organes et les poumons en particulier étaient sains[1]. Les faits de cet ordre paraissent très rares. On peut appliquer à leur symptomatologie et à leur diagnostic ce que nous avons dit plus haut de la tuberculose ulcéreuse secondaire chez le nourrisson.

Ailleurs, on rencontre dans l'intestin une tuberculose discrète, sans ulcération, de forme assez spéciale, bien vue par M. O. Wyss[2] et dont moi-même j'ai rencontré un cas ; elle est caractérisée par des nodules sous-muqueux, très peu nombreux (1 à 3), gros comme des pois, remplis de matière tuberculeuse grisâtre ou caséeuse, plus ou moins ramollie ; ces nodules sont entourés d'une mince coque fibreuse ; à ces nodules correspondent toujours des ganglions mésentériques tuberculeux. Ces *tubercules enkystés solitaires de l'intestin* constituent une altération trop peu étendue et trop peu profonde pour donner naissance à des signes particuliers ; ils passent forcément inaperçus.

Enfin l'intestin peut ne présenter aucune lésion appréciable à nos moyens d'investigation ; mais on trouve dans les ganglions mésentériques une dégénérescence tuberculeuse considérable et plus ancienne que partout ailleurs. On rencontre donc ici une infraction à la loi des adénopathies similaires de Parrot ; ces infractions se constatent surtout dans les deux premières années de la vie ; on en retrouvera un exemple dans l'histoire de la tuberculose d'inhalation (tuberculose pulmonaire et des ganglions bronchiques).

Il y a lieu de supposer, d'après Weigert et Dobroklonsky, que l'existence de tubercules ou d'ulcérations tuberculeuses de l'intestin n'est pas non plus

---

[1] Cité par SPILLMANN. De la tuberculisation du tube digestif. *Thèse d'agrégation*, Paris, 1878, p. 157.

[2] O. WYSS. Zur Casuistik der primären Darmtuberculose im Kindesalter. *Corresp. Blatt f. Schw. Ærtze*, n° 22, p. 745, 15 novembre 1895.

nécessaire pour que des bacilles ingérés puissent arriver au *foie* par la veine porte, comme ils peuvent arriver dans les ganglions mésentériques par les chylifères dans les mêmes conditions. M. Hanot a relaté un cas de cirrhose tuberculeuse primitive dont la genèse pourrait s'expliquer par cette hypothèse. Mais il s'agit là de faits encore à l'étude[1].

Les considérations précédentes font voir que, au point de vue anatomique et clinique, l'histoire de la tuberculose alimentaire, chez les enfants du premier âge, se confond en grande partie avec celle de la tuberculose des ganglions mésentériques que nous étudions plus loin.

Traitement. — Le traitement de l'entérite tuberculeuse ne peut être, dans tous les cas, qu'un traitement palliatif. L'indication principale est de combattre la diarrhée. On usera des préparations de bismuth, du benzonaphtol, du bétol, du tanin, de l'acide lactique, de la poudre de talc à hautes doses suivant le procédé de Debove (30 à 40 grammes dans une petite tasse de lait), des lavements amidonnés. Si l'enfant est d'âge à le supporter, l'opium sera d'une grande utilité.

L'alimentation se composera d'œufs, de viande, de poissons et de féculents. Il faut accorder une place à part à la viande crue finement râpée, prise dans du bouillon presque froid ; cet aliment se digère facilement et ne provoque pas la diarrhée. Son usage ne présente que l'inconvénient, minime en pareil cas, de donner quelquefois le tænia.

La révulsion abdominale avec la teinture d'iode ou le chlorure de méthyle est indiquée lorsqu'il existe des douleurs vives et du tympanisme.

II. — TUBERCULOSE DES GANGLIONS MÉSENTÉRIQUES

(*Le carreau.*)

Étiologie. — On rencontre des lésions tuberculeuses des ganglions mésentériques dans près de la moitié des autopsies d'enfants tuberculeux (Rilliet et Barthez). Mais ces lésions ne sont très avancées et nettement prédominantes que dans 6 à 8 pour 100 des cas, et cela s'observe surtout chez les enfants de 1 à 5 ans.

L'étiologie de la tuberculose des ganglions mésentériques vient d'être exposée avec l'histoire de la tuberculose intestinale. Nous avons vu que le bacille pouvait être apporté aux ganglions par la voie sanguine ou lymphatique. Dans le premier cas, il s'agit de sujets qui succombent à une tuberculose miliaire généralisée, et à l'autopsie desquels on trouve dans le tissu glandulaire de petits tubercules d'origine récente ; nous ne nous occupons plus ici de ces faits. Dans le second cas, le bacille pénètre dans les lymphatiques par la muqueuse intestinale, créant sur celle-ci ou n'y créant pas des lésions tuberculeuses. D'après Ashby et Wright[2], sur 103 enfants de tout âge morts de tuberculose, 62 présentaient des ulcérations tuberculeuses de l'intestin, et 71 des glandes mésentériques caséeuses ; 55 fois les lésions de

---

(¹) Hanot. Rapports du foie et de l'intestin en pathologie. *Congr. de méd. int. de Bordeaux*, août 1895.
(²) Ashby et Wright. *Traité médical et chirurgical des maladies de l'enfance*, 1892, 2ᵉ édition.

[A.-B. MARFAN.]

l'intestin et celles des ganglions coexistaient ; 7 fois il y avait des ulcères de l'intestin sans dégénérescence des ganglions, et 16 fois des ganglions tuberculeux sans lésion de l'intestin.

Lorsque la tuberculose des ganglions mésentériques coexiste avec des ulcérations tuberculeuses de l'intestin, son histoire clinique se confond avec celle de l'entérite bacillaire que nous venons d'étudier. Aussi les cas que nous viserons spécialement dans cet exposé sont ceux que quelques auteurs persistent à désigner du nom de « carreau », c'est-à-dire ceux dans lesquels il existe des altérations tuberculeuses des ganglions mésentériques sans lésions intestinales, ou avec des lésions si peu étendues qu'elles ne donnent naissance à aucun symptôme, et dans lesquelles la dégénérescence tuberculeuse de ces ganglions est notablement plus avancée que toutes les altérations spécifiques qu'on peut rencontrer dans le reste de l'organisme : en sorte qu'on est autorisé à regarder ces foyers ganglionnaires comme marquant la première étape du bacille et comme résultant d'une infection alimentaire. En un mot, nous nous occuperons des cas où la tuberculose des ganglions mésentériques paraît *primitive*.

Des statistiques mentionnées ci-dessus, il résulte que ces faits sont rares. Si on a pu les rencontrer à tous les âges, ils sont plus fréquents de 1 à 5 ans. Bednar en a rencontré un cas dans la première année de la vie. Noble en a vu un chez une fillette de 2 mois[1] ; il admet, sans preuves certaines, l'origine congénitale.

Anatomie pathologique. — Les lésions sont tantôt des tubercules isolés, gris ou jaunes, tantôt des infiltrations totales avec dégénérescence caséeuse plus ou moins avancée. Dans le premier cas, les ganglions sont un peu tuméfiés ; ils ont d'ordinaire le volume d'une amande ; ils sont rouges ou granités, et sur leur coupe on aperçoit un ou plusieurs petits nodules tuberculeux grisâtres ou jaunâtres, souvent en voie de ramollissement.

Si ces nodules deviennent confluents, une partie plus ou moins considérable du parenchyme ganglionnaire se transforme en matière tuberculeuse ; c'est la forme infiltrée. Dans le degré le plus élevé de celle-ci, il y a dégénérescence caséeuse totale des glandes mésentériques ; alors, quand on a ouvert leur coque fibreuse épaissie, on ne trouve plus qu'une substance d'un blanc jaunâtre, très molle et très friable, semblable à celle d'un marron bouilli. Dans ces formes, le ganglion peut acquérir le volume d'une noix, voire même d'un œuf de poule. Il arrive parfois que plusieurs ganglions deviennent cohérents ; la péri-adénite les soude les uns aux autres ; l'usure ou la perforation des parois finit par les confondre, et ces conglomérats arrivent à former des tumeurs bosselées du volume du poing. Les ganglions les plus volumineux et les plus atteints siègent d'ordinaire dans la portion du mésentère qui correspond à la fin de l'iléon, au voisinage de l'angle iléocæcal, que Cruveilhier compare à l'angle de bifurcation des bronches.

A l'époque où on considérait la lésion des glandes mésentériques comme la cause principale du marasme infantile, on attribuait les plus fâcheuses

---

[1] J. Clarke Noble. Congenital tub. mesenteric disease. (*The Amer. J. of med. sc.*, p. 29, juillet 1889).

conséquences à l'imperméabilité des glandes malades pour le chyle. Or, par le procédé des injections, on a pu démontrer que la perméabilité persistait dans les ganglions altérés, même à un haut degré; il est probable qu'elle ne disparaît que dans le cas de dégénérescence caséeuse absolument complète. Cruveilhier remarque d'ailleurs que les ganglions du mésentère ne sont jamais tous altérés en même temps et qu'on en retrouve constamment un plus ou moins grand nombre dans un état d'intégrité relative ou absolue. Cette constatation est importante; elle permet d'affirmer la possibilité de la guérison des sujets atteints de tuberculose des ganglions mésentériques, si la vie n'est pas compromise par de graves lésions ayant leur siège dans d'autres organes [1].

Le tuberculose des ganglions mésentériques peut, en effet, sinon guérir, tout au moins entrer au repos, et l'arrêt de l'évolution peut coïncider avec une bonne santé générale. On trouve, dans certaines autopsies de sujets morts d'une affection étrangère à la tuberculose, des ganglions mésentériques caséeux, mais infiltrés de sels calcaires et entourés d'une épaisse coque pierreuse qui les isole, les sépare en quelque sorte du reste de l'organisme; même en admettant que le virus ne soit pas mort, qu'il soit simplement atténué, on peut dire que, grâce à cette clôture protectrice, la glande malade n'est plus qu'un corps étranger dont la présence n'est guère nuisible.

Il faut d'ailleurs reconnaître que, par elle-même, la tuberculose des ganglions mésentériques tue rarement. Si les sujets qui en sont atteints succombent, c'est par suite des lésions concomitantes; ils meurent de tuberculose intestinale ou thoracique, de granulie, de méningite.

Cependant, il est des cas où la maladie engendre directement des accidents graves ou mortels. Les ganglions tuberculeux peuvent suppurer; l'abcès ganglionnaire peut s'évacuer dans la cavité péritonéale ou dans la trame du mésentère, provoquant alors une péritonite mortelle. Il peut s'ouvrir aussi dans le tube digestif ou par la peau, laissant une fistule intarissable.

Göller a rapporté un cas de perforation d'un ganglion tuberculeux dans le duodénum d'une part, dans le canal cholédoque et la veine porte d'autre part; il en résulta une pénétration de pus et d'ascarides dans la veine porte et les voies biliaires; les symptômes furent ceux de la pyohémie [2].

Lorsque les ganglions tuberculeux acquièrent un volume considérable, ils peuvent engendrer des accidents de compression : de l'ascite, de l'œdème des membres inférieurs et du scrotum, de l'occlusion intestinale, de l'hydronéphrose, de la névralgie. Ces accidents sont rares. Comme le font remarquer Rilliet et Barthez, la cavité abdominale est, à cet égard, bien différente de la cavité thoracique, et les ganglions mésentériques, devenus tuberculeux, exerceront rarement sur les organes abdominaux une action de compression analogue à celle que déterminent dans la poitrine les ganglions bronchiques caséeux. C'est que la cavité de la poitrine a des parois rigides,

---

(1) E. Besnier. Article Mésentériques (ganglions) du *Dict. encyclopédique des sc. médicales* (2ᵉ série, t. VII, 1875).

(2) *Deutsche med. Woch.*, 1879.

[A.-B. MARFAN.]

qu'il s'y trouve des parties solides et fixes (trachées et bronches), conditions
qui ne se retrouvent pas dans la cavité abdominale.

La tuberculose des ganglions mésentériques peut enfin se propager ou se
généraliser. Elle peut se propager au péritoine et donner naissance à une
péritonite tuberculeuse; toutefois, en étudiant celle-ci, nous verrons qu'elle
a rarement pour origine la dégénérescence caséeuse des ganglions du mésentère. Elle peut se généraliser; si la généralisation est discrète, elle se traduit
par la cachexie tuberculeuse des enfants du premier âge, dont les caractères
sont si spéciaux; si la généralisation est confluente, elle provoque une
méningite tuberculeuse ou une granulie à forme typhoïde.

Symptômes. — Nous devons nous demander quels sont les symptômes
qui trahissent la tuberculose des ganglions mésentériques lorsqu'elle ne
coexiste pas avec des lésions intestinales et lorsqu'elle est nettement prédominante.

Longtemps, on a tracé de cette affection un tableau de fantaisie; longtemps on en a fait la cause principale, sinon unique, du marasme infantile.
On la désignait sous le nom de « carreau ». On lui attribuait des signes physiques très spéciaux et tout un cortège de symptômes fonctionnels et généraux. Passons en revue les éléments de cette prétendue symptomatologie et
recherchons-en la valeur.

I. — Parmi les *signes physiques*, nous trouvons l'intumescence abdominale, des tumeurs perceptibles au palper, la dilatation des veines ou la tuméfaction des ganglions lymphatiques sous-cutanés de l'abdomen.

*L'intumescence abdominale chez les enfants du premier âge. — Elle
n'est pas un symptôme de la tuberculose des ganglions mésentériques. —*
Le temps n'est pas très éloigné où toutes les intumescences chroniques du
ventre chez les enfants du premier âge étaient désignées sous le nom de
« carreau » et rapportées à une dégénérescence scrofuleuse ou tuberculeuse
des ganglions mésentériques : on faisait de cette altération la cause ordinaire
de la cachexie infantile; aussi « carreau » était synonyme de *phtisie mésentérique*, de *tabes mésentérique*, d'*atrophie mésentérique*. Cette conception
avait pris corps au XVIIIᵉ siècle; elle fut consacrée par Sauvages, qui appela
le carreau *physconie mésentérique* (φυσχων, ventru), ou encore *étisie
mésentérique*, et plus tard par Baumes, dans un mémoire classique; Baumes
proposa les noms de *parectamie physconique* (παρεχταμα, extension)
quand l'abdomen a augmenté de volume, et d'*emphrasie mésentérique*
(εμφραξις, obstruction) quand les glandes mésentériques sont engorgées[1].

On distinguait un carreau dur et un carreau mou; un carreau indolent
et un carreau douloureux. L'obstruction des chylifères passait pour la cause
de la cachexie consécutive.

Cette conception reçut une première atteinte en 1825, lorsque le
mémoire de Louis fit connaître la péritonite tuberculeuse; on s'aperçut bien

---

[1] BAUMES. Mémoire sur la maladie du mésentère propre aux enfants, que l'on nomme vulgairement
carreau. Nimes, 1788, in-8°. — 2ᵉ édit., Paris, 1806, in-8° (*Traité de l'amaigrissement des enfants accompagné de l'élévation et de la dureté du ventre, maladie du mésentère, etc.*).

vite que la majeure partie des *carreaux douloureux et des carreaux avec induration appartiennent à la tuberculose péritonéale*. En ce qui regarde les gros ventres indolents et mous, les recherches de Guersant achevèrent de ruiner le carreau[1]. Ce médecin fut conduit, en effet, aux conclusions suivantes : 1° l'intumescence du ventre est extrêmement fréquente chez les nourrissons et les enfants du premier âge, tandis que la dégénérescence caséeuse des ganglions mésentériques est relativement rare ; 2° à l'autopsie des enfants à gros ventre, il est exceptionnel de trouver caséeux les ganglions du mésentère ; 3° il existe des cas de dégénérescence caséeuse des ganglions mésentériques très prononcée, avec tuméfaction considérable, sans aucune modification de la forme extérieure du ventre. — Les conclusions de Guersant étaient exactes ; elles furent confirmées par d'autres observateurs ; moi-même je les ai vérifiées dans un très grand nombre de cas. Depuis, le carreau est discrédité ; et avec juste raison, le mot n'est presque plus employé.

. Mais, par contre-coup, il est arrivé que l'intumescence du ventre des nourrissons, ce phénomène si commun, n'a plus guère attiré l'attention des médecins ; on a noté sa coexistence avec des troubles digestifs chroniques ; . on a admis qu'il était dû à la distension gazeuse de l'estomac et de l'intestin, c'est-à-dire au tympanisme ; et on ne s'est plus demandé si telle était sa véritable cause.

Je me suis attaché à étudier ce symptôme et j'ai montré les faits suivants. Quand on s'est assuré, par la palpation et la percussion, que l'intumescence abdominale des enfants du premier âge n'est pas due à une ascite ou à une tumeur limitée (solide ou liquide), à une hypertrophie du foie et de la rate, il ne reste plus que deux variétés de gros ventre : le gros ventre tympanique et le gros ventre flasque. Le premier est caractérisé par sa tension, sa dureté, sa sonorité éclatante à la percussion ; l'augmentation de calibre de l'intestin et la tension de ses parois qui en sont le substratum, sont liés soit à une surproduction de gaz, soit plus souvent à une turgescence hyper-hémique. Le tympanisme se rencontre dans les formes aiguës de gastro-entérite, dans les occlusions intestinales et dans la péritonite. Le gros ventre flasque est mou, dépressible, étalé sur les flancs (ventre de batracien) ; j'ai établi que ce symptôme, en apparence si banal, est un signe de premier ordre pour le diagnostic des affections du nourrisson. Quand on le constate, on peut être sûr qu'il existe un état gastro-intestinal que j'ai appelé, au point de vue clinique, la dyspepsie gastro-intestinale chronique du nourrisson ; on peut être sûr qu'on trouvera à l'autopsie un *allongement de l'intestin plus ou moins marqué* ; et c'est là le véritable substratum anatomique du gros ventre flasque ; l'examen histologique montre que cet allongement correspond à une entérite chronique, accompagnée d'une gastrite chronique. Le gros ventre flasque décèle donc sûrement l'existence d'une gastro-entérite chronique[2]. Il en est le signe extérieur caractéristique. Aucune autre cause ne peut le produire.

(1) GUERSANT. Article Carreau du *Dictionnaire de médecine* en 30 volumes, t. VI, 1834.
(2) MARFAN. Le gros ventre flasque des nourrissons. *Revue mensuelle des maladies de l'enfance*, février 1895.

[A.-B. MARFAN.]

Dans les cas assez rares où j'ai trouvé en même temps un gros ventre et une dégénérescence caséeuse des ganglions mésentériques, j'ai pu me convaincre qu'il s'agissait d'une simple coexistence, les enfants étant en même temps des tuberculeux et des dyspeptiques par alimentation défectueuse. *Le gros ventre ne doit donc pas figurer dans le tableau symptomatique de la tuberculose des ganglions mésentériques des nourrissons et des enfants du premier âge.*

Comment peut-on expliquer que l'idée contraire ait été admise si longtemps sans contestation? Toutes les erreurs de bonne foi ont un point de départ exact; il ne s'agit que de le trouver.

La forme la plus commune de gros ventre des nourrissons est le gros ventre flasque, et le gros ventre flasque est l'indice extérieur d'une gastro-entérite. Les ganglions du mésentère n'échappent pas à la loi commune qui veut que toute irritation dans le domaine des lymphatiques afférents détermine une adénite. D'après Rilliet et Barthez, chez les jeunes sujets, en dehors de la tuberculose, la tuméfaction des ganglions mésentériques serait le propre de la fièvre typhoïde et n'existerait pas ou serait fort peu marquée dans la gastro-entérite commune. Or cette assertion est inexacte; à diverses reprises, j'ai montré que la tuméfaction des ganglions mésentériques était presque constante dans les gastro-entérites du nourrisson. Elle existe, parfois même très marquée, dans la gastro-entérite chronique commune avec gros ventre. A une époque où manquait un criterium certain de la matière tuberculeuse, les adéno-mésentérites simples étaient considérées presque toujours comme scrofuleuses; et on distinguait mal la scrofule de la tuberculose. Telle est sans doute l'origine de la conception erronée du carreau.

Tumeurs perceptibles à la palpation. — On pourrait, d'après certains auteurs, percevoir les ganglions mésentériques tuberculeux sous forme de tumeurs situées profondément, en avant de la colonne vertébrale, à peu près à la hauteur de l'ombilic; ces tumeurs seraient arrondies ou bosselées; elles seraient mobiles. Pour bien les sentir, on devrait, d'après W. Jenner, saisir le ventre entre les deux mains placées latéralement sur les flancs et les rapprocher peu à peu de la ligne médiane.

J'ai cherché systématiquement ce signe chez un grand nombre d'enfants du premier âge dont le ventre était mou et indolent, condition très favorable à l'examen. Je n'ai eu qu'une fois la sensation nette d'une tumeur mésentérique; il ne fut pas possible d'en reconnaître la nature par l'autopsie. Par contre, je n'ai rien senti chez deux sujets qui avaient des ganglions caséeux ayant chacun le volume de petites prunes. D'ailleurs j'ai remarqué que cette exploration n'était pas dénuée d'inconvénients, car deux nourrissons furent pris quelques heures après d'un accès fébrile.

Il ne faut donc pas compter sur la palpation pour reconnaître la tuméfaction des ganglions mésentériques.

Cependant, c'est le seul signe qui, dans quelques cas exceptionnels, permet d'établir le diagnostic, à la condition de bien distinguer cette tumeur mésentérique des accumulations stercorales qui sont plus superficielles, plus mobiles et moins dures ; des gâteaux de la péritonite tuberculeuse qui sont superficiels et étalés ; des intumescences du foie et de la rate qui occupent les hypochondres, font saillie sur les côtes et offrent un bord plus ou moins tranchant ; du sarcome du rein qui, à l'origine, est nettement latéral et occupe la profondeur du flanc.

Dilatation des veines et tuméfaction des ganglions lymphatiques sous-cutanés de l'abdomen. — La dilatation des veines sous-cutanées abdominales peut s'observer dans la tuberculose des ganglions mésentériques ; mais ce signe est trop banal pour pouvoir être utile au diagnostic. Chez la plupart des jeunes enfants cachectiques, amaigris, on voit sous la peau de l'abdomen, un lacis veineux plus ou moins apparent, remarquable par la présence en certains points de petites dilatations ampullaires, véritablement variqueuses ; cette disposition s'observe surtout dans la cachexie gastro-intestinale, mais elle peut s'observer dans toutes les formes de cachexie ; elle n'a donc aucune signification diagnostique. Dans les cas où il se produit de l'ascite et où le réseau veineux sous-cutané se dilate d'une manière notable, on pourra penser à une compression des rameaux d'origine de la veine porte par des ganglions mésentériques caséeux, si on parvient à éliminer la péritonite tuberculeuse ou une affection hépatique.

D'après Widerhofer, il est un signe qui permettrait de diagnostiquer la tuberculose des ganglions mésentériques ; c'est l'existence sous la peau du ventre et sur le trajet des vaisseaux lymphatiques, de petits noyaux durs, roulant sous le doigt et qui ne seraient autre chose que des ganglions lymphatiques tuméfiés, en voie de caséification et parfois de suppuration[1]. J'ai très souvent cherché ce signe sans le rencontrer. D'ailleurs l'existence de ganglions lymphatiques sous la peau de l'abdomen est encore à démontrer. On constaterait en outre d'une façon constante une tuméfaction plus ou moins intense des ganglions inguinaux. Mais ce signe est trop banal pour avoir une utilité quelconque.

II. — Les *signes fonctionnels* attribués à la tuberculose des ganglions mésentériques n'ont rien de caractéristique.

L'exagération de l'appétit a été notée ; mais, dans la gastro-entérite chronique, il y a aussi très souvent de la voracité ; ce signe n'a par suite aucune valeur. L'appétit d'aliments solides, et en particulier de substances amylacées, ne paraît nullement appartenir, contrairement à l'opinion de quelques auteurs, à la tuberculose des ganglions mésentériques.

La douleur peut faire complètement défaut, et quand elle existe, ses caractères sont très variables.

Lorsque la tuberculose des ganglions mésentériques ne coexiste pas avec des lésions assez prononcées de l'intestin, la diarrhée peut manquer. Ce symptôme ne paraît donc pas directement lié à l'altération ganglionnaire.

Les anciens médecins ont insisté sur la constitution graisseuse des selles ; mais nous savons aujourd'hui qu'il existe une forme de gastro-entérite des nourrissons avec prédominance sur le duodénum qui se trahit par des selles

____

[1] *Allgem. Wiener med. Zeitung.* 1886, n° 2.

graisseuses (diarrhée graisseuse); ce signe n'appartient donc pas en propre à la tuberculose des ganglions mésentériques, si tant est qu'on puisse l'observer au cours de celle-ci.

III. — En étudiant l'anatomie pathologique, nous avons indiqué les *accidents de compression* qui peuvent survenir. Ces accidents sont très rares et nous en avons donné la raison. Comme ils peuvent d'ailleurs s'observer dans d'autres affections, ils ne seront d'aucun secours pour le diagnostic.

IV. — Quant aux *signes généraux*, émaciation progressive, pâleur et sécheresse de la peau, altérations du caractère et des facultés affectives, fièvre hectique, ils ne doivent pas être attribués à la tuberculose des ganglions mésentériques, mais bien aux diverses altérations bacillaires qui coexistent si souvent avec elle.

La tuberculose primitive des ganglions mésentériques, quand elle reste localisée, est compatible avec un état général satisfaisant. J'ai fait l'autopsie d'une fillette de 3 ans qui avait succombé à une broncho-pneumonie coqueluchcuse ; elle avait été prise par la coqueluche en très bonne santé; or elle présentait une dégénérescence caséeuse notable et ancienne des ganglions mésentériques et, en aucun autre point, il n'existait de tuberculose.

Mais il est probable que de tels faits sont rares et que la tuberculose primitive des ganglions mésentériques se généralise presque toujours. Si la généralisation est discrète, comme cela s'observe si souvent chez les enfants du premier âge, on assistera au développement de la cachexie tuberculeuse : amaigrissement, peau sèche et grisâtre, développement du système pileux, cils longs et recourbés, tristesse et apathie, micropolyadénie, gros foie et grosse rate. Si la généralisation est confluente, il se produira une méningite tuberculeuse ou plus rarement une granulie à forme typhoïde.

En résumé, la tuberculose primitive des ganglions mésentériques est très rare; sa symptomatologie est si obscure qu'on pourra en soupçonner l'existence, mais presque jamais l'affirmer. L'anatomie pathologique prouve qu'elle peut guérir quelquefois et que sa gravité dépend surtout des lésions concomitantes.

Traitement. — La tuberculose primitive et isolée des ganglions mésentériques, si on parvient à la reconnaître, sera justiciable du traitement ordinaire des adénites tuberculeuses. L'huile de foie de morue, les préparations iodo-ferrées ou iodo-tanniques, l'arsenic (quand les fonctions digestives sont intactes), forment la base du traitement. Le séjour à la campagne ou au bord de la mer, une bonne alimentation et, en particulier, l'usage de la viande crue, les bains toniques seront les agents de l'hygiène thérapeutique.

Le docteur Schmidt-Monnard n'a pas hésité, dans un cas, à s'attaquer à la tuberculose des ganglions mésentériques par la laparotomie[1].

Un garçon âgé de 2 ans avait présenté, à l'âge d'un an, des signes de rachitisme et de scrofule. On avait soupçonné un engorgement des ganglions mésentériques. On l'avait traité par le repos, par les applications de Priessnitz, les bains salés, les

[1] *Münchner med. Woch.*, 1895, n° 49, p. 926.

préparations iodées, etc., etc., sans obtenir une amélioration. L'enfant dépérissait de plus en plus.

Laparotomie le 23 avril 1893. On mit à jour un paquet de ganglions mésentériques, du volume du poing; pas d'ascite. Extirpation de trois des ganglions les plus volumineux. Application de points de suture sur le mésentère et sur le péritoine. Oblitération de la plaie abdominale. Les ganglions extirpés présentaient les caractères de la dégénérescence caséeuse tuberculeuse.

Marche apyrétique. Poids de l'enfant : le 5 mai, 9^{k},4; le 26 juillet, 12^{k},4. L'augmentation de poids a donc été de 3 kilogrammes, là où, dans les circonstances physiologiques, elle est de 500 grammes. Sept mois après l'opération, la cicatrice avait bon aspect, sans trace de fongosité. Immédiatement après l'opération, il s'est fait une légère hernie, qu'on a réussi à contenir à l'aide d'un bandage.

Une pareille intervention ne pourra devenir rationnelle que le jour où nous aurons des éléments de diagnostic et de pronostic plus sûrs que ceux que nous possédons à l'heure présente.

[A.-B. MARFAN.]

XVIII

CONSTIPATION

PAR LE Dr A.-B. MARFAN

Agrégé, médecin des hôpitaux.

I. — CONSTIPATION DES NOURRISSONS

D'une manière générale, le nourrisson bien portant a tous les jours trois ou quatre évacuations pendant le premier mois de la vie : — deux ou trois pendant les cinq ou six mois qui suivent ; — une ou deux dans le reste de la première année et dans la seconde année. Tant que l'enfant est uniquement nourri au sein, les déjections normales ont une consistance molle, semi-liquide, et une couleur jaune clair ou jaune d'or qui rappelle celle des œufs brouillés.

La fréquence des évacuations et l'état semi-liquide des selles caractérisent donc la défécation du nourrisson. Ces deux caractères sont évidemment liés l'un à l'autre et dépendent de causes diverses. Si la tunique musculaire de l'intestin est encore peu développée à la naissance, il faut se souvenir que, le cerveau encore imparfait ne refrénant pas les fonctions de la moelle plus avancée en évolution, l'excitabilité réflexe est plus grande chez le nouveau-né et le nourrisson. Le sphincter de l'anus n'est pas très puissant dans les premiers temps de la vie. La fréquence des repas et la nature de l'aliment spécial du premier âge sont aussi des facteurs qui interviennent pour une part importante.

La constipation est caractérisée par la rareté des évacuations et par la consistance plus dure des matières stercorales. On pourrait se tromper si on ne jugeait la constipation que d'après le nombre des évacuations quotidiennes. Un nourrisson peut n'avoir qu'une évacuation par jour ; mais si la matière est abondante, de consistance et de couleur naturelles, on ne peut pas dire qu'il est constipé ; on peut affirmer, au contraire, que son état normal est de n'aller à la selle qu'une fois par jour. Les évacuations alvines du nourrisson constipé, au lieu de la consistance d'une bouillie bien liée, sont fermes comme du mastic ; elles ne souillent pas les langes ; quelquefois elles sont presque solides. En somme, la constipation, c'est-à-dire la stase stercorale, se traduit, chez le nourrisson comme chez l'adulte, par la rareté des évacuations alvines et l'endurcissement des matières fécales.

Il ne faut pas confondre la constipation avec la rareté des évacuations qui s'observe chez les enfants insuffisamment allaités, soit parce que leur débilité native les empêche de téter avec assez d'énergie, soit parce que la nourrice ne fournit qu'une pauvre sécrétion lactée. L'enfant ne présente pas alors de troubles digestifs, mais il s'amaigrit ; il n'a qu'une selle tous les deux ou trois jours et l'évacuation est peu abondante ; l'abdomen est rétracté, et, à la palpation, on constate la vacuité de l'intestin.

Classification et causes. — Les formes de la constipation du nourrisson peuvent être classées, au point de vue clinique, sous deux chefs principaux : les constipations passagères et les constipations habituelles. Dans le premier groupe, nous trouvons les *rétentions du méconium*, les *constipations symptomatiques* et les *occlusions intestinales*. Dans le second, nous trouvons la *constipation alimentaire* et la *constipation congénitale*.

I. — Chez l'enfant qui vient de naître, l'expulsion du méconium, au lieu de se produire quelques instants après la naissance, peut être retardée de deux ou trois jours. Après s'être assuré que le défaut d'évacuation n'est pas dû à ce que le contenu intestinal a été déjà rejeté dans l'amnios pendant le travail de la parturition, ce qui arrive surtout dans les accouchements laborieux, on peut conclure qu'il y *a rétention du méconium*. Cet accident n'offre, en général, aucune gravité ; il est attribué à la consistance poisseuse du méconium, et, habituellement, soit après un lavement, soit spontanément, l'intestin finit par se libérer et tout rentre dans l'ordre.

Mais, il ne faut pas oublier que, dans quelques cas, la rétention du méconium est due ou à une *imperforation anale* ou à *un rétrécissement congénital de l'intestin*. L'examen de la région anale montrera si c'est bien là que réside la cause de la rétention, et s'il en est ainsi, on décidera immédiatement l'intervention chirurgicale. Les rétrécissements congénitaux peuvent siéger sur le gros intestin ou sur l'intestin grêle. Les rétrécissements du gros intestin s'observent presque exclusivement sur le rectum ; on les reconnaît par le toucher rectal avec le petit doigt, ou par le cathétérisme avec une sonde uréthrale en gomme ; une fois reconnus, ils devront être traités chirurgicalement[1].

Les rétrécissements congénitaux de l'intestin grêle sont assez rares ; ils siègent de préférence au niveau du duodénum et à la fin de l'iléon.

D'ordinaire, les rétrécissements congénitaux de l'intestin, soit de l'intestin grêle, soit du gros intestin, engendrent, dès les premiers jours, des accidents très graves d'occlusion et ils ne paraissent pas compatibles avec la vie. A moins qu'une intervention chirurgicale ne puisse lever l'obstacle, la mort survient en quelques heures ou en quelques jours.

Cependant, un certain nombre d'observations prouvent que lorsque ces rétrécissements, du moins ceux du rectum, ne sont pas très serrés, ils peuvent ne se trahir par aucun signe pendant longtemps et ne donner naissance à l'occlusion intestinale que lorsque leur calibre se rétrécit sous l'influence d'une entérite.

D'autre part, j'ai vu un nourrisson, opéré pour une imperforation anale, qui guérit avec une cicatrice si serrée, que, dès qu'on cessait de dilater l'anus, il n'avait plus d'évacuation.

Les *atrésies congénitales de l'intestin grêle* étant rares et mal connues, étant d'ailleurs passées sous silence par presque tous les auteurs classiques, nous croyons devoir compléter la mention précédente par quelques détails.

Ces atrésies sont, soit des rétrécissements simples, soit des oblitérations com-

---

[1] Sur les malformations congénitales de l'anus et les rétrécissements congénitaux du rectum, voyez le chapitre qui leur est consacré dans ce volume.

[A.-B. MARFAN.]

plètes, soit des scissions. M. Ducros (*Thèse de Paris*, 1895) donne trois tableaux, que nous résumons en un seul montrant le siège de ces atrésies :

Pylore		7
Duodénum	Première portion	2
	Ampoule de Vater	14
	Angle duodéno-jéjunal	11
Iléon	Tiers supérieur	5
	Moitié inférieure	35
Valvule de Bauhin		6
Entre cæcum et côlon		2
		82

Sur ces 82 cas, il y a 26 rétrécissements, 35 imperforations, 21 scissions.

La longueur de l'atrésie est variable; il peut en exister plusieurs. Au-dessus du point sténosé, l'intestin est souvent dilaté et rempli de méconium; au-dessous, il est vide. Cependant M. Minich a rapporté l'histoire d'un enfant de 3 jours, à l'autopsie duquel on vit le jéjunum long de 43 centim., se terminer en cul-de-sac et se continuer, sur une étendue de 23 centim., par un cordon large de 2 millim. et présentant une série de dilatations ampullaires alternant avec des points rétrécis: il s'agissait donc là d'atrésies congénitales multiples; on remarqua la présence du méconium dans la partie inférieure de l'intestin. Sans doute, l'intestin était perméable au début et la sténose s'était produite seulement vers le quatrième mois de la vie fœtale. (*Société des médecins de Buda-Pest*, 18 novembre 1893, et *Mercredi médical*, 1893.)

Les rétrécissements congénitaux de l'intestin grêle sont parfois associés à d'autres malformations abdominales : torsion de l'intestin sur son axe, hernie interne ou externe, persistance du canal omphalo-mésentérique. On les a rencontrés chez des monstres. Henoch relate une observation de rétrécissement congénital de l'intestin avec absence des doigts et des orteils[1].

La pathogénie des rétrécissements congénitaux est obscure. La théorie la plus satisfaisante est celle qui les rattache à une entérite intra-utérine. L'examen histologique du point sténosé démontre que toutes les tuniques sont hypertrophiées, la muqueuse surtout, puisqu'elle forme à elle seule presque la moitié de la paroi (Frœlinger, *Thèse de Paris*, 1894).

Quant aux symptômes, on retrouve la triade symptomatique de l'obstruction intestinale : vomissements, parfois fécaloïdes, parfois sanglants; constipation; tympanisme. Mais ce dernier signe est absent quand le rétrécissement siège très haut.

M. Newton Pitt a observé un enfant qui mourut à 7 semaines, après avoir présenté seulement des vomissements et de la constipation; à l'autopsie on trouva une obstruction partielle du pylore par une hypertrophie musculaire; la paroi gastrique était aussi hypertrophiée; mais peut-être cette hypertrophie était-elle secondaire (*Soc. path. de Londres*, oct. 1891). Les imperforations et les sténoses congénitales de l'œsophage, qui d'ailleurs coexistent parfois avec des malformations de la partie terminale du tube digestif, produisent également le syndrome : vomissement et constipation sans tympanisme. Il en est de même de l'absence du duodénum dont M. Bernheim à la *Société anatomique* (1891, p. 250), Emerson dans le *New-York med. Journ.* (9 août 1890) et Trumpp dans le *Münch. med. Woch.* (1896, p. 747) ont rapporté des cas.

Dans les formes où l'occlusion est incomplète, la marche des accidents peut être lente et n'entraîner la mort qu'après plusieurs semaines; dans les oblitérations complètes elle survient d'ordinaire en trois ou quatre jours.

Le diagnostic avec la péritonite des nouveau-nés peut offrir des difficultés très grandes, quand il s'agit d'occlusions incomplètes.

[1] Des observations intéressantes d'absence de développement de l'iléon ont été publiées récemment par M. Broussole (*Revue mens. des mal. de l'enf.*, 1895, p. 371); par le Dr R. W. Murray (*Journal de chir. et de thérap. inf.*, 14 juin 1894, p. 515); par M. Draghiesco (*Presse méd. roumaine*, 6 sept. 1895) et par M. Ducros (*Thèse de Paris*, 1895).

Stern a rapporté l'histoire d'un nouveau-né qui succomba à des accidents d'obstruction intestinale dus à un sarcome à petites cellules de l'intestin grêle. (*Revue des maladies de l'enfance*, 1895, p. 103, février.) On comprend qu'il soit impossible d'établir le diagnostic entre les faits de ce genre et les rétrécissements congénitaux.

II. — Dans un second groupe, se placent les constipations *symptomatiques* d'un état morbide qui ne siège pas dans le tube digestif : telles la *constipation fébrile* et la *constipation nerveuse*.

Dans les maladies aiguës fébriles, soit parce que la sécrétion intestinale diminue ou est trop visqueuse, soit parce qu'il y a paralysie ou spasme de l'intestin, la constipation est la règle au début. Mais, chez le nourrisson, elle est souvent suivie de diarrhée, parce que les phénomènes de putréfaction dans l'estomac et l'intestin, qui se produisent chez lui si facilement, sont favorisés par la fièvre et la rétention fécale, et deviennent une cause d'infection gastro-intestinale secondaire.

Dans les maladies nerveuses, particulièrement dans la méningite, dans l'hydrocéphalie, la constipation est aussi la règle; elle résulte sans doute d'un spasme ou d'une parésie de la tunique musculaire de l'intestin. Il faut rappeler ici la haute valeur du syndrome, — *vomissements, céphalalgie, constipation, assoupissement*, — pour le diagnostic de la méningite au début.

III. — *L'occlusion intestinale*, qui peut être produite par l'invagination intestinale, par l'étranglement herniaire ou par toute autre cause susceptible de fermer mécaniquement l'intestin, se traduit par l'arrêt brusque et complet des matières stercorales; elle s'accompagne d'une série de symptômes qui ne permettent pas de la confondre avec la constipation simple.

Abordons maintenant le groupe des constipations chroniques où nous trouvons deux variétés principales : la constipation d'origine alimentaire et la constipation congénitale, due à une malformation du côlon sans rétrécissement.

IV. — *L'alimentation* avec du lait de vache, même lorsqu'elle ne provoque aucun autre trouble digestif, suffit à elle seule à provoquer de la constipation. Cette forme de constipation est devenue fréquente depuis l'emploi du lait stérilisé, qui permet de nourrir beaucoup d'enfants avec du lait de vache sans qu'il se produise de la gastro-entérite.

Dans ces cas, le nourrisson n'a qu'une évacuation tous les jours, tous les deux jours, tous les trois jours; il expulse péniblement des matières pâteuses, fermes, sèches, d'une couleur blanchâtre, plâtreuse. Cette couleur tient au défaut de digestion d'une partie du lait, et non à l'absence de pigments biliaires, puisqu'il suffit d'agiter ces matières avec de l'éther pour voir apparaître une coloration jaune.

La cause du durcissement du bol fécal dans l'alimentation avec le lait de vache est attribuée à la trop grande richesse de celui-ci en caséine (Bohn, Monti), ou à sa pauvreté en sucre (Jacobi), ou à sa pauvreté en graisse (Widerhofer), ou à sa richesse en sels calcaires (Henoch). Ces causes ajoutent sans doute leur action pour engendrer la constipation; quant au mécanisme par lequel elles la produisent, il n'est pas bien élucidé. Les sucres passent pour avoir la propriété d'activer les contractions péristaltiques de

[A.-B. *MARFAN*.]

l'intestin, les graisses pour faciliter le glissement des matières, les matières albuminoïdes et les sels calcaires pour donner des résidus secs et durs.

On voit aussi fréquemment la constipation se produire lorsqu'on donne trop tôt des *substances amylacées* au nourrisson, et le fait a été imputé à l'absence de graisse dans l'alimentation.

Mais, dans l'allaitement artificiel et dans l'alimentation précoce avec des farineux, il n'est que trop fréquent de voir survenir des poussées diarrhéiques et s'établir tous les signes qui indiquent l'existence d'une gastro-entérite chronique; alors la constipation alterne avec la diarrhée; le ventre devient gros et flasque, et une cachexie plus ou moins profonde peut se développer. Il y a là une variété clinique de la constipation qu'il faut à la fois rapprocher et distinguer de la précédente; c'est celle qui s'observe dans le rachitisme; d'après les faits que j'ai exposés ailleurs[1], l'augmentation de longueur de l'intestin, la perte de la contractilité intestinale par suite de l'entérite, l'allaitement au lait de vache en sont les principales causes.

V. — J'arrive maintenant à la constipation *habituelle* qu'on pourrait appeler *essentielle*, car elle n'est liée ni à une alimentation défectueuse, ni à un rétrécissement de l'intestin. Le caractère majeur de cette variété est de se manifester dès la naissance et de persister pendant les deux premières années, quelquefois plus longtemps, quelquefois toute la vie; aussi est-il légitime de l'appeler *constipation habituelle congénitale*.

Quand on réfléchit aux caractères et à l'évolution de cette forme de constipation, on est amené à penser qu'elle résulte d'une malformation congénitale du gros intestin. Mais cette malformation n'est pas un rétrécissement: nous ne retrouvons ici aucun des caractères des atrésies congénitales, et, dans toute l'étendue du gros intestin accessible à une sonde introduite par l'anus, on ne peut trouver trace de sténose.

La malformation qui engendre la constipation habituelle, c'est l'exagération et la multiplicité des inflexions de l'S iliaque chez certains nourrissons.

On sait, d'après les travaux récents, quelle est la forme du côlon iléopelvien chez l'adulte : 1° Le côlon descendant, arrivé dans la fosse iliaque, s'infléchit et atteint l'articulation sacro-iliaque gauche (côlon iliaque). 2° De là il pénètre dans la cavité pelvienne, la traverse de gauche à droite, et parfois atteint presque le côté droit de la cavité pelvienne, décrivant dans ce trajet une anse, ouverte ordinairement en haut, rarement en bas (première portion pelvienne). 3° Puis il s'infléchit une dernière fois en se dirigeant en arrière, en bas et en dedans, pour s'aboucher dans le rectum au niveau de la troisième vertèbre sacrée (deuxième portion pelvienne).

Chez le nouveau-né et chez le nourrisson, ces inflexions sont plus accusées que chez l'adulte; c'est ce qu'a établi Huguier, il y a longtemps. Huguier avança que, dans l'opération de l'anus contre nature, faite chez le nouveau-né en vue de remédier aux atrésies congénitales du rectum, pour trouver l'S iliaque, ce n'est pas à gauche, mais à droite qu'il faut la chercher. Il s'ap-

---

(1) MARFAN. Le gros ventre des nourrissons dyspeptiques et l'augmentation de longueur de l'intestin. *Revue mensuelle des maladies de l'enfance*, février 1895.

puyait sur la situation de l'S iliaque qui est très longue chez le fœtus et chez l'enfant nouveau-né, avec des flexuosités, et se dirige transversalement dans la cavité pelvienne de gauche à droite, atteignant d'ordinaire la fosse iliaque droite, pour de là se replier de nouveau et plonger de droite à gauche dans l'excavation pelvienne[1]. Cette proposition de Huguier a été le point de départ de travaux qui ont mis en lumière le fait suivant : chez le nourrisson l'S iliaque est plus longue et plus flexueuse que chez l'adulte; mais longueur et flexuosité varient beaucoup dans leurs degrés suivant les individus.

Un des travaux les plus intéressants à ce sujet est celui de Bourcart[2]. Il a examiné l'S iliaque de 150 nouveau-nés. Il rattache à trois types toutes les formes qu'il a trouvées, suivant que l'anse principale est *ascendante, transversale, descendante*. Il a trouvé la position ascendante 112 fois sur 150 : c'est donc la forme la plus commune; la position transversale 52 fois sur 150; la position descendante 6 fois sur 150. Dans chacune de ces positions, on trouve des types divers par le nombre des inflexions; il en est où celles-ci sont multiples et très marquées; et en regardant les figures qui les représentent, on arrive à se convaincre aisément que les sujets dont l'S iliaque offre ces dispositions doivent avoir une stase prolongée des matières fécales dans cette région, que les matières ont le temps de s'y durcir, ce qui en rend l'évacuation encore plus difficile.

Jacobi[3] a confirmé les recherches précédentes et les a appliquées un des premiers à l'explication de la constipation congénitale. Il fait remarquer que chez le nourrisson, alors que la totalité du gros intestin est relativement plus longue que chez l'adulte, le côlon ascendant et le côlon transverse sont cependant assez courts; par suite, tout le surplus de la longueur appartient au côlon descendant et surtout au côlon iléo-pelvien. Mais, le bassin étant très étroit chez le petit enfant, le côlon iléo-pelvien, au lieu de la simple courbure en S ou en Ω qu'il présente chez l'adulte, présente des inflexions et des replis multiples. Quand cette disposition est très exagérée, elle retarde les mouvements du contenu intestinal, facilite l'absorption des liquides et rend ainsi les matières fécales solides. Jacobi parle de cas où le côlon était si flexueux et était le siège d'une rétention stercorale telle, qu'il fallut faire l'opération de l'anus contre nature. Les faits précédents ont été vérifiés par Steffen, Fleischmann, et par moi-même[4].

La malformation de l'S iliaque, qui est la cause de la constipation peut présenter des degrés divers, et on s'explique ainsi que la constipation soit plus ou moins opiniâtre. Entre l'état normal et la rétention fécale grave, tous les degrés intermédiaires sont possibles.

(1) *Bulletin de l'Académie de médecine*, t. XXV, p. 455.

(2) Bourcart. *De la situation de l'S iliaque chez les nouveau-nés dans ses rapports avec l'établissement d'un anus artificiel. Thèse de Paris*, 1853.

Parmi les travaux récents, consulter : Jonesco. *Côlon pelvien pendant la vie intra-utérine. Thèse de Paris*, 1892. — Juvara. Trajet anormal du côlon chez un enfant de 2 ans. *Bull. de la Soc. anatomique*, 1894, p. 815. — Jonesco. *Traité d'anatomie humaine*; publié sous la direction de P. Poirier, t. IV : *Anatomie du tube digestif*. Paris, 1895.

(3) *American Journal of Obstetrics*, août 1869. — Voyez aussi : *Intestinal diseases of Infancy and Childhood*, 1887. Detroit, Mich. *Archives of Pediatrics*, mai 1893, p. 459.

(4) Constipation congénitale. *Revue mens. des mal. de l'enfance*, avril 1895.

Les faits décrits récemment par Hirschsprüng et divers auteurs sous le nom de *dilatation hypertrophique congénitale du côlon* me paraissent représenter les cas les plus extrêmes, les plus graves de la constipation congénitale, telle qu'elle vient d'être définie. Il n'est pas légitime de créer pour eux un groupe à part dans les constipations du nourrisson. Pour le prouver, je vais retracer brièvement l'histoire de ce qu'on a appelé le *mégacôlon congénital*. Dans son premier mémoire, Hirschsprung rapporte l'histoire de deux cas, observés chez des enfants dont l'un mourut à 11 mois, l'autre à 7 mois. Tous les deux présentaient, depuis leur naissance, une constipation opiniâtre et un météorisme considérable, tellement considérable que, dans le second cas, il nécessita une ponction capillaire de l'intestin. Il n'y avait pas de rétrécissement dans la portion de l'intestin accessible à une sonde œsophagienne. Le premier enfant mourut de cachexie progressive; le second d'une colite aiguë avec ulcérations multiples. Plus tard, Hirschsprung vit un troisième cas semblable. Dans ces trois cas, l'autopsie révéla des lésions dont nous allons parler. Enfin dans un quatrième cas il s'agissait d'un garçon de 10 ans, atteint de constipation depuis sa naissance et présentant une tuméfaction, avec douleurs, dans la partie supérieure du ventre, symptômes qui s'effaçaient temporairement après une abondante émission de gaz et de matières. Cette observation semble prouver que l'affection peut durer plusieurs années; mais elle n'a pas été complétée par l'autopsie. En 1893, Walker et Griffith ont publié une observation où un jeune garçon cachectique mourut à 11 ans, au moment où on lui donnait un lavement, et qui avait présenté depuis sa naissance les symptômes précédents : les lésions trouvées à l'autopsie furent celles déjà décrites par Hirschsprung. Depuis on a rapporté des cas assez nombreux de la maladie décrite par Hirschsprung. Il ne faudrait pas croire d'ailleurs qu'elle n'ait pas été observée avant le travail de celui-ci. Il ne nous a pas été difficile de retrouver nombre de cas anciens qui s'y rapportent certainement[1].

Dans les autopsies, on trouve parfois tout le gros intestin dilaté, recouvrant entièrement l'estomac et l'intestin grêle. Plus souvent, la dilatation et l'hypertrophie sont limitées à l'S iliaque ou tout au moins y prédominent d'une manière notable; dans certains cas, il y a une vaste dilatation ampullaire limitée à une anse du côlon sigmoïde. Les parois de la partie dilatée

---

[1] Voici quelques indications bibliographiques sur ce sujet :

J. Simon et Gaume. Obstruction intestinale par matières stercorales. *Revue mens. des mal. de l'enfance.* 1886, p. 155. — C. Walther. Développement exagéré de la dernière portion de l'S iliaque. *Soc. anat.*, 9 mars 1888, p. 256. — A. Moxey. On idiopathic dilatation of the colon. *Lancet*, F. 4, 1888. — Hirschsprung. Stuhlträgheit Neugeborener in Folge von Dilatation und Hypertrophie des Côlons. *Jahrb. f. Kinderheilkunde*, Bd. XXVII, 1 Heft, 1888. — Die angeborene Erweiterung und Hypertrophie des Dickdarms. *Henoch's Festschrift*, 1890, S. 78. — Faralli. Caso di ipertrophia con dilatazione del colon. *Gaz. medic. di Milano*, 1895, V, 219. — Walter and Griffiths. Congenital dilatation and hypertrophy of the colon fatal at the age of 11 years, *Brit. med. Journ.*, 1893. — G. Genersich. Ueber angeborene Dilatation und Hypertrophie des Dickdarms. *Jahrb. f. Kinderheilkunde*, XXXVII, I II., 1893, p. 91. — W. Osler. Dilatation of the colon. *Archives of Pediatrics*, février 1895. — G. Mya. La dilatation hypertrophique congénitale du côlon (Mégacôlon congénital). *Lo Sperimentale*, fasc. III, p. 215, 1894. — Eisenhart. Kongenitale uebermässige Entwickelung des S Romanum, *Centralblatt f. innere Med.*, 1894, n. 49, p. 1155. — Beati. Dilatation congénitale du côlon. *La Pediatria*, 1895, n°° 5 et 6. — Rolleston et Warington Haward. Dilatation chronique du côlon. *Soc. chir. de Londres*, 1896. (Analyse dans la *Médecine moderne* du 4 juillet 1896). — Tordeus. Tumeur stercorale chez un enfant de 17 mois. Mort. *Journal de clin. et de thér. infantiles*, 9 juillet 1896.

sont très épaisses; elles peuvent avoir jusqu'à $2^{mm},695$, au lieu de $1^{mm},5$, chiffre normal. Les trois faisceaux de fibres musculaires longitudinales ne sont plus distincts, mais forment une couche continue, ce qui enlève au gros intestin sa forme caractéristique. L'hypertrophie porte sur toutes les tuniques, muqueuse, sous-muqueuse, musculaire (surtout dans la couche à fibres circulaires) et enfin sur la séreuse; le microscope décèle en outre l'existence d'une colite diffuse très prononcée.

Pour interpréter ces faits, Hirschsprung admet que, par suite d'une anomalie partielle de développement (telle que celle qui produit la mégalogastrie), le côlon prend un calibre énorme; ce conduit, très dilaté, ne peut faire progresser facilement les matières fécales : d'où résulte la stase fécale. G. Mya pense que la stase fécale engendre l'hypertrophie musculaire du côlon, de même qu'un obstacle au cours de l'urine peut engendrer une hypertrophie des parois vésicales; la stase fécale produit aussi, par le fait des putréfactions excessives, une colite interstitielle chronique, qui s'accompagne d'artérite oblitérante secondaire; celle-ci favorise la dénutrition des parois, et rend la barrière muqueuse de plus en plus inapte à se défendre contre l'infection et l'intoxication : d'où découle la cachexie ou une colite ulcéreuse mortelle.

L'histoire de la dilatation du côlon nous apprend des faits très intéressants; mais elle ne prouve pas que cette dilatation soit une modification primitive. Elle n'a jamais été rencontrée chez un enfant venant de naître. Jusqu'à plus ample information, nous devons la considérer comme une modification consécutive à la constipation congénitale, affection qui est essentiellement liée à la multiplicité et à l'exagération des inflexions de l'S iliaque. La stase des matières fécales dans le côlon suffit à expliquer toute la série des faits qu'on a observés dans le mégacôlon : la dilatation en particulier est probablement due à la distension par les gaz de putréfaction. L'hypertrophie des parois est analogue à celle qui se produit dans la vessie lorsqu'il existe un obstacle au cours de l'urine; elle est due en partie aussi à la colite chronique; celle-ci est engendrée par l'action irritante des produits de la putréfaction des matières fécales en stagnation.

Symptômes. — Étudions maintenant les *symptômes*, les *effets* et l'*évolution* de cette constipation, qui peut d'ailleurs servir de type pour l'étude des accidents engendrés par la stase fécale.

La constipation habituelle congénitale se manifeste dès la naissance. Dès le premier jour, on est obligé d'intervenir avec des lavements, des laxatifs, des purgatifs, des suppositoires pour provoquer des évacuations. Souvent, malgré ces moyens, l'enfant reste deux et trois jours sans avoir de selles. Au moment de la défécation, il fait des efforts qui se trahissent par la rougeur et la contraction du visage. La matière expulsée est ferme, pâteuse, ou bien solide, sèche, affectant la forme de petites boules; elle ne souille pas les couches; elle est jaunâtre ou d'un blanc plâtreux; parfois les scybales sont recouvertes de filets de sang, indice d'une excoriation anale. Lorsqu'un certain temps s'est écoulé sans évacuation, il se produit du tympanisme, des éructations, de l'anorexie, de la soif; mais il n'y a que peu de douleur.

[A.-B. MARFAN.]

abdominale; parfois, les veines du ventre se dilatent. La palpation de l'abdomen, qu'il faut toujours faire avec soin, permet en quelques cas de sentir des masses fécales, bosselées, plus ou moins dures, plus ou moins volumineuses, plus ou moins mobiles. Ces masses se perçoivent surtout dans la fosse iliaque gauche; quelquefois, elles occupent une grande étendue du côlon et simulent véritablement une tumeur abdominale (scatome ou coprome)[1]; on les reconnaît à ce qu'elles ont la consistance de la cire et ce qu'une palpation un peu forte y laisse une dépression persistante.

Il ne faut pas négliger, dans les cas rebelles, d'explorer le rectum avec le petit doigt ou avec une sonde uréthrale molle. Outre que cette exploration permet d'écarter le rétrécissement congénital, elle fait reconnaître l'existence d'une masse fécale qui obstrue l'ampoule rectale.

Dans les moments de constipation opiniâtre, rebelle, évoluant d'une manière aiguë en quelque sorte, Bohn a relevé la rétention d'urine.

Dans un certain nombre de cas, la constipation congénitale s'atténue après la deuxième année. Huguier avait remarqué, en effet, que la forme fœtale de l'S iliaque commence à s'effacer à cette époque. Ailleurs, c'est seulement après la cinquième ou la sixième année que les évacuations deviennent régulières. Parfois enfin, la constipation congénitale dure toute la vie.

La constipation habituelle présente divers degrés. Légère, elle ne retentit pas sur la santé générale, d'autant du reste qu'elle est facilement vaincue par la médication évacuante. Opiniâtre et tenace, elle ne tarde pas à engendrer toute une série d'accidents qu'il est important de bien connaître.

Les efforts que fait le nourrisson au moment de la défécation favorisent la production du *prolapsus* et des *hernies*, surtout de la hernie ombilicale. On les a même accusés parfois d'avoir été la cause de l'invagination intestinale.

Des accidents d'auto-intoxication s'observent fréquemment lorsque cette constipation est rebelle et prolongée. Les enfants s'amaigrissent et pâlissent; ils sont très agités: ils crient et pleurent souvent; leurs nuits sont souvent sans sommeil et leur sommeil est très agité. Parfois même, chez les sujets prédisposés, on peut voir survenir une convulsion; celle-ci peut éclater à l'occasion d'un effort anormal de défécation. Ailleurs, on peut voir survenir certaines dermatoses, particulièrement du prurigo, de l'urticaire, plus rarement de l'eczéma. Quelques faits me portent à penser qu'un rachitisme léger peut succéder à l'auto-intoxication qui résulte de la constipation congénitale.

Un des accidents les plus pénibles est la *fissure anale* qui résulte de la déchirure de la muqueuse par le passage de matières stercorales très dures. Alors toute tentative de défécation provoque des cris, des pleurs, et une contraction réflexe du sphincter qui s'oppose à l'évacuation. L'enfant résiste d'ailleurs instinctivement au besoin et la constipation s'aggrave. Quand quelques matières sont expulsées, elles sont recouvertes de stries sanglantes.

---

[1] DEMONS. Coprome ou scatome infantile. 10ᵉ *Congrès français de chirurgie*, octobre 1896.

Ces signes doivent faire examiner la région anale avec soin : on voit alors
une ou deux fissures dans les replis de l'anus ; quelquefois cependant, ces
fissures siègent plus haut et ne peuvent être découvertes qu'avec le *speculum ani* ; l'ensemble des symptômes permet néanmoins d'en supposer
l'existence.

La fissure à l'anus, qui peut être l'effet de la constipation, peut en être
aussi la cause. Quand un nourrisson expulse des matières fécales irritantes,
la muqueuse anale est le siège d'irritation et d'érosions, comme les téguments voisins. Il peut en résulter une fissure anale douloureuse et la contracture sphinctérienne qui l'accompagne deviendra la cause de la constipation[1].

Chez les sujets âgés de 1 à 3 ans, la stase fécale engendre souvent de la
colite qui revêt diverses formes. Il importe de bien connaître ces faits parce
qu'ils sont l'occasion d'une erreur assez commune qui consiste à ne pas voir
la constipation à leur origine. Dans *une forme simple* de la colite, il y a
simplement des coliques, une exsudation muqueuse ou glaireuse qui ramollit
les matières durcies dans le côlon, les transforme en partie en boue fécale
qui s'évacue facilement ; si on ne découvre pas la vraie cause de ces phénomènes, si on songe alors à une diarrhée vulgaire, on donne des remèdes
constipants et on aggrave la situation. La *colite muco-membraneuse* est
caractérisée par l'expulsion de mucus concret, semblable à un blanc d'œuf
cuit, qui revêt la forme de stries, de rubans, de voiles recouvrant les
matières fécales ; elle s'accompagne souvent de douleurs très vives et d'un
peu de fièvre. La *colite ulcéreuse ou dysentériforme* ressemble à la dysenterie par les caractères des déjections, mélange de scybales, de glaires et de
sang, par le ténesme et la douleur ; elle peut affecter des formes graves et
entraîner la mort.

Enfin, l'*occlusion intestinale* engendrée par l'arrêt complet des matières
fécales peut s'observer. J'en ai vu survenir les signes à deux reprises chez
une fillette dont j'ai ailleurs raconté l'histoire. La constipation devient
absolue ; le ventre se météorise, les anses intestinales se dessinent sous la
peau et des vomissements se produisent, d'abord alimentaires et bilieux,
puis brunâtres et fécaloïdes. Si on ne parvient pas à améliorer la constipation, les phénomènes d'occlusion se reproduisent de temps à autre et
finissent par engendrer une cachexie profonde qui peut se terminer par la
mort.

Traitement. — Les accidents qui résultent de la constipation nous
indiquent avec quel soin, avec quelle persévérance il faut traiter ce symptôme. Dans l'étude du *traitement*, j'aurai surtout en vue le traitement des
constipations habituelles : c'est-à-dire de la constipation alimentaire et de la
constipation congénitale.

Relativement aux constipations d'origine alimentaire, je laisse de côté
celle qui s'observe à certaines phases de la gastro-entérite chronique ; son
traitement est celui de la gastro-entérite elle-même, auquel on joint de fréquents lavages d'intestin. Je ne m'occuperai que de la constipation qui est

[1] V. GAUTIER. *Arch. des sc. physiques et naturelles de la Bibl. universelle*, juillet 1862.

liée à l'alimentation, mais qui ne s'accompagne pas d'autres troubles digestifs. Cette forme doit être traitée par la modification du régime. D'après
Jacobi, elle pourrait se rencontrer chez des enfants allaités au sein par des
nourrices dont le lait, riche en caséine, est pauvre en lactose; dans ce cas,
la constipation cesserait si on donne avant la tétée un peu d'eau tiède fortement sucrée. Chez les enfants nourris avec du lait de vache, il faut, surtout
dans les premiers mois, couper le lait avec de l'eau lactosée à 10 pour 100
suivant les proportions que j'ai indiquées[1]. Comme le coupage diminue le
chiffre de la graisse, qui est déjà en moins grande quantité dans le lait de
vache que dans le lait de femme, Biedert a proposé d'y ajouter de la crème
de lait. Mais ce procédé est d'un usage difficile; il est coûteux et demande
à être surveillé de très près. En général, un coupage avec de l'eau lactosée ou l'addition du lactose au lait pur m'ont paru suffire pour réduire au
minimum la constipation alimentaire; si on ne la supprime pas complètement, on la transforme en une constipation légère dont on vient à bout
facilement avec quelques lavements, et on l'empêche ainsi de provoquer des
accidents. Après un an, quand on donne à l'enfant ses premières bouillies,
s'il conserve une tendance à la constipation, au lieu de faire les bouillies
avec du pain, de la biscotte, de la farine de froment ou de la farine d'orge,
on emploiera le gruau d'avoine et on supprimera le jaune d'œuf, qui favorise la constipation.

Il n'y a qu'une catégorie de moyens pour lutter contre la constipation
habituelle congénitale, jusqu'à l'âge où elle s'atténue et disparaît d'ordinaire; ce sont les moyens eccoprotiques (ἐκ, dehors, κόπρος, excréments;
Fonssagrives) : lavements, suppositoires, laxatifs, purgatifs, électricité,
massage.

Je mets le lavement au premier rang de tous ces moyens. Dans les formes
légères, le lavement simple avec un irrigateur ordinaire peut suffire à coup
sûr. Mais pour peu que la constipation soit tenace, ce n'est plus le lavement
ordinaire qu'il faut employer; c'est le lavage de l'intestin avec une sonde
molle assez longue, qu'il est facile de pousser très haut lorsqu'une certaine
quantité de liquide a déjà pénétré dans l'intestin. Le liquide à employer
varie suivant le degré de la constipation. Dans les formes légères, on emploiera l'eau bouillie tiède. Dans les formes plus graves, on ajoutera soit une
pincée de sel marin ($0^{gr},50$ pour 100), soit de la glycérine (une cuillerée
à soupe pour 200 grammes d'eau), soit enfin de l'huile; le lavement à l'huile
est particulièrement recommandable (deux cuillerées à soupe d'huile émulsionnée avec un jaune d'œuf, dans 250 à 300 grammes d'eau). On pourra
rendre le lavement purgatif en y ajoutant de 5 à 10 grammes de miel de mercuriale pour 150 grammes d'eau.

Il ne faut pas craindre de donner un lavement, quelquefois même deux
et trois par jour. La répétition de cette pratique n'a aucun inconvénient. Les
personnes étrangères à notre art en jugent quelquefois autrement; il faut

---

[1] *L'allaitement artificiel*, Paris, 1896.

leur dire que ce qui présente des inconvénients, ce n'est pas de donner un lavement tous les jours, ce sont les accidents de la stase fécale.

Les suppositoires pourront souvent remplacer les lavements : les meilleurs sont les suppositoires *creux* au beurre de cacao, renfermant une petite quantité de glycérine; ils sont supérieurs aux suppositoires de glycérine solidifiée. L'introduction d'un de ces suppositoires est suivie d'une évacuation après un temps qui varie de quelques minutes à quelques heures.

Quand ces moyens ne réussissent pas, il faut s'adresser au massage, et ce n'est qu'en dernier lieu qu'il faut recourir aux purgatifs.

Le massage de l'abdomen est une pratique très rationnelle, qui m'a donné d'excellents résultats, mais qui nécessite un certain apprentissage. La technique est la même que pour l'adulte, hormis la durée des séances qui doivent être plus courtes, et l'intensité des frictions qui doit être moins grande. On fera tous les jours une séance d'une durée totale de 5 à 10 minutes[1].

Dans les premiers mois de la vie, il faut être sobre de laxatifs et il ne faut employer de véritables purgatifs que passé la première année. Voici les laxatifs qu'on peut employer chez le nourrisson :

Le *sirop de fleurs de pêcher* : une à deux cuillerées à café dans la journée, avant les tétées.

La *magnésie calcinée* : une demi-cuillerée à café diluée dans du lait ou de l'eau sucrée.

La *manne en larmes* et la *mannite cristallisée* :

    Manne en larmes. . . . .   15 grammes.
    Eau bouillante.   60   —
Une cuillerée à dessert avant les tétées.

    Mannite cristallisée. . . . .   8 grammes.
    Eau bouillante.   60   —
Une cuillerée à dessert avant les tétées.

Le *sirop de chicorée composé* du Codex, qui renferme de la rhubarbe :

[1] Voici la technique que recommande M. Hugon pour l'adulte et qu'on pourra appliquer au nourrisson, *mutatis mutandis.*

Placez le malade dans le décubitus dorsal sur un plan horizontal, une chaise longue ou un lit de massage.

Après avoir enduit légèrement les mains de vaseline, commencez par faire des frictions légères sur toute la paroi abdominale afin d'habituer peu à peu les muscles de cette dernière aux pressions qu'on va exercer. Il faut, autant que possible, pratiquer ces frictions en décrivant des cercles autour de l'ombilic.

Bientôt la paroi abdominale se relâche complètement. Alors on saisit le gros intestin entre les mains posées à plat ou les doigts, et on pratique sur lui des pressions douces et méthodiques, une sorte de pétrissage, qui a pour but de morceler et de pousser de l'intérieur vers l'extérieur les matières fécales, tout en réveillant la tonicité musculaire. Cette manœuvre, un peu délicate, doit durer cinq minutes environ. Elle est pénible pour le malade. Il faut veiller à ne pas produire des ecchymoses, comme cela arrive parfois aux débutants.

On termine la séance en donnant de petits coups sur le ventre avec le bord cubital de la main. Ce tapotement réussit très bien en excitant la contraction des muscles intestinaux et augmentant l'intensité du péristaltisme. Il est nécessaire de pratiquer cette manœuvre en suivant la direction naturelle du gros intestin, et en dirigeant la main dans le sens que suivent les matières fécales.

Quelques frictions générales, semblables à celles du début du massage, peuvent enfin trouver place à la fin de la séance, dont la durée n'excédera pas quinze à vingt minutes.

A ce dernier point de vue, on tiendra compte de la susceptibilité du malade, et surtout de l'état inflammatoire de l'intestin ou des organes abdominaux, qu'il ne faut jamais froisser ou même irriter par des manœuvres malhabiles.

[A.-B. MARFAN.]

une à deux cuillerées à café, chacune avant une tétée. Il faut savoir que la rhubarbe provoque parfois de l'érythème anal.

Le *podophyllin* avec la formule de Bouchut :

Podophyllin	0gr,05.
Alcool rectifié	5 grammes.
Sirop de guimauve.	95 —

Deux à trois cuillerées à café, chacune avant une tétée.

Kraus a recommandé le *cascara sagrada* :

Teinture de cascara sagrada.	5 grammes.
Sirop simple.	10 —

Une demi- à une cuillerée à café, suivant l'âge.

Le purgatif le meilleur pour les petits enfants est l'*huile de ricin*. Malheureusement son goût est désagréable, et il faut s'ingénier à le masquer. L'émulsion à l'huile de ricin du Codex qui renferme de la gomme, de la menthe et du sucre, est assez facilement acceptée : on donnera environ 15 grammes de cette émulsion à un enfant qui a dépassé un an.

Bohn a recommandé de traiter la constipation habituelle des nourrissons par l'usage des lavements froids (2 à 5 par jour) et de l'huile de foie de morue (une à deux cuillerées à café par jour). D'Espine et Picot se louent de ce traitement.

Si l'enfant se refuse à prendre l'huile de ricin ou l'huile de foie de morue, on donnera de la *scammonée*, qui est insipide.

Scammonée.	0gr,02 à 0gr,05.
Sucre	5 grammes.
Lait	50 —

Le *calomel* n'est utile que dans la constipation de la gastro-entérite chronique. Il faut le donner à doses très faibles et fractionnées.

Les *purgatifs salins* sont peu usités chez les jeunes enfants; on pourra employer la formule suivante :

Citrate de magnésie	5 grammes.
Sirop de limons	10 —
Eau	20 —

A prendre en une fois le matin.

Dans les cas rebelles, Luton a vanté l'injection sous-cutanée d'une solution aqueuse stérilisée de sulfate de magnésie à 2 pour 100. 10 centigrammes de sel, soit 5 centimètres cubes de solution, suffisent pour déterminer un effet laxatif; on peut du reste augmenter la dose.

Pour résumer, en présence d'un cas de constipation habituelle, on emploiera surtout les lavements, les suppositoires, le massage; on y joindra les laxatifs et les purgatifs quand il le faudra. On devra varier les moyens d'un jour à l'autre, si cela est nécessaire. Il faut obtenir une évacuation quotidienne.

Quand il se produit ces énormes accumulations de matière qui simulent une tumeur et que M. Demons propose d'appeler « scatome » ou « coprome », si on ne parvient pas à extraire avec le doigt, ou bien avec une petite cuiller, les scybales volumineuses qui sont dans le rectum et le côlon, on emploiera immédiatement l'électricité. On réussit quelquefois avec un simple appareil à faradisation, une électrode étant dans le rectum, l'autre étant promenée sur l'abdomen, sur le trajet du côlon. Si on échoue, on usera des courants continus et on suivra les règles de Boudet de Paris pour le lavement électrique. Avec l'appareil de Boudet, le rectum est rempli d'eau salée par une sonde munie d'un mandrin métallique, introduite jusqu'à l'entrée de l'S iliaque; le mandrin est en communication avec le pôle positif d'une pile; le pôle négatif, représenté par une large plaque bien imbibée d'eau, est appliqué sur le ventre. On fait passer un courant qui ne doit pas dépasser 15 à 20 milliampères; au bout de 5 minutes, le courant est renversé et on l'interrompt toutes les 20 secondes. La séance ne doit pas excéder en tout 10 minutes. L'évacuation se produit quelquefois avant la fin de la séance, quelquefois plus tard, après plusieurs heures. C'est ce moyen qui nous a réussi chez une petite malade.

Quand il survient des phénomènes d'occlusion aiguë, on conjurera les premiers accidents par le lavage de l'estomac; puis on mettra en œuvre les moyens qui viennent d'être indiqués. Dans quelques cas exceptionnels, comme celui de Jacobi, on a été obligé de pratiquer la laparotomie ou un anus contre nature.

S'il se produit une fissure anale, il faut appliquer dans l'anus la pommade suivante :

Vaseline.	50 grammes.
Tannin .	1gr,50
Calomel .	0gr,30

Quand la fissure siège au niveau du sphincter externe, il sera facile de porter cette pommade sur le siège du mal avec le petit doigt; si on suppose qu'elle siège plus haut, on l'appliquera au moyen d'une mèche introduite dans le rectum. Dans certains cas rebelles, on sera obligé de faire la dilatation forcée de l'anus avec le petit doigt.

II. — CONSTIPATION DANS LA MOYENNE ET LA GRANDE ENFANCES

Après l'âge de deux ans, la constipation n'est pas rare. Comme à toutes les époques de la vie, elle peut être passagère ou habituelle. Passagère, elle est liée aux états fébriles, à la méningite, à l'occlusion intestinale. Habituelle, elle peut n'être que la prolongation de la constipation congénitale étudiée précédemment, ou bien elle est identique à la constipation chronique des adultes, reconnaît les mêmes causes, à les mêmes effets et nécessite le même traitement, *mutatis mutandis*. C'est cette dernière variété que nous allons décrire d'une manière sommaire.

Cette forme est parfois liée à un état de dyspepsie gastrique (hyperpepsie, hypopepsie, dilatation de l'estomac); mais dans la plupart des cas elle coexiste avec des fonctions gastriques normales; elle est alors le résultat d'une

[A.-B. MARFAN.]

inertie intestinale dont les causes sont diverses. Un vice alimentaire en est
souvent l'origine : c'est un régime trop exclusivement animal ou trop exclusivement amylacé, dans lequel les végétaux verts n'ont pas une assez grande
place ; c'est aussi l'abus des épices et des condiments. Le régime de vie
auquel on soumet les enfants doit parfois être incriminé : la vie sédentaire,
le défaut d'exercice physique, le travail intellectuel exagéré ou précoce sont
des causes d'inertie intestinale. Le fait de se présenter à la garde-robe
d'une manière irrégulière est l'origine de la constipation dans beaucoup de
collèges et de pensionnats. Le tempérament nerveux est une cause prédisposante certaine.

Au lieu d'avoir une ou deux évacuations par jour, les enfants atteints de
constipation ne vont à la garde-robe que tous les deux ou trois jours ; ils
expulsent péniblement, avec de grands efforts, une quantité plus ou moins
grande de matières dures, souvent enveloppées de mucus concret. Certains
n'iraient jamais à la selle si on n'intervenait pas par des moyens artificiels.

La constipation habituelle s'exagère à certains moments et simule parfois
des états morbides variés.

Un enfant n'a pas été à la selle depuis plusieurs jours ; l'appétit diminue,
la langue se charge d'un enduit saburral, le ventre se tend et devient lourd.
A la palpation de l'abdomen, il arrive parfois qu'on peut sentir sur le trajet
du côlon descendant et de l'S iliaque, des masses dures, arrondies, mobiles,
disposées en chapelet ; ce sont des matières fécales accumulées ; on ne les
prendra pas pour des ganglions mésentériques hypertrophiés, car ceux-ci sont
très profonds et presque toujours inaccessibles à la palpation. Spontanément
ou à la suite d'un purgatif, une débâcle de matières solides et liquides vient
d'ordinaire mettre un terme à cet état.

Ailleurs, un mouvement fébrile survient qui fait penser à un début de
fièvre typhoïde. Dans d'autres cas, la fièvre peut revêtir le type intermittent ;
on donne sans succès le sulfate de quinine, là où la médication évacuante eût
réussi d'emblée.

A la constipation peuvent se joindre de la céphalalgie, des vomissements,
des irrégularités du pouls, un peu d'assoupissement et on craint le début
d'une méningite ; tous ces symptômes s'effacent après une évacuation.

La colite muqueuse ou ulcéreuse peut s'observer ; mais elle est plus
rare que chez les sujets âgés de un à trois ans.

Parfois, l'accumulation des matières fécales est si prononcée que le
palper fait reconnaître une volumineuse tumeur abdominale ; la colite concomitante provoquant des évacuations glaireuses et boueuses, on ne songe
pas toujours à la constipation et le diagnostic peut s'égarer. Mais, par le toucher rectal, le doigt reconnaît un bol fécal plus ou moins dur. On remarque
ensuite que la tumeur occupe le trajet du côlon, qu'elle est mobile, dure,
bosselée, et que, si la palpation est un peu prolongée, elle détermine dans
cette masse une dépression persistante. On établit ainsi que les accidents
ont pour cause une énorme accumulation de matières fécales.

On voit donc qu'à propos d'une vulgaire constipation, on peut avoir à
discuter la question de l'embarras gastrique, de la fièvre typhoïde, de la fièvre

intermittente, de la méningite, de la colite, de l'occlusion intestinale ou d'une tumeur de l'abdomen. La connaissance des antécédents, l'examen attentif du ventre, la forme un peu vague des symptômes aideront à éviter une erreur. On n'oubliera pas l'aphorisme de Rilliet et Barthez : toutes les fois que, chez un enfant, on ne peut pas mettre d'étiquette à un ensemble confus de symptômes, il faut penser à la constipation, la rechercher et la combattre.

Traitement. — Le traitement doit être, comme chez l'adulte, hygiénique et médicamenteux.

On modifiera d'abord le régime alimentaire ; on prescrira de faire entrer les végétaux verts pour une bonne part dans la nourriture ; on ordonnera l'usage du miel, des compotes, des fruits cuits, des pruneaux, du pain complet de froment, du pain d'épices. L'exercice physique, la pondération des travaux intellectuels, l'habitude de se présenter à la garde-robe tous les jours à la même heure seront aussi conseillés.

Comme traitement, on prescrira tous les jours un lavement frais avec une petite pincée de sel marin ; on y joindra, si cela est nécessaire, les suppositoires dont nous avons déjà parlé. Le massage donne, en beaucoup de cas, de très bons résultats ; en cas d'insuccès, on emploiera l'électrisation. L'usage de l'huile de foie de morue et de la teinture de noix vomique a été aussi recommandé.

Les laxatifs et surtout les purgatifs devront, autant que possible, être employés d'une manière intermittente. Comme laxatifs, on prescrira la podophylle, l'évonymine, la magnésie, le cascara sagrada, le tamar indien, la crème de tartre, la rhubarbe[1].

En cas de constipation opiniâtre, ne cédant pas aux moyens habituels, il faut employer les vrais purgatifs : on peut s'adresser aux purgatifs salins dont l'action est sûre (sulfate de soude ou de magnésie, citrate de magnésie)[2]; mais les sels ont l'inconvénient de laisser le sujet plus constipé après qu'ils ont accompli leur action évacuante ; il vaut donc mieux s'adresser aux purgatifs végétaux : au séné[3] ou à l'huile de ricin.

Dans les cas d'accumulation énorme des matières fécales simulant une tumeur de l'abdomen (scatome), dans ceux où il se produit de l'occlusion intestinale, on emploiera les moyens déjà indiqués pour le nourrisson : fragmentation avec le doigt ou une petite cuiller, et, si on échoue, lavement électrique.

---

[1] ℞ Teinture de noix vomique . . . . 5 grammes.
    Teinture de rhubarbe. . . . . 15 —
4 à 8 gouttes avant chacun des deux principaux repas.

[2] ℞ Citrate de magnésie . . . . 10 grammes.
    Sirop de cerises. . . . . 50 —
    Eau. . . . . 70 —
En une seule fois, le matin à jeun.

[3] ℞ Électuaire de séné du Codex . . . . 25 grammes.
    Eau distillée . . . . 100 —
    Acide tartrique . . . . 1 —
    Sucre . . . . 10 —
Une cuillerée à dessert toutes les 2 heures.

[A.-B. MARFAN.]

XIX

VERS INTESTINAUX

PAR LE Dr FILATOFF

Professeur de pédiatrie à l'Université de Moscou.

Les vers intestinaux se rencontrent plus fréquemment chez les enfants que chez les adultes et offrent, par conséquent, pour le pédiatre, un intérêt tout spécial.

Les vers, sous leurs différents aspects, ne se produisent pas dans toutes les régions avec la même fréquence. Nous pouvons en juger d'après les examens microscopiques de matières fécales faits par certains auteurs :

	ENFANTS.	POURCENTAGE.	ADULTES.	POURCENTAGE.	TRICHO.	ASCARIDES.	OXYURES.	TÉNIA SOLIUM.	T. MÉDIOC.	BOTH. LATUS.
Kessler[1] (St-Pétersb.). .	208	43,75	592	20	4,7	10,5	13,9	2,7	3,6	6,6
Baranovski[2] (Moscou) .	222	45	778	29,5	—	—	—	—	—	—
Grusder[3] (Kostroma). .	260	78	—	Villageois.	1,5	56,5	1	0,6	—	16,5
				Citadins. .	3,9	55,9	3,1	—	—	17,4
Banik[4] (Munich)	315	38,8	—	—	8	7	30	0,3	1,2	—
Langer[5] (Prague). . . .	300	50	—	Villageois.	14,6	52	7,3	0,4	—	—
				Citadins. .	1,85	5,7	11,1	1,8	—	—

(1) *Dissertat. St-Petersb.*, 1888. — (2) *Dissert. St-Petersb.*, 1888. — (3) *Vratch*, 1891, n° 15. — (4) *Ueb. die Hauf. d. Thiers Darmparas. bei Kinder in Münch.*, 1886. — (5) *Prag. med. Wochens.*, 1891, nov.

Les helminthes que l'on trouve le plus souvent dans l'intestin des enfants appartiennent, les uns à la classe des vers plats (platodes), à la variété des helminthes rubanés (cestodes), les autres à la classe des vers ronds (nématodes). Ces derniers se rencontrent avec le plus de fréquence; mais les sujets atteints des premiers sont considérés comme plus sérieusement malades, le traitement des ténias étant plus difficile que celui des nématodes.

I. — HELMINTHES ANNELÉS

(*Ténias*)

Les ténias que l'on trouve dans l'intestin de l'homme sont très variés; mais l'intérêt du praticien se concentre spécialement sur les trois espèces que l'on rencontre avec le plus de fréquence : 1° le ténia solium, ou ténia armata ; 2° le ténia mediocanellata, ténia saginata ; 3° le botriocephalus

latùs. Toutes les autres espèces de ténias sont très rares, ne se produisent
que dans certaines localités, et sont d'un intérêt secondaire.

Toutes les espèces de ténias ont une grande similitude ; tous ont une tête
(scolex) et un corps formé d'une suite de petits articles réunis entre eux
comme des chainons. A mesure qu'on avance vers la tête, ces petits articles
diminuent graduellement et, quand on arrive au point le plus effilé du ténia
(c'est-à-dire au cou, qui a la ténuité du fil), ils deviennent presque invisibles à
l'œil nu ; à l'extrémité opposée ils acquièrent au contraire tout le développement dont ils sont susceptibles et s'appellent « articles mûrs » (*proglotis*), parce qu'ils sont complètement occupés par un utérus à ramifications
plein d'un nombre incalculable d'œufs fécondés contenant un germe muni
de six crochets. Dans chacun des « articles mûrs » ou proglotis, on voit
distinctement, non seulement l'utérus et les ovaires, mais encore des testicules et des canaux déférents. On peut donc classer tous les genres de ténias
parmi les bi-sexuels ou hermaphrodites. Au bord de l'article ou au centre de
sa surface plane on trouve les orifices génitaux.

Les différences qui existent entre les espèces de vers rubanés se mani=
festent : dans la longueur, qui varie entre 1 centimètre (*tænia nana*) et
6 à 8 mètres et plus (*tænia mediocanellata*) ; et dans la forme de la tête et
des proglotides. La tête de tous les ténias est munie de ventouses, c'est-à-dire
d'un organe contractile au moyen duquel le ténia s'attache, par la succion,
aux muqueuses de l'intestin. Quelques espèces de ténias ont en plus des
suçoirs et des crochets spéciaux. La forme, la disposition et le nombre des
crochets et des suçoirs constituent les points de différenciation entre les
ténias.

Tous les genres de ténias, à de rares exceptions près, ont un cycle de
développement similaire, caractérisé par deux particularités principales :
1° Avant d'atteindre à son entier développement, l'embryon de l'helminthe
rubané, en sortant de l'œuf, doit faire plusieurs stages ; d'abord il devient
cysticerque ; 2° il doit loger chez deux hôtes. Il fait son stage de cysticerque
(cestoïde) dans le corps d'un animal, ensuite il passe la période de son plein
développement, c'est-à-dire le stage d'helminthe annelé, dans le corps d'un
autre animal ; et il est à remarquer que, si l'occasion de passer du corps
d'un animal dans celui d'un autre ne se présente pas, il s'immobilise pour
toujours à l'état de cysticerque.

Prenons comme exemple le développement du ténia mediocanellata ;
supposons un homme dans l'intestin duquel séjourne un ténia ; il évacue
par l'anus, de temps en temps, des proglotides, porteurs d'œufs renfermant
des embryons ; les œufs sont jetés avec les déjections sur une plaine servant
de pâturage, ils sont ingérés par des bêtes à cornes et remplissent ainsi la
condition indispensable pour la mutation de l'embryon en cysticerque. Le
suc stomacal a la propriété de favoriser l'éclosion des œufs, ce qui donne la
liberté à l'embryon qui apparaît sous l'aspect d'un corps rond de dimensions
microscopiques et muni de six crochets ; c'est ce que l'on appelle l'oncosphère ; grâce à son extrême petitesse, il est aisé à l'oncosphère de passer à
travers les parois de l'intestin, et une fois entré dans le torrent circulatoire, il

[*FILATOFF.*]

est entraîné par le sang dans un des organes (les muscles, le cerveau, le tissu cellulaire sous-cutané, etc.), où il continue à se développer, prenant d'abord la forme du cysticerque. La structure du cysticerque n'est pas la même chez tous les helminthes, mais on peut établir comme généralité que le cysticerque apparaît toujours sous la forme d'une vessie pleine d'un liquide diaphane et surmontée d'une tête (*scolex*). Nous pouvons actuellement considérer comme un fait acquis que la vessie procède directement de l'oncosphère, et la tête se forme plus tard par bourgeonnement. Arrivé à cette phase de son développement, le parasite attend d'être ingéré par l'homme ; si le cas se présente, la tête du cysticerque s'attache à la paroi intestinale et devient la tête du futur ténia : la vessie est anéantie.

Le développement ultérieur de l'helminthe se fait par bourgeonnement. Après la tête se forme une chaîne composée de petits articles qui augmentent graduellement de volume à mesure qu'ils s'éloignent de la tête, les organes sexuels s'y forment et enfin nous arrivons aux « articles mûrs », pleins d'œufs fécondés et dont l'utérus renferme un embryon recouvert de sa coque. Le temps qu'il faut au scolex pour arriver à avoir cette chaîne d'anneaux varie suivant l'espèce de l'helminthe. Pour le ténia mediocanellata on peut compter de 10 à 12 semaines.

Il est à noter que pour être affecté du cysticerque ou du ténia il faut une prédisposition sans laquelle l'infection ne saurait se produire, lors même que, à titre d'expérience, on introduirait dans l'estomac une grande quantité d'embryons ou de kystes de n'importe quelle espèce de ténia. Le cysticerque du ténia mediocanellata ne se rencontre que chez les bêtes à cornes, et le ténia proprement dit que dans l'intestin de l'homme ; les essais d'introduction de ce ténia chez d'autres animaux (tels que cochons, chiens, brebis), sont restés sans résultats ; l'embryon du ténia solium au contraire, étant ingéré par un homme ou par un cochon, se transforme en cysticerque ; mais il périt dans l'estomac du bœuf. En un mot, certains animaux offrent un terrain favorable au développement d'une espèce déterminée d'helminthes : néanmoins certains animaux sont susceptibles de présenter et le cysticerque et l'helminthe lui-même. Il arrive de trouver dans l'intestin de l'homme le ténia solium, et ses kystes dans les muscles (*cysticercus cellulosæ*). Cependant il faut admettre que, pour la généralité des cas, tel animal n'offre un terrain favorable qu'au cysticerque, tel autre n'étant favorable qu'au ver rubané ; ainsi trouve-t-on souvent chez l'homme le ténia mediocanellata, et jamais son cysticerque ; le kyste echinococcus, le ténia échinocoque n'habitent que l'intestin du chien, jamais celui de l'homme ; on trouve assez fréquemment les kystes du ténia mediocanellata dans les muscles des bêtes à cornes, jamais le ver complet dans leur intestin.

Certaines conditions d'existence et de nourriture de l'animal nous expliquent sa susceptibilité à contracter tel ou tel helminthe ; par exemple : le cysticercus fasciolaris de l'helminthe propre au chat a été trouvé chez des souris ; le cysticercus pisiformis de l'helminthe propre aux chiens de chasse chez des lièvres, et les kystes d'helminthes propres aux oiseaux chez des insectes.

Des expériences ont prouvé que la réceptivité à l'égard des helminthes n'est pas toujours identique, mème chez les animaux d'espèces semblables ; les jeunes animaux, par exemple, sont bien plus susceptibles de contagion que les vieux. C'est ainsi que les enfants sont atteints d'affections helminthiques bien plus souvent que les adultes.

Les trois genres d'helminthes les plus fréquents chez l'homme sont : le ténia solium, le ténia mediocanellata et le botriocephalus latus. Ils ont tous comme signe caractéristique une formidable quantité d'articles (de 2 à 3 000) formant une chaîne d'une extraordinaire longueur.

A. *Ténia solium* (*Ténia armé*) et *Ténia mediocanellata* (*Tænia saginata, Tænia inermis*). — Ces deux helminthes offrent une grande similitude d'aspect général ; nous allons établir leurs points de divergence. La parité se manifeste dans l'aspect général des deux solitaires ; c'est-à-dire la longueur approximativement identique de la chaîne, la dimension et la structure de la tête, du cou, des proglotides isolés ; mais un examen circonstancié des détails nous révèle des dissemblances si tranchées que, le cas échéant, il n'est pas difficile de conclure à quelle espèce d'helminthe on a affaire.

La tête offre un point de divergence capital ; elle est chez les deux helminthes de dimension similaire (une petite tête d'épingle), de forme carrée et munie de 4 suçoirs ; mais la tête du ténia solium diffère par une espèce d'excroissance musculeuse qu'on y rencontre et qui est connue sous la dénomination de trompe (*rostellum*) ; elle est entourée de deux rangs de crochets (formant un total de 25 pièces) d'où vient le surnom de ténia armata donné à cet helminthe. La longueur du ténia solium, arrivé à maturité, est de 3 à 4 mètres et le ténia saginata atteint 6 à 8 mètres, quelquefois plus.

Bérenger-Féraud (*Bull. de l'Académie de médecine*, 5 janvier 1892), nous raconte le fait d'un matelot qui attrapa le ténia à Madagascar et en souffrit pendant trois ans. Il rendit trois ténias saginata, dont l'un avait 37 mètres de long et pesait 196 grammes, un autre 43 mètres et 276 grammes, et le troisième 74 mètres et 449 grammes, ce qui fait que les trois helminthes donnaient un total longitudinal de 154 mètres avec 922 grammes de poids.

Les proglotides du ténia solium sont plus petits que ceux du ténia saginata : les anneaux du premier ont 9 à 10 millimètres de longueur sur 5 millimètres de largeur, et ceux du second 16 à 20 millimètres de longueur sur 7 millimètres de largeur. Les articles isolés des deux helminthes ressemblent par la couleur et la forme aux semences de citrouille. Les orifices génitaux sont placés sur le bord de chaque article presque vers le centre, tantôt à droite, tantôt à gauche, sans aucun ordre de succession.

L'utérus des deux solitaires a l'aspect d'un canal central d'où partent des deux côtés, à angle droit, de nombreuses ramifications ; l'utérus se termine par une impasse ; c'est-à-dire qu'il n'a pas de communication avec l'orifice génital ; le canal du ténia solium a moins de ramifications que celui du ténia saginata (le premier compte de 10 à 12 branches de chaque côté et le second de 25 à 30 branches). Pour s'en assurer il suffit d'écraser un anneau entre deux lames de verre, de les mettre en face de la lumière et d'observer les dessins formés par les branches de l'utérus.

Les œufs (ou pour mieux dire les embryons de l'helminthe qui sont toujours enveloppés de la coque) sont identiques chez les deux espèces d'helminthes; ils sont de forme ronde, légèrement ovale et renferment une substance grenue, où l'on distingue les six crochets de l'embryon avec une coque caractéristique formée d'une suite de bandes ou tuyaux à disposition radiaire.

Il est un détail à noter et qui, au point de vue clinique, a une certaine importance : c'est que les proglotides du ténia solium ne sont expulsées qu'avec les déjections, tandis que le ténia saginata sort volontiers en dehors des déjections.

Les cysticerques des deux espèces d'helminthes peuvent être introduits dans l'intestin de l'homme avec les aliments ; le cas est fréquent pour ceux qui usent de viande crue. Nous nous heurtons ici à une divergence capitale : le cysticerque du ténia solium (*cysticercus cellulosæ*) ne se rencontre que dans la viande du porc et jamais dans celle des bêtes à cornes; le cysticerque du ténia saginata (*cysticercus bovis*), au contraire, ne se produit que chez les bêtes à cornes (vaches, chèvres); le porc lui est réfractaire.

Il n'y a que le cysticercus cellulosæ qui puisse se développer dans le corps humain, le cysticercus bovis périt dans l'estomac de l'homme. A l'œil nu les kystes des deux helminthes sont identiques d'aspect; ce sont de petites vessies blanchâtres, légèrement ovales, ayant 5 à 20 millimètres de longueur sur 5 à 10 millimètres de largeur. Un examen circonstancié nous fait découvrir sur la superficie de la vessie, vers le point allongé du pourtour, un point blanc qui est la tête rentrée.

La possibilité de prendre le ténia par l'ingestion de viandes crues renfermant des cysticerques n'est plus à discuter, c'est un fait acquis, prouvé déjà en 1885 par Küchenmeister après des expériences faites sur des individus soumis à l'ingestion de viandes crues. Il a démontré également que le porc s'infecte de kystes si on lui fait manger des « articles mûrs » du ténia armé.

B. *Botriocephalus latus* (syn. : *Tænia lata, Debotrium latum*). — Le botriocephalus latus offre avec les deux helminthes précédents une grande parité d'aspect; il est de taille semblable, son corps est formé également de petits articles réunis en chaîne et il atteint une longueur de quelques mètres ; néanmoins la dissemblance devient apparente dans la structure de la tête et la forme des articles. La tête du botriocephalus est ovale de forme et munie de deux suçoirs seulement. Les proglotides sont considérablement plus larges que longs (15 millimètres de largeur sur 5 de longueur) ; les orifices génitaux ne sont pas, comme chez les helminthes précédents, placés sur les côtés des anneaux, mais occupent le milieu de la surface plane et sont toujours du même côté (tandis que les deux solitaires nommés plus haut ont les articles plus longs que larges et les orifices génitaux, tantôt à droite, tantôt à gauche). L'utérus ne présente pas l'aspect d'un canal à ramifications, placé sur le centre de l'article, mais a la forme d'une rosace; il n'est pas terminé,

comme chez les helminthes précédents, par une impasse; mais communique
avec l'ouverture extérieure de l'anneau, ce qui fait que les œufs sont déposés
aisément et en grand nombre dans l'intestin. C'est pourquoi il est plus
difficile (dans les examens microscopiques des déjections) de trouver les
œufs du ténia solium et du ténia saginata que du botriocéphale large. Ses
œufs sont de forme ovale et à coque lisse, ils renferment une matière gra-
nulée, sans apparence de crochets; à l'une des extrémités de l'œuf on
distingue un couvercle. Si l'œuf tombe dans l'eau, il se transforme au bout
de quelques jours en embryon. L'oncosphère du botriocéphale large est
couvert partout de poils, ce qui lui permet de nager facilement; il peut
séjourner dans l'eau assez longtemps, jusqu'au moment où il est ingéré par
un poisson offrant un terrain favorable à son développement : brochet,
saumon, lotte, perche. De l'intestin du poisson l'embryon pénètre dans les
organes, muscles, œufs; là il se transforme en kyste et peut rester à cet
état pendant un temps indéterminé, jusqu'au moment où le hasard le
transporte dans l'intestin de l'homme; ce qui peut se produire par l'ingestion
soit de chair de poisson qui n'a pas subi une cuisson suffisante, soit d'œufs
de poissons frais. Arrivé dans l'estomac de l'homme, il se transforme en
ténia.

Les cysticerques du botriocéphale large n'ont pas l'aspect vésiculaire
comme ceux des autres ténias; ils ont la forme d'un petit ver de 10 à
20 millimètres de longueur terminé par une tête pareille à celle du botriocéphale. Ces cysticerques sont très vivaces, et supportent sans altération
les plus grandes variations de température; ils restent en vie dans le corps
des poissons gelés ou fumés, fait qui est d'une importance capitale pour
le transport à l'homme. Le fait de l'existence des kystes du botriocéphale
large, dans le corps des poissons, a été prouvé par des expériences faites sur
des chiens et sur des hommes, auxquels on a fait manger des poissons
porteurs de ces kystes. L'importance capitale du poisson dans les cas de
contagion helminthique est prouvée par le fait que cet helminthe ne se
rencontre le plus ordinairement que chez les habitants du littoral de la mer
ou des bords des lacs. Le botriocéphale est fréquent sur les bords de la
Baltique, en Hollande, en Belgique et en Suisse, dans les localités voisines
des lacs de Genève et de Neubourg.

Des expériences concordantes nous ont démontré que la croissance de
cet helminthe est d'une rapidité extrême (8 centimètres par jour approximativement). Dans un cas cité par Paroña les œufs ont paru dans les déjections dès le 24e jour; la longueur était de 452 centimètres et le nombre
des articles s'élevait à 1300.

Le ténia nana (*tænia cucumerina*) et le ténia flavapunctata se rencontrent rarement chez l'homme, je les mentionne néanmoins comme ayant une
certaine importance pour le praticien.

C. *Ténia nana*. — Le ténia nana appartient à l'espèce minuscule des
ténias; il atteint de 16 à 20 millimètres de longueur sur 0,5 à 1 millimètre
de largeur. Sa tête microscopique est munie de 4 suçoirs, d'une trompe
et d'une couronne de crochets. La distinction des articles ne peut se faire à

l'œil nu, à cause de leur extrême petitesse; à l'aide du microscope on en compte de 150 à 200 et, dans un cas dont nous avons été témoin, nous avons trouvé un ténia composé de 240 à 260 articles. Chaque petit article a un orifice génital placé au centre de la surface plane et toujours du même côté. On peut donc établir que le ténia nana a la tête pareille à celle du ténia solium et les articles analogues à ceux du botriocephalus latus. Les œufs arrivés à maturité sont légèrement ovales de forme, grands comme ceux du solitaire; chaque œuf est enveloppé de deux membranes séparées l'une de l'autre par un interstice de 8 à 10 μ : lequel interstice est rempli de fils menus qui forment une espèce de filet à larges mailles. L'œuf renferme un embryon armé de crochets.

Le développement du ténia nana n'est pas encore bien connu ; Grassi raconte qu'ayant fait avaler des œufs fécondés de ténia nana et de ténia elliptica à deux enfants et à quatre adultes, il a trouvé quelque temps après, dans les déjections des dits sujets, les œufs des deux helminthes; mais ces observations ne sont pas concluantes, d'autant plus qu'il est prouvé que le ténia elliptica doit, pour arriver à son plein développement, loger momentanément dans le pou de chien.

Leukart suppose que le ténia nana doit aussi avoir comme hôte intérimaire un insecte quelconque. Cet helminthe se rencontre très rarement, aussi bien en Russie que dans l'occident de l'Europe; il est fréquent dans l'Italie méridionale et surtout en Égypte. Néanmoins l'examen méthodique des déjections de tous les malades de la clinique nous a prouvé que cet helminthe n'est pas aussi rare parmi nous qu'on veut bien le dire; dans le courant du printemps passé nous en avons signalé 3 cas : chez un petit garçon de 8 ans, chez sa sœur, une fillette âgée de 6 ans, et chez un enfant de 15 mois. Ce dernier n'avait pour nourriture que le lait de sa mère et du pain blanc. Ces helminthes se produisent dans l'intestin en quantité formidable, par centaines.

Nous pouvons citer un cas, à issue fatale, qui s'est produit chez nous. Nous avons extrait des matières contenues dans l'intestin d'un enfant âgé de 15 mois, 500 exemplaires; et ce n'était certainement pas tout, car la recherche de cet helminthe *quasi* microscopique offre de grandes difficultés. Nous effectuons cette recherche de la manière suivante : une certaine quantité de matière fécale est vidée dans une assiette pleine d'eau; on agite le tout, puis on laisse déposer les déjections, tandis que les helminthes étant plus légers surnagent; à ce moment, et tandis qu'ils ne sont pas encore descendus au fond, il est très facile de les voir et de les attraper avec la pointe d'une sonde. Cette espèce de pêche ne peut se pratiquer que le jour même de l'autopsie, car le lendemain les helminthes ayant séjourné dans l'intestin deviennent trop fragiles, il devient impossible de les tirer de l'eau.

D. *Ténia cucumerina* (*tænia elliptica, tænia canina*). — Le ténia cucumerina (elliptica, canina) atteint de 10 à 15 centimètres de longueur; les articles isolés sont semblables à des semences de concombres, les articles mûrs (proglotis) sont rouges; chacun d'eux est muni de deux orifices génitaux posés sur les deux côtés de l'article. La structure de la tête est semblable à celle du ténia solium; elle a, comme elle, 4 suçoirs, une trompe, et est entourée de 4 rangées de crochets (formant un total approximatif de 60 pièces). Cet helminthe est généralement communiqué aux enfants par les chiens, au moyen d'une espèce de pou connu sous la dénomination de *trichorectus canis*. Ce dernier mange les œufs de l'helminthe attachés aux poils du chien, et s'infecte de kystes; introduit par hasard dans la bouche de l'enfant, il lui donne le ténia.

E. *Ténia flavapunctata* (*tænia diminuta*). — Le ténia flavapunctata (diminuta) a de 20 à 60 centimètres de longueur sur 3 à 5 centimètres de largeur; pas de crochets ni de trompe à la tête; mais des suçoirs; les orifices génitaux sont tous placés du même côté. Les articles de la région antérieure du milieu du corps ont au centre une tache jaune qui indique les organes du sexe mâle.

Étiologie. — Après tout ce que nous venons de dire au sujet du mode de développement de tous les ténias, à quelque espèce qu'ils appartiennent, il est évident que la transmission à l'homme se fait par l'absorption fortuite des embryons de l'helminthe contenus dans la nourriture. Étant donné que la température de l'eau en ébullition détruit les cysticerques, il est clair que la transmission s'effectue par les viandes absolument crues ou pas assez cuites, ou rôties; ajoutons que le genre de l'helminthe varie selon l'espèce de viande ingérée. La viande des bêtes à cornes engendre le ténia saginata; la viande du porc produit le ténia solium, le poisson ou les œufs de poisson produisent le botriocephalus latus.

Il est certain que les mœurs, le genre de vie de certaines gens ont une influence étiologique fort importante. Les juifs et les mahométans ne mangeant pas de viande de porc ne sont jamais atteints du ténia solium. Le botriocephalus latus se produit le plus souvent chez les habitants du littoral de la mer et chez ceux des bords des lacs et de certains fleuves.

Le ténia saginata est devenu beaucoup plus commun chez les enfants depuis que l'on a adopté, d'après le conseil de Weiss, la viande crue comme moyen curatif dans la diarrhée chronique.

L'âge de l'enfant n'a d'importance qu'à un point de vue; l'enfant qui n'a pas d'autre alimentation que le lait de sa mère ne court pas le risque d'être atteint du ténia; en principe il est très rare de rencontrer le ténia pendant la première année; néanmoins on peut citer, comme faits absolument curieux, deux cas, relatés dans la littérature, de ténia trouvé chez des enfants de cinq jours. Müller nous parle d'un enfant de cinq jours nourri au sein qui souffrait de constipation; on lui donna un laxatif qui provoqua l'expulsion d'un ténia d'un pied et demi de long; la relation que nous possédons ne donne pas la description de l'helminthe, mais cette omission ne nuit pas à l'intérêt du fait; peu importe la nature de l'helminthe, le point délicat est de savoir par quelle voie un cysticerque s'est introduit dans l'estomac de l'enfant, et comment il a pu, dans un laps de temps si court, atteindre à 1 pied 1/2 de longueur. Le cas cité par Armor (*OEst. Jahrb. f. Pæd.*, 1873), est relatif également à un nourrisson de 5 jours, n'ayant d'autre nourriture que le lait maternel, et qui, à la suite d'un laxatif, rendit des articles de solitaire. Une analyse circonstanciée démontra qu'on avait affaire à des articles mûrs de ténia solium. La mère de l'enfant avait aussi le ténia.

La littérature ne cite qu'une vingtaine de cas d'helminthiase chez les enfants d'un an ou au-dessous.

On prétend que les cas de ténia sont plus fréquents en été qu'en hiver; ce fait est inadmissible si l'on considère que la durée vitale du ténia dans l'intestin de l'homme dépasse une année et que son issue hors de l'anus ne semble pas plus fréquente pendant la saison chaude que pendant la saison froide. Ce qui peut donner une teinte de vraisemblance à ce fait, c'est qu'en été le nombre des malades dans les hôpitaux infantiles est bien plus considérable qu'en hiver. Le nombre des garçonnets malades est égal à celui des petites filles; quoique les observations de Mosler nous montrent à ce point de vue une différence chez les adultes. La réceptivité morbide serait trois fois plus accentuée chez l'homme que chez la femme. Mais une statistique tirée d'autres auteurs nous conduit à une conclusion diamétralement opposée.

Symptômes. — Avant de parler des symptômes propres aux ténias, il nous semble utile de dire quelques mots sur la symptomatologie des vers intestinaux en général et de leur importance pathologique.

La question des symptômes provoqués par les helminthes et de leur fréquence a provoqué et provoque encore de vifs débats. Les uns prétendent qu'aucune manifestation symptomatique n'annonce la présence des helminthes, d'autres au contraire leur attribuent une grande importance. Nous prenons le moyen terme et nous croyons que les symptômes provoqués par la présence des helminthes offrent une grande variété de forme et d'intensité. Il est avéré que le parasite séjourne fréquemment pendant des années dans l'intestin de l'homme sans trahir sa présence par aucun symptôme, jusqu'au jour où l'expulsion de l'helminthe ou de ses articles apprend au malade de quelle affection il est atteint; dans d'autres cas, au contraire, l'helminthe provoque des crises très désagréables et qui en outre affectent plusieurs organes.

Ces atteintes peuvent être classées en trois groupes : 1° celles qui se manifestent dans les organes digestifs; 2° dans le système nerveux; 3° celles qui provoquent des troubles de l'hématose et des fonctions nutritives en général.

Symptômes du côté des organes digestifs. — Quant à l'appétit, rien de constant. Certains malades se plaignent de son absence, d'autres au contraire mangent avec excès. Cependant on peut affirmer que, jusqu'à un certain point, l'un des symptômes caractéristiques du ténia est l'apparition d'un appétit extraordinaire ou d'une série de désirs fantasques sous l'influence desquels les enfants mangent avec avidité toutes sortes de choses telles que du plâtre, de la terre, etc., etc.

Du côté de l'estomac, les symptômes qui ont une certaine importance diagnostique sont l'apparition de *nausées*, de *coliques* qui se manifestent le plus souvent à *jeun* ou après l'absorption de substances acides, salées ou très aromatisées (oignon, ail, hareng) et se calment par les sucreries, les substances oléagineuses, mais surtout le lait; la pression sur le ventre n'irrite pas le mal, pas plus que le cahotement de la voiture; Hartge donne une grande importance au fait que, debout, le malade éprouve des coliques qui se calment aussitôt qu'il est couché. Les boissons alcoolisées, les narcotiques assoupissent les douleurs, mais les autres médicaments sont sans effet.

Système nerveux. — Du fait que certains symptômes nerveux disparaissent bientôt après l'expulsion du ténia on a conclu à la provenance helminthique desdits symptômes. On a cité des cas d'amblyopie, de strabisme, d'aphasie, de catalepsie et surtout de convulsions avec perte de connaissance, récidivant pendant plusieurs mois à des intervalles irréguliers (crises très semblables à l'épilepsie), de désordres de coordination rappelant la danse de Saint-Guy. On parle aussi de guérisons très promptes, après l'expulsion d'helminthes, d'affections à symptômes méningitiques, vomissements accompagnés de douleurs céphaliques, de somnolence, de constipation, de plus chez quelques-uns irrégularité du pouls ; cris nocturnes et crampes toniques à la nuque ; enfin quelques cas de paralysie, sous forme d'hémi- et paraplégie, ont été attribués aux helminthes. Il faut néanmoins être prudent dans l'appréciation des symptômes nerveux mentionnés ci-dessus. La guérison suivant, dans certains cas, de si près l'expulsion de l'helminthe n'est pas toujours une preuve de la provenance helminthique du mal. On a souvent affaire à des enfants hystériques et, chez les sujets atteints de ce mal, les symptômes nerveux les plus divers se produisent et disparaissent avec une rapidité égale, sous des influences multiples et variées.

Un cas très intéressant s'est présenté le printemps dernier (1896) dans notre clinique. Un lycéen âgé de 12 ans arrivant de province se présenta à la clinique ; depuis deux mois déjà l'enfant était privé de l'usage des jambes : non seulement il ne pouvait marcher, mais il ne pouvait même pas se tenir debout. Un examen circonstancié démontra que l'enfant était atteint d'une paralysie hystérique ; et comme des œufs d'ascarides avaient été trouvés dans ses déjections, nous profitâmes de cette circonstance pour soumettre le sujet à la suggestion dans l'état de veille. Il lui fut assuré sur un ton absolument convaincu et affirmatif que la faiblesse de ses jambes était produite par la présence d'helminthes dans ses intestins et qu'aussitôt débarrassé de ces parasites la paralysie disparaîtrait. On lui donna de la santonine, et le soir du même jour on lui fit voir les deux ascarides qu'il avait rendus ; le lendemain matin il se leva et marcha.

Il est évident que cette guérison « miraculeuse » a pu être l'effet de la suggestion, si le malade, à la vue des helminthes récemment expulsés de son corps, a eu la persuasion absolue qu'ils étaient seuls la cause de son mal. Le cas cité par Langer peut être rangé dans la même catégorie. Une petite fille de 12 ans est frappée d'hémiplégie 8 jours avant son entrée à l'hôpital ; elle guérit avec une rapidité extraordinaire à la suite de l'expulsion d'un ver solitaire.

Je ne veux pas en conclure que cette explication peut s'adapter à tous les cas ; je crois que les helminthes peuvent être quelquefois la cause première de la manifestation de symptômes nerveux ou autres, mais j'ajoute que

[FILATOFF.]

la production de ces symptômes nécessite chez le sujet une prédisposition particulière. Cette prédisposition peut être congénitale ou acquise. Une des causes prédisposantes les plus importantes est l'hystérie. C'est pourquoi les symptômes nerveux provoqués par la présence des helminthes et disparaissant si promptement après leur expulsion ont un caractère hystérique. Outre l'hystérie, il est encore d'autres causes dont dépend transitoirement la prédisposition (sous l'influence des helminthes) à la manifestation de tels ou tels symptômes nerveux; telles sont les blessures et les maladies contagieuses aiguës.

En parlant de maladies contagieuses il est intéressant de rapporter le fait cité par Bouschoueff (*Vratsch*, 1892, p. 572) prouvant l'influence fatale que les helminthes peuvent avoir sur la marche des maladies infectieuses aiguës. Pendant le cours d'une légère épidémie de fièvre typhoïde, il eut l'occasion, dans certains cas, de constater une subite déperdition d'activité cardiaque, se manifestant par une faiblesse extrême du pouls avec cyanose, par une perte de connaissance accompagnée souvent de vomissements et d'arythmie cardiaque. Ces crises de déperdition d'activité cardiaque ne duraient que 5 à 6 minutes avec plusieurs récidives dans la journée et pendant 3 à 5 jours. Le premier cas se termina par la mort; l'autopsie ne donna aucune explication des crises cardiaques; mais l'auteur découvrit des ascarides dans l'intestin du sujet et, les soupçonnant d'être la cause des crises produites, ordonna dans les cas d'affections similaires l'emploi de la santonine, traitement qui lui valut la guérison de ses autres malades. Le Dr Bakouemsky (*Vratsch*, 1892, p. 676) cite à l'appui de ces observations quelques cas : faiblesse extrême du pouls, cyanose, douleurs aiguës à l'abdomen, irritabilité générale, suivie de sueurs froides et de somnolence. La crise durait approximativement une demi-heure; l'un des cas (une fillette de 10 ans) se termina par la mort.

On peut constater une absence de prédisposition dans les cas où les helminthes restent ignorés, ne manifestant leur présence par aucun indice jusqu'au moment où le hasard rend leur existence ostensible.

Au nombre des manifestations réflexes produites souvent par les helminthes on peut ranger : le prurit à l'anus et dans le nez, les bourdonnements d'oreilles, la salivation abondante, la dilatation des pupilles, le grincement des dents pendant le sommeil et l'irritabilité générale. Le propre du ténia est de provoquer des crises de faiblesse pareilles à des accès de petit mal : vertige, sensation de faiblesse générale, pâleur de la face, quelquefois le malade tombe; tout cela a la durée de quelques secondes.

C'est sur l'organe de la vue que la présence des helminthes se réfléchit avec le plus de fréquence. Les désordres dans les fonctions du nerf optique se rencontrent à des degrés variés, depuis une légère faiblesse de la vue jusqu'à l'amaurose la plus complète sans aucune altération ophtalmoscopique de la rétine. On peut ranger parmi les phénomènes convulsifs le strabisme, le spasme d'accommodation joint à l'irritabilité de la rétine et à la céphalalgie.

L'irritabilité des nerfs moteurs peut être accompagnée de désordres dans le domaine des nerfs sensitifs (névralgies sus ou sous-orbitaires). Le

Dr Andogsky (*Vratsch*, 1894, n° 11, p. 319) nous rapporte 2 cas de convulsions fort intéressants. Une jeune fille de 15 ans atteinte de blépharo-spasme à l'œil gauche ne put l'ouvrir pendant 9 mois. Un examen circonstancié ne découvrit rien d'anormal dans l'œil, la pupille était légèrement dilatée, la réaction à la lumière était faible; il n'y avait aucun indice d'hystérie. La maladie s'était déclarée subitement, sans aucune cause prédisposante. Les innombrables remèdes employés déjà pour combattre le mal avaient été impuissants, jusqu'au jour où la malade s'aperçut qu'elle rendait des anneaux de ténia. Aussitôt l'expulsion de l'helminthe accomplie, la contraction de la paupière disparut comme par enchantement. Le second cas est relatif à une petite fille de 11 ans souffrant depuis 3 ans de blépharo-spasme. Le mal résistait à tout remède. Elle avait été atteinte subitement, à l'école, en classe. Pas d'hérédité neuropathique à constater. Dans ses déjections on trouva des œufs d'ascarides et des oxyures. Elle fut traitée à la santonine et, après l'expulsion des helminthes, guérit promptement.

Quelques auteurs attribuent au ténia nana la faculté de provoquer des phénomènes nerveux terribles, caractérisés par un état spasmodique général.

Nous avons étudié 3 cas de ténia nana : 1° et 2° un petit garçon de 8 ans et sa sœur âgée de 6 ans. Les phénomènes nerveux étaient insignifiants (des vertiges, des nausées à jeun), on les traita par la fougère mâle et le kamala. Les œufs disparurent et avec eux les crises. Le 3° cas est celui d'une petite fille âgée de 15 mois. A son admission à la clinique elle était atteinte de laryngo-spasme, de tétanie et de crises d'éclampsie; le tout ne s'était produit que 3 jours avant son admission à la clinique; 15 jours avant la petite fille avait été atteinte d'une diarrhée assez forte. L'enfant ne fut soumise à notre observation que pendant 24 heures; elle mourut dans une crise laryngo-spasmique. On trouva dans ses intestins plus de 300 ténias nana.

Les désordres de nutrition et de sanguification se manifestent surtout par la pâleur de la face et d'autres symptômes d'anémie tels que : faiblesse, répugnance au travail, grande tendance à la lassitude, etc.

Ceux des helminthes qui provoquent surtout ces symptômes sont : l'helminthe rond connu sous la dénomination d'anchylostome et le ténia large ou botriocephalus latus. Ces deux helminthes causent les mêmes affections et les mêmes altérations hématosiques que celles provoquées par l'anémie maligne progressive, avec la différence essentielle que, quelle que soit la gravité de l'anémie produite par le ténia, elle peut disparaître après son expulsion, tandis que tous les remèdes sont impuissants pour combattre l'anémie maligne progressive dont l'issue est toujours fatale.

La nature helminthique de quelques cas d'anémie maligne a été signalée en premier lieu par Reyher, médecin à Dorpat, et par Runeberg, docteur à Helsingfors. Ce dernier, en 1886, en a parlé au congrès des médecins à Berlin. Son rapport a rencontré de violentes oppositions qui posaient comme principe : 1° qu'il arrive souvent de trouver plusieurs ténias dans l'intestin d'un homme sans que leur présence engendre l'anémie, et 2° que dans les cas d'anémie maligne il n'y a généralement pas d'helminthes.

Pour apprécier ces objections à leur juste valeur il faudrait connaître la

[FILATOFF.]

cause de l'anémie et les conditions indispensables pour son développement ; choses qui, pour l'instant, nous sont également inconnues.

Si l'anémie causée par le ténia était une conséquence de l'épuisement de l'organisme ou la suite d'une perte de sang, comme c'est le cas pour l'anchylostome, il serait vraiment étrange, je dirai même inexplicable, comment un seul ténia peut provoquer l'anémie maligne tandis que le professeur Heller, dans son argumentation, nous objecte le cas d'un sujet atteint de maladie mentale, qui avait 78 helminthes dans les intestins sans souffrir d'anémie. Le fait n'est donc pas dans la déperdition des sucs nourriciers mais dépend d'une autre cause.

Dehio a émis l'hypothèse que l'anémie peut être produite sous l'influence des toxines sécrétées dans l'intestin par la décomposition du corps de l'helminthe mort, ou de quelques-uns de ses articles. Les recherches de Lussans (*Annales des maladies génito-urinaires*, janv. 1891) nous montrent que, dans les cas d'ankylostomiase, l'anémie peut être produite par les toxines et non par la perte de sang ; il nous dit que l'urine des sujets atteints d'ankylostomiase, introduite dans l'organisme d'un lapin au moyen d'injections sous-cutanées, avait produit dans le sang de l'animal les mêmes altérations dont souffrait le sujet qui avait rendu cette urine ; l'arrêt des injections d'urine ramenait le sang de l'animal à son état normal. Si, au contraire, il prenait l'urine d'un sujet ne souffrant pas d'ankylostomiase, l'injection restait sans effet sur l'animal.

Plusieurs auteurs russes (Podwissovsky, Eichwald, Schapiro et d'autres) nous démontrent que le ver solitaire peut provoquer un état fébrile d'une durée plus ou moins longue ; état causé, paraît-il, moins par la présence de l'helminthe que (s'il meurt dans l'intestin) par les produits de sa décomposition.

Tous les symptômes mentionnés ci-dessus peuvent donner l'éveil, faire soupçonner la présence des helminthes. Deux indices seuls peuvent conduire à une solution définitive : 1° la sortie par l'anus des articles de l'helminthe ; 2° la présence des œufs dans les déjections, constatée par un examen microscopique. Et cependant l'absence de l'un ou de l'autre de ces indices n'implique pas l'absence du ver solitaire, c'est ce qu'il est indispensable de ne pas perdre de vue. L'utérus du ténia solium et du ténia saginata étant fermé, les œufs ne peuvent se trouver mêlés aux matières contenues dans l'intestin que dans le cas de destruction fortuite d'articles mûrs (proglotis). Quant à l'expulsion des proglotides, signalons seulement le fait que quelquefois, même avec l'absolue certitude de la présence d'un helminthe dans l'intestin, il arrive que des mois se passent sans l'apparition de proglotides ; il faut croire que dans ces cas les proglotides sont digérés dans l'intestin ou qu'ils s'y décomposent..

Diagnostic. — Si, prenant pour base l'apparition des symptômes mentionnés, nous soupçonnons la présence d'un helminthe, il est indispensable pour affirmer le diagnostic de chercher dans les déjections du sujet la présence des œufs ou des proglotides. La présence avérée d'un ver solitaire sans apparition de proglotides pendant quelques mois est un fait excessivement rare ; en général, si le malade ignore l'expulsion des anneaux, c'est qu'il néglige l'examen de ses déjections ; aussi, pour les cas ordinaires, il est utile de recommander aux malades d'examiner leurs déjections pendant 15 jours ou 3 semaines. On peut en dire autant pour les œufs des helminthes, quoique, en théorie, les œufs du ténia solium et du ténia saginata ne doivent pas se trouver dans les matières fécales (l'utérus qui les renferme ne s'ouvrant pas à l'extérieur) ; néanmoins l'intégrité des articles est si rarement conservée que dans la généralité des cas on trouve des œufs dans chacune des préparations microscopiques.

Ces préparations sont faciles à faire : une parcelle d'excrément est mêlée à une goutte de glycérine et examinée avec un verre à grossissement moyen (60 à 100 fois). Le plus souvent on aperçoit des œufs dans la première préparation ; si l'on n'en trouve pas dans la première ni dans les suivantes, après la cinquième on peut conclure à l'absence d'helminthes.

Voici un fait curieux observé d'abord par Eckert (*Gazet Botkine*, 1893). On peut trouver, dans les déjections, des œufs de l'un ou de l'autre des ténias sans que le ténia lui-même se trouve dans l'intestin.

La malade dont nous parle Eckert, une femme de 35 ans, présentait tous les symptômes de l'anémie pernicieuse ; de plus, ses déjections renfermaient beaucoup d'œufs du bothriocephalus large ; on lui donna de la fougère, ce qui provoqua l'expulsion de quelques articles mûrs (proglotides).

Le diagnostic rendait tout doute inadmissible et cependant, 2 jours après, la femme mourut ; on fit l'autopsie, et malgré les recherches les plus minutieuses, on ne trouva pas de ver solitaire, mais beaucoup d'œufs dans les matières de l'intestin. L'auteur suppose que l'helminthe, tué par la fougère, avait eu le temps, dans la durée des 2 jours précédents, d'être digéré dans l'intestin ou de s'être décomposé ; il explique ainsi sa disparition.

Des cas semblables sont rapportés par Dehio et Wagner. Ce dernier, pour confirmer la supposition émise par Eckert sur la rapidité de décomposition de l'helminthe mort, rapidité causée par l'influence des matières alcalines contenues dans l'intestin, prit un morceau de ténia, le plongea dans une légère solution corrosive de soude et le laissa dans l'étuve à 59-40°.

12 heures après, les articles étaient décomposés tandis que les œufs étaient intacts.

Il est aisé, d'après la structure des articles, de déterminer à quelle espèce appartient le ver solitaire contenu dans l'intestin. Les articles du botriocephalus latus sortent plusieurs à la fois enchaînés l'un à l'autre ; chaque article a plus de largeur que de longueur, les orifices génitaux se trouvent au milieu de la surface plane et tous du même côté ; le ténia saginata rejette souvent des articles en dehors des déjections, l'utérus a plus de 20 ramifications, autant d'un côté que de l'autre ; le ténia solium ne rejette ses articles que mêlés aux déjections, l'utérus a près de 10 ramifications de chaque côté. Il est difficile d'établir une différence entre les œufs du ténia saginata et ceux du ténia solium, car la seule dissemblance existe dans le plus de volume des œufs du ténia saginata. Il est bien plus important, afin de résoudre la question, de savoir quelle est la viande crue ou insuffisamment cuite que le malade a ingérée avec le plus de fréquence. Si c'est de la viande de porc, il est atteint d'un ténia solium; si c'est de la viande de bovidés, du ténia saginata; si c'est du poisson, il a le botriocephalus latus.

Pronostic. — Pour la généralité des cas, on peut formuler un pronostic favorable, et promettre au malade non seulement la conservation de la vie, mais une guérison complète; car il est rare qu'en administrant le remède indiqué par le cas on ne réussisse à expulser l'helminthe, sinon du premier coup, du moins à la seconde ou à la troisième tentative.

Cependant il est impossible de garantir le succès du traitement, car il dépend autant de la qualité du médicament que de l'individualité du malade. Le difficile est de savoir si l'estomac du malade gardera le remède ingéré ou le rejettera.

Il est dangereux de formuler un pronostic quand on se trouve en présence d'un botriocephalus latus ayant provoqué une anémie maligne. Dans le cas du ténia solium, le pronostic est plus sévère que dans le cas du ténia saginata, parce que, pour le premier, la ladrerie par auto-infection est possible dans le cas où les articles mûrs (proglotis) pénètrent dans l'estomac; ce cas est heureusement une rare exception.

Traitement. Mesures préventives. — Maintenant que nous savons comment le ténia peut être communiqué à l'homme, les mesures préventives sont claires et faciles à déterminer. Le plus important est d'éviter, dans l'alimentation, les viandes crues ou qui n'ont pas subi une cuisson suffisante (surtout le porc, les viandes de boucherie, et le brochet). La fumaison n'est pas une garantie. De plus, il ne faut jamais perdre de vue la possibilité de translation des cysticerques de la viande à d'autres objets, au moyen des mains, ou du couteau qui sert à couper la viande crue, et à la lame duquel les kystes peuvent s'attacher. Pour éviter des accidents semblables, il est indispensable d'entretenir dans la cuisine la propreté la plus minutieuse.

Des mesures doivent être prises pour préserver de la contagion les porcs et les bêtes à cornes. Pour atteindre ce but, il faut détruire les proglotides rendus avec les déjections ou en dehors des déjections. Ces déjections doivent être échaudées ou brûlées. Nous rangeons dans la catégorie des mesures préventives le soin d'établir des abattoirs dans la ville et de faire l'inspection des bêtes abattues. Il nous est prouvé que les kystes du ténia saginata se logent pour la plupart dans les muscles ptérygoïdiens internes, ce qui facilite considérablement les recherches de ces helminthes dans les cadavres de bêtes à cornes.

Le traitement antihelminthique a pour but de tuer l'helminthe ou de le frapper d'inertie, de le rendre incapable de réagir, de s'attacher aux parois intestinales et de le mener ainsi au dehors. Quoique connaissant maints remèdes antihelminthiques, il n'en est aucun dont l'efficacité soit infaillible, ce qui fait que souvent, en cas d'insuccès, nous sommes obligés d'abandonner le remède et de recourir à un autre.

Il est regrettable de constater que les deux remèdes les plus efficaces (la fougère mâle et l'écorce de racines de grenadier) ont un goût détestable et sont légèrement toxiques; c'est pourquoi ils sont souvent rejetés par l'estomac et offrent de grands inconvénients chez les enfants. Aussi, à moins d'urgence absolue, nous commençons le traitement par des remèdes plus agréables au goût et plus inoffensifs, quoique d'une efficacité moindre.

Nous donnons des semences de courge mondées et du kamala. Les semences de courge ne doivent pas dater de plus d'un an; elles doivent être prises « per se » ou en émulsion; 50 grammes approximativement par jour. Dans le premier cas, on les débarrasse de leur écorce et on en fait manger au malade dans le courant de la journée; ou bien on les pile dans un mortier en y ajoutant du sucre en poudre; ce qui constitue un genre de bonbon que les enfants mangent avec plaisir. Le remède est administré pendant 2 ou 3 jours consécutifs, après quoi on donne un purgatif.

Le kamala, poudre des fruits du *Rottlera tinctoria*, se vend en poudre de teinte rouge brique et n'a ni goût ni odeur. On donne de 0^{gr},50, jusqu'à 1 gramme par année d'âge; à prendre avec de l'eau et en 2 doses.

Pulvis kamalæ, 5 gr. : Dose à prendre en 2 fois pour enfants âgés de 10 ans.

Le kousso et surtout la fougère mâle ou l'écorce de racines de grenadier se rangent parmi les remèdes les plus efficaces, mais aussi les plus désagréables à prendre.

Les fleurs de kousso (fleurs femelles du *Brayera antihelminthica*) sont peu importantes en thérapeutique infantile, à cause de la difficulté de leur emploi. Il est difficile, en effet, de faire avaler à un enfant cette grosse poudre insoluble et d'un goût si désagréable. La dose, pour 1 an, est de 1 gramme, mêlée avec de l'eau ou du sirop.

Fleurs de kousso pulvérisées : 10 grammes; miel, q. s. pour faire un électuaire. A prendre en 3 doses le matin en 1 heure (pour un enfant de 10 ans); 3 heures après la dernière dose il faut donner un purgatif.

L'emploi de ce remède offre beaucoup d'inconvénients; d'abord son goût si affreusement répugnant et qui reste longtemps à la bouche, de plus ce médicament provoque souvent une salivation abondante, des nausées, des vomissements et souvent une diarrhée accompagnée de coliques. Le kousso sous forme de pastilles de Rosenthal est plus facile à prendre (pour quiconque peut avaler une pastille); mais il provoque aussi des vomissements. Le koussin de Pedall coûte très cher et n'est pas d'une efficacité aussi certaine que le kousso.

Les rhizomes de fougère mâle et l'écorce de racines de grenadier peuvent être considérés comme les vermifuges les plus efficaces; à la condition que ces médicaments soient frais et bien dosés; néanmoins il ne faut pas oublier que ces deux remèdes, surtout la fougère mâle, sont toxiques.

Ils provoquent facilement des vomissements, des coliques, la diarrhée; de plus la fougère mâle amène une déperdition de forces cardiaques et d'autres manifestations nerveuses telles que : l'amblyopie, l'amaurose, des vertiges, l'albuminurie, le tremblement des membres, une somnolence allant dans certains cas jusqu'au coma, et provoquant aussi des convulsions à caractère tétanique; crises qui peuvent amener la mort.

Il est difficile de déterminer d'une manière péremptoire à quelle dose la fougère devient mortelle, car cela dépend de nombreuses circonstances

[FILATOFF.]

(l'époque de la récolte, la fraîcheur du médicament et l'individualité du malade). Freyer nous raconte le fait d'un enfant de 2 ans et 8 mois mort à la suite d'une dose de 8 grammes d'extrait de fougère mâle; tandis que 5 semaines auparavant ce même enfant avait supporté très bien une dose 2 fois plus forte.

Mosler conseille, pour les adultes, de ne pas dépasser 10 grammes d'extrait; pour les enfants, on recommande approximativement $0^{gr},50$ d'extrait par année d'âge, c'est-à-dire qu'on donnera à un enfant de 5 ans $2^{gr},50$; à un enfant de 10 ans 5 grammes et ainsi de suite; la meilleure préparation est l'extrait éthéré de fougère mâle; la fougère s'emploie aussi en poudre (les doses sont doubles). Pour ceux qui peuvent avaler des pilules, on ordonne la fougère d'après la formule Peschier :

> Extrait éthéré de racines de fougère mâle . . . . ⎫
> Poudre de racines de fougère mâle . . . . . . ⎬ āā 4 grammes
> ⎭
> Faire 20 pilules,

A prendre le matin en 4 doses en une heure (pour enfant de 8 ans).

Aux petits enfants on fait prendre le remède additionné de sirop ou de miel :

> Extrait éthéré de fougère mâle. . . . .   2 grammes
> Sirop simple.   25   —

A prendre le matin en 2 ou 3 doses (pour enfant de 4 ans).
Autre formule :

> Extrait éthéré de fougère mâle. . . . .   2 grammes
> Miel blanc . . . .   Q. S.

Pour un électuaire, à prendre dans le courant de la matinée (pour enfant de 4 ans).

L'*écorce de racine de grenadier* s'emploie généralement en infusion, décoction ou extrait.

> Écorce de racines de grenadier. . . . .   50 grammes
> Faire macérer 12 heures dans eau   300   —
> Chauffer jusqu'à réduction à 250 grammes, ajouter
> sirop simple.   30   —

A prendre le matin en 2 ou 5 doses en une heure ou une heure et demie.

> Extrait éthéré de fougère mâle. . . . . ⎫
> Extrait de racines de grenadier récemment ⎬ āā 4 grammes
> préparée . . . . ⎭
> Poudre de grenadier, q. s. pour faire 40 pilules.

A prendre le matin en 4 doses (pour enfant de 8 ans).

L'alcaloïde pelletiérine étant un des principes constituants du grenadier, on a imaginé de s'en servir à sa place, afin d'éviter le goût désagréable de l'écorce, et les vomissements provoqués par ce remède; dans ce but on a recommandé le tannate de pelletiérine comme moins toxique. Pour les adultes on adopte le dosage suivant :

> Tannate de pelletiérine . . . . $0^{gr},50$
> Faire 10 doses.

A prendre une chaque demi-heure.

Dans les cas, très rares, où il m'est arrivé d'employer ce remède, il n'a pas répondu à mon attente. Les autres sels de pelletiérine sont facilement solubles et par conséquent beaucoup plus toxiques. L'empoisonnement se manifeste par un ralentissement du pouls, la pâleur de la face, la céphalalgie, des vertiges, des hallucinations de la vue, des crampes dans les membres, des vomissements.

Enfin nous mentionnerons quelques remèdes qui, pour n'être pas employés habituellement, n'en méritent pas moins notre attention, surtout dans les cas où les médicaments usuels sont sans efficacité.

Je place au premier plan l'oxyde noir de cuivre recommandé par Hager. Nous avons employé ce remède avec un résultat éclatant chez une femme qui souffrait d'un ténia mediocanellata et qui, pendant plusieurs années, avait recouru, sans aucun succès, à une quantité considérable de remèdes. Les observations de Hager ont prouvé que l'oxyde noir de cuivre est bon contre toutes les espèces de ténia. Pour les adultes, la dose ordinaire est de $0^{gr},40$ jusqu'à $0^{gr},80$ par jour en 3 doses, à prendre pendant 6 à 12 jours. Il faut éviter les acides.

Oxyde noir de cuivre . . . . 6 grammes
Craie . . . . 2 —
Poudre d'agaric blanc . . . . 12 —
Glycérine . . . . 10 —
   Pour 120 pilules.

Pendant la première semaine, il faut prendre 2 pilules 4 fois par jour (8 pilules par jour); la semaine suivante, 3 pilules. Pour les enfants la dose est de 2 pilules 2 fois par jour; total, 50 à 60 pilules. Quand toutes les pilules sont ingérées, on donne de l'huile de ricin. Ce remède n'entraîne aucune manifestation anormale; l'helminthe sort mort et très endommagé. Pour les enfants qui ne peuvent pas avaler les pilules, on ordonne l'emploi des pastilles :

Oxyde noir de cuivre . . . . 5 grammes
Magnésie carbonatée, craie . . . . āā 10 —
Gomme adragante . . . . 10 —
Glycérine . . . . 5 —
Sucre . . . . 40 —
Eau distillée . . . . Q. S.
   Faire 50 pastilles.

2 à 3 pastilles par jour pour les enfants de 8 à 12 ans; pour les enfants de 7 ans et au-dessous, on donne une demi-pastille 4 fois par jour.

Mosler recommande la benzine d'après l'ordonnance suivante : benzine 6 grammes, mucilage de gomme arabique 30 grammes, eau de menthe 120 grammes. A prendre toutes les heures une cuillerée à bouche pour les adultes et une cuillerée à dessert pour les enfants.

Küchenmeister nous parle des bons résultats obtenus avec l'huile de térébenthine, dosée comme ci-dessus; c'est-à-dire une cuillerée à bouche pour les adultes, une cuillerée à dessert pour les enfants.

Laborde préconise le lactate de strontium (20 grammes pour 120 grammes d'eau distillée et 15 grammes de glycérine) ; une cuillerée à bouche deux fois par jour, à prendre pendant 5 jours consécutifs.

[FILATOFF.]

La veille du jour où commence un des traitements en question, on donne au malade un purgatif et on l'astreint à un régime sévère, afin de rendre l'helminthe plus accessible à l'effet du remède.

Certains auteurs conseillent de donner au malade, quelques jours avant le commencement du traitement, des aliments acides, salés, aromatisés, qui sont contraires à l'helminthe, tels que du hareng salé à l'oignon, de la choucroute crue, etc., etc.; mais ce régime peut avoir un effet déplorable sur l'estomac du malade et rendre plus facile encore le rejet du remède antihelminthique; nous nous abstenons donc de ce moyen préparatoire, nous contentant de recommander aux malades d'éviter toute alimentation produisant des selles trop abondantes, telles que gruau, pain noir, pommes de terre; nous leur donnons de la soupe, un peu de viande, et du lait. Le jour où commence le traitement, nous leur donnons le matin une petite tasse de café noir une demi-heure après l'absorption de l'un ou l'autre des vermifuges et un purgatif deux heures après. En cas de nausées, nous conseillons aux malades de garder le lit et de prendre quelques gouttes de menthe.

II. — HELMINTHES RONDS, NÉMATODES

Nous rangeons sous cette dénomination les ascarides lombricoïdes, les oxyures vermiculaires, le trichocéphale dispar, l'anchylostome duodénal, l'anguillule intestinale et stercorale.

Ces helminthes diffèrent des précédents, non seulement par leur aspect extérieur, mais aussi par la structure de leurs organes internes et entre autres par le fait que tous les helminthes de cette classe ont deux sexes bien distincts; les mâles sont faciles à reconnaître : ils sont de dimension moindre que les femelles et leur extrémité caudale est tordue; les orifices génitaux s'ouvrent à l'anus, tandis que chez la femelle l'orifice génital est placé audevant du corps, sur la ligne médiane du ventre; à l'extrémité antérieure se trouve la bouche, qui est munie de lèvres ou de papilles; puis viennent l'œsophage, l'estomac et les intestins.

1° Ascaride lombricoïde

Cet helminthe fusiforme rappelle par son aspect le lombric ou ver de terre; mais il est d'une teinte beaucoup plus pâle. Il atteint quelquefois 40 centimètres de longueur, mais généralement ne dépasse pas 25 centimètres; la bouche est armée de 3 papilles (les lèvres). L'extrémité postérieure du corps est recourbée chez les mâles et munie d'un double spicule résistant; la femelle est plus grosse et plus longue que le mâle, l'extrémité postérieure est droite, l'orifice génital se trouve sur la ligne du ventre au côté antérieur du corps. Les œufs sont mamelonnés, particularité due à une substance albuminoïde adhérente à la coque; ils sont déposés dans les intestins en quantité immense, ce qui fait qu'avec le microcospe il n'est pas difficile de les apercevoir. Si l'œuf vient à tomber dans un endroit chaud et humide ou dans l'eau, l'embryon se développe; d'après les observations d'Epstein, la lumière et l'air frais précipitent le développement de l'embryon (il atteint son développement complet au bout de 5 semaines). L'embryon reste enfermé dans la coque de l'œuf jusqu'au moment où le hasard l'introduit dans l'estomac de l'homme (ou dans celui de tout autre animal favorable à son développement, porc, bêtes à cornes); là coque de l'œuf s'ouvre et donne la liberté à l'embryon qui, au bout de quelques semaines, arrive à son complet développement.

Les expériences de Grassi, pratiquées sur lui-même, nous apprennent que, 5 semaines après l'ingestion, les œufs apparaissent déjà dans les matières fécales. Epstein, après expériences faites sur 5 enfants, déclare que les œufs ne paraissent qu'au bout de 10 ou 12 semaines. Dans tous les cas, il importe de savoir que le développement de l'ascaride ne réclame pas, comme celui du ténia, d'hôte intérimaire. La force vitale de l'embryon pendant son séjour dans la coque est très considérable. Pendant des mois entiers, il supporte indifféremment l'absolue sécheresse ou l'immersion dans l'eau, les chaleurs estivales ou les frimas de l'hiver.

Les ascarides se logent dans l'intestin grêle où ils se trouvent toujours en grand nombre, 6 ou 12 généralement, quelquefois des douzaines et même des centaines. Dreyer nous parle d'un enfant de 15 mois qui a rendu 300 helminthes; Volz d'une petite fille de 12 ans qui en a rendu 900; Petit a fait rendre 2 000 ascarides à un enfant de 5 ans; mais le cas le plus extraordinaire est celui cité par Fauconneau-Dufresne : un garçonnet de 12 ans a rendu, pendant la durée de 5 années, 5 126 ascarides.

Les ascarides sortent quelquefois sans l'emploi d'aucun remède; par exemple, sous l'influence de maladies fébriles aiguës, comme la méningite tuberculeuse, la fièvre typhoïde, etc.

Étiologie. — L'embryon de l'ascaride pouvant se développer aussi bien dans l'eau que sur la terre, peut être ingéré avec la boisson ou avec certains aliments, tels que des légumes maculés de terre. Les enfants qu'on laisse beaucoup par terre, portant leurs doigts sales à la bouche, sont très exposés à contracter des ascarides.

Symptômes. — Les symptômes sont à peu près identiques à ceux que nous avons signalés en parlant des ténias. Comme dans les cas précités, nous nous trouvons en présence de symptômes stomacaux, de phénomènes nerveux et de désordres de la nutrition avec anémie plus ou moins intense, sans en exclure l'anémie pernicieuse.

Trois cas d'anémie maligne provoquée par la présence d'helminthes ronds et suivis de guérison, après leur expulsion, sont rapportés, deux par Demme et le dernier par Karvaren. De plus, la symptomatologie des ascarides offre quelques particularités produites par leurs migrations et leur propension à s'introduire dans les orifices les plus étroits. Le plus souvent, ils s'introduisent dans l'estomac, y provoquent des crises cardialgiques ou des vomissements à l'aide desquels ils sont expulsés; d'autres fois, franchissant l'estomac, ils entrent dans l'œsophage et de là passent dans le larynx et provoquent de fâcheuses crises de dyspnée pour l'ordinaire à issue fatale; ou bien encore ils pénètrent dans les fosses nasales ou dans la trompe d'Eustache et de là passent dans l'oreille. Hoffner nous raconte avoir trouvé des ascarides dans le canal lacrymal (*Berlin. Klin. Woch.*, 1880, n° 24). On cite des cas d'ascarides qui, s'étant introduits dans les conduits biliaires, avaient entraîné la formation d'abcès hépatiques. En cas de perforations intestinales produites par une cause morbide-quelconque, les ascarides s'introduisent par cette ouverture et pénètrent dans le péritoine, ou bien sortent par le nombril. Dans un intestin normal, l'ascaride peut-il, en écartant les fibres, perforer la paroi, et après avoir livré passage à l'helminthe et en conséquence de l'élasticité des tissus, la perforation peut-elle se refermer? La question n'est pas encore résolue. Les auteurs concluent à la négative pour cause d'impossibilité, et cependant on ne peut émettre le moindre doute sur le fait que les ascarides peuvent se rencontrer ou dans le péritoine, dans les abcès péri-néphrétiques, chez des gens qui n'offrent aucun symptôme d'affection intestinale et chez lesquels il n'est pas possible d'admettre la présence d'une entérite ulcéreuse latente.

Quand les helminthes sont en grand nombre, ils peuvent se rouler en peloton, boucher l'intestin et occasionner une imperméabilité intestinale avec toutes ses conséquences. Quelques auteurs prétendent que les ascarides, quand ils ne sont pas nombreux, ne provoquent aucun symptôme, ce qui est absolument faux ; ici, tout dépend encore de la disposition individuelle dont il a été parlé plus haut. Les observations publiées nous prouvent qu'il y a des cas où les helminthes, quoique en quantité considérable, ne manifestent leur présence par aucun indice, tandis que, dans d'autres cas, la présence d'un seul helminthe peut provoquer des symptômes nerveux ou autres. Nous avons déjà dit que dans les maladies aiguës les helminthes peuvent produire des complications fâcheuses et déterminer un affaiblissement cardiaque.

Diagnostic. — On ne doit pas se baser sur la manifestation de désordres dans les voies digestives ou dans le système nerveux pour diagnostiquer, d'une manière péremptoire, la présence des ascarides ; si un ou plusieurs helminthes ont été expulsés, on peut conclure avec une quasi certitude à l'existence d'autres exemplaires dans l'intestin ; néanmoins, on ne peut l'affirmer d'une manière définitive qu'après un examen microscopique des matières fécales ; les œufs des ascarides sont faciles à reconnaître à cause de leur aspect mûriforme ; il faut, pour cela, s'imposer comme règle l'analyse des déjections de chaque malade. Si l'examen microscopique est impossible, pour une cause quelconque, il faut donner au malade 1 ou 2 doses de santonine à titre d'essai.

Pronostic. — L'expulsion des ascarides étant chose facile, le pronostic est généralement heureux ; néanmoins, on aurait tort de considérer les ascarides comme des hôtes inoffensifs et ne réclamant aucun traitement, si l'on réfléchit à la possibilité de leur introduction dans le foie, le larynx, etc.

Traitement. — Comme mesures prophylactiques, on peut conseiller d'empêcher les enfants de boire de l'eau suspecte (stagnante), de ne pas leur permettre de manger des légumes mal nettoyés, de leur défendre de porter à la bouche des doigts maculés de terre, de veiller, en un mot, à la propreté du corps et à celle de l'habitation.

Nous avons pour l'expulsion des ascarides un remède tout-puissant, le *semen-contra* : de 0^{gr},50 à 2 grammes (à prendre deux fois par jour), et la *santonine* qui est tirée du semen-contra. On doit user de prudence avec la santonine qui, prise à fortes doses, devient toxique; néanmoins, c'est le remède généralement employé par les médecins à cause de son absence de goût, tandis que le semen-contra est d'un goût fort désagréable.

Le *natrum santonicum* s'ingère plus facilement, son effet sur l'organisme est plus rapide, mais son action sur l'helminthe est plus faible. La santonine se dose comme suit : aux adultes, on donne 0^{gr},20 par dose et 0^{gr},40 par jour; pour les enfants, suivant l'âge; par exemple, de 10 à 12 ans, on donne 0^{gr},10 par dose et 0^{gr},20 par jour; de 6 à 9 ans, 0^{gr},05 par dose et 0^{gr},10 par jour; de 3 à 6 ans, 0^{gr},03 et 0^{gr},09. Nous donnons généralement le médicament le matin et le soir pendant 3 jours et avec la dernière dose un purgatif. Il y a des médecins qui ordonnent la santonine mêlée au calomel. ℞ Santonine, calomel āā 0^{gr},10 pour 4 paquets; 1 matin et soir (pour les enfants de 10 à 12 ans); ce remède se donne encore mêlé avec de l'huile de ricin : ℞ Santonine 0^{gr},20, huile de ricin 15 grammes. A prendre le matin une cuiller à dessert pendant deux jours consécutifs. Beaucoup regardent ce moyen comme plus rationnel; la santonine dissoute dans l'huile arrive intégralement dans les intestins et n'est pas absorbée par l'estomac, ce qui se produit quand le remède est pris seul en poudre. Aucun régime préalable n'est ordonné pour le traitement des ascarides.

Symptômes d'empoisonnement par la santonine. — Urine d'un jaune intense et xanthopsie, c'est-à-dire illusion d'optique qui vous fait voir tous les objets en jaune; tels sont les premiers symptômes d'empoisonnement produits souvent par des doses modérées.

La santonine donne une urine semblable à l'urine chrysophanique (rendue après la rhubarbe et les follicules de séné); les alcalins lui donnent une teinte rouge violet. Les cas d'empoisonnement plus graves se manifestent par des coliques, la diarrhée, des nausées, des vomissements; le tout accompagné d'une intense faiblesse. Des convulsions se produisent dans les cas absolument graves; limitées à la face quelquefois, d'autres fois s'étendant aux extrémités; elles ont un caractère tantôt clonique, tantôt tonique, avec perte de connaissance et somnolence. La durée consécutive des convulsions varie entre quelques heures et deux ou trois jours; elles peuvent avoir une issue mortelle.

Le fait suivant nous prouve qu'un cas d'empoisonnement grave peut être produit par une dose relativement minime. Ce cas, cité par Demme (*Bericht der Jenner. Kindersp.*, in Bern, 1891), est relatif à un enfant de 3 ans atteint de convulsions et de somnolence avec cyanose, pour avoir pris, dans l'espace de trois jours, 37 centigrammes et demi de santonine. On le mit dans un bain chaud et on lui fit, sur la tête et sur le dos, des ablutions d'eau froide; il revint à lui, mais fut atteint d'une hémorragie nasale très abon-

dante (hémoglobinurie); son corps fut couvert d'une éruption pareille à la
scarlatine, la température monta à 39°,7. Il fut guéri au bout de trois jours.
Dans le cas de Lewin, le malade mourut après deux doses de 0^{gr},12 et dans
celui de Binz après deux doses de 0^{gr},025. Vu la possibilité de cas semblables,
il faudrait essayer l'emploi du santoninoesin, substance cristalline tirée de la
santonine par Lanizano en 1885. Elle est, au point de vue chimique, identique
à la santonine, aussi efficace, mais bien moins toxique (*Deut. med.
Woch.*, 1888, page 12).

Les antidotes les plus puissants contre ce genre d'empoisonnement sont :
à l'intérieur, le chloral hydraté; en inhalation, le chloroforme.

2° OXYURES VERMICULAIRES OU ASCARIDES VERMICULAIRES

Ces helminthes appartiennent à l'espèce la plus minuscule. D'une ténuité
de fil, ils ont, les mâles 1/2 centimètre de longueur à peu près, et les
femelles jusqu'à 1 centimètre et demi. Ils sont absolument blancs et ressemblent, pour la structure, aux ascarides. Le mâle diffère de la femelle par son
extrémité caudale tordue; l'orifice génital s'ouvre à l'anus et se trouve à
l'extrémité postérieure du corps. Chez les femelles, l'orifice génital est placé
vers le tiers de la partie antérieure du corps, sur le côté du ventre. Les
œufs sont de forme ovale, à surface plane et contenant une substance gra-
nulée. Le développement de l'embryon suit la même marche que celui des
ascarides; il commence en dehors du corps de l'homme, mais à un moment
donné s'arrête dans son développement et attend pour l'achever son introduction dans un estomac humain. Alors la coque s'ouvre et l'embryon se
transforme petit à petit en ver; ici, comme pour les ascarides, il n'y a pas
nécessité d'habitat intermédiaire. Leuckart a bien montré le développement
de ces parasites par des expériences faites sur lui-même et sur trois de ses
élèves. Les oxyures se logent généralement dans le cæcum; mais les femelles
descendent jusqu'au rectum pour y déposer leurs œufs, elles sortent quelquefois et les déposent sur la peau du périnée.

Étiologie. — Les œufs des oxyures sont introduits dans l'estomac de
l'homme comme ceux des ascarides, par l'intermédiaire de la terre, de la
poussière, et par l'eau; mais la différence est que les oxyures, une fois introduits dans l'intestin, se reproduisent généralement par auto-infection. Voici
comment : les helminthes, en sortant du rectum, produisent un prurit intense
à l'anus, qui force l'enfant à se gratter; les œufs de l'helminthe peuvent
s'attacher aux doigts ou s'introduire sous les ongles; ils sont alors facilement
portés à la bouche et de là dans l'estomac.

On rencontre fréquemment dans la même famille plusieurs enfants atteints
d'oxyures. Le ver ne peut pas se communiquer par le passage direct du corps
de l'enfant malade à celui de l'enfant sain; mais l'œuf de l'helminthe peut
être, par l'intermédiaire des doigts, introduit dans la bouche de l'enfant bien
portant et lui communiquer le mal.

L'opinion émise par quelques auteurs, Lebert par exemple, dans le
Gerhardt Handb. d. Kinder, sur la reproduction des oxyures se faisant.

d'après lui, dans les intestins, est fausse; si c'était le cas, et vu la terrible quantité d'œufs qu'ils déposent, les oxyures arriveraient, dans l'espace de quelques semaines, à remplir complètement les intestins.

Symptômes. — Le symptôme pathognomonique de la présence des oxyures est le prurit à l'anus, qui augmente d'intensité vers le soir quand le malade est au lit; l'examen de l'anus découvre dans les interstices un nombre plus ou moins considérable d'oxyures.

Souvent le prurit est si intense qu'il torture le malade et le prive de sommeil; et sous l'influence de l'insomnie et de l'excitation nerveuse, le malade maigrit visiblement, pâlit et est en proie à une irritabilité extrême. L'introduction des oxyures dans la vulve est considérée comme possible et explique l'apparition de flueurs blanches chez les enfants atteintes d'oxyures.

La maladie est d'assez longue durée : plusieurs semaines, souvent plusieurs mois et quelquefois des années, avec des périodes de mieux suivies d'aggravations.

Diagnostic. — L'apparition, tous les soirs, du prurit à l'anus est caractéristique de la présence des oxyures. Considérer le prurit comme indice de malaria larvata serait une faute grossière; d'ailleurs l'examen de l'anus ou des matières fécales démontre la présence des helminthes ou des œufs dans les déjections. Mosler a tort de soutenir que les œufs ne sont pas déposés dans l'intestin et ne peuvent être expulsés avec les déjections; il nous cite comme preuve à l'appui 230 cas relatés par Heisip et les observations de Leichtenstern; mais les recherches spéciales d'autres auteurs (Kessler, Grusdev, Banik et d'autres) ne confirment pas cette assertion; d'ailleurs Mosler dit lui-même que, dans un petit morceau de matières fécales pris près de l'anus et examiné au microscope, on découvre souvent des oxyures.

Pronostic. — L'issue est généralement heureuse; mais il ne faut pas perdre de vue la possibilité d'une auto-infection nouvelle; c'est pourquoi l'on ne peut certifier une prompte guérison, car les cas de récidives ne sont pas rares. Ces récidives s'expliquent facilement : les remèdes ingérés par le malade détruisent presque tous les helminthes, il n'en reste dans l'intestin qu'un nombre insignifiant; le prurit disparaît et le malade se trouve très bien; mais les helminthes restants déposent leurs œufs, l'infection reparaît, et au bout de 3 ou 4 semaines le mal récidive.

Traitement. — Il est prudent et utile de considérer le malade comme un sujet atteint d'une affection contagieuse, et, comme prophylaxie, il est indispensable de prendre des mesures préventives pour ses frères et sœurs. Défense absolue de partager le lit du petit malade, de manger à la gamelle en se servant des doigts, par exemple des fruits; en général, le malade doit observer pour ses mains une extrême propreté, c'est le plus sûr moyen d'éviter l'auto-infection. Il est indispensable de faire perdre aux enfants la mauvaise habitude de mettre leurs doigts à la bouche.

Le but du traitement est de débarrasser le malade des tortures du prurit, et d'expulser les helminthes. La première indication est facile à atteindre, il suffira d'enduire une fois par jour en se couchant le périnée et l'anus lui-

[*FILATOFF.*]

même d'onguent gris ou bien d'introduire des suppositoires composés d'onguent hydrargyrique et de beurre de cacao :

<pre>
Onguent gris. . . . . : 0gr,50
Beurre de cacao. . . . . : . . . . : Q. S.
              Pour un suppositoire.
</pre>

On soulage aussi le malade en enduisant le périnée d'huile de térébenthine.

Le moyen le plus facile d'expulser les helminthes est d'injecter dans l'intestin une grande quantité de liquide mélangé avec telle ou telle substance contraire ou insupportable à l'helminthe. Nous conseillons pour lesdites injections l'usage de la cruche Esmarch; 2 ou 3 verres d'eau tiède (température 23°) mélangée avec de l'eau chlorée (1 cuillerée à bouche par litre), ou quelques gouttes de benzine ou un peu de sublimé corrosif :

<pre>
Sublimé. 0gr,05
Eau distillée. . . . . 200 grammes
</pre>

Une cuillerée à bouche dans 2 verres pour un lavement.

Un lavement à l'eau de savon est également efficace.

Comme remèdes internes on donne de la santonine, de la naphtaline dosées comme suit : 0gr,05 à 0gr,12 à prendre 3 fois par jour; mais ces remèdes ne brillent pas par un excès d'efficacité.

3° TRICHOCÉPHALUS DISPAR

Cet helminthe diffère des autres par un trait distinctif facile à reconnaître; la partie antérieure de son corps est d'une ténuité extrême, filiforme, tranchant avec la partie postérieure infiniment plus grosse. La longueur du mâle atteint 40 millimètres, la femelle 50 millimètres; les 2/5 de la longueur sont occupés par la partie grosse. Le mâle a l'extrémité caudale tordue en spirale, il est muni d'un spicule. Cet helminthe se loge dans le gros intestin, spécialement dans le cæcum; comme les autres helminthes ronds, le trichocéphale arrive à son entier développement sans habitat intermédiaire; le développement commence directement après l'absorption de l'œuf porteur de l'embryon. Cela est prouvé par les expériences de Grassi sur un étudiant qui ingéra le 27 juin quelques œufs de trichocéphale; le 27 juillet, on trouva dans ses déjections des œufs de cet helminthe.

L'œuf, de forme ovale, est caractérisé par des grosseurs que l'on trouve sur les deux côtés de la coque (ce sont des bouchons qui dissimulent des orifices pratiqués dans la coque). Les manuels assurent qu'aucun symptôme ne trahit la présence du trichocéphale; mais cette assertion est d'une exactitude fort douteuse. L'autopsie nous a fait découvrir des trichocéphales qui avaient introduit la partie si ténue de leur corps sous la membrane muqueuse de l'intestin; cas qui ne peut se produire sans provoquer des symptômes d'irritation intestinale. Les livres appuient cette démonstration en relatant des cas cités par Burckhardt, Moosbruger et Leitz, de dévoiement chronique causé selon toute vraisemblance par les trichocéphales. Le cas de Moosbruger a rapport à un enfant âgé de 18 mois, affecté pendant six mois d'une dysenterie glaireuse et mort d'épuisement. Au point de vue étiologique il est intéressant de constater que le petit patient, alors qu'il était en bonne santé, aimait à manger de la terre. Le D\u02b3 Wagner a trouvé des œufs de trichocéphale dans les matières fécales de 79 de ses malades et il a affirmé que 57 se plaignaient de sensations désagréables dans le ventre et surtout de douleurs dans le creux de l'estomac, ou dans la région ombilicale; ils avaient des nausées et des selles irrégulières; quelques-uns présentaient une faim dévorante, des palpitations de cœur; de la céphalalgie, des vertiges, du prurit à l'anus. Nous constatons néanmoins que la symptomatologie générale de cet helminthe est encore incertaine.

Bessonoff et Smirnoff ayant été témoins de 27 cas où les déjections des patients indiquaient clairement la présence des trichocéphales, en ont conclu que cet helminthe peut occasionner des symptômes divers. Les 18 malades dans l'intestin desquels étaient logés des trichocéphales seulement (sans autres helminthes) se plaignaient d'insomnie, de céphalalgie, de vertiges, de nausées, de douleurs dans le creux de l'estomac; salivation abondante à jeun, ventre souvent ballonné après les repas, renvois de mauvais goût; les malades avaient souvent les pupilles inégalement dilatées. Quant au système nerveux, les symptômes étaient très variés : crises d'hystérie aiguë, 3 cas: crises pareilles à l'épilepsie, 2 cas; névralgies, prurit cutané, 2 cas; toutes ces crises disparaissaient avec l'expulsion des helminthes.

Diagnostic. — Le diagnostic a pour base la découverte d'œufs dans les déjections.

Pronostic. — Le Trichocéphale est l'helminthe le plus difficile à expulser; on aurait tort de répondre de la réussite du traitement.

Traitement. — Nous n'avons pas contre le Trichocéphale de remède à effet certain, on est donc obligé de recourir aux moyens employés pour l'expulsion des autres helminthes : la fougère mâle, la santonine, l'oxyde noir de cuivre, etc. Bessonoff et Smirnoff préconisent comme remède expulsif les capsules de thymol à 0 gr. 50; à prendre 3 à 4 chaque jour pendant plusieurs jours consécutifs; on l'ordonne aussi en émulsion :

Thymol	2 grammes
Huile d'olive	4 —
Mucilage de gomme arabique.	2 —
Eau.	60 —

A prendre trois cuillerées par jour et le matin.

4° ANCHYLOSTOME DUODÉNAL (DUBINI). — DOCHMIUS DUODENALIS (LEUCKART)

Ce petit helminthe (8 à 12 millimètres) est de forme cylindrique; ce qui caractérise sa structure, c'est que l'extrémité de la tête est incurvée vers la partie dorsale; la bouche est munie de 6 dents; l'extrémité de la queue du mâle forme une bourse trilobée, celle de la femelle est conique; la vulve se trouve en arrière de la partie moyenne du corps. Les œufs sont ovales de forme; dans leur intérieur existent de 2 à 8 sphères segmentées qui leur donnent un aspect très caractéristique. On peut croire, d'après les livres, que cet helminthe ne se rencontre que rarement chez les enfants. Cependant deux cas sont cités par Bozzolo et Graziadei, tous les deux dans le Piémont (*Arch. für Kinderh.*, 1881, page 190), et 21 par Arslan (l'anémie des mineurs chez les enfants. *Revue mensuelle des maladies de l'enfance*, 1882, page 555). Sur ces 21 cas, il y en avait 5 chez des enfants de 2 à 5 ans, 10 de 5 à 10 ans; et 6 de 10 à 15 ans. Tous ces enfants appartenaient à des familles de pauvres ouvriers, souffrant eux-mêmes de cet helminthe.

L'Anchylostome, quoique appelé duodénal, se loge dans l'intestin grêle; on en trouve généralement un nombre considérable, de 500 à 2000 exemplaires; il a ce point de parité avec le ténia nana.

L'Anchylostome se rencontre le plus fréquemment dans les climats chauds, le froid tue ses œufs; néanmoins on en trouve en Belgique, dans les briqueteries, et en Allemagne. Aucun cas n'a été encore signalé en Russie.

Cet helminthe, découvert en 1843 par Dubini, a eu en 1851 un grand renom, alors que Griesinger lui attribua la chlorose d'Égypte. Plus tard il fut prouvé que cet helminthe était souvent la cause de l'anémie maligne qui atteint les mineurs (maladie des ouvriers du tunnel de Saint-Gothard).

Pareillement aux autres vers ronds, l'anchylostome se développe dans le corps de l'homme sans habitat intermédiaire. De même que celui de l'ascaride, l'embryon de l'anchylostome se développe dans l'œuf; l'humidité est surtout favorable à son développement, qui s'effectue avec une prodigieuse rapidité; au bout de quelques semaines, la coque livre passage à un helminthe microscopique qui se couvre bientôt d'une capsule de chitine qui se calcine par degrés; il reste ainsi jusqu'au moment où il est détruit ou introduit par un hasard quelconque dans l'intestin humain où il atteint tout son développement. Logé dans l'intestin grêle, il enfonce ses dents dans la muqueuse et se nourrit exclusivement de sang.

Symptômes. — Les troubles provoqués par cet helminthe sont de deux genres : ceux qui portent atteinte aux organes de la digestion et ceux qui atteignent l'hématose.

Les désordres des voies digestives sont signalés par la diarrhée, le gonflement de l'abdomen, les coliques, la sensibilité douloureuse à la pression. Il est rare de trouver du sang mêlé aux déjections parce que les blessures faites par les helminthes sont minuscules, l'effusion de sang n'est pas abondante : de plus ces blessures se trouvent dans la région supérieure de l'intestin et le sang a le temps de s'altérer avant d'arriver au dehors. La déperdition hématosique se manifeste par tous les symptômes diagnostiques de l'anémie maligne : pâleur de la face, vertiges, faiblesse générale, étouffements, état fébrile, le tout accompagné de toutes les altérations du sang propres à l'anémie maligne; diminution sensible des globules rouges, de l'hémoglobine. Le mal dure pendant plusieurs mois et peut se terminer par la guérison spontanée, qui est extrêmement rare; la guérison s'opère le plus généralement par l'expulsion de l'helminthe.

Diagnostic. — A l'aide de l'examen microscopique des matières fécales, on peut, et cela dès le début, déterminer l'affection, car les œufs étant déposés en grande quantité, il s'en trouve dans toutes les préparations microscopiques. Leichtenstern a prouvé qu'outre les œufs, on trouve encore dans les déjections des cristaux Charcot-Leyden. Ces cristaux se rencontrent quelquefois avec d'autres helminthes, mais avec l'anchylostome, presque toujours.

Pronostic. — Si l'on ne porte pas bientôt remède au mal ou si le diagnostic est erroné, l'anémie maligne se produit et la terminaison est généralement fatale ; mais si l'affection est prise à temps, elle cède le plus souvent au traitement et se termine par une guérison complète à moins d'adjonction à l'anémie de complications funestes du côté des organes internes.

Traitement. — Les mesures préventives doivent avoir pour but d'éloigner toutes les causes d'infection. Le malade doit se considérer comme dangereux ; il rend avec ses matières fécales des milliards d'œufs qui se mêlent à la terre, s'attachent aux mains des ouvriers et de là peuvent être introduits dans la bouche et dans l'estomac. Pour faire de la prophylaxie, il faut être au courant de l'état sanitaire des ouvriers en examinant au microscope leurs déjections quand ils viennent de localités infectées, ou quand ils paraissent suspects, c'est-à-dire quand ils sont affectés d'une grande pâleur de la face, d'une sensible déperdition de forces. En général, dans les localités où se font de grands travaux de terrassement, il faut établir des latrines ; il faut veiller avec un soin particulier à la propreté des mains chez les ouvriers quand ils viennent prendre leurs repas. Pour l'expulsion de l'helminthe, on recommande surtout la fongère mâle d'après le dosage indiqué ci-dessus pour le traitement du ténia.

5° ANGUILLULE INTESTINALE OU STERCORALE

Ces deux appellations appartiennent au même helminthe, mais correspondent à des périodes différentes de son existence. L'anguillule intestinale est l'helminthe arrivé à maturité (il a 2 millimètres de longueur) ; et l'anguillule stercorale est l'helminthe en maturation, au début de son existence, alors que son sexe n'est pas encore déterminé (1 millimètre de longueur). L'anguillule intestinale vit dans l'intestin de l'homme, tandis que sa jeune progéniture (l'anguille stercorale) est rendue avec les matières fécales, son développement s'achève en dehors de l'intestin ; arrivés à maturité, ces helminthes se multiplient encore et recommencent leur existence de parasites dans l'intestin de l'homme où ils sont portés, selon toutes probabilités, par l'eau.

Cette hétérogénéité se rencontre souvent chez les divers représentants de la famille des angrostoma à laquelle les anguillules appartiennent. Ce parasite est considéré comme la cause de la terrible dysenterie des pays chauds. Pendant les campagnes des Français en Cochinchine il fut découvert, par Normand et Bavay, dans les déjections des soldats.

Normand nous assure que tous les Européens habitant la Cochinchine sont infectés de cet helminthe. Pendant un laps de temps plus ou moins long, ils ne souffrent pas de sa présence, jusqu'au moment où un refroidissement, une infraction au régime habituel, ou toute autre cause provoque une atteinte de diarrhée ; alors ces horribles parasites se multiplient avec une profusion si effrayante que l'on peut trouver journellement dans les matières fécales du malade jusqu'à 1 000 000 d'exemplaires.

Les indigènes sont doués d'une quasi immunité : si le malade quitte la localité infectée, il guérit généralement ; mais cette guérison ne vient qu'au bout de 2 ou 3 ans.

Tels sont les résultats obtenus par les observations de Normand ; mais ces démonstrations n'ont pas été encore (il nous semble) confirmées par d'autres médecins, et l'importance pathologique de l'anguillule est indéterminée.

XX

INVAGINATION INTESTINALE

PAR LE D' AD. JALAGUIER

Agrégé de la Faculté. Chirurgien de l'Hôpital Trousseau.

Définition. — « Le mot *invagination* désigne un mode de déplacement du canal intestinal qui consiste dans l'introduction ou intussusception d'une portion d'intestin dans la portion qui lui fait suite, de telle sorte que la première portion est engainée dans la deuxième à la manière d'un doigt de gant. » (Cruveilhier: *Anat. Pathol.*, 1849, t. I, p. 513.)

L'invagination est presque la seule forme d'occlusion intestinale qui soit observée chez les enfants au-dessous de quatre ans.

Disposition générale des parties. — Une portion d'intestin ayant reçu dans son calibre une autre portion d'intestin, une coupe longitudinale (fig. 1) fait voir un canal central, et, de chaque côté, trois couches de paroi intestinale, trois cylindres emboîtés. Le cylindre extérieur (*a*), nommé aussi *paroi externe, couche invaginante, gaine,* possède une surface séreuse libre et une surface muqueuse appliquée sur la surface muqueuse du cylindre moyen. La gaine et le cylindre moyen (*c*) se font suite par un pli circulaire (*d*) qui porte le nom de *collier*.

Le cylindre moyen se continuant au niveau du collier avec le cylindre extérieur est relié au cylindre intérieur (*b*) par un autre pli circulaire (*e*) appelé *tête de l'invagination, extrémité du boudin invaginé.*

Le collier est visible à l'extérieur; la tête ne se montre qu'après incision du cylindre engainant. Le collier est uni à la tête par le cylindre moyen qui répond par sa muqueuse à la muqueuse du cylindre extérieur, et par sa séreuse à la séreuse du cylindre intérieur. On trouve donc de chaque côté du canal central, en allant de dedans en dehors : 1° une muqueuse; 2° deux séreuses accolées; 3° deux muqueuses accolées; 4° une séreuse.

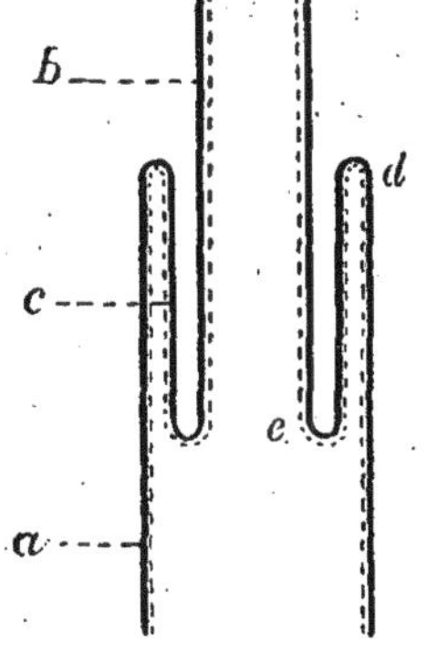

Fig. 1. — Coupe schématique longitudinale. — *a*, gaine; *b*, cylindre intérieur; *c*, cylindre moyen; *d*, collier; *e*, tête de l'invagination.

Cette disposition est importante à retenir pour comprendre les phénomènes réactionnels qui se passent, d'une part entre l'enveloppe invaginante (*intussuscipiens*) et le boudin invaginé (*intussusceptum*); d'autre part, entre les deux cylindres qui constituent ce boudin.

Le *mésentère* est compris dans le boudin; il s'insinue entre le cylindre moyen et le cylindre intérieur; il retarde et même arrête dans une certaine mesure la progression de la masse; il exerce une traction sur toute la longueur du boudin en lui imprimant une incurvation dont la concavité est tournée vers l'insertion mésentérique, de sorte que l'orifice muqueux qui, schématiquement, devrait être circulaire et occuper le centre de la tête de l'invagination, prend en réalité l'aspect d'une fente et se dévie par côté.

Telle est l'invagination simple, ordinaire; c'est la variété *descendante*. Le déplacement en sens inverse est possible; c'est la variété *ascendante*. Hunter avait proposé, pour la première, le nom d'*invagination progressive*, et pour la seconde, celui d'*invagination rétrograde*. On peut voir sur le même sujet une invagination ascendante coexistant avec une invagination descendante; j'ai observé un bel exemple de cette disposition chez un enfant de six mois opéré sous mes yeux par A. Broca. L'enfant a guéri.

Quelquefois l'invagination est très compliquée : il arrive, mais c'est fort rare, qu'une invagination (formée de ses trois cylindres) s'enfonce, en conservant sa disposition primitive, dans l'anse intestinale qui lui fait suite; on a alors l'invagination *doublée* de Duchaussoy (Mémoire sur l'anatomie pathologique des étranglements internes, *Mém. de l'Acad. de méd.*, 1860, t. XXIV, p. 99); elle est constituée par cinq cylindres superposés. Il est même possible que cette invagination à cinq cylindres s'invagine, à son tour, pour donner lieu à l'invagination *triplée* de Duchaussoy, qui comprend *sept* cylindres.

Mécanisme de l'invagination. — On a longuement discuté sur le mécanisme de l'invagination. Les opinions diverses sont exposées dans la thèse de Rafinesque (Étude sur les invaginations intestinales chroniques, *Th. de Paris*, 1878) et dans l'ouvrage de Trèves (*De l'obstruction intestinale, etc.*, Londres, 1884). Pour Rafinesque, dont j'adopte la manière de voir (page 82), « le mécanisme de la production de l'invagination peut être rapporté à deux ordres de procédés qui pourront agir ou collectivement ou séparément :

« 1° *Procédés mécaniques* : pénétration d'une anse intestinale dans l'anse voisine sous l'influence de la pesanteur, que ce soit son propre poids, le poids des matières fécales ou celui d'un corps étranger qui agisse.

« 2° *Procédés physiologiques* : enfoncement d'une anse contractée et rigide poussée par la contraction des parties qui la précèdent, dans une anse immobile et relâchée qui la continue.

« Ces procédés requièrent comme adjuvant nécessaire ou utile, à côté de la contractilité intacte ou exagérée d'une partie du tube intestinal, l'inertie, la parésie ou la paralysie d'un autre segment de l'intestin. »

Il est probable que, dans bien des cas, le mécanisme est complexe, en ce sens qu'une fois le déplacement amorcé par l'action mécanique d'un bol fécal ou d'un polype sollicitant la paroi intestinale à se retourner, la contraction musculaire intervient pour compléter l'invagination et pousser en avant l'anse invaginée.

Les *invaginations agoniques* rencontrées assez fréquemment à l'autopsie, surtout chez les enfants morts d'accidents méningitiques ou diphtériques (Hutinel), sont dues aux contractions inégales des couches musculaires de la paroi intestinale. Leur mécanisme se rapproche certaine-

nÿent de celui des invaginations vraies, mais leur importance clinique est
nulle. Ces invaginations agoniques, appelées aussi *ultimes*, se trouvent
d'ordinaire sur l'intestin grêle : elles sont souvent multiples, à petite distance
les unes des autres, et ne s'accompagnent d'aucune modification inflammatoire, ou autre, de l'intestin et du péritoine ; cela suffit pour les différencier,
à première vue, des invaginations *vraies* qui donnent naissance à des phénomènes inflammatoires, adhérences, péritonite, perforations ou gangrènes.

Siège. — L'invagination occupe presque exclusivement la fin de l'intestin
grêle ou le gros intestin. Leichtenstern (De l'invagination, *Vierteljahr
schrift für die prakt. Heilk.* Prague,
1873-74, vol. CXVII-CXXI) a trouvé, sur
100 cas d'invagination, 44 invaginations
iléo-cæcales (fig. 2) (la valvule iléo-cæcale

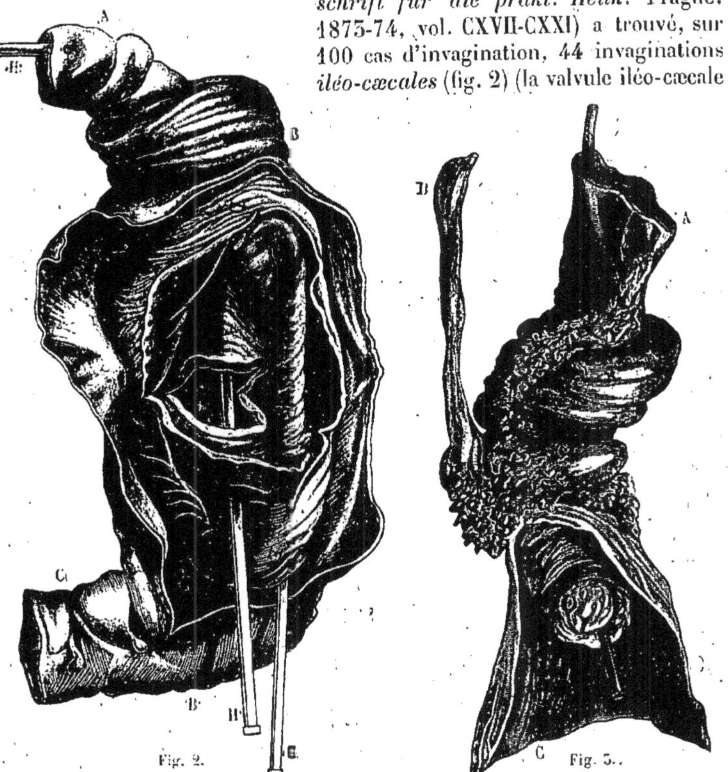

Fig. 2. — Invagination iléo-cæcale, d'après Rafinesque (Obs. II de sa thèse). Intestin grêle, cæcum et
  côlon ascendant invaginés dans le côlon transverse. — A, iléon ; B, côlon transverse ; C, côlon descendant ; D, face muqueuse du côlon ascendant ; E, Face muqueuse du cæcum retourné en doigt de gant ;
  F, appendice vermiculaire ; G, sonde pénétrant dans la cavité de l'appendice ; H, sonde pénétrant dans
  l'iléon invaginé, par la valvule de Bauhin en partie sphacélée.
Fig. 3. — Invagination iléo-colique (d'après Trèves). — A, iléon ; B, appendice vermiculaire ; C, côlon
  ascendant.

et le cæcum retourné forment la tête de l'invagination) ; 18 invaginations
purement *coliques* ; 8 *iléo-coliques* (fig. 3), à travers l'orifice iléo-cæcal

[AD. JALAGUIER.]

resté en place; et 30 de l'*iléon* seul. Il semble que la valvule iléo-cæcale joue un rôle important dans la formation du déplacement; aussi Leichtenstern compare-t-il l'orifice iléo-cæcal à l'anus et les invaginations de cette région aux prolapsus du rectum. Brinton arrive à des résultats peu différents; mais ces proportions se rapportent à l'ensemble des cas observés, sans distinction d'âge. Wiggin, dans un travail récent (*Med. Record N. Y.*, 18 janvier 1896, p. 75), basé sur 103 cas d'invagination *infantile*, trouve pour l'invagination iléo-cæcale l'énorme proportion de 89 pour 100.

Longueur de l'invagination. — Théoriquement, l'invagination devrait toujours être progressive et ne s'arrêter qu'au retournement complet de la portion d'intestin située en aval du point de départ; mais trois facteurs principaux contribuent à limiter le déplacement : la tension du mésentère, la constriction exercée par le collier, l'inflammation et la tuméfaction du boudin auxquelles s'ajoute l'adhérence des surfaces séreuses. On conçoit donc que l'invagination puisse être bien plus considérable dans les cas qui évoluent pendant un temps assez long sans étranglement et sans phénomènes inflammatoires (*invaginations chroniques*) que dans les cas franchement aigus.

Toutes choses égales d'ailleurs, l'étendue de l'invagination est différente suivant le siège du déplacement; dans la forme la plus commune, *iléo-cæcale* (fig. 2, 4, 5), elle peut varier en longueur de quelques centimètres à presque tout le gros intestin; la valvule iléo-cæcale, formant la tête de l'invagination, arrive quelquefois dans le rectum et sort même par l'anus (fig. 5) après avoir retourné le cæcum, le côlon ascendant, transverse et même descendant. Dans l'invagination *colique pure* on observe les mêmes variations.

Les déplacements de *l'intestin grêle seul* atteignent rarement de grandes dimensions; il en est de même pour les invaginations *iléo-coliques* (fig. 5). Dans cette dernière variété on observe quelquefois des dispositions complexes comme lorsque l'extrémité du boudin formée par la valvule iléo-cæcale laissant passer la fin de l'iléon, s'invagine, à son tour, dans le cæcum et les côlons.

ÉTIOLOGIE

Causes prédisposantes : Age. — Suivant Leichtenstern le maximum de fréquence s'observe pendant les premières années de la vie, surtout du quatrième au sixième mois. La fréquence diminue ensuite rapidement à partir de la cinquième année pour rester la même de six à quarante ans. Trèves (p. 217) dit que 55 pour 100 des cas d'invagination ont été rencontrés avant l'âge de dix ans, et la moitié de ces cas, environ 25 pour 100, pendant la première année de la vie. Wiggin, sur les 103 observations d'invagination infantile qu'il a réunies, trouve que 50 pour 100 de ces cas ont été observés pendant les 4ᵉ, 5ᵉ et 6ᵉ mois. Il est même possible, suivant la remarque d'Hirschsprung (cité par Rafinesque, p. 89), que la fréquence chez les tout petits enfants soit plus grande encore, nombre d'invaginations étant prises pour des entérites infantiles. Enfin on peut se demander, avec

Cruveilhier (*Anat. pathol.*, I, p. 524), si un certain nombre de coliques « dites venteuses et autres qui prennent subitement, avec une grande violence, et cessent de même », ne seraient pas dues à une invagination passagère. Ces faits ne sont pas rares, mais l'hypothèse de Cruveilhier, comme il l'avoue lui-même, échappe à toute démonstration rigoureuse.

L'invagination peut se déclarer chez le nouveau-né; Rafinesque cite un cas de Markwick dans lequel les symptômes ont paru dater à peu près de la naissance, et Pigné (*Bull. Soc. anat.*, 1847, p. 236) a présenté l'observation d'un fœtus mort-né qui avait cinq invaginations: elles étaient déjà anciennes, car, au niveau du déplacement, il y avait rétrécissement et transformation partielle en tissu fibreux; au-dessus, l'intestin était dilaté.

On a cherché si quelque disposition anatomique n'expliquait pas la grande fréquence des invaginations pendant le premier âge : d'après Rilliet, le cæcum serait moins adhérent à la fosse iliaque chez les jeunes enfants que dans la seconde enfance et l'âge adulte; de plus, la musculature du gros intestin étant peu développée, la faible résistance de la paroi cæcale se joindrait à la laxité des ligaments pour favoriser l'invagination iléo-cæcale et le déplacement en masse.

Sexe. — L'invagination intestinale atteint beaucoup plus souvent les garçons que les filles : Rilliet, sur 25 cas, rencontre 22 garçons et 3 filles; Smith, sur 47 cas, en attribue 32 aux garçons et 15 aux filles. Gay, sur 256 cas observés pendant la première année de la vie, trouve 163 garçons et 93 filles. Les statistiques de Smith et de Gay établissent donc que l'invagination est environ deux fois plus fréquente chez les enfants du sexe masculin que chez ceux du sexe féminin. La statistique récente de Wiggin indique une proportion encore plus forte pour les garçons, 75,4 pour 100.

Race. — L'invagination est d'observation bien plus commune en Angleterre qu'en France; ce fait avait déjà frappé Duchaussoy et Rafinesque. J'ai recherché dans les *Bulletins de la Société anatomique* depuis quinze ans, et je n'ai recueilli que quatre présentations ayant trait à des invaginations infantiles. J'ai interrogé mes collègues Sevestre et Hutinel dont la pratique est considérable; Sevestre n'a observé que 1 seul cas; Hutinel en a vu 4 : 3, diagnostiqués cliniquement, 1 rencontré à l'autopsie. En ce qui me concerne, j'ai vu 4 cas ; 2 qui me sont personnels, et 2 qui ont été opérés par mon collègue et ami A. Broca.

Je me crois donc autorisé à conclure que, chez nous, l'invagination intestinale infantile est beaucoup plus rare qu'on ne l'a dit. A quoi cela tient-il? Je l'ignore. Peut-être au mode d'alimentation; peut-être aussi à la manière suivant laquelle les enfants sont portés sur les bras. (Pritchard, *Bristol med.-ch. J.*, 1894, XII, p. 1-9.)

Causes déterminantes. — La cause la plus habituelle est l'entéro-colite chronique qui provoque des contractions de la fin de l'iléon et le sollicite à s'enfoncer dans le cæcum. L'entéro-colite étant presque toujours sous la dépendance d'une mauvaise alimentation, il est rationnel d'admettre que les conditions hygiéniques jouent un rôle important dans la production des déplacements. On a dit aussi que la dysenterie était fréquemment la cause de l'invagination; c'est possible; mais n'a-t-on pas souvent pris pour des selles dysentériques des évacuations muco-sanguinolentes imputables à l'invagination elle-même?

L'abus des purgatifs a pu être incriminé avec raison dans plusieurs circonstances.

L'influence des efforts, des secousses de toux, dans la coqueluche en particulier, est admise également.

Enfin, le rôle des violences extérieures, ébranlement du corps, contusions ou pressions exercées sur l'abdomen, paraît nettement établi dans bon nombre de cas : Leichtenstern a rapporté 4 cas d'invagination survenue chez des enfants que leurs parents faisaient sauter dans leurs bras. Pritchard appelle aussi l'attention sur la part qui revient aux violences extérieures dans la production de l'invagination pendant le premier âge; il incrimine en particulier la façon négligée dont les petits enfants sont pris et portés courbés sur le bras. Dans cette attitude, en effet, les pressions sur l'abdomen peuvent violenter le canal intestinal et occasionner des paralysies partielles et temporaires. Dans un cas observé par Wiggin, l'invagination semble s'être effectuée, comme dans les 4 cas rapportés par Leichtenstern, par ce seul fait que les parents avaient secoué verticalement l'enfant pour calmer ses cris.

Les polypes et les tumeurs, considérés comme capables de provoquer l'invagination, s'observent bien rarement chez les enfants; je n'ai pu trouver qu'un cas de Walsham (M° Adam Eccles, *Saint-Barth. Hosp. Reports*, 1892, p. 108, n° 17, du tableau), dans lequel une petite tumeur sessile paraissait avoir déterminé le déplacement chez un enfant de 8 mois. A. Broca a récemment laparotomisé une petite fille de 4 ans 1/2 chez laquelle l'invagination de la fin de l'iléon avait sans doute été favorisée par un diverticule de Meckel court et épais. La pièce a été présentée à la Société anatomique par Weil. (*Bull. Soc. anat.*, 18 décembre 1896, p. 918.)

ANATOMIE ET PHYSIOLOGIE PATHOLOGIQUES

A l'autopsie, on découvre une *tumeur* formée par l'intestin invaginé, au-dessus, une dilatation plus ou moins marquée, et, au-dessous, une rétraction de l'intestin rempli de mucosités sanguinolentes. Au niveau de la tumeur les désordres sont différents suivant la période à laquelle on les observe et suivant la forme de l'invagination. Les parties réagissent les unes sur les autres de deux manières : tantôt l'invagination s'étrangle et s'enflamme presque dès son apparition; tantôt, au contraire, elle évolue pendant un temps quelquefois fort long sans qu'il se manifeste autre chose qu'un changement de forme et une diminution plus ou moins marquée du calibre intestinal. Aux faits du premier groupe, on donne le nom d'*invagination aiguë* ou *étranglée*; à ceux du second, celui d'*invagination chronique*, magistralement décrite par Rafinesque : le déplacement peut exister longtemps sans modifications notables des tuniques intestinales, l'inflamma tion et la gangrène ne surviennent qu'à la période ultime ou même elles font complètement défaut.

Nous retrouverons en clinique ces deux types bien caractérisés.

Invagination aiguë. — Les phénomènes réactionnels qui accompagnent une invagination aiguë ressemblent beaucoup à ceux qui se passent dans une hernie étranglée.

Des adhérences d'abord molles, puis résistantes, s'organisent entre les surfaces séreuses accolées; en même temps, le boudin invaginé, composé des cylindres interne et moyen, s'engorge et se tuméfie par stase sanguine; il devient œdémateux, ecchymotique; un peu plus tard il s'ulcère et se mortifie dans une étendue plus ou moins considérable. Le collier joue le même rôle que l'agent d'étranglement dans une hernie. Besnier (*Des étranglements internes de l'intestin*, Paris, 1860, p. 44) a nettement établi l'ordre de succession des phénomènes qui justifient ce rapprochement avec la hernie : compression d'abord, puis congestion, inflammation, augmentation de volume, et, par suite, exagération de la compression au niveau des parties qui rencontrent un point d'appui.

L'accumulation des matières dans l'anse située immédiatement au-dessus s'ajoute à la pression exercée par le collier sur les deux cylindres invaginés pour y interrompre la circulation.

Les altérations ne se présentent pas avec les mêmes caractères, ni au même degré, sur les trois cylindres qui constituent l'invagination.

Altérations de la gaine (*cylindre invaginant*). — En général, les désordres ne sont pas très profonds, la nutrition de cette portion de l'intestin étant assurée par le mésentère correspondant. On trouve, cependant, la gaine dilatée et déformée par la pression excentrique de la masse invaginée; on y voit des plicatures plus ou moins accusées, en général perpendiculaires à l'axe de l'intestin raccourci, télescopé en quelque sorte. La séreuse, dépolie en certains points, porte souvent des traces de péritonite avec des fausses membranes, molles ou adhérentes. Les tuniques sont épaissies, rouges, ou violacées. Du côté de la muqueuse, il n'est pas rare d'observer des ulcérations résultant de la pression exercée par le boudin invaginé. Quelquefois, mais rarement, cette pression est suffisante pour amener la mortification partielle du cylindre invaginant et, à la suite, une perforation assez large pour laisser passer une partie du boudin. On peut voir plusieurs perforations à une distance variable les unes des autres. Les grandes perforations appartiennent de préférence aux cas dans lesquels des accidents aigus d'étranglement sont survenus à la dernière période d'une invagination chronique.

Altérations du boudin (*cylindres invaginés*). — Comme je l'ai déjà indiqué, la circulation est rapidement troublée dans le mésentère tiraillé entre les cylindres moyen et interne et étreint par le collier; il en résulte une stase veineuse et lymphatique, de l'œdème, de l'infiltration sanguine, et par suite, une augmentation de volume. On note aussi des hémorragies interstitielles et superficielles.

L'œdème et le gonflement ne sont pas également répartis sur les cylindres invaginés ; dans les cas suraigus, cependant, ils peuvent occuper toute l'étendue du boudin et aboutir à une mortification en masse.

D'ordinaire au gonflement et à l'épaississement s'ajoute une inflammation subaiguë qui augmente encore le volume de la masse invaginée : la tête de l'invagination se tuméfie au point de constituer un obstacle à la réduction (fig. 4), du moins par simple traction. Le gonflement est surtout marqué vers la convexité du boudin (nous avons vu qu'il était habituellement incurvé, à concavité correspondant à l'insertion mésentérique). Le maximum de ces altérations occupe le cylindre moyen. Quant au cylindre interne, il est quelquefois simplement aplati, rétracté, sans grand épaississement et sans perforation ni gangrène. D'autres fois il est, lui aussi, le siège de destructions ulcéreuses ou nécrosiques plus ou moins considérables.

Gangrène. — Dans les cas franchement aigus, la mortification peut être presque contemporaine du déplacement, l'invagination s'étranglant aussitôt après sa production. A. Broca a vu de larges plaques noires manifestement sphacélées, 30 heures environ après le début des accidents. Généralement la gangrène ne se montre qu'au bout de 2 ou 5 jours ; elle est plus précoce sur les invaginations de l'intestin grêle que sur celles du gros intestin ; sur un enfant de 2 ans, j'ai trouvé indemne de gangrène une invagination du côlon transverse dans le côlon descendant, bien que les accidents franchement aigus durassent depuis 5 jours.

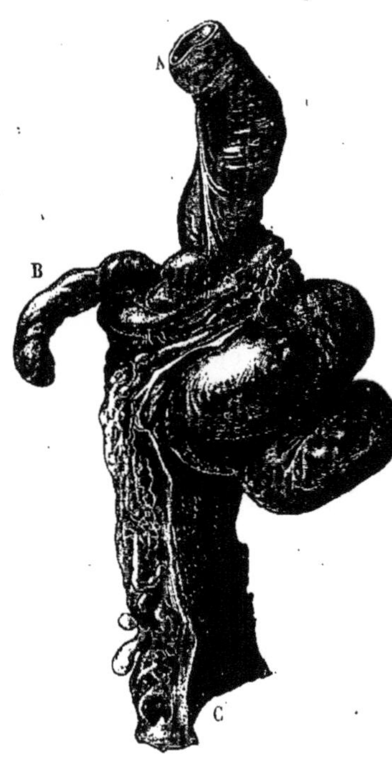

Fig. 4. — Invagination iléo-cæcale avec grossissement considérable du boudin invaginé. (D'après Trèves.) — A, iléon ; B, appendice ; C, côlon ascendant.

La mortification est partielle ou totale. Dans le premier cas, on voit des plaques de sphacèle noirâtres ou feuille morte, siégeant de préférence sur le cylindre moyen, soit immédiatement au-dessous du collier, soit vers la tête de l'invagination. La gangrène totale, occupant toute l'étendue du cylindre moyen et du cylindre interne, peut se terminer par la guérison spontanée, si des adhérences solides se sont formées entre les séreuses accolées du collier et du cylindre interne ; la péritonite se trouvant évitée et la continuité du tube intestinal n'étant pas interrompue par la chute du boudin invaginé qui ne tarde pas à être évacué par le rectum. La portion évacuée est flasque, noirâtre, amincie, perforée par places ; on y reconnaît difficilement les diverses couches de l'intestin. La séparation s'est effectuée au-dessous du collier suivant une ligne irrégulièrement circulaire passant à peu près à la même hauteur sur le cylindre moyen et sur le cylindre interne ; le mésentère est détaché au point correspondant. Cependant, il n'en est pas toujours ainsi, témoin le fait que j'ai observé en 1895 et dont Vanverts, alors mon interne, a présenté les pièces à la Société anatomique (fig. 5 et 6, dessinées d'après nature, par Pasteau, interne des hôpitaux) : Un enfant de 7 mois expulsa par l'anus, au 9° jour d'une invagination aiguë, un boudin de 17 centimètres appartenant à la variété iléocæcale (fig. 5) ; on voyait 2 cylindres emboîtés ; l'externe (Co) (cylindre moyen de l'invagination), formé par le gros intestin, mesurait 17 centimètres ; l'interne (I) (intestin grêle), beaucoup moins long, n'avait que 8 centimètres ; il était rétracté et détaché suivant une ligne très oblique, si bien que l'extrémité libre du cylindre taillée en bec de flûte représentait seulement une partie de la paroi intestinale. L'enfant, que nous pouvions croire guéri

et qui avait été repris par sa mère, succomba, 8 jours après l'élimination, à des accidents pulmonaires mal déterminés.

L'autopsie nous permit de comprendre la brièveté et l'aspect singulier du cylindre interne. L'intestin grêle (fig. 6, I) se continuait directement avec le gros intestin au niveau de la partie moyenne du côlon transverse (Co) ; il n'y avait ni péritonite, ni trace de perforation ; extérieurement, la soudure était parfaite. A l'ouverture du gros intestin, nous pûmes constater qu'une portion du cylindre interne (V) était restée adhérente au collier et ne s'était pas mortifiée, grâce à sa continuité avec le mésentère (M) ; elle avait

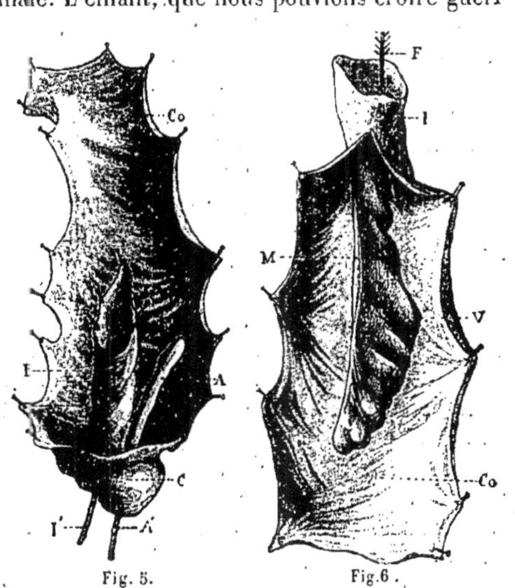

Fig. 5. Fig. 6.

Fig. 5. — A, appendice ; A', stylet dans l'appendice ; Co, côlon ascendant fendu en long ; C, cæcum ; I, iléon ; I', stylet dans l'orifice iléo-cæcal.

Fig. 6. — I, iléon ; Co, côlon (gaine) fendu en long ; F, flèche passant de la cavité de l'intestin grêle dans celle du gros intestin ; M, mésentère ; V, partie supérieure du cylindre intérieur restée adhérente au mésentère.

l'aspect d'un boudin plein, de 8 à 10 centimètres de long, saillant dans le gros intestin, et constitué par un moignon mésentérique recouvert par la moitié ou les deux tiers postérieurs de la paroi de l'intestin grêle retournée sur elle-même et montrant sa muqueuse sillonnée de valvules conniventes. Pour plus de détails, je renvoie le lecteur à la communication de Vanverts (*Bull. Soc. anat.*, mai 1895, p. 425). C'est là un fait sans doute fort rare ; je ne crois pas qu'aucune observation analogue ait été publiée.

[AD. JALAGUIER.]

Lorsque les adhérences entre le bout supérieur et le collier ne sont pas complètes, une perforation se produit au moment de l'élimination de l'eschare et une péritonite septique se déclare à la suite de l'effusion des matières.

Cette péritonite existe souvent sans qu'il y ait perforation, et par simple migration des germes septiques à travers les parois intestinales enflammées ou gangrenées.

La gangrène, même partielle du boudin invaginé et de la gaine, est une condition déplorable pour l'intervention chirurgicale, à supposer, même, qu'il n'y ait pas encore péritonite, ce qui est fort exceptionnel : en effet, une invagination avec sphacèle ne doit pas être réduite; la seule thérapeutique est la résection d'emblée. Il serait très utile de savoir à quelle date, dans une invagination aiguë, il faut compter sur l'existence d'une gangrène, afin de ne pas tenter une désinvagination pleine de périls. Malheureusement il n'est pas possible d'établir une moyenne à ce point de vue : Broca n'a-t-il pas dû réséquer l'intestin gangrené après 30 heures; tandis que je le trouvais sain et libre d'adhérences après 5 jours. On peut néanmoins considérer la gangrène comme très probable si les accidents durent depuis 3 ou 4 jours, et surtout si l'intestin grêle fait partie de la masse invaginée.

Sur la gaine, le sphacèle est facile à reconnaître; il y est rare, du reste. Il n'en est pas de même sur le boudin. Avant de chercher à désinvaginer, il importe d'examiner avec soin autour du collier pour rechercher les adhérences et les menaces de perforation; enfin il faut s'efforcer d'apprécier par transparence l'état des cylindres moyen et interne.

Les altérations ne sont pas toujours limitées au boudin invaginé et à la gaine : l'obstacle au cours des matières créé par le déplacement, la gêne circulatoire, aussi bien que les phénomènes inflammatoires ou gangréneux, peuvent retentir sur le bout supérieur de l'intestin, et même, quoique très rarement, sur le bout inférieur :

Le *bout supérieur* est dilaté et congestionné; des ulcérations plus ou moins profondes de la muqueuse s'y montrent quelquefois, mais ces lésions sont beaucoup plus rares dans les cas aigus que dans les cas chroniques. La distension de l'intestin au-dessus de l'obstacle n'est presque jamais considérable, car les gaz et même les matières liquides peuvent traverser le passage simplement rétréci dans les cas moyens; et, lorsque l'étranglement est très serré, les accidents se succèdent avec une telle rapidité que la gangrène et les perforations apparaissent avant que la distension ait pu atteindre à un degré appréciable. Aussi, la distension intestinale qui se traduit par du ballonnement le 3e ou 4e jour d'une invagination aiguë est-elle presque sûrement l'indice d'une péritonite par perforation.

Le *bout inférieur*, au-dessous de l'invagination, est, en général, peu altéré ou même sain, excepté dans les cas, fort exceptionnels, où une invagination ascendante est venue compliquer l'invagination descendante. Ordinairement il est vide de matières fécales et ne renferme que quelques débris gangréneux et du sang qui lui donne, par transparence, une coloration violacée.

Lorsque l'invagination siège bas sur le gros intestin, ou lorsqu'une invagination très longue est descendue jusqu'au rectum, on peut observer une dilatation considérable du rectum et un relâchement des sphincters. Ces phénomènes étaient très nets sur l'enfant dont je viens de rapporter l'observation (Vanverts).

Invagination chronique. — C'est un peu arbitrairement qu'on a appelé invagination chronique la forme de la maladie dans laquelle la durée a été de plus d'un mois; mieux vaut dire, avec Rafinesque, que cette dénomination s'applique aux cas dans lesquels les phénomènes d'étranglement n'apparaissent qu'au bout d'un certain temps ou même ne se produisent pas.

Les altérations anatomiques peuvent manquer presque absolument, même alors que la maladie s'est prolongée pendant des mois (Rafinesque), à condition que l'étranglement ait fait défaut du commencement à la fin. En effet, comme l'a indiqué Cruveilhier, l'étranglement n'est pas la conséquence immédiate et nécessaire de l'invagination, l'intestin étant assez dilatable pour contenir, sans interception entière du cours des matières, plusieurs cylindres emboîtés.

L'invagination chronique est moins fréquente chez les enfants que la forme aiguë; néanmoins j'ai pu relever, dans la thèse de Rafinesque, 20 observations ayant trait à des enfants dont le plus jeune avait 4 mois et le plus âgé 15 ans. Parmi ces 20 enfants, 5 n'avaient pas un an.

Je n'ai observé aucun exemple d'invagination chronique infantile et j'emprunte à Rafinesque la majeure partie des éléments de ma description.

Dans certains cas chroniques prolongés les tuniques intestinales restent saines; toutefois, chez les enfants, le fait doit être bien rare ; car, sur les 20 observations d'invagination infantile publiées par Rafinesque, je n'en trouve qu'une seule, celle d'un enfant de 2 ans opéré et guéri par Hutchinson en 1871 (obs. XXIV, p. 244) : bien que la maladie durât depuis un mois, la réduction fut facile; il n'y avait ni adhérences ni traces de péritonite. Dans tous les autres cas on voit signalées des lésions plus ou moins profondes, tant de la gaine que du boudin invaginé.

Lésions de la gaine. — Elles peuvent varier depuis la simple congestion jusqu'aux perforations les plus étendues par ulcération ou par gangrène. Mais, en général, au moins d'après les observations connues, les lésions du cylindre invaginant ne sont pas très considérables; les vastes ulcérations par compression de dedans en dehors n'ont été notées que chez des adultes.

Lésions du boudin invaginé. — L'œdème et la tuméfaction inflammatoire s'observent à un degré encore plus accentué que dans la forme aiguë. Dans une observation de Sydney Jones rapportée par Rafinesque (p. 260), l'épaisseur des parois du cylindre moyen variait de 1/3 de pouce à 1/2 pouce, chez un enfant de 4 mois, malade depuis 9 semaines; il y avait infiltration inflammatoire du tissu sous-muqueux. Les perforations et les escharres qui existent à la période ultime se rattachent au même mécanisme que dans les formes aiguës; comme dans celles-ci, elles sont la conséquence de l'étranglement; mais les perforations sont plus souvent multiples, et les escharres

[AD. JALAGUIER]

moins fréquentes et moins étendues. Dans un cas de Rafinesque (obs. II,
enfant de 15 ans) (fig. 2), le sphacèle était limité à la tête de l'invagination,
et plus spécialement à la valvule iléo-cæcale. Rarement, à l'inverse de ce
qui se passe dans les cas aigus, le sphacèle est localisé aux environs du
collet; bien plus rarement encore on observe la mortification en masse suivie
de l'expulsion du boudin invaginé; on voit plutôt une sorte de fonte gangréneuse et d'élimination progressive.

En somme, les altérations rencontrées dans les invaginations chroniques
se rapportent à deux étapes : à la première appartiennent les dispositions
anormales, l'œdème, le gonflement, et les modifications de calibre qui en
sont la conséquence, dispositions compatibles avec une circulation plus ou
moins facile des matières intestinales et des gaz; c'est la durée de cette
première étape qui caractérise l'invagination chronique. A la seconde, se
rattachent l'occlusion complète, la perforation et le sphacèle qui sont phénomènes d'étranglement. L'analogie est frappante entre une invagination
chronique et une hernie qui peut rester un certain temps réductible ou
irréductible, tout en permettant le passage des matières intestinales, mais
qui s'étrangle à un moment donné.

ÉTUDE CLINIQUE

A. INVAGINATION AIGUË. — Le début est presque toujours brusque, excepté,
d'après Trèves (p. 268), dans les variétés n'intéressant que le gros intestin :
il serait, ici, assez souvent insidieux et progressif.

La plupart du temps les enfants sont pris en pleine santé, parfois à
l'occasion d'un traumatisme, d'une secousse un peu violente, d'un repas indigeste. Parfois les accidents débutent pendant le sommeil.

Il n'est pas rare que les phénomènes aigus se montrent tout à coup chez
des enfants qui présentaient depuis quelque temps des troubles d'entéro-
colite chronique, ou bien, simplement, des alternatives de diarrhée et de
constipation.

Enfin, chez quelques-uns, les accidents aigus de l'étranglement éclatent
après une période plus ou moins longue d'invagination chronique révélée
seulement par des symptômes vagues.

Douleur. — La douleur est ordinairement un symptôme initial promptement suivi de vomissement. Les tout petits enfants se mettent brusquement
à crier, ils s'agitent, se tordent; rien ne peut les calmer, ils refusent le
sein, et leurs traits s'altèrent.

Lorsque l'enfant est en âge de renseigner sur ses sensations, il indique
quelquefois assez exactement une région de l'abdomen, le plus souvent la
fosse iliaque droite ou le flanc, où la douleur débute et où elle persiste au
maximum. Mais les irradiations sont fréquentes dans le reste de l'abdomen,
surtout vers l'ombilic ou l'épigastre; quelquefois aussi vers l'aine et le
testicule, ou la vessie.

La douleur peut être continue, mais le fait est exceptionnel; cependant il
arrive quelquefois que la douleur se montrant d'emblée avec toute son

acuité, la conserve presque sans rémission ; il en est ainsi, spécialement, pour certaines invaginations suraiguës de l'intestin grêle, lorsque l'étranglement est très serré. L'enfant tombe alors, au bout de quelques heures, dans un état de collapsus avec algidité comparable au choléra herniaire.

Dans l'immense majorité des cas, la douleur procède par poussées paroxystiques qui semblent correspondre aux contractions intestinales ; l'intervalle des crises est marqué par une sédation plus ou moins complète mais toujours appréciable ; la paroi [abdominale contractée durant la crise reprend sa souplesse et il devient possible d'examiner l'abdomen par la palpation ; cette exploration réveille souvent les tranchées. Dans d'autres cas, une pression soutenue apaise, au contraire, les souffrances et amène la cessation momentanée de la crise.

On admet généralement que les accès douloureux sont moins intenses et séparés par des périodes de rémission plus prolongées et plus franches, dans les invaginations du gros intestin seul que dans les invaginations de l'intestin grêle, iléo-coliques ou iléo-cæcales.

Vomissements. — Le vomissement est très fréquemment, dans les 3/4 des cas suivant Trèves, un symptôme précoce. Il peut être presque contemporain de la première douleur ; dans tous les cas, il la suit de près et paraît une ou deux heures après le début des accidents. Très rarement, il se fait attendre un ou deux jours. Enfin, mais dans des cas tout à fait exceptionnels, le vomissement manque pendant toute la durée de la maladie (8 pour 100 des cas, d'après Trèves).

Les matières vomies, d'abord alimentaires, puis muqueuses, bilieuses, porracées, sont quelquefois noirâtres par mélange d'un peu de sang. Très rarement elles sont fécaloïdes. Pour Besnier les vomissements fécaloïdes, ou du moins à odeur stercorale, seraient l'indice que l'élimination spontanée a tendance à se produire.

Pour l'invagination, comme pour les autres variétés d'occlusion intestinale, on peut noter de grandes différences dans le mode d'apparition et dans le caractère des vomissements. La plupart des malades vomissent d'une manière incessante à partir du début. Les enfants rejettent absolument tout ce qu'ils avalent ; chaque ingestion de lait est l'occasion d'une crise douloureuse et d'un vomissement. Cette relation des vomissements avec les paroxysmes douloureux est frappante dans beaucoup d'observations. Quelques-uns vomissent seulement une fois ou deux au commencement, puis les vomissements s'espacent ou cessent. La disparition temporaire des vomissements est plus fréquemment observée dans l'invagination que dans les autres variétés d'occlusion. Dans quelques observations, on signale un ou deux vomissements insignifiants, pendant le premier ou le second jour, puis on les voit se rapprocher et devenir incessants. Ces bizarreries tiennent sans doute au degré de la striction, au siège de l'invagination, et aussi probablement à des aptitudes individuelles.

Il semble, du reste, que, pour l'invagination comme pour les autres étranglements internes, le *siège* de l'obstacle influe réellement sur l'époque d'apparition et sur la fréquence des vomissements : ils sont plus précoces

[AD. JALAGUIER.]

et plus rebelles dans les invaginations aiguës de l'intestin grêle que dans celles du gros intestin.

Évacuations par l'anus. — Rapprochées de la douleur du début et du vomissement, les évacuations anales constituent un signe de premier ordre : ce sont des *selles sanguinolentes*, pathognomoniques pour Cruveilhier ; elles se montrent dans 80 pour 100 des cas (Trèves). Chez les enfants, elles ne manquent pour ainsi dire jamais ; elles sont précoces : dans l'observation personnelle que j'ai citée plus haut (Vanverts, *Soc. anat.*, 1895), les selles sanglantes parurent en même temps que la douleur, précédant d'une heure environ les vomissements. Dans d'autres cas, on ne les voit qu'au bout de quelques heures.

Ces garde-robes sont constituées parfois par de la diarrhée sanguinolente : le sang est mélangé à des débris de matières fécales, à des mucosités filantes analogues à du frai de grenouille, véritables selles dysentériques. D'autres fois, c'est du sang presque pur évacué en grande abondance, quelquefois même en telle quantité que l'hémorragie devient la principale cause de la mort.

Certains malades n'ont qu'une seule évacuation sanglante ; mais c'est l'exception ; ordinairement, l'écoulement sanguin continuant, les selles se répètent en s'accompagnant de ténesme et d'épreintes dont les allures et l'intensité sont les mêmes que dans la dysenterie. Ces évacuations sanglantes suivent, en général, à courte échéance, chaque crise douloureuse.

L'écoulement sanguin résulte de la gêne circulatoire dont le boudin invaginé est le siège, et sa quantité est proportionnelle au degré de la striction exercée par le collier. On peut dire que ce symptôme est constant dans les invaginations iléo-côliques ; il est un peu plus rare, quoique fréquent, dans les invaginations iléo-cæcales et du gros intestin seul. Le ténesme et les épreintes appartiennent surtout aux invaginations descendant bas dans le gros intestin ou sortant par l'anus.

Constipation. — La constipation est complète seulement dans les cas suraigus [à étranglement très étroit. Habituellement le cylindre interne, quoique fort resserré par la constriction et par les phénomènes congestifs et inflammatoires qui en dépendent, conserve un semblant de canal permettant, de temps à autre, l'issue de quelques gaz et de quelques matières diarrhéiques qui sont évacuées mélangées au sang.

Dans certains cas, comme dans mon observation, après une période de constipation absolue (n'excluant pas les évacuations sanglantes), on voit paraître des selles diarrhéiques contenant de vraies matières stercorales d'une fétidité extrême ; en même temps les vomissements cessent ; et cela, parce que le boudin mortifié commençant à se détacher, la communication du bout supérieur avec le bout inférieur se rétablit.

Urines. — Il y a souvent dysurie, et aussi notable diminution de la quantité des urines dont on a voulu faire un signe en rapport avec le niveau de l'invagination. Mais, pas plus pour l'invagination que pour les autres variétés d'étranglement, il ne faut se fier à ce phénomène qui peut tenir simplement à la suppression réflexe de la fonction rénale. Comme l'a indiqué

Sedgwick (cité par Rafinesque, p. 126), ce symptôme n'a, dans l'espèce, aucune valeur, car il se manifeste non seulement dans les invaginations haut situées, mais aussi dans toutes celles qui atteignent brusquement une vive acuité, quelle que soit leur variété.

Symptômes généraux. — Les symptômes généraux sont des phénomènes de dépression nerveuse, et d'intoxication intestinale. Ils sont quelquefois assez lents à se montrer, mais ils peuvent être très précoces pour les invaginations des tout petits enfants, en particulier : Leichtenstern a réuni 5 cas de mort pendant les premières 24 heures, et, sur ces 5 cas, 4 concernaient des enfants de moins de 1 an.

L'époque de leur apparition dépend de l'intensité de l'étranglement : se montrant dès les premières heures dans les invaginations serrées, et, plus spécialement, dans celles de l'intestin grêle, ils se manifestent, au contraire, plus tard dans les invaginations peu serrées du gros intestin. Ils consistent en prostration, faiblesse musculaire, rapidité et faiblesse du pouls, accélération de la respiration, anxiété, hypothermie, cyanose, suppression des urines, et aussi crampes dans les muscles des membres, et, quelquefois, spasmes convulsifs, surtout chez les petits enfants.

La température, abaissée dans les cas de collapsus grave, reste, ordinairement, aux environs de la normale, ou un peu au-dessus. Quelquefois elle est élevée; cela ne veut pas dire nécessairement qu'il y ait péritonite; pas plus, du reste, qu'un abaissement ou un degré normal de la température ne doit exclure l'idée de cette complication.

Examen de l'abdomen. — Pendant les crises douloureuses, l'abdomen est rétracté par contraction défensive des muscles abdominaux. L'enfant demeure immobile, les cuisses fléchies sur le bassin, et le torse incliné en avant. Souvent il est couché sur le côté, en « chien de fusil ». Il pousse des cris dès qu'on fait mine de vouloir le toucher et l'exploration est impossible. Dans quelques cas, cependant, la pression soutenue calme les tranchées et procure un soulagement notable.

Dans l'intervalle des crises, la paroi abdominale reprend sa souplesse, et une palpation douce peut être pratiquée. On constate que le météorisme est peu prononcé, si même il existe. Lorsqu'il apparaît, au bout de quelques jours, il signifie presque sûrement qu'une péritonite est venue compliquer l'invagination.

La palpation méthodique du ventre peut fournir deux renseignements précieux : souvent on provoque une sensibilité douloureuse très nette dans une région circonscrite qui correspond au siège de l'invagination; souvent aussi on reconnaît l'existence d'une tumeur abdominale.

Tumeur abdominale. — Cette tumeur résulte de l'augmentation du volume de l'intestin au niveau de la région invaginée (fig. 2, 4).

D'après la statistique de Leichtenstern comprenant les cas aigus aussi bien que les cas chroniques, on la trouverait dans la moitié des cas. Chez les enfants elle manque très rarement dans les cas aigus, à condition d'être recherchée avant l'apparition de la péritonite. Sur les 4 cas que j'ai pu examiner, je l'ai rencontrée deux fois, et, dans les deux autres cas, il s'agissait,

[AD. JALAGUIER.]

une fois d'une péritonite, et une fois d'une invagination presque entièrement sortie par l'anus.

En palpant doucement, en déprimant progressivement la paroi abdominale, on perçoit tantôt une simple masse indurée, plus ou moins bien limitée, tantôt une véritable tumeur mobile à contours nets, et qui peut être arrondie et grosse comme un œuf de poule ou bien allongée en boudin et incurvée. Cette tumeur est plus ou moins profonde, mais, fait capital, elle ne fait pas corps avec la paroi qu'il faut toujours déprimer pour l'explorer. Il n'y a pas de plastron pariétal, comme dans les indurations de l'appendicite et de la typhlite qui s'observent dans la même région que les invaginations.

La surface de la tumeur offre assez souvent des irrégularités de consistance appréciables chez les enfants dont la paroi abdominale est mince et souple. Il est même possible de percevoir des modifications de forme d'un instant à l'autre. Les changements de consistance et de forme sont en rapport avec les contractions péristaltiques : la tumeur durcit et s'incurve sous le doigt; cet état persiste un moment, puis disparaît, pour se montrer de nouveau à l'occasion d'une autre contraction. Ces variations sont toujours d'une appréciation plus nette dans les cas chroniques que dans les cas aigus.

Lorsque la douleur est continue, ou lorsque le rapprochement des poussées douloureuses détermine une contracture permanente des muscles abdominaux, il ne faut pas hésiter à administrer un anesthésique pour relâcher la paroi et permettre la recherche de la tumeur. Dans quelques cas, on n'arrive à la sentir qu'en combinant le palper abdominal et le toucher rectal; et cela, alors même que l'invagination n'est pas parvenue jusqu'au rectum.

Tumeur rectale. — Deux cas peuvent se présenter : ou bien l'invagination reste contenue dans le rectum et, alors, elle n'est appréciable que par l'introduction du doigt; ou bien elle est prolabée et fait au dehors une saillie plus ou moins considérable.

La tumeur rectale est d'observation beaucoup plus commune chez les enfants que chez les adultes, ce qui tient, d'après Trèves, à ce que la grande mobilité du côlon des enfants permet à l'invagination d'atteindre promptement l'ampoule rectale. On peut l'y rencontrer dès le second jour de l'invagination; plus souvent, toutefois, elle n'y parvient qu'après cinq ou six jours. Le doigt sent alors, à une distance variable au-dessus du sphincter, une masse arrondie ou conique, mollasse, comme fongueuse dans certains cas, d'autres fois ferme et élastique, ressemblant à un gros polype ou à un col utérin un peu tuméfié et ramolli (Vulpian). On en fait le tour en passant entre sa surface et la paroi rectale, sans rien rencontrer qui ressemble à un pédicule, et sans parvenir jusqu'au sillon de réflexion de la gaine sur le boudin, à moins que l'invagination ne se soit faite très bas, à la fin de l'S iliaque ou au commencement du rectum.

L'exploration attentive de la partie inférieure de la tumeur permet quelquefois de reconnaître un orifice qui est, en général, déjeté par côté. Lorsqu'on a affaire à une invagination iléo-cæcale, il arrive même qu'on pénètre dans deux orifices : celui de la valvule iléo-cæcale et celui de l'appendice, et parfois ce dernier est le plus large. Le doigt revient enduit de mucosités sanguinolentes.

Si l'invagination est gangrenée, les caractères de la tumeur rectale sont plus difficiles à apprécier; c'est une masse molle, flaccide, dépressible et sans contours précis. On retire le doigt couvert d'un liquide sanieux infect qui s'écoule aussi par l'orifice anal.

L'*issue au dehors* n'est pas très rare chez les enfants; Wiggin l'a rencontrée dans 6 pour 100 des cas. Je l'ai vue une fois. En général elle se montre de bonne heure, au bout de 2, 3 ou 4 jours. Dans mon cas elle est apparue le 6ᵉ jour.

La masse prolabée peut être non gangrenée, quand la procidence a eu lieu de bonne heure et quand il n'y a pas étranglement étroit; ou bien gangrenée dans sa totalité, comme dans mon observation.

Dans le premier cas, on voit sortir de l'anus un boudin violacé ou noirâtre, turgescent, cylindrique ou cylindro-conique, incurvé en arrière, d'une longueur qui peut mesurer 10 ou 15 centimètres (chez les enfants) : la surface est couverte de mucosités sanguinolentes; la consistance est ferme, œdémateuse. Le doigt, engagé entre le boudin et la paroi de l'anus et du rectum, ne rencontre pas de pli de réflexion. A la partie inférieure une ou deux (invag. iléo-cæcales) ouvertures sont visibles. La tumeur se réduit sans peine, le sphincter étant le plus souvent relâché; mais elle se reproduit au moindre effort.

Dans le second cas, lorsqu'il y a gangrène, ce qui est la règle pour une invagination aiguë après 4 ou 5 jours, la portion prolabée est molle, flasque, aplatie, noirâtre ou feuille morte : elle exhale une odeur putride; et, si le boudin mortifié commence à se détacher, on peut voir, comme chez mon petit malade, couler, entre la tumeur et l'anus, des matières stercorales sanieuses et fétides. Le phénomène se montra le 8ᵉ jour (Vanverts, *Soc. anat.*, mai 1895).

B. INVAGINATION CHRONIQUE. — Cette forme est caractérisée par le manque de netteté des manifestations symptomatiques; aussi les erreurs de diagnostic ne sont-elles pas rares.

Le début est ordinairement assez obscur; quelquefois, cependant, surtout chez les enfants, il est marqué par un épisode aigu, douleur brusque avec phénomènes d'occlusion; bientôt les symptômes s'atténuent et l'évolution devient chronique. Il en fut ainsi dans quatre des observations rapportées par Rafinesque (Obs. IV, XLIV, XLVI *bis*, LVI).

Dans la grande majorité des cas le déplacement s'annonce soit par une indigestion, soit par des coliques vagues, ou tout autre trouble digestif mal déterminé. L'invagination est chronique d'emblée.

Douleur. — L'invagination se faisant progressivement, par poussées successives, la douleur se présente le plus ordinairement sous forme de crises séparées les unes des autres par des intervalles de bien-être relatif dont la durée peut être de plusieurs jours et même de plusieurs semaines.

Souvent les paroxysmes se montrent avec régularité quelque temps après les repas, pour se calmer à la suite d'un vomissement ou d'une évacuation gazeuse.

Dans certaines observations il est noté que la douleur a été continue, mais avec exacerbations paraissant dans les mêmes circonstances.

Vomissements. — Les vomissements ne manquent presque jamais. Je les ai vus signalés dans 14 des 20 observations d'invagination chronique infantile réunies par Rafinesque. Ils s'observent, avec une fréquence variable, soit pendant toute la durée de la maladie, en général après les repas; soit seulement à l'occasion des crises douloureuses. Ils sont infiniment plus fréquents chez les enfants que chez les adultes, et formés de matières alimentaires ou bilieuses exceptionnellement mélangées d'un peu de sang.

Les vomissements fécaloïdes sont fort rares, surtout dans les invaginations du gros intestin. Leur apparition indique le passage de l'invagination chronique à l'état aigu, et l'étranglement.

Selles. — Les selles ne sont presque jamais normales, et l'on observe de la constipation, ou des alternatives de constipation et de diarrhée, ou bien une diarrhée chronique d'une fétidité souvent excessive. Suivant Rafinesque, la diarrhée seule appartiendrait plutôt à la variété iléo-cæcale; la constipation aux déplacements de l'intestin grêle, enfin, les alternatives de diarrhée et de constipation indiqueraient les invaginations iléo-côliques et rectales.

Dans la moitié des cas environ on remarque du sang dans les garderobes : les selles sont muco-sanguinolentes, et, quand il y a en même temps épreintes douloureuses et ténesme (13 pour 100 des cas), ces caractères font penser à la dysenterie.

Les purgatifs procurent quelquefois un certain soulagement; mais, bien plus souvent, ils ont une très fâcheuse influence : ils suscitent de violentes coliques accompagnées d'efforts infructueux et de vomissements, ou bien de selles dysentériques avec ténesme intense.

État général. — Les symptômes généraux sont très variables : au début, la santé est relativement bonne dans l'intervalle des crises, quoique les digestions laissent toujours plus ou moins à désirer; l'appétit est médiocre, quelquefois très capricieux et souvent les malades sont en proie à une soif continuelle. Peu à peu les forces s'épuisent, et, après un temps variable, on voit paraître les accidents d'obstruction et d'étranglement, et finalement de péritonite.

La fièvre est absente dans la majorité des cas, pendant toute la durée de la maladie; elle peut s'allumer à l'occasion d'une complication. En dehors de ces conditions, l'élévation de la température n'a pas de régularité.

Examen de l'abdomen. — La paroi abdominale est habituellement souple; excepté au moment des crises douloureuses. On remarque quelquefois une dépression du flanc droit (signe de Dance), mais ce signe est loin d'être constant et n'a pas grande valeur.

Dans quelques cas (Obs. II de Rafinesque), le ventre reste rétracté pendant toute la durée de la maladie.

Le météorisme ne se montre que s'il y a constipation; il est souvent peu marqué et passager.

La douleur à la pression est très rare, sauf quand une péritonite se déclare. A peine trouve-t-on signalée une certaine sensibilité correspondant au siège de l'invagination.

Tumeur. — Bien plus souvent que dans les cas aigus on constate la présence d'une tumeur dont le volume et les caractères sont faciles à apprécier par le palper. On peut même, quelquefois, suivre les progrès de l'invagination d'après des modifications survenant dans l'étendue et dans la situation de la tumeur.

C'est, ordinairement, une masse plus ou moins cylindrique, parfois incurvée, mobile en divers sens et changeant de forme et de consistance à l'occasion d'une contraction intestinale.

Dans quelques cas on a seulement la sensation d'une tuméfaction vague siégeant à une profondeur variable. Quelquefois la tumeur n'est appréciable que pendant un accès de coliques et par suite de la distension gazeuse qui se produit dans l'anse intestinale située au-dessus de l'obstacle. Cette distension disparaît souvent pendant la palpation et ce phénomène s'accompagne d'un gargouillement caractéristique.

Issue de l'invagination par l'anus. — Sur les 20 observations de Rafinesque, le prolapsus s'est montré 8 fois, et, sur ces 8 observations, il s'est agi 6 fois d'invaginations iléo-cæcales et 2 fois d'invaginations iléo-coliques. Il est difficile d'établir la moyenne du temps écoulé entre le commencement de l'invagination et sa procidence par l'anus; il y a, en effet, de grandes variations. Sur les 8 observations que je viens de citer, je note : 3 fois, 15 jours; 1 fois, 3 semaines; 1 fois, 3 mois; 1 fois, 4 mois; 1 fois, 5 mois 1/2; 1 fois, 7 mois. Le prolapsus peut rester stationnaire ou augmenter progressivement jusqu'à 20 ou 25 centimètres; en général, sa longueur ne dépasse guère 5 à 8 centimètres.

La procidence s'effectue par deux mécanismes différents : tantôt elle résulte simplement de l'accroissement en longueur de l'invagination, c'est ce qui a lieu dans les cas de précipitation rapide ;

Tantôt la tumeur, occupant l'ampoule rectale depuis un certain temps, finit par être expulsée par une véritable défécation, sous l'influence du ténesme et des efforts qui la poussent vers l'anus, tandis que la contraction du releveur remonte l'anus et le dilate.

La masse prolabée est en général cylindrique, incurvée en arrière si elle est un peu longue. Son extrémité, plus ou moins conique, peut présenter une seule ouverture (invag. iléo-colique), ou deux ouvertures (inv. iléo-cæcale) si le cæcum est retourné: on trouve alors une fente transversale occupant une partie de la circonférence du prolapsus; c'est l'orifice iléo-cæcal. L'orifice appendiculaire, élargi, est quelquefois visible, à côté.

Le prolapsus a une couleur rouge brun ou violet foncé; sa consistance est œdémateuse; quand on le comprime, le ténesme s'exagère, et la pression fait parfois sourdre du sang, du mucus, ou quelques matières fécales putrilagineuses.

[AD. JALAGUIER.]

La présence d'ulcérations ou d'eschares peu profondes n'est pas très rare à la surface de la tumeur.

Le prolapsus est pendant longtemps facilement réductible; mais il se reproduit immédiatement à travers l'anus dilaté.

A la dernière période il devient irréductible, et cette irréductibilité précède ordinairement la mort de peu de jours.

Marche. Durée. Terminaison. — Au point de vue de la marche de la maladie on peut distinguer des cas *suraigus, aigus* et *chroniques.* Entre les cas aigus et les cas chroniques il y a place pour nombre de cas intermédiaires.

Dans les formes suraiguës, la mort peut être très rapide; Trèves cite le cas d'un enfant qui succomba en 13 heures. Tous les cas de cette catégorie se terminent par la mort.

Les formes aiguës vulgaires ont une évolution plus lente, mais la guérison spontanée est fort exceptionnelle.

On a admis la désinvagination spontanée : je la crois infiniment rare et possible seulement pendant les premières heures qui suivent la production du déplacement, et avant que l'étranglement ait pu modifier l'état des parties.

Une fois que l'étranglement existe, l'élimination du boudin invaginé par l'anus est la seule chance de salut. Mais, avant que cette élimination soit achevée et pendant la durée des phénomènes de réparation, des complications de toute espèce sont à craindre : Péritonites septiques, perforations gangréneuses ou ulcéreuses, collapsus et intoxication stercorale, congestion pulmonaire; et, plus tard, adhérences insuffisantes et ruptures secondaires, rétrécissement cicatriciel et occlusion intestinale ultérieure, ou bien entérite chronique et épuisement conduisant à la cachexie.

Telles sont les conditions qui font de l'invagination aiguë abandonnée à elle-même une affection redoutable à terminaison presque toujours fatale, au moins chez les enfants. Wiggin, sur les 103 cas d'invagination infantile aiguë qu'il a pu réunir, n'a trouvé que *deux* faits authentiques de guérison définitive. Chez les adultes la proportion serait plus considérable.

La mort survient dans 80 pour 100 des cas avant le 7ᵉ jour pour les enfants âgés de moins d'un an (Leichtenstern), et, chez les enfants plus âgés, entre la fin de la 1ʳᵉ semaine et le commencement de la 2ᵉ.

Pour les formes subaiguës, dont la terminaison n'est pas moins funeste, la maladie peut se prolonger pendant 25 ou 30 jours.

Les formes *chroniques* sont caractérisées par la succession lente des phénomènes cliniques, mais il y a de nombreuses variétés.

Dans quelques cas la maladie évolue comme une invagination subaiguë, mais sans phénomènes d'étranglement proprement dit.

Dans la variété qu'on pourrait appeler *chronique type*, on observe une aggravation lente et continue des accidents. Mais il n'est pas rare que l'évolution chronique soit coupée d'épisodes aigus par suite d'engouement et d'étranglement passagers.

Enfin, dans bon nombre de cas chroniques, la marche de la maladie est interrompue par des intervalles de santé presque parfaite; c'est une véritable maladie à répétition (Rafinesque).

La durée de l'invagination chronique est très variable. J'ai relevé, dans les observations rassemblées par Rafinesque et qui ont trait aux enfants, le temps écoulé entre le début des accidents et le moment de la mort. Dans *un* cas (obs. XXVIII), après 14 jours de symptômes chroniques, l'enfant fut emporté par des accidents aigus; dans *deux* cas, la durée fut de un mois; *deux* cas, un mois et demi; *un* cas, deux mois; *trois* cas, deux mois et demi; *deux* cas, trois mois et demi; *un* cas, cinq mois et demi; *un* cas, sept mois: *deux* cas, huit mois; *un* cas, dix mois; *un* cas, douze mois; enfin pour *trois* cas, il est dit simplement que la maladie dura un temps considérable, sans indication plus précise.

La terminaison pour ainsi dire constante est la mort.

La réduction spontanée, théoriquement admissible, ne s'observe presque jamais; et les rares observations données comme exemples de cette heureuse terminaison ne sont pas probantes.

La guérison spontanée après gangrène du boudin invaginé est tout à fait exceptionnelle, bien plus encore que dans les formes aiguës. Dans quelques cas l'élimination, qui n'est presque jamais complète, retarde seulement l'issue fatale, mais ne la prévient pas.

La mort peut être causée :

1° Par inanition et épuisement progressif, si la maladie reste chronique pendant toute la durée de son évolution;

2° Par péritonite septique consécutive à une perforation ;

3° Par collapsus, sans perforation, après une crise aiguë, et aussi par des phénomènes de congestion pulmonaire.

Pronostic. — Le pronostic de l'invagination intestinale, aiguë ou chronique, est donc d'une gravité extrême lorsque la maladie est abandonnée à elle-même. Il importe qu'un diagnostic précoce permette de poser des indications thérapeutiques fermes et précises, ce qui est presque toujours possible, au moins pour les formes aiguës.

Diagnostic. — Le diagnostic de l'invagination aiguë chez les enfants ne présente pas de réelle difficulté, à condition de penser à la possibilité de cette affection.

Un enfant au-dessous de 1 an ou 15 mois, qui souffre du ventre par crises, qui est atteint d'occlusion intestinale, qui vomit, qui n'a que des évacuations sanglantes ou sanguinolentes, ne peut guère être atteint que d'une invagination intestinale. Le diagnostic est assuré si le palper abdominal révèle l'existence de la tumeur caractéristique; ou bien si le toucher rectal, qu'il ne faut jamais négliger, permet d'arriver sur l'extrémité inférieure du boudin invaginé; ou bien encore, si la procidence par l'anus vient à se montrer.

Pendant la seconde enfance, on peut observer l'étranglement interne par bride ou par diverticule, ou même par volvulus de l'intestin grêle. Le volvulus du gros intestin est infiniment rare chez les enfants: Leichtenstern a trouvé un seul cas de volvulus de l'S iliaque, chez un enfant de 10 ans. L'occlusion, ici, est complète, absolue, ce qui n'a pas lieu d'ordinaire dans l'invagination ; de plus, les selles sanguinolentes font défaut ; enfin, la tumeur en boudin n'existe pas. L'étranglement par bride peut quelquefois être soupçonné si l'on tient compte des commémoratifs : péritonite antérieure suite d'appendicite, ou de toute autre nature.

Aussi bien, il n'y a aucun inconvénient à prendre une invagination pour un étranglement par bride ou par volvulus, ou inversement, du moment où les indications thérapeutiques ne diffèrent pas.

L'*appendicite* peut être confondue avec l'invagination aiguë ; je suis convaincu que l'erreur a été commise plus d'une fois ; pour ma part, je crois m'être trompé, en 1885, sur une petite fille du service de Triboulet, à l'hôpital Trousseau : j'ai diagnostiqué une invagination ; aujourd'hui, j'aurais certainement porté le diagnostic d'appendicite ; l'enfant a guéri sans intervention. Dans un autre cas, en 1889, croyant à une invagination aiguë (opinion partagée par Cadet de Gassicourt), j'ai fait une laparotomie et j'ai trouvé une péritonite par perforation de l'appendice. Il m'est permis de penser que d'autres ont pu s'y tromper tout comme moi. En effet l'appendicite et l'invagination donnent lieu à des symptômes parfois très analogues : douleur brusque et vomissements du début ; siège maximum de la douleur vers la fosse iliaque droite ; tuméfaction circonscrite dans la même région ; constipation et ballonnement du ventre. Mais l'invagination s'accompagne d'ordinaire de selles sanglantes qui n'existent pas dans l'appendicite ; c'est à peine si, dans quelques cas, on note la présence de filets de sang. De plus, dans l'appendicite, la tuméfaction, lorsqu'elle paraît, est un plastron faisant corps avec la paroi abdominale, bien différent de la tumeur spéciale à l'invagination. Enfin, il ne faut pas oublier que, chez les enfants du second âge, l'appendicite est bien plus commune que l'invagination. On ne diagnostiquera donc invagination que s'il existe quelqu'un des symptômes caractéristiques.

La *dysenterie*, en raison des évacuations sanguinolentes, du ténesme et des épreintes, a pu être admise, alors qu'il s'agissait d'une invagination. Quand un enfant, rendant du sang par l'anus, est tourmenté par des besoins incessants, il est tout naturel de songer, *a priori*, à la dysenterie qui est d'observation beaucoup plus vulgaire que l'invagination. Et l'erreur est bien souvent commise. Il suffit cependant d'examiner complètement le malade pour éviter une méprise infiniment regrettable puisqu'elle fait perdre un temps précieux pour le succès de l'intervention.

Le diagnostic de l'invagination chronique est hérissé de difficultés, de l'aveu même de Rafinesque qui a, pourtant, fait une étude approfondie de la question. On attribue les troubles produits par une invagination chronique à une *gastro-entérite* chronique, à une *dysenterie*, à une *péritonite tuberculeuse*, et cela, parce qu'on ne pense pas à la possibilité de l'invagination et qu'on n'étudie pas avec une attention suffisante les symptômes capables de guider le diagnostic : douleurs paroxystiques, selles sanguinolentes, tumeur abdominale qui ne se découvre quelquefois qu'après anesthésie, présence du boudin dans l'ampoule rectale, etc.

Comme pour la forme aiguë, la confusion peut être faite avec l'*appen-*

dicite : il y a, dans la thèse de Rafinesque, deux observations (LVII et LVIII)
données comme exemples d'invaginations chroniques guéries spontanément.
et qui ne sont, très probablement, que des observations d'appendicite. Je
ne reviens pas sur ce que j'ai dit de ce diagnostic, à propos de l'invagi
nation aiguë.

Lorsque l'invagination est descendue dans le rectum, on croit souvent à
un *polype* ou à une *tumeur* d'une autre nature. L'erreur est grossière.
Une analyse tant soit peu sérieuse des symptômes permet de l'éviter.

J'en dirai autant du *prolapsus de la muqueuse rectale*, si fréquent dans
la première enfance, et qui, pourtant, ne ressemble guère à une invagination prolabée hors de l'orifice anal. Le diagnostic est établi sans peine par
l'examen de la tumeur, de ses dimensions, de ses rapports avec l'anus,
et par le toucher rectal.

Il y aurait un intérêt de premier ordre à pouvoir déterminer avec quelque
précision l'état des parties invaginées, au point de vue d'une réduction possible; mais on ne peut rien dire de précis à cet égard, car tout dépend de
l'intensité des phénomènes d'étranglement. La douleur intense, la répétition
des selles sanglantes, la fréquence des vomissements, la gravité des symptômes généraux, caractérisent un étranglement serré capable d'amener la
mortification en deux ou trois jours. On est presque autorisé à dire qu'une
invagination aiguë n'est réductible que pendant quarante-huit heures, et l'on
doit agir en conséquence.

L'aspect ichoreux et l'odeur fétide des évacuations anales suffisent à
indiquer l'existence du sphacèle, et le caractère fécaloïde des vomissements
(bien rare chez les enfants) est de nature à faire prévoir, d'après Besnier,
l'élimination prochaine du boudin invaginé.

Lorsqu'une péritonite septique s'est développée, on en est averti par
les symptômes propres à cette complication : ballonnement du ventre, élévation ou abaissement de la température, rapidité, faiblesse et irrégularité
du pouls, tendance au collapsus.

Dans l'invagination chronique, les adhérences sont lentes à s'établir,
et l'on est en droit d'espérer la réductibilité si les poussées aiguës ont été
rares ou de peu d'intensité, s'il n'y a pas eu de selles sanglantes, et enfin,
comme l'a dit Hutchinson, si l'on peut constater la progression continue de
la tumeur suivant le trajet du côlon. Rafinesque remarque avec raison que
ce signe n'a pas une valeur absolue, car une invagination dont la tête serait
très enflammée ou même gangréneuse pourrait fort bien continuer à progresser au fur et à mesure de l'engagement de nouvelles portions saines
d'intestin. Il est juste d'ajouter que, dans cette circonstance, l'aspect et
l'odeur des selles feraient soupçonner la mortification.

Le diagnostic du siège pourra être établi dans quelques cas avec une certaine précision, surtout pour les invaginations iléo-cæcales ou coliques, en
se basant sur la localisation de la douleur et sur la présence de la tumeur,
et en tenant compte de la plus grande fréquence de ces variétés d'invagination.

Lorsque le boudin est accessible par le toucher rectal, ou lorsqu'il y a

[AD. JALAGUIER.]

prolapsus, on peut reconnaître le cæcum, la valvule iléo-cæcale, l'orifice de l'appendice; enfin l'aspect de la muqueuse fait voir si l'on se trouve en présence de l'intestin grêle ou du gros intestin.

TRAITEMENT

Une invagination intestinale aiguë étant reconnue, il ne faut pas compter sur la guérison spontanée, par réduction du déplacement, ou par élimination du boudin invaginé. J'ai déjà dit que Wiggin, sur 103 cas d'invagination infantile, n'avait trouvé que deux guérisons authentiques par gangrène.

Tout traitement médical est impuissant. Les purgatifs, si souvent employés en pareil cas, ont même la plus désastreuse influence.

L'indication formelle et pressante est de réduire le déplacement. Et ici nous nous trouvons en présence de deux méthodes : la méthode non sanglante et la méthode sanglante. On ne se décide en général à employer la seconde qu'après avoir essayé la première avec une obstination qui a fait perdre un temps précieux.

Méthode non sanglante. — On a cherché à réduire l'invagination par l'électricité, le massage, et surtout par la distension intestinale au moyen des injections d'eau ou des insufflations gazeuses.

Électricité. — Si l'on veut essayer ce mode de traitement, je conseillerai de n'y recourir que tout à fait au début des accidents et en adoptant la technique de mon regretté ami Boudet de Pàris (*Progrès médical*, 1880, n⁰ˢ 53, 54). Boudet m'a dit avoir plusieurs fois réussi à obtenir la désinvagination lorsqu'il avait été appelé dès les premières heures.

Massage. — On en a fait un dangereux abus; on a massé à toutes les périodes, dans toutes les attitudes, avec ou sans chloroforme. Trèves dit ne pas avoir pu découvrir un cas authentique de guérison par ce moyen, et les désordres produits par des manipulations plus ou moins brutales ont souvent été considérables.

Distension de l'intestin. — Le procédé est bien ancien, puisqu'il remonte à Hippocrate. Il compte encore des partisans. On s'évertue à refouler l'invagination par des injections d'eau ou par des insufflations d'air ou d'hydrogène suivant le procédé de Senn. Les injections d'eau sont d'une pratique courante. On s'en est servi sans mesure, sous prétexte que des expériences avaient établi qu'un pouce carré d'intestin d'enfant pouvait supporter sans se rompre une pression hydraulique de 2 à 5 kilogrammes; mais il y a loin de la force de résistance d'un intestin sain à celle d'un intestin congestionné, enflammé, ou en voie de mortification. Aussi ne saurait-on condamner avec assez d'énergie la pratique de Fitz (de Boston), conseillant d'employer, chez les enfants, la pression d'une colonne d'eau de dix pieds de haut. Wiggin, après un examen judicieux de la valeur comparée des lavements et de la laparotomie, recommande de ne pas injecter plus de 3/4 de litre, en ne dépassant pas la force produite par une colonne d'eau de trois pieds de hauteur.

Il est permis d'user du lavement quand on est appelé tout à fait au début.

mais l'injection doit être poussée lentement et avec la plus grande douceur. En effet, des ruptures intestinales ont été trop souvent observées après l'emploi brutal et inefficace de ce moyen. Il faut se garder de répéter les tentatives qui ne font qu'affaiblir l'enfant et qui le mettent dans les conditions les plus défavorables pour subir la laparotomie, qui est devenue la dernière ressource. Rydygier (24ᵉ Cong. de la Soc. all. de Chir., 1895; *Deutsche Zeitschrift f. Chir.*, 1895, t. XLII, p. 101) ne veut pas qu'on fasse plus de deux tentatives; Wiggin n'en admet qu'une seule. C'est un moyen aveugle et dangereux qui n'est de mise, suivant Bryant, que pendant les trois premiers jours, et encore seulement dans les cas d'acuité moyenne. Il ne faut pas oublier, en effet, que les altérations peuvent être extrêmement précoces.

Les résultats de la distension intestinale par l'eau ou par l'air sont, d'après la statistique de Wiggin, 54 insuccès sur 72 cas; soit une mortalité de 75 pour 100. Tous les faits de guérison ont été observés chez des enfants traités avant la 41ᵉ heure.

Pour me résumer, je dirai : chez un enfant qui vient d'être pris d'invagination intestinale, il est indiqué d'administrer, avec les plus grandes précautions, un lavement d'eau tiède, légèrement salée, dont la quantité ne dépassera pas 1 litre ; si la réduction semble se faire, ce dont on est averti par la disparition de la tumeur et par la cessation des symptômes, il convient de tenir l'enfant en surveillance pour voir si l'invagination ne se reproduit pas. En cas d'échec, on peut renouveler une fois la tentative. Si l'invagination ne se réduit pas, ou si elle reparaît après réduction, la laparotomie immédiate s'impose.

Méthode sanglante : *Laparotomie*. — Les résultats fournis par la laparotomie sont loin d'être satisfaisants; mais la principale raison de la gravité de l'opération est que, règle générale, le chirurgien n'est appelé qu'au moment où tous les moyens non sanglants ont été essayés sans autre effet que d'affaiblir le patient. Ashurst, dans une statistique qui ne tient compte, il est vrai, ni de l'âge du sujet ni de la forme de l'invagination, arrive à une mortalité de 75 pour 100. Curtis, ne considérant que les cas aigus (observés surtout chez les enfants), donne sensiblement le même chiffre, 76 pour 100. Braun (14ᵉ Congrès, Soc. all. de Chir.), puis, Barker (*Lancet.*, 1888, t. II, p. 200 et 262) arrivent au chiffre de 78 pour 100 de morts. Barker dit que, sur 23 enfants désinvaginés, 5 seulement ont guéri; Trèves (1884) avait trouvé, pour 18 cas au-dessous de 2 ans, 4 guérisons et 14 morts, et pour 4 cas de 5 à 15 ans, 4 morts; chiffres concordant sensiblement avec ceux de Schramm (*Arch. f. klin. Chir.*, 1884, XXX, 4, p. 725).

A vrai dire, ces statistiques ne prouvent pas grand'chose, car les éléments qui les constituent sont essentiellement disparates; il y a des opérations anciennes pratiquées *in extremis* et suivant une technique défectueuse: il y a aussi, à côté de désinvaginations faciles, des cas dans lesquels la résection intestinale a dû être entreprise, et d'autres pour lesquels on a fait l'anus contre nature ou bien l'entéro-anastomose; enfin, dans quelques circonstances, l'opération a été abandonnée.

Wiggin, après avoir trouvé une mortalité générale de 67,2 pour 100, a

[AD. JALAGUIER.]

distingué avec raison, dans sa statistique d'invaginations infantiles traitées par la laparotomie, les opérations faites de 1828 à 1889, et les opérations postérieures à 1889. Pour la première période la mortalité est de 84 pour 100. Parmi les opérations faites depuis 1889, il élimine les cas dans lesquels l'opération n'a pas été correcte, et conserve à l'actif de la laparotomie suivie de la simple désinvagination, 18 cas, avec 14 guérisons et 4 morts. Soit une mortalité réduite à 22,2 pour 100. On peut accepter cette dernière proportion comme représentant assez approximativement les dangers de la laparotomie *précoce* chez les enfants atteints d'invagination intestinale aiguë. Toutefois, il ne faut pas oublier que les chiffres n'ont ici qu'une valeur relative, car, si les cas heureux sont toujours publiés, les insuccès sont laissés dans l'ombre.

J'ai recueilli cinq nouveaux succès opératoires publiés depuis le travail de Wiggin : un de A. Broca (*Bull. Soc. de chir.*, 19 février 1896, p. 180); un de Calwell et Boyd (*Brit. med. J.*, 25 avril 1896, p. 1054); et trois de J. Crawford Renton (*Brit. med. J.*, 17 octobre 1896, p. 1115). Toutes ces guérisons ont été obtenues par des laparotomies faites sans retard sur des enfants de moins d'un an; les deux plus jeunes avaient l'un 5 mois, l'autre 5 mois. Ces résultats sont encourageants; ils s'amélioreront sans doute encore lorsqu'on aura pris pour règle d'opérer aussitôt que possible l'invagination intestinale considérée comme une affection chirurgicale, « au même titre que la hernie étranglée. » (Rydygier.)

Manuel opératoire. — L'ouverture du ventre doit être faite sur la ligne médiane au moins dans la très grande majorité des cas. Par exception, on incisera sur la tumeur, lorsque son siège aura pu être déterminé.

L'incision sur la ligne blanche donne plus de facilité pour l'exploration de l'abdomen et la recherche de l'obstacle.

L'invagination étant mise à découvert, les indications sont différentes suivant l'état des parties.

Si l'intestin est sain, sans perforation ni gangrène, c'est la désinvagination qu'il faut pratiquer; dans le cas contraire, on doit faire l'entérectomie.

Désinvagination. — C'est l'opération idéale, elle n'est possible que dans les cas récents, lorsqu'il n'y a pas d'adhérences ou lorsqu'elles sont molles et faciles à vaincre. Après avoir soigneusement examiné toute l'étendue de la masse invaginée, on procédera à la réduction non pas en tirant sur le bout invaginé comme on pourrait être tenté de le faire, mais en repoussant le boudin de bas en haut, en agissant par pression circulaire à travers sa gaine suivant le conseil donné par Hutchinson. Si des tractions sont nécessaires pour aider à l'expression du boudin, elles doivent être pratiquées avec une excessive douceur. Le déplacement une fois réduit, il faut inspecter attentivement toute la surface de l'anse invaginée; si rien n'est suspect, le ventre est refermé

Si l'on trouve, surtout au niveau du collier, quelque partie de la paroi intestinale dont la vitalité paraisse compromise, il est prudent d'établir un drainage avec une bande de gaze iodoformée. On peut même attirer au dehors, à travers la plaie incomplètement réunie, l'anse altérée, pour l'y laisser sous un pansement antiseptique. Nous avons vu que, sur 18 désinvaginations simples faites depuis 1889 chez des enfants, on avait obtenu 14 succès (Wiggin).

Pour que l'opération ait chance de réussir, il est indispensable qu'elle soit très rapidement conduite.

Entérectomie. — Lorsque l'invagination est irréductible, soit en raison des adhérences, soit, ce qui est de beaucoup le plus fréquent dans les formes aiguës, à cause du sphacèle, il faut, de toute nécessité, réséquer les parties malades.

Si la gaine est suspecte aussi bien que la masse invaginée, c'est à l'entérectomie totale qu'il faut avoir recours, en passant au-dessus et au-dessous des parties altérées. L'opération est longue et d'un pronostic très mauvais.

Si la gaine est saine, on doit réséquer le boudin au moyen d'une incision longitudinale faite à la gaine. La technique de cette opération n'est pas encore bien établie, et je n'en ai, pour ma part, aucune expérience. Deux procédés cependant me paraissent d'une exécution relativement facile, celui de Widenham Maunsell, recommandé par Wiggin, et celui de Jessett-Barker, accepté par Rydygier.

Procédé de Widenham Maunsell. — Incision longitudinale sur le fourreau; par cette incision le boudin est attiré jusqu'à ce que le collet apparaisse. La base du boudin est transfixée avec deux aiguilles droites munies de fils, et les cylindres sont amputés à 1/4 de pouce au-dessous des aiguilles. On passe les fils en travers, on saisit leur partie moyenne dans la cavité du cylindre interne, et l'on divise chaque fil en son milieu de manière à pouvoir nouer quatre points de suture. Cela fait, le moignon est remis en place et la fente longitudinale du fourreau est suturée.

Procédé de Jessett-Barker. — On commence par appliquer un surjet au niveau du collier pour fixer séreuse à séreuse le fourreau au bout invaginé; pour peu que la vitalité ne paraisse pas très assurée, il faut pousser un peu l'invagination pour mettre des parties saines en contact. On pratique alors sur la gaine, du côté opposé au mésentère, une incision longitudinale suffisante pour faire sortir le boudin. Celui-ci est fendu en *travers*, près de sa base, environ sur le tiers de sa circonférence du côté opposé au mésentère; par l'ouverture on introduit l'index qui s'engage dans le canal du cylindre interne et sert de guide pour placer les sutures. On passe 4 fils pour fixer l'un à l'autre les deux cylindres du boudin, et l'on coupe au-dessous des fils. L'un des fils doit être placé de façon à étreindre le moignon du mésentère. On termine en fermant l'incision de la gaine par une suture de Lembert.

Dans la statistique de Braun, toutes les opérations de résection ont été suivies de mort. Dans le tableau de Rydygier, j'ai relevé 4 succès sur 14 résections pour invaginations aiguës : 10 pratiquées sur des adultes avec 5 succès, et 4 pratiquées sur des enfants avec 1 succès (garçon de 11 ans opéré par Esmarch). Mais Wiggin n'a pu découvrir aucune guérison sur des enfants au-dessous d'un an.

J'ai trouvé un autre cas de guérison appartenant à W. Mitchell Banks

(*Brit. med. J.*, 24 octobre 1896, p. 1197). Il s'agit d'un enfant de 7 ans, opéré au bout de 7 jours, par entérectomie totale et rapprochement des deux bouts avec un bouton de Murphy.

Malgré sa gravité, la résection doit être préférée à l'anus contre nature, ou à l'entéro-anastomose, qui n'ont jamais donné une seule guérison dans les formes aiguës.

La gravité extrême de l'entérectomie, chez les enfants en particulier, vient donc encore plaider en faveur de l'intervention chirurgicale hâtive.

Péritonite. — Trop souvent, lorsqu'on est appelé à opérer, les enfants sont déjà en pleine péritonite. Dans ces conditions, le mieux serait sans doute de s'abstenir, la partie étant perdue d'avance. Cependant, comme, après tout, on pourrait avoir affaire à une péritonite relativement circonscrite et jusqu'à un certain point curable, je crois qu'il faut faire la laparotomie pour tenter la résection et donner ainsi une dernière chance de salut par la désinfection du péritoine et le drainage. Mais il est indispensable que l'enfant possède encore une certaine force de résistance; s'il est en hypothermie ou dans le collapsus, il n'y a plus rien à faire.

Procidence de l'invagination par l'anus. — La procidence de l'invagination par l'anus et, à plus forte raison, la présence de la tumeur dans l'ampoule rectale, ne constituent pas des contre-indications à la laparotomie, pourvu que les parties ne soient pas gangrenées. Marsh (*Lancet*, 1875, t. II. p. 877) a guéri par désinvagination après laparotomie un enfant de 6 mois, malade depuis 13 jours et présentant un prolapsus rectal. Godlee (*Trans. Clin. Soc. London*, vol. XVI, p. 55) a obtenu le même succès sur un enfant de 9 mois, malade depuis 4 jours.

Sands (*New Y. med. J.*, 1877. vol. XXV, p. 561); Ainsley (*The Lancet*, 1894, vol. I, p. 1247); Pollard (*The Lancet*, 1894, vol. I, p. 475) ont opéré et guéri chacun un enfant dont l'invagination était descendue dans le rectum. Le cas de Pollard est même intéressant en ce sens que l'invagination, qui ne durait que depuis 24 heures, était déjà en voie de mortification, comme en témoignait l'odeur gangréneuse des selles. La guérison n'en suivit pas moins la laparotomie.

Quelle ligne de conduite convient-il d'adopter lorsque la tumeur rectale ou le prolapsus sont manifestement gangrenés?

Je crois que, si les accidents d'occlusion ne sont pas trop pressants, l'expectation est sage, quelque rares que puissent être les cas de guérison par élimination spontanée, chez les enfants.

Si l'occlusion est menaçante et si le boudin nécrosé obstruant le gros intestin tarde à se détacher, on pourra exciser les portions accessibles.

L'établissement d'un anus contre nature, au-dessus de l'obstacle, semblerait rationnel en pareil cas, si les accidents d'occlusion persistaient, mais il n'y a pas d'exemple de guérison, par ce moyen.

Je n'ai eu en vue jusqu'ici que le traitement des invaginations aiguës, et je n'ai que peu de chose à dire des indications opératoires relatives aux cas chroniques. Il est permis, en l'absence de phénomènes d'étranglement, d'insister un peu plus que dans les formes aiguës sur les tentatives de réduction non sanglante. Mais il convient·de suivre le conseil donné par Rydygier et ne pas s'y attarder outre mesure avant de recourir à la laparotomie, car on pourrait être surpris par des manifestations aiguës, et se laisser gagner par des altérations rendant une invagination chronique aussi menaçante qu'une invagination aiguë.

En opérant à froid, on peut réduire des déplacements très anciens : Rydygier cite trois cas personnels où il put désinvaginer, une fois après 6 semaines, une fois après 6 mois, une autre fois après 9 mois; un cas de Czerny dans lequel la réduction fut obtenue après 6 mois, et un cas d'Obalinski après 2 mois et demi. Les cinq opérés ont guéri ; quatre d'entre eux étaient adultes, mais celui chez lequel Rydygier réduisit après 9 mois, était un enfant de 8 ans. Cette observation vient s'ajouter à celle déjà ancienne d'Hutchinson (*Med. chir. Trans.*, 1874, vol. LVII, p. 54) pour appuyer l'intervention chirurgicale dans l'invagination chronique des enfants.

Si, après l'ouverture du ventre, la désinvagination était jugée impraticable par le fait d'adhérences anciennes, de sphacèle, ou de perforations imminentes, résultant d'une crise aiguë, on devrait recourir à la résection.

Le tableau de Rydygier démontre que cette opération, pratiquée à froid dans l'invagination chronique, est d'un pronostic bien meilleur que dans l'invagination aiguë.

[AD. JALAGUIER.]

XXI

PROLAPSUS DU RECTUM

PAR A. BROCA
Agrégé de la Faculté, Chirurgien de l'hôpital Trousseau.

Définition. — Il y a prolapsus du rectum, disait Gosselin, lorsqu'il y a issue par l'anus d'une portion plus ou moins étendue d'intestin.

Cette définition est claire, mais un peu trop compréhensive, et d'ailleurs Gosselin était le premier à éliminer, comme je vais le faire, le prolapsus hémorroïdaire et les invaginations intestinales supérieures. Je n'en parlerai qu'au diagnostic, car l'étiologie, l'anatomie pathologique, la symptomatologie s'accordent à nous faire distinguer cette lésion des véritables prolapsus du rectum, ceux dans lesquels il y a issue par l'anus d'une portion plus ou moins étendue du *rectum*.

Le prolapsus rectal s'observe à tous les âges : mais celui de l'enfant mérite, en raison de ses allures spéciales, une description distincte.

Anatomie pathologique. — Plusieurs degrés doivent être différenciés : dans le prolapsus *partiel*, la muqueuse seule fait issue; dans le prolapsus *total*, c'est toute l'épaisseur de la paroi rectale.

Le *prolapsus partiel*, celui de la muqueuse seule, est facile à faire comprendre. Tout le monde sait que chez le cheval, à chaque poussée de défécation, la muqueuse, mobile grâce à la laxité du tissu conjonctif sous-muqueux, suit le bol fécal en une saillie circulaire et rose. Dans le prolapsus partiel de l'homme, la saillie est la même, mais elle est anormale : le prolapsus, presque toujours circulaire, est d'abord passager, se produit après la garde-robe et rentre facilement; puis il s'aggrave et enfin devient permanent. Gosselin avait coutume de comparer cet état à celui d'un vieux paletot où la doublure, avachie, dépasse la manche.

Le *prolapsus total* présente deux variétés, qu'avec Cruveilhier il convient d'appeler invaginations à trois cylindres et à deux cylindres.

Supposez un tube quelconque — dans l'espèce l'intestin — sur lequel vous ferez *dans la continuité* une invagination, c'est-à-dire un pli qui descend dans le tube situé au-dessous de lui : il vous suffit, ici encore, de manier la manche de votre paletot pour comprendre qu'une coupe transversale au niveau de la plicature rencontrera trois fois la paroi, en trois cercles concentriques, dans cette *invagination à trois cylindres*. Et si des plis successifs s'emboîtent, comme dans une lorgnette, ces invaginations seront à cinq, sept cylindres, toujours en nombre impair. Prenez maintenant la manche de votre habit, faites-y une invagination simple dans la continuité, et tirez jusqu'à ce que le pli invaginé vienne faire saillie hors du bout de la manche : vous vous rendez compte que dans la partie ainsi prolabée il n'y a que deux cylindres accolés, l'un descendant, externe, continu avec l'extrémité infé-

rieure de la manche, au niveau d'un *sillon* circulaire, situé plus ou moins
haut; l'autre interne, ascendant, continu avec l'extrémité supérieure de la
manche. C'est exactement ce qui se passe dans le *prolapsus complet à trois
cylindres*, lorsque la partie supérieure du rectum se précipite, pour ainsi

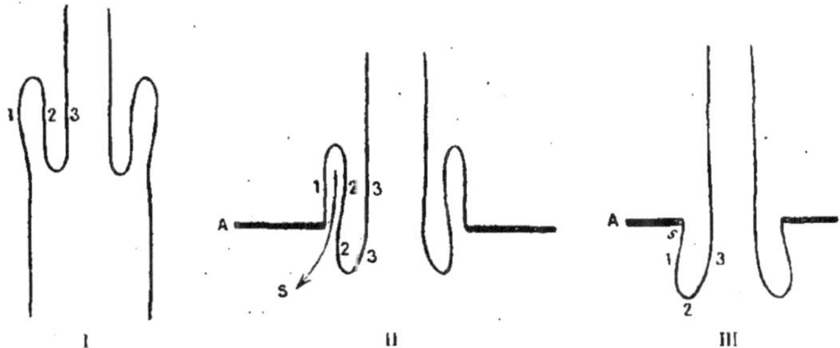

I. Invagination à 3 cylindres dans la continuité : 1, cylindre invaginant; 3, cylindre invaginé; 2, cylindre de jonction.

II. Invagination totale à 3 cylindres, avec prolapsus hors de l'anus. Les cylindres 3 (invaginé) et 2
(de jonction) sont en prolapsus. Ce dernier est séparé de l'anus A par le sillon S, au fond duquel il se
continue avec 1, cylindre invaginant, cont nu d'autre part avec l'anus A.

III. Prolapsus total à 2 cylindres. 1, cylindre invaginant directement continu avec l'anus A en s, sillon
réduit à un angle; et avec le cylindre invaginé, 3, en 2, point de jonction (cylindre de jonction réduit
à un point).

dire, dans la partie inférieure, et, par les deux cylindres du pli invaginé,
dépasse l'anus, dont la sépare un sillon plus ou moins profond.

Immédiatement apparaît donc une différence d'aspect entre le prolapsus
partiel et le prolapsus total à trois cylindres : dans le premier, il y a continuité directe entre la muqueuse procidente et la peau anale ; dans le second,
elles sont séparées l'une de l'autre par un sillon circulaire. Mais ce caractère
disparaît dans la variété qui nous reste à étudier, le prolapsus total à deux
cylindres, lequel peut être l'aboutissant des deux variétés précédentes.

Reprenez un tube quelconque, toujours la manche de votre habit, et au
lieu de faire dans la continuité la plicature invaginée, faites-la à l'extrémité
inférieure : deux cylindres seulement, l'un descendant, l'autre ascendant,
existent dans la tumeur prolabée. Appliquez cela au rectum, et vous verrez
tout de suite que, forcément, la muqueuse procidente sera en continuité
directe avec la peau de l'anus.

Comment peut se produire ce prolapsus? Par deux mécanismes : ou bien,
au bout d'un temps plus ou moins long, une tumeur, d'abord constituée
par la muqueuse seule, grossit jusqu'à attirer à sa suite toute l'épaisseur de
la paroi rectale, et alors le sillon n'a jamais existé; ou bien, il y a primitivement prolapsus à trois cylindres, et, à mesure que la tumeur grossit, elle
attire à elle, peu à peu, le cylindre invaginant, en sorte que peu à peu la
profondeur du sillon diminue, jusqu'à devenir égale à 0.

J'ai un peu insisté sur ces données anatomiques, car cette description,
imitée de Cruveilhier, n'est pas assez présente à toutes les mémoires; mais
je pourrai glisser rapidement sur le reste de l'anatomie pathologique : sur

[A. BROCA.]

les rapports, parfois mal déterminés, de la plicature rectale avec le cul-de-sac péritonéal et sur la hernie, appelée *hédrocèle*, qui se produit parfois dans ce cul-de-sac; sur les modifications secondaires de la muqueuse, de la paroi rectale, du péritoine, plus ou moins enflammés, indurés, adhérents, ce qui peut aboutir à l'irréductibilité. Tout cela, en effet, appartient à peu près exclusivement au prolapsus de l'adulte et non à celui de l'enfant. Quant à l'existence possible d'une tumeur, d'un rétrécissement à l'extrémité de la masse prolabée, c'est en exposant la pathogénie qu'il convient d'en parler.

Étiologie et pathogénie. — La pathogénie de la chute du rectum peut se résumer en un mot, comme celle du prolapsus génital chez la femme : il y a disproportion entre la solidité des moyens de fixité du rectum et l'importance des efforts subis par cet intestin. Voyons donc quels sont et ces moyens de fixité et ces efforts.

Le rectum doit subir la poussée dans l'effort de la défécation, et l'on sait quelle variété présente cette poussée, aussi bien dans sa fréquence que dans son intensité. Pour ne pas être expulsé à chaque effort, il est soutenu, en bas, par le plancher périnéal qu'il perfore au niveau de l'anus; il est suspendu par le méso-rectum. D'autre part, il faut envisager, en particulier, la fixité de la muqueuse sur la musculeuse sous-jacente; elle est plus ou moins grande selon que le tissu conjonctif interposé est plus ou moins lâche, et déjà nous avons vu quelle différence, à cet égard, il y a, physiologiquement, du cheval à l'homme.

Exagérez l'effort, diminuez la résistance, et vous aurez des prolapsus que vous pourrez appeler, dans les cas tranchés, de force ou de faiblesse, mais en sachant bien que, dans les cas intermédiaires, ces deux facteurs s'associent en proportion très variable.

Telle est la donnée générale : il faut l'appliquer aux cas particuliers, en cherchant à faire voir les différences qui existent entre l'enfant et l'adulte. Dans ces deux cas, en effet, l'étiologie, envisagée dans ses facteurs spéciaux, n'est pas la même, et tout d'abord il convient de noter que sauf exception, dont Gérard Marchant, par exemple, a relaté un cas, le prolapsus de l'adulte n'est pas la prolongation de celui de l'enfant.

Un premier groupe de facteurs étiologiques est constitué par diverses *prédispositions anatomiques*, c'est-à-dire par la *diminution des moyens de fixité du rectum* à tous les âges. C'est sans doute par une disposition congénitale qu'il faut expliquer cette laxité considérable du méso-côlon iliaque sur laquelle insiste Ch. Nélaton dans les prolapsus de l'adulte. Chez l'adulte, on invoque le relâchement sphinctérien des pédérastes, l'affaiblissement sénile des tissus, les causes diverses de déchéance organique; on constate la coexistence possible, chez la femme, avec les prolapsus génitaux.

Chez l'enfant, outre la rectitude du sacrum, grâce à laquelle l'extrémité inférieure du rectum subit plus directement l'assaut de la défécation, n'y a-t-il pas des causes analogues? La laxité du tissu sous-muqueux est-elle plus grande à cet âge, comme le voulait Giraldès? La chose n'est pas prouvée, mais ce que j'admets pleinement, avec Duchaussoy, et malgré les critiques dont cette opinion a été l'objet, c'est le rôle du relâchement sphinctérien. Je vais même plus loin et j'incrimine la faiblesse de tout l'individu. Un enfant atteint de prolapsus rectal est toujours, autant que ce mot puisse être exact dans notre science, un rachitique à gros ventre, à fibres molles, à parois abdominales flasques; c'est d'ordinaire un produit du biberon et il est âgé de moins de 5 ans, c'est-à-dire qu'il est à l'âge où le rachitisme est en évolution. C'est là, je crois, la notion étiologique capitale à retenir, car d'elle vont résulter les données prophylactiques et thérapeutiques.

Nous allons encore retrouver le rachitisme comme origine de certaines *prédispositions physiologiques*, de certaines *causes efficientes*, augmentant la violence ou la fréquence des *efforts de défécation*. Les sujets, adultes ou enfants, atteints de prolapsus rectal, ont, en général, une défécation vicieuse : ils sont ou constipés, ou diarrhéiques, ou atteints alternativement de ces deux états.

Chez l'enfant, diarrhée, constipation ou alternance des deux sont habituellement le résultat de ces alimentations mal réglées — allaitement artificiel ou sevrage mal dirigé — qui aboutissent au rachitisme : et ces sujets à tonicité musculaire insuffisante ont, en outre, de par leur maladie initiale, une cause locale qui favorise le prolapsus. Ils sont plus souvent constipés que diarrhéiques, peut-être parce que l'athrepsie a préalablement emporté ceux qui avaient tendance à la diarrhée. Et, pour ces petits constipés, le prolapsus est volontiers favorisé par une coutume défectueuse : la mère de famille, pour simplifier une corvée, installe l'enfant sur le pot de nuit et vaque à ses occupations en l'invitant à pousser. Cela dure souvent fort longtemps, et l'enfant, docile, fait effort sur effort : l'objet désiré ne vient pas toujours, mais, en cas de rachitisme prédisposant, la chute de la muqueuse n'est pas rare et, la cause se reproduisant, peut aboutir à celle de la paroi rectale tout entière.

Je viens d'insister sur la défécation; les autres efforts, en effet, sont exceptionnels chez l'enfant. Il peut connaître, cependant, les mictions laborieuses de la lithiase vésicale — très rarement à Paris, il est vrai — et il semble qu'alors le prolapsus rectal concomitant ne soit pas exceptionnel. Enfin, on a incriminé le phimosis : mais il est rare que cette difformité provoque une dysurie d'intensité suffisante.

Jusqu'à présent, j'ai supposé que le calibre du rectum était normal : mais on conçoit combien le prolapsus va être facilité si un bol fécal, volumineux et dur, rencontre un obstacle à sa progression. C'est ainsi qu'il chasse devant lui un polype, par exemple, qui devient procident à chaque défécation : mais, chez l'enfant aussi bien que chez l'adulte, la chute rectale en est bien rarement la conséquence.

Une mention spéciale est due, d'après Bœckel, à certains rétrécissements congénitaux, assez haut situés, qui sont refoulés hors de l'anus par le bol fécal auquel ils ont fourni un point d'appui.

Symptômes. — Le prolapsus de la muqueuse seule constitue une tumeur rouge, en un bourrelet presque toujours complètement circulaire, se continuant directement avec la peau de l'anus, sans un sillon où puisse pénétrer le stylet; la muqueuse a coutume d'être rouge, facilement saignante, recouverte de quelques glaires ; par une pression légère la réduction est facilement obtenue, au moins au début.

Mais si les soins sont insuffisants, si on laisse la tumeur s'accroître et l'état général péricliter, la réduction devient de plus en plus difficile à obtenir et surtout à maintenir, le prolapsus augmente et à celui de la muqueuse s'ajoute, à un moment donné, celui de la paroi tout entière. Alors apparaît une tumeur pouvant arriver au volume d'une mandarine, le dépasser même, tumeur perforée au sommet d'un orifice d'abord central, puis excentré et regardant en arrière, le boudin procident s'incurvant en concavité postérieure lorsque commence à résister le méso-rectum attiré par glissement jusque dans la tumeur.

C'est alors surtout que la muqueuse est rouge, enflammée : il y a rectite manifeste, et cette rectite, par les épreintes qu'elle provoque, va contribuer à faire reproduire et à entretenir le prolapsus.

Une tumeur de semblable forme, de semblable volume, est facile à distinguer, par la simple inspection, du prolapsus de la muqueuse seule ; avec un stylet, on recherchera un sillon entre la tumeur et l'anus pour déterminer à quelle variété on a affaire, si c'est un prolapsus à trois ou à deux cylindres. Par la percussion, par la pression, on déterminera s'il existe en avant une hédrocèle, sous forme d'une tumeur gargouillante, sonore, se gonflant pendant la toux : cette recherche est peu importante chez l'enfant, où l'hédrocèle est rare et où, d'autre part, on n'a pas l'occasion de traiter les prolapsus par l'excision.

Après avoir ainsi exploré la tumeur, il convient de la réduire : pour cela on couche l'enfant sur le côté, on relève la fesse supérieure et, à travers une compresse enduite de vaseline, on exerce sur le prolapsus une sorte de taxis, l'extrémité des cinq doigts appuyant tout autour, tandis qu'on exerce un véritable refoulement en masse vers l'anus. Si l'enfant crie — et cela est la règle — la réduction peut être assez laborieuse, mais si l'on a soin de réaliser une pression continue, le bassin étant bien immobilisé, on ne tarde pas à sentir, souvent entre deux cris, la tumeur qui file entre les doigts et rentre tout d'un coup. Mais l'enfant continue à crier, et si l'on n'a pas soin de bien serrer les fesses l'une contre l'autre — ce qui est facile avec les doigts d'une main, disposés en couronne autour de leurs deux pôles — la chute se reproduit : on voit alors la tumeur se former par une sorte de mouvement de reptation, par le déroulement d'une série de plis transversaux qui, appartenant d'abord au cylindre interne, viennent se ranger au cylindre externe. Pour bien voir cette formation, le mieux est de faire tenir l'enfant sur le dos, les jambes écartées, dans la position dite de la taille.

Diagnostic. — L'examen précédent ne laisse pas place à une erreur de diagnostic : rien ne ressemble à un prolapsus rectal, et, par exemple, le polype du rectum, petite tumeur rouge violacée, grenue, arrondie, sans orifice central, ne ressemble en rien à la chute partielle ou totale. L'erreur est souvent commise : c'est parce qu'on ne regarde pas ce qui sort de l'anus et, sans songer à vérifier s'il y a un polype, on admet, sur la foi de la mère ou de la bonne, qu'il y a un prolapsus. La vérité est qu'on n'y sera jamais trompé si, en provoquant une garde-robe par un lavement, on fait sortir la tumeur dont il est alors facile de juger. D'une manière générale, on peut dire que, chez l'enfant, la coexistence d'une hémorragie plus ou moins intense, avec quelque chose qui sort de l'anus à chaque défécation, doit faire songer au polype et non au prolapsus : mais ne vous prononcez jamais avant d'avoir vu.

Lorsqu'on a reconnu une chute du rectum, il reste à déterminer sa variété : mais je n'ai pas besoin de répéter ce que j'ai dit précédemment sur la forme et l'aspect du prolapsus partiel et total, sur la valeur du sillon. L'exploration complète de ce sillon avec le stylet, et parfois avec le doigt, a encore, dans certains cas, une importance réelle : certaines invaginations portant sur l'angle iléo-cæcal, peuvent descendre jusque dans le rectum et même hors de l'anus. Mais alors existent des signes d'occlusion intestinale inconnus à la procidence rectale, et pour confirmer le diagnostic on n'a qu'à constater que nulle part le stylet ne va buter au fond du sillon.

On déterminera enfin quelle est la cause du prolapsus, si, au sommet, existe une tumeur ou un rétrécissement, si le bourrelet muqueux n'est pas avant tout hémorroïdaire. Les hémorroïdes, sans doute, sont fort rares chez l'enfant; mais elles existent à cet âge et plusieurs fois j'ai dû extirper de petites masses hémorroïdaires turgescentes et douloureuses.

Pronostic. — La chute du rectum ne doit pas être négligée et abandonnée à elle-même, car elle entraîne certains inconvénients, dont quelques-uns sont sérieux.

L'hémorragie est rare, mais, par exception, elle peut, par sa fréquence et son abondance, mettre la vie en danger. La rectite cause des épreintes, des douleurs. Les digestions se font mal, et finalement l'enfant dépérit; mais avant d'accuser le prolapsus d'être la cause du dépérissement, il faut se souvenir que plus souvent il en est l'effet.

J'ai entendu Trélat dire que quelques rétrécissements ont pour origine l'ulcération circulaire d'un prolapsus qui, toujours dehors, frotte constamment dans la culotte : et cela doit faire faire quelques réserves sur le rôle causal attribué par Bœckel à un rétrécissement congénital. Je n'ai d'ailleurs jamais rien vu de semblable.

Avec le temps, le rectum prolabé s'enflamme, s'indure, devient irréductible : il peut même s'étrangler, jusqu'à se sphacéler, ou s'accompagner d'une occlusion mortelle. Mais chez l'enfant je n'ai jamais observé ces complications, pas plus que l'étranglement de l'hédrocèle, dont on a cité quelques exemples, et d'une manière générale je conclus, avec tous les auteurs qui se sont occupés de pédiatrie, que le prolapsus de l'enfant est bien moins grave que celui de l'adulte : et l'étude du traitement va corroborer cette assertion.

Traitement. — D'abord, je dois éliminer les *prolapsus secondaires* aux hémorroïdes, aux tumeurs, aux rétrécissements : je les retiens seulement parce que sur eux ont débuté, avant les recherches systématiques autorisées par l'antisepsie, les tentatives d'extirpation.

Dans les *prolapsus primitifs*, les seuls envisagés ici, l'indication géné-

[A. BROCA.]

rale est de réduire — ce qui, en général, est aisé — puis de maintenir —
et c'est ici que commencent les difficultés.

J'ai déjà dit comment on obtient la réduction. Au bout de quelques
minutes, on peut, chez l'enfant, abandonner l'anus à lui-même, et d'ordinaire la réduction se maintiendra jusqu'à la prochaine selle : mais alors il
est de règle que la chute récidive. De là l'importance majeure de surveiller
avec grand soin cette fonction : on fera aller l'enfant à la selle, couché sur
le côté, en recueillant les excréments dans une serviette, et on recommandera surtout à la mère de ne pas le laisser s'éterniser, tous les matins, sur le
vase de nuit; la selle, que l'on provoquera au besoin par un lavement, par
un suppositoire, aura lieu tous les jours à heure régulière, le matin de
préférence; sa durée sera courte, réduite au strict minimum nécessaire à
l'expulsion, et immédiatement le prolapsus sera réduit, puis maintenu pendant une demi-heure environ, puis on lèvera l'enfant. Une selle par jour,
régulièrement, ai-je dit; cela implique une surveillance attentive pour
obtenir, par l'hygiène alimentaire et au besoin par les médicaments appropriés, la cessation soit de la diarrhée, soit plus souvent de la constipation
dont ces enfants sont volontiers atteints.

Localement, on agit sur le rectum par les lavements boriqués froids qui
calment la rectite, on met en usage les propriétés astringentes du ratanhia.
Mais surtout, on s'occupe de l'état général : par le phosphate de chaux,
l'huile de foie de morue, les bains salés, l'alimentation bien réglée et bien
choisie, on traite le rachitisme dont tous ces enfants sont entachés.

Par le traitement ainsi conduit, on obtient une amélioration rapide : le
prolapsus devient moins gros, puis il ne sort plus à chaque selle, puis ses
chutes s'espacent notablement et enfin deviennent nulles. Si la mère obéit
aux prescriptions que je viens d'énumérer, la guérison est à peu près constante : et pour mon compte personnel je n'ai jamais dû recourir aux boutons
de feu de Dupuytren, aux raies de feu longitudinales sur la muqueuse rectale, etc. Ces petites opérations ont été pratiquées et recommandées chez
l'enfant, et certainement elles sont inoffensives; mais je crois qu'elles sont
presque toujours inutiles.

Deux fois, sans doute, chez des rachitiques devenus cachectiques — si
bien qu'ils ont succombé — j'ai vu des prolapsus énormes, toujours dehors,
ayant pour ainsi dire perdu droit de domicile dans le bassin. Je n'ai même
pas songé à opérer ces enfants arrivés au summum de la débilité; de même
sur un nourrisson atteint de spina bifida. D'après ce que j'ai vu, je crois
donc que l'indication opératoire ne se pose guère que chez les rachitiques
trop gravement atteints pour être soumis à une intervention chirurgicale;
peut-être, dans ces cas, si l'on réussissait à guérir le rachitisme, resterait-il
un prolapsus volumineux et justiciable de la chirurgie, mais je n'en sais rien
puisque mes deux malades sont morts quelques jours après leur entrée à
l'hôpital.

On voit toute la différence avec le traitement du prolapsus chez l'adulte;
à cet âge les moyens précédents ont coutume d'échouer, et l'on doit recourir
à des opérations complexes, difficiles, quelquefois graves, fort comparables à

celles que l'on dirige contre les prolapsus génitaux de la femme. C'est alors que l'on cherche à soutenir le rectum en rétrécissant l'anus et le périnée par une véritable anopérinéorraphie; à le suspendre au sacrum par voie périnéale, en combinant cette intervention à une véritable proctopexie par les procédés de Verneuil, de G. Marchant; à le suspendre par voie abdominale, comme l'a conseillé Jeannel, en fixant, par la colopexie, l'S iliaque à la paroi abdominale; à le supprimer enfin par la résection franche.

Tous ces procédés ont donné des succès, mais tous aussi des récidives, et si, grâce à ces tentatives, le prolapsus rectal de l'adulte n'est plus, comme autrefois, un des opprobres de la chirurgie, il est loin d'en être encore devenu une des merveilles. Il reste une infirmité grave et rebelle, fort différente dès lors du prolapsus de l'enfant, lorsque la thérapeutique est bien dirigée.

[A. BROCA.]

XXII

POLYPES DU RECTUM

PAR LE Dr G. FÉLIZET,
Chirurgien de l'hôpital Tenon (Enfants-Malades),

ET ALBERT BRANCA,
Interne des Hôpitaux de Paris.

Les classiques réunissent sous l'étiquette de polypes du rectum une série de formations pathologiques, trop disparates pour constituer un groupe naturel. Mais nous savons, aujourd'hui, que les hémorroïdes flétries, que les granulations de la rectite proliférante en ont souvent imposé pour des polypes en raison de leur mode d'implantation. Un pédicule est d'ailleurs incapable, à lui seul, à faire un polype d'un néoplasme polypiforme : la tumeur villeuse des Anglais que nombre d'auteurs rattachent encore aux polypes, est aujourd'hui considérée par Quénu et Hartmann comme un épithélioma cylindrique[1].

Aussi, pour légitimer la dénomination de polype, trois caractères nous semblent aujourd'hui nécessaires et suffisants : le polype est la tumeur[2] pédiculée, développée sur les parois rectales, qui réalise les desiderata cliniques de la bénignité.

I. — HISTORIQUE

L'histoire des polypes du rectum ne s'est guère constituée que depuis une cinquantaine d'années.

Avant 1841, nous ne trouvons que trois observations qui puissent, en toute certitude, être rapportées à des polypes de l'enfance. La première date de 1760 ; elle est de Leutaud, chirurgien juré de la ville d'Arles, et fut insérée dans l'ancien *Journal de Médecine*. La seconde remonte à 1776 et fut publiée par Lange, dans les Mélanges de Schmucker[3]. Enfin en 1828, Schneider, de Fulda, fit connaître un fait analogue[4].

C'est à Stoltz que revient surtout le mérite d'avoir individualisé le polype de l'enfance. Dans trois articles de la *Gazette médicale de Strasbourg*, il apporte une série de documents cliniques; il cherche à débrouiller l'étiologie du polype; il montre qu'il faut chercher son origine dans la muqueuse « altérée, étranglée, boursouflée, et devenue plus ou moins spongieuse et

---

[1] La tumeur villeuse des Anglais a été rapprochée par MOLLIÈRE des papillomes du rectum; par HAMONIC, par DELBET et MOUCHET de la rectite proliférante. Ce fait, signalé par MOLLIÈRE, qu'on y trouve des rubans ou des cylindres creux d'épithélium, légitime assez l'interprétation de MM. QUÉNU et HARTMANN.

[2] Au sens anatomo-pathologique.

[3] *Mélanges de* SCHMUCKER (Bd, II, 1776).

[4] *Journ. für Geburtshulfe Frauenzimmer und Kinderkrankheiten*, 1828.

fongueuse ». Avec une série de réserves prudentes, dont n'ont pas tenu assez compte ses adversaires[1], l'auteur indique les alternatives de constipation et de diarrhée comme les causes provocatrices du prolapsus; le pli muqueux va se transformer en polype : ce sera quand le sphincter, à force de se contracter, aura aminci la portion de muqueuse qu'il engaine et l'aura réduite à l'état de simple pédicule.

Cependant, à quelques mois de la première publication de Stoltz paraissaient deux travaux, l'un de Gigon d'Angoulême[2], l'autre de Bourgeois d'Étampes[3]. La question de priorité ne tarda pas à se soulever; elle donna lieu à une polémique acerbe entre Stoltz, qui revendique pour lui tout l'honneur de sa découverte, et Gigon, qui peut-être observa des formes anatomiques différentes de celles que connaissait l'auteur strasbourgeois.

Enfin, la discussion se calma, et Forget, à la Société de chirurgie, insista sur la dissidence des caractères assignés au polype par les divers auteurs. Il tenta d'isoler les polypes muqueux proprement dits, dans lesquels tous les éléments de la muqueuse ont proliféré, tout en gardant leur importance respective. En somme, un tel néoplasme n'est qu'un fragment de muqueuse qui s'est pédiculisé, mais c'est un fragment de muqueuse hypertrophiée. Il convient de noter la rareté de tels polypes qui, s'ils existent, sont de simples « agrandissements d'après nature ».

Dès lors, l'histoire clinique du polype est à peu près close; la thérapeutique est indiquée dans ses grandes lignes. Les anatomo-pathologistes « de profession » vont établir des classifications, isoler des formes. Nous allons les voir à l'œuvre.

II. — ANATOMIE PATHOLOGIQUE

A) **Anatomie macroscopique.** — Les polypes du rectum sont des tumeurs d'un volume exigu : ils atteignent la taille d'un pois, d'une cerise, d'une noix (Curling), d'un œuf de poule (Macfarlane). Ils sont d'un rouge vif ou d'un rouge violacé, quand l'ablation ne les a pas privés du sang qui distend leurs capillaires. Mais cette couleur n'est pas toujours uniforme; et leur surface prend alors un aspect granité. Les polypes sont tantôt lisses comme une cerise, tantôt mamelonnés comme une framboise; de profondes scissures les segmentent parfois en lobules; ils pourraient prendre de ce chef l'aspect d'une fraise de veau ou d'une grappe de raisin.

Qu'ils soient uniques comme c'est la règle, au nombre de vingt comme dans une observation de Lebert, de plusieurs centaines comme chez une malade de Fochier, les polypes sont toujours suspendus à un pédicule[4]. Ce pédicule[5] est un cordon blanc, arrondi; parfois il est long et grêle; parfois il est si court et si large qu'il semble faire presque défaut. Quand on l'examine d'un peu près, on voit qu'il s'implante d'ordinaire au centre de la

---

[1] Laugier, en particulier, dans son article du dictionnaire en 30 volumes.
[2] *Académie de médecine*, 1841.
[3] *Bulletin de thérapeutique*, t. XXIII, p. 263, 1842.
[4] A un moment donné de leur évolution, tout au moins.
[5] Smith a noté une fois un pédicule double.

[G. *FÉLIZET* et A. *BRANCA*.]

face rectale de la tumeur[1]; tente-t-on de l'arracher, il se sépare du néoplasme, comme se détache la queue d'un fruit mûr, en laissant à sa place une
petite cavité en forme de cratère. Enfin nous noterons que ce pédicule[2] est
parcouru par des vaisseaux nourriciers qui sont parfois de taille si considérable ou d'un nombre tel qu'ils transmettent leurs battements au pédicule
de la tumeur. On écrit que ces vaisseaux sont d'ordinaire une artère et deux
veines; dans plusieurs polypes dont nous avons examiné à ce point de vue
spécial le court pédicule, on trouvait non pas 3 canaux sanguins, mais une
série d'artérioles et de veinules qui cheminaient parallèlement. presque au
contact les unes des autres, englobées dans une gangue musculaire.

Les polypes s'implantent d'ordinaire à la face postérieure du rectum.
mais ils peuvent aussi s'attacher sur un tout autre point de la circonférence
intestinale; toutefois l'un de nous n'en a jamais constaté sur la ligne médiane
et antérieure.

Ils s'insèrent au-dessus du sphincter, à quelques centimètres de l'anus
(2 à 6 c., Curling; 5 à 15 c., Gross; 16 c., Desault). Dans une observation
de Curling, le néoplasme était situé si haut qu'il fut impossible de jeter un
fil au-dessus de la tumeur.

La consistance des polypes a semblé un caractère anatomique d'une telle
importance qu'elle a servi de base à leur classification. On a décrit les polypes

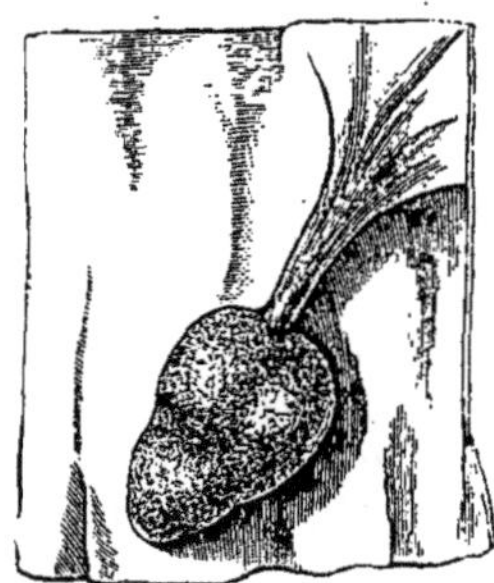

Fig. 1. — Polype muqueux
du rectum.

mous, qui sont originaires de la muqueuse, et les
polypes durs, qui proviennent de la tunique
celluleuse ou de la tunique musculaire. Cette distinction a fait fortune et, jusque chez les auteurs
contemporains, nous voyons opposer deux types
anatomiques : le petit polype, le polype mou,
muqueux, avec son pédicule grêle, est considéré
comme le polype de l'enfance, tandis que le
polype dur et volumineux devient, avec son court
pédicule, l'apanage exclusif de l'adulte.

Des objections irréfutables peuvent être formulées contre cette classification. Il est certain
que l'enfant peut être porteur de l'une et l'autre
variété de polype. Macfarlane de Glasgow, chez
un enfant de 4 ans, Dotzauer de Bomberg, chez des enfants de 3, 5 et 7 ans[3],
Diday, chez une fillette de 13 ans, Kuhlbrand, chez les deux sœurs, ont observé
des polypes durs, et si de telles observations se comptent, c'est simplement
parce que les polypes durs sont rares en comparaison des polypes mous.

D'autre part un polype muqueux présente un volume et une consistance
bien différents suivant qu'on l'examine turgescent ou flétri par l'anémie. La

---

(1) Cette face est parfois excavée; on constate alors une véritable rigole circulaire, qui fait le tour du
pédicule et que limite en dehors le bord périphérique du néoplasme.

(2) On a signalé des cas de pédicule creux, dont la cavité représente un diverticule péritonéal. Il
s'agit de tumeurs développées tantôt en dehors des parois rectales, tantôt aux dépens des parties
les plus superficielles des parois rectales. Ces tumeurs viennent proéminer dans la cavité de l'ampoule après s'être coiffées des tuniques rectales : ce sont tantôt des polypes vrais, tantôt des pseudo-
polypes.

(3) Deux d'entre eux étaient frères.

même observation s'applique intégralement aux polypes fibreux : ils peuvent se ramollir du fait de l'œdème séreux qui les infiltre souvent, des kystes sanguins dont ils peuvent devenir le siège, et des diverses dégénérescences pathologiques auxquelles ils sont exposés, à l'instar de toutes les tumeurs.

B) **Anatomie microscopique.** — Gosselin, qui accepte la classification macroscopique dont nous venons de critiquer les bases, établit plusieurs variétés de polypes mous.

Il distingue des polypes folliculaires. Ce sont là de véritables adénomes dont il rapproche le polype kystique. D'autre part il décrit des polypes papillaires ou papillomateux, lobulés, granuleux, « constitués par la prolifération des papilles » avec un stroma conjonctif. Enfin il admet des polypes charnus ou sarcomateux[1], fermes, lisses, très vasculaires, « où l'on trouve une trame celluleuse renfermant des cellules embryonnaires, des corps fusiformes et des capillaires veineux dilatés ainsi que quelques glandes ».

On peut faire des objections multiples à cette classification. Il n'y a pas lieu d'individualiser, avec Gosselin, un polype kystique : le kyste ne représente qu'une simple variété évolutive de l'adénome. De plus, il est difficile d'admettre une forme papillaire, c'est-à-dire une forme « provenant de la prolifération des papilles », puisque le derme rectal ne présente pas de telles formations ; si nous conservons le terme papillaire, il ne doit exprimer pour nous qu'un aspect macroscopique. Enfin nous n'avons pas besoin d'insister sur ce qu'a de vague la dénomination de polype charnu.

Nous croyons pouvoir répartir en deux groupes les polypes du rectum. Les uns sont développés aux dépens de l'appareil glandulaire, d'origine endodermique ; les autres proviennent des tissus mésodermiques qui forment le stroma de la muqueuse ou la musculature du rectum. Les uns et les autres pourront se prêter au développement de tumeurs, qu'il n'y a pas de raison pour désigner autrement que les autres néoplasmes de l'organisme. Ils deviendront l'origine des adénomes, des myomes, etc.

Mais les divers tissus du rectum sont solidaires les uns des autres ; la lésion qui porte principalement sur les glandes ne manquera pas de retentir sur les tissus voisins. Mais, parce qu'elle dirige l'évolution des tissus accessoires qui l'englobent, nous dirons que nous avons affaire à un adénome, c'est-à-dire à une tumeur simple. Il s'agirait d'une tumeur mixte, d'un adénofibrome par exemple, si le tissu glandulaire et le tissu conjonctif avaient évolué, parallèlement, chacun pour leur propre compte. Il est possible qu'un certain nombre de tumeurs, cataloguées dans les polypes fibreux, soient passibles d'une telle interprétation.

On a décrit sous le terme de polypes du rectum : 1° des adénomes ; 2° des tumeurs conjonctives ; 3° des myomes et des fibromyomes. Nous joindrons à cette liste : 4° le lymphadénome qui n'a pas encore été signalé, et nous laisserons de côté le myxome, l'angiome, les lipomes polypiformes, signalés par Virchow et Sangalli, et qui n'ont jamais encore été

---

[1] il ne s'agit pas de sarcome au sens où nous l'entendons aujourd'hui.

[*G. FÉLIZET et A. BRANCA.*]

étudiés en France que sur deux vieillards, par Castelain[1] et par Avezou[2].

1° *Adénomes.* — Les adénomes, soupçonnés par Nélaton, furent étudiés d'abord par Robin qui nota l'existence de culs-de-sac nombreux, revêtus de « gaines épithéliales ». Ces gaines sont formées de cellules disposées sur un, deux ou trois rangs et de noyaux « libres » appartenant à de l' « épithélium nucléaire ». Lebert insista sur l'épithélium cylindrique des cellules adénomateuses. Forster, dans son *Anatomie pathologique*[3], et Giraldès, dans son *enseignement clinique*, appellent l'attention sur la richesse vasculaire du stroma. Kœberlé et Morel, qui avaient étudié les polypes de Stoltz, donnent des descriptions concordantes (1859). Verneuil, qui, en 1859, avait avancé que les polypes glandulaires étaient une rareté chez l'enfant, va bientôt revenir de son opinion première et publier des exemples d'adénomes. Depuis, les travaux de Cornil[4], le traité de Cornil et Ranvier ont donné droit de cité à l'adénome et montré qu'il embrassait les cas les plus nombreux des soi-disant polypes mous du rectum.

Nous croyons ne pouvoir mieux faire ici qu'en décrivant trois de nos observations d'adénome. Elles nous montreront que c'est, avant tout, l'appareil glandulaire et non « toute l'épaisseur de la muqueuse qui contribue à la formation du polype »[5].

Observation n° 1. — Un examen à un faible grossissement suffit à mettre en relief les grands caractères de la tumeur, parsemée de cavités si dissemblables de forme et de volume, qu'on peut dire que l'irrégularité est leur note générale. Tantôt arrondis, en cœur de carte à jouer, en fente allongée, tantôt contournés de la façon la plus capricieuse, les tubes glandulaires sont augmentés de longueur. Leur surface de section est d'un calibre si variable que certains tubes sont les uns aux autres comme 1 est à 20. Les formations adénomateuses peuvent communiquer entre elles ; leur surface externe est hérissée de bourgeons latéraux ou terminaux d'aspect et d'étendue éminemment variables. D'autres fois, ces formations s'isolent : des kystes se constituent. Ils sont, en général, assez régulièrement arrondis. Leur surface interne porte, çà et là, des prolongements pareils à des villosités qui flottent dans la cavité kystique. Ce sont des évaginations vraies de la paroi ou peut-être aussi de simples débris qui témoignent de la fusion incomplète de deux kystes voisins. Nombre de ces productions présentent un contenu granuleux, parsemé par endroits de leucocytes ; quelques-unes sont exclusivement remplies de globules blancs et rouges diapédésés. Quant au stroma, il est réparti en deux couches : l'une est périphérique, d'aspect homogène ; elle est creusée, de loin en loin, par une glande ouverte dans l'intestin ; l'autre est centrale et très raréfiée ; elle remplit les espaces interadénomateux ; elle semble manquer par place : c'est quand les tubes glandulaires sont au contact les uns des autres. Ce tissu de soutien est largement irrigué par des capillaires san-

---

[1] *Gaz. hebdomadaire*, 1860, p. 518, et *Bulletin médical du nord de la France*, mai 1873.
[2] *Société anatomique*, 26 mars 1875. Observat. prise dans le service de M. BERNARD, à l'hospice des Ménages.
[3] 2ᵉ édition, p. 196.
[4] *Gazette médicale de Paris*, 1865.
[5] STOLTZ.

guins. On ne trouve de vaisseaux (artères et veines) qu'au niveau du point
d'implantation du pédicule : ces vaisseaux sont escortés, à distance, de quelques minces trousseaux de fibres lisses.

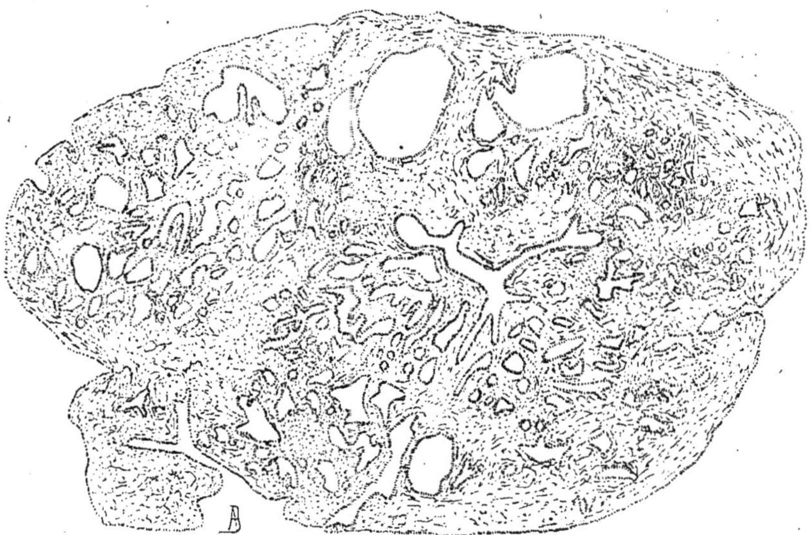

Fig. 2. — Coupe totale d'un adénome. Les formations adénomateuses sont de forme et de volume irréguliers; elles sont tantôt intercommunicantes, comme au centre de la figure, tantôt isolées sous
forme de kystes comme à la partie supérieure du dessin. On note la rareté des glandes ouvertes à
l'intestin, l'infiltration embryonnaire périglandulaire dans l'angle supérieur droit de l'adénome.
(Verick, ocul. 1 ; obj. 1).

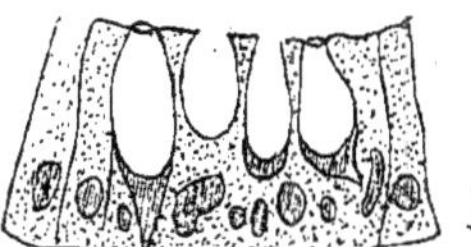

Fig. 3. — Paroi d'une glande ouverte à l'intestin.
L'épithélium cylindrique est interrompu par
des cellules caliciformes dont le noyau revêt
tantôt la forme d'une lentille concavo-convexe,
tantôt celle d'un triangle dont le sommet représente le pôle d'insertion de la cellule. Il y a
plus de noyaux qu'il n'y a de cellules. Les noyaux
en supplément qui sont réniformes appartiennent à des leucocytes. (Verick, ocul. 1;
obj. 1/16).

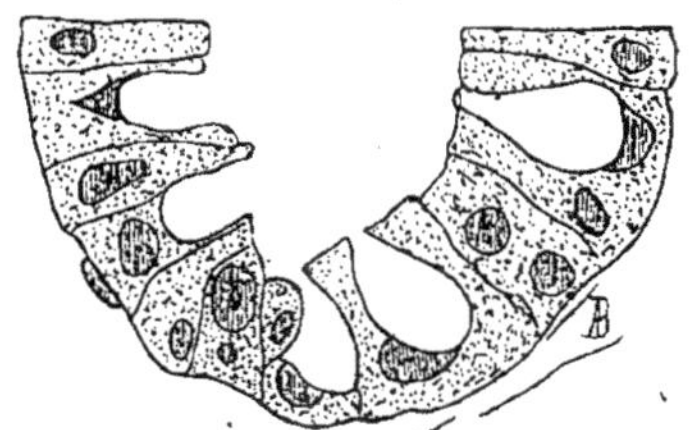

Fig. 4. — Paroi d'une cavité de l'adénome. — Le
revêtement épithélial est formé de cellules
cylindriques entremêlées de cellules caliciformes (Verick, ocul. 1 ; obj. 1/16).

A un fort grossissement, l'épithélium de revêtement apparait cubique ou
même aplati. Les cellules glandulaires qui sont caractérisées avant tout par
leur irrégularité de volume[1] se répartissent en cellules cylindriques et en
cellules caliciformes. Ces dernières sont tantôt hautes, élégantes, urcéolées,

[1] Il en est qui sont jusqu'à 10 fois plus hautes que leurs congénères.

[G. FÉLIZET et A. BRANCA.]

tantôt basses, globuleuses, sphériques. A quelque ordre qu'ils appartiennent, ces éléments sont groupés de façons différentes; dans certains culs-de-sac, on trouve exclusivement la glande unicellulaire, la cellule à mucus; dans d'autres, des cellules cylindriques; dans d'autres encore, les deux formes épithéliales sont associées en proportions variables. Notons, en passant, que l'épithélium de l'adénome se divise par karyokinèse[1], qu'il peut présenter la fenêtration par les leucocytes[2] décrite par le professeur Renaut (de Lyon), qu'on trouvera près de sa tête et surtout près de sa base des noyaux appartenant à des cellules de remplacement ou à des globules migrateurs. Enfin, nous devons indiquer dans quelques tubes la présence de végétations épithéliales. D'aucunes, longues et étroites, ont un axe conjonctif; d'aucunes sont réduites à l'épithélium. Dans une série de

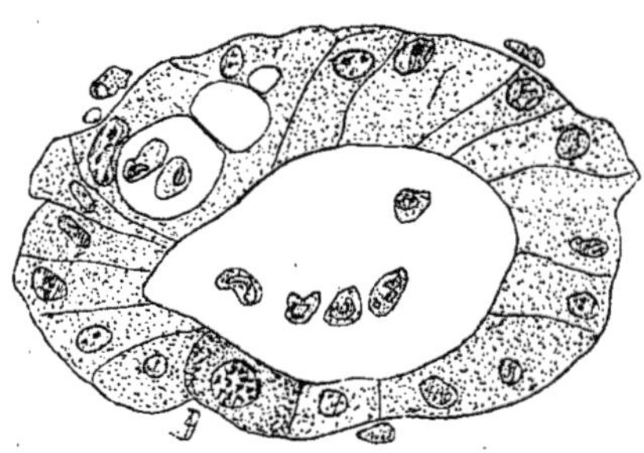

Fig. 5. — Paroi d'une cavité adénomateuse. Le revêtement épithélial est cylindrique ou cubique. Dans le segment inférieur de la figure, on voit une cellule dont le noyau volumineux est en voie de division indirecte; dans le segment gauche l'épithélium est « fenêtré » en 3 points; la plus large de ces « fenêtres » est occupée par deux leucocytes. On notera aussi que la cavité adénomateuse contient 5 globules migrateurs (Verick, ocul. 1; obj 1/16).

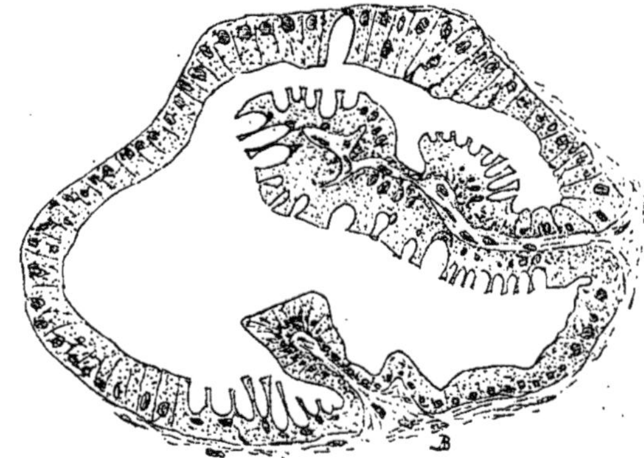

Fig. 6. — Deux grosses végétations avec leur axe conjonctif; sur la plus volumineuse, le revêtement épithélial est caliciforme; sur la plus courte, il est cylindro-cubique (Verick, ocul. 1; obj. 4).

culs-de-sac, on observe des végétations caractérisées par deux cercles épithéliaux concentriques accolés; le superficiel a sa face libre tournée vers la

(1) Sur deux adénomes que nous avons examinés à ce point de vue, le plan de la plaque équatoriale est parallèle à la hauteur de la cellule mère; aussi les deux cellules filles se disposent à côté l'une de l'autre. Elles sont juxtaposées, mais non superposées. Parfois, la cellule mère est globuleuse : ce qui déterminera alors le mode de disposition des cellules filles, ce sera l'orientation de la plaque équatoriale par rapport à la hauteur des cellules voisines.

(2) Ce n'est pas là un artifice de préparation, car : 1° la fenêtration se retrouve sur les coupes en série; 2° la perforation est occupée parfois par des cellules migratrices.

cavité glandulaire; le profond circonscrit une lumière étroite (fig. 7); il est
probable qu'une végétation pleine, volumineuse, s'est élevée sur la paroi d'un

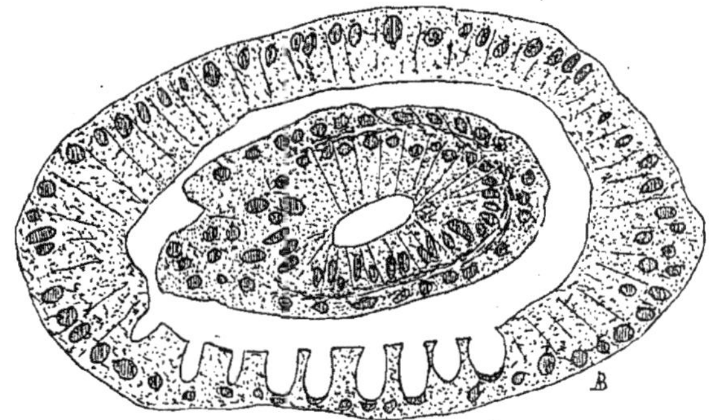

Fig. 7. — On voit sur cette coupe en allant de la périphérie vers le centre : 1° une bordure épithéliale;
2° une cavité représentant la cavité glandulaire; 3° une formation centrale, qui n'est autre qu'une
végétation de forme complexe, à laquelle on reconnaît, en allant toujours de la périphérie vers le
centre : a) une zone de petites cellules cubiques, b) une couche étroite de tissu conjonctif formant
un anneau incomplet, c) une couronne de hautes cellules cylindriques dont les noyaux sont rapprochés de la base d'implantation qui est large et dont le plateau étroit, circonscrit, d) une petite cavité
formant centre de figure (Verick, ocul. ; obj. 8).

cul-de-sac; puis son sommet s'est déprimé et ensuite invaginé, comme un
doigt de gant, dans le corps de la villosité. Cette explication nous semble la
seule qui rende compte d'une façon satisfaisante de l'aspect inattendu de
cette particularité anatomique. Le stroma, qui porte en quelques points une
infiltration embryonnaire périglandulaire, est constitué par de la lymphe,
des cellules éosinophiles, des cellules et des fibres conjonctives assez rares,
des vaisseaux sanguins et des lymphatiques volumineux. Nous avons cherché,
sans la trouver, la trace de tubes nerveux.

Observation n° 2. — Cet adénome, sur lequel l'épithélium de revêtement semble desquamé, est presque exclusivement constitué par du tissu
conjonctivo-vasculaire où sont éparses, vers
le centre de la néoplasie, une dizaine de
cavités adénomateuses. Quelques-unes d'entre
elles sont volumineuses et leur contour interne est festonné du fait des végétations qui
s'y implantent, courtes et nombreuses. Ces
végétations sont formées d'épithélium cylindrique; cet élément, à lui seul, constitue
presque partout la paroi glandulaire. Ce qui
caractérise surtout le stroma, c'est sa richesse

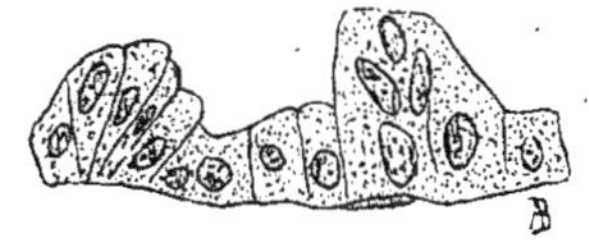

Fig. 8. — Paroi d'une cavité adénomateuse; on note l'irrégularité des cellules, à droite leur disposition en
groupe « flocculeux », à gauche leur
agencement en éventail (Verick,
ocul. 1; obj. 1/16).

vasculaire; des capillaires, gorgés d'hématies et de leucocytes nombreux,
occupent près de la moitié de sa surface totale. Ils sont séparés par un tissu
conjonctif dense, presque adulte, où les cellules sont rares et les fibres
nombreuses.

[G. FÉLIZET et A. BRANCA.]

Observation n° 3. — Cette pièce, dont la surface ne porte ni glande, ni
épithélium, présente un aspect lobulé que lui communiquent peut-être le
tissu conjonctif et surtout le mode de groupement des cavités glandulaires,
réparties en séries longitudinales, perpendiculaires à la surface de la muqueuse. La formation adénomateuse y est discrète; les kystes rares, les
cellules des culs-de-sac cubiques disposées sur un rang s'agencent par
endroits en végétations, et, à ce niveau, il est impossible de distinguer les

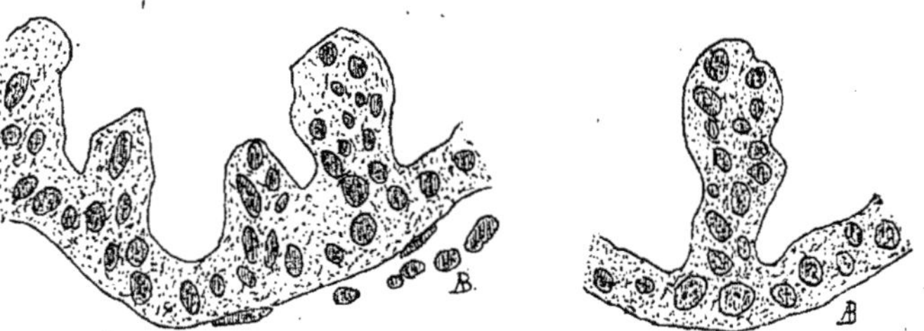

Fig. 9. — Végétations épithéliales : il semble qu'on est en présence d'une masse de protoplasma
non différenciée, parsemée de noyaux (Verick, ocul. 1 ; obj. 1/16).

limites de chaque cellule. Dans toute une région, un tissu conjonctif jeune
s'est disposé autour des culs-de-sac glandulaires sous forme d'anneaux
concentriques, à fibres fines et serrées, entremêlés de cellules plates. En
somme, dans cet adénome, nous retenons l'apparence d'une ébauche de
lobulation, l'abondance du tissu conjonctif et sa disposition en couronne
autour de toute une série de tubes glandulaires.

Bref, au rectum, comme partout ailleurs, l'adénome est dû à une hypertrophie et à une hyperplasie glandulaires[1], qui portent presque exclusivement
sur le corps et sur le fond des glandes. La glande simple, tubuleuse, se
transforme en une glande composée, tubulo-acineuse.

Les sections longitudinales montrent la glande bosselée de bourgeons latéraux ou terminaux, capables de devenir à leur tour l'origine de nouveaux
culs-de-sac et le siège de transformations kystiques. Sur les coupes transversales, on reconnaît « des cercles avec une bordure de cellules cylindriques
et une lumière centrale »[2]. Ces cellules sont « plus longues qu'à l'état normal »
et « c'est au niveau des dilatations qu'on aperçoit les cellules caliciformes
les plus développées ». Par endroits, l'épithélium se groupe en végétations
qui font saillie dans la lumière de l'adénome (kystes proligères). Le stroma
est « fibreux dans les parties les plus anciennement développées » ; il est,
dans les régions « où la glande bourgeonne », embryonnaire, lâche et imprégné de lymphe.

Cornil et Ranvier ont fait mention des transformations qui s'opèrent à la

---

[1] Nous n'adoptons pas la distinction proposée par MOLLIÈRE entre les polypes folliculaires et les
polypes glandulaires. Les premiers résultent d'une simple hypertrophie à laquelle se joignent dans les
seconds des phénomènes hyperplasiques. Cette distinction nous semble absolument artificielle. Une
formation polypiforme dans laquelle ne se seraient pas produites des néoformations cellulaires ne
serait plus un adénome.

[2] Cette citation et les suivantes sont empruntées au livre de CORNIL et RANVIER.

surface des polypes exposés à l'air. «.Les dépressions glandulaires sont comblées, disent-ils, par des cellules pavimenteuses stratifiées ; les saillies interglandulaires représentent dès lors des papilles, de sorte qu'on voit une couche de glandes en tubes se transformer en une couche de papilles, enfouies sous l'épithélium pavimenteux. »

2° *Tumeurs conjonctives. Fibromes. La question des papillomes*. — Les tumeurs conjonctives qui, pour Woodman, représentent la majeure partie des polypes du rectum, tant chez l'adulte que chez l'enfant, sont des tumeurs rares, au dire de tous les auteurs. Peut-être un certain nombre des polypes charnus de Gosselin doit-il être rapporté à cette catégorie de néoplasmes, et peut-être, en revanche, faut-il distraire de ce groupe de tumeurs un certain nombre d'adénofibromes, réunis, par les anciens auteurs, aux polypes « durs et fibreux ».

Quoi qu'il en soit, ces néoplasmes semblent pouvoir se développer en un point quelconque du mésoderme·rectal. Ils se présentent sous la forme de masses arrondies, du volume d'une noix, dont la surface est lisse ou mamelonnée.

A la coupe, on constate que la consistance de ces tumeurs est variable, mais souvent ferme. Elles ne doivent pas être très vasculaires, et il est vraisemblable que l'extrême vascularisation de quelques « polypes durs » est le propre de myomes et de fibromyomes. Quand la tumeur est sectionnée et que l'ongle tente de décoller la muqueuse, on constate parfois, dit Mollière, que la décortication de la muqueuse est aisée comme celle des méninges ; dans d'autres cas, elle est impossible : c'est quand des phénomènes inflammatoires ont provoqué des adhérences intermusculo-muqueuses, ou peut-être aussi quand le néoplasme a pris naissance dans la muqueuse.

L'analyse histologique montrerait dans ces tumeurs les divers éléments du tissu conjonctif, parfois dissociés par l'œdème. Faisceaux conjonctifs, cellules fixes sont là réunis en proportions variables. Dans une observation de Carll Wed (1885), le tissu revêtait le type du tissu conjonctif jeune. La muqueuse, qui sert de couverture à la tumeur, serait amincie par distension ; elle serait, au contraire, très vasculaire et hypertrophiée au voisinage du néoplasme.

Virchow et Heurtaux ont rapproché des fibromes les formations connues sous le nom de papillomes: ils en font des fibromes papillaires. Cornil et Ranvier rattachent les papillomes aux épithéliomes; Delbet les considère comme des tumeurs dont le type normal est, non pas dans un tissu, mais dans un ensemble de tissus, autrement dit dans un organe : la papille.

Mais avant d'aller plus loin, il est nécessaire de s'entendre, une fois pour toutes. Il y a papilles et papilles. Les papilles vraies ou élémentaires sont ces petits organes conjonctifs qui hérissent la partie superficielle du derme cutané et du derme de quelques muqueuses. Elles sont toujours petites; on ne les voit bien qu'au microscope. Elles sont le siège de la majeure partie des « papillomes ». Les papilles fausses, ou grandes papilles, sont des productions papilliformes, macroscopiques. Elles représentent une manière d'être de nombre de surfaces néoplasiques, de nature profondément diffé-

[G. FÉLIZET et A. BRANCA.]

rente[1]. Elles sont une formation de même ordre que l'aspect granuleux ou lobulé. Elles n'ont pas une plus haute valeur en matière de diagnostic anatomique.

Or, nous savons que les papilles vraies sont recouvertes d'un épithélium stratifié qui nivelle la surface inégale du derme. Supposons donc que des saillies conjonctives se développent de toutes pièces sur le derme lisse de la muqueuse rectale; supposons que l'épithélium cylindrique se stratifie et revête l'aspect corné : voilà le papillome rectal des classiques, capable de se pédiculiser.

Nous pensons, avec quelques auteurs, que le groupe des papillomes ne mérite pas d'être conservé. Outre qu'ils comprennent des lésions très dissemblables, telles que les cors, les verrues, certains tubercules anatomiques, les papillomes ne sont pas des tumeurs. Leur contagiosité, leur disparition spontanée parfois, leurs relations étroites avec les inflammations locales sont autant de raisons de les séparer des néoplasmes vrais. D'autre part, nous avons vu qu'au rectum les adénomes[2] peuvent revêtir l'aspect papillomateux, car ce sont des polypes mous, à long pédicule, qui par cela même sont susceptibles de s'infecter et de subir des traumatismes variés. Aussi, pour nous, les soi-disant papillomes du rectum sont parfois des tumeurs (adénomes, tumeurs conjonctives) dont les conditions d'existence se sont trouvées modifiées et dont la structure a subi, de ce chef, des altérations secondaires et toujours contingentes. Ce n'est pas la première fois, d'ailleurs, que les anatomistes ont l'occasion d'étudier les maladies des tissus pathologiques.

Le papillome est une lésion de cet ordre : elle est banale au point de se greffer indifféremment sur une tumeur ou sur un tissu chroniquement enflammé. Quénu et Hartmann donnent une figure intéressante qui le montre assez : il s'agit d'un cas de rectite proliférante dans lequel un épithélium pavimenteux s'est substitué à l'épithélium cylindrique, tandis que des papilles néoformées hérissent la surface du derme de la muqueuse[3].

3° Myomes. Fibromyomes. — Les fibres musculaires lisses se trouvent dans les polypes du rectum sous deux formes bien différentes. Tantôt elles constituent un élément accessoire qu'on retrouve, plus ou moins dissocié, dans le derme de certaines tumeurs : nous avons observé le fait dans deux adénomes et dans un lymphadénome du rectum. Tantôt la fibre musculaire constitue, à elle seule, la masse de la tumeur qui doit prendre le nom de myome ou de fibromyome.

Nous n'avons jamais vu de tumeurs de cet ordre; mais les myomes ont été observés par des auteurs dignes de foi. Nous ignorons leur fréquence chez l'enfant, mais si nous nous en rapportons aux données de la pathologie

---

(1) Adénomes du rein, épithéliomes de la vessie, du rectum, etc.

(2) Le polype granuleux que GOSSELIN figure dans ses *Leçons de clinique chirurgicale* (t. II, p. 665), et auquel il attribue « de nombreuses papilles », est un adénome banal. On y reconnaît des glandes irrégulières, dilatées, qui dans l'idée de GOSSELIN sont des espaces interpapillaires; le derme, interposé entre les tubes les plus superficiels, est, bien entendu, recouvert d'un épithélium cylindrique; GOSSELIN fait de ce tissu interglandulaire des « papilles allongées ».

(3) *Chirurgie du rectum*, t. I, p. 66, fig. 47.

générale, les fibromyomes doivent être une rareté; ils doivent acquérir leur maximum de fréquence chez l'adulte.

A la lecture des descriptions anatomiques qu'on donne des « polypes fibreux », nous avons relevé un certain nombre de caractères normaux et d'altérations qui cadrent à merveille avec le diagnostic de tumeur musculaire et qui sont en désaccord formel avec ce que nous savons des fibromes.

Les myomes seraient des tumeurs arrondies, assez volumineuses; elles seraient d'un rouge violacé quand on les enlève en prenant la précaution de sectionner leur pédicule entre deux ligatures; dans le cas contraire, elles seraient d'un blanc gris et perdraient de leur volume, parce qu'elles sont exsangues.

A la coupe, ces tumeurs sont fermes; elles crient sous le couteau; leur surface de section porte des kystes et semble criblée d'orifices vasculaires béants. Cette richesse en éléments vasculaires est un des caractères des néoplasmes musculaires. Nous savons de plus que si le mode d'irrigation de la masse de la tumeur est fort variable, il n'en est plus de même en ce qui regarde sa surface : on y voit ramper des vaisseaux qui sont de gros calibre et qui sont fort abondants.

Les kystes seraient fréquents dans les myomes. Ils reconnaîtraient des pathogénies probablement multiples; les uns seraient en relation avec la richesse vasculaire de la tumeur; les autres seraient le fait d'une dégénérescence. On sait que le ramollissement œdémateux ou muqueux n'est pas rare dans les corps fibreux de l'utérus et qu'il y détermine la formation de cavités d'apparence kystique (pseudo-kystes).

Les quelques examens histologiques qu'on a pratiqués de ces tumeurs ont montré leur richesse en fibres lisses : ces fibres sont disposées au hasard, sans ordre déterminé; elles ne se grouperaient pas en faisceaux diversement orientés, comme dans la plupart des néoplasmes musculaires.

En somme, il est certain aujourd'hui qu'un certain nombre de polypes appartiennent au groupe des myomes (Malassez) ou des fibromyomes. Billroth, sur un d'entre eux, aurait trouvé des faisceaux élastiques. « Le musée Hunter, à Londres, possède une pièce sur laquelle la tumeur polypeuse paraît évidemment développée aux dépens de la couche musculaire du rectum. » Il serait intéressant de savoir si la muscularis mucosæ peut devenir l'origine de telles productions.

4° *Lymphadénome.* — Nous avons eu l'occasion d'examiner un lymphadénome polypiforme du rectum. La tumeur était rouge, lisse, à peine lobulée; sa surface d'implantation était large, sa consistance molle, sa coupe gluante.

On y distingue à un faible grossissement deux zones : l'une est claire et périphérique; elle représente une muqueuse où les culs-de-sac glandulaires ont disparu en maint endroit. Cette zone forme une couronne autour d'un noyau central fait de lobules foncés, irréguliers, juxtaposés, séparés les uns des autres par des bandes claires qui, par endroits, se continuent sans interruption avec le derme de la muqueuse et qui, ailleurs, sont séparés par une muscularis de la couche corticale du néoplasme.

A un fort grossissement cette couche apparaît avec son épithélium de

[G. FÉLIZET et A. BRANCA.]

revêtement, ses glandes intactes, son derme infiltré de lymphe, et de
nombreux leucocytes éosinophiles. La zone centrale est répartie en lobules

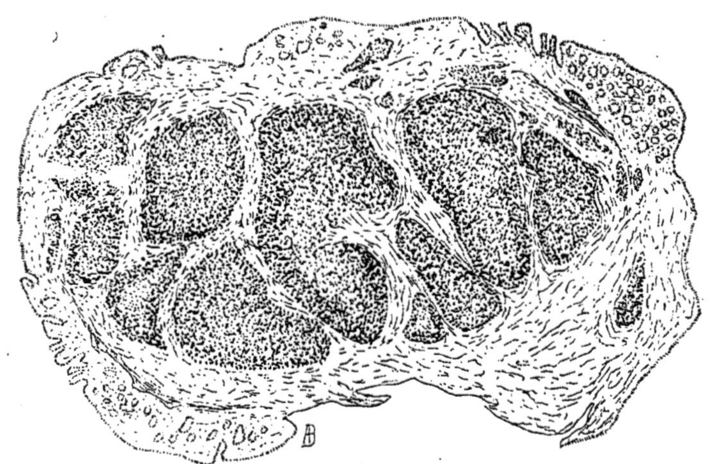

Fig. 10. — Lymphadénome. Coupe d'ensemble passant par le hile. La muqueuse est atrophiée; les
glandes et la muscularis mucosæ ont disparu conjointement sur les 2/5 de la tumeur. La zone centrale est occupée par des lobules de tissu réticulé (Verick, ocul. 1; obj. 1).

par des travées conjonctives. Ces lobules comprennent deux zones : la zone
enveloppante est dense, foncée; le noyau central est plus clairsemé d'éléments
et par conséquent de teinte plus pâle.

Une analyse de ce tissu nous montre la présence : 1° d'un réticulum
délicat, que le pinceautage met en évidence, 2° de leucocytes de taille variée
coulés dans le réticulum, 3° de vaisseaux surtout nets dans le noyau central;
ce sont des capillaires sanguins dont la lumière est séparée du tissu adénoïde
par un mince anneau conjonctif.

A n'en pas douter, il s'agit là d'un néoplasme; ce néoplasme s'est développé au-dessous de la muscularis, au-dessus de la tunique musculaire; il
est formé par du tissu semblable à celui des ganglions lymphatiques. Nous
avons eu affaire à une tumeur qui, histologiquement, est un lymphadénome.
L'avenir nous dira seul si nous nous sommes trouvés en présence d'un de
ces lymphadénomes bénins comme on en a signalé exceptionnellement, qui
se rapportent à certaines formes curables de la lymphadénie.

Nous ignorons s'il existe dans le rectum d'autres tumeurs pédiculées
que celles que nous avons passées en revue. — Bathurst Woodman aurait
observé un myxome, identique à ceux des fosses nasales. D'après lui, nous
dit Mollière, tout porte à croire que cette espèce anatomique n'est pas très
rare et qu'elle peut contenir des kystes. Nous ne savons pas si ce fait, unique
en son genre, a trait à un polype de l'enfance.

C) **Évolution du polype. Complications. Terminaison.** — L'évolution des polypes semble être assez lente : tel, qui donnait des symptômes depuis trois années, n'atteignait pas le volume d'une noix.

Au début, c'est un néoplasme sessile qui se porte vers la cavité du rectum où rien ne fait obstacle à son développement; il grandit de plus en plus; il tend à s'opposer au cours des matières. Le bol fécal, exprimé par les parois intestinales, butte contre la tumeur, s'accole à elle, et tend à l'entraîner tant qu'il n'a pas dépassé son niveau. Ce traumatisme incessant tiraille le polype; un pédicule se constitue. Il est dû à la muqueuse amincie, parfois atrophiée, dont s'est coiffé le polype; cette muqueuse représente un méso; elle engaine le pédicule vasculaire de l'organe.

Dans quelques cas, le pédicule du polype serait creux. La tumeur est originaire de la musculeuse; elle s'est portée vers la cavité de l'ampoule en entraînant la tunique péritonéale sus-jacente. Un diverticule séreux occupe donc le centre du pédicule. On a cité plusieurs interventions dans lesquelles le péritoine fut ouvert ainsi, s'infecta et détermina la mort du patient.

Le polype est constitué : il nous faut dire un mot de ses destinées. Quelques auteurs ont signalé son atrophie spontanée; d'autres ont insisté sur les infections et la gangrène dont il peut devenir le siège. Mais son sort ordinaire, quand on n'intervient pas, c'est de rester en place et de grossir jusqu'au jour de son élimination.

Cette élimination spontanée se produit quand, à force de s'être étiré, le pédicule a perdu sa solidité. Un bol fécal se présente, plus volumineux ou plus dur que de coutume; il descend avec le polype; il étend son pédicule, puis lui fait subir une « élongation ». Le pédicule, qui est frêle, a atteint la limite de son élasticité. Le bol fécal continue-t-il à entraîner le polype? le pédicule cède et se rompt; la tumeur s'en détache, sans provoquer d'hémorragie le plus souvent; elle est expulsée avec les selles.

Mais le pédicule cède de diverses façons : tantôt c'est à son implantation sur la muqueuse; rien ne reste de lui; la récidive n'a guère de chances de se produire; tantôt il se brise en un tout autre point, parfois au ras de la tumeur; il laisse alors un moignon qui peut devenir la source d'une récidive. L'un de nous a observé deux fois pareil fait[1]. C'est dire que nous ne partageons pas les idées de Stoltz. Pour cet auteur, toutes les fois qu'on enlève un polype et qu'on constate au bout de quelque temps l'apparition d'une tumeur semblable à la première, la récidive est toute d'apparence. Il s'agit d'un « autre polype » qu'on n'avait pas aperçu lors de la précédente intervention ou d'un polype « nouveau » qui s'est développé à côté de l'ancien. Pour nous, il s'agit le plus souvent d'une récidive, locale, s'entend, comme c'est le propre des tumeurs bénignes.

Les complications auxquelles sont sujets les porteurs de polype sont d'ordre inflammatoire ou d'ordre mécanique. Parmi les premières, il faut citer la rectite, tantôt aiguë, tantôt chronique. Nous avons eu l'occasion de

---

[1] Il fut appelé pour opérer un polype; au moment où il arrivait auprès de l'enfant, la tumeur venait de s'éliminer en abandonnant, sans hémorragie, une bonne partie de son pédicule. — Deux mois plus tard, on constatait un nouveau polype qui siégeait au point précis qu'occupait l'ancien et qui s'était, presque à coup sûr, développé sur son moignon.

[G. FÉLIZET et A. BRANCA.]

dire, en passant, que cette rectite était un des agents qui déterminaient à la surface du polype l'aspect papillomateux.

Autrement importantes sont les complications mécaniques. Fréquemment on voit le polype entraîner la muqueuse, du fait de son poids (Curling) ou de son volume. Son poids est suffisant pour amener le prolapsus d'une petite portion de muqueuse, quand cette muqueuse se décolle avec la facilité de la muqueuse rectale (prolapsus partiel de la muqueuse). Son volume est tel parfois que le polype agit comme les corps étrangers, comme les scybales que la constipation accumule dans l'ampoule ; un prolapsus total de la muqueuse se constitue. On admet qu'il est toujours secondaire et toujours fonction du polype. Stoltz avait soutenu l'hypothèse contraire. Sa théorie n'est plus admise ; elle n'a plus qu'une valeur historique. Aujourd'hui, nous dit M. de Saint-Germain, « on ne peut lire sans sourire la théorie de Stoltz relative à l'influence polypogène du pincement de la muqueuse rectale pendant la défécation ».

Le prolapsus complet des tuniques rectales peut être provoqué par la présence d'un polype. Au dire de quelques auteurs le polype ne serait pas seul responsable de cette grave complication, et peut-être n'entraînerait-il la chute du rectum que parce qu'il se développe sur ces enfants à téguments flasques, à ventre en bateau, qui sont les candidats à la hernie, et qui fourniront plus tard à la ptose viscérale la meilleure partie de son contingent. Nous nous contentons de relater cette opinion, sous « bénéfice d'inventaire ».

A côté des complications véritables que nous venons de passer en revue, il faut faire une place pour les hémorragies dont l'abondance est telle parfois qu'elle constitue un danger imminent. La pathogénie de ce symptôme a été résolue par des affirmations plus souvent que par des faits ; c'est le polype qui saigne, disent les uns ; il se contente de faire saigner la muqueuse, répondent les autres. En réalité, il semble que l'un et l'autre processus puisse entrer en jeu : dans un cas que l'un de nous a observé, le polype était ferme et pâle ; il ne saignait pas à la coupe ; il donnait lieu pourtant à des rectorragies qui cessèrent avec son ablation ; il est vraisemblable qu'il s'agissait là d'une *épistaxis rectale*. Dans une autre circonstance, au contraire, le polype était le siège de l'hémorragie. Bien qu'enlevé avec précaution, il présentait à sa surface une dépression remplie d'un coagulum fibrineux ; une coupe fut pratiquée ; elle révéla un épanchement interstitiel, qui s'était collecté. Le noyau hémorragique affectait la forme d'un cône ; sa base se confondait avec le cœur du polype ; son sommet affleurait la surface de la muqueuse.

III. — ÉTIOLOGIE

Le polype n'est pas une affection fréquente[1], et c'est une des raisons pour lesquelles son étiologie est si mal élucidée.

(1) ALLINGHAM compte que les polypes fournissent le 1/75 des malades atteints d'affections du rectum. BOKAI, sur 56 970 enfants examinés à ce point de vue, n'a trouvé que 25 cas de polype.

Meissner a fait jouer un rôle à la scrofule; Bathurst Woodman a incriminé l'arthritisme, la tuberculose et le cancer chez les ascendants, mais les hypothèses de ces deux auteurs ne sont étayées sur aucun fait précis.

Tout ce que nous savons, c'est que l'affection peut se développer très tôt. Le polype a été observé chez des enfants de 3 mois (Schlegel), de 6 mois (Denonvilliers), bien qu'en dise Marjolin qui ne l'a jamais vu qu'à partir de l'âge de 2 ans.

Garçons et filles semblent également sujets aux polypes, écrit Giraldès; toutefois Bokai, Kronemberg croient la maladie plus fréquente chez les enfants du sexe masculin. Dans 3 cas dont nous avons lu la relation, le polype existait chez les 2 frères, chez les 2 sœurs, chez le frère et la sœur (Dotzauer, Kuhlbrand, Gripps). Nous avons observé un fait analogue.

L'influence des alternatives de constipation et de diarrhée, de la dysenterie, de l'helminthiase[1] n'est pas établie; celle du prolapsus (Stoltz) est démentie d'une façon formelle.

Somme toute, il nous faut faire une fois de plus l'aveu de notre ignorance; l'étiologie du polype nous est totalement inconnue. Mais le problème gagnerait peut-être à être présenté sous une autre forme : au lieu de nous enquérir des causes du polype, il faudrait bien plutôt rechercher la cause des diverses tumeurs qu'on peut rencontrer dans le rectum; le problème se précise en même temps qu'il s'élargit; c'est la grande question de la pathogénie des néoplasmes qui se pose de la sorte : elle est loin d'être encore résolue.

Pourtant, en ce qui regarde l'étiologie des adénomes, quelques auteurs ont récemment incriminé l'infection.

En 1885, Belleli d'Alexandrie observa un cas de « Bilharzia hœmatobia » chez un malade porteur d'un adénome pédiculé du rectum. Le polype fut enlevé. En pratiquant des coupes de la tumeur, Belleli y constata, isolés ou groupés dans le tissu conjonctif, des embryons et des œufs munis de leur épine polaire ou latérale. L'auteur n'hésita pas à considérer le « fibro-adénome du rectum » comme « le produit » du parasite, et cela, d'autant plus facilement que quelques-uns de ses confrères avaient vu comme lui l'association du polype et de l'helminthiase. Ball accepte cette manière de voir et décrit dans son livre les « Polyps from parasitic irritation ».

Nous croyons les conclusions de Belleli illégitimes; en tout cas, elles nous semblent singulièrement prématurées. En premier lieu, l'association des deux affections ne prouve rien qu'une simple coïncidence; pour établir entre elles un lien de parenté, il faudrait que l'infection par la Bilharzia hœmatobia, si fréquente en Égypte[2], s'accompagnât d'adénomes en nombre comparable.

D'autre part, la présence du parasite dans le néoplasme ne prouve pas qu'il est la cause du néoplasme. Si nous nous rappelons que les anatomopathologistes égyptiens Kartulis, Schies-Bey, ont montré la présence des œufs

[1] Dotzauer, ayant observé un cas d'helminthiase qui coïncidait avec la présence d'un polype, admet, sans autre preuve, chez ses deux autres malades, le rôle déterminant du parasite.

[2] Griesinger trouve 117 fois le parasite dans 363 autopsies.

[G. FÉLIZET et A. BRANCA.]

et des embryons (Zancarol) dans toute l'étendue de la tunique muqueuse de l'intestin, il n'est pas de raison pour admettre qu'on ne trouvera pas l'hématozoaire dans l'adénome aussi bien qu'ailleurs. L'adénome possède, comme le reste de l'intestin, une circulation tributaire de la veine porte, et l'on sait que c'est par cette voie vasculaire que se propage le parasite.

On pourrait objecter que la Bilharzia hœmatobia provoque des lésions polypeuses sur toute l'étendue de la muqueuse intestinale. Mais nous ne sommes pas en droit d'assimiler végétations polypiformes et adénome; dans un cas il s'agit d'une tumeur, dans l'autre d'un processus inflammatoire, et s'il est des circonstances où tumeur et processus inflammatoires sont d'une distinction histologique difficile, ce n'est pas une raison, croyons-nous, pour confondre les deux ordres de formations, d'une étiologie si profondément différente.

Mais admettons, pour un moment, que le parasite soit la cause de l'adénome; nous expliquerons ainsi la genèse de l'adénome en Égypte, mais dans nos pays, où la Bilharzia est totalement inconnue, la pathogénie de la tumeur n'en reste pas moins à élucider de fond en comble.

Nous n'ignorons pas le rôle capital qu'on a voulu faire jouer, ces dernières années, à l'infection microbienne, dans la pathogénie des adénomes, mais nous croyons devoir opposer les plus expresses réserves aux arguments qu'on a fait valoir pour établir une telle hypothèse. Parce qu'on trouve des micro-organismes dans le tissu d'un adénome, on n'est pas en droit de dire que l'adénome est le « produit » du micro-organisme; une telle conclusion ne sera autorisée que le jour où on obtiendra l'adénome rectal en provoquant une infection rectale.

La pathogénie de l'adénome n'a pas fait un pas de plus, malgré les travaux qu'elle a provoqués; mais ces travaux ont eu un résultat, indiscutable celui-là : ils ont apporté un argument de plus pour montrer que les néoplasmes aussi bien que les tissus normaux sont sujets à l'infection, que cette infection soit le fait des hématozoaires, comme le veut Belleli, ou le fait des staphylococci, comme l'enseigne Delbet.

IV. — SYMPTÔMES. — ÉVOLUTION

Les premières phases du développement des polypes sont d'une constatation fort difficile : tantôt l'enfant est trop petit pour nous fournir un de ces renseignements qui mettront sur la voie du diagnostic; tantôt les symptômes initiaux sont nuls ou tellement atténués qu'on n'y prend pas garde.

Cependant, Giraldès a montré qu'on pouvait dès ce moment observer des démangeaisons, de la douleur lors de la défécation, un suintement muco-sanguinolent. D'autres auteurs ont noté les envies fréquentes; Stoltz a insisté sur l'effort que nécessite la défécation.

Puis, à cette période de début, en succède insensiblement une autre où les symptômes sont constants et sont nets : c'est alors seulement qu'on nous amène les petits malades.

Les rectorrhagies sont un phénomène fréquent[1] de cette période d'état : elles acquièrent chez les enfants une valeur pathognomonique et se caractérisent par la perte d'un sang rouge qui ne se mêle jamais au bol fécal et qui d'ordinaire suit sa sortie. La tache qu'il laisse sur le lé postérieur de la chemise a alarmé les parents ; ils ont observé de plus près leur enfant ; ils nous racontent que ces hémorrhagies, qui se produisaient d'abord tous les 8 ou 10 jours, se renouvellent plus souvent ; elles apparaissent en général par intermittences, à l'occasion des selles ; elles sont plus fréquentes parfois et il est des jours où l'enfant perd du sang par l'anus à mainte reprise, presque sans interruption. Ces rectorrhagies sont, en somme, sujettes aux plus grandes variations ; elles sont capables d'entraîner des troubles inattendus : une fillette de douze ans, réglée depuis quelque temps, vit, à l'occasion de la spoliation sanguine que provoquait un polype, les époques s'espacer de plus en plus et se suivre avec des interruptions de 2 à 8 mois.

Les troubles de la défécation sont parmi les plus fidèles des symptômes du néoplasme. L'enfant reste longtemps sur le vase. Sa mère a beau le presser d'en finir, il n'en fait rien ; il répond, comme un petit malade de Stoltz : « J'ai quelque chose qui ne veut pas tomber. » Et la défécation n'est pas seulement lente : elle est douloureuse[2] (sensation de pesanteur anale, douleurs aux lombes, au bas-ventre). Disons enfin qu'elle nécessite des efforts soutenus ; l'enfant pousse avec une énergie qui doit avoir un rôle important dans l'apparition de certaines hernies inguinales, chez les petits bonshommes porteurs d'anneaux inguinaux larges et de piliers malformés.

Enfin quelques symptômes, plus rares, peuvent compléter le tableau clinique que nous avons esquissé. C'est la constatation d'une rainure à la surface du bol fécal[3], c'est le ténesme ; ce sont des douleurs qui peuvent rappeler le syndrome de la fissure anale. Ou bien il s'agit de troubles du côté des voies urinaires : à maintes reprises, nous avons constaté la rétention d'urine ; une fois même nous nous sommes trouvés en présence d'un complexus symptomatique qui nous fit croire un instant à un calcul vésical : rétention d'urine, douleurs dans la miction, interruptions brusques du jet se trouvaient associées depuis plusieurs mois ; tous ces phénomènes disparurent avec l'ablation du polype.

Il n'est pas exceptionnel de voir des phénomènes généraux s'installer chez l'enfant et prendre même chez lui des proportions inquiétantes. Ils relèvent tous de l'hémorrhagie : nombre de chirurgiens ont vu leurs petits malades mal digérer, maigrir, perdre leurs forces, présenter des tendances syncopales pendant que le teint devenait pâle et terreux, les traits tirés, le caractère irritable.

Mais tous ces symptômes n'acquièrent une valeur absolue qu'autant que le médecin peut constater, par lui-même, une tumeur polypiforme.

Bien souvent, la mère nous raconte qu'à la suite des selles, elle a vu une

______

[1] Mais inconstant.

[2] Quelques auteurs n'admettent la défécation douloureuse qu'au cas où le polype est bas situé et fait procidence. — Quelques autres ont signalé la douleur à l'occasion de la marche, etc.

[3] Ce signe n'a pas l'importance que lu prêtent GUERSANT et KRONEMBERG, de Moscou. Outre qu'il est très inconstant, on peut le retrouver dans nombre d'affections du rectum.

[G. FÉLIZET et A. BRANCA.]

« boule de chair rouge » qui pendait à l'anus, et qui rentrait spontanément dans le rectum, presque instantanément tout d'abord et plus tard au bout de 8, 10, 15 minutes. Vient un jour où la tumeur sort plus facilement encore : c'est à l'occasion d'un effort, d'une secousse de toux ; la réduction n'en est que plus difficile, et pour l'obtenir, l'enfant est obligé d'y porter la main ou de contracter sa musculature rectale (Stoltz).

Rien de simple comme de voir la tumeur, quand elle est en procidence. Parfois on peut provoquer cette procidence en commandant à l'enfant de pousser, comme pour aller à la garde-robe. Mais souvent, pour une raison ou pour une autre, cet artifice ne réussit point à faire émerger la tumeur. Peut-être le toucher rectal nous renseignera-t-il.

Commençons par pratiquer une irrigation large du rectum ; les matières qui encombraient l'ampoule sont de la sorte balayées ; le polype n'en sera que plus accessible, et que mieux senti. Pratiquons le toucher avec lenteur et méthode. Le doigt introduit remonte aussi haut que possible, sans s'appliquer à recueillir aucun renseignement. Maintenant il s'oriente ; il s'applique sur la paroi rectale postérieure ; il la parcourt de haut en bas en cherchant, alors, à constater dans sa descente l'inégalité, la saillie qui vont nous mettre sur la voie. N'a-t-il rien rencontré, il est introduit de nouveau, et avec les mêmes précautions, il doit explorer la face antérieure et les bords de l'organe. Assez souvent, le doigt tombe sur une petite tumeur molle, arrondie, et du même coup il nous renseigne sur le point d'implantation du polype et sur les caractères de son pédicule.

Mais il s'en faut de beaucoup que l'exploration digitale, méthodiquement pratiquée, nous donne toujours le renseignement que nous en attendons. Cependant le polype « doit exister ». Le spéculum est notre dernière ressource.

L'enfant a pris un lavement et l'a rendu aussitôt ; il est mis dans la position de la taille périnéale ; le *speculum ani* est introduit, fermé ; il pénètre dans le rectum jusqu'à sa garde ; on l'entre-bâille alors lentement, à demi ; et on lui imprime un mouvement de rotation lente. Aussitôt que le polype arrive au contact de l'interligne ménagé entre les 2 valves de l'instrument, il s'y précipite ; nous pouvons l'examiner à loisir.

La marche de l'affection est lente, de l'aveu de tous les classiques. Après être passé par les phases de tumeur sessile, puis pédiculée, le polype peut se flétrir et s'atrophier ; le fait est rare. Plus souvent il grossit jusqu'au jour où vont se produire la rupture du pédicule et l'élimination de la tumeur. Il y a là une véritable « intervention spontanée » qui peut guérir, à jamais, l'enfant de son polype. Mais souvent le pédicule laisse un moignon sur la muqueuse rectale : ce moignon peut devenir rapidement l'origine d'une nouvelle tumeur en tout analogue à la première, et par sa forme et par ses destinées.

V. — COMPLICATIONS. — FORMES. — PRONOSTIC

Il arrive parfois qu'un symptôme prend une telle importance, qu'il fait courir les mêmes risques qu'une complication véritable. Nous avons, chemin faisant, montré de quels phénomènes généraux graves s'accompagnent les grandes hémorrhagies, mais nous ne connaissons pas d'observation où la mort ait été le fait de leur abondance.

Parfois le polype s'infecte et se gangrène ; parfois il est la cause de fissures, d'abcès de la marge de l'anus (Allingham), mais ce sont là des complications rares : on n'en saurait dire autant de la rectite et du prolapsus.

C'est à la rectite qu'il faut rapporter ces pertes glaireuses, d'odeur fétide, qui surviennent en dehors de toute défécation. Elles sont parfois d'une abondance extrême : on les a vues simuler une diarrhée. Tantôt ce sont des pertes presque aqueuses ; tantôt elles ont la viscosité de l'albumine ; tantôt elles ont une consistance muqueuse et sont teintées de sang : Gross a pu les comparer alors à la « gelée de groseilles ».

Le prolapsus est la complication la plus ordinaire du polype ; il est fréquent, au point qu'on s'est demandé un moment s'il était la cause ou l'effet du polype. Quand il survient chez les tout petits, il n'est pas la conséquence obligée du polype : on doit savoir incriminer, à leur temps, toutes les causes qui provoquent des effets expulsifs répétés (cris, toux, constipation, diarrhée, phimosis, coqueluche, rougeole, etc.); mais à partir de 5 ou 6 ans, le prolapsus n'est plus l'affection commune, banale, « presque essentielle », qui guérit « malgré le médecin » ; c'est un symptôme et c'est le symptôme d'une maladie de l'intestin, d'un polype quelquefois. Aussi, alors même qu'on viendra nous consulter pour un prolapsus d'apparence banale, faudra-t-il songer toujours au polype, ce forme fruste, qui se dérobe à sa faveur, et nous ne négligerons jamais de déplisser le prolapsus, de l'exagérer au besoin, pour voir s'il ne porte pas un polype, ou tout au moins le moignon d'un pédicule.

A côté des formes normales du polype, où la rectorrhagie, la lenteur des selles, la présence de la tumeur imposent le diagnostic, il est des *formes atypiques* souvent difficiles à dépister. C'est un symptôme comme la rétention d'urine, une complication comme le prolapsus ou la fissure qui prennent une importance hors de pair parce qu'ils existent seuls ou qu'ils attirent seuls l'attention. Aussi, pour ne pas tomber dans de grossières erreurs, le clinicien doit-il s'astreindre à pratiquer le toucher rectal toutes les fois qu'il se trouve, chez des enfants, en présence d'altérations qui portent sur les organes génito-urinaires ou sur la portion pelvienne du tube digestif.

En l'absence de toute complication, le *pronostic* des polypes du rectum est bénin. La guérison est parfois un acte spontané de la nature ; la récidive pourtant est toujours possible, plus encore après la chute spontanée qu'après l'opération chirurgicale ; mais cette récidive est locale ; elle n'est pas plus grave que le polype : seules, les complications, les hémorrhagies, la rectite, le prolapsus, sont capables d'assombrir le pronostic.

VI. — DIAGNOSTIC

Le diagnostic des polypes est posé dans des conditions bien différentes. Tantôt le polype sort « à volonté ». Il suffit « d'ouvrir les yeux » pour le reconnaître, de « tendre le doigt » pour s'assurer qu'il porte un pédicule. On ne le confondra donc pas avec les végétations syphilitiques qui ont un tout autre aspect, avec le fongus bénin caractérisé par des hémorrhagies abondantes, mais indolentes, et par l'absence d'un pédicule. Les hémorrhoïdes, si rares chez l'enfant, sont multiples et s'affaissent quand on les presse entre le pouce et l'index. Le prolapsus a pour lui sa forme circulaire, et son orifice central.

Tantôt nous avons toutes les raisons de croire à l'existence d'un polype ; l'enfant est atteint de rectorrhagies abondantes, et nous savons que le néoplasme est chez l'enfant la cause presque unique d'un tel symptôme ; toutefois le polype ne s'est jamais montré ; tentons de le faire sortir ; faisons pousser le petit malade ; pratiquons au besoin une irrigation rectale : ces petits moyens peuvent suffire parfois.

Mais il est des cas où la tumeur n'apparaît point ; elle est située trop haut, son pédicule est trop court, ou bien elle se révèle par des symptômes anormaux, tels que la rétention d'urine. C'en est fait de notre diagnostic, si, de parti pris, nous ne pratiquons le toucher toutes les fois qu'un enfant présente des troubles portant sur ses viscères pelviens. Faute d'avoir usé de ce moyen d'information, maint auteur a pris des rectorrhagies pour des exemples de menstruation précoce ; dans un cas dont l'un de nous fut témoin, la rétention d'urine fut attribuée à un phimosis compliqué d'adhérences préputiales ; la circoncision fut pratiquée, elle resta sans résultats, et c'est en explorant la vessie par le toucher rectal qu'on s'aperçut de la présence d'un petit polype, dont l'ablation fit cesser, du coup, tous les accidents.

Le toucher rectal nous révèle « quelque chose », ce « quelque chose » c'est le polype presque toujours ; il n'y a guère à s'y tromper chez l'enfant ; l'invagination rectale est en effet circulaire ; les hémorrhoïdes, le cancer, l'angiome sont si exceptionnels qu'il n'y a pas à en tenir compte dans la pratique. C'est si vrai que les hémorrhoïdes ont été niées chez les enfants, et que chez eux le cancer[1] et l'angiome[2] n'ont été qu'une fois observés : l'absence de pédicule avait permis le diagnostic.

Le toucher rectal ne nous a pas éclairés ; la tumeur était si molle ou si petite que le doigt n'a pas rencontré sa résistance. C'est le moment de recourir aux grands moyens, de n'abandonner le diagnostic qu'une fois le spéculum employé. Lui seul juge en dernier ressort ; il montre le polype toutes les fois qu'il s'implante dans la « zone explorable » du rectum.

Le diagnostic différentiel est assuré ; il faut s'enquérir des caractères anatomiques du polype (siège, volume, consistance, nombre) ; il faut préciser la nature du pédicule (plein ou creux) souvent très vasculaire. Rappelons en passant, qu'en raison de sa longueur, de son pédicule, un polype du côlon descendant fut pris une fois pour un polype du rectum[3].

Enfin on doit faire le diagnostic des complications. C'est parfois pour elles

<hr>

[1] Observation de Mayo chez un enfant de 12 ans.
[2] Observation de Marsn chez une fillette de 10 ans ; la tumeur faisait le tour de l'intestin.
[3] Observation de Meulewaten (*Gaz. méd.*, Paris. 1837).

qu on vient consulter le médecin. Nous avons eu déjà l'occasion de dire que c'est en déplissant un prolapsus que nous aperçûmes la « cause de tout le mal ». La muqueuse portait encore le moignon d'un polype qui s'était spontanément décapité.

VII. — TRAITEMENT

Il n'y a pas lieu de discuter les indications du traitement des polypes : les complications fréquentes que provoquent ces tumeurs, les aléas de la guérison spontanée, l'innocuité des moyens thérapeutiques à mettre en œuvre nous font un devoir de ne pas nous attarder aux moyens palliatifs « irrationnels ou dangereux », c'est la cure radicale, c'est l'ablation qu'il faut d'emblée pratiquer.

A cette fin, nombre de procédés ont été préconisés ; tous ont des succès à leur actif ; il importe pourtant de faire un choix et de ne s'arrêter qu'aux meilleurs.

La ligature simple, la plus vieille de ces méthodes, est excellente. Quand la tumeur est en procidence ou qu'on peut l'y amener, rien de simple comme d'étreindre son pédicule dans un fil ; mais ce fil, il faut le serrer juste assez pour écraser les vaisseaux et pour ne pas sectionner le pédicule, si fragile parfois chez l'enfant. — Quand le pédicule est large et court, quand le polype n'a jamais franchi l'anus, on peut, après avoir dilaté le sphincter à l'aide du spéculum, traverser l'implantation du polype avec un fil et pratiquer la ligature du meunier.

Aujourd'hui, on fait suivre la ligature d'une excision immédiate. Cette pratique ne présente aucun inconvénient. Il faut toutefois prendre soin de sectionner le pédicule à quelque distance de la ligature : c'est le vrai moyen d'éviter que le fil, en glissant, ne provoque une hémorrhagie.

L'écrasement linéaire de Chassaignac, l'arrachement et la torsion de Giraldès, la ligature élastique et la galvanocaustie ont eu leur part de succès. Mais nous rejetons l'excision et l'arrachement simple qui exposent aux hémorrhagies ; le temps a fait justice des caustiques : les douleurs qu'ils provoquent, les lenteurs que nécessite leur emploi justifient l'abandon dans lequel ils sont tombés.

La cure radicale du polype est une excellente opération, bénigne s'il en est. Nous avons vu à maintes reprises l'intestin descendre dans les bourses chez des enfants porteurs d'anneaux larges et de mauvais piliers, et descendre seulement à l'occasion d'un polype. Après l'ablation de la tumeur, les grands efforts que nécessite la défécation n'ont plus leur raison d'être : la hernie ne sort plus.

L'intervention chirurgicale eut un effet du même genre chez un de nos petits malades : une hydrocèle double péritonéo-vaginale, qui datait de quelques mois, se résorba spontanément, en une huitaine de jours, à la suite de l'ablation du polype.

Les complications de l'intervention sont les unes immédiates, les autres médiates. Les premières ont été notées très fréquemment dans un temps où

[G. FÉLIZET et A. BRANCA.]

les chirurgiens n'avaient pas le soin de provoquer l'oblitération des vaisseaux du pédicule. L'enfant éprouve le besoin d'aller à la selle ; il perd du sang par l'anus, en quantité parfois notable et bientôt il s'agite, il éprouve des tendances syncopales ; son teint prend « une pâleur cadavérique » (Bardinet). Un tamponnement, l'usage de la glace, une piqûre d'ergotine rendent bientôt maître de l'accident.

Parmi les complications médiates, il faut citer les hémorrhagies secondaires, les abcès : de tels accidents ne se produisent guère quand on a la précaution de condamner le malade au repos, d'immobiliser l'intestin à l'aide de l'opium, et d'assurer une propreté relative du rectum à l'aide de lavements boriqués, fréquemment répétés.

Le traitement des complications qui sont fonction du polype n'a rien de spécial. Nous nous contentons de rappeler que, chez les tout petits, le prolapsus ne relève, le plus souvent, d'aucune thérapeutique active. Il guérit de lui-même, et s'il coïncide avec le polype il n'en est pas toujours la conséquence.

Chez les enfants de 5 à 6 ans, l'ablation du polype n'a plus toujours raison du prolapsus ; toutes les fois qu'on tarde à débarrasser l'enfant de sa tumeur, la complication demande une intervention, de même que le polype avait demandé la sienne, et l'opération qu'on pratique sur le prolapsus n'est ni la moins longue, ni la moins difficile, ni la moins grave.

14 *décembre* 1896.

BIBLIOGRAPHIE.

Traités généraux. — Follin et Duplay. — Poulet et Bousquet. — *Traité de chirurgie*, t. VII, article de Potherat.

Traités de chirurgie infantile. — Guersant. — Giraldès. — Holmes, 1870. — de Saint-Germain 1884.

Traités des maladies du rectum. — Mollière, 1877. — Curling, 1883. — Ball, 1887.

Thèses. Mercier, 1857. — Levêque, 1866. — Bon, 1877.

Mémoires divers. — Stoltz. *Gaz. médicale de Strasbourg*, 1844, 1859, 1860. — Dufreisse-Chassaigne. *Soc. de chirurgie*, 1841. — Gigon d'Angoulême. *Acad. de méd.*, 1841. — Bourgeois d'Étampes, *Bull. de th.*, t. 25, p. 263, 1842. — Dotzauer. *Medizinisches Correspondenzblatt*, n° 27, 1845. — Guersant. *Gaz. des hôp.*, 1846, n° 153. — Perrin. *Revue méd. chir.*, 1847. — Forget. *Soc. de chirurgie*, 24 juillet 1850, 1er juin 1853. — Robin. *Gaz. des hôp.*, 1852. — Bardinet. *Union méd.*, 1853, n° 95, 6 août. — Verneuil. *Soc. chir.* 1859 et *Soc. anat.* 1872. — Kœberlé. *Gazette méd. de Strasbourg*, 1859. — Morel. *Gazette méd. de Strasbourg*, 1859. — Cornil. *Journ. anat. Robin*, 1865. — Bokai. *Jahr. f. Kinderheilk.*, t. IV, p. 37, 1871. — Malassez. *Soc. anat.*, 1872, p. 498. — Gosselin. *Leçons de clinique chir.*, t. 2. — Woodman. *Circ. and med. Press*, 5 mai, 1875. — Paquet. *Bulletin médical du Nord*, 1880. — Pozzi. *Soc. de chir.*, 1884 et *Gaz. méd.*, Paris, 1884. — Trélat. *Progrès médical*, 1885. — Belleli. *Progrès médical*, n° 30, 1885, 25 juillet. — Blanchard. *Dictionnaire encyclopédique des sc. méd.* (Hématozoaire). — *Bulletins Soc. Anat.*, 1897.

XXIII

CORPS ÉTRANGERS DES VOIES DIGESTIVES

PAR LE Dr G. FÉLIZET,

Chirurgien du service d'enfants à l'Hôpital Tenon.

ET ALBERT BRANCA,

Interne des hôpitaux de Paris.

En matière de voies digestives, la notion de corps étranger s'élargit et se restreint tour à tour. Le bol alimentaire, trop volumineux pour passer dans la filière digestive, est un corps étranger au même titre que le noyau de cerise enclavé dans l'appendice. La cuiller, qui franchit sans encombre les défilés dangereux de l'œsophage et de l'intestin, n'a pas droit à la qualité de corps étranger. Est un corps étranger, tout corps, et celui-là seul, qui s'immobilise dans un segment de l'appareil digestif. Une telle dénomination ne repose donc pas sur l'idée de nature : elle est tout entière dans la notion d'arrêt.

I. — ÉTIOLOGIE GÉNÉRALE

A cet arrêt, des causes multiples prédisposent l'enfant. C'est en premier lieu l'exiguïté de ses organes ; c'est aussi son habitude de porter à sa bouche et d'y conserver, parfois jusque dans le sommeil, tout ce qui tombe sous ses mains. Vienne une peur, un éclat de rire, un effort de toux, la nécessité subite de répondre à la question qu'on lui pose, voilà plus qu'il ne faut pour introduire un corps étranger dans ses voies digestives.

Plus rarement, la déglutition de ce corps est volontaire. C'est en imitant un saltimbanque rencontré sur la place publique, c'est par ignorance bien plus souvent encore que l'enfant avale l'objet qu'il trouve à sa portée. Un petit bonhomme de 3 ans, qui nous fut envoyé de l'asile, passait ses récréations à récolter de menus cailloux. Une fois en classe, comme on n'avait guère souci de lui, il trompait les heures en avalant de temps en temps un caillou de sa provision. Il en rejeta une cinquantaine. — Ajoutons à cela que l'enfant est parfois porteur de lésions qui diminuent sa sensibilité (paralysie diphtérique, pharyngites chroniques) ; voilà qui suffit à faire de lui un client assidu de nos consultations hospitalières.

L'immense majorité des corps étrangers s'introduit chez l'enfant par les voies naturelles ; tout à fait exceptionnellement, le corps pénètre par effraction. En règle générale, le corps étranger, qu'on dépiste dans un segment donné de l'appareil digestif, est descendu d'un segment sus-jacent. Seule, la portion éjective du tube intestinal est capable de fabriquer sur place de véritables corps étrangers. De ceux-là nous nous occuperons en temps et lieu.

Dresser le répertoire complet des corps étrangers trouvés dans l'appareil digestif serait œuvre fastidieuse et inutile. La liste d'ailleurs courrait grand risque de demeurer fort incomplète. Que d'observations on ne publie pas, dont l'unique originalité est dans la nature même du corps du délit! Aliments, fragments d'os, jouets, pièces de monnaie, aiguilles, noyaux de fruits sont les hôtes les plus communs des voies digestives[1] de l'enfant. La nature de tels corps, d'ailleurs, importe assez peu. Autrement utile est d'avoir une idée de leurs *propriétés physiques*.

D'un volume éminemment variable, qui leur permet de provoquer l'obturation brusque de l'orifice supérieur du larynx et la mort subite, ou de s'enclaver dans un repli muqueux qui les isole et les dérobe à l'exploration, les corps étrangers sont tantôt ronds comme des billes, tantôt allongés comme un crayon, tantôt aplatis comme un sou. Les uns sont lisses, réguliers; ils sont mobiles ou tout au moins facilement mobilisables. Les autres sont pourvus d'aspérités qui sont pour eux de véritables organes de fixation.

Quelques-uns sont durs et d'une fixité remarquable à l'égard des liquides qui peuvent se trouver à leur contact; tels les cailloux. D'autres sont assez fragiles pour se réduire en menus morceaux, ou assez mous pour s'accommoder, comme certains fruits, à la paroi qui les presse et qui les moule. D'aucuns, les légumes secs, par exemple, sont capables de se gonfler à l'humidité; d'aucuns de se dissoudre à la faveur des sécrétions digestives, comme le sucre, et d'y produire aussi des ulcérations, comme le nitrate d'argent.

Le *siège* des corps étrangers est fonction des caractères de forme et de volume que nous venons d'esquisser. Très volumineux, le corps étranger n'ira pas au delà du pharynx. Assez petit pour franchir sans accrocs le vestibule de l'œsophage, mais assez gros pour passer tout juste dans le canal, il ne manquera pas de faire halte devant l'un des rétrécissements de l'œsophage, et cela, d'autant plus facilement que des phénomènes spasmodiques se mettent de la partie. Un corps de taille exiguë, muni d'angles ou d'aspérités, peut s'arrêter un peu partout : les efforts de vomissement, les mouvements, une intervention intempestive contribueront à rendre sa fixation plus profonde et plus durable.

La traversée du tube digestif par les corps étrangers semble plus longue que la progression des aliments. Toutes choses étant égales d'ailleurs, il ressort des faits de Revilliod, Comby, Ayling, et de nombre d'auteurs, qu'on ne peut établir aucun rapport entre le poids d'un objet et la durée de son passage dans le canal alimentaire.

Disons enfin que si, chez l'adulte, le corps étranger provoque des troubles

[1] A titre de simple curiosité, nous rapportons les corps étrangers que nous avons vu signaler en colligeant 60 observations : 3 pièces d'argent, une pièce de 5 centimes, une pièce de 10 centimes, une pièce de 5 francs, un florin, un écu de six livres, un liard, une lame de métal, un cachet de plomb, une balle, un jeton de cuivre, une boucle de soulier, une chaîne, une clef et une boule de verre, une roulette de table de nuit, une épingle, 6 épingles et 4 aiguilles, un anneau d'or, un couvercle de fer-blanc, une amande, un noyau de pêche, des noyaux de cerises, une anse de sucrier, un porte-plume, un crochet, un morceau de bois, une cheville de violon, un couteau, un os, des cailloux, un sifflet, un bouton, une téterelle, une pince d'écrevisse, un morceau de tendon, une bouteille, une roue de petite locomotive, un drain, un disque de plomb, 17 fois des pièces de monnaie, 5 fois des arêtes.

Un certain nombre d'animaux se sont comportés comme de véritables corps étrangers. Les uns sont les parasites habituels ou rares du tube digestif (tænias, bothriocéphales, oxyures, ankylostomes, trichocéphales, ascarides, bilharzia hæmatobia, distomes). Bien plus intéressants sont les cas d'animaux introduits accidentellement dans les voies digestives (*hirudo sanguisuga*, larves de mouches, limaces (*l. agrestis, l. cinereus*), anabas scandens, grenouilles, tritons, chauves-souris). Nous aurons, chemin faisant, à faire la critique de quelques-uns de ces faits.

fonctionnels intenses, des lésions ulcéreuses et suppuratives, dont la sténose marque la terminaison, chez l'enfant, bien au contraire, de tels phénomènes ne sont pas de règle. Quand ils se produisent, leur atténuation est leur note dominante : c'est que les sensations n'ont pas encore acquis toute leur finesse ; c'est que la vitalité des tissus et la phagocytose sont puissantes au point de combattre énergiquement l'infection et de rapidement réparer tout le dommage que leur fait subir cet hôte inaccoutumé qu'est le corps étranger.

II. — CORPS ÉTRANGERS DE LA BOUCHE

En clinique, les corps étrangers de la cavité buccale se rencontrent exceptionnellement. On a vu des enfants implanter dans leur *joue* le porte-plume qu'ils tenaient à la bouche, et l'y briser. Les dents et les balles qui, chez l'adulte, forment la majeure partie des corps étrangers de la *langue*, sont ici d'une rareté extrême. Des aiguilles à tricoter, un crochet à ouvrage, des arêtes de poisson les remplacent. La suppuration, la production d'une fistule à la suite d'une expulsion spontanée, sont les destinées habituelles du corps étranger.

La *voûte palatine*, le *voile* et *ses piliers* sont parfois embrochés par une arête, un fragment osseux, un crochet. Un hématome bleuâtre ou même un simple point noir hémorrhagique, un peu de dysphonie, une gène de la déglutition, constituent toute la physionomie clinique de l'affection. Il y avait de l'œdème de la *luette* et des convulsions généralisées dans un cas pour lequel l'un de nous fut appelé. Le corps étranger est aussi mal toléré au palais qu'au niveau de la langue. La suppuration, à défaut du chirurgien, en débarrasse rapidement le patient.

Un corps allongé, pointu, qui se représente obliquement, lors du second temps de la déglutition, pénètre dans l'*amygdale*. Schrotter a observé 5 cas de corps étrangers de l'amygdale, constitués tous les cinq par des arêtes de poisson. A mainte reprise, nous avons vu, comme lui, des arêtes, et une fois seulement un os d'alouette. Il nous suffira de mentionner ici que les calculs de l'amygdale sont de véritables corps étrangers ; mais leur pathogénie est trop intimement liée à celle des amygdalites, pour qu'on puisse séparer dans leur histoire les calculs et les inflammations tonsillaires.

III. — CORPS ÉTRANGERS DU PHARYNX

Deux régions superposées sont délimitées par le voile au niveau du pharynx. L'étage supérieur n'est autre que le pharynx nasal ; l'étage inférieur ou digestif est formé par l'union de l'arrière-bouche et du pharynx laryngien.

A. — CORPS ÉTRANGERS DU NASO-PHARYNX

Anatomie et physiologie pathologiques. — Deux voies sont ouvertes aux corps étrangers pour pénétrer dans le naso-pharynx : la voie nasale et la voie pharyngienne.

Par les fosses nasales, parviennent ces menus objets qu'un enfant s'est, en jouant, introduit dans les méats (haricots, boutons de chemise).

[*G. FÉLIZET et A. BRANCA.*]

Le pharynx buccal est le carrefour que les corps, venus de la bouche ou de l'œsophage, sont astreints à traverser pour pénétrer dans l'arrière-cavité des fosses nasales. Un effort de vomissement brusque amène-t-il le rejet d'un bol alimentaire volumineux, c'est assez pour que les barrières naturelles qui défendent le naso-pharynx soient forcées. D'autres fois, un éclat de rire, une frayeur fausse le mécanisme réflexe de la déglutition ; une expiration est survenue, involontaire et soudaine : voilà un os de poulet projeté dans le pharynx nasal.

Symptômes. — Les phénomènes cliniques, que provoquent les corps étrangers du pharynx nasal, sont parfois insignifiants : la tolérance de l'organe est à leur égard absolue. D'autres fois, on note de la douleur et quelques troubles de la respiration ; la voix est nasillarde. Le catarrhe du naso-pharynx ne tarde pas à se produire, qui ne guérira qu'avec l'expulsion du corps étranger. Cette expulsion est parfois spontanée : l'enfant rejette par le nez ou par la bouche le corps qui l'importunait. Parfois même il le déglutit.

Diagnostic. Traitement. — Dans d'autres cas, il faut provoquer l'expulsion, une fois le diagnostic bien établi. Et pour ce faire, nous aurons les commémoratifs, la recherche avec le doigt introduit en crochet par-dessus la luette, l'exploration avec la sonde métallique enfoncée par le méat inférieur. Dans la grande majorité des cas, la rhinoscopie postérieure n'est pas de mise ; elle est impossible chez les tout petits ; elle est si difficile. chez les plus grands, que son emploi n'est pas pratique.

Nous avons senti un corps étranger. Nous avons déterminé sa nature et son siège. L'intervention le plus souvent sera simple : couchons l'enfant sur une table, la tête basse ; une bonne irrigation par les fosses nasales suffira à déloger le corps étranger, quand il est mobile, puis à le projeter dans les méats, ou à assurer sa chute dans l'arrière-bouche.

Quand le corps étranger sera fixé, l'injection préparera le travail du doigt et de la pince ; l'ouvre-bouche est souvent nécessaire, car c'est par voie buccale qu'on marche sur le corps étranger. Dans quelques cas, des délabrements du voile ont été de toute nécessité. Quoi qu'il en soit, l'intervention achevée, il sera bon de renouveler les lavages à l'eau boriquée. Ceux-ci assureront une propreté relative du naso-pharynx. Ils préviendront les abcès toujours possibles, auxquels prédispose le corps étranger et que crée parfois l'opérateur.

B. — Corps étrangers du pharynx digestif

L'histoire des corps étrangers de l'étage inférieur du pharynx est réunie d'ordinaire, par les auteurs, à celle des corps étrangers de l'œsophage. Nous croyons pouvoir justifier, de par la clinique, la distinction que nous proposons ici.

Anatomie et physiologie pathologiques. — Nous avons observé au pharynx des fragments d'os, une bille, un tampon d'ouate hydrophile, un quartier de fruit ; les accidents causés par de gros fragments de sucre de pomme sont fréquents à Rouen. Les auteurs ont signalé aussi des pièces de monnaie, des arêtes, des sangsues (Algérie). Quels qu'ils soient, ces corps étrangers sont soumis à deux lois : 1° ne vont jamais au delà du pharynx les corps étrangers volumineux; les autres ne s'immobilisent là qu'autant qu'ils sont munis d'aspérités; 2° les corps étrangers provenant de la cavité buccale ou du naso-pharynx sont les seuls qui demeurent arrêtés au pharynx.

A l'état physiologique, le bol alimentaire, qui a franchi l'isthme du gosier, est soumis aux lois du réflexe, contre lequel la volonté n'en peut mais. Il traverse le pharynx qui va se contracter, s'élever à sa rencontre, en même temps que vont s'occlure les voies respiratoires (fosses nasales, orifice supérieur du larynx et glotte) et l'isthme du gosier. Un corps étranger se trouve-t-il substitué au bol alimentaire coutumier, trop volumineux pour donner le change au réflexe, pour passer quand même, il est l'occasion d'un « faux pas ». Un arrêt se produit : le corps étranger dès lors obture plus ou moins complètement l'orifice supérieur du larynx, l'extrémité cervicale de l'œsophage : des accidents vont éclater.

Symptômes. — Ces accidents sont exceptionnellement terribles : la mort est foudroyante. D'ordinaire, ils évoluent en deux étapes. Au moment où le corps étranger cesse de progresser, l'enfant s'arrête brusquement; il suffoque; il s'ingénie à enlever le corps étranger et il est secoué par de violents efforts d'expulsion. La face rougit, puis se cyanose et se tuméfie; les yeux sont larmoyants. C'est là le tableau classique de l'angoisse, qui est la règle avec les corps étrangers du pharynx, et l'exception avec les corps étrangers de l'œsophage.

Sur ce fond commun, se greffent parfois des symptômes insolites : la douleur, la toux, la voix croupale, l'impossibilité de la déglutition; l'expectoration sanglante ne peut se voir que chez les enfants d'un certain âge. Gondinet observa une jeune fille qui, pour avoir avalé une arête, fut prise de convulsions si violentes, qu'elle brisa de ses dents le verre qui lui servait à boire. Aux accidents initiaux qui ne manquent jamais, succèdent les phénomènes de la période d'état.

Le corps étranger est-il très volumineux, un effort de vomissement provoque brusquement son expulsion, et tout rentre instantanément dans l'ordre. D'autres fois, les accidents de suffocation se prolongent, parfois mortels : l'un de nous a dû faire d'urgence une trachéotomie, pour un quartier de pomme, qui sortit de lui-même au moment de la première expiration.

Les corps de moyen et de petit volume s'accompagnent de symptômes parfois effrayants, qu'il faut mettre sur le compte du spasme. Les accidents se calment souvent pour revenir à l'occasion d'une quinte de toux, d'une déglutition plus pénible que les autres. La douleur est légère; les troubles de la phonation se sont presque complètement atténués.

Marche. Terminaison. — Quant à l'évolution de l'accident, elle est d'ordinaire très simple. Après une période de tolérance plus ou moins longue, le corps étranger est expulsé, tantôt spontanément, tantôt grâce à une manœuvre chirurgicale; ou bien il passe dans l'œsophage ou dans les voies aériennes : nous verrons plus tard ce qu'il advient de lui. Nous ne connaissons pas d'observation chez l'enfant, où, comme chez l'adulte, après plusieurs jours de tolérance, des accès de suffocation se

[G. FÉLIZET et A. BRANCA.]

soient produits, répétés et exaspérés jusqu'au point de devenir mortels.

Comme complications, nous citerons les perforations du pharynx et les abcès. Un baby de 22 mois mourut ainsi, 3 mois après l'ingestion d'un osselet, d'un volumineux abcès rétro-pharyngien qui détermina une méningite consécutive à la nécrose de 5 vertèbres cervicales. Mais de telles complications sont rares; le pronostic en bénéficie d'autant: il est chez les enfants assez bénin, alors même qu'il s'agit de corps étrangers volumineux.

Diagnostic. Traitement. — En l'absence de commémoratifs, le diagnostic est parfois épineux; les troubles respiratoires, qui sont la caractéristique schématique des corps étrangers du pharynx, ne peuvent servir qu'à nous induire en erreur. Le plus simple est de regarder, de toucher du doigt : le pharynx est assez court chez l'enfant pour que cette exploration soit aisée.

Le diagnostic de corps étranger du pharynx est posé dans des conditions bien différentes :

A) L'accident vient d'arriver. Le médecin est appelé en toute hâte. Il trouve un enfant qui suffoque. S'agit-il d'un corps étranger des voies aériennes, pas de difficulté si l'on entend un bruit de grelot, une modification du murmure vésiculaire, si les accès sont réveillés par la toux, si le doigt enfoncé dans le pharynx ne révèle rien. Mais aucun de ces signes n'est pathognomonique; chacun d'eux demande à être discuté. Parfois le temps presse. Il presse tellement parfois que, dans une circonstance désormais classique, Habicot ne fit de diagnostic qu'une fois la trachéotomie pratiquée. L'enfant souffre. Il faut courir au plus pressé. Son diagnostic établi, tant bien que mal, le médecin cherche rapidement à enlever le corps étranger. Il se sert du doigt, d'une pince, d'une tige « de fortune » qu'il recourbe en crochet. Ne réussit-il pas, il n'y a pas lieu de s'attarder : la trachéotomie s'impose. Elle a suffi, dans un cas que nous avons mentionné, à provoquer une complète guérison.

B) D'autres fois, le diagnostic est porté à un moment plus ou moins éloigné de l'accident. On a tout loisir d'examiner le petit malade. Le diagnostic demeure parfois difficile : le corps a pu être rejeté sans que l'enfant s'en aperçoive ; il a pu demeurer, mais on ne le perçoit pas forcément, parce qu'il existe. Les troubles de la déglutition sont-ils au premier plan, on pense à un abcès rétro-pharyngien, à de l'œsophagisme. Les phénomènes respiratoires attirent-ils surtout l'attention, on croit à une laryngite, à un spasme de la glotte. Ce sont là erreurs courantes, auxquelles on peut s'exposer, faute d'un examen soigneux, qu'éclaireront des renseignements aussi détaillés qu'on pourra les recueillir.

Les parents nous ont appris que le corps est de petit ou de moyen volume. Nous chercherons toujours à obtenir son expulsion par la voie buccale : l'estomac est trop loin pour qu'on songe à la propulsion. Le doigt, une pince suffiront souvent. Un peu de sirop de chloral, quelques bouffées de chloroforme faciliteront parfois singulièrement la besogne. Nous réservons le vomissement pour les cas où le corps est lisse, régulier, où l'intervention chirurgicale est impossible, et nous le provoquons par des titillations de la luette, par une prise d'ipéca ou une injection hypodermique d'apomorphine.

Lorsque le corps étranger est volumineux, on s'ingéniera toujours à l'extraire par la bouche. En cas d'impossibilité, la pharyngotomie s'imposerait comme ressource dernière. Nous ignorons quelle serait sa valeur chez l'enfant, et nous n'avons pas connaissance que l'opération ait été pratiquée chez lui en pareille occurrence.

IV. — CORPS ÉTRANGERS DE L'ŒSOPHAGE

Anatomie normale et pathologique. — L'œsophage est, pour le clinicien, un tube rectiligne et souple. Son extrémité pharyngienne est, chez les nouveau-nés, dont la tête est maintenue en position moyenne, à 6 ou 7 centimètres des incisives supérieures. Le cardia répond chez les enfants de 2 ans au corps de la 11e vertèbre dorsale. Il est situé à 17 centimètres des incisives supérieures chez le nouveau-né. La longueur de l'œsophage est de 9 centimètres chez le nouveau-ne, de 15 centimètres à l'âge de 2 ans. On doit à Klaus d'avoir fourni une mensuration plus générale et partant plus utilisable ; augmentons de 5 centimètres l'espace qui sépare, sur la ligne médiane, le sommet de l'appendice xiphoïde de la partie moyenne du front : nous obtiendrons ainsi la valeur de la distance étendue des incisives supérieures au cardia.

Mouton a établi que le diamètre minimum de l'œsophage atteignait 4 millimètres chez le nouveau-né, et Lesbini a montré, dans sa thèse, que les limites de la dilatation qu'on peut obtenir chez l'enfant, sans créer de lésions, sont indiquées par les chiffres suivants :

Limite de la dilatation : 15ᵐᵐ. . . . . . .   de 2 à 5 ans
                           16ᵐᵐ. . . . . .   de 5 à 8 ans
                           18ᵐᵐ. . . . . .   de 8 à 13 ans
                           19ᵐᵐ. . . . . .   de 13 à 15 ans

Mais, comme chez l'adulte, le calibre de l'œsophage infantile n'est pas uniforme. L'organe porte 4 rétrécissements échelonnés les uns au-dessus des autres. Le supérieur répond à l'extrémité cervicale de l'œsophage : c'est le plus serré ; le second est situé au point où l'œsophage croise l'aorte ; le troisième est dû au passage de la bronche gauche flanquée de ses ganglions ; le dernier est provoqué par le diaphragme. C'est au niveau de ces détroits que les corps étrangers s'arrêtent, comme pour « faire antichambre ». Une fois les deux premiers rétrécissements enfilés, le plus fort est fait ; le corps étranger chemine d'ordinaire sans encombre jusqu'à l'estomac, toujours largement ouvert pour le recevoir (Mikulicz).

Physiologie pathologique. — Grâce à ses muscles longitudinaux, l'œsophage se porte au-devant du corps qui va le traverser ; il s'élève et lui présente sa cavité. Puis les muscles annulaires entrent en jeu ; ils expriment et chassent devant eux le bol alimentaire, dont la descente s'est ralentie depuis qu'il est aux prises avec la fibre lisse. Et cette descente se fait normalement avec une force telle, que des poids de 250 à 450 grammes ne parviennent pas toujours à l'empêcher chez le chien.

[G. FÉLIZET et A. BRANCA.]

Qu'un corps parcoure donc l'œsophage : sa forme, son volume, l'état de sa surface sont autant de facteurs capables de faire de lui un corps étranger. Un corps arrondi de 15 millimètres de diamètre ne passera pas dans un œsophage donné, qu'un objet quelconque, d'un diamètre supérieur, mais de forme aplatie, franchira sans peine le même canal. Il le fera d'autant plus aisément qu'il tendra davantage à occuper le plan frontal : il n'est pas d'organe qui puisse faire obstacle alors à la distension de l'œsophage.

Les corps étrangers sont à l'œsophage ce qu'ils sont ailleurs : ce sont des os, des sous, des coquillages, des billes, des sifflets, des vis ou des clous. Les pièces d'argent ont ceci de particulier qu'elles s'altèrent rapidement : la portion que la paroi digestive engaine et protège demeure blanche et polie ; le segment au contact des ingesta ne tarde pas à se ternir, en même temps qu'il prend la couleur noire du sulfure d'argent.

Symptômes. Marche. — Qu'ils viennent de l'estomac, qu'ils viennent du pharynx, comme c'est le cas le plus fréquent, les corps étrangers de l'œsophage peuvent révéler leur présence par des symptômes initiaux iden-tiques à ceux que nous avons signalés au niveau du pharynx : c'est princi-palement quand ils n'ont pas dépassé la partie moyenne du cou. Mais nous noterons avec soin que les signes fonctionnels manquent assez fréquemment. Quand ils existent, ils nous ont semblé moins accentués qu'on ne le dit d'or-dinaire, surtout en ce qui regarde les symptômes d'ordre respiratoire.

Voilà donc l'enfant porteur d'un corps étranger. Ce qui frappe avant tout chez lui, c'est l'absence de toute réaction bruyante. Quand le corps étranger s'efface, garé contre la paroi de l'œsophage, la nourriture et les liquides cir-culent aisément ; mais s'il vient à se déplacer, à oblitérer plus ou moins la lumière du canal, l'enfant pourra boire facilement alors qu'il aura peine à manger. Il mange pourtant : la souffrance[1] n'a pas encore raison de sa voracité, et de temps en temps, il rejette par régurgitation quelques menus fragments d'un bol alimentaire. C'est là un tableau qui tranche bien nette-ment avec le syndrome dramatique qu'on a coutume d'observer chez l'adulte. Sans doute, il est des exceptions à la description que nous avons présentée : tels les cas où on observe de l'emphysème ou de l'expectoration sanglante ; mais, en clinique, les surprises ne se comptent plus.

Que va-t-il advenir du corps étranger ? Il est rejeté dans un effort de vomissement, ou bien il passe à l'estomac ; d'autres fois encore, il reste en place, admirablement toléré. Gastellier a rapporté l'histoire d'un enfant de 16 ans dont l'œsophage s'accommoda, dix mois durant, d'un écu de 6 livres : un processus d'inflammation locale fit de lui un corps étranger de l'estomac.

Complications. — A cette complication bénigne, rare en somme, il faut opposer les abcès et les perforations qui sont les accidents graves et fréquents. Les phlegmons péri-œsophagiens se développent parfois après l'expulsion des corps étrangers : c'était le cas dans une observation de Marc Sée. Plus souvent, leur présence coexiste avec celle de ces corps, qui tendent à se faire jour soit dans l'œsophage, soit dans l'un des viscères tho-

---

(1) La douleur n'est pas chez l'enfant un phénomène constant. Quand elle existe, elle est souvent rapportée à la région rachidienne.

raciques (bronches, plèvres, péricarde, cœur), soit encore dans le tissu cellulaire péri-viscéral ; nous avons vu un petit garçon qui, pour avoir gardé pendant dix jours un sou dans l'œsophage, mourut, en arrivant à l'hôpital, d'un volumineux abcès du médiastin postérieur. Enfin, sans qu'il se produise de suppuration, les organes voisins peuvent être traversés par le corps étranger : on connaît les lointaines migrations des aiguilles qui, parties de l'œsophage, cheminent jusqu'à la paroi abdominale, jusqu'au bras, jusqu'à la racine du cou et sortent spontanément, ou à la faveur d'un abcès.

La perforation n'amène parfois aucun accident; dans la grande majorité des cas observés, elle s'accompagne de fistules et de lésions suppurées. Un enfant de 5 ans mourut avec une perforation de la trachée, qui se produisit, à l'occasion du croup, 5 mois après l'introduction d'un corps étranger. Entre temps, ce corps étranger n'avait manifesté sa présence par aucun symptôme.

C'est une hémorrhagie mortelle qu'on constate quand un vaisseau a été perforé; un os, une aiguille, une simple arête même, suffit à intéresser de grosses artères. Dans quatre cas, dont nous avons lu le récit, la lésion portait sur les artères œsophagiennes (Monestier), l'aorte (Aschenborn), la carotide primitive et la bifurcation de la carotide.

Pronostic. — A l'œsophage, le pronostic des corps étrangers est plus grave que dans tout autre segment du tube digestif. Peut-être est-il pourtant moins sévère que chez l'adulte. Sur plus de 40 observations que nous avons parcourues — et ces observations ne relataient que des cas capables de grever une statistique — nous avons trouvé 6 cas de mort.

Nombre de facteurs font varier ce pronostic : telle, la nature du corps étranger; la pièce de monnaie est toujours mieux supportée que l'esquille osseuse. La tolérance est toujours plus large au niveau de l'œsophage thoracique qu'au niveau de l'œsophage cervical, où les accidents de suffocation réflexe ne sont pas rares chez l'enfant de 12 à 13 ans; au-dessous de cet âge, le corps étranger agit surtout comme obstacle mécanique.

Il faut enfin compter avec l'état général de l'enfant; c'est chez les petits bonshommes à carnation pâle, à chairs flasques, à ganglions volumineux que les complications sont le plus à craindre. Quoi qu'il en soit, le pronostic, qui peut être sérieux, est bénin dans nombre de cas, surtout quand le corps étranger est bien accessible, quand les symptômes permettent de dépister sa présence.

Diagnostic. — Lorsque les parents n'ont pas été les témoins de l'accident, le diagnostic est d'une extrême difficulté. L'enfant est trop petit : il ne comprend pas ce qu'on attend de lui. Est-il d'âge à donner des renseignements, souvent il n'en fournira pas : il a continué à manger ; on nous l'amène pour tel ou tel symptôme inquiétant, qui n'est pas le phénomène douleur, car l'enfant a bien garde de se plaindre.

Tâchez d'obtenir de lui une confession : il a dérobé un sou que l'arrivée inopinée de ses parents l'a forcé de déglutir malencontreusement : il a tant peur d'être puni qu'il n'avoue rien. Changez de tactique; éloignez pour un moment la famille; rassurez l'enfant; persuadez-le doucement que vous ne direz rien; tâchez de capter sa confiance; faites, au besoin, miroiter à ses yeux la promesse d'un joujou : le voilà gagné; il nous fait un aveu complet.

[*G. FÉLIZET et A. BRANCA.*]

Le diagnostic n'est pourtant qu'à moitié fait; il faut l'assurer, à tout prix, par une exploration physique, et là n'est pas la moindre difficulté. Palpez longuement le cou : vous recueillerez parfois ainsi un renseignement précieux. Et maintenant, asseyez l'enfant, enveloppé d'une alèze, sur les genoux d'un aide; faites maintenir la tête renversée en arrière; tentez un cathétérisme lent et doux. Employez, si vous l'avez sous la main, la sonde à résonnateur. La bouche est ouverte, la langue abaissée; l'instrument évite le larynx; il pénètre dans l'œsophage. Imprimez-lui maintenant de légers mouvements de va-et-vient : parfois le corps étranger est placé de champ; le cathéter vient buter sur lui; assurez-vous, du même coup, de sa situation, de son volume, de sa mobilité, tout en vous ingéniant à tromper l'attention de l'enfant.

Dans certains cas, vous sentez « quelque chose ». Vous voulez renouveler, pour la préciser, la sensation que vous avez éprouvée : c'est en vain. Sans vous en douter, vous avez refoulé le corps étranger jusqu'à l'estomac. A dater de cet instant, tout accident disparaît.

Parfois l'explorateur joue sans rien rencontrer; le corps est petit; il s'est couvert de mucosités et de parcelles alimentaires qui émoussent les contacts; il s'est logé dans un repli de la muqueuse. Un phénomène insolite peut, cependant, réveiller soudain le soupçon : c'est un mouvement douloureux, une tache de sang qui souille l'olive du résonnateur. Si l'œsophage n'a rien répondu à notre exploration, ne nous arrêtons pas à l'œsophagoscopie : elle est impraticable chez l'enfant. N'attachons aucun prix à l'auscultation de l'œsophage. Restons sur le qui-vive, prêts à intervenir à la moindre alerte. Le diagnostic positif une fois assis, nous pensons, pour les éliminer, aux corps étrangers des voies aériennes, au spasme de l'œsophage.

Traitement. — Notre conduite va varier avec l'état du petit malade.

A) Y a-t-il menace de mort par asphyxie, il faut « se hâter sans précipitation » : la trachéotomie est pratiquée, une canule introduite dans la trachée.

B) Quand les accidents n'ont rien de menaçant, nous avons le droit de discuter notre intervention. Trois ordres de procédés peuvent être mis en œuvre, dont nous chercherons à établir l'indication respective : 1° la propulsion à l'estomac; 2° l'expulsion buccale; 3° l'extraction par voie artificielle.

1° *Propulsion.* — Le corps étranger est régulier, volumineux, incapable de causer des accidents en cheminant le long de l'intestin: ce corps s'est arrêté au voisinage de l'estomac : la propulsion est tout indiquée. Nous l'effectuerons par deux méthodes : *a*). L'une est la méthode de douceur par excellence. Nous nous contentons de prescrire des bouillies, des purées de pomme de terre ou de haricots capables d'entraîner le corps étranger. *b*). L'autre est une méthode plus dangereuse, d'application plus délicate. Elle consiste à repousser dans l'estomac le corps étranger, au besoin préalablement fragmenté. Quelques cuillerées de sirop de chloral, une injection de morphine préviendront les spasmes de défense; nous aurons fait prendre un peu d'huile, un blanc d'œuf pour lubréfier le canal, nous exerçons avec la sonde[1] des

---

(1) Si l'on se sert d'une sonde armée d'une éponge, assurons-nous de la bonne fixation de l'éponge pour ne pas nous exposer à la mésaventure du chirurgien qui laissa « un morceau de linge » à côté du corps étranger (1772).

pressions qui, sous peine de fausses routes, doivent être lentes, douces et soutenues. Un ressaut de la sonde, une douleur du malade, le morceau d'os ou la bille sont dans l'estomac. Dans tout autre cas que celui que nous avons spécifié, pratiquer la propulsion, c'est ajourner le danger.

2° *Expulsion par la bouche.* — L'expulsion par la bouche se réalise de deux façons différentes, selon qu'on provoque le vomissement ou qu'on intervient instrumentalement. *a*). Provoquer le vomissement (voir : Corps étrangers du pharynx) est permis quand le corps est petit, lisse et régulier. Il y a une contre-indication formelle à cette pratique : c'est quand on ignore la nature du corps étranger dont on veut commander la sortie. *b*). L'extraction doit être employée toutes les fois que le corps étranger est susceptible de causer des accidents par son volume, par les aspérités de sa surface, par ses propriétés chimiques.

La richesse de l'appareil instrumental dont nous disposons est le témoin irrécusable des difficultés qu'éprouve le chirurgien aux prises avec le corps étranger. Pince, crochets, panier de de Græfe, parapluie de Fergusson, tous ces instruments ont été tour à tour préconisés, critiqués, modifiés... et délaissés après un perfectionnement final. Ils doivent céder le pas aux instruments simples, pratiques, qu'on confectionne en un tour de main, au moment du besoin. Et nous laisserions volontiers dans l'oubli tous ces instruments, si l'un d'eux n'était d'un emploi si fréquent et si dangereux, qu'il faut, sans plus tarder, instruire son procès.

Dans la manœuvre du panier de de Græfe, nous constatons d'ordinaire que l'instrument entre bien, sans créer la moindre lésion. A son retour, il arrive très souvent que l'appareil s'accroche, tantôt au bord inférieur du cricoïde, tantôt aux parois de l'œsophage. Le malade souffre, mais on croit qu'on tient le corps étranger; on cherche à l'entraîner, on ne réussit qu'à fixer davantage le panier; nouvelle tentative, nouvel insuccès. Et le panier doit rester en place des heures, 1, 2 ou 3 jours même.

Dans un cas que l'un de nous a rapporté, le panier de de Græfe faisait corps étranger depuis plusieurs heures, quand le chirurgien arriva auprès du petit malade. A sa vue, l'enfant fut pris d'angoisse au souvenir des souffrances qu'il avait endurées et à la perspective des nouvelles manœuvres qu'il allait subir. Il se débattait violemment; on parvint cependant à dégager le panier par le tour de main que voici : une tige de baleine, armée d'une éponge, fut conduite jusqu'au panier de de Græfe. L'éponge se logea dans la cavité du panier. Tige et panier purent, solidairement, être abaissés de 2 centimètres, puis, l'éponge préparant la voie, ce train d'un nouveau genre exécuta sa sortie sans encombre. — Alors même qu'il ne donne pas d'échecs, qu'il sort en entraînant le corps étranger, le panier de de Græfe est dangereux : il fixe si mal le corps étranger qu'au niveau de l'arrière-bouche, celui-ci peut basculer, obturer le larynx et créer un péril imminent. Ajoutez à cela que des tentatives répétées avec cet instrument ont eu pour conséquence la fièvre, l'emphysème du cou, des abcès. L'un d'eux, qui s'étendait de l'apophyse basilaire à la 5° vertèbre dorsale, entraîna la mort dans le marasme et l'inanition. Nous abandonnons donc résolument l'appareil compliqué de de

[G. FÉLIZET et A. BRANCA.]

Græfe, inutile souvent, dangereux toujours. Un sifflet, un sou sont-ils dans l'œsophage? nous pratiquons le cathétérisme avec une sonde uréthrale à béquille du n° 18. Le contact une fois pris, nous imprimons à l'extrémité de la sonde des mouvements de rotation qui l'insinuent, comme une vrille, jusqu'au delà de l'obstacle, jusqu'à l'estomac. Nous injectons alors — suivant l'âge de l'enfant — 200, 500, 800 grammes d'eau boriquée tiède[1] et nous retirons doucement la sonde. Son œil accroche au retour la pièce de monnaie, tandis que nous continuons notre irrigation ; un effort de vomissement survient ; il achève de dégager le corps étranger que nous enlevons, avec une singulière facilité, fixé à l'extrémité de la sonde.

Ce procédé donne d'excellents résultats ; il est toutefois préférable de l'employer dans un temps aussi rapproché que possible du moment où s'est produit l'accident. Nous l'avons vu cependant donner un succès, 4 jours après l'introduction du corps étranger. Aussitôt celui-ci dégagé, les symptômes disparaissent chez l'enfant avec une étonnante rapidité. En pareille circonstance, nous avons vu la douleur demeurer, chez l'adulte, des jours entiers.

Dans nombre de cas, le chirurgien doit faire acte d'ingéniosité. Ce sont les circonstances qui commandent l'appareil à mettre en œuvre. Témoin l'observation célèbre de Bright, de Kentucky[2].

3° *Extraction par voie artificielle.* — L'extraction par voie artificielle vient en dernier ressort. L'œsophagotomie est appliquée dans les cas où le corps est inabordable ou depuis longtemps enclavé, quand il donne lieu à des phénomènes de périœsophagite, quand les manœuvres d'extraction buccale ou les essais de propulsion à l'estomac n'ont pu aboutir.

Avant 1891, nous n'avons connaissance que de 3 cas où l'œsophage fut ouvert chez l'enfant[3]. Schœnborn opéra un nourrisson de 11 mois qui mourut ; Maclean intervint avec succès chez un enfant de 16 mois. Depuis, Alexandroff en 1891, Jalaguier en 1893, Broca, Lemaistre en 1896 ont pratiqué l'œsophagotomie. Il est difficile de se faire une idée, même approximative, de la valeur d'une telle opération ; les cas sont trop rares pour qu'on puisse interroger fructueusement une statistique. Tout ce que nous voulons mettre en lumière, ce sont les temps et les difficultés du manuel opératoire, que l'expérimentation cadavérique, seule, nous a permis d'apprécier.

Marquons le milieu de notre incision au bord inférieur de l'anneau cricoïdien ; faisons cette incision cutanée aussi longue que possible ; il faut du jour, beaucoup de jour ; chez l'enfant le cou est gras et court, et l'œsophage cervical n'a guère plus de 2 à 3 centimètres. L'incision s'étend du sternum au voisinage du bord supérieur du thyroïde. Elle est faite à gauche, s'il est possible : de ce côté l'œsophage est mis à découvert par l'inflexion de la trachée qui se dévie légèrement de la ligne médiane pour se porter à droite.

Un coussin dur relève les épaules ; la tête est détournée, le cou tendu.

---

[1] BÉNÉKE a montré que la capacité de l'estomac est de 40 centimètres cubes chez le nouveau-né, de 160 centimètres cubes à 15 jours, de 700 à 2 ans.

[2] Un enfant, en jouant, laissa un hameçon dans l'œsophage d'un de ses petits camarades. BRIGHT prit une balle de plomb, la perfora, l'enfila au crin qui tenait l'hameçon. Et sur le crin comme conducteur, il laissa glisser cette balle qui par son poids descendit, détachant l'hameçon.

[3] Le cas d'ABNOTT est publié in *Med. chir. Transactions*, vol. XVIII.

Reconnaissons le bord antérieur du sterno-mastoïdien ; sa saillie est souvent difficile à palper chez l'enfant. C'est sur elle que nous sectionnons successivement la peau, le peaussier, l'aponévrose cervicale superficielle. Isolons le bord antérieur du muscle repère ; réclinons-le en dehors ; le paquet vasculo-nerveux apparaît, parfois masqué par de volumineux ganglions lymphatiques. Dès lors, mettons à nu le cléido et l'omo-hyoïdien ; le tranchant du bistouri est tourné contre la trachée ; il cherche à se faire une voie entre ces deux muscles ; il les sectionne au besoin. Le corps thyroïde et, parfois, le thymus apparaissent : un premier écarteur récline en dedans trachée et œsophage ; un second attire en dehors le paquet vasculo-nerveux, dès que le bord interne de l'artère a été suffisamment dénudé.

Le lit où reposait l'artère est sous l'œil ; le lobe thyroïdien est isolé de quelques coups de bistouri, puis relevé ; « le doigt sent en haut la petite corne thyroïdienne, en bas la trachée et l'œsophage ». La thyroïdienne supérieure est à un bout de la plaie ; la thyroïdienne inférieure à l'autre bout. L'œsophage apparaît comme un cordon charnu, rouge et contractile ; il se durcit au moment de chaque déglutition ; assurons-nous encore que c'est bien lui que nous tenons. Pour l'ouvrir, redoublons d'attention ; fuyons le nerf récurrent ; faisons saillir la paroi œsophagienne avec une sonde uréthrale [1] ; nous la fendons ainsi sans difficulté. A défaut de sonde, attirons la paroi avec une pince à griffes ; pratiquons une ponction qu'un coup de ciseau transforme en section. Le doigt ou la pince extraient le corps étranger. L'opération est achevée comme chez l'adulte. Peut-être serait-ce une hardiesse utile que de suturer complètement la muqueuse de l'œsophage ; on éviterait ainsi la digestion de la plaie par le suc gastrique que le moindre effort de vomissement peut amener à son contact : et l'on sait l'activité de ce suc chez les jeunes sujets.

Nous le répétons avec intention : notre description d'œsophagotomie est toute « platonique » ; nous n'avons jamais pratiqué, ni vu pratiquer, l'œsophagotomie sur l'enfant vivant. Tout ce que nous tenions à faire, c'était énumérer les difficultés que nous avons trouvées, en médecine opératoire. Ces difficultés sont le fait, d'abord, des organes qui sont là nombreux, menus, au contact, et qu'il faut à tout prix respecter. L'abondance du tissu graisseux doit aussi entrer en ligne de compte, ainsi que la présence du thymus et d'un chapelet ganglionnaire dont les grains sont parfois énormes.

Dans quelques circonstances, c'est l'œsophage thoracique qu'il faudait aborder. Deux méthodes nous sont offertes : celle de Richardson d'abord, qui pratique concurremment une œsophagotomie cervicale et une gastrotomie, et amène au contact ses deux doigts, introduits l'un par la boutonnière abdominale, l'autre par la section œsophagienne. Le procédé de Nasiloff consiste à pénétrer par le médiastin postérieur ; Quénu et Hartmann ont montré que, théoriquement, pareille intervention était possible sans grands délabrements. Il serait curieux d'établir, chez l'enfant, la valeur respective des deux méthodes.

____

(1) Ou avec la sonde de VACCA BERLINGHERI qui porte un ressort destiné à faire saillir la paroi de l'œsophage.

[G. FÉLIZET et A. BRANCA.]

V. — CORPS ÉTRANGERS DE L'ESTOMAC

Anatomie et physiologie pathologiques. — L'anatomie de l'estomac présente quelques particularités intéressantes chez l'enfant, où, contrairement à ce qui se passera plus tard, la grosse tubérosité est mal dessinée, tandis que la région qui précède le pylore (antre pylorique) a un développement relativement considérable. De plus, l'estomac se cache sous le foie, volumineux chez les jeunes sujets, et ne contracte aucun rapport direct avec la paroi abdominale. Un corps étranger pénètre dans l'estomac, il s'oriente du cardia au pylore s'il est de forme allongée; lourd et volumineux, il tombera au point le plus déclive du bord inférieur; chez l'adulte il n'eût pas manqué d'occuper le fond de l'estomac, en raison du développement de cette région. Les mouvements lents et doux de l'estomac expliquent assez la tolérance de l'organe à l'égard des corps étrangers: il supporte admirablement bien les obligations auxquelles il ne peut se soustraire.

Étiologie. — Les corps étrangers qu'on rencontre à l'estomac proviennent presque exclusivement de l'appareil digestif sus-diaphragmatique. Le plus souvent on rencontre des os, des noyaux, des cailloux, des pièces de monnaie. Nous avons vu aussi une anse de théière, une boule de jais, des grains de chapelet, des épingles. On a cité aussi, comme ayant été les hôtes de l'estomac, jusqu'à 100 limaces, des tritons, une douzaine de grenouilles. Tous ces animaux furent rendus par vomissement, vivants, au bout de quelques jours, de quelques semaines. Une jeune fille dont parle Schlegel « fut prise tout à coup d'accidents singuliers. Elle se précipite à terre, frappe autour d'elle des pieds et des mains et s'écria qu'il lui semblait qu'elle avait un petit chat dans le corps... Purgatifs, anti-spasmodiques... Quelques mois après, expulsion de deux grenouilles vivantes ». (!?)

Berthold s'est livré à une critique sévère de tous ces faits étranges. Il a pu avoir en main, au musée de Göttingen, nombre d'animaux qui furent rejetés de cette façon. Il vit que l'intestin de ces batraciens contenait les substances diverses qui fourmillent dans les marécages. Il constata aussi que les grenouilles ne peuvent vivre dans l'eau portée à la température du corps humain. Or tous ces animaux avaient été expulsés par de jeunes garçons et par de jeunes filles. Rapprochons de ces faits l'histoire d'une femme qui, voulant mettre fin à ses jours, tenta d'avaler un amphibien (Bombinator), et fit plus tard l'aveu de son insuccès, et l'observation de Schlegel où la fillette se roule sur le sol, à grand renfort de cris et de gestes : voilà plus qu'il n'en faut pour montrer qu'il s'est agi de simulations et de supercheries hystériques.

Symptômes. — Le corps étranger est tombé dans l'estomac, souvent sans que l'enfant s'en aperçoive, parfois en annonçant son arrivée par du malaise et des phénomènes douloureux. Dès ce moment, on peut voir s'installer des signes nombreux : gêne épigastrique, douleurs au moment de l'ingestion des aliments et de leur digestion, douleurs que le malade cherche à calmer en gardant une immobilité complète; vomissements alimentaires, bilieux et parfois hémorragiques. Dans quelques cas même, les troubles respiratoires, les tendances syncopales, l'angoisse, l'insomnie, les convulsions font partie du tableau clinique. Mais, chez l'enfant, tous ces symptômes fonctionnels sont réduits au minimum. Parfois même aucun d'eux n'existe.

Explorons l'abdomen ; sur l'enfant émacié qui nous arrive à l'hôpital, l'examen physique est facile. Une main est insinuée sous l'échine ; le pouce de l'autre main palpe l'épigastre ; assez souvent, il réveille la douleur, mais d'ordinaire il ne sent rien, car le foie s'interpose, comme une barrière, au-devant de l'estomac ; dans un cas pourtant, l'un de nous a pu, en s'aidant d'une succussion légère, percevoir le bruit que faisaient les anneaux d'une chaîne en glissant les uns sur les autres. L'exploration de l'estomac, avec les appareils de Collin et de Trouvé, outre qu'elle est d'un manuel délicat, ne donne guère plus de renseignements. La percussion auscultée, les rayons de Rœntgen nous donneront peut-être, dans un avenir prochain, des résultats remarquables.

Marche. — Trois éventualités peuvent se produire : 1° Le corps étranger reste en souffrance à l'estomac ; il est d'ordinaire bien toléré, chez les enfants comme chez les aliénés. Un enfant, que nous avons vu, garde ainsi depuis 16 mois (octobre 1896) une chaîne de cuivre que l'eau chlorhydrique n'est pas parvenue à dissoudre. Gastellier vit un jeune homme de 16 ans conserver dans son œsophage un écu de 6 livres. Au bout de 10 mois, l'écu tomba dans l'estomac ; il y resta 55 ans. Holmes et Brown, en pareille circonstance, ont vu la mort survenir par amaigrissement et inanition. 2° Le rejet du corps étranger par voie buccale (Adler) est exceptionnel, car il nécessite que le corps étranger se mette dans une position telle, qu'il puisse faire à rebours le chemin qu'il a déjà parcouru. 3° Le passage dans l'intestin est la terminaison la plus fréquente : on est toujours en droit de l'espérer, même avec les corps dont la forme et le volume sont tels, qu'ils semblent devoir rendre impossible le saut du pylore : le corps étranger est projeté dans l'intestin, avec le bol de chyme qui l'englobe.

Complications. — Deux complications sont à craindre : les abcès et la perforation, qui peuvent survenir à plus ou moins brève échéance et prennent une marche tantôt aiguë, tantôt chronique.

On a vu un phlegmon apparaître 5 jours après l'ingestion d'un épi d'orge, s'ouvrir 10 jours plus tard à l'hypochondre droit, fuser jusqu'à l'aine, y déterminer un trajet fistuleux et des douleurs qui ne cessèrent qu'avec le rejet du corps du délit. La perforation se produit parfois sans abcès : une alêne traverse l'estomac, la paroi abdominale : on la « cueille » à l'épigastre. Dans quelques cas, cette perforation s'accompagne d'adhérences : une fillette de 11 ans qui mourut de convulsions avait une aiguille implantée depuis 18 mois, partie dans l'estomac, partie dans le foie. Mais le plus souvent un abcès se forme ; il s'ouvre dans le péritoine et provoque une inflammation mortelle, ou dans un viscère tel que le côlon ou même à la peau : une fistule gastrique est constituée dont le sort est souvent lié à l'élimination du corps étranger.

Pronostic. — Les éléments du pronostic sont fournis par l'état du corps étranger. Toujours favorable quand il s'agit de corps petits et réguliers, souvent bénin quand le corps est petit, mais irrégulier, — bien que dans ces

[G. **FÉLIZET** et A. **BRANCA**.]

conditions on ait vu se produire des complications, — le pronostic sera toujours réservé quand il s'agit d'un corps volumineux, de forme irrégulière.

Diagnostic. — Nous avons retenu ce fait qu'à l'égard des corps étrangers qu'il contient, l'estomac est souvent d'un mutisme désespérant, chez l'enfant. Signes fonctionnels, exploration physique, rien n'a pu nous éclairer. Nous n'avons qu'une ressource : les renseignements.

Défions-nous toutefois d'une mère nerveuse, impressionnable à l'excès. Une femme affolée vint un jour nous raconter qu'en quelques secondes une pièce de 2 francs posée sur un meuble avait disparu. A n'en pas douter, son enfant l'avait avalée : la pièce d'argent était à sa portée, et personne n'avait pénétré dans l'appartement. Notre crédulité fut surprise, d'autant plus que la fillette, suggestionnée par sa mère, accusait de violentes douleurs d'estomac. Un traitement fut institué quand, au bout de quelques jours, la maman retrouvait, sous un meuble, la pièce de monnaie tant cherchée.

Montrons-nous donc rigoureux à l'égard de tout renseignement : un bon commémoratif est capable, à lui seul, de sauver la situation. Ce fut le cas chez un enfant qui nous fut amené ; les parents, avec une grande sollicitude, nous faisaient part de leurs inquiétudes. Ils ne tarissaient pas de plaindre l'enfant et de se désoler sur eux-mêmes. A leur récit, l'enfant s'émotionne, il pâlit ; il ressent une douleur syncopale que suit le rejet immédiat des quelques noyaux qu'il avait avalés. Les parents, sur notre conseil, promirent bien de veiller à ce que pareil accident ne se renouvelle plus.

Traitement. — La prophylaxie des corps étrangers est en effet tout entière à la portée des parents. Que la mère ne tolère jamais au tout petit de porter ses jouets à la bouche, que plus tard elle mette un prix à l'obéissance de l'enfant : les moyens ne lui manqueront pas pour se faire de lui un auxiliaire vigilant. Il mange du poisson que vous lui avez au préalable soigneusement épluché : éveillez sa cupidité ; tentez sa gourmandise. Promettez autant de bonbons ou de sous qu'il trouvera d'arêtes dans son assiette. Et vous verrez quel soin jaloux pour découvrir l'arête oubliée, quelle figure dépitée quand ses recherches auront été vaines ! C'est là le procédé de la « prime aux arêtes », comme l'un de nous l'appelle volontiers.

Le traitement curatif des corps étrangers de l'estomac varie avec la nature du corps étranger, son volume, l'état de sa surface, et aussi avec la gravité des accidents qu'il provoque.

A. — En thèse générale, quand on a le temps devant soi, il faut évacuer le corps étranger par l'intestin : le vomitif, dangereux et inefficace quand le corps est muni d'aspérités, n'est indiqué que dans un cas : c'est quand une intoxication est à craindre, et en pareille circonstance on doit encore donner la préférence aux lavages de l'estomac. 1° Le corps est-il digestible ? l'abstention thérapeutique presque complète sera de règle. On permettra une alimentation légère ; on conseillera la limonade chlorhydrique qui viendra en aide à l'estomac. 2° D'autres fois, le corps étranger peut causer une gêne mécanique. Les accidents ne pressent pas, bien que l'enfant ait avalé un sifflet, un morceau de verre, un crayon. Prescrivez les panades, les bouil-

lies, les purées de pommes ou de haricots, les choux… tous corps qui
donnent des résidus abondants, capables d'enrober le corps étranger, et
de l'entraîner dans l'intestin. 5° Dans quelques cas on craint une intoxication. Il s'agit d'un petit jouet dont la couleur était due à un produit arse-
nical. Les lavages de l'estomac sont indiqués à l'exclusion de tout autre
moyen; on les fera suivre de la prise d'une panade. Ajoutons d'ailleurs
qu'avec maint objet de plomb, de cuivre, avalé par des enfants, nous n'avons
jamais vu se développer le moindre accident[1].

B. — Quand temporiser n'est plus permis, quand le volume du corps
étranger est incompatible avec son expulsion simple par la voie intestinale,
la gastrotomie demande à être discutée. Elle n'a été que rarement pratiquée
chez l'enfant pour corps étrangers. La 1re observation est celle de
Daniel Schwaben (1635), qui opéra avec succès un jeune paysan du nom de
André Gruheide, pour extraire un couteau resté dans l'estomac depuis
6 semaines. La 2e observation est bien plus récente. C'est celle d'un étudiant
en médecine qui, en 1856, montra à Caizergues, doyen de la faculté de Montpellier, une cicatrice datant de sa jeunesse et qui restait le témoin d'une
gastrotomie pratiquée pour l'ablation d'une fourchette. Jusqu'en 1877, la
gastrotomie n'a plus d'adeptes; depuis elle a été pratiquée un petit nombre
de fois. Parmi les dernières opérations nous citerons celle de Rémy et de
Variot (1894), celle de Allen (1896). Le manuel opératoire doit subir chez
l'enfant quelques modifications, que commande la situation profonde de son
estomac. Nous n'hésiterions pas, chez lui, à pratiquer la gastrotomie comme
l'un de nous l'a fait en 1882, chez un jeune homme de 19 ans.

Commençons par introduire dans l'estomac, par les fosses nasales, un
tube de Faucher qui sert d'abord à pratiquer un lavage de l'estomac, et
qu'ensuite on relie à un ballon plein d'éther. L'incision abdominale, oblique
en bas et à gauche, représente la bissectrice de l'angle formé par la ligne
blanche et le rebord costal gauche. Elle est longue de 5 à 6 centimètres. Son
extrémité supérieure reste à deux doigts de l'appendice xiphoïde. La peau,
l'aponévrose antérieure du grand droit, le muscle, le feuillet postérieur de
sa gaine sont sectionnés. L'hémostase est assurée. A ce moment, un aide
plonge le ballon d'éther dans l'eau à 60 degrés; l'éther vaporisé distend
l'estomac qui se développe entre le foie et le côlon, et vient au contact du
péritoine pariétal à travers lequel on l'aperçoit par transparence. Le péritoine
est alors sectionné sur la sonde cannelée; ses deux lèvres s'écartent, en
ménageant une fenêtre que vient combler la convexité de l'estomac distendu; 8 ou 10 fils sont passés; ils adossent paroi stomacale et paroi
abdominale; ils se tiennent en dehors de la muqueuse; ils empiètent d'un
bon centimètre sur la paroi abdominale. Assurons-nous de l'affrontement
exact des deux séreuses pariétale et viscérale; laissons s'échapper les vapeurs
d'éther qui distendent l'estomac. L'estomac s'affaisse. S'affaisse-t-il sans

---

[1] Variot a cependant vu un enfant d'un an présenter des phénomènes d'intoxication saturnine après
l'ingestion d'un de ces blocs métalliques, à base de plomb, qui servent à fabriquer les caractères d'imprimerie. L'enfant mourut dans les convulsions, le lendemain de la gastrotomie qui fut pratiquée par
Rémy. Nous renvoyons le lecteur à cette très intéressante observation.

[*G. FÉLIZET et A. BRANCA.*]

qu'un godet se constitue, entre deux points de suture, voilà le vrai critérium de la suture solide et régulière [1]. Distendons l'estomac de nouveau. C'est le moment de l'ouvrir et de retirer le corps étranger. Dès lors on peut refermer l'estomac en suturant sur deux plans muqueuse et musculeuse, ou bien on laisse s'établir une fistule gastrique, qu'on guérit secondairement par avivement et suture, comme l'a fait Charon (1892).

Le caractère fondamental d'une opération ainsi pratiquée, c'est d'être une opération *extra-péritonéale*. En procédant comme nous l'avons dit, on n'a plus à insinuer le doigt entre le foie et le gros intestin, à aller accrocher la petite courbure, profondément, contre le rachis, à attirer péniblement l'estomac. C'est l'estomac qui, de lui-même, vient au-devant de l'opérateur; il s'offre à la suture qui mettra le péritoine à l'abri d'une infection toujours possible, lors des manœuvres de dégagement du corps étranger.

VI. — CORPS ÉTRANGERS DE L'INTESTIN

Anatomie et physiologie pathologiques. — L'intestin de l'enfant est relativement plus long et plus capace que celui de l'adulte; il commence par un duodénum annulaire dont la circonférence est située sur un plan frontal. Il se continue par le jéjunum et l'iléon. Ce dernier segment est parfois porteur d'un diverticule de Meckel où peuvent s'abriter les corps étrangers les plus variés. Puis c'est le cæcum et l'appendice qui, chez le nouveau-né, forment un segment unique, en entonnoir, oblique en haut et à gauche. Chez les tout petits, le cæcum est situé très haut, sous le foie, devant le rein. A mesure que le développement se poursuit, ce segment de l'intestin se modifie; aux dépens de ses faces externe et antérieure, se constitue le fond du cul-de-sac, au point qu'occupait jadis l'appendice; l'appendice voit par là même son insertion reportée à l'union des faces postérieure et interne du cæcum. C'est maintenant un simple diverticule; c'est presque un organe à part, qui s'est différencié aux dépens de l'organe unique qui constituait plus tôt l'origine du gros intestin. En même temps, le cæcum descend; il quitte sa position haute pour venir se placer à la région lombaire, à 6 ou 7 centimètres de l'arcade de Fallope, et pour arriver plus tard à s'enclaver dans l'angle dièdre que forment la paroi abdominale et la fosse iliaque interne. L'appendice se dirige en bas et en dehors, dans près de la moitié des cas.

Au cæcum fait suite le gros intestin, qui ne porte pas chez l'enfant d'appendices épiploïques, — et ce détail a sa valeur opératoire. Une anse longue et mobile le termine, c'est le côlon ilio-pelvien. Le point le plus déclive du côlon n'est donc pas à la fosse iliaque gauche, comme on l'a dit parfois, il est en pleine cavité pelvienne et cette cavité est si exiguë chez l'enfant qu'elle « constitue une des principales causes du développement, énorme en apparence, de l'abdomen chez les nouveau-nés ».

(¹) Au cas où le godet se formerait, l'estomac serait distendu de nouveau, pour permettre le passage d'un fil de renfort qui corrigerait la suture.

Les contractions péristaltiques de l'intestin, lentes et rythmiques, sont les facteurs qui permettent au corps étranger de parcourir, souvent sans accident, la cavité du grêle et du côlon. Pourtant le corps étranger subit des arrêts dans sa progression, surtout au niveau de la valvule iléo-cæcale, du cæcum et de l'appendice. C'est là que se développent le plus souvent les accidents dus aux corps étrangers.

Ces corps étrangers, ce sont des crochets en os, des aiguilles, des épingles, une pince d'écrevisse, les grains de cacao, des cheveux, du fil, du coton, des noyaux de fruits, parfois agglomérés en amas, d'apparence homogène, par les sécrétions intestinales. Ils sont tous de provenance stomacale à moins qu'ils ne soient élaborés au foie (lithiase biliaire infantile), ou en pleine cavité intestinale. Formés dans l'intestin, ils constituent les entérolithes qui tantôt s'organisent sur place par solidification des sécrétions, et tantôt ont pour cause une scybale ou un corps étranger véritable. Un pépin de fruit sert d'amorce; il est le centre d'appel sur lequel viennent se stratifier les dépôts calcaires.

Symptômes. Marche. — Un corps étranger est dans l'intestin. Il va continuer à progresser, ou bien il va subir un temps d'arrêt.

A) — Il s'avance; s'il est petit et régulier, il est admirablement toléré jusqu'au moment de son expulsion. Quel enfant n'a pas gardé des jours entiers des corps intestinaux dont personne et lui-même ne se seraient doutés, sans un examen des selles, fait par hasard? D'autres fois, quelques douleurs vagues, quelques coliques apparaissent. Elles se produisent au moment où le corps étranger franchit l'un des défilés du tube digestif (pylore, *in* observ. de Hildanus; — valvule iléo-cæcale, *in* observ. de Villeneuve), ou bien encore quand il s'enclave. Si le corps étranger est volumineux, irrégulier, il chemine par saccades; des douleurs fixes, parfois syncopales, marquent ses diverses étapes. Joignons à cela que sa marche en avant s'accompagne en quelques circonstances d'accidents d'entérite aiguë, que révèlent les vomissements, le hoquet, la constipation ou une diarrhée de nature séreuse, sanglante ou purulente.

B) — Le corps étranger s'arrête-t-il? il s'est « retiré » dans l'appendice, à moins qu'il ne soit trop gros pour avancer facilement. De taille exiguë, il peut rester sans révéler sa présence par le moindre symptôme. Quelquefois, il se contente de grossir ou de s'enkyster; on l'a vu provoquer des douleurs (colique appendiculaire de Talamon), voire même une perforation intestinale avec tous ses aléas. Nous connaissons trois observations où cette perforation ne s'accompagna d'aucun accident péritonéal; Diemenbrock ouvrit un abcès de la paroi abdominale antérieure d'où sortit une alène; Closmadeuc, en 1874, vit un peloton de fil rendu huit jours après son ingestion, tandis que l'aiguille, attachée à ce peloton, provoqua, six mois plus tard, un abcès de la cuisse qui guérit rapidement. Enfin Dieulafoy a signalé la sortie, par le vagin, de l'aiguille qu'une fillette avait avalée quelques jours auparavant.

Lorsque le corps étranger est volumineux, il provoque deux groupes d'accidents. C'est l'occlusion qui, somme toute, est rare, puisque nous n'en avons pu retrouver que deux observations. Elle est de plus fort grave : des

[G. FÉLIZET et A. BRANCA.]

grains de cacao dans une observation de Langdon Down (1868), des cheveux
et de la ficelle dans une observation de Teft (1871) ont amené la mort. Ou
bien c'est la perforation, fréquente, avec ses diverses modalités cliniques.
Cette perforation est-elle rapide, c'est la péritonite aiguë, diffuse, mortelle.
Cette perforation est-elle lente, le péritoine a le temps d'édifier des travaux
de défense; des adhérences ont circonscrit la perforation qui provoque une
péritonite locale. Cette dernière s'accompagne d'ordinaire de suppuration[1],
un abcès se forme qui s'ouvre, tantôt dans l'un des viscères abdominaux,
tantôt à la peau. Nous avons vu s'éliminer de cette façon une longue aiguille,
une pince d'écrevisse ingérée depuis huit jours, un paquet de lombrics.
Quant à la perforation, elle est destinée à se fermer, à donner une fistule ou
même un anus contre nature. Une étude plus complète de ces diverses complications sera faite aux chapitres qui traitent de l'appendicite et de l'occlusion intestinale.

Pronostic. — Le pronostic des corps étrangers intestinaux, exception
faite de ceux de l'appendice, est dans la grande majorité des cas sans gravité. Les corps irréguliers, pointus, cheminent même assez souvent sans
incident. Mais si les corps étrangers sont volumineux, le pronostic s'aggrave;
en dehors des complications qui peuvent emporter le petit malade, nous
avons à compter avec les troubles digestifs dont la permanence peut entraîner
l'affaiblissement, la cachexie et la mort.

Diagnostic. Traitement. *A).* — Alors qu'ils ne donnent pas lieu à des
accidents, les corps étrangers de l'intestin sont d'un diagnostic tantôt impossible, et tantôt d'une extrême facilité. Le palper abdominal ne rend de service que lorsqu'il s'agit de corps étrangers du cæcum et de l'appendice. Tout
ce que nous avons dit du diagnostic des corps étrangers de l'estomac trouverait ici son application.

Quant au traitement, il est des plus simples. Évitez la constipation; c'est
déjà un excellent moyen prophylactique; conseillez les bouillies, les panades,
les purées épaisses; proscrivez les médicaments. En matière de corps étrangers, la purgation est pour l'intestin ce que le vomitif est pour l'estomac :
l'huile de ricin et l'ipéca font courir les mêmes dangers[2].

B). — Mais les accidents sont imminents; le corps étranger est trop
volumineux pour passer. Il faut intervenir par laparotomie et par taille
intestinale. L'état de l'intestin décidera l'établissement de l'anus contre
nature ou de l'entérorraphie circulaire.

C). — De nouvelles indications surgissent du fait des complications qui
peuvent survenir. Le traitement de telles complications n'a rien de spécial.

[1] Il est exceptionnel que la péritonite locale reste une péritonite plastique. STALPART VAN DER VIEL a
rapporté l'histoire d'un cas de cet ordre. Un garçon de 8 ans rendit par le méat urinaire une épingle
incrustée de sels calcaires, qu'il avait ingérée depuis plusieurs années et tolérée sans accidents
septiques.

[2] Il importe en effet de ne pas altérer le péristaltisme de l'intestin, si utile à la progression du corps
étranger. Des purgatifs n'auraient pour effet que d'exagérer les contractions de la musculature, quand
il nous faudrait les régler. Les régler n'est guère possible; laissons-les à leur état physiologique et
contentons-nous de les faire s'exercer sur des matières molles, plastiques, capables d'inclure dans leur
masse le corps étranger et de protéger la muqueuse contre les lésions qu'il y peut créer.

VII. — CORPS ÉTRANGERS DU RECTUM

Anatomie et physiologie pathologiques. — Le pôle terminal du tube digestif est essentiellement formé d'un sphincter, précédé d'une dilatation. La grande élasticité du rectum, la présence de l'ampoule expliquent assez le nombre et le volume des corps étrangers qui peuvent se trouver réunis dans sa cavité, tantôt libres de toute adhérence, tantôt enclavés dans un repli de la muqueuse. Les corps étrangers ne peuvent être expulsés qu'au prix d'une lutte entre les muscles antagonistes du rectum, répartis en deux groupes. Le releveur par ses fibres internes fait partie du groupe des élévateurs; par ses fibres externes, il constitue avec le sphincter le groupe des constricteurs.

Étiologie. — Au rectum, les corps étrangers développés sur place n'existent guère chez l'enfant : leur histoire est calquée d'ailleurs sur celle des entérolithes. Les corps étrangers venus de l'intestin sont les plus fréquents : ce sont des fragments d'os, de cartilage ou de tendon, des billes, des aiguilles, des pièces de monnaie, une flûte de quatre pouces de long. Gosselin vit un morceau de viande hachée, gros comme le poing, chez un enfant de neuf ans; et Blocq (cité par Schmucker) observa un jeune garçon dans le rectum duquel on trouva « plusieurs centaines de clous, des morceaux de fer, des épingles à cheveux, des épingles ordinaires, des morceaux de verre ». Quand ces corps ne sont pas évacués rapidement, ils déterminent des inflammations du côté du rectum, du péritoine ou du tissu cellulaire. Ils peuvent se disposer à plat comme un opercule, arrêter la circulation des matières intestinales : c'était le cas pour une pièce de monnaie que nous avons dû retirer. En règle générale, on ne trouve pas chez l'enfant ces corps introduits par l'anus qui, chez l'adulte, augmentent dans des proportions considérables le bilan des corps étrangers du rectum. Tout au plus un accident, une manœuvre malheureuse a causé l'abandon d'un embout de seringue ou d'une sonde dans la cavité de l'ampoule.

Symptômes. Marche. Complications. — Chez l'enfant, la clinique des corps étrangers du rectum ne fait pas exception à l'histoire des corps étrangers des voies digestives. Sans doute, on peut observer des douleurs abdominales assez vives, des envies fréquentes et impérieuses, du ténesme qu'accompagne une rétention d'urine plus ou moins tenace. D'ordinaire, tout se borne à des phénomènes de pesanteur, à la défécation difficile, à la constipation. Un enfant de quatre ans que nous avons observé avala un os de mouton irrégulier, long de 4 centimètres, épais de 2 centimètres. Il le garda, quatre jours durant, sans témoigner la moindre gêne et ce n'est que parce qu'il n'allait pas à la selle que les parents, inquiets, résolurent de nous l'amener. Toutes les fois que nous pourrons soupçonner un corps étranger du rectum, n'hésitons pas : cherchons à voir le corps du délit. Le *speculum ani* nous sera souvent d'un grand secours. Ne nous contentons pas de cette exploration; pratiquons le toucher rectal; ses renseignements seront décisifs parfois.

[G. FÉLIZET et A. BRANCA.]

A côté des faits où le corps étranger est bien supporté, où il s'accroît même par l'apposition successive de couches calcaires, il faut compter les cas où l'expulsion se produit. Son caractère est d'être fréquemment douloureuse, qu'elle soit spontanée ou qu'on soit forcé de la provoquer pour parer à l'imminence de complications. Celles-ci d'ailleurs peuvent constituer la première manifestation du corps étranger, étant donné l'absence fréquente, chez l'enfant, de tout processus réactionnel. Les unes sont immédiates et d'ordre traumatique, on ne les observe guère chez l'enfant : le rectum est blessé en même temps que les voies urinaires (infiltration d'urine), les vaisseaux ou le péritoine. D'autres sont secondaires et d'ordre inflammatoire : ce sont la rectite, les abcès périrectaux, la cellulite pelvienne. Quelques-unes sont fréquentes et tardives : tels les abcès avec leurs fistules.

Pronostic. — Le pronostic des corps étrangers est bénin le plus souvent. Il est fonction de deux facteurs. C'est d'abord le volume et la forme du corps étranger qui chez l'enfant est toujours de taille assez petite pour être aisément expulsé. Il a en effet enfilé tous les détroits de la filière digestive, et le sphincter est seul à le retenir. C'est ensuite la présence de complications. On n'en voit pas en clinique infantile, à l'exception des abcès et des fistules.

Diagnostic. — Le diagnostic de corps étranger est plus facile au rectum qu'il n'est dans la plupart des autres départements des voies digestives, à condition de pratiquer le toucher. Quelques difficultés peuvent nous arrêter pourtant. L'enfant a quelques troubles digestifs vagues ; il ignore qu'il a un corps étranger du rectum ; il ne raconte pas qu'il a avalé un os de mouton quelques jours auparavant. Ou bien nous avons pratiqué le toucher sans rien trouver : le corps étranger est petit et s'est mis à l'abri d'un repli de la muqueuse. Dans d'autres cas, un polype, un sarcome peuvent nous donner le change ; ou bien c'est un abcès qui s'ouvre au voisinage de l'anus et que nous ne rapportons pas à sa véritable origine : en pareil cas, l'intervention thérapeutique fixe le diagnostic étiologique.

Traitement. — Les voies naturelles suffisent à l'expulsion du corps étranger chez l'enfant. Le doigt, une pince, une cuiller, une valve de spéculum, un dilatateur sont les instruments à mettre en œuvre. Exceptionnellement la section du sphincter sera indiquée, mais jamais nous n'aurons à en venir chez l'enfant à la rectotomie ou à quelques-unes des opérations abdominales qui, de guerre lasse, ont été pratiquées, parfois, chez l'adulte.

Dans l'histoire des corps étrangers du rectum, tout est dans la question de source. Le corps étranger de l'enfant provient surtout du tube digestif, celui de l'adulte a été introduit par l'anus. C'est assez pour imprimer des différences bien tranchées à la clinique, à l'évolution, au traitement.

VIII

Arrivés au terme de cette étude analytique, nous croyons devoir rappeler une dernière fois que les corps étrangers des voies digestives, en quelque lieu qu'on les rencontre, ont été chez l'enfant introduits par la bouche. Ils s'arrêtent de préférence au niveau d'un rétrécissement ou d'une cavité annexée au tube digestif. Ils demeurent libres de toute adhérence ou se fixent aux parois muqueuses, mais, dans un cas comme dans l'autre, le tableau qu'ils provoquent a pour note dominante l'atténuation des phénomènes réactionnels. Les complications ne sont pas fréquentes, si ce n'est pour les corps étrangers de l'œsophage et de l'appendice ; et pour devoir être réservé toujours, le pronostic n'en est pas moins souvent d'une absolue bénignité, d'autant plus que la thérapeutique à mettre en œuvre n'est pas de celles qui font courir des risques. Chez l'enfant, il ne faut point en venir trop vite à la chirurgie militante ; l'évacuation buccale pour les corps étrangers sus-diaphragmatiques, le rejet par l'anus pour tous les autres, s'obtient avec une facilité qu'on ne soupçonnerait pas de prime abord. Le plus sage est souvent de temporiser. Il est temps d'en venir à l'intervention sanglante quand un accident vient nous forcer la main. En matière de corps étrangers, il faut bien avouer que le vieil adage a souvent du bon : « Moins on fait, mieux on fait. »

21 novembre 1896.

INDEX BIBLIOGRAPHIQUE DES AUTEURS CITÉS

Bibliographie générale. — Hévin. *Mém. de l'Acad. roy. de chirurgie* (1761, t. I, p. 444). — Poulet. *Les corps étrangers en chirurgie* (Paris. 1879). — *Dictionnaires* Dechambre, Jaccoud.

Cavité buccale. — Mac Cullagh. *Brit. med. Journ.* (24 octobre 1896).

Pharynx. Œsophage. — Louis. *Mémoire sur la Bronchotomie,* in *Mém. Acad. roy. de chirurgie.* — Gauthier de Claubry. *Recueil périod.* (t. XXXIV, p. 15). — Carie vertébrale par corps étranger de l'œsophage (*Journal de méd.*, 1807, t. XIII). — G. Stellier. *Journ. de méd.* (t. XXIII, p. 147). — Monestier. *Soc. anat.* (1833). — Perforation de trachée (*Journ. méd. Edimbourg*, 1848). — Martin. *Thèse Paris* (1868). — Mac Aulen. *Lancet* (1875). — Lesbini. *Thèse Paris* (1873). — Mignon. *Thèse Paris* (1874). — Mouton. *Thèse Paris* (1874). — Marc Sée. *Soc. chirurgie* (1875). — Roth. *Soc. méd. Strasbourg* (1876). — Mayer. *Deut. Arch. f. klin. Med.* (V, 17, p. 120). — Nevot. *Thèse Paris* (1879). — Lannelongue. *Soc. chirurgie* (1880). — Mikulicz. *Wien. med. Press.* (1881, p. 154). — Morosow. *Thèse Saint-Pétersbourg* (1887). — Alexandroff. *Œsophagotomy in a child, Bolnitsch. Gaz. Botkina* (Saint-Pétersbourg, 1891, p. 617). — Jalaguier. *Soc. chirurgie* (1893, p. 190). — Felizet. *Soc. chirurgie* (1893, p. 193, et 1894, p. 448). — Clarence C. Rice. Analysé in *Med. infantile* (15 mars 1894). — Wood. *University med. magazine* (8 octobre 1896). — Lemaistre. *Soc. chir. Paris* (28 octobre 1895).

Estomac. — Heymann. *Arch. gén. méd.* (1834, t. I, p. 676). — Schlegel. *Allg. repert* (1838, t. IX, p. 109). — Pollok. *Journ. de méd. et de chir. pratique* (1852). — Watson, *Lancet* (1868). — Collin. *Thèse Paris* (1875). — Labbé. *Acad. sciences* (24 avril 1876). — Stierler. *Schmidt's Jahrbucher* (1877, V, 173). — Felizet. *Sem. méd.* (1882, n° 40). — Kœnig. *Traité de chirurgie* (trad. franç., 1889). — Heidenreich. *Sem. méd.* (1er janvier 1891). — Jalaguier. *Traité de chirurgie* (1892, t. VI). — Charon. *Journal de médecine et de thérapeutique infantile* (1894, p. 169). — Variot et Rémy. *Journ. de clin. et de thérap. infant.* (1894, p. 749). — Allen. *J. Americ. Assoc.* (1er février 1896).

Intestin. Rectum. — Stalpart van der Viel. *Obs. rar. Cent.* (2 obs., XVIII, p. 204). — *Observ. de méd. milit. pour* 1772 (p. 625). — Duret. *Journal universel des sciences médicales pour* 1825 (p. 108). — Barthez. *Soc. méd. des hôpitaux* (1862). — Langdon Down. *Transact. of the path. Soc.* (1868). — Teft. *Schmidt's Jahrbucher* (1867, t. CXXXV, p. 74). — Closmadeuc. *Union médicale* (1874). — Gérard. *Thèse Paris* (1878). — *Traités chirurgie* Poulet et Bousquet (t. II), Duplay et Reclus (t. VI, article de Jalaguier, et t. VII, article de Potherat). — Revilliod. Analysé in *Med. infant.* (15 mars 1894). — Comby. *Soc. méd. hôpit. Paris* (19 juin 1896).

P. S. — Depuis la rédaction de cet article, les périodiques ont publié toute une série de documents relatifs à l'exploration des voies digestives et au diagnostic des corps étrangers, à l'aide de méthodes nouvelles. Nous ne pouvons que renvoyer le lecteur au travail de Kelling (*Œsophagoscopie et gastroscopie,* in *Arch. f. Verdanungskrankheiten,* fasc. 3 et 4, vol. II), à la communication de Péan (*Acad. médec.*, 8 déc. 1896), à l'article d'Aragon (*Médecine moderne,* n° 99, 1896).

[*G. FÉLIZET et A. BRANCA.*]

XXIV

FISSURE A L'ANUS

PAR LE Dʳ G. FÉLIZET,
Chirurgien de l'Hôpital Tenon (Enfants-Malades),

ET ALBERT BRANCA,
Interne des Hôpitaux de Paris.

I. Historique. — Boyer, qui étudia le premier la fissure anale (1818), emprunta tous les éléments de sa description à la fissure de l'adulte. Velpeau[1] n'avait jamais vu la fissure chez l'enfant et il s'étonne d'avoir pu l'observer chez un malade de 21 ans et chez un autre de 18. Gosselin nous dit que la « fissure à l'anus est rare chez l'enfant », et Bouchut ne lui consacre que quelques lignes dans son *Traité de pathologie infantile.*

C'est à Duclos qu'on doit le premier travail sur la « gerçure à l'anus » de l'enfant (1846). A sa suite, Gautier (1863), Aubry (1865), Mabboux (1876) ont étudié, « non sans quelque confusion » (Peyrot), la fissure des nouveau-nés, et il faut en venir au livre d'Allingham, à la chirurgie du rectum de Quénu et Hartmann pour trouver, résumé en quelques phrases, ce que nous savons de plus précis sur la question qui nous occupe.

II. Définition. — Pour l'anatomo-pathologiste, la gerçure de Boyer, l'ulcère irritable des auteurs anglais est une ulcération traumatique, superficielle, déterminée et entretenue par les micro-organismes qui sont les hôtes habituels du rectum. Pour le clinicien, c'est un syndrome que caractérise l'association de trois éléments : l'ulcération fissuraire, la contracture et la douleur. C'est un syndrome, nous le répétons avec intention, ce n'est pas une entité morbide : aussi conçoit-on que des lésions de nature et de siège bien différents puissent déterminer son apparition.

III. Anatomie pathologique. — L'anatomie pathologique de l'affection se réduit à l'étude de la fissure. Cette fissure, examinée en place, sur le malade, est étroite et allongée. Elle ne doit cette forme qu'à un phénomène d'adaptation dont les plis radiés de l'anus sont les agents. Elle siège souvent en arrière, sur la ligne médiane, au-devant du coccyx; elle intéresse la peau et la muqueuse; elle est, d'ordinaire, intra-sphinctérienne.

Quand on a excisé une fissure, nous dit Quénu, on constate qu'elle est d'ordinaire de forme arrondie. La coupe histologique qu'on y pratique peut nous montrer successivement, « en partant de la surface de l'ulcère, une couche de cellules rondes, granuleuses, d'une épaisseur inégale, manquant même par places ; une couche de faisceaux fibreux parsemés de cellules rondes et fusiformes, granuleuses, et traversée par des vaisseaux... parallèles à la sur-

(¹) *Dictionnaire* en 25 volumes.

face ; une couche de faisceaux musculaires à fibres lisses, séparés les uns des autres par du tissu fibreux ; enfin, une couche cellulo-adipeuse où se rencontrent des vaisseaux artériels et veineux à plusieurs tuniques et un faisceau nerveux primitif[1] ».

Quénu, qui a fait porter ses études sur des fissures d'hémorroïdaires adultes, a constaté, de plus, des lésions variqueuses des veines et parfois des lésions des nerfs, qui consistent en inflammations péri et intra-fasciculaires. Nous n'avons pas connaissance que pareil examen histologique ait été pratiqué sur les fissures de l'enfant, mais, chez lui, les hémorroïdes et les névrites sont si exceptionnelles, qu'on n'est pas en droit de conclure, *a priori*, à l'identité des lésions.

IV. Physiologie pathologique. — Hilton a donné un schéma qui fait bien comprendre la physiologie pathologique de l'affection. Une irritation porte-t-elle sur la fissure ? elle met en jeu les terminaisons des nerfs sensitifs ; c'est là l'origine du réflexe qui gagne la moelle et revient à son point de départ sous forme de contracture musculaire, intéressant le releveur et le sphincter anal.

L'hypothèse de l'auteur anglais est des plus simples. Elle est, en tout cas, trop simple pour être complète ; si elle explique bien les faits où les modifications du nerf sont d'ordre fonctionnel, elle ne rend pas compte des observations où les nerfs sont enflammés, où la névrite entre en jeu.

V. Étiologie. — La fissure à l'anus a été étudiée chez des enfants de 8 mois et d'un an par Duclos, et par Aubry chez des enfants de 5, 11, 12 et 16 mois. Gautier l'a même vue chez une petite fille de 5 semaines. Mais pour être certaine, l'affection n'en est pas moins assez rare chez l'enfant : Demarquay, dans une statistique qui porte sur 42 observations, ne trouve pas de malade au-dessous de 14 ans, et ne note que 5 fissures chez des sujets de 14 à 20 ans.

Pour expliquer l'apparition des fissures, Sarremone invoque, comme cause prédisposante, l'étroitesse congénitale de l'anus ; Ancelon plaide la thèse du lymphatisme. Ce sont là causes de second ordre : il n'en est plus de même de la constipation. Elle joue certainement le rôle capital dans la genèse de l'affection ; les tout petits qui digèrent bien y sont très sujets, car le lait qu'on leur donne, à l'exclusion de tout autre aliment, ne laisse pas ces résidus abondants qui sont la « sauvegarde » contre la constipation. De plus, le tégument de l'enfant, en raison de sa délicatesse, n'en est que plus exposé aux traumatismes et aux infections (vaginite). Un polype, un corps étranger, un prolapsus, par un mécanisme ou par un autre, auront les mêmes effets que la constipation ; ils détermineront aussi une ulcération intra-sphinctérienne. La cause de la fissure peut varier comme peut varier son siège.

VI. Symptômes. — « Toutes les fois qu'un enfant nouveau-né ne va pas chaque jour à la garde-robe, on peut être à peu près certain de trouver à l'examen une ou plusieurs gerçures de la marge de l'anus, une constriction

---

[1] *Chirurgie du rectum*, t. I, p. 422.

[G. FÉLIZET et A. BRANCA]

plus ou moins énergique du sphincter, et, au-dessus de l'orifice, des matières
dures qui n'attendent que le moment où l'obstacle sera levé pour faire issue
au dehors. » (Gautier.)

En somme, le phénomène initial, capable d'attirer l'attention du médecin, c'est la modification dans la nature des selles ; chez les tout petits, au
lieu d'être jaunes, molles, presque liquides, au lieu de justifier la comparaison classique de la « moutarde anglaise », les matières apparaissent sous
forme de boules volumineuses, dures, qui font du bruit en tombant dans le
vase. Du jour où le sang va s'écouler à la suite du bol fécal, l'ulcération s'est
constituée.

La douleur qui, en clinique, a le pas sur tous les autres symptômes, se
montre à des moments variables de l'acte expulsif. Elle peut précéder la
défécation ; elle est la cause de l'agitation, de la tristesse, de l'inquiétude que
manifestent alors certains petits malades. Au moment où le bol fécal franchit
le défilé sphinctérien, il est de règle de voir l'enfant se mettre à pleurer ;
« il s'agite, se refuse à pousser, puis, tout d'un coup, jette des cris per-
çants : le bol fécal est rejeté. On remarque en même temps quelques
gouttes de sang sur le linge » qui sert à essuyer l'enfant. Cette hémorragie
est constante ou à peu près ; toute douleur peut cesser avec son apparition ;
dans quelques cas, cette douleur demande encore quelques instants [1] pour se
calmer.

Les auteurs donnent peu de détails sur la contracture : il semble bien
que la défécation seule puisse la susciter [2].

Rien n'est variable comme les phénomènes généraux qu'on peut constater chez l'enfant. Tantôt la fissure n'altère en rien son état général. Il
reste gai, doux, tranquille, et, n'était l'agitation extrême et la méchante
humeur où le met chaque garde-robe, on le croirait en état de santé florissante. D'autres fois, le petit malade devient grognon, méchant ; il dort mal ;
il se retient souvent pour éviter d'aller sur le vase, et c'est surtout quand
il reste plusieurs jours sans avoir de selle qu'on constate l'aggravation de
son état ; mais vienne la garde-robe « libératrice » ; les phénomènes généraux s'améliorent en un instant, le sommeil est recouvré. Enfin nous relevons dans un certain nombre d'observations des troubles de la miction
(rétention, incontinence), la pâleur des téguments, l'amaigrissement, les
vomissements, la fièvre, les attaques convulsives [3].

VII. **Évolution. Pronostic.** — Il ressort du tableau que nous avons tracé
que la fissure de l'enfant est assez bénigne. Elle revêt surtout le type de
la fissure tolérable, et l'évolution du syndrome est des plus simples, d'ordinaire. Dans les cas légers, qui semblent la règle chez l'enfant, quelques soins
de propreté et d'hygiène alimentaire suffisent à provoquer rapidement un
processus cicatriciel. Mais parfois, malgré cette thérapeutique palliative,

---

[1] Un quart d'heure chez un enfant que nous avons observé.

[2] On la constate en pressant doucement sur le bord inférieur du sphincter qui durcit et fait relief
aussitôt.

[3] On sait avec quelle facilité l'enfant « fait » de la température et entre en état de convulsion. Dans
le cas spécial qui nous occupe, les auteurs de la *Chirurgie du rectum* font jouer un rôle capital à l'auto-
intoxication, à la stercorémie.

l'affection se prolonge. Elle est d'ailleurs sujette, chez l'enfant comme chez l'adulte, à des récidives qui peuvent se produire un ou deux mois après la guérison réelle ou supposée de la fissure.

Retenons ce fait que la constipation peut demeurer après la guérison de la fissure. Ce fut le cas chez une petite malade de Quénu, âgée de 10 mois. Pendant toute l'année qui suivit sa guérison, il fallut recourir au lavement quotidien pour assurer la liberté du ventre : le baby avait pris l'habitude de se refuser à pousser, depuis le jour où la fissure avait rendu douloureux les efforts nécessaires à l'émonction.

VIII.. Diagnostic. — Le diagnostic de la fissure est autrement difficile chez l'enfant qu'il ne l'est à un âge plus avancé. L'adulte qui ne tarit pas sur les douleurs qui suivent sa défécation est presque à coup sûr un fissuré; les renseignements que nous avons à attendre de l'enfant ou de ses parents sont trop infidèles pour nous dispenser d'examiner l'anus avec soin.

Le malade est placé dans le décubitus latéral ; nos deux mains immobilisent son bassin, tandis qu'un aide se rend maître des membres inférieurs en fixant les genoux. Alors les pouces écartent doucement les fesses ; l'enfant résiste et s'agite; ne le brusquons pas ; contentons-nous de le lasser par notre patience, et de le tromper par la lenteur douce de l'exploration. Le sillon interfessier est écarté; les pouces, peu à peu, gagnent du terrain, se rapprochent l'un de l'autre; ils arrivent à l'anus.

Le bout du doigt, qui se promène alors au pourtour de l'orifice, ne manque pas d'atteindre la zone fissuraire; il sent le sphincter se durcir et se gonfler sous la peau, en même temps que l'enfant pousse un cri, contracte les fesses et tente un mouvement de retrait.

En déplissant l'anus en son point douloureux, on découvre l'ulcération, cachée au fond d'un pli rayonné; elle est souvent médiane et répond à la commissure postérieure; elle est unique, mais serait multiple (Axenfeld) plus fréquemment encore chez les enfants à la mamelle. Elle apparaît sous la forme d'une perte de substance, courte et superficielle, dont les bords sont rouges, et dont le fond sec et gris saigne au moindre contact. Une telle constatation suffit à notre diagnostic; le toucher rectal, qui montre la contracture et met sur la voie de la lésion causale, n'est souvent de mise que sous le chloroforme.

L'enfant constipé, qui souffre et qui saigne lors des garde-robes, qui présente une ulcération de l'anus, a-t-il une fissure? Tant qu'on n'a pas vu l'ulcération[1], on s'expose à de grossières erreurs de diagnostic. On incrimine[2] la névralgie anale, la coccydinie; à mainte reprise, les phénomènes généraux ont tellement dérouté le médecin qu'ils ont fait poser le diagnostic de méningite à son début.

Mais on a vu l'ulcération[3] : l'eczéma, l'herpès, les syphilides ne nous embarrasseront pas : ces lésions siègent au niveau de l'anus et non dans le

---

[1] Parce qu'on ne l'a pas cherchée ou parce qu'on ne sait pas la chercher.
[2] Et aussi la constipation, la colite, le calcul vésical, les hémorroïdes.
[3] Le syndrome fonctionnel de la fissure peut se trouver réalisé à la suite de mainte lésion de voisinage (calculs de la vessie, polype rectal).

[G. FÉLIZET et A. BRANCA.]

conduit anal ; elles ne s'accompagnent pas du syndrome complet de la fissure. Elles sont cependant fort douloureuses parfois ; un jeune collégien, dont parle Mollière, « s'étant rasé le pourtour de l'anus par manière de distraction, fut pendant plusieurs jours tourmenté par d'atroces souffrances », bien capables de tromper le clinicien non prévenu.

Il faut s'assurer maintenant que l'ulcération qu'on a sous les yeux n'est pas due à une lésion spécifique (blennorragie, tuberculose, syphilis, chancre) et bien retenir qu'un enfant syphilitique peut être porteur d'une fissure banale.

Enfin, on devra s'enquérir des causes de la fissure, afin d'y porter remède. Ces causes sont nombreuses : la constipation et le prolapsus sont parmi les plus fréquentes ; on n'est renseigné, sur quelques-unes d'entre elles, qu'au moment de l'intervention : le doigt qui pratique la dilatation tombe sur un polype ou sur un corps étranger.

IX. **Traitement.** — Les moyens thérapeutiques dont nous disposons sont de deux ordres : il y a un traitement médical et il y a un traitement chirurgical de la fissure à l'anus ; l'un est avant tout palliatif ; l'autre comporte un certain nombre de procédés curatifs.

A) **Traitement médical.** — Le traitement médical suffit souvent, chez l'enfant tout au moins, à amener une guérison durable, à condition de remplir trois indications principales.

1° Il faut se rendre maître de la constipation, cause habituelle de la fissure, à l'aide d'une hygiène alimentaire bien entendue, employée concurremment avec les laxatifs. 2° On s'efforcera d'obtenir l'indolence de la défécation. On prescrira des suppositoires, à base de cocaïne ou d'extrait de belladone, qu'on devra introduire dans le conduit anal, dans les instants qui précèdent la selle. Cette pratique, d'ailleurs, ne saurait être mise en œuvre chez les tout petits. 3° Enfin, on fera usage d'agents médicamenteux capables de venir en aide aux processus cicatriciels. Le monésia et le ratanhia[1], sous forme de pommade ou de lavements, l'azote d'argent en attouchements[2], l'eau boriquée, la solution de chloral ou de sulfate de cuivre en lotions quotidiennes ont donné de bons résultats.

B) **Traitement chirurgical.** — C'est quand le traitement palliatif n'a pas été suivi de succès qu'il faut en venir au traitement curatif. Trois méthodes en font les frais : l'incision, l'excision, la dilatation.

1° *Incision.* — L'incision, préconisée par Boyer, a la faveur des chirurgiens d'outre-Manche. Ils ne connaissent et n'emploient guère que ce procédé chirurgical, si délaissé de nos compatriotes. Ils font leur incision au niveau ou en dehors de la fissure. L'incision est superficielle : elle entame la muqueuse seule (Dupuytren, Copeland) et parfois aussi les fibres superficielles du sphincter (Curling). Elle peut être profonde, et alors on a le choix entre la section sous-muqueuse du sphincter (J. Guérin, Blandin, Demarquay) à l'aide du ténotome et la large section à ciel ouvert que pratiquait Boyer. « Je divise d'un seul coup les membranes intestinales, le sphincter, le

---

[1] 2 grammes d'extrait de ratanhia dans 150 grammes d'eau pour lavements.
[2] Un attouchement tous les 2 jours.

tissu cellulaire et les téguments. Je forme ainsi une plaie triangulaire dont le sommet est à l'intestin et la base à la peau[1] : » Nous nous contentons de rappeler que les hémorragies, les inflammations graves de l'espace ischio-anal. l'incontinence des matières, la lenteur de la guérison sont fréquentes avec une pareille intervention.

2° *L'excision* a « toujours réussi » dans les mains de Jobert. Sédillot la condamne, pourtant, d'une manière absolue et Chassaignac écrit : « Rien de plus inintelligent que ce procédé qui se rapporte à ce que l'on peut appeler la chirurgie de symptômes et qui, laissant la proie pour l'ombre, s'adresse à un seul des éléments de la maladie et précisément au moins important de tous ». De nos jours, l'excision est rentrée en faveur, et nous la réservons en France aux cas où la dilatation n'amène pas la guérison. On la fait suivre d'une réunion immédiate.

5° *Dilatation*. — Mais la méthode de la dilatation, en raison de sa simplicité, de ses résultats excellents et rapides, a mérité de devenir notre méthode de choix. Elle fut instituée par Récamier, qui, d'ailleurs, ne l'employa tout d'abord que pour faciliter les cautérisations au nitrate d'argent qu'il pratiquait sur l'ulcération. C'est à Maisonneuve qu'on doit la technique actuelle de la dilatation[2] :

La veille de l'intervention, le petit malade a pris un lavement, s'il est possible. Puis il est anesthésié au chloroforme ou à l'éther. L'index ou le pouce, muni de vaseline, pénètre dans le rectum ; il y reste immobile en explorant la sensibilité réflexe de l'organe ; l'autre pouce est alors introduit. Les deux doigts ne vont agir qu'au moment où la narcose sera complète : c'est le secret pour éviter les accidents chloroformiques qu'on a vu survenir parfois dans les interventions sur le rectum.

L'enfant est en résolution : aussitôt les pouces se mettent dos à dos et s'écartent l'un de l'autre en sens contraire. Ils doivent déployer un effort graduel, énergique, sans violence ni brusquerie. Ils déterminent bientôt un craquement « qui terrifie l'opérateur novice, mais qui enchante l'opérateur expérimenté ». Le résultat cherché est obtenu avec une perte de sang insignifiante.

Les suites opératoires sont des plus simples ; une pilule d'opium est administrée, qui retarde la première selle jusqu'au surlendemain : l'enfant ne se plaint pas ou se plaint à peine, les quelques heures qui suivent l'intervention. Deux jours après, il peut se lever et courir à sa guise, car la guérison est rapide et la plaie qu'occasionne l'opération se ferme vite, en l'absence même de tout pansement. C'est pourtant une excellente précaution de pratiquer chaque jour un lavage de l'anus et d'appliquer sur la petite plaie une trace de vaseline iodoformée.

La lésion qui a provoqué la fissure doit être traitée par des moyens appropriés : le polype est enlevé, le prolapsus réduit ou excisé, etc.

[1] Boyer.

[2] C'est pour nous conformer à l'usage que nous conservons le terme de dilatation. En réalité, il s'agit de distension, c'est-à-dire de l'augmentation *momentanée* des dimensions du rectum ; la dilatation implique l'idée de persistance. Les médecins distinguent de même distension et dilatation de l'estomac.

[*G. FÉLIZET et A. BRANCA.*]

Il nous reste à préciser les effets locaux et le mode d'action de la dilatation. Récamier faisait intervenir le massage des muscles contracturés. Quénu[1] a repris la question. En expérimentant sur des chiens, il a constaté, après la distension de l'anus, l'absence de toute lésion musculaire, de toute infiltration sanguine. La musculature anale a conservé toutes ses propriétés physiologiques.

L'auteur a donc cherché les causes de cette paralysie momentanée du sphincter d'où résultent « la béance de l'anus et l'éversion » momentanée de la muqueuse. Il pense qu'il y a là une « atonie réflexe » due à un phénomène d'inhibition portant sur le centre ano-spinal et que provoque l'irritation des nerfs sensitifs. Tels sont les résultats de la distension sur un anus indemne de lésions.

On est réduit à des conjectures sur les modifications que peut apporter la même intervention sur un anus fissuraire. On sait seulement que la fissure peut se déchirer, que l'hyperesthésie de voisinage diminue ou disparaît et on suppose que la distension libère les filets nerveux malades ou englobés dans un tissu de granulation.

Décembre 1896.

BIBLIOGRAPHIE.

Traités généraux. — Dictionnaires (JACCOUD, DECHAMBRE). — Traités FOLLIN et DUPLAY. — POULET et BOUSQUET. — DUPLAY et RECLUS (article de POTHERAT).

Traités spéciaux. — MOLLIÈRE, 1877. — CURLING, 1885. — ALLINGHAM. — BALL, 1887. — QUÉNU et HARTUMANN, 1895.

Thèses. — GAUTIER (Genève, 1865). — AUBRY (Paris, 1865). — DUCAMP (Paris, 1876).

Mémoires divers. — BOYER (*Journal compl. des sc. méd.*, t. II, 1818). — DUCLOS (*Journ. médic.*, 1856, t. IV, p. 106). — PAYAN (*Journ. méd. de chir. et de pharm. de Bruxelles*). — ANCELON (*Gaz. des hôp.*, 1855, p. 606). — MABBOUX (*Union médic.*, 1876). — DUPLAY (*Gaz. des hôp.*, 1891, p. 445). — QUÉNU (*Revue de chirurgie*, 1895 et *Gaz. médic.*, 15 janv. 1895).

(1) *Gaz. méd.*, 15 janvier 1895.

XXV

MALFORMATIONS ANO-RECTALES [1]

PAR LE Dr E. FORGUE
Professeur à la Faculté de Médecine de Montpellier.

Les malformations ano-rectales peuvent, comme Trélat l'a si nettement distingué, se classer suivant les quatre catégories suivantes : 1° des rétrécissements; 2° des imperforations; 3° des absences; 4° des abouchements anormaux.

Anatomie pathologique. — 1° *Rétrécissements.* — Les rétrécissements peuvent porter soit sur l'anus, soit sur le rectum. Roonhuysen, Scultet, Boyer ont signalé, depuis longtemps, des cas d'atrésie anale. Séraud a trouvé, sur un petit garçon, un rétrécissement très étroit qui siégeait à la fois sur l'anus et la partie inférieure du rectum, remontant jusqu'à un pouce et demi et n'admettant pas une sonde de femme. Ammon et Vrolik ont figuré des rétrécissements du rectum observés soit chez des nouveau-nés, soit chez des sujets âgés. En 1895, Tillaux signalait, au Congrès français de chirurgie, l'existence de brides transversales saillantes, fortement tendues, siégeant sur les parois rectales, à quelques centimètres de l'anus, entraînant une dilatation de l'intestin en amont, et capable de provoquer la formation de fistules rebelles. Cette constatation est à rapprocher des faits anatomiques de valvules rectales, indiquées par Bérard, par Maslieurat-Lagémard, et sur lesquelles Bouisson a de nouveau appelé l'attention.

2° *Imperforations.* — § 1er. Cas où l'anus n'existe qu'à l'état de vestiges et est imperforé. — De très grandes variétés, ainsi que le décrit Trélat, se rencontrent dans ce genre de malformations. Dans quelques cas, l'anus offre toutes les apparences d'une disposition régulière; mais son ori- ·

(¹) Consulter comme travaux fondamentaux : LITTRE. Diverses observations anatomiques : imperforation du rectum, idée d'établir un anus artificiel au ventre. *Mémoires de l'Académie des sciences*, Paris, 1710, p. 56. — J.-L. PETIT. Remarques sur différents vices de conformation de l'anus. *Mémoires de l'Académie de chirurgie*, t. I, p. 317, Paris, 1743. — BERTIN. Mémoire sur les enfants qui naissent sans anus. *Mémoires de l'Académie des sciences*, 1771, p. 472. — G. GOYRAND. De l'imperforation de l'anus, description anatomique de ce vice de conformation, procédé régulier pour l'opération de l'anus artificiel au périnée. In *Journal hebd.*, 1884, t. III, p. 243. — *Du même.* Note sur un cas d'imperforation congénitale de l'anus et absence d'une partie du rectum ; anus artificiel pratiqué au-devant de la fosse iliaque gauche ; vues nouvelles, etc. In *Gaz. méd. de Paris*, 1866, p. 34. — *Du même.* Études pratiques sur l'atrésie et les malformations de l'anus et du rectum, et sur les opérations, etc. *Ibid.*, p. 509, 524, 558, 601, 639. — *Du même.* Note sur l'atrésie de l'anus. *Bull. de thérap.*, t. LII, p. 248; 1857. — *Du même.* Lettre sur l'atrésie de l'anus. *Bull. de la Soc. de chir.*, t. VII, p. 407, 1857. — P.-L.-M.-H. MIRIEL. Vices congénitaux de conformation de l'extrémité inférieure du tube digestif. *Th. de Paris*, 1835, n° 87. — J.-Z. AMUSSAT. Mémoire sur la possibilité d'établir un anus artificiel dans la région lombaire sans pénétrer dans le péritoine. In *Gaz. médicale de Paris*, 1839. — *Du même.* Deuxième mémoire sur la possibilité, etc. In *Examinat. med.*, t. I, 1841. — E.-F. BOUISSON. Des vices de conformation de l'anus et du rectum. *Th. de concours*, Paris, 1851. — DEBOUT. De l'état de la thérapeutique concernant les vices de conformation; imperforation de l'anus et du rectum. In *Bull. de thérap.*, t. XLIX, p. 11, 105, 1855. — W. BODENHAMMER. A. *Practical Treatise on the Ætiology, Pathology and Treatment of the congenital malformations of the rectum and anus*, New-York, 1860. — TRÉLAT. Article du *Dictionnaire encyclopédique de Dechambre.*

[E. FORGUE.]

fice est fermé par une membrane mince qui laisse transparaître le méconium au-dessus d'elle. D'autres fois, l'anus est plus ou moins dévié, moins complètement développé ; ses plis rayonnés ne sont plus aussi dessinés que dans l'état normal ; souvent même il n'existe plus qu'un petit bord frangé et irrégulier. La membrane obturatrice est elle-même plus épaisse ; et, dans des cas qui ne sont pas très rares, il n'y a plus une membrane, mais une oblitération d'anse qui peut avoir 2, 3, 4 centimètres de hauteur. Parfois cette oblitération est large et constituée par tous les tissus qui forment les tuniques ano-rectales. Sur d'autres sujets, au contraire, elles ne consistent plus qu'en un cordon musculaire ou fibreux qui, de l'oblitération anale, s'étend vers le cul-de-sac du rectum. Ce cordon n'a lui-même rien de constant et peut manquer totalement.

§ 2. — Cas où l'anus est d'aspect normal, mais n'est perméable que sur une certaine hauteur. — Dans une autre série de cas, l'anus offre une configuration normale ; mais, si l'on introduit un stylet, il bute à une distance qui varie depuis quelques millimètres jusqu'à 3, 4, 5 centimètres et plus contre une obstruction plus ou moins épaisse. L'imperforation, au lieu de siéger sur l'anus, occupe alors sa jonction avec le rectum ou le rectum lui-même à une plus ou moins grande hauteur.

3° *Absences de l'anus ou du rectum.* — Lorsqu'il y a absence de l'anus, ce qui coïncide fréquemment avec les abouchements anormaux de l'intestin, la peau continue d'une fesse à l'autre sans trace d'orifice, parfois sans dépression notable ; dans quelques cas, les tubérosités de l'ischion se rapprochent anormalement. Les arrêts de développement du rectum peuvent s'étendre à un plus ou moins long segment ; deux types sont surtout observés : dans l'un, l'absence du rectum n'est que partielle, le cul-de-sac qui le termine descend dans l'excavation et adhère par des tractus fibreux ou musculaires soit au bas-fond vésical, soit à l'utérus ou au vagin ; dans l'autre, l'absence du rectum est totale, et le cul-de-sac se maintient haut, au niveau de l'angle sacro-vertébral. Dans quelques faits très rares, l'absence du rectum coïncide avec un arrêt de développement du côlon.

4° *Abouchements anormaux.* — Ils peuvent, eux aussi, porter soit sur l'anus, soit sur le rectum. L'anus offre les déviations suivantes : il se déplace et s'ouvre chez l'enfant masculin sur le scrotum, sur la face inférieure du pénis, dans l'urètre et présente un conduit étroit et superficiel qui mène à l'ampoule rectale. Chez les filles, l'anus s'abouche habituellement vers la fourchette vulvaire, ou dans la fosse naviculaire en avant de l'hymen, ou à l'entrée du vagin. Le rectum peut s'ouvrir soit dans la vessie, soit dans l'urètre, soit, disposition exceptionnelle, dans la partie haute du vagin.

Pathogénie. — Les malformations ano-rectales ne peuvent être comprises et interprétées qu'en les rapportant aux phases successives du développement embryonnaire : leurs diverses espèces, en effet, représentent, soit l'état permanent d'un de ces stades, soit une perturbation dans leur ordre de succession normale. Il convient donc de superposer leurs différentes variétés aux diverses étapes de l'évolution normale, et cette étude pathogénique devient ainsi un point d'embryogénie appliquée. Nous réduirons cette étude à sa plus brève expression, en nous inspirant des vues claires et simplifiantes de notre collègue, le professeur Vialleton.

§ 1ᵉʳ. — DONNÉES EMBRYOGÉNIQUES. Remontons aux périodes de développement de l'extrémité postérieure de l'embryon. Au début, ses tissus se continuent avec l'ectoderme de l'œuf. Vers sa partie postérieure, se trouve la ligne primitive que l'on peut diviser en deux parties : l'une antérieure, épaisse, comprenant les trois feuillets ; l'autre postérieure, plus mince, réduite à l'entoderme et à l'ectoderme étroitement accolés et, point capital en cette description, qui constitue la *membrane anale*. En arrière de la membrane anale, l'ectoderme et l'entoderme se séparent l'un de l'autre et forment deux lames doublées chacune du mésoderme, entre lesquelles prend place un prolongement extra-embryonnaire du cœlome qui répond à la cavité générale de l'embryon.

L'extrémité postérieure se forme comme si la membrane anale se rabattait en dessous, en tournant autour de son extrémité antérieure, comme charnière. Dès lors, la partie postérieure est constituée sous la forme d'un petit cône creux ayant pour paroi, en dessus la partie antérieure de la ligne primitive, en dessous la membrane anale. Mais la ligne primitive elle-même ne tarde pas à se différencier en la masse rachidienne contenant la corde dorsale, les protovertèbres, le tube médullaire. Elle se prolonge ainsi, au sommet du cône, par une petite saillie, le bourgeon caudal, qui se différencie de la même manière. Dès lors, cette extrémité postérieure représente une sorte de petit bassin rudimentaire, qui est l'ébauche du futur pelvis.

Avant même que la membrane anale soit repliée en dessous, on voit se faire, au niveau de son extrémité postérieure, sur le feuillet entodermique, un petit bourgeon creux qui est le *bourgeon allantoïdien*. Lorsque le rabattement de la membrane anale est achevé, l'entoderme tapisse la cavité conique de l'extrémité postérieure et y forme l'*intestin postérieur*, dans lequel vient déboucher le petit diverticule allantoïdien. A ce moment donc, cette portion de l'intestin postérieur forme un carrefour commun à l'intestin lui-même et au système allantoïdien. A cause de cela, il a reçu le nom de *cloaque interne*.

La membrane anale, d'abord mince, s'épaissit beaucoup, de telle sorte que, sur les coupes verticales et médianes de l'embryon, elle semble former un bouchon placé sur ce qui fournira plus tard l'orifice du cloaque : *bouchon cloacal* de Tourneux. Le cloaque interne va se diviser en deux conduits : l'un antérieur, qui se rattachera à l'allantoïde, l'autre postérieur, qui continuera l'intestin. Nous verrons plus loin comment se fait, en réalité, le cloisonnement du cloaque interne ; mais on peut le comprendre d'une manière très simple en se reportant aux figures schématiques (p. 793). Entre l'allantoïde et l'intestin existe un repli, l'*éperon périnéal*. Supposons que ce repli s'accroisse dans la direction de la flèche, il viendra buter contre la membrane anale et divisera le cloaque en deux compartiments. En réalité, ce cloisonnement se produit par le rapprochement et la fusion sur la ligne médiane de deux replis verticaux, disposés transversalement à droite et à gauche, *replis de Rathke*, qui se soudent de haut en bas et dont la soudure sur la ligne

[E. FORGUE.]

médiane produit l'apparence connue sous le nom de *descente de l'éperon périnéal.*

Une fois ce cloisonnement fait, le bouchon cloacal est divisé en deux moitiés : l'une antérieure qui obture l'orifice allantoïdien (futur orifice uro-génital); l'autre postérieur, anal. Entre ces deux orifices s'interpose, futur périnée, une bande de substance formée par un pont mésodermique, recouvert d'ectoderme en dehors, et qui est constitué par la portion tout à fait inférieure des replis de Rathke (repli ano-génital de Retterer).

Autour du bouchon anal, se forme un petit mur circulaire, constitué par la saillie du repli ano-génital en avant, et en arrière par le bourrelet anal postérieur qui s'est uni à lui. Désormais, le bouchon anal est ainsi situé au fond d'une petite dépression constituée uniquement par la saillie de ces bourrelets anaux autour du bouchon anal. Mais, en réalité, il n'y a rien là qui réponde à un cloaque externe admis par les classiques.

La création de l'orifice anal se fait de la manière suivante. Au sein de la masse cellulaire du bouchon anal on voit apparaître des lacunes d'abord petites et isolées, puis de plus en plus grandes, qui confluent bientôt entre elles et, faisant disparaître ainsi la portion médiane du bouchon, permettent la communication de l'intestin avec l'extérieur, tandis que les parois de l'orifice ainsi formées se régularisent. Le modèle simple de l'anus est dès lors achevé; l'orifice existe, tapissé en dehors et sur une très petite longueur en dedans, par l'ectoderme des replis anaux, qui se continue en dessus avec l'entoderme intestinal. Tout autour de ces épithéliums le mésoderme est présent, et il fournira les différenciations musculaires, aponévrotiques, etc., qui donnent aux parties leur constitution définitive.

Le développement du rectum s'explique du même coup. Cette portion du gros intestin est formée, en grande partie tout au moins, par le cloisonnement du cloaque interne. De là ces rapports importants du rectum avec le vagin chez la femme, avec le col vésical et ses dépendances chez l'homme.

§ 2. — APPLICATION DES NOTIONS EMBRYOGÉNIQUES A LA CONCEPTION PATHO-GÉNIQUE DES MALFORMATIONS. — Au total, deux points capitaux se dégagent de ces données. Le premier a trait à la séparation de l'extrémité caudale de l'intestin et du pédicule de l'allantoïde. Entre ces deux organes, qui à un moment communiquent entre eux et dont l'abouchement commun forme un cloaque interne, se constitue un cloisonnement transversal grâce aux replis de Rathke qui s'avancent l'un vers l'autre, nous dit Vialleton, comme deux rideaux mus par des cordons de tirage. Si la soudure avorte en un point, tandis qu'elle est parfaite sur les autres, il se créera une fistule communi-cante entre les deux cavités. Si cette déhiscence correspond aux premiers stades et aux points élevés, nous aurons ces larges formations cloacales, observations d'autopsies, monstruosités sans intérêt chirurgical. Si, hypo-thèse déjà plus fréquente, la réunion n'aboutit pas sur un point de la por-tion moyenne, il s'établira une fistule entre le rectum et la vessie, entre le rectum et l'utérus, entre le rectum et la partie haute du vagin. Enfin, type anatomique habituel, et qui s'explique bien puisque la coalescence des replis de Rathke marche de haut en bas, si l'arrêt de soudure porte sur les

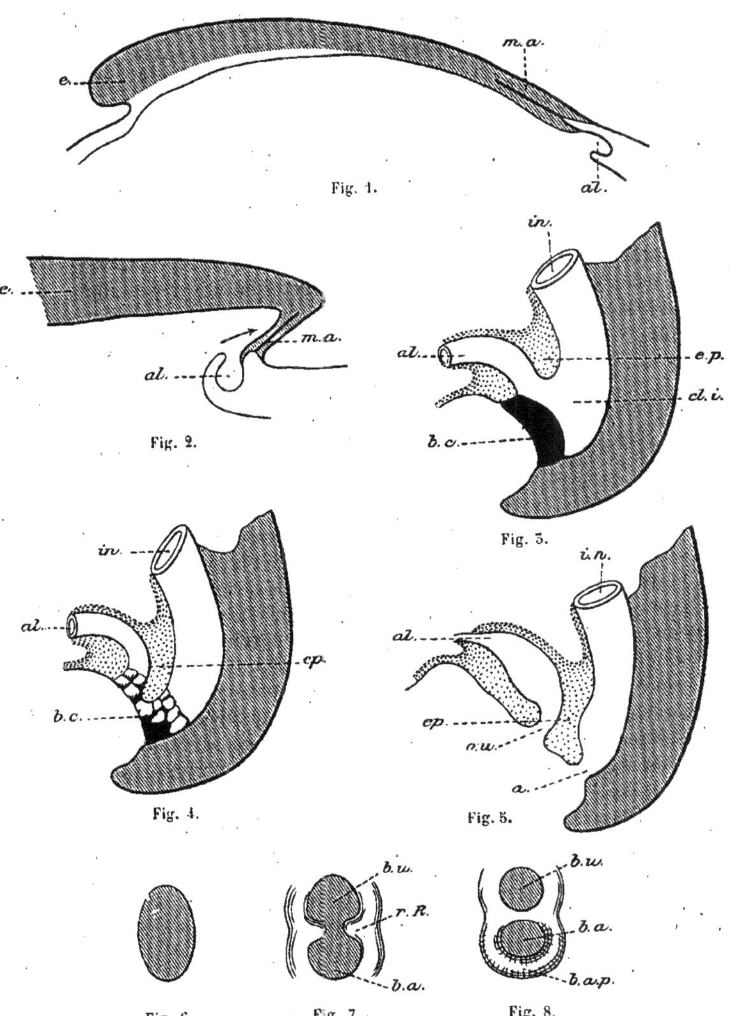

Fig. 1. — Embryon très jeune, l'extrémité postérieure n'est pas différenciée. — Fig. 2. Extrémité postérieure différenciée. — Fig. 3. Formation du bouchon cloacal et du cloaque interne. — Fig. 4. L'éperon périnéal est abaissé, le bouchon cloacal se creuse de vacuoles (il est déjà partiellement divisé en bouchon uro-génital et bouchon anal). — Fig. 5. Constitution des orifices anal et uro-génital. — Fig. 6. Le bouchon cloacal vu de face. — Fig. 7. Le même incomplètement divisé par les replis de Rathke. — Fig. 8. Le même complètement divisé en bouchon uro-génital et bouchon anal, ce dernier entouré par une petite saillie circulaire formée par les replis de Rathke en avant, et en arrière par le bourrelet ou repli anal postérieur. — Explication des lettres : e. Embryon. — m. a. Membrane anale. — al. Allantoïde. — b. c. Bouchon cloacal. — cl. i. Cloaque interne. — in. Intestin. — e. p. Éperon périnéal. — o. u. Orifice uro-génital. — a. Anus. — b. a. Bouchon anal. — b. u. Bouchon uro-génital. — b. a. p. Bourrelet anal postérieur. — r. R. Replis de Rathke (partie inférieure). (VIALLETON.)

[E. FORGUE.]

parties basses, nous verrons le rectum communiquer avec l'urètre chez l'homme, avec le vestibule vaginal chez la femme.

Deuxième point. Le tube ano-rectal ne se constitue point, comme on le croyait autrefois, aux dépens de la rencontre de la fossette ectodermique anale et de l'intestin postérieur; nous venons de voir qu'il s'ouvre au dehors par résorption cellulaire du bouchon anal. Quelle que soit l'interprétation, il n'en est pas moins vrai que l'anus et le rectum ont l'un et l'autre une origine distincte, que l'anus se creuse à part dans la région postérieure du bouchon cloacal et que le type normal est réalisé par la communication de son orifice avec l'intestin.

On conçoit dès lors que ce travail de canalisation puisse subir, soit des arrêts totaux ou partiels, soit de simples défectuosités. Dans le type le plus grave, il peut se faire que, sur un point quelconque de son trajet, le rectum subisse un arrêt total de développement, de sorte qu'il reste réduit aux dimensions très exiguës d'un tube épithélial filiforme qu'il présentait à ce moment.

Cette variété correspond aux faits qui sont signalés comme des absences du rectum : en réalité, ainsi que le démontrent des observations signalant l'existence d'un cordon joignant le cul-de-sac rectal à l'anus, il ne s'agit point là d'un véritable défaut de l'intestin au sens anatomique; et l'on comprend bien qu'un tube épithélial filiforme, d'ailleurs étouffé dans les proliférations mésodermiques, échappe aux yeux.

Prenons un degré moindre : au lieu d'un arrêt de développement, il ne s'agit que d'un développement insuffisant. Il peut porter soit sur l'anus dont la perforation ne s'achève point, soit sur le rectum dont le cul-de-sac terminal demeure à quelque distance de l'orifice anal.

Enfin, dans une forme plus légère encore, le tube ano-rectal s'est bien canalisé; mais son calibre ne s'est point développé régulièrement et quelques points, inégalement dilatés, persistent à l'état de rétrécissement ou de simple valvule.

Symptomatologie. — La rétention plus ou moins complète des matières fécales est le phénomène dominant des malformations ano-rectales; et l'on conçoit que son intensité symptomatique se subordonne aux degrés mêmes de cette rétention.

S'agit-il de ces variétés, avec abouchement anormal à la vulve ou au niveau des organes génitaux externes, mais où les matières gardent une issue facile, le vice de conformation est parfois compatible avec une existence prolongée; et le fait est classique de la juive centenaire qui fut observée par Morgagni et qui rendait ses matières par le vagin.

Quand les abouchements anormaux se font par un orifice trop étroit ou s'ouvrent dans une cavité où les matières peuvent causer quelque trouble, la symptomatologie est proportionnelle à ces difficultés d'évacuation. Il est des faits où l'orifice de communication est tellement serré qu'il ne laisse passer que des parcelles insignifiantes, ou même retient totalement les matières : en pareil cas, il n'est guère reconnu qu'à l'autopsie. Ailleurs, un abouchement du rectum dans l'urètre a pu être obstrué par un corps étranger : une fève dans le cas de Fournier, un noyau de cerise dans celui de Flagiani. Mais la malformation la plus fâcheuse est l'ouverture dans la vessie : dans les premiers mois, tant que les matières deviennent liquides et filtrent aisément, elles se mélangent à l'urine et sont expulsées avec elles; plus tard, quand les fèces prennent de la consistance, l'obstruction se dessine, la cystite se déclare, l'infiltration d'urine ou la péritonite mettent fin à la vie.

Dans les cas où il y a une imperforation complète des voies intestinales, voici ce qu'on observe. Au moment de la naissance, l'enfant a pu paraître viable et bien constitué, mais quelques heures après on constate qu'il n'a pas rendu de méconium et l'examen se porte vers la région, où l'on reconnaît soit un anus imperforé, soit une imperméabilité rectale au fond de l'infundibulum anal : l'enfant refuse de prendre ou de téter; les vomissements apparaissent : d'abord constitués par les liquides avalés, lait ou eau sucrée, ils se colorent et prennent un aspect fécaloïde. Le ventre se tend, la face se tire, les cris sont continus, la peau prend une teinte terreuse, le petit malade se refroidit, se cyanose, et, si aucun secours ne lui est apporté, ne va point au delà du 4e ou du 6e jour.

Diagnostic. — Une règle est importante : examiner, dès la naissance, l'état des orifices naturels de façon à constater immédiatement les vices de conformation. Il est vrai que cet examen peut être déçu par l'existence d'un orifice anal coïncidant avec un rectum imperforé. On apprend, dans ce cas, que le méconium n'est pas expulsé; les langes restent propres; parfois, les tentatives faites pour administrer un lavement ont fait reconnaître à l'entourage l'existence d'un obstacle. Le médecin doit alors s'assurer d'abord qu'il n'y a point obstruction d'un orifice anormal, situé vers le scrotum, ou à l'entrée du vagin. Si un anus existe, le stylet ou la sonde seront introduits dans sa cavité; il sera quelquefois possible d'apprécier si l'on est arrêté par une cloison membraneuse peu épaisse ou bien si l'on bute contre une lame de tissu résistante. Quand il n'existe pas de traces d'anus, ce qui coïncide presque constamment avec un abouchement anormal, mais ce qui peut aussi s'observer dans le cas d'une atrésie rectale simple, il faut s'efforcer de préciser à quelle hauteur se trouve l'ampoule rectale. Dans quelques cas on a pu la sentir bombant vers le plancher périnéal à l'occasion des efforts et des cris; mais ce renseignement est rare. Une sonde introduite dans l'urètre chez le garçon, dans le vagin chez la fille, a pu parfois apprécier l'absence de l'ampoule interposée en avant du sacrum; mais cette sensation est délicate et peut tromper, témoin le cas de Danyau où la sonde avait touché le sacrum dans toute sa courbure et où l'on avait conclu à une absence complète du rectum, alors que l'oblitération consistait en un simple diaphragme.

Quand le méconium sort par un orifice anormal, ce symptôme est remarqué dès les premières heures et le siège de l'abouchement ectopique est souvent facile à reconnaître, quand il siège sur le périnée, sur le scrotum ou le pénis, à l'entrée de la vulve ou du vagin. Une sonde introduite dans la bouche anormale révèle le degré de perméabilité et la longueur du canal allant de l'anus à l'ampoule. On peut parfois sentir, surtout si une

[E. FORGUE.]

ébauche d'anus existe, le bout de sonde butant contre le cul-de-sac rectal qu'il déprime vers le doigt. — Quand l'abouchement se fait dans la vessie ou dans l'urètre, le mélange de l'urine et des matières révèle la communication anormale. Mais il est difficile de préciser si c'est la vessie ou l'urètre qui reçoivent la fin de l'intestin. Roux, de Brignolles, a dit que, si la totalité de l'urine rendue est colorée par le méconium, l'ouverture est vésicale, tandis que, si les premières gouttes ont seules la teinte verdâtre, l'abouchement a lieu dans l'urètre.

Traitement. — Dans le cas d'une imperforation complète, le chirurgien, comme le dit S. Cooper, doit se décider à l'instant à créer une issue aux matières, car l'enfant est menacé de périr avec les symptômes d'une hernie étranglée. L'urgence est moins pressante s'il existe une voie de dérivation, si l'anus est simplement rétréci, ou s'il y a un abouchement anormal préalable. Mais, toujours, l'intervention doit devancer les symptômes graves de rétention et il y a tout avantage à rétablir de bonne heure le type anatomique normal ou à établir une voie permanente et bien placée d'évacuation fécale.

A quelle hauteur le rectum se termine-t-il? Voilà une question intéressante à trancher, car le choix de l'intervention se subordonne à cette situation du cul-de-sac terminal.

Le débat, en effet, s'établit entre ces deux méthodes : l'anus ouvert au périnée, suivant les règles surtout tracées par Amussat, c'est-à-dire placé en un point conforme ou très analogue au siège normal; l'anus contre nature, dont l'emplacement de choix est à la région iliaque, selon la méthode de Littre. Or, si l'anus périnéal est la méthode d'élection, chaque fois que l'ampoule rectale est accessible et que ses parois peuvent être mobilisées et amenées à la peau, l'anus iliaque s'impose dans les cas où le cul-de-sac terminal est haut situé, restant au voisinage du promontoire, échappant aux recherches et ne pouvant être descendu vers le périnée. Ce diagnostic, comme nous allons le voir, reste trop souvent en suspens. L'étroitesse du bassin, caractérisée par le rapprochement des ischions, est un indice assez constant d'un arrêt de développement du rectum et une indication assez nette de l'opération iliaque; mais ni la tension du périnée pendant les cris de l'enfant, ni la présence d'un anus bien constitué, ni le cathétérisme vésical ou vaginal ne permettent d'affirmer qu'il existe une ampoule assez basse pour être amenée au périnée. Il est donc fréquent que l'on commence par entreprendre une intervention périnéale; mais il est indiqué, devant une recherche infructueuse, de ne point la poursuivre à outrance, de ne pas la compliquer d'une prolongation opératoire dangereuse ou d'une dissection aveugle. L'anus iliaque, grâce à sa précision technique et à la protection antiseptique du péritoine, est devenu d'une telle bénignité qu'il vaut mieux alors commencer par parer au plus pressé en ouvrant une issue aux matières retenues. Au moment où on l'établit, on pourra d'ailleurs explorer avec une sonde la profondeur du cul-de-sac rectal et apprécier s'il sera possible ultérieurement d'ouvrir un orifice au périnée, auquel cas on s'efforcerait d'établir un anus artificiel provisoire, curable, c'est-à-dire étroit et sans éperon saillant. Et même, comme vient de le proposer Delagenière, on peut profiter de l'incision au-dessus de l'arcade pour se porter vers l'articulation sacro-iliaque gauche, chercher le bout de l'intestin, le mobiliser, et s'efforcer de l'amener vers le périnée incisé, quitte à établir un anus iliaque si cette mobilisation paraît irréalisable. L'adoption de l'anus iliaque, opération de désobstruction sinon de réparation anatomique parfaite, s'impose avec d'autant plus de netteté que les signes de rétention fécale se dessinent avec plus de gravité : tel enfant, né depuis 2 ou 3 jours, présente des vomisse-ments répétés, s'affaiblit, se refroidit; il n'y a pas de temps à perdre et, hormis le cas de l'obturation par une membrane peu épaisse ou d'une am-poule bombant nettement vers le périnée, il faut s'empresser d'ouvrir l'anus, au lieu d'élection, sur l'S iliaque. Trélat l'avait déjà dit : « Chaque heure qui s'écoule depuis la naissance diminue l'opportunité de la méthode périnéale, si bien que, parfaitement indiquée dans les premiers moments, elle peut cesser de l'être quand les accidents généraux ont paru ».

La certitude absolue sur le siège de l'ampoule nous échappe souvent, nous l'avons dit. Le diagnostic est simple et l'intervention facile lorsque ce cul-de-sac n'est séparé de l'anus imperforé que par une cloison mince et résistante, à travers laquelle le méconium peut transparaître en tache bru-nâtre : mais ces cas sont exceptionnels. Mais le plus souvent le diagnostic n'a point cette évidence. Il n'y a pas à tenir compte de la variété de la malfor-mation anale; les cas où l'anus existe plus ou moins bien conformé appar-tiennent aussi bien aux minces oblitérations membraneuses qu'aux épaisses et longues atrésies ano-rectales. La saillie des tissus pendant les cris ou les efforts de l'enfant est aussi décevante : avec bien des chirurgiens, nous nous y sommes trompé, dans un cas récent observé dans notre service. Cela tient à ce que, quand le rectum flotte librement dans le détroit supérieur du bassin, la vessie ou le vagin n'ayant point son soutien postérieur font saillie jusque dans la courbe sacro-coccygienne et remplissent l'excavation. — Enfin, nous l'avons vu, le cathétérisme du vagin ou de l'urètre ne sauraient per-mettre d'affirmer avec certitude la présence ou l'absence, au-devant du plan du sacrum, de l'ampoule rectale.

De là, la nécessité d'une intervention clairvoyante et d'un champ opé-ratoire suffisant. L'enfant, enveloppé chaudement, est placé dans le décu-bitus dorsal, le bassin bien élevé, le périnée en pleine lumière, les cuisses fléchies et écartées. Une sonde étant introduite dans la vessie ou dans le vagin, suivant le sexe, faites sur la ligne médiane une incision partant de l'anus s'il existe, du scrotum ou de la fourchette s'il est absent, et allez jusqu'au coccyx. L'infundibulum anal sera fendu, en arrière, et son fond examiné attentivement. Incisez à petits coups, et toujours sur la ligne mé-diane, la peau, le tissu cellulaire sous-cutané, les couches du plancher : épongez à chaque coup, et explorez. Allez ainsi à la recherche de l'ampoule, vous guidant d'une part par la sonde introduite dans l'urètre ou le vagin, de l'autre par la face antérieure du coccyx et du sacrum; pour plus de sécu-rité, abandonnez dans la profondeur le bistouri pour la pince et la sonde cannelée. Vous apercevez dans le fond de la plaie une tache brune, circon-scrite et dénudée par la sonde cannelée; elle fait une saillie rénitente et

[E. FORGUE.]

arrondie que les cris de l'enfant ou la pression sur l'abdomen font bomber : c'est l'intestin.

Votre incision, déjà profonde, n'a rien trouvé : faites écarter les deux bords de la plaie et prolongez en haut l'incision médiane; la pointe du coccyx est à nu; avec deux coups de ciseaux, rasant les bords latéraux, désinsérez les parties molles; séparez-la en haut du corps de l'os soit avec la pointe du bistouri, soit avec les ciseaux. Vous pénétrez ainsi dans un tissu cellulo-fibreux facile à déchirer avec un instrument mousse et qui ne renferme aucun organe important. Ne perdez pas la ligne médiane : vous allez aper-cevoir la tache livide, révélatrice de l'ampoule. — Cette résection du coccyx, anodine et bien conforme à nos habitudes actuelles d'accès vers le rectum par la voie sacrée, agrandit singulièrement le champ opératoire et facilite la recherche de l'intestin.

L'anus doit être soigneusement bordé de muqueuse, pour ne point s'in-filtrer de matières et demeurer stable. Fixez l'ampoule avant de l'ouvrir, pour éviter l'ascension de l'intestin. A l'aide de l'aiguille courbe, passez 4 fils, 2 de chaque côté, à travers la peau et les parois de l'ampoule, et attirez doucement cette dernière. Confiez les anses à l'aide, deux par deux, sans être nouées; incisez entre les fils de droite et ceux de gauche dans une étendue de 8 à 10 millimètres. Un flot de méconium s'écoule, qui redouble d'abondance pendant les cris de l'enfant. Irriguez fortement à l'eau boriquée tiède. Achevez, s'il en est besoin, la mobilisation de l'intestin en le dénudant à la sonde cannelée; placez de nouvelles sutures, complétant l'ourlet muco-cutané, surtout aux commissures antérieure et postérieure du nouvel anus; serrez les points latéraux, après avoir avivé l'infundibulum anal de façon à opposer des surfaces cruentes, retroussez exactement la muqueuse par des points superficiels à la soie fine. L'orifice doit admettre au moins l'extrémité de la phalangette du petit doigt : l'introduction du petit doigt, répétée 3 à 4 fois par jour, maintiendra plus tard son calibre, et empêchera toute ten-dance à la coarctation.

Dans le cas d'abouchement anormal à la vulve et au vagin, l'intervention peut se poser parfois avec le même caractère d'urgence que pour l'imperfo-ration vraie : la fistule d'échappement fécal est insuffisante, la stercorémie s'accentue; ouvrez alors un anus périnéal à la façon d'Amussat : c'est l'opé-ration des tout jeunes enfants, des cas pressants, du praticien insuffisamment outillé. On avisera plus tard à guérir la fistule recto-vaginale : le temps et la nature en prépareront parfois l'occlusion ou tout au moins la diminution spontanée, quand le courant stercoral aura été divisé; l'avivement de l'ori-fice et sa suture par le procédé américain en assureront la clôture.

Si au contraire le chirurgien est maître de son moment, s'il a affaire à un anus vaginal de siège peu élevé, fonctionnant assez bien pour ne point compromettre la santé, il attendra que l'enfant ait dépassé la première année et se proposera, en un seul temps opératoire, de créer un anus artificiel et d'oblitérer le trajet anormal : c'est l'extrémité inférieure même du rectum anormalement abouché qui entrera dans la constitution de l'orifice nouveau; c'est donc la restauration du type normal. Les procédés ne manquent point, et Puech en a fait une judicieuse critique. Le procédé de Rizzoli donne un anus qui présente dans sa constitution ses éléments normaux, et les deux ordres de fibres sphinctériennes ; un périnée solide favorable aux accouchements ultérieurs — deux faits de Rizzoli en témoignent — sépare l'anus de la commissure postérieure de la valve ; la disparition de la fistule est sûrement obtenue. L'opérée est dans la position de la taille : faites une incision cutanée médiane, étendue de la fourchette au coccyx ; séparez les fibres musculaires sous-jacentes jusqu'à la mise à nu de l'intestin ; le doigt introduit dans le rectum par l'anus vulvaire va vous servir de conducteur pour disséquer l'orifice vulvaire de son abouchement anormal ; ménagez les fibres musculaires qui peuvent s'y trouver. A l'aide de ciseaux mousses, détachez le rectum de toutes ses adhérences mais en respectant toujours les tuniques de l'intestin. La portion inférieure du rectum, ainsi séparée des tissus voisins et du vagin, se porte presque d'elle-même vers le coccyx et l'angle postérieur de la plaie périnéale : là elle est fixée par 3 points de suture en arrière et sur les côtés ; les lèvres de l'incision primitive sont ensuite affrontées et réunies en avant du rectum. Dans un fait récent, nous avons procédé au clivage du rectum et du vagin suivant le procédé de Lawson Tait et appliqué intégralement les règles de cette périnéoplastie.

[E. FORGUE.]

XXVI

ABCÈS DE LA RÉGION ANO-RECTALE

PAR LE D' E. FORGUE

Professeur à la Faculté de Médecine de Montpellier.

Les suppurations ano-rectales sont, chez l'enfant, d'une rareté remarquable. Un ensemble de raisons étiologiques y concourt : la phlébite hémorroïdaire dont le rôle est prépondérant chez l'adulte est ici une condition absente ou exceptionnelle ; l'appareil pilo-sébacé, non développé, n'est point une cause d'appel des infections de la marge ; la tuberculose elle-même, qui est l'occasion si fréquente de lésions ulcéreuses ou suppurées de la région, est rare chez l'enfant. On s'explique ainsi le silence des classiques sur la question : Owen et de Saint-Germain dans leur livre de chirurgie infantile ne leur consacrent que quelques lignes. Les classiques sont muets sur la proportion de ces abcès au-dessous de 15 ans. Comby en rapporte seulement 5 cas sur plus de 1200 malades atteints de scarlatine et de rougeole et 2 sur une centaine de dothiénentériques observés en 1895 et 1896 dans son service de Trousseau. Encore ne s'agit-il là que d'abcès margellaires, ayant évolué et guéri par l'incision simple en quelques jours, sans jamais amener la production de fistule. Les variétés plus graves, que l'on observe chez l'adulte à la suite d'affections génito-urinaires par exemple, et qui dissèquent le rectum jusque dans ses limites supérieures, sont pour ainsi dire inconnues chez l'enfant.

   Division. — Entre le rectum et l'anus d'une part, et les parois pelviennes de l'autre, existe une grande cavité comblée de graisse : cette cavité est clivée par le releveur de l'anus qui la divise en deux étages. L'étage inférieur qui s'étend de la peau au releveur est péri-anal ; c'est l'espace pelvi-rectal inférieur, le creux ischio-rectal. L'étage supérieur est péri-rectal : il s'étend entre le releveur et le péritoine, c'est l'espace pelvi-rectal supérieur. A chaque loge celluleuse correspond une variété de suppuration : il y a donc les abcès ou phlegmons superficiels qui sont péri-anaux, et les abcès ou phlegmons profonds qui sont péri-rectaux.

I. — ABCÈS PÉRI-ANAUX

Étiologie. — La cause déterminante revient toujours à la pénétration dans les tissus d'un agent infectieux et, à ce point de vue, l'étiologie de ces abcès rentre dans l'étiologie banale de toutes les suppurations.

   Toute cause favorisant la pénétration de cet agent microbien sera une cause possible du développement de ces abcès. De là l'influence des lésions ouvertes de l'anus et du rectum, des ulcérations, des fissures, des rectites aiguës ou chroniques, des polypes ulcérés ; celle du séjour dans un nid valvulaire de matières fécales durcies ou de corps étrangers. Quénu et Hartmann ont vu des fragments d'os parcourir tout le tube digestif sans causer d'accident, puis s'arrêter au niveau de la région sphinctérienne et y amener des abcès. De là, l'influence des irritations locales déterminées par la malpropreté, les frottements, l'écoulement des liquides virulents venus de la vulve, l'influence des contusions légères de la région. De là, enfin, l'action des contusions vraies, coups de pied ou chutes sur le siège, celle des opérations sur l'anus et celle des perforations traumatiques, conséquence par exemple de l'introduction maladroite d'une canule à lavement.

Les anciens auteurs divisaient ces abcès en symptomatiques ou idiopathiques suivant que la cause en était ou non apparente. Dans certains cas, bien qu'il y ait toujours une lésion initiale, celle-ci échappe à l'examen le plus approfondi. C'est le cas de ces ulcérations microscopiques, de ces microtraumas, qui ouvrent la porte à l'infection, dans une région où les éléments microbiens abondent.

La débilitation, la convalescence des maladies facilite à un haut degré le développement de la lésion. Et les 7 cas signalés par Comby se sont tous produits chez des enfants atteints ou convalescents de maladies générales : ils ont été probablement consécutifs à l'introduction du thermomètre dans le rectum.

Mais la plupart des abcès autrefois appelés idiopathiques se rencontrent chez des individus en puissance de tuberculose. Ils se produisent souvent à la suite de fatigues, de surmenage et postérieurement à des atteintes thoraciques, particulièrement à la pleurésie. Ils doivent donner l'éveil au médecin et l'amener à surveiller son malade au point de vue de la tuberculose. Enfin certains abcès se rencontrent chez des enfants tuberculeux avérés déjà amaigris.

Cette question des rapports de la tuberculose avec les abcès péri-anaux est ancienne. Bordeu est un des premiers qui les aient signalés et Grisolle y a beaucoup insisté. Tantôt c'est une ulcération tuberculeuse cutanée ou muqueuse qui provoque l'apparition d'un abcès, tantôt il s'agit d'une gomme cutanée qui se ramollit et s'élimine.

Pathogénie. — Les données étiologiques générales étant posées, il y a lieu de rechercher quelle est la nature de l'agent infectieux en cause et quelles voies il suit pour arriver jusqu'au tissu cellulaire.

Quénu et Hartmann ont montré que ces abcès contiennent le plus souvent du bacterium coli, souvent aussi le streptocoque, le staphylocoque, etc., c'est-à-dire les microbes « professionnels » de la suppuration. Toutefois un facteur pathogénique important est à signaler : c'est le bacille de Koch, que l'on rencontre beaucoup plus fréquemment qu'ailleurs dans les collections suppurées de cette région, et qui y arrive probablement par les crachats bacillifères accidentellement déglutis. Sur 12 cas, presque tous chez l'adulte, étudiés bactériologiquement par Hartmann et Lieffring, ces auteurs ont trouvé 7 fois le bacille tuberculeux à l'état pur, 4 fois associé au colibacille, 1 fois à des streptocoques et à des staphylocoques.

L'importance du bacille de Koch est donc indéniable. Et des abcès froids peuvent se développer insidieusement au pourtour de l'anus pour s'échauffer ensuite au contact d'infections secondaires.

[E. FORGUE.]

La voie suivie par l'agent infectieux a donné lieu à des discussions. Gosselin attribuait la plupart de ces abcès à la pénétration avec effraction dans le tissu cellulaire des gaz et des liquides stercoraux. Pour Després, les abcès de la marge n'étaient que des phlébites et des périphlébites suppurées. Mais la phlébite hémorrhoïdaire ne peut guère s'appliquer à l'enfant chez lequel les hémorrhoïdes sont rares et ne coïncident pas avec les abcès. Quénu et Hartmann défendent une théorie plus plausible et il s'agit la plupart du temps, pour ces auteurs, d'infections propagées par la voie lymphatique. Déjà Chassaignac avait entrevu la part importante du système lymphatique dans les inflammations péri-anales. Il divisait les abcès superficiels en tubéreux, phlegmoneux et phlébitiques, les tubéreux dépendant d'une inflammation des lymphatiques de la peau, les phlegmoneux d'une inflammation du réseau sous-épidermique. De même, Quénu pense qu'on peut rattacher à une infection lymphatique les abcès de la fosse ischio-rectale et ceux de l'espace pelvi-supérieur. La rareté des adénites inguinales ne peut infirmer cette interprétation des suppurations péri-anales. La suppuration qui traduit la réaction des tissus à l'infection peut très bien « se confiner », comme l'avait déjà remarqué Chassaignac et comme l'ont établi dans ces derniers temps les bactériologistes, dans la thrombose des troncs lymphatiques.

Dans des cas plus rares, l'inoculation partie du rectum produit, par l'intermédiaire d'une angioleucite trajective, un adéno-phlegmon des ganglions qui occupent le voisinage de l'échancrure sciatique ou les parties profondes de la fesse.

Symptômes. Marche. Terminaison. — Les abcès péri-anaux se présentent cliniquement sous trois variétés : 1° l'abcès tubéreux ; 2° l'abcès de la marge de l'anus ; 3° l'abcès ischio-rectal.

1° *Abcès tubéreux*. — Ils siègent habituellement très près de l'orifice ano-rectal, toujours au-dessous du sphincter, le plus souvent même en dehors des plis rayonnés. Ils constituent de petites collections purulentes du volume d'un gros pois à une noix, très superficielles, séparées de l'extérieur par la peau mince de la région, entourées à peine d'une légère induration. A peu près complètement indolentes, elles ne provoquent de la part des petits malades aucune plainte et les parents ne s'en aperçoivent le plus souvent que par hasard.

Au bout de quelques jours, la petite tumeur fluctue et s'ouvre spontanément en donnant issue à quelques gouttes d'un liquide séreux et fétide comme dans toutes les collections développées au voisinage du tube digestif. Quelques débris glandulaires sanguinolents s'y trouvent mélangés, témoignant du siège originel de l'affection. Il s'agit, en effet, ainsi que l'a admis Duplay, d'une inflammation des glandes sudoripares et sébacées, analogues à celles que l'on rencontre au niveau de l'aisselle. Chassaignac considérait ces petits abcès intradermiques comme d'origine exclusivement lymphatique. Il y a dans cette opinion une part de vérité et Quénu considère deux stades dans les abcès tubéreux de l'anus : le premier caractérisé par l'infection d'une glande, le second dû à la lymphangite périglandulaire qui entraîne la formation du pus au-dessous de la peau. Ces abcès se cicatrisent le plus souvent assez vite, sans laisser de fistule, excepté chez les tuberculeux où la lésion s'étend en général progressivement.

2° *Abcès margellaire.* — C'est l'abcès type, l'abcès sous-cutanéomuqueux, qui est le point de départ le plus fréquent de la fistule à l'anus.

A une distance plus ou moins grande de l'anus se montre une tuméfaction douloureuse qui s'étend à un ou deux travers de doigt de l'orifice anal. La peau à ce niveau s'échauffe, rougit et le malade y ressent les battements de l'inflammation. — Le gonflement est assez douloureux pour empêcher la position assise et gêner la défécation ; la suppuration, rendue bientôt évidente par la fluctuation, ne tarde pas à se montrer. Les phénomènes s'accompagnent souvent d'un peu de fièvre et de l'état saburral des premières voies digestives. Si le malade est en convalescence d'une affection générale, la température, remontant brusquement à 40° et se maintenant quelques jours au-dessus de la normale, peut faire croire à une rechute (obs. de Comby).

Les signes locaux continuent à évoluer, jusqu'à l'ouverture de l'abcès : l'exploration avec deux doigts, l'un dans le rectum, l'autre sur la tuméfaction cutanée, permet de constater que l'abcès est dans toute son étendue sous-muqueux, situé en dedans du sphincter. L'abcès, livré à lui-même, s'ouvre spontanément soit à la peau, soit dans le canal anal, soit à la fois à la peau et dans le canal anal, presque jamais, disent Quénu et Hartmann, dans le rectum proprement dit. A partir de ce moment une fistule est constituée.

L'inflammation peut s'étendre dans diverses directions ; remonter assez haut dans le rectum, en restant toujours sous-muqueuse et s'y développer même dans quelques cas presque exclusivement, en donnant lieu à une variété d'abcès sous-muqueux de la région ano-rectale, l'*inter-mural abcess* des auteurs anglais.

3° *Abcès ischio-rectal.* — Cette variété, extrêmement rare chez l'enfant, se présente sous deux formes principales : *a)* Le phlegmon proprement dit ; *b)* Le phlegmon gangréneux.

a) Phlegmon ischio-rectal simple. — C'est le grand abcès du fondement causé presque toujours par propagation. Des symptômes assez obscurs : douleurs pulsatiles dans le périnée, difficulté de la défécation, dysurie avec phénomènes généraux d'intensité variable, marquent le début de l'affection. Celle-ci évolue rapidement, et en général au bout de peu de temps une énorme induration phlegmoneuse envahit une grande partie de la circonférence de l'anus, s'étendant de la pointe du coccyx à la racine des bourses et transversalement de l'anus à l'ischion. Les téguments s'épaississent, s'indurent et forment une « carapace » très dure, comme cartilaginiforme, augmentant la hauteur des tissus que le pus doit franchir pour arriver au dehors. Refoulée dans la profondeur, la suppuration étend ses ravages vers les bourses, la tubérosité ischiatique et la fesse, dissèque le rectum et produit une véritable dévastation du bassin. Outre ces diverticules purulents, les fusées peuvent se faire à travers le releveur, dans l'espace pelvi-rectal supérieur, créant ainsi l'abcès en *bissac*, en *bouton de chemise*. Enfin le pus, passant en avant du coccyx, elles peuvent dépasser la ligne médiane et envahir la fosse ischio-rectale du côté opposé : c'est l'abcès en *fer à cheval*.

[E. FORGUE.]

L'ouverture à l'extérieur met ordinairement 10 à 12 jours à se faire ; à ce moment, la peau tendue, violacée, se couvre de phlyctènes, des eschares se produisent et donnent enfin issue à du pus fétide souvent mélangé de gaz.

On conçoit facilement que de pareils désordres ne se produisent pas sans amener une réaction générale intense ; si les phénomènes s'aggravent, la mort peut même survenir au bout de 15 jours ou 3 semaines. Le plus souvent, les choses se passent plus heureusement : les phénomènes généraux tombent, et, si le malade résiste à la suppuration prolongée, on voit se former autour du rectum des trajets fistuleux complexes et multiples sur lesquels nous reviendrons plus loin.

b) Phlegmon gangréneux de la fosse ischio-rectale. — Boyer avait déjà signalé la tendance gangréneuse que présentent les inflammations ischio-rectales ; le sphacèle est dû parfois à une virulence excessive des germes pathogènes ; souvent il doit être rapporté soit à un état général mauvais, soit à une constitution profondément débilitée. Mais sa principale cause, c'est l'infiltration de matières stercorales et de gaz à travers une fissure, une crevasse du rectum ; Chassaignac compare ce contact à celui de l'infiltration urinaire. — Les phénomènes généraux sont alors particulièrement graves, les gaz sont plus abondants dans le foyer purulent, la marche plus prompte, la terminaison rapidement fatale.

Diagnostic. — Il se fait facilement chez l'enfant à la simple inspection, lorsqu'une élévation de température sans cause apparente et des douleurs à la défécation ont mis sur la trace de l'affection. Mais le plus souvent, surtout chez les tout jeunes qui ne se plaignent pas, l'abcès n'est reconnu qu'une fois ouvert, par la souillure des langes et des vêtements.

S'il est commode de reconnaître l'abcès, il l'est quelquefois moins de diagnostiquer sa variété. Seuls les abcès tubéreux ne donnent guère le change ; les abcès phlegmoneux, ischio-rectaux et les phlegmons pelvi-rectaux supérieurs demandent, pour être différenciés les uns des autres. d'être examinés de plus près. Le toucher rectal et le stylet seront ici d'un grand secours.

Enfin la recherche de la cause ne sera jamais négligée ; elle donne bien souvent à elle seule la clef du pronostic et en permet quelquefois la prophylaxie : tels les cas de Comby où l'on se demandait si les abcès chez les petits convalescents de scarlatine et de typhoïde étaient dus à des infections secondaires facilitées par les bains donnés dans des baignoires dont le petit nombre — deux seulement pour 94 enfants — en rendait le nettoyage difficile ou par les thermomètres incomplètement aseptisés. Le jour où l'on prit les précautions voulues pour nettoyer ces derniers instruments, on n'observa plus d'abcès. La recherche de la tuberculose sera un des points les plus importants du diagnostic étiologique.

Pronostic. — Le pronostic varie suivant les variétés de lésions et surtout suivant les malades : les affaiblis, les cachectiques, les phtisiques au dernier degré guériront plus lentement et plus difficilement, si l'abcès n'est pas le point de départ de fusées purulentes mortelles.

De tous les abcès péri-anaux, le phlegmon gangréneux ischio-rectal est le seul qui puisse tuer d'emblée un enfant bien portant. Les autres abcès ischio-rectaux peuvent, lorsqu'ils guérissent, laisser après eux certains accidents heureusement rares : des *douleurs*, résultant de ce que la cicatrice, sous l'influence de la moindre irritation, s'enflamme, devient rouge, œdémateuse, si bien que le malade ne peut, sans souffrir beaucoup, accomplir le dernier temps de la défécation ; des *déformations*, par suite de la rétraction des cicatrices ; il persiste des brides saillantes au fond de l'infundibulum anal, circonscrivant des dépressions cutanées, dans lesquelles s'accumulent des saletés nécessitant des soins de propreté minutieuse.

Traitement. — La suppuration de ces abcès est inévitable : les efforts du chirurgien doivent tendre, non à faire avorter l'abcès, mais à éviter la fistule. Les émollients et les antiphlogistiques doivent toujours céder ici la place au bistouri et au thermo-cautère. Il ne faut même pas attendre pour agir la « parfaite suppuration », mais « venir à l'ouverture, la tumeur étant encore verdelette », disait A. Paré. Le précepte n'a pas varié. Aujourd'hui comme au temps d'Hippocrate, tout le monde s'accorde à préconiser l'ouverture précoce des abcès de la région ano-rectale. La discussion porte uniquement sur la manière d'ouvrir ces abcès, de façon à éviter, dans la mesure du possible, la formation secondaire d'un trajet suppurant.

Les mémoires contradictoires de l'Académie de chirurgie, les discussions de la Société de chirurgie[1] n'ont pas éludé complètement la question. Alors que Faget[2] nous dit : « Il ne suffit pas d'ouvrir les abcès du fondement où le rectum est découvert, il faut inciser ou fendre cet intestin pour procurer sa réunion avec les parties voisines, » ce qu'avait déjà écrit Saviard en 1695, ce qu'accepte J.-L. Petit, Foubert[3] affirme qu'on peut guérir les abcès de la région ano-rectale par l'incision cutanée seule.

Dans ces dernières années, Reclus[4] a conclu ainsi : « La méthode de Faget demeure pour nous la méthode de choix ; elle seule évitera l'apparition d'une fistule dans les abcès de la fosse ischio-rectale, ou extra-sphinctérienne, que les abcès soient inflammatoires ou qu'ils soient tuberculeux ; il en sera de même dans la variété tuberculeuse des abcès intra-sphinctériens ; dans la variété inflammatoire, le procédé de Foubert peut être suivi de succès, mais nous croyons plus sûr, même alors, d'inciser la collection et de fendre le décollement. » Ces conclusions sont actuellement adoptées par la plupart des auteurs. Elles ont d'ailleurs une portée moins grande chez l'enfant, où les abcès profonds et les grands délabrements sont excessivement rares. Un précepte est à retenir pour tous les cas : c'est que l'incision doit être large et mettre à découvert toute l'étendue de l'abcès, de manière à assurer l'évacuation complète et facile du pus sécrété dans ses divers décollements. L'opium administré les jours qui précèdent et qui suivent l'incision empêche l'infection nouvelle du trajet cruenté et facilite la réunion des tissus.

(1) *Bulletins et mémoires de la Société de chirurgie*. Paris, 1887, passim.
(2) Faget l'aîné. Remarques sur les abcès qui arrivent au fondement. *Mémoires de 'Académie royale de chirurgie*. Paris, 1773.
(3) Foubert. Sur les grands abcès du fondement. *Mémoires de l'Académie royale de chirurgie*. Paris, 1767.
(4) Reclus. *Cliniques chirurgicales de l'Hôtel-Dieu*. Paris, 1888.

II. — ABCÈS PÉRI-RECTAUX

Étiologie. — Ces abcès, qui reconnaissent le plus souvent pour cause des affections génito-urinaires, des lésions vésicales, prostatiques, des rectites ulcéreuses, des opérations chirurgicales imparfaitement aseptiques et l'in·troduction de corps étrangers dans le rectum, sont tout à fait exceptionnels au-dessous de 15 ans. Ils ne font pour ainsi dire pas partie de la pathologie infantile; et leur description sommaire est plutôt nécessitée par la continuité de la question que par leur intérêt pratique.

Quénu et Hartmann distinguent soigneusement les suppurations pré-latéro-rectales, c'est-à-dire celles qui se font au-dessous du cul-de-sac vésico ou vagino-rectal, des suppurations méso ou rétro-rectales, c'est-à-dire celles qui ont pour siège le méso-rectum, entre ses deux feuillets. Dans les deux cas, il s'agit, pour ces auteurs, d'abcès ayant pour origine des lymphangites tronculaires. Mais les abcès méso-rectaux présentent cette particularité qu'ils peuvent se manifester sans aucune perforation de l'anus ou du rectum, ce dont témoigne leur observation XXX, page 149, où il s'agit d'un enfant de 3 ans 1/2 qui absorba, en 10 jours, 35 centigrammes d'oxyde blanc d'anti-moine; l'enfant fut atteint d'entérite très intense et, un mois après, se plai-gnit du côté de l'anus et de la fosse iliaque..Le relâchement de l'anus était extrême et frappa tellement le médecin que celui-ci pensa à un attentat cri-minel. Il s'agissait en réalité d'un foyer purulent collecté entre le rectum et la concavité sacrée à la suite d'une rectite médicamenteuse; et l'intermédiaire entre l'inflammation de la muqueuse et la suppuration rétro-rectale n'avait pu être que le système lymphatique.

Symptômes. — Le début est insidieux, caractérisé par une sensation de pesanteur dans le bassin, de la constipation, des troubles dyspeptiques et une fièvre tenace et irrégulière. La suppuration s'annonce par des frissons et de la fièvre. La marche varie suivant le point de départ. Le plus souvent, la suppuration, abandonnée à elle-même, perfore le releveur de l'anus, envahit la fosse ischio-rectale, constituant un abcès en bissac et finalement s'ouvre au dehors en donnant presque fatalement naissance à une fistule pelvi-rectale supérieure. Le toucher rectal est l'élément le plus important du diagnostic, il permet de reconnaître l'étendue de l'induration et de vider en partie le foyer lorsque l'ouverture s'est produite. Du pus peut être aussi évacué par le rectum et révéler que l'abcès s'est fait jour de ce côté.

Pronostic. — Il est grave, parce qu'il est sous la dépendance le plus souvent d'une affection osseuse qui menace d'une longue suppuration.

Traitement. — Il faut, comme Segond l'a conseillé, ouvrir le rectum. On s'aide de la dilatation et du speculum ani. Le plus souvent on pratique une incision médiane postérieure en fendant franchement le sphincter externe sur la ligne ano-coccygienne. L'incision médiane postérieure permet de même d'ouvrir, sans intéresser le rectum, les collections développées dans l'espace rétro-rectal.

XXVII

FISTULES ANO-RECTALES[1]

PAR LE D⁏ E. FORGUE

Professeur à la Faculté de Médecine de Montpellier.

On donne le nom de fistule ano-rectale à tout trajet fistuleux suppurant contigu au conduit ano-rectal et indépendant d'une altération osseuse. Cette définition élimine les fistules congénitales que l'on étudie avec les imperforations du rectum et les fistules ostéopathiques.

Presque toujours consécutives à des abcès chauds ou tuberculeux de la région périnéale, ces fistules se ressentent naturellement de la rareté de ces suppurations chez l'enfant. Et il semble que le bas âge, plus sujet que l'adulte à l'entérite et à l'adénite mésenterique bacillaires, soit préservé des localisations tuberculeuses ano-rectales qui amènent par caséification la production de ces interminables suppurations si fréquentes chez les phtisiques et les candidats à la bacillose. Mais malgré que ce soit ici encore de la chirurgie d'exception et en tout semblable à celle de l'adulte, il y a lieu de maintenir la division classique adaptée à celle des abcès : et il faut diviser les fistules ano-rectales en fistules sous-tégumentaires et en fistules sous-aponévrotiques, suivant que leur trajet se limite à la couche sous-cutanéo-muqueuse ou qu'il s'étend au travers du releveur jusque sur les côtés du rectum. De là une grande division entre les fistules à l'anus proprement dites et celles de l'espace pelvi-rectal supérieur.

I. — FISTULES ANALES

A part les cas où un traumatisme tel qu'une plaie pénétrante a créé brusquement une solution de continuité qui persiste et suppure, les fistules succèdent à des collections purulentes ouvertes spontanément ou incomplètement incisées. Toutefois on n'observe pas nécessairement une fistule à la suite d'une plaie de l'anus, comme le démontre le cas de cette jeune fille de 14 ans qui, en descendant d'un noyer, se heurta le périnée et se fit, le long du raphé ano-vulvaire, une plaie béante allant s'ouvrir sur la face antérieure du rectum, en respectant le sphincter et qui était guérie complètement le 20° jour, malgré l'écoulement à travers la plaie de gaz et de matières fécales pendant les premiers jours.

Si fréquentes chez l'adulte qu'Allingham évalue aux deux tiers des affections du rectum qu'il a observées le nombre des fistules anales, elles le sont

(¹) De Saint-Germain. *Chirurgie des enfants* p. 639. — Duran-Borda. De la fistule à l'anus chez l'enfant. *Thèse de Paris,* 1882. — Holmer. *Maladies chirurgicales des enfants.* — Vignes. Des fistules anale chez l'enfant. *Th. de Paris,* 1889. — Quénu et Hartmann. *Maladies de l'anus et du rectum.*

infiniment moins chez l'enfant. Quénu et Hartmann en comptent 2 cas sur 86, Greffrath également 2 sur 61. C'est à peine si l'on en trouve quelques observations dans les thèses de Duran-Borda et de Vignes dont le premier en a recueilli 7 cas et le second 5 dans le service de Lannelongue. Encore, parmi ces observations, comprend-on une fistule congénitale et plusieurs fistules ostéopathiques.

L'influence des états constitutionnels est très grande : en première ligne vient la tuberculose. La fistule anale se rencontre, d'après H. Cripps, 10 ou 15 fois pour 100 bacilloses pulmonaires. Hartmann n'en compte que 4,91 pour 100. Parmi les autres états constitutionnels dont l'importance est moindre chez l'enfant, il faut faire entrer en ligne de compte le diabète et la syphilis. Les fièvres éruptives, la dothiénentérie ont plus d'importance dans le bas âge. Toutefois, dans les 7 abcès de la marge observés par Comby dans la scarlatine et la fièvre typhoïde, aucun ne s'est compliqué de fistule. Duran-Borda signale seulement un cas de rougeole où s'est montrée cette complica tion. Et Siredey n'en a jamais observé pendant l'année qu'il a passée dans un service spécial de varioleux.

Pathogénie. — Pourquoi les abcès péri-anaux se terminent-ils par fistule? L'explication est simple pour les cas répondant à une tuberculose locale : la membrane tuberculogène continue son action destructive.

Quand il s'agit d'une fistule non tuberculeuse, on a invoqué successive- ment le vide créé par la suppuration de la fosse ischio-rectale, la difficulté pour les parois de cette cavité de se rapprocher, le passage des gaz et des matières dans le trajet, le revêtement épithélial des orifices, etc. Il faut sur- tout invoquer le degré considérable de septicité du trajet souvent irrégulier, s'accompagnant de décollements plus ou moins étendus et sous lesquels se trouvent de petites cavités échelonnées qui se vident incomplètement de leur contenu : il y a là, selon l'expression de Quénu et Hartmann, autant de « réservoirs à virulence ». De plus, l'inoculation incessante des parois con- tribue pour une large part à entraver toute tentative de cicatrisation.

Anatomie pathologique. — La fistule est, comme on l'a dit, *un ulcère canaliculé*. Elle n'est créée que le jour où la réparation de l'abcès s'arrête, quand l'effacement de la poche ne fait plus aucun progrès, quand le caractère de permanence est devenu évident. La fistule à l'anus *complète* est la fistule type. Elle se compose d'un trajet et de deux orifices. Réduite à un trajet et à son orifice externe, elle est dite *borgne externe*; on appelle *borgne interne* celle qui ne communique qu'avec l'intestin.

La situation du trajet par rapport au sphincter externe a une importance prédominante : les auteurs basent sur elle une première division; elle cor- respond à celle des abcès en marginaux et en ischio-rectaux.

Les fistules *sous-cutanéo-muqueuses*, qui sont de beaucoup les plus com- munes, sont complètes, borgnes externes ou borgnes internes. Les premières sont, d'après Beck, Stromeyer et Scgymanowsky, Quénu et Hartmann, les plus fréquentes.

Les fistules complètes présentent un orifice cutané, un orifice muqueux et le trajet intermédiaire. L'orifice cutané peut se rencontrer sur tout le pourtour de l'anus; toutefois son siège le plus fréquent est sur les côtés de l'anus, tout près ou à quelques centimètres. Il est petit, souvent caché dans un pli radié de la marge, situé au sommet d'une élevure rougeâtre ou bien au fond d'une petite dépression occasionnée par la rétraction cicatricielle. Dans les fistules tuberculeuses, l'orifice cutané prend souvent un aspect ulcéreux; il est large, à bords décollés et déchiquetés, à fond atone et sanieux; d'autres fois, il surmonte une petite tumeur violacée, ramollie au centre, dure à la périphérie, véritable tuberculide de la peau. L'orifice interne est situé bas, à un centimètre et demi ou deux au plus de l'anus. Le trajet fistuleux est plus ou moins long, rarement rectiligne, à direction tortueuse, tour à tour étranglé et dilaté.

Les *fistules borgnes externes* ont des trajets analogues, mais il manque l'orifice interne.

Les *fistules borgnes internes* succèdent à de petits abcès sous-muqueux ouverts seulement dans le rectum. Leur orifice bas situé, quelquefois très petit, est le plus souvent large par suite de la destruction des parois rectales. Le trajet se divise de haut en bas vers l'anus; il n'a pas la régularité des autres trajets fistuleux, c'est plutôt un décollement sous-muqueux qu'un trajet caniculé.

Telle est la disposition que l'on montre dans les fistules à trajet simple, unique. Il en est d'autres, exceptionnelles chez l'enfant, au trajet principal desquelles s'ajoutent des trajets accessoires : ce sont les fistules « rameuses » et en « garenne de lapin » d'Allingham. Quelquefois le conduit fistuleux revêt la forme d'un Y, d'un L ou d'un V, ou embrasse la commissure postérieure de l'anus en « fer à cheval ».

Les fistules *ischio-rectales*, suites ordinaires des abcès ischio-rectaux, ont généralement leur orifice cutané sur le côté et à une certaine distance de l'anus. Quand la fistule est complète, son orifice muqueux est situé à 6 ou 7 centimètres de l'anus. En même temps, il peut y avoir un décollement sous-muqueux et un décollement sous-cutané.

Structure. — Elle n'est autre que celle des trajets suppurants ordinaires. Quand on dissèque un trajet fistuleux ou quand on l'incise au cours d'une opération, on constate que le tissu qui l'entoure et fait corps avec lui est induré, fibreux, calleux; les callosités sont d'autant plus développées que la fistule déjà ancienne a subi plus fréquemment une série de poussées inflammatoires: celles qui s'étendent à distance de l'anus, les extra-sphinctériennes, les complexes, sont principalement riches en callosités.

A mesure que le trajet vieillit, la paroi se divise en deux couches, une externe fibreuse et une interne friable, très vasculaire, avec un stroma granuleux.

Les fistules tuberculeuses présentent les lésions ordinaires des localisations de cette nature : la tuberculose y est diffuse ou nodulaire; sur de vieilles fistules, les tubercules s'entourent çà et là d'une zone conjonctive qui marque leur évolution fibroïde. Les bacilles de Koch y manquent le plus souvent et l'inoculation aux animaux est souvent négative.

Symptômes. — Les symptômes ont le plus souvent été précédés par ceux de l'abcès. Puis le pus devient séreux, les signes d'inflammation locale disparaissent. Les troubles fonctionnels se réduisent chez l'enfant à des démangeaisons autour de l'anus, à de l'intertrigo, à des douleurs au moment de la défécation ; les langes et la chemise de l'enfant se souillent de pus et de matières dans l'intervalle des selles. De temps à autre, on observe des poussées inflammatoires dues à la rétention du pus, des douleurs et de nouveaux abcès autour de la fistule qui se réchauffe. Si la fistule est borgne interne, le ténesme est plus accusé et les selles sont recouvertes de pus.

Évolution. — Constamment infectées par le passage des fèces, les orifices fistuleux éprouvent de grandes difficultés à se cicatriser. Cependant, chez les enfants sains et vigoureux, des fistules même complètes peuvent guérir sans traitement. Le plus souvent, il n'en est pas ainsi. De nouveaux abcès se forment qui entraînent de nouvelles fistules.

Diagnostic. — Le diagnostic doit porter sur plusieurs points : il faut reconnaître la fistule, en déterminer la variété anatomique, et rechercher quel en a été le point de départ.

Reconnaître la fistule n'est pas toujours facile ; il est nécessaire souvent de mettre l'enfant dans la position de la taille et d'inspecter soigneusement l'anus en déplissant les plis radiés ; parfois le doigt promené sur la marge sent une induration qui met sur la trace d'un orifice peu visible. Mais c'est au stylet à compléter le diagnostic. Il est bon de faire le toucher rectal avec l'index d'une main pendant que l'autre enfonce le stylet explorateur dans les trajets à reconnaître.

L'examen attentif montre par des caractères différents la variété qui est en cause. S'il y a entre le doigt intra-anal et le stylet toute l'épaisseur du rectum, y compris le sphincter externe, la fistule est ischio-rectale. Sinon la fistule est sous-cutanéo-muqueuse, borgne externe si l'orifice interne est introuvable, borgne interne si par moments on observe l'émission intermittente de pus par l'anus, de la défécation douloureuse, du ténesme, et si l'on trouve une légère induration ou ulcération en un point du rectum.

L'aspect des orifices fistuleux à bords décollés, déchiquetés, violacés, par lesquels s'écoule un pus grumeleux, séreux, mal lié, l'étude des commémoratifs, l'examen de la poitrine, montreront nettement l'origine spécifique de la lésion. Chez les enfants, les fistules de cause urinaire et génitale sont rares : les fistules ostéopathiques dues à des altérations osseuses du pubis et de l'ischion (cas de Pozzi), du sacrum et du coccyx, sont plus fréquentes : mais dans ces cas les décollements sont étendus et le stylet arrive sur les os dénudés.

Pronostic. — Peu grave chez les enfants, il est l'indice pour les fistules bacillaires d'un état général médiocre et facilement tuberculisable.

Traitement. — Le traitement de cette lésion est essentiellement un traitement opératoire. Toutefois il est bon d'en préciser les indications, car il est des cas où la fistule, par exemple chez les tuberculeux, est dominée par une localisation plus grave qui rend inutile toute intervention.

Si la fistule est consécutive à un abcès chaud non spécifique ou à une plaie infectée, il faut intervenir de très bonne heure.

Si la lésion est tuberculeuse. la conduite est moins nette. Les anciens auteurs voyaient là un exutoire salutaire dangereux à supprimer. Aujourd'hui l'accord est à peu près unanime : toutes les fois qu'une tuberculose viscérale aggrave considérablement l'état général et laisse la fistule au second plan, on doit se borner à des soins palliatifs. Dans le cas contraire, il y a lieu de prendre le bistouri. Les moyens opératoires se réduisent actuellement à l'incision et à l'excision avec ou sans suture.

« La première, nous disait Quénu et Hartmann, est la plus généralement en usage : elle consiste, quel que soit le procédé, à fendre toutes les parties molles qui séparent le trajet de la cavité intestinale, à sectionner les décollements, puis à panser à plat. La plaie bourgeonne, du fond à la surface, et la réunion n'est obtenue, dans les cas les plus simples, qu'au bout de 45 à 50 jours. Le malade ayant été purgé l'avant-veille, lavementé la veille, rasé. baigné et lavé, on procède à l'anesthésie qui doit être très complète comme dans toutes les opérations sur le rectum. La substitution du thermo au bistouri est une bonne pratique dès qu'on ne cherche pas la réunion par première intention : l'instrument fait hémostase en même temps qu'il coupe, il détruit la couche granuleuse du trajet et stérilise bien celui-ci. Il rend inutile l'introduction de gaze iodoformée au fond de la plaie; les petites eschares protègent la solution de continuité contre les premières souillures jusqu'à l'apparition de la couche des bourgeons charnus. »

Les soins post-opératoires sont des plus simples. Le premier pansement fait avec de la gaze iodoformée, de l'ouate maintenue par un bandage en T. est levé le lendemain, mais sans qu'on touche à la gaze avant le 4e ou le 5e jour. On ordonne de l'extrait thébaïque pour constiper le petit malade.

Dans l'incision de la fistule et des décollements, comme la recommandent Curling, Allingham, Gosselin, etc., les hémorragies sont relativement plus abondantes chez l'enfant que chez l'adulte. Le meilleur moyen d'y remédier est encore d'employer le thermo. Les fistules borgnes sont incisées de façon à être converties en fistules complètes.

L'idée de la réunion par première intention des fistules à l'anus à l'aide de la suture est déjà vieille de plus de 40 ans, puisque, dès 1852, Chassaignac en faisait la première tentative pour une fistule dont il avait décortiqué la surface granuleuse, qu'il avait pelée, suivant son expression.

La technique en est simple : après une préparation suffisante du malade et du champ opératoire, on procède aux deux temps successifs de l'opération, l'avivement et la suture. L'avivement le plus simple est d'inciser la fistule, puis d'exciser les parois de la gouttière ainsi obtenue.

L'hémostase rapidement faite, on applique les sutures dont les unes sont à l'intérieur du conduit ano-rectal, les autres du côté du périnée : on applique tous les points de suture comme les points profonds d'une périnéorrhaphie.

Les sutures muqueuses sont faites au catgut. les cutanées au catgut et à la soie, quelques fils sont parfois nécessaires pour parfaire l'affrontement. La plaie est légèrement saupoudrée d'iodoforme et pansée à sec.

Le 10e ou 11e jour on peut enlever les fils cutanés; la première garde-robe, le 7e ou le 8e jour. a été facilitée par un lavement glycériné.

[E. FORGUE.]

La technique opératoire subit quelques modifications si la fistule, au lieu de se composer d'un trajet superficiel droit et unique, est profonde, entrecoupée de clapiers et complexe. En pareil cas, on fait l'excision partielle et on curette les autres points.

Les fistules complexes à trajets multiplés, les fistules en fer à cheval, exceptionnelles chez l'enfant, sont incisées et excisées partiellement.

La réunion primitive est très recommandable dans les fistules tuberculeuses, chez des individus vigoureux et en bonne santé relative ; elle est surtout applicable aux lésions froides analogues aux lésions cutanées des scrofuleux.

La ligature, méthode de traitement qui consiste à poser dans le trajet un fil qu'on ramène au dehors par l'anus, qu'on serre progressivement de manière à couper les tissus, n'est que rarement employée. Chez les enfants surtout l'incision et l'excision sont préférables.

II. — FISTULES PELVI-RECTALES SUPÉRIEURES

Rares chez l'adulte, on les rencontre encore plus rarement chez l'enfant où elles sont le plus souvent la conséquence d'une suppuration osseuse. Dans sa thèse, Pozzi n'en cite qu'un seul cas chez un jeune enfant, où la lésion est consécutive à une carie du pubis. Ce sont toujours des fistules borgnes externes de 10 à 12 centimètres de longueur, dilatées en ampoule au-dessus du releveur de l'anus. Elles succèdent toujours à des abcès périrectaux et se traduisent cliniquement par un écoulement abondant de pus, parfois mélangé à des gaz. Elles sont susceptibles de fréquentes poussées inflammatoires qui en augmentent considérablement la gravité.

L'entérotomie, que Richet avait conseillée comme mode de traitement, est abandonnée. On emploie aujourd'hui l'ouverture large, le curettage et un vaste drainage.

TABLE DES MATIÈRES

54145. — Imprimerie Lahure, 9, rue de Fleurus, Paris.